Frohne · Pfänder

Giftpflanzen

Giftpflanzen

Ein Handbuch für Apotheker, Ärzte, Toxikologen und Biologen

Dietrich Frohne, Kiel
Hans Jürgen Pfänder, Kiel

5., neu bearbeitete und erweiterte Auflage

388 vierfarbige und
131 schwarzweiße Abbildungen
116 Formelzeichnungen
20 Tabellen

Wissenschaftliche Verlagsgesellschaft mbH Stuttgart

Anschriften

Prof. Dr. Dietrich Frohne
Prof.-Anschütz-Str. 66
24118 Kiel

Dr. Hans Jürgen Pfänder
Burmesterweg 8
24106 Kiel

Bibliografische Information der Deutschen Bibliothek

Die Deutsche Bibliothek verzeichnet diese Publikation in der Deutschen Nationalbibliografie; detaillierte bibliografische Daten sind im Internet unter http://dnb.ddb.de abrufbar.

ISBN 3-8047-2060-9

Birkenwaldstr. 44, 70191 Stuttgart
Printed in Germany
Satz, Druck und Bindung: H. Stürtz, Würzburg
Umschlaggestaltung: Atelier Schäfer, Esslingen

Vorwort zur fünften Auflage

Das Erscheinen der vierten Auflage unseres Handbuchs liegt sieben Jahre zurück. In diesem Zeitraum war der wissenschaftliche Fortschritt auf dem Gebiet der Giftpflanzen sicherlich weniger spektakulär als auf anderen Gebieten biologischer Forschung. Trotzdem hat sich auch für uns die Notwendigkeit ergeben, umfangreiches Material für die neue Auflage auszuwerten. Das bezieht sich sowohl auf neuere Erkenntnisse über die Toxizität von Pflanzen, die dafür verantwortlichen Inhaltsstoffe und mögliche Wirkmechanismen als auch auf die kritische Sichtung von Publikationen über Vergiftungen im zurückliegenden Zeitraum. Noch immer ist die Kasuistik von Intoxikationen durch Pflanzen von sehr unterschiedlicher Qualität. Dies gilt für Berichte über Tiervergiftungen ebenso wie für den Humanbereich. Die Spanne reicht von reißerisch aufgemachten Darstellungen in der „Yellow Press“ über einfache Berichte von Vergiftungsfällen bis hin zu den wenigen Arbeiten, in denen Diagnostik, Verlauf und therapeutische Maßnahmen bei einer Intoxikation durch Pflanzen ausführlich dokumentiert sind.

Neben den für Mitteleuropa relevanten Arten, denen nach wie vor unsere besondere Aufmerksamkeit gilt, wurden in größerem Umfang auch Pflanzen aus anderen geographischen Regionen berücksichtigt.

Wie schon in der vierten Auflage ist die Überarbeitung der bisherigen Kapitel wieder sehr unterschiedlich ausgefallen. Während für manche Pflanzen oder Familien kaum neue Erkenntnisse oder Vergiftungsfälle vorlagen, erforderten andere Abschnitte umfangreiche Erweiterungen oder eine gänzliche Neufassung. Neu aufgenommen wurden mit den Caryophyllaceae (*Agrostemma*) und den Ephedraceae (*Ephedra*) zwei Pflanzenfamilien sowie eine Reihe von neuen Pflanzenarten in verschiedenen Familien, die als mögliche Ursache von Intoxikationen bekannt geworden sind (z. B. *Argyreia*, *Capsicum*, *Dioscorea*, *Dipteryx*, *Ferula*, *Melilotus*, *Salvia divinorum*, *Tabebuia*). Die Zahl der Abbildungen hat sich um 34 Farbaufnahmen auf nunmehr insgesamt 388 erhöht.

Danken möchten wir allen, die uns auf Fehler aufmerksam gemacht und uns Anregungen für die weitere Ausgestaltung des Buches gegeben haben. Genannt seien Frau Dr. G. Lübke und weitere Mitarbeiter der Berliner Beratungsstelle für Vergiftungserscheinungen, Herr Dr. W. Schubert, Troisdorf sowie Herr Dr. M. Börnchen und Herr P. van den Toorn für die Überlassung je einer Pflanzenaufnahme. Herr D. Christiansen und Herr C. thor Straten (Arzneipflanzengarten des Pharmazeutischen Instituts der Universität Kiel, Abteilung Pharmazeutische Biologie) waren uns wieder bei der Beschaffung und Anzucht von Pflanzenmaterial behilflich.

Die Möglichkeiten der Information über Gift-(auch Rauschgift-)pflanzen und über Pflanzenvergiftungen sind durch das Internet ausgeweitet worden, sind aber dort von recht unterschiedlicher Qualität. Wir hoffen, dass die fünfte Auflage der „Giftpflanzen“ im Gegensatz dazu wie bisher eine zuverlässige Informationsquelle darstellt und als Ratgeber bei vermeintlichen oder tatsächlichen Intoxikationen dienen kann.

Kiel, im Sommer 2004
D. Frohne, H. J. Pfänder

Aus dem Vorwort zur ersten Auflage

Nach Arzneimitteln und Haushaltschemikalien nehmen Pflanzen oder Pflanzenteile bei Kindern den dritten Platz in den Statistiken der Giftinformationszentralen ein. Zwar sind schwere Intoxikationen – dies gilt auch für Erwachsene – relativ selten, doch stellt sich bei jedem Ingestionsfall erneut die Frage nach der notwendigen Behandlung. Erst nach sicherer Identifizierung der betreffenden Pflanze und richtiger Abschätzung ihrer „Giftigkeit" können wirksame Gegenmaßnahmen getroffen oder aber überflüssige therapeutische Eingriffe, die u. U. eine erhebliche Belastung des zumeist jugendlichen Organismus darstellen, vermieden werden.
Während unserer beratenden Tätigkeit bei derartigen Ingestionsfällen mußten wir immer wieder feststellen, daß wesentliche Informationen – sowohl zur Identifizierung als auch zur Toxizität der einzelnen Pflanzen – in der Literatur weit verstreut und dem behandelnden Arzt oder beratenden Apotheker schwer zugänglich sind. Hinzu kommt, daß auch in den neueren Büchern über „Giftpflanzen" dem Benutzer selten mehr als eine einfache Pflanzenbeschreibung, gelegentlich durch ein mehr oder weniger gutes Standortfoto erweitert, zur Identifizierung geboten wird. Da in der Praxis meist nur einzelne Pflanzenteile (beblätterte Zweige, reife oder unreife Früchte usw.), verbunden mit einer laienhaften Beschreibung weiterer Merkmale vorgelegt werden, sind wir mit dem vorliegenden Buch einen anderen Weg gegangen.
Durch Farbabbildungen werden charakteristische Teile von Pflanzen wiedergegeben, die als – vermeintliche oder tatsächliche – Giftpflanzen bekannt sind; darüber hinaus auch solche, deren Früchte zwar harmlos sind, die aber häufig zu Anfragen Anlaß geben. Weitere Identifizierungshilfen sind neben den Pflanzenbeschreibungen eine Fruchtbestimmungstabelle sowie eine Zusammenstellung von Blattmerkmalen durch Schwarzweißabbildungen. Schließlich sind auch erstmalig in diesem Buch mikroskopische Merkmale, insbesondere der Fruchtwandepidermen, als eine Möglichkeit der Erkennung und Differenzierung herangezogen worden.
Die Abschätzung der Gefährlichkeit aller aufgenommenen Pflanzen ist unter kritischer Bewertung der älteren Literatur und unter Berücksichtigung neuerer Arbeiten und Berichte erfolgt; daraus hat sich eine umfangreiche Literaturzusammenstellung ergeben. In einigen Fällen konnten auch eigene Nachprüfungen über widersprüchliche Angaben Klarheit bringen, andere Probleme werden langfristig noch bearbeitet.
Außer den in Mitteleuropa heimischen oder eingebürgerten Pflanzen haben wir auch die in Gärten, Parks und Anlagen häufiger anzutreffenden (angepflanzten) Ziergewächse sowie die wichtigsten Zimmerpflanzen berücksichtigt.

Kiel, im Juni 1982
D. Frohne, H. J. Pfänder

Abkürzungen

AAPCC	Association of the American Poison Control Centers
AIP	Atypical interstitial pneumonia
AMKdA	Arzneimittelkommission der deutschen Apotheker
AS	Aminosäure(n)
BA	Biological Abstracts
BgVV	Bundesinstitut für gesundheitlichen Verbraucherschutz und Veterinärmedizin (bis 1. 11. 2002)
BTM	Betäubungsmittel
CA	Chemical Abstracts
DAB	Deutsches Arzneibuch
DAC	Deutscher Arzneimittel Codex
DC	Dünnschichtchromatographie
DCCC	Droplet Counter-Current Chromatography
FGW	Frischgewicht
GABA	Gamma-Aminobuttersäure
ICD	Isocitrat-Dehydrogenase
i. m.	intramuskulär
i. v.	intravenös
LDH	Lactat-Dehydrogenase
NDGA	Nordihydroguajaretsäure
NEM	Nahrungsergänzungsmittel
NRF	Neues Rezept-Formularium (Anhang zum DAC)
ODAP	β-Oxalyl-L-α,β-diaminopropionsäure
PA	Pyrrolizidin-Alkaloid(e)
PPD	Phytophotodermatitis
PHA	Phythämagglutinin
Ph. Eur.	Europäisches Arzneibuch
Ph. Helv.	Pharmakopoea Helvetica
p. o.	per os
RIA	Radioimmunoassay
s. c.	subcutan (subkutan)
SGOT	Serum-Glutamat-Oxalacetat-Transaminase
SGPT	Serum-Glutamat-Pyruvat-Transaminase
SMCO	S-Methyl-cysteinsulfoxid
STL	Sesquiterpenlacton(e)
TCM	Traditionelle Chinesische Medizin
THC	Δ-9-Tetrahydrocannabinol
TGW	Trockengewicht
VOD	Veno-occlusive-disease

Inhaltsverzeichnis

Problematik der Vergiftungen durch Pflanzen

Was sind eigentlich Giftpflanzen?

Zahlreiche Pflanzen produzieren chemische Verbindungen, die in den Stoffwechsel lebender Organismen störend eingreifen, mit anderen Worten – direkt oder indirekt – Giftwirkungen entfalten können. Eine ältere Auflistung dieser biogenen Giftstoffe hat die imponierende Summe von etwa 750 ergeben, die in über 1000 verschiedenen Pflanzenarten vorkommen (Duke, zitiert nach [1]). In der Zwischenzeit sind unsere Kenntnisse über Pflanzeninhaltsstoffe allgemein und auch über solche mit toxischen Wirkungen weiter angewachsen, wie z. B. die Nachtragsbände des „HEGNAUER" [2] und das Buch „Biogene Gifte" von TEUSCHER und LINDEQUIST [3] eindrucksvoll zeigen.

Die Zahl der eigentlichen „Giftpflanzen" ist jedoch wesentlich geringer, wenn wir unter diesem Terminus nur solche verstehen, die tatsächlich zu Intoxikationen von Menschen und Tieren führen oder geführt haben.

Nur bei einer kleinen Gruppe von Pflanzen ruft schon die Ingestion geringer Mengen pflanzlichen Materials schwer wiegende Intoxikationen hervor; die übrigen Pflanzen, die aufgrund ihrer Inhaltsstoffe als giftig angesehen werden müssen, sind in der Regel weit weniger gefährlich und führen nur unter bestimmten, nicht immer gegebenen Voraussetzungen zu einer Vergiftung. Bei einer dritten Gruppe von „Giftpflanzen" schließlich, die herkömmlicherweise als solche eingestuft werden, sind bisher weder definierte Giftstoffe noch einwandfrei dokumentierte, schwerere Vergiftungsfälle bekannt.

Im Übrigen gilt für alle Giftpflanzen in gleicher Weise wie für den Begriff „Gift" die altbekannte Regel „Dosis sola facit venenum"*; zusätzlich ist aber zu berücksichtigen, dass der Wirkstoffgehalt – und damit die Giftigkeit – bei Pflanzen einer Art sowohl in qualitativer als auch in quantitativer Hinsicht Schwankungen unterworfen sein kann. Diese sind z.T. genetisch bedingt („Chemische Rassen") oder aber abhängig vom Standort, von anderen Umweltbedingungen, vom Alter der Pflanze oder eines Pflanzenorgans, d. h. von seinem Reifezustand. So sind z. B. Wurzeln mehrjähriger Pflanzen als Speicherorgane oftmals im Winter oder zeitigem Frühjahr gefährlicher als im Sommer oder Herbst (*Cicuta, Oenanthe, Aconitum*).

Bei Früchten nimmt häufig während des Reifeprozesses der Gehalt an giftigen Inhaltsstoffen ab. Im Übrigen sind widersprüchliche Angaben über die Giftigkeit von Früchten z.T. auch dadurch zu erklären, dass nicht zwischen Samen und Perikarp unterschieden wird. So enthalten etwa Seidelbast, Lorbeerkirsche oder die Eibe in den Samen toxische Stoffe, während das Fruchtfleisch (bzw. der Samenmantel) weitgehend frei davon ist. Andererseits sind die Opiumalkaloide des Schlafmohns als Komponenten des Milchsafts in hoher Konzentration in der Fruchtwand der unreifen Kapseln zu finden, in den Samen dagegen nur in kaum nachweisbarer Menge.

Voraussetzung für eine Intoxikation ist, dass zunächst einmal Gelegenheit zum Kontakt mit den betreffenden Pflanzen gegeben ist, ihre giftigen Inhaltsstoffe in genügend hoher Dosierung ihre Wirkung im oder am Körper entfalten können und letztlich körpereigene Abwehrmechanismen oder Entgiftungsprozesse überwunden werden. Manche Pflanze ist für eine Region erst zur „Giftpflanze" geworden, nachdem sie als Garten- oder Ziergewächs ihren Platz in der Umwelt des Menschen eingenommen hat (z. B. *Primula obconica, Dieffenbachia* oder *Heracleum mantegazzianum*).

* Sie bezieht sich auf die Ausführungen des Paracelsus in seiner „Dritten Defension", in der es heißt: „Was ist, das nit gifft ist? alle ding sind gifft und nichts (ist) ohn gifft. Allein die Dosis macht, das ein ding kein gifft ist." Die verkürzte, dadurch einprägsame, aber inkorrekte lateinische Formulierung findet sich bereits in der ersten Übersetzung der „Sieben Defensiones" des Paracelsus, die 1566 in Straßburg erschienen ist [4].

Literatur

[1] Kingsbury, J. M.: The problem of poisonous plants, in: Kinghorn, A.D. (ed.): Toxic plants. Columbia University Press, New York 1979.

[2] Hegnauer, R.: Chemotaxonomie der Pflanzen. 11 Bd., Birkhäuser Verlag, Basel, Boston, Berlin 1962 ff.

[3] Teuscher, E. und U. Lindequist: Biogene Gifte. Gustav Fischer Verlag, Stuttgart, Jena, New York 1994.

[4] Deichmann, W. B., D. Henschler, B. Holmstedt and G. Keil: What is there that is not a poison? A study of the Third Defense by Paracelsus. Arch. Toxicol. *58*, 207–213 (1986).

Wie kommt es zu Intoxikationen?

Kinder, vor allem jüngere, machen bei der Erkundung ihrer Umwelt auch vor Pflanzen nicht Halt und probieren Teile davon. Bevorzugt sind es Pflanzen mit auffälligen, verlockenden Organen, d. h. vor allem mit Früchten verschiedenster Art, auch Samen mit Samenmantel wie z. B. bei der Eibe, die Gegenstand der Neugier sind. Aber auch alle anderen Teile einer Pflanze sind vor der Erprobung nicht sicher. Selbst schlechter Geschmack schreckt oftmals nicht ab. So fand man z. B. im Magen eines nach Ingestion von Schierlingsblättern gestorbenen Kindes ca. 140 g Blattmaterial (→ Apiaceae).

DER MARDEROSIAN [1] zitiert Angaben von O'LEARY, wonach von 1501 Ingestionen während eines Jahres 454 „Beeren" betrafen, 60-mal wurden „Nüsse" gegessen und 81-mal „Samen und Bohnen", d. h. Hülsen- oder Schotenfrüchte. Neben 288 Pilzingestionen, die in der Gesamtzahl enthalten sind, betraf der Rest der Fälle Blüten, Blätter, Stängel und Wurzeln. KORNINGER und LENZ [2] gaben für einen zweijährigen Beobachtungszeitraum in Wien an, dass die Pflanzeningestionen zu 74% Früchte betrafen, Blüten waren mit 10% beteiligt, Blätter mit 12%, Zwiebeln zu 3% und Nadeln mit 1%.

Zum Glück bleiben viele dieser Erprobungsversuche ohne schwer wiegende Folgen. Auf die Unterscheidung von Ingestionsfällen und Intoxikationen sei an dieser Stelle nochmals hingewiesen [3]:

Ingestion: Aufnahme von Pflanzenteilen ohne das Auftreten von Vergiftungssymptomen (allenfalls Unwohlsein und einmaliges Erbrechen).

Intoxikation: Einsetzen von Vergiftungssymptomen, die leichterer oder schwererer Natur sein können und in jedem Fall ärztlicher Behandlung bedürfen.

Wenn also bei Kindern zwar Ingestionsfälle überwiegen, so ist andererseits jedoch zu bedenken, dass für sie, insbesondere Kleinkinder, die toxische Dosis einer stark wirksamen Substanz geringer ist, Vergiftungen also prinzipiell eher möglich sind als bei Erwachsenen.

Bei **Erwachsenen** sind Vergiftungen durch Pflanzen seltener. Sie können durch den Verzehr unbekannter oder nicht richtig identifizierter Pflanzenteile bedingt sein. Der Fall einer solchen Pflanzenvergiftung wird bereits im Alten Testament (2. Buch der Könige, Kap. 4, Vers 39 und 40) anschaulich geschildert:

Da ging einer aufs Feld, um Kraut zu sammeln, und fand ein Rankengewächs und pflückte sein Kleid voll mit wilden Gurken. Und als er kam, schnitt er's in den Topf zum Gemüse – sie kannten's aber nicht (!) – und legte es den Männern zum Essen vor. Als sie nun von dem Gemüse aßen, schrien sie und sprachen: O Mann Gottes, der Tod (ist) im Topf! Denn sie konnten's nicht essen.

Wahrscheinlich hatte der Sammler ein essbares Gurkengewächs mit der giftigen Koloquinthe (→ Cucurbitaceae) verwechselt.

Intoxikationen durch Verwechslungen können im Rahmen alternativer Ernährungsversuche eintreten, durch Selbstmedikation mit Pflanzen oder durch den Missbrauch von „Herbal Teas". So zeigten sich z. B. nach mehrwöchigem Genuss eines Tees, der u. a. drei cumarinhaltige Drogen enthielt (Tonkabohnen, Steinklee, Waldmeister), Anzeichen einer verminderten Blutgerinnungsfähigkeit [4]; weitere Veröffentlichungen zu diesem Thema: [5, 6].

Aber nicht nur der Missbrauch pflanzlicher Arzneimittel (herbal remedies) kann unerwünschte Wirkungen hervorbringen, auch bei bestimmungsgemäßem Gebrauch sind aus verschiedenen Gründen Intoxikationen möglich: Bei Phytopharmaka, die auf modernen, wirkstoffreichen Extrakten basieren, werden unerwünschte Wirkungen beobachtet, die von den ursprünglichen Arzneidrogen nicht bekannt waren, z. B. Leberschädigungen bei *Chelidonium majus* oder *Piper methysticum* [7–9]. Derartige Wirkungen sind auch bei volkstümlich gebräuchlichen Zubereitungen bekannt geworden, z. B. nach dem Trinken von Gamander-Tee (*Teuricum* spec.) in Frankreich [10]. Gefahren gehen auch von den sich zunehmender Beliebtheit erfreuenden Drogen der traditionellen chinesischen Medizin (TCM) aus, z. B. durch Verwechslungen, unsachgemäße Zubereitung oder auch durch zu hohe Kontamination mit Schadstoffen [10].

Genannt werden müssen ferner Verwechslungen oder Verfälschungen bei pflanzlichen Nahrungsmitteln [11, 12] oder Suizidversuche [13]. Bei **Jugendlichen** ist auch die Erprobung so genannter bewusstseinserweiternder Drogen häufig Ursache von Intoxikationen. So kann neben der Konsumierung bekannter Rauschdrogen, deren toxikologische Aspekte hier nicht erörtert werden sollen, die Suche nach neuen, ungewöhnlichen Quellen eine Gefahr für die Probanden bedeuten. Dies gilt für „Rauschpilze auf der Kuhweide" [14] wie z. B. *Psilocybe semilanceolata* ebenso wie für die Erprobung verschiedener Solanaceendrogen. Der von einem obskuren Versandhandel angebotene „Traumtee" bestand aus Bilsenkrautblättern mit hohem Gehalt an Atropin und führte zu einer Gruppenvergiftung [15]. Um den Missbrauch der Blätter und Blüten der Engelstrompete (→ Solanaceae) durch Jugendliche einzuschränken, wurde in Florida sogar die Anpflanzung dieses Nachtschattengewächses verboten [16].

Insgesamt lässt sich sagen, dass ernsthafte Intoxikationen durch Pflanzen eher die Ausnahme darstellen. Nach einer Recherche von THEUS [17] gab es in der Schweiz innerhalb eines Zeitraums von 27 Jahren 111 Fälle schwerer oder tödlicher Vergiftungen durch Pflanzen. Davon waren 22 Kinder und 89 Erwachsene betroffen. Verglichen mit der Zahl der Beratungs-(Ingestions-)Fälle (vgl. das nächste Kapitel) ist dies zwar eine geringe Zahl, sie zeigt aber auch, dass zumindest bei einigen Pflanzen schwere gesundheitliche Schäden durchaus auftreten können.

Literatur

[1] Der Marderosian, A: Poisonous plants in and around the home. Am. J. Pharm. Educ. *30*, 115–140 (1966).

[2] Korninger, H. C. und K. Lenz: Vergiftungen im Kindesalter. Wien. Klin. Wochenschr. *90*(1), 1–7 (1978).

[3] Hammersen, G.: Vergiftungen im Kindesalter. Med. Mo. Pharm. *3*(6), 161–167 (1980).

[4] Hogan, R. P.: Hemorrhagic diathesis caused by drinking an herbal tea. J. Am. Med. Assoc. *249*(19), 2679–2680 (1983).

[5] Siegel, R. K.: Herbal intoxication – psychoactive effects from herbal cigarettes, tea and capsules. J. Am. Med. Assoc. *236*(5), 473–476 (1976).

[6] N. N.: Toxic reactions to plant products sold in health food stores. Med. Letter *21*(7), 29–31 (1979).

[7] De Smet, P. A. G. M.: Adverse effects of herbal remedies. Adverse Drug React. Bull. *183*, 695–698 (1997).

[8] Ernst, E.: Harmless herbs? A review of the recent literature. Am. J. Med. *104*, 170–178 (1998).

[9] Frohne, D.: Vergiftungen durch Pflanzen – Gefahren durch Phytopharmaka? in: Loew, D. und N. Rietbrock (Hrsg.): Phytopharmaka IV, Steinkopff Verlag, Darmstadt 1998; auch in: Z. Phytotherapie *20*, 201–208 (1999).

[10] Frohne, D.: Heilpflanzenlexikon, 7. A., Wiss. Verlagsgesellsch., Stuttgart 2002.

[11] Singleton, V. L.: Naturally occurring food toxicants: Phenolic substances of plant origin common in foods. Adv. Food Res. *27*, 149–242 (1981).

[12] Rizk, A.-F. M. (ed.): Poisonous plant contamination of edible plants. CRC Press, Boca Raton, Ann Arbor, Boston 1990.

[13] Ritter, S.: Vergiftungen durch Pflanzen. Dtsch. Apoth. Ztg. *125*(37), 1834–1836 (1985).

[14] Bildzeitung vom 16.11.1990.

[15] Pfänder, H. J., U. Sokoll und D. Frohne: Gifttees – frei Haus. Dtsch. Apoth. Ztg. *123*(42), 1974–1978 (1983).

[16] Appel, K.: Letztes Signal aus der Rauschtrompete. Ref. in Z. Phytother. *16*(5), 261 (1995).

[17] Theus, L.: Schwere und tödliche Pflanzenvergiftungsfälle der Schweizer Bevölkerung von 1966–1992. Dissertation, Basel 1994.

Wie häufig sind „Vergiftungen“ mit Pflanzen?

Da im Rahmen dieses Buches Humanintoxikationen im Vordergrund stehen, klammern wir zunächst die Tiervergiftungen aus; auf sie wird später eingegangen.
In den Statistiken der Tox.-Info.-Zentren liegen die Auskünfte und Beratungen über vermeintliche oder tatsächliche Vergiftungen durch Pflanzenteile in der Größenordnung von ca. 19% und betreffen zum überwiegenden Teil Kinder. Nach Chemikalien/Kosmetika und Arzneimitteln liegen Anfragen zu Ingestionen von Pflanzenteilen immerhin an 3. Stelle [1].
Tabak, zwar auch ein pflanzliches Produkt, sollte gesondert betrachtet werden (Kauen von Zigaretten oder Tabakresten [2]).
Jahreszeitlich werden Ingestionen von Pflanzenteilen durch Kinder im Sommer und Herbst (Reifezeit der bunten Früchte!) vermehrt registriert, sodass der prozentuale Anteil während dieser Zeit höher liegen dürfte als dem Jahresdurchschnitt entspricht. In der Advents- und Weihnachtszeit besteht ein erhöhtes Risiko durch den dekorativen, aber nicht immer harmlosen Festtagsschmuck [3–5].
Die folgenden Schaubilder geben die Angaben der Vergiftungs-Informations-Zentrale Freiburg (VIZ) für das Jahr 2001 wieder: 1748 Auskünfte und Beratungen über höhere Pflanzen und 276 über Pilze machen insgesamt 19,6% der Beratungstätigkeit aus. Bei den höheren Pflanzen bezogen sich ca. 91% der Auskünfte auf Kinder und Jugendliche. Allerdings verlaufen diese Vergiftungsfälle überwiegend harmlos, nur in knapp 9% der Fälle war eine ambulante oder stationäre Behandlung erforderlich, während in der Gruppe der Heranwachsenden und Erwachsenen immerhin bei 69% der Fälle (Suizide, Unfälle, Abusus) eine ärztliche Behandlung empfohlen wurde [1].
Der dramatische Anstieg der jährlichen Anfragen unterstreicht nachdrücklich die Notwendigkeit und Bedeutung der Toxikologischen Informationszentren. Sie liegt

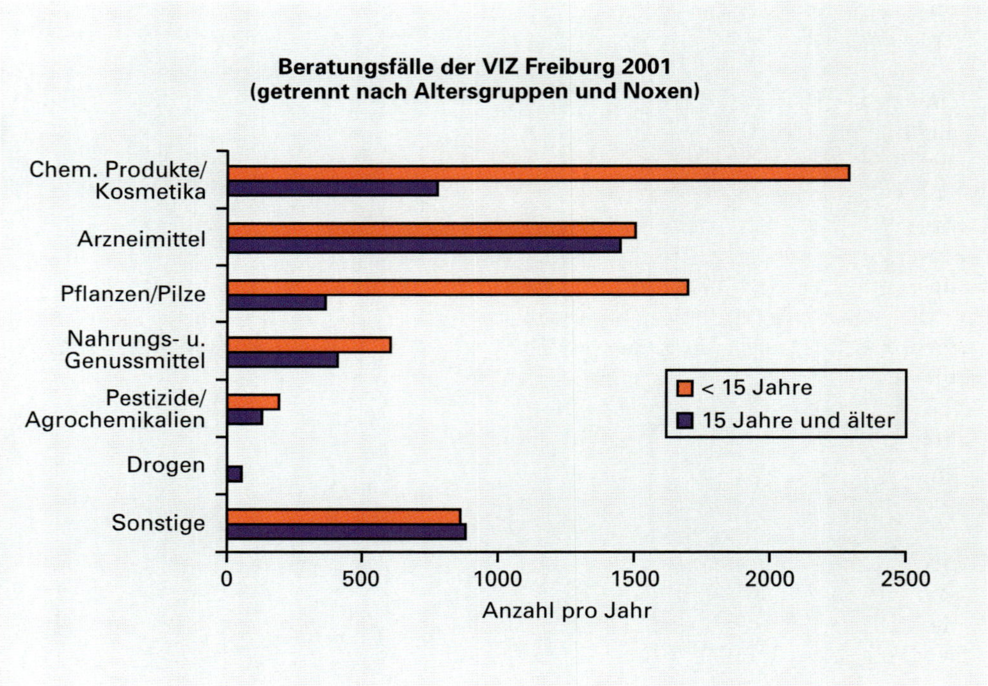

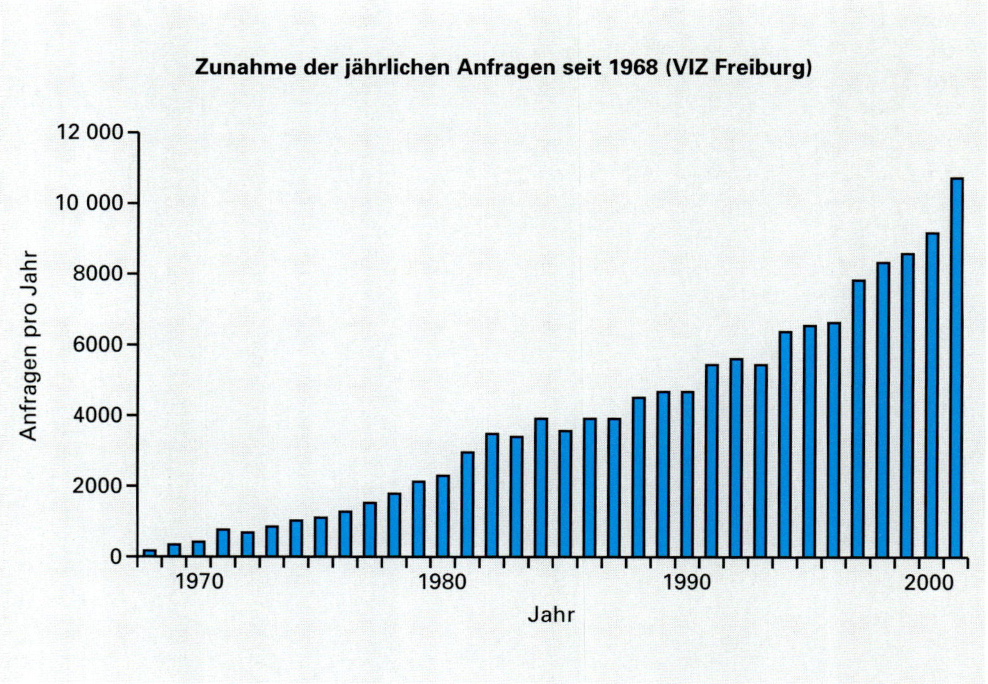

in der raschen 24-stündlichen Erreichbarkeit eines toxikologisch geschulten Arztes. Dies bedeutet in vielen Fällen eine schnelle Beruhigung der Rat Suchenden und vermeidet unnötige therapeutische Maßnahmen. Bei potenzieller Gefahr kann eine angemessene und erforderliche Therapie rasch eingeleitet werden.

An Ingestionen beteiligte Pflanzen. Wir haben in den Tabellen 1 und 2 Angaben der Berliner Beratungsstelle für Vergiftungen [7] und des Schweizerischen Tox.-Info.-Zentrums Zürich [8] zusammengestellt. Sie lassen erkennen, dass Pflanzen mit auffälligen Früchten die wichtigste Rolle spielen, darunter auch solche, deren Früchte erwiesenermaßen harmlos sind (z.B. Mahonie). Bei der Mehrzahl der Pflanzen handelt es sich um Ziergewächse aus Park und Garten (Zwergmispel, Feuerdorn, Goldregen), aber auch Zimmerpflanzen sind vertreten (Korallenbäumchen, Philodendron, Dieffenbachie). Trotz gewisser Unterschiede, die regional bedingt sein dürften (z.B. der hohe Anteil der Lorbeerkirsche in der Schweiz), zeigen beide Tabellen ein sehr ähnliches Bild. Die beiden letzten Zeilen der Tabelle 2 weisen aber auch auf die Schwierigkeiten der Beratungspraxis hin: Neben den „üblichen Fällen" kann jede andere Pflanze im Umfeld des Menschen Anlass zu einer Ingestion sein. Die Probleme der Identifizierung und der Gefahrenabschätzung sind dann naturgemäß größer; vgl. dazu auch FAWCETT [6].
Für Nordamerika sind statistische Angaben über Vergiftungsfälle durch Pflanzen und Beratungen den Jahresberichten der American Association of Poison Control Centers (AAPCC) zu entnehmen. So bezogen sich im Jahr 2001 4,7% der Anfragen bei den „nonpharmaceuticals" (d.h. ohne Arzneimittel) auf Pflanzen [9]. Tabelle 3 zeigt die 20 am häufigsten betroffenen Pflanzen.
Mit *Dieffenbachia, Euphorbia pulcherrima. Ilex, Philodendron, Pyracantha, Hedera helix, Rhododendron, Nerium oleander* oder *Taraxacum* sind Pflanzen genannt, die auch in den Statistiken von Berlin und Zürich (Tabelle 1 und 2) eine Rolle spielen. Andererseits sind für Nordamerika charakteristische Pflanzen wie

Tab. 1: Häufige Beratungs- und Vergiftungsfälle (nach Angaben der Berliner Beratungsstelle für Vergiftungen im Zeitraum von 1996 bis 2002 [7]).

Dtsch. Pflanzenname	Lat. Pflanzenname	Anzahl der Beratungen
„Gummibaum"	*Ficus* spec.	2519
Eibe („Früchte")	*Taxus baccata*	1791
Eibe (Nadeln)	*Taxus baccata*	224
Vogelbeere	*Sorbus aucuparia*	1150
Lorbeerkirsche (Kirschlorbeer)	*Prunus laurocerasus*	1074
Klivie	*Clivia miniata*	1074
Mahonie	*Mahonia aquifolium*	940
Liguster	*Ligustrum vulgare*	830
Heckenkirschen	*Lonicera* spec.	792
Zwergmispel	*Cotoneaster* spec.	645
Engelstrompete	*Datura (Brugmansia)* spec.	635
Dieffenbachie	*Dieffenbachia* spec.	545
Efeu	*Hedera helix*	516
Weihnachtsstern	*Euphorbia pulcherrima*	499
Stechpalme	*Ilex aquifolium*	474
Goldregen	*Laburnum anagyroides*	467
Dickblatt	*Crassula ovata*	459
Maiglöckchen	*Convallaria majalis*	455
Holunder, schwarzer	*Sambucus nigra*	373
Feuerdorn	*Pyracantha coccinea*	364
Schneebeere	*Symphoricarpos albus*	344
Mistel	*Viscum album*	297
Gartenbohne	*Phaseolus vulgaris*	257
Schneeball	*Viburnum* spec.	250
Oleander	*Nerium oleander*	238
Spathiphyllum	*Spathiphyllum* spec.	225
Edelwicke	*Lathyrus odoratus*	223
„Philodendron"	*Philodendron* bzw. *Monstera*	222
Lebensbaum	*Thuja* spec.	221
Palmlilie	*Yucca* spec.	219
Aronstab, gefleckter	*Arum maculatum*	212
Löwenzahn	*Taraxacum officinalis*	212
Efeutute	*Epipremnum* spec.	206
Felsenbirne	*Amelanchier* spec.	199
Schefflera	*Schefflera* spec.	168
Berberitze	*Berberis* spec.	145
Traubenkirsche	*Prunus* spec.	135
Tulpe	*Tulipa* spec.	130
Fingerhut	*Digitalis* spec.	129
Pfaffenhütchen	*Euonymus europaeus*	127
Weihnachtskaktus	*Schlumbergera* spec.	125
Seidelbast	*Daphne mezereum*	120

Tab. 2: Häufige Beratungs- und Vergiftungsfälle im Zeitraum von 1973–1997 (nach Angaben des Schweiz. Tox.-Info.-Zentrums Zürich [8].

Dtsch. Pflanzenname	Lat. Pflanzenname	Anzahl der Beratungen
Lorbeerkirsche	*Prunus laurocerasus*	1428
Zwergmispel	*Cotoneaster* spec.	1190
Wolfsmilch (inkl. Weihnachtsstern)	*Euphorbia* spec.	1069
Eibe	*Taxus baccata*	1022
Maiglöckchen	*Convallaria majalis*	904
Dieffenbachie	*Dieffenbachia* spec.	777
Heckenkirsche	*Lonicera* spec.	775
Mahonie	*Mahonia aquifolium*	713
Feuerdorn	*Pyracantha coccinea*	694
Holunder	*Sambucus* spec.	690
Aronstab	*Arum maculatum*	646
Nachtschatten (inkl. Korallenbäumchen)	*Solanum* spec.	640
Vogelbeere	*Sorbus aucuparia*	617
Tollkirsche	*Atropa bella-donna*	474
Stechpalme	*Ilex aquifolium*	454
Seidelbast	*Daphne mezereum*	401
Goldregen	*Laburnum anagyroides*	364
Liguster	*Ligustrum vulgare*	354
Judenkirsche	*Physalis alkekengi*	352
Bärenklau	*Heracleum* spec.	338
„Philodendron"	*Philodendron* bzw. *Monstera*	318
Osterglocke	*Narcissus pseudonarcissus*	289
Mistel	*Viscum album*	276
Schneeball	*Viburnum* spec.	268
Efeu	*Hedera helix*	245
Tulpe	*Tulipa gesneriana*	226
Berberitze	*Berberis* spec.	221
Pfaffenhütchen	*Euonymus europaea*	216
Rosskastanie	*Aesculus hippocastanum*	185
Schneebeere	*Symphoricarpos* spec.	184
Hartriegel	*Cornus* spec.	172
Lebensbaum	*Thuja* spec.	141
Herbstzeitlose	*Colchicum autumnale*	118
Nichtidentifizierte Pflanzen		1166
Diverse Pflanzen		4262

Phytolacca oder *Toxicodendron* zu finden, die für mitteleuropäische Tox.-Info.-Zentren naturgemäß kaum eine Bedeutung haben. Aus europäischer Sicht überrascht die hohe Zahl der Beratungen für *Capsicum annuum* (Paprika, Chillies) und manche Zierpflanzen. Andererseits sind die bei uns als vermeintliche oder tatsächliche Giftpflanzen an der Spitze der Statistiken stehende Pflanzen – Zwergmispel, Vogelbeere, Lorbeerkirsche, Mahonie, Heckenkirsche, aber auch Goldregen und Seidelbast – in Nordamerika offensichtlich von geringerer Bedeutung.

Tab. 3: Häufige Beratungs- und Vergiftungsfälle in den USA [9].

Pflanzen	Anzahl
Capsicum annuum	4095
Spathiphyllum spec.	3557
Philodendron spec.	3280
Ilex spec.	3091
Euphorbia pulcherrima	3073
Phytolacca americana	2502
Ficus spec.	1697
Toxicodendron radicans	1513
Dieffenbachia spec.	1435
Crassula spec.	1293
Epipremnum aureum	1087
Malus spec.	1018
Chrysanthemum spec.	998
Rhododendron spec.	939
Hedera helix	936
Nerium oleander	894
Eucalyptus spec.	820
Schlumbergera bridgesii	816
Taraxacum officinale	791
Pyracantha spec.	701

Literatur

[1] Jahresbericht der Vergiftungs-Informations-Zentrale Freiburg 2001 (http://www.ukl.uni-freiburg.de/kinderkl/viz/).

[2] Von Mühlendahl, K. E. und E. G. Krienke: Vergiftungen im Kindesalter – Nikotin-(Zigaretten-)Vergiftungen. Pädiatr. Praxis *21*, 291–293 (1979).

[3] Kasik, J. E.: Holiday hazards. Iowa Medicine *77*(12), 612–614 (1987).

[4] Jaspersen-Schib, R.: Giftpflanzen als Weihnachtsschmuck. Dtsch. Apoth. Ztg. *130*(51/52), 2766–2772 (1990).

[5] Kruse, W. und N. Kuth: Giftpflanzen in der Weihnachtszeit. Dtsch. Ärzteblatt *91*(50), 3512–3516 (1994).

[6] Fawcett, N. P.: Pediatric facets of poisonous plants. J. Fla. Med. Assoc. *65*(3), 199–204 (1978).

[7] Persönl. Mitteilung G. Lübke, Beratungsstelle für Vergiftungserscheinungen und Embryonaltoxikologie. Berlin, 2003

[8] Schweiz. Toxikol. Info. Zentrum (STIZ), Zürich, Jahresberichte 1973–1997.

[9] Litovitz, T. L., W. Klein-Schwartz, G. C. Rodgers et al.: 2001 Annual report of the American Association of Poison Control Centers toxic exposure surveillance system. Am. J. Emerg. Med. *20*(5), 391–452 (2002).

Zur Identifizierung von Giftpflanzen

Giftpflanzen tragen keine besonderen Merkmale. Die Natur hat – sicherlich zum Leidwesen des modernen Menschen – auf ihre Kennzeichnung verzichtet. Gefährlich giftige Organe wie etwa die Tollkirschen sehen verlockend aus und schmecken süßlich, schrecken also denjenigen, der sie probiert, nicht ab. Irgendwelche Allerweltsproben zur Erkennung der Giftigkeit einer Pflanze gibt es nicht – das gilt nicht nur für Pilze (silberner Löffel!).

Um bei einem Ingestionsfall eine Giftpflanze identifizieren zu können, bedarf es zunächst einmal schlicht und einfach entsprechender Pflanzenkenntnisse oder der Fähigkeit, die Identität einer Pflanze anhand eines geeigneten Bestimmungsschlüssels zu ermitteln. Fotografische Abbildungen können dabei nützlich sein, ihr Wert ist jedoch auch für denjenigen größer, der bereits über einschlägige Kenntnisse verfügt. Für angepflanzte Gehölze und Stauden wird man auf spezielle Bestimmungsbücher zurückgreifen müssen [1–7].

Allgemein ist zu sagen, dass eine Identifizierung umso leichter und schneller möglich ist, je vollständiger die einzelnen Teile der fraglichen Pflanze zur Begutachtung vorliegen. Besondere Schwierigkeiten bereiten eventuell notwendige telefonische Beratungen. Hier sind die Nennung des deutschen Namens (der mehrdeutig sein kann) und andere Angaben der Eltern oder sonstigen Betroffenen oftmals unklar und für die Identifizierung wenig hilfreich. Bei jeder telefonischen Beratung muss daher versucht werden, gezielte Fragen zu stellen, die der Laie beantworten kann; bei einer „Beeren"-Ingestion z. B. in folgender Weise:

- Art der Frucht? (Beere – Nuss o. Ä.)
- Größe, Farbe, Beschaffenheit der Frucht? (Saftig, fleischig, fest usw.)
- Zahl der „Kerne" in ihr?
- Anordnung der Früchte an der Pflanze? (Einzeln, zu zweit, dicht gedrängt in Vielzahl, gestielt, ungestielt)
- Wurden auch andere Teile der Pflanze gegessen? (Blätter, Wurzeln usw.)
- Aussehen (Habitus) der Pflanze? (Niedriges Kraut, Strauch oder Baum)
- Wo wuchs die Pflanze? (Wiese, Hecke, Wegesrand, Garten, Park)
- Größe, Form und Anordnung der Blätter? (Rundlich, oval, spitz, stachelig, gestielt oder nicht, mit Einschnitten, Verlauf der Nerven)

Wie sich aus der Sicht einer Beratungsstelle das Problem der Identifizierung darstellt, zeigt daher sehr anschaulich die Bemerkung von LAMPE [8]:

Eine der problematischsten Situationen, mit denen Mitarbeiter in einem Poison Control Center konfrontiert werden, ist der Anruf einer in panischer Angst befindlichen Mutter, ihr Kind habe „eine rote Beere verschluckt von einem kleinen Busch mit schönen grünen Blättern, der im Garten hinter dem Haus wächst". Ebenso frustrierend ist der Vater, der mit einem verwelkten Exemplar einer Pflanze in der Hand erscheint, die nach seinen Angaben „überall in der Umgebung wächst" und die Frage stellt, ob sie „giftig" sei.

Es sollte noch betont werden, dass die eindeutige Aussage, eine Pflanze oder ein Pflanzenteil ist **nicht** giftig (oder nur sehr schwach) genauso wichtig ist wie die Identifizierung einer bedenklichen Giftpflanze. Denn aufgrund einer solchen Aussage erübrigen sich irgendwelche therapeutischen Maßnahmen, die den Patienten mehr belasten können als eine mögliche leichte Intoxikation. CZECH [9] hat zu diesem Problem allgemein Stellung genommen. Seine Aussage gilt aber in besonderem Maße auch für Ingestionsfälle mit „Giftpflanzen".

Vergiftungen sind bei weitem nicht so selten wie allgemein angenommen wird. Noch viel häufiger aber sind Situationen, in denen nur anhand genauer toxikologischer Daten über den eingenommenen Stoff zu klären ist, ob überhaupt eine Intoxikation vorliegt, oder ob es sich um einen harmlosen „Ingestionsfall" handelt. Jedes Verschlucken von nicht auf den Speiseplan gehörenden Substanzen als Vergiftung zu bezeichnen und mit angeblichen „Standardtherapien" wie Magenspülung und forcierter Diurese zu behandeln, ist grober Unfug, der (wenn überhaupt) nur mit dem Informationsmangel der meisten Ärzte zu entschuldigen ist. Viele Maßnahmen sind nämlich nicht durch die klare klinische Indikation bestimmt (Machbarkeit plus Notwendigkeit), sondern durch einen „furor therapeuticus", der die eigene Unsicherheit kaschieren soll.

Hilfen zur Identifizierung

Als wir anfingen, uns intensiver mit Giftpflanzen zu befassen, mussten wir sehr bald feststellen, dass es auf diesem Gebiet neben gesicherten Kenntnissen viele Unklarheiten und Widersprüche gibt. Wenig hilfreich für den akuten Beratungsfall erschienen uns auch die Möglichkeiten der Identifizierung von Giftpflanzen in den vorhandenen Büchern, da Beschreibungen und – oftmals auch qualitativ nur mäßige – Standortaufnahmen nicht ausreichen. Wir haben uns daher bemüht, für die getroffene Auswahl giftiger und giftverdächtiger Pflanzen (und einige andere, beerentragende Gewächse, die häufig vorkommen und daher aus differenzialdiagnostischen Gründen von Interesse sind) Farbabbildungen zu geben, die eine Identifizierung der betreffenden Pflanzen ermöglichen oder jedenfalls, zusammen mit einer kurzen Beschreibung, wahrscheinlich machen. Es sind also auffällige Früchte, ihre Anordnung am Zweig (Fruchtstand), Zahl der Samen u. ä. Merkmale zusammen mit den Blättern und z.T. auch den Blüten abgebildet. Diese Abbildungen sind im Maßstab 1:1

gehalten, um den unmittelbaren Vergleich zu erleichtern. Dabei ist zu berücksichtigen, dass gewisse Schwankungen hinsichtlich Form, Farbe und Größe, wie bei lebenden Organismen üblich, vorkommen können. Lediglich bei den Zimmerpflanzen (und wenigen anderen) sind wir von diesem Schema abgewichen und zeigen Habitusaufnahmen der Pflanzen.
Außer den makroskopisch erkennbaren Merkmalen haben wir – und das ist für ein Buch über Giftpflanzen neu – auch mikroskopische Merkmale, insbesondere solche der Fruchtwandepidermis, abgebildet. Ausschlaggebend dafür waren unsere Erfahrungen bei gerichtsmedizinischen Untersuchungen. Sie haben uns immer wieder bestätigt, dass mikroskopisch erkennbare Strukturen wertvolle Hinweise zur Identifizierung einer Pflanze oder eines Pflanzenteils geben können.
Aufgrund der Widerstandsfähigkeit pflanzlicher Wandstrukturen sind derartige Merkmale auch nach längerer Verweildauer im Magen-Darm-Trakt meist noch gut zu erkennen. Die von uns abgebildeten Strukturen – teils als Mikrofotos, teils als Zeichnungen – können daher auch bei der Identifizierung pflanzlichen Materials im Erbrochenen oder Mageninhalt von Nutzen sein.

Zur Mikroskopie. Wir haben versucht, vor allem für die infrage kommenden „Beeren“ giftiger, aber auch harmloser Pflanzen mikroskopische Merkmale aufzuzeigen. Selbstverständlich handelt es sich bei den Beschreibungen nicht um eine ausführliche Darstellung der Anatomie dieser Früchte, auch ist eine sichere Identifizierung **allein** aufgrund nur weniger mikroskopischer Merkmale zumeist nicht möglich. Allerdings kann diese Merkmalsklasse wichtige Hinweise geben, welche Pflanzenart oder -gattung vorliegt oder aber einen begründeten Verdacht zusätzlich absichern. Da von dem Personenkreis, der toxikologische Beratungen durchführt, nicht per se eine umfangreiche pflanzenanatomische Erfahrung und tägliche mikroskopische Praxis erwartet werden darf, haben wir bewusst eine einfache, ohne großen Aufwand an technischem Gerät und chemischen Reagenzien durchzuführende Präparation gewählt und insbesondere solche Merkmale dargestellt, die auch der weniger geübte Mikroskopiker leicht auffinden kann. Die in die Abbildungen eingezeichneten Maßstäbe (|—|) entsprechen, wenn nicht anderweitig gekennzeichnet, 50 µm.

Präparation. Man schneidet mit einer Rasierklinge ein etwa 5–10 mm^2 großes Stück von rechteckiger Gestalt aus der Frucht heraus, legt es „kopfüber“ auf ein Deckglas und trennt das Fruchtfleisch vom Exokarp durch Abschaben mithilfe einer gebogenen Pinzette oder eines Mikrospatels. Die in der Regel zähhäutige Fruchtwandepidermis ist wenig empfindlich gegenüber einer derartigen Prozedur und wird dabei gleichzeitig unter leichtem Druck an das Deckgläschen „geheftet“. Anschließend bringt man beides in einem Tropfen Wasser auf einen Objektträger. Das abgeschabte Fruchtfleisch wird ebenfalls zur mikroskopischen Betrachtung in einen Wassertropfen eingebracht.
Weitere Identifizierungshilfen sind ein Fruchtbestimmungsschlüssel sowie eine Zusammenstellung makroskopisch erkennbarer Blattmerkmale (in Schwarz-Weiß-Fotos), die ebenfalls Hinweise zur Erkennung oder umgekehrt die Bestätigung für eine nach anderen Kriterien erfolgte Identifizierung geben können. Anzumerken ist, dass auch bei Blättern mikroskopische Merkmale (Blattaufbau, Oberflächenstrukturen) zur Charakterisierung geeignet sind. Dies gilt auch für den Nachweis pflanzlicher Bestandteile in Magen- oder Darminhalten insbesondere bei Tiervergiftungen [10, 11]. Für kriminaltechnische Zwecke haben dies unter Benutzung eines Rasterelektronenmikroskops HALLER und BRUDER [12] sehr schön gezeigt.
Eine weitere Möglichkeit zur differenzialdiagnostischen Untersuchung „bunter Beeren“ bietet die Dünnschichtchromatographie. Extrakte farblich ähnlich aussehender Früchte können nach dc-Auftrennung der Pigmente zur Identifizierung und Abgrenzung herangezogen werden [13].

Literatur

[1] Eiselt, M.G. und R. Schröder: Laubgehölze. Verlag J. Neumann-Neudamm, Melsungen, Basel, Wien 1977.
[2] Fitschen, J. und F.H. Meyer: Gehölzflora. 11. A., Verlag Quelle & Meyer, Wiebelsheim 2002
[3] Roloff, A. und A. Bärtels: Gehölze. Verlag Eugen Ulmer, Stuttgart 1996.
[4] Jelitto, L., W. Schacht und A. Feßler: Die Freiland-Schmuckstauden, Verlag Eugen Ulmer, 1985.
[5] Krüssmann, G.: Handbuch der Laubgehölze. 3 Bde., Verlag Paul Parey, Berlin, Hamburg 1976–1978.
[6] Philipps R. und M. Rix: Sträucher. Droemer Knaur, München 1989.
[7] Lang, D.C.: The complete book of British berries. Threshold Books Ltd. London 1987.
[8] Lampe, K.F.: Systemic plant poisoning in children. Pediatrics *54*(3), 347–351 (1974).
[9] Czech, K.: Geleitwort in Späth, G.: Vergiftungen und akute Arzneimittelüberdosierungen. G. Witzrock Verlag, Baden-Baden 1978.
[10] Schiessl, B., R. Chizzola und Ch. Franz: Untersuchung von Magen- und Darminhalten auf pflanzliche Reste zum Nachweis von Pflanzenvergiftungen – Möglichkeiten und Grenzen. Wien. Tierärztl. Mschr. *84*, 39–46 (1997).
[11] Chizzola, R., W. Huber und I. Siencnik: Oleandervergiftung bei Pferden: Nachweis von Oleanderblättern im Mageninhalt. Wien. Tierärztl. Mschr. *85*, 359–363 (1998).
[12] Haller, B. und W. Bruder: Vergleichende rasterelektronenmikroskopische Untersuchungen von Blattfragmenten im Dienst der Kriminaltechnik. Arch. Kriminol. *163*, 105–111 (1979); *164*, 45–50 (1979); *165*, 148–152 (1980).
[13] Sommer, W.: Untersuchungen an Giftpflanzen, Identifizierung farbiger Früchte und Cyanidbestimmung bei Rosaceen-Früchten. Dissertation, Kiel 1984.

Maßnahmen bei Ingestionen und Intoxikationen

Nur relativ selten werden bereits kurze Zeit nach der Ingestion deutliche Symptome einer Vergiftung sichtbar, die eine möglichst schnelle Einweisung in eine Klinik notwendig machen (*Cicuta, Atropa, Aconitum*). In der Regel stellen Eltern oder andere Aufsichtspersonen* fest, dass Kinder von Pflanzen gegessen haben, ohne dass bereits Vergiftungssymptome zu beobachten sind. Oder es wird bei auffälliger Veränderung im Verhalten (Kopfschmerzen, Unwohlsein, Müdigkeit, „Bauchweh", evtl. Erbrechen) durch Befragung ermittelt, dass Pflanzenteile gegessen wurden. Wenngleich in solchen Fällen die Inanspruchnahme eines Arztes, einer Kinderklinik oder eines Tox.-Info.-Zentrums anzuraten ist, so sollte doch keine Panik aufkommen. Stattdessen müssten folgende Überlegungen angestellt werden:

- Von welcher Pflanze hat das Kind gegessen? Lässt sich (evtl. unter Hinzuziehung pflanzenkundiger Personen – Apotheker, Gärtner, Biologielehrer –) feststellen, um welche Pflanze es sich handelt?
- Welche Teile von der Pflanze sind gegessen worden und wie viel?
- Wie viel Zeit ist bereits seit der Ingestion vergangen?
- Hat bereits Erbrechen stattgefunden?

Bei telefonischer Beratung sind auch Angaben über das Alter des Kindes wichtig!

Beim Aufsuchen eines Arztes oder der Klinik: Teile der fraglichen Pflanze, möglichst ein vollständiger Zweig mit Blättern, Früchten und vielleicht Blüten, gleich mitnehmen. Erbrochenes sicherstellen, damit daraus möglichst Rückschlüsse auf Art und Menge der aufgenommenen Pflanzenteile gezogen werden können.

Auch an andere Intoxikationsmöglichkeiten denken: Lebensmittelvergiftung? Pestizide?

Falls kein Arzt zu erreichen ist, wird heute, wenn keine oder nur leichte gastrointestinale Beschwerden aufgetreten sind, prophylaktisch das Trinken von viel Wasser oder Tee empfohlen (Verdünnungstherapie). Darüber hinaus kann **Aktivkohle** (Medizinalkohle) gegeben werden [1–5]. Sie bindet adsorptiv Giftstoffe und verhindert dadurch deren Resorption. Aktivkohle kann vom Laien als erste Maßnahme nach einer Pflanzeningestion gegegeben werden und zwar möglichst rasch und in ausreichend hoher Dosierung: Erwachsene 50–100 g, mindestens 30 g, Kinder 0,5 bis 1 g Kohlepulver/kg Körpergewicht [2]. Ein nach der Kohlegabe verabreichtes salinisches Abführmittel soll die Ausscheidung der Kohle beschleunigen. Kohle hat keine Nebenwirkungen, zu berücksichtigen ist lediglich, dass nachfolgend p.o. verabreichte Antidota in ihrer Wirkung eingeschränkt werden können.

Aktiv- oder Medizinalkohle steht als Medizinische Kohle (Carbo activatus) DAB zur Verfügung und wird als Antidot im Schraubglas mit 10 g Inhalt oder als Präparat Ultracarbon® angeboten. Durch Tablettierung verringert sich die Bindungskapazität des Kohlepulvers. Die gebräuchlichen Kohle-Kompretten sind daher nur mit Einschränkung zu empfehlen.

Zu warnen ist vor dem alten Hausmittel, bei Vergiftungen Milch trinken zu lassen, da Milch die Resorption lipophiler Giftstoffe fördert. Auch das Auslösen von Erbrechen durch Verabreichung hypertoner Kochsalzlösung ist nicht zu empfehlen, da es bei einem möglichen Ausbleiben des Brechaktes u.U. zu einer schwerwiegenden Natriumvergiftung kommen kann [6, 7].

Ein in N-Amerika viel benutztes (und frei verkäufliches), bei uns aber nur in der Klinik verwendetes Emetikum ist der **Ipecacuanha-Sirup** [8–10]. Diese Zubereitung aus der Brechwurzel löst zuverlässig bei Kindern Erbrechen aus. Ob dadurch in ausreichendem Maße auch eine Resorption toxikologisch relevanter Substanzen verhindert wird, muss nach den Untersuchungen von VALE et al. [11] bezweifelt werden. Bei Beereningestionen ohne erkennbare Vergiftungssymptome sollte auf eine routinemäßige Anwendung von Ipecacsirup verzichtet werden [12]. Zwischenfälle bei der Anwendung des Sirups konnten z.T. auf eine Verwechslung mit dem Fluidextrakt (mit höherem Alkaloidgehalt) zurückgeführt werden [12, 13]. Zur Toxikologie von Ipecacuanha-Sirup verweisen wir auf die Arbeit von MANNO [14]. Die leichte Verfügbarkeit dieser Zubereitung in den USA birgt auch die Gefahr des Missbrauchs in sich. So führte die dreimonatige Einnahme von täglich 90 bis 120 ml Ipecacuanha-Sirup („zur Gewichtsabnahme"!) zum Tode einer 26-jährigen Frau [15]. Eine an Bulimie leidende Patientin starb nach chronischem Ipecacsirup-Abusus [16]. Bei drei Kleinkindern, die mit chronischem Erbrechen, Diarrhoe, allgemeiner Muskelschwäche, Fieber und anderen Symptomen hospitalisiert worden waren, wurden als Ursache ihrer Erkrankung eine Ipecacuanha-Intoxikation festgestellt [17]. Die Mütter hatten – aus den unterschiedlichsten Motiven – den Kindern über einen längeren Zeitraum hinweg regelmäßig die Brechwurzel-Zubereitung verabreicht.

Die Vorschrift zur Herstellung des „Brechenerregenden Sirups" (Sirupus emeticus) nach NRF 19.1 lautet:

Ipecacuanhafluidextrakt	5,5	g
Glycerol	10,0	g
p-Hydroxybenzoesäure-propylester	0,025	g
p-Hydroxybenzoesäure-methylester	0,075	g
Zuckersirup	84,4	g
	100,0	g

* Für die wenigen Vergiftungsfälle von Erwachsenen gilt das Folgende sinngemäß.

Der Sirup ist 3 Monate zu verwenden und vor Gebrauch zu schütteln. Als Normdosis gilt

für Kinder über 3 Jahre:	2 Esslöffel
Kinder von 2–3 Jahren:	$1\frac{1}{2}$ Esslöffel
Kinder von $1\frac{1}{2}$–2 Jahren:	1 Esslöffel
Kinder von 1–$1\frac{1}{2}$ Jahren:	2 Teelöffel

1 Esslöffel (15 ml) enthält etwa 20 mg Alkaloide, berechnet als Emetin.

Sofort reichlich Wasser nachtrinken lassen. Tritt kein Erbrechen ein, muss eine Magenspülung vorgenommen werden. Die ähnliche Vorschrift der Ph. Helv. geht vom Ipecacuanha-Trockenextrakt (13,75 g auf 1000 ml) aus. Das Fertigpräparat Orpec® mit konstantem Alkaloidgehalt und einer Haltbarkeit von 5 Jahren gibt es leider nicht mehr. In den USA steht als zugelassenes Ipecacuanha-Fertigarzneimittel das Präparat Ipecac™ zur Verfügung [18]. Eine neuere kritische Bewertung von Ipecacuanha-Zubereitungen als Emetikum und als Expektorans stammt von Saller und Berger [19].
Spezifische Antidota sind bei Pflanzenvergiftungen eher die Ausnahme, z. B. Physostigmin bei Intoxikationen durch atropinhaltige → Solanaceae. In den meisten Fällen werden, wenn überhaupt Maßnahmen erforderlich sein sollten, primäre Giftentfernung und eine nach ärztlicher Erfahrung gestaltete symptomatische Therapie ausreichen. Wir haben dazu, soweit möglich und vertretbar, allgemeine Angaben bei den Familien bzw. Pflanzen gemacht, müssen aber auf bewährte Bücher über Vergiftungen verweisen, in denen genauere Angaben zu finden sind [18, 20–24].

Literatur

[1] Ariens, E. J.: Aktivkohle. Renaissance eines Wirkprinzips. Dtsch. Apoth. Ztg. *122*(26), 1367–1368 (1982).
[2] Seeger, R.: Antidote: Aktivkohle. DAZ-Giftlexikon. Dtsch. Apoth. Ztg. *127*(9), 447–450 (1987).
[3] Rossi, R.: Notfallmedikamente in der Apotheke. Dtsch. Apoth. Ztg. *129*(27), 1437–1442 (1989).
[4] Raedsch, R.: Carbo medicinalis (Kurzbewertung). intern. praxis *38*(4), 935–936 (1998).
[5] Fountain, J. S. and D. M. G. Beasley: Activated charcoal supercedes ipecac as gastric decontaminant. New Zealand Med. J. *111*, 402–404 (1998).
[6] Seeger, R.: Natrium (Na). DAZ-Giftlexikon. Dtsch. Apoth. Ztg. *134*, 105–115 (1994).
[7] Moder, K. G. and D. L. Hurley: Fatal hypernatremia from exogenous salt intake: Report of a case and review of the literature. Mayo Clin. Proc. *65*, 1587–1594 (1990).
[8] Fisher, H. H.: Origin and uses of Ipecac. Econ. Botany *27*, 231–234 (1973).
[9] King, W. D.: Syrup of Ipecac: A drug review Clin. Toxicol. *17*(3), 353–358 (1980).
[10] Rumack, B. H.: Ipecac use in the home. Pediatrics *75*, 1148–1151 (1985).
[11] Vale, J. A., T. J. Meredith and A. T. Prondfoot: Syrup of ipecacuanha: Is it really useful? Br. Med. J. *293*(6558), 1321–1322 (1986).
[12] Wax, P. M., D. J. Cobaugh and A. Lawrence: Should home ipecac-induced emesis be routinely recommended in the management of toxic berry ingestions? Vet. Hum. Toxicol. *41*(6), 394–397 (1999).
[13] Speer, J. D., W. O. Robertson and L. R. Schultz: Ipecacuanha poisoning, another fatal case. Lancet I, 475–477 (1963).
[14] Manno, B. R. and J. E. Manno: Toxicology of ipecac: A review. Clin. Toxicol *10*(2), 221–242 (1977).
[15] Adler, A. G., P. Walinsky, R. A. Krall and S. Y. Cho: Death resulting from ipeacac syrup poisoning. J. Am. Med. Assoc. *243*(19), 1227–1228 (1980).
[16] Schiff, R. J., C. L. Wurzel and S. C. Brunson: Death due to chronic syrup of ipecac use in a patient with bulimia. Pediatrics *78*, 412–416 (1986).
[17] McClung, H. J., R. Murray, N. J. Braden, J. Fyda, R. P. Myers and L. Gutches: Intentional ipecac poisoning in children. Am. J. Dis. Child. *142*(6), 637–639 (1988).
[18] Bertsche, T. und M. Schulz: Antidota – Ergänzendes Merkblatt. Pharm. Ztg. *148*(15), 1365–1366 (2003).
[19] Saller, R. und T. Berger: Ipecacuanha. Emetikum bei oralen Vergiftungen und Phytotherapeutikum. intern. praxis *35*(4), 885–889 (1995).
[20] Moeschlin, S.: Klinik und Therapie der Vergiftungen. Georg Thieme Verlag, Stuttgart, New York 1986.
[21] Ludewig, R.: Akute Vergiftungen. 9. Aufl., Wissenschaftliche Verlagsgesellschaft, Stuttgart 1999.
[22] Seeger, R. und H. G. Neumann: Giftlexikon, ein Handbuch für Ärzte, Apotheker und Naturwissenschaftler. Loseblattsammlung, Dtsch. Apoth. Verlag, mit 3. Ergänzungslieferung 2004.
[23] Wirth/Gloxhuber, herausgeg. von C. Gloxhuber: Toxikologie. Georg Thieme Verlag, Stuttgart, New York 1994.
[24] Von Mühlendahl, K. E., U. Oberdisse, R. Bunjes und M. Brockstedt (Hrsg.): Vergiftungen im Kindesalter. Thieme Verlag, Stuttgart 2003.

Informationsmöglichkeiten über die Giftigkeit von Pflanzen

So wie die einwandfreie botanische Identifizierung einer möglichen Giftpflanze unumgänglich ist, so schließt sich als notwendige Ergänzung die Information über ihre vermeintliche oder tatsächliche Giftigkeit an. Beide Dinge sind notwendige Voraussetzungen für die Entscheidungen, die aus ärztlicher Sicht im Hinblick auf den konkret vorliegenden Fall getroffen werden müssen. Wenn bereits Vergiftungssymptome aufgetreten sind, kann aus ihrer Art möglicherweise ein zusätzlicher Hinweis auf den Typ der Vergiftung gewonnen werden. In den meisten Fällen werden allerdings die Symptome relativ unspezifisch sein (Erbrechen, gastrointestinale Beschwerden), sodass man „Indikationstabellen" zur Identifizierung von Giftpflanzen skeptisch gegenüberstehen muss.

Wenn man sich über Giftpflanzen informieren will, so steht unter Einbeziehung der Bücher über Arzneipflanzen* eine zwar vielfältige, aber doch sehr heterogene Literatur zur Verfügung. Wir zitieren an dieser Stelle einige Sätze aus einem einleitenden Kapitel zu dem Buch „Toxic Plants" [1]. Sie stammen von KINGSBURY, dessen Buch über die Giftpflanzen Nordamerikas noch immer ein Standardwerk ist, und treffen auch für viele ältere und manche neuere, deutschsprachige, vor allem populärwissenschaftliche Bücher zu:

Die wichtigsten Probleme im Hinblick auf Giftpflanzen lassen sich auf das Grundproblem zurückführen, dass über dieses Gebiet eine vielfach konfuse, unangemessene und durch Missverständnisse ausgezeichnete Literatur recht unterschiedlicher Qualität existiert. Ein beträchtlicher Anteil von Informationen in zeitgenössischen Kompendien ist kritiklos von alten Quellen oder Beobachtungen übernommen worden.

Ein besonders kritischer Punkt ist bei vielen, vor allem auch älteren Arbeiten, die in der Literatur zitiert werden, die Identifizierung und die korrekte Benennung der betreffenden Pflanzen; vgl. dazu auch MCKENZIE [2]. Bei kritischer Wertung der Kasuistik muss man häufig feststellen, dass eine einwandfreie Identifizierung nicht erfolgt ist, oder es bleibt unklar, welche Mengen pflanzlichen Materials aufgenommen sind und ob sie für die beobachteten Symptome überhaupt verantwortlich gemacht werden können.

Bei unseren Aussagen zur vermeintlichen oder tatsächlichen Toxizität der besprochenen Pflanzen haben wir uns bemüht, die vorhandene Literatur kritisch auszuwerten und vor allem neuere Publikationen – Fallbeschreibungen oder experimentelle Arbeiten – zu berücksichtigen. Manch „alter Zopf" war dabei abzuschneiden, in einigen Fällen brachten eigene Versuche Klarheit, anderes blieb ungeklärt und bedarf weiterer Untersuchungen. Auffällig war, dass in der deutschsprachigen Literatur Berichte über Vergiftungsfälle mit Pflanzen in neuerer Zeit spärlich sind. Andererseits wurde uns in zahlreichen Gesprächen des Öfteren über Intoxikationen berichtet, die jedoch aus den verschiedensten Gründen nicht publiziert worden sind.

Am Ende dieses Abschnitts haben wir eine Reihe von Büchern [3–28] unterschiedlichen Umfangs über Giftpflanzen zusammengestellt, soweit sie nicht schon an anderer Stelle genannt sind. Wir weisen damit auf Möglichkeiten hin, sich über bestimmte Pflanzen oder Probleme ausführlichere Informationen zu verschaffen. Dies gilt z.B. auch für giftige Zier- und Zimmerpflanzen, die von uns zwar an vielen Stellen des Buches genannt worden sind, ohne dass wir Vollständigkeit angestrebt haben. Schließlich weisen wir noch auf Dissertationen [29–31] sowie auf einige Artikel über Giftpflanzen hin, die sich mit der Problematik allgemein befassen oder ausführliche Erfahrungsberichte sind [32–44].

Sehr beliebt ist das Thema Giftpflanzen auch in der allgemeinen Tagespresse, wo meist im Spätsommer entsprechende, mehr oder weniger (meist weniger) sachverständige Artikel erscheinen und vor „giftigen Beeren" oder „tödlichen Früchten" warnen. Wir haben an einigen Stellen des Buches auf die Problematik derartiger Veröffentlichungen hingewiesen.

Einen kurzen Abschnitt über solche Inhaltsstoffe von Pflanzen, die toxikologisch von Interesse sind, hielten wir für sinnvoll (s. S. 21); er bietet dem daran interessierten Benutzer dieses Buches die Möglichkeit zu einer schnellen Information und zeigt, mit welchen Stoffklassen als chemischen Bestandteilen von Giftpflanzen zu rechnen ist.

Was ist in diesem Buch nicht enthalten?

Obwohl Pilze nicht selten zu schweren Vergiftungen Anlass geben, haben wir sie, von wenigen Ausnahmen abgesehen (z.B. *Claviceps purpurea,* Mutterkorn), nicht berücksichtigt. Für dieses Spezialgebiet gibt es bereits eine umfangreiche und gute Literatur, sowohl im Hinblick auf die Identifizierung von Pilzen als auch auf die Therapie der Vergiftungen. Von niederen Pilzen gebildete Mycotoxine sind erwähnt, wenn sie in möglichem Zusammenhang stehen mit Vergiftungen durch Pflanzen.

Um den Umfang des Buches zu begrenzen, gehen wir auch auf Intoxikationen durch Blaualgen, Bakterien, Algen, Moose oder Flechten nicht ein, obwohl diese Organismengruppen durchaus stark wirksame Verbindungen bilden und zu Intoxikationen führen können.

Keine Berücksichtigung hat auch das Problem der Kontamination von Pflanzen durch Pestizide oder Abgase gefunden. Zweifellos können Pflanzen durch Rückstände derartiger Schadstoffe giftig wer-

* Zwischen Heilpflanzen und Giftpflanzen besteht kein grundsätzlicher Unterschied. Als Pharmazeutische Biologen (Pharmakognosten) ist uns die Doppelbedeutung des griechischen Wortes το φαρμακον Heilmittel, Gift sehr wohl bekannt.

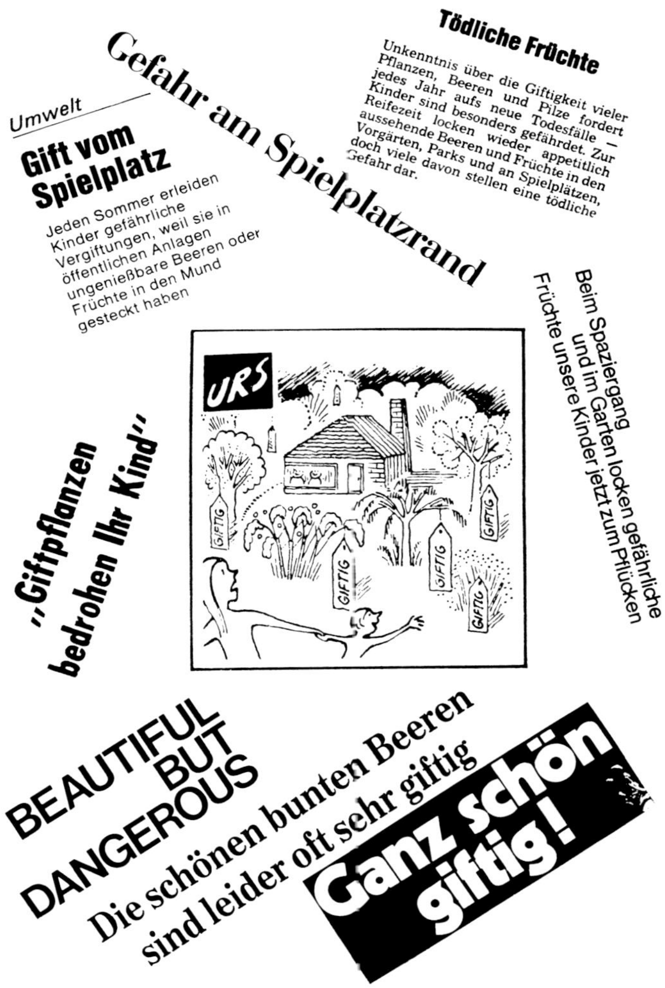

den, sodass bei der Giftpflanzenberatung die Frage nach dem Standort der fraglichen Pflanzen eine zusätzliche Bedeutung erhält.

Literatur

[1] Kingsbury, J.M.: The problem of poisonous plants, in: Kinghorn, A.D. (ed.): Toxic plants. Columbia University Press, New York 1979.
[2] McKenzie, R.A.: Plant poisoning? Which plant? Aust. Vet. J. *70*(6), 201–202 (1993).
[3] Altmann, H.: Giftpflanzen – Gifttiere, 5. A., BLV-Verlagsgesellsch., München, Wien, Zürich 2003.
[4] Blackwell, W.H.: Poisonous and medicinal plants. Englewood Cliffs, New York 1990.
[5] Buff, W. und K. von der Dunk: Giftpflanzen in Natur und Garten. Verlag Paul Parey, Berlin, Hamburg 1988.
[6] Bundesinstitut für gesundheitlichen Verbraucherschutz und Veterinärmedizin: Giftige Pflanzen im Wohnbereich und in freier Natur. Berlin 1999.
[7] Connor, H.E.: The poisonous plants in New Zealand. E.C. Keating, Wellington 1977.
[8] Cooper, M.E. and A.W. Johnson: Poisonous plants and fungi in Britain – Animal and human poisoning. Ed., HMSO, London 1998.
[9] Dauncey, E.A., W.G. Berendsohn, T.G.J. Raynert et al.: Die Giftpflanzen Deutschlands. CD-ROM, Springer Verlag electronic media, Berlin 2001.
[10] Everist, S.L.: Poisonous plants of Australia. Angus & Robertson Publishers, London, Sydney, Melbourne 1981.
[11] Fuller, T.C. and E. McClintock: Poisonous plants of California. University of California Press, Berkeley, Los Angeles, London 1986.
[12] Gessner, O.: Gift- und Arzneipflanzen von Mitteleuropa, herausgegeben und neu bearbeitet von G. Orzechowsky. Carl Winter Verlag, Heidelberg 1974.
[13] Habermehl, G. und P. Ziemer: Mitteleuropäische Giftpflanzen und ihre Wirkstoffe, 2. A., Springer-Verlag, Berlin 1999.
[14] Hardin, J.W. and J.M. Arena: Human poisoning from native and cultivated plants. Duke University Press, Durham, North Carolina 1977.
[15] Hiller, K.: Giftpflanzen & Arzneipflanzen, Tosa, Wien 2002.
[16] Keeler, R.F. and A.T. Tu (eds): Plant and fungal toxins. Handbook of natural toxins, Vol. 1., Marcel Dekker Inc., New York, Basel 1983.
[17] Kinghorn, A.D. (ed): Toxic plants. Columbia University Press, New York 1979.
[18] Kingsbury, J.M.: Poisonous plant of the United States and Canada. Prentice-Hall, Engelwood Cliffs, New Jersey 1964.
[19] Lewin, L.: Gifte und Vergiftungen (4. Ausgabe des Lehrbuchs der Toxikologie). Berlin 1929.
[20] Morton, I.F.: Plants poisonous to people in Florida and other warm areas. Fairchild Trop. Garden, Miami 1977.
[21] Neuwinger, H.D.: Afrikanische Arzneipflanzen und Jagdgifte, 2. A., Wiss. Verlagsgesellsch., Stuttgart 1998.
[22] Nowack, R.: Notfallhandbuch Giftpflanzen. Springer Verlag, Berlin 1998.
[23] Roth, L., M. Daunderer und K. Kormann: Giftpflanzen – Pflanzengifte. ecomed Verlagsgesellsch., Landberg, München 1994.
[24] Schilcher, B., J.-D. Summa und D. Platt: Giftpflanzen. GOVI-Verlag, Frankfurt/M. 1989.
[25] De Smet, P.A.G.M., K. Keller, R. Hänsel und R.F. Chandler (eds.): Adverse effects of herbal drugs. Springer-Verlag, Berlin, Heidelberg, New York 1992 ff.
[26] Watt, I.M. and M.G. Breyer-Brandwijk: Medicinal and poisonous plants of Southern and Eastern Africa. E. & S. Livingstone Ltd., Edinburgh, London 1962.
[27] Weilemann, S., C. Kelbel, H.-J. Reinecke und I. Ritter-Weilemann: Giftberatung Pflanzen. GOVI Verlag, Eschborn 2000.
[28] Woodward, L.: Poisonous plants, a color field guide. David & Charles, Newton-Abbot, London 1985.
[29] Gerlach, K.-A.: Untersuchungen an Giftpflanzen. Cyanidbestimmungen und Ermittlung der membranschädigenden Wir-

kungen bei einigen Wild- und Zierpflanzen. Dissertation Kiel 1988.
[30] Schwarte, M.: Untersuchungen zum Oxalatgehalt einiger Wild-, Zier- und Nutzpflanzen unter toxikologischem Aspekt. Dissertation Kiel 1986.
[31] Sommer, W.: Untersuchungen an Giftpflanzen. Identifizierung farbiger Früchte und Cyanidbestimmung bei Rosaceen-Früchten. Dissertation Kiel 1984.
[32] Ritter, S.: „Mein Kind hat rote Beeren gegessen". Dtsch. Apoth. Ztg. *127* (26, 1377–1382 (1987).
[33] Jorens, P. G.: Plant poisoning and Oto-Rhino-Laryngology. Acta Oto-Rhino-Laryngol. Belg. *41*(4), 602–611 (1987).
[34] Ogzewalla, C.D., J.F. Bonfiglio and L.T. Sigell: Common plants and their toxicity. Pediatr. Clin. North. Am. *34*(6), 1557–1598 (1987).
[35] Schilcher, B.: Giftpflanzenberatung – Pflanzen und Produkte des häuslichen Bereichs. Pharm. Ztg. *133*(36), 9–13 (1988) und: Giftpflanzenberatung besonders gefragt zur Fruchtreifezeit. Pharm. Ztg. *133*(44), 9–16 (1988).
[36] Kruse, H., P. Schaffstein und C. Berg: Toxische Inhaltsstoffe ausgewählter Giftpflanzen. Pharm. Ztg. *137*(9), 537–548 (1992).
[37] Bernstein, N. J.: Common plant ingestions. J. Florida M. A. *81*(11), 745–746 (1994).
[38] Jaspersen-Schib, R., L. Theus, M. Guirguis-Oeschger et al.: Wichtige Pflanzenvergiftungen in der Schweiz 1966–1994. Schweiz. Med. Wschr. *126*, 1085–1098 (1996).
[39] Furbee, B. and M. Wermuth: Life-threatening plant poisoning. Med. Toxicol. *13*(4), 849–888 (1997).
[40] Krenzelok, E.P. and T.D. Jacobsen: Plant exposures – A national profile of the most common plant genera. Vet. Hum Toxicol. *39*(4), 248–249 (1997).
[41] Lawrence, R.A.: Poisonous plants: When they are a threat to children. Pediatrics in review *18*(5), 162–168 (1997).
[42] Klotz, Ch.: Pflanzenvergiftungen bei Kindern. Dtsch. Apoth. Ztg. *138*(12), 1037–1040 (1998).
[43] Veit, M. und E. Martin: Vergiftungen mit Pflanzen: Apotheker leisten erste Hilfe. Pharm. Ztg. *143*(22), 1813–1818 (1998), und: Bedeutende Giftpflanzen: Inhaltsstoffe und ihre Pharmakologie. Pharm. Ztg. *143* (26), 2205–2209 (1998).
[44] Sellerberg, U.: Giftige Früchte – Hilfestellung zur Beratung bei Vergiftungsfällen. PTA heute *12*(8), 785–790 (1998).

Pflanzen mit Wirkungen auf die Haut

Pflanzen können in vielfältiger Weise schädigende Wirkungen auf die Haut ausüben:

- **Mechanisch irritativ.** Hier sind vor allem Pflanzen mit Stacheln, Dornen, starren Borstenhaaren oder Glochidien (*Opuntia*) zu nennen. Durch mechanische Schädigung der Haut kann es zu oberflächlichen Verletzungen, beim Eindringen in tiefere Hautschichten aber auch zu unangenehmen Entzündungen kommen. Wir weisen beispielhaft auf die → Cactaceae, → Arecaceae oder → Rosaceae (*Prunus spinosa*) hin.
- **Mechanisch und chemisch irritativ.** Wenn im Gefolge einer mechanischen Schädigung der Haut oder der Schleimhäute zusätzlich Hautreizstoffe appliziert werden, kann sich die toxische Wirkung verstärken. Wir verweisen auf die → Araceae (Kombination von Oxalatnadeln mit löslicher Oxalsäure oder anderen Giftstoffen) oder auf die → Urticaceae mit Brennhaaren, deren Spitzen abbrechen und so eine Injektion von Histamin, Serotonin u.a. Substanzen ermöglichen.
- **Chemisch irritativ.** Viele Pflanzen enthalten im Zellsaft, in Milchsaftschläuchen oder in epidermalen Drüsenhaaren bzw. Drüsenschuppen hautschädigende Substanzen. Wir verweisen auf die milchsaftführenden → Euphorbiaceae mit den hautreizenden, entzündungserregenden, z.T. auch cocarcinogenen Diterpenderivaten, wie sie mit ähnlicher Struktur auch bei den → Thymelaeaceae vorkommen oder auf die → Ranunculaceae mit dem Protoanemonin. Hauttoxisch sind auch manche aus Pflanzen isolierte Stoffe wie z.B. das Podophyllotoxin (→ Berberidaceae), einige ätherische Öle (z.B. von *Juniperus sabina*, → Cupressaceae) oder die aus Glukosinolaten gebildeten Senföle der → Brassicaceae.

Bei allen bisher genannten Gruppen sind insbesondere Schäden am Auge zu beachten, wenn es unbeabsichtigt und vielfach unbemerkt zum Kontakt mit den mechanisch (Oxalatnadeln) oder chemisch reizenden Substanzen kommt.

- **Fototoxisch** (Fotosensibilisierend). Stoffe, welche die Haut gegenüber der Einwirkung von UV-Strahlung sensibilisieren und dadurch zu einer Phytophotodermatitis (PPD) führen, sind im Pflanzenreich nicht selten zu finden. Von den verschiedenen fotosensibilisierenden Verbindungen nennen wir die → Furanocumarine der → Apiaceae oder → Rutaceae und die Naphthodianthrone von → *Hypericum* und → *Fagopyrum*. Übersichtsreferate zur PPD: [1–3].
- **Allergische Kontaktdermatitiden hervorrufend.** Die Zahl derjenigen Pflanzeninhaltsstoffe, die als Haptene nach Hautkontakt mit körpereigenen Proteinen reagieren und auf diese Weise zum Allergen werden, ist sehr groß. Wir haben viele Beispiele allergen bedingter Kontaktdermatitiden und die auslösenden Faktoren beschrieben und verweisen auf die Alkylphenole der → Anacardiaceae, der → Hydrophyllaceae oder der → Proteaceae; auf Chinone bei den → Primulaceae oder das Lawson des

Hennastrauchs [4–6]; Tulipaline bei den → Liliaceae s.l. oder die Sesquiterpenlactone bei den → Asteraceae, → Lauraceae, → *Frullania* und vielen anderen Pflanzen.

Ein spezielles Gebiet stellen die toxischen Inhaltsstoffe von Hölzern dar, mit denen der Mensch bei der Verarbeitung dieses vielseitigen Rohstoffes in Berührung kommt. Die Schädigungen der Haut und der Schleimhäute werden durch mechanische und/oder chemische Irritation hervorgerufen, vielfach sind es auch allergen bedingte Kontaktdermatitiden. Das Einatmen von Holzstaub kann schließlich auch Ursache einer Rhinitis oder Alveolitis, von Bronchialasthma oder Adenocarcinomen sein. Wir haben diese interessante Problematik weitgehend ausgeklammert, weil nur ein relativ kleiner Personenkreis solchen Gefahren ausgesetzt ist und verweisen auf die zusammenfassende Darstellung von HAUSEN [7].

Obwohl wir in diesem Buch an vielen Stellen auf Pflanzen mit toxischen Wirkungen auf die Haut eingegangen sind, war eine vollständige Darstellung nicht möglich und auch nicht angestrebt. Vor allem die Zahl der Pflanzen, die allergen bedingte Kontaktdermatitiden hervorrufen können, ist so groß, dass dafür auf spezielle Literatur verwiesen werden muss [8]. Darüber hinaus nennen wir einige weitere Bücher und Übersichtsreferate zum Thema [9–21].

Literatur

[1] Fisher, A.A.: Contact photodermatitis, in: Fisher, A.A. (ed.): Contact Dermatitis. Lea & Febiger, Philadelphia 1986.

[2] Kavli, G. and G. Volden: Phytophotodermatitis. Photodermatology *1*(2), 65–75 (1984).

[3] Hipkin, C.R.: Phytophotodermatitis, a botanical view. Lancet *338*(8771), 892–893 (1991).

[4] Nigam, P.K. and A.K. Saxena: Allergic contact dermatitis from henna. Contact Dermatitis *18*, 55–56 (1988).

[5] Reichling, J. und M. Harkenthal: Temporäre Henna-Tattoos. Dtsch. Apoth. Ztg. *139*, 3121–3125 (1999).

[6] Hausen, B.M., M. Kaatz, U. Jappe et al.: Henna/Phenylendiamin-Kontaktallergie. Dtsch. Ärztebl. *98*(27), C1449–C1452 (2001).

[7] Hausen, B.J.: Woods injurious to human health. Walter de Gruyter, Berlin, New York 1981.

[8] Hausen, B.M. und K. Vieluf: Allergiepflanzen – Pflanzenallergene, 2. A., ecomed, Landsberg/Lech 1997.

[9] Fisher, A.A.: Dermatitis due to plants and spices, in: Fisher, A.A. (ed.): Contact Dermatitis, Lea & Febiger, Philadelphia 1986.

[10] Mitchell, J. and A. Rook: Botanical dermatology, plants and plant products injurious to the skin. Greengrass Ltd., Vancouver 1979.

[11] Rook, A., D.S. Wilkinson and F.J.G. Ebling (eds.): Plant dermatitis, in: Textbook of Dermatology, Blackwell Scientific Publications, Oxford, London, Edinburgh, Melbourne 1979.

[12] Evans, F.J. and R.J. Schmidt: Plants and plant products that induce contact dermatitis. Planta Med. *38*(4), 289–316 (1980).

[13] Benezra, C., J. Ducombs, Y. Sell and J. Fousserau: Plant contact dermatitis. B.C. Decker, Toronto, Philadelphia 1985.

[14] Hausen, B.M.: Pflanzen als Kontaktnoxen. Therapiewoche *36*, 2403 (1986).

[15] Epstein, W.L.: Plant-induced dermatitis. Ann. Emerg. Med. *16*(9) 950–955 (1987).

[16] Benezra, C.: Plants causing adverse skin reactions. Prog. Clin. Biol. Res. *280*, 395–400 (1988).

[17] Martinetz, D. und U. Sonntag: Hautschädigende Stoffe in Pflanzen. Z. gesamte Hyg. *35*(7), 386–390 (1989).

[18] Ott, A.: Haut und Pflanzen, Allergien, phototoxische Reaktionen und andere Schadwirkungen. Gustav Fischer Verlag, Stuttgart, Jena, New York 1991.

[19] Lovell, C.R.: Plants and the skin. Blackwell Scientific Publications, Oxford, London, Edinburgh, Boston 1993.

[20] Lovell, C.R.: Current topics in plant dermatitis. Seminars in Dermatology *15*(2), 113–121 (1996).

[21] Merfort, I.: Heil- und Nutzpflanzen mit Haut-Tücken. Pharm. Ztg. *147*(3), 96–101 (2002).

Tiervergiftungen durch Pflanzen

Intoxikationen durch Pflanzen können auch Wild-, Nutz- und Haustiere betreffen. Das instinktive Meiden giftiger Pflanzen mag bei Wildtieren (noch?) vorhanden sein. Fallberichte über Vergiftungen sind naturgemäß selten und lassen häufig keine gesicherten Rückschlüsse auf eine spezielle Pflanzeningestion zu [1].

Bei **Nutztieren** können Vergiftungen durch Fressen giftiger, auf oder am Rande des Weideplatzes wachsender Pflanzen bedingt sein. Ebenso können Beimengungen solcher Pflanzen oder Pflanzenteile zum Stallfutter zu Vergiftungen führen, z. B. Herbstzeitlose zum Heu, vgl. → Liliaceae. Oftmals werden Vergiftungsfälle infolge besonderer Witterungsbedingungen, die das Nahrungsangebot verändern, beobachtet: Die üblichen Futterpflanzen fehlen, daher werden vom Vieh sonst nicht beachtete oder instinktiv gemiedene Pflanzen gefressen. Dies kann z. B. am Beginn oder am Ende einer Vegetationsperiode der Fall sein, wenn toxische Pflanzen schon oder noch vorhanden sind, die eigentlichen Futterpflanzen aber nicht in ausreichendem Maße zur Verfügung stehen; oder aber nur vereinzelt wachsende Giftpflanzen haben sich übermäßig ausgebreitet und werden dann gefressen. Auffällig ist dabei die oft zu beobachtende, unterschiedliche Anfälligkeit verschiedener Tierarten gegen pflanzliche Gifte. Allerdings sind die Angaben dazu in der Literatur in manchen Fällen auch sehr widersprüchlich. Wiederkäuer unterscheiden sich von anderen Tierarten, da durch ihre besonderen Rumen-Bakterien Pflanzenstoffe entgiftet oder „gegiftet" werden können.

Pressrückstände, die normalerweise zur Verfütterung geeignet sind, können unter bestimmten Umständen giftige Bestandteile enthalten. Vielfach handelt es sich bei Futtermittelvergiftungen aber auch um Veränderungen des pflanzlichen Materials, durch die Giftstoffe sekundär gebildet werden, z. B. Bildung von Mycotoxinen nach Schimmelbefall. Schließlich sind auch Intoxikationen durch unsachgemäß ausgebrachte Pestizide zu bedenken, die direkt oder als Rückstände auf Pflanzen zu Intoxikationen führen können.

Eine Reihe von Pflanzen geben Anlass zu akuten Vergiftungen. Burrows und Tyrl [2] haben solche beschrieben, die in N-Amerika zum „Sudden Death" führen, z. B. Pflanzen mit cyanogenen Glykosiden, aber auch andere wie *Taxus, Zigadenus* oder *Cicuta*. Darüber hinaus gibt es chronische Vergiftungen, die erst nach längerer Latenzzeit manifest werden. Schließlich sind auch teratogene Wirkungen von Pflanzen bekannt, die zu Missbildungen und zum Absterben des Foetus führen [3–5]. Insgesamt sind die wirtschaftlichen Einbußen durch Pflanzenvergiftungen in denjenigen Ländern oder Regionen, in denen eine intensive Viehwirtschaft betrieben wird, ein ernst zu nehmendes Problem [6, 7].

Wirtschaftlich von geringerer Bedeutung, für den betreffenden Tierhalter aber oftmals besonders schmerzlich, sind Vergiftungen von **Haustieren** durch toxische Pflanzen. Abgesehen von dem unkontrollierten Fressen solcher Pflanzen in der näheren Umgebung, kommen vielfach auch Haus- und Zimmerpflanzen als Ursache von Intoxikationen infrage [8]. Betroffen sind Haustiere aller Art, insbesondere Hunde und Katzen, aber auch Vögel. Wir nennen an dieser Stelle einige Fälle [9, 10], verweisen jedoch im Übrigen auf die Familiencharakteristiken, wo auch auf Vergiftungen von Haustieren eingegangen wird.

Im Rahmen dieses Buches haben wir veterinärmedizinische Intoxikationen erwähnt, soweit es sich um allgemein interessierende Giftstoffe oder Giftpflanzen handelt oder wenn Vergiftungsepidemien besonderen Ausmaßes beobachtet wurden. Im Übrigen nennen wir noch einige Bücher und verweisen auf Übersichtsreferate, die sich ausschließlich oder ausführlicher mit Tiervergiftungen befassen [11–26].

Literatur

[1] Fowler, M. E.: Plant poisoning in free-living wild animals: A review. J. Wildl. Dis. *19*(1), 34–43 (1983).

[2] Burrows, G. E. and R. J. Tyrl: Plants causing sudden death in live stock. Vet. Clin. North. Am.: Food Anim. Pract. *5*(2), 263–289 (1989).

[3] Keeler, R. F.: Teratogens in plants. J. Anim. Sci. *58*(4), 1029–1039 (1984).

[4] Keeler, R. F.: Livestock models of human birth defects, reviewed in relation to poisonous plants. J. Anim. Sci. *66*(9), 2414–2427 (1988).

[5] James, L. F., K. E. Panter, B. L. Stegelmeier and R. J. Molyneux: Effect of natural toxins on reproduction. Vet. Clin. North. Am.: Food Anim. Pract. *10*(3), 587–603 (1994).

[6] Keeler, R. F., K. R. van Kampen and L. F. James (eds.): Effects of poisonous plants on livestock. Acad. Press, New York, San Francisco, London 1978.

[7] James, L. F.: The ecology and economic impact of poisonous plants on livestock production. Westview Press. Inc., 1988.

[8] Wilsdorf, G. und E. Werner: Vergiftungsrisiken für Haus- und Heimtiere durch Zimmer- und Zierpflanzen. Mh. Vet. Med. *43* (22), 798–802 (1988).

[9] Leyland, A.: Laburnum (Cytisus laburnum) poisoning in two dogs. Vet. Rec. *109*(13), 287 (1981).

[10] Jaspersen-Schib, R.: Giftpflanzen als Weihnachtsschmuck. Dtsch. Apoth. Ztg. *130* (51/52), 2766–2772 (1990).

[11] Oehme, F. W.: Veterinary toxicology: The epidemiology of poisonings in domestic animals. Clin. Toxicol. *10*(1), 1–21 (1977).

[12] Vahrmeijer, J.: Poisonous plants of Southern Africa that cause stock losses. Tafelberg Publ. Ltd., Cap Town 1981.

[13] Scimeca, J. M. and F. W. Oehme: Postmortem guide to common poisonous plants of livestock. Vet. Hum. Toxicol. *27*(3), 189–199 (1985).

[14] Kellerman, T. S.: Plant poisonings and mycotoxicosis of livestock in Southern Africa. Oxford University Press, Cape Town 1988.

[15] Hockamp, B.: Tiervergiftungen durch Pflanzen Mitteleuropas. Eine Literaturübersicht. Vet. Med. Dissertation, Hannover 1989.
[16] Sivertsen, T., G. Overness, B. Karlsen and N. Soli: Poisoning of domestic animals in Norway in 1990. Norsk. Veterinaertidskrift *104*(3), 173–182 (1992).
[17] Buronfosse, F., G. Gault, X. Pineau and G. Lorgue: Major poisonings during summer, based on data from the National Veterinary Poisoning Information Centre (Lyon). Point. Veterinaire *25*(153), 207–212 (1993).
[18] Liebenow, H. und K. Liebenow: Giftpflanzen, Vademekum für Tierärzte, Landwirte und Tierhalter. Gustav Fischer Verlag, Jena, Stuttgart 1993.
[19] Di Tomaso, J.M.: Plants reported to be poisonous to animals in the United States. Vet. Hum. Toxicol *36*(1), 49–52 (1994).
[20] Hails, M.R.: Plant poisoning in animals. A bibliography from the world literature. No 3, 1983–1992, Cab International, Wallingford 1994.
[21] Ziemer, P.: Durch Pflanzen und pflanzliche Materialien verursachte Vergiftungen bei Haustieren unter besonderer Berücksichtigung der Kleintiere. Vet. Med. Dissertation, Hannover 1997.
[22] Ziemer, P.: Pflanzenvergiftungen bei Heimtieren. Dtsch. Apoth. Ztg. *139*(14), 1458–1464 (1999).
[23] Furler, M., D. Demuth, F.R. Althaus und H. Nägeli: Computer-unterstütztes Giftpflanzen-Informationssystem für die Veterinärmedizin. Schweiz. Arch. Tierheilk. *142*(6), 323–331 (2000).
[24] Campbell, A. and A. Chapman: Handbook of poisoning in dogs and cats, Blackwell Science Ltd., Oxford, London 2000.
[25] Schrader, A., O. Schulz, H. Völker und H. Puls: Aktuelle Vergiftungen durch Pflanzen bei Wiederkäuern in Nord- und Ostdeutschland (Actual plant poisoning in ruminants of north-eastern Germany). Berl. Münch. Tierärztl. Wschr. *114*(5/6), 218–221 (2001).
[26] Vanselow, R.U.: Giftpflanzen und Pferde, Ed. Schürer, Kirchheim 2002.
[27] van Wyk, B.-E., F. van Heerden and B. van Oudtshoorn: Poisonous Plants of South Africa, Briza Publications, Pretoria 2002.

Soll man Giftpflanzen ausrotten?

Niemand wird ernsthaft in Erwägung ziehen, Tollkirsche, Seidelbast oder Fingerhut an ihren natürlichen Standorten zu bekämpfen, „weil es gefährliche Giftpflanzen sind". Andererseits wird ein Bergbauer sich bemühen, die Ausbreitung von Weißem Germer oder Alpen-Kreuzkraut auf seinen Almwiesen zu verhindern, weil diese Pflanzen seinem Weidevieh gefährlich werden können. Früher wurde sogar die Vertilgung giftiger Pflanzen, z. B. des Wasserschierlings („Kuhtod"), behördlich angeordnet, und heute ist es der Riesenbärenklau, dessen ungehemmte Ausbreitung in Mitteleuropa durch entsprechende Maßnahmen verhindert werden soll.

Die Beseitigung von Giftpflanzen dort, wo sie für Mensch oder Tier eine Gefahr bedeuten, kann daher sicherlich eine notwendige Maßnahme sein. Dies gilt auch für die immer wieder zitierte „Umgebung von Kindergärten und Spielplätzen". Zweifellos sollten hier Goldregen oder Seidelbast nicht angepflanzt werden oder jedenfalls so stehen, dass sie Kindern nicht zugänglich sind. Auch einige weitere Pflanzen mit stark wirksamen Inhaltsstoffen haben dort nichts zu suchen, wo Kleinkinder sich aufhalten. Diese Forderung gilt im Übrigen – was oftmals vergessen wird – auch für den Wohnbereich, in dem Kinder sehr leicht Zugang zu Zierpflanzen haben und Teile davon in den Mund stecken können [1–4].

Wenn man die unangenehmen Folgen der Ingestion von *Dieffenbachia*-Blättern oder -Stängeln kennt (glücklicherweise setzt das Brennen im Mund schnell ein, sodass die Kinder meist vom „Probieren" ablassen und die Intoxikation leicht verläuft), wird die von berufener Seite erhobene Forderung (Farnsworth, zitiert n. [5]) verständlich, den Verkauf dieser Pflanze zu unterbinden. In Anbetracht der oft schweren Primel-Dermatitis ist auch hier zur Diskussion gestellt worden, ob man nicht auf *Primula obconica* als Zierpflanze verzichten könne [6].

Bedenklich sind jedoch Stimmen, die häufig von Laien und in der Tagespresse erhoben werden und generell die „Ausrottung aller giftigen Pflanzen" fordern. Derartige Ansinnen werden immer dann laut, wenn wieder einmal über „die tödliche Bedrohung durch giftige Beeren und Ziersträucher" (beautiful but dangerous!) anhand von Fällen berichtet wird, die sich bei genauerer Prüfung oftmals als Ingestionsfälle mit leichteren Vergiftungssymptomen herausstellen. Wir verweisen auf den Bericht über die „Lorbeerkirschenvergiftung", S. 338. In dieser Haltung spiegelt sich offenbar eine durch die ältere Kasuistik entstandene, immer noch vorhandene und in volkstümlichen Artikeln weiterhin verbreitete, falsche Einschätzung der „Giftpflanzen und Giftbeeren" wider.

Gegen diesen Unfug einer generellen Forderung nach Ausrottung giftverdächtiger Pflanzen in unserer Umwelt muss mit aller Deutlichkeit Einspruch erhoben werden, zumal der Begriff Giftpflanze dabei meist sehr weit gefasst wird.

Anstelle von Ausrottung sollten wir eine bessere Kenntnis der Pflanzen fordern; und diese Kenntnisse sollten, zusammen mit entsprechenden Verhaltensmaßregeln, frühzeitig an Kinder weitergegeben werden, die heutzutage kaum noch Giftpflanzen kennen. Grundsätzlich gilt die von Kingsbury [7] formulierte Forderung: „Don't eat anything not commonly recognized as wholesome"; und wer ohne das Bemühen um Kenntnis von Wildpflanzen sich von diesen ernähren möchte, muss eventuelle Folgen tragen (society at large should not be penalized for the stupidity of a very few [7]). Zur Verbesserung des Schutzes von Kindern hat das Bundesministerium für Umwelt, Naturschutz und Reaktorsicherheit eine Liste giftiger Pflanzen erstellt, die bei der Bepflanzung von Kinderspielplätzen, Kindergärten u. ä. Einrichtungen Hinweise auf mögliche Gefahren geben soll [8]. Fassen wir zusammen: Je besser wir „Giftpflanzen" kennen und den Grad ihrer Gefährlichkeit abzuschätzen vermögen, desto eher werden wir mit ihnen leben und uns an ihrem oft schönen Anblick erfreuen können.

Literatur

[1] Der Marderosian, A.: Poisonous plants in and around the home. Am. J. Pharm. Educ. *30*, 115–140 (1966).

[2] Pfänder, H. J. und D. Frohne: Giftige Pflanzen im Zimmer. Pädiatr. Praxis *32*, 91–107 (1985); auch in Tägl. Praxis *27*, 289–305 (1986).

[3] Jaspersen-Schib, R.: Giftige Zimmerpflanzen. Dtsch. Apoth. Ztg. *127*(27), 1417–1423 (1987)

[4] Spoerke, D. G. and S. C. Smolinske: Toxicity of houseplants. CRC Press, Boca Raton, Ann Arbor, Boston 1990.

[5] Opp, M.: Beautiful but dangerous. Med. World News *18*(10), 38–43 (1977).

[6] Mitchell, J. and A. Rook: Botanical dermatology – plants and plant products injurious to the skin. Greengrass Ltd., Vancouver, Canada 1979.

[7] Kingsbury, J. M.: The problem of poisonous plants, in: Kinghorn, J. M.: Toxic plants. Columbia University Press, New York 1979.

[8] Bundesministerium für Umwelt, Naturschutz und Reaktorsicherheit: Bekanntmachung einer Liste giftiger Pflanzen vom 17. 04. 2000, veröfftl. in BAnz Nr. 86 vom 6. Mai 2000, Seite 8517.

Toxikologisch bedeutsame Pflanzeninhaltsstoffe

Die für toxische Wirkungen von Pflanzen verantwortlichen Inhaltsstoffe entstammen den verschiedensten Biogenesewegen und gehören in der Mehrzahl zu den so genannten „Sekundärstoffen", durch deren Bildung und Akkumulation sich der pflanzliche Stoffwechsel so auffällig von dem des tierischen Organismus unterscheidet. Manche dieser „Pflanzengifte" sind hochwirksame Verbindungen, die seit alters her als Mord- und Selbstmordmittel dienten [1, 2], in geeigneter Dosierung aber auch als Arzneimittel von Bedeutung sind. Andere, physiologisch weniger aktive Substanzen machen eine Pflanze dadurch zur „Giftpflanze", dass sie in hoher Konzentration in ihr vorkommen oder nach chronischem Gebrauch kumulativ wirken.

Die folgende Übersicht soll in einer allgemeinen Darstellung die wichtigsten Pflanzenstoffe zusammenfassen, die als Gifte eine Rolle spielen. Genauere Angaben zu einzelnen Substanzen oder Stoffgruppen finden sich dann bei den Pflanzen selbst oder bei den entsprechenden Familiencharakteristiken. Für eine Reihe von Giftpflanzen sind spezielle, nur bei dieser Pflanze (oder noch vereinzelt an anderer Stelle) gefundene Verbindungen für die toxischen Eigenschaften verantwortlich. Wir erwähnen einige dieser Substanzen, auf andere kann im Rahmen dieses Buches nicht eingegangen werden. Schließlich muss auch darauf hingewiesen werden, dass vielfach über die Natur der Giftstoffe einer Pflanze immer noch Unklarheiten herrschen, auch wenn für diese irgendwann einmal Namen geprägt wurden und immer noch gebraucht werden (z. B. „Ligustrin", „Viburnin" oder „Aroin").

Ätherische Öle

Ätherische Öle sind Gemische meist zahlreicher, wasserdampfflüchtiger, vorwiegend lipophiler Stoffwechselprodukte („Exkrete"), die in den Pflanzen in besonderen Räumen abgelagert und durch Wasserdampfdestillation, seltener auch durch Auspressen von Pflanzenteilen, gewonnen werden. Vom Menschen werden sie über eine Reizung des Geruchssinnes wahrgenommen und sind als Bestandteile von Würz- und Arzneikräutern oder als Komponenten der „Aromatherapie" von Bedeutung. Auf der Haut üben sie Reizwirkungen aus und führen zu verstärkter Durchblutung (z. B. Terpentinöl), können aber auch Kontaktallergene sein. Aufgrund ihres lipophilen Charakters werden sie von Haut und Schleimhäuten gut aufgenommen und wirken nach der Resorption als allgemeine Zellgifte. Peroral in größeren Dosen genommen, sind sie daher für den Menschen keineswegs harmlos, was z. B. Berichte über Intoxikationen durch absichtliche oder versehentliche Ingestionen verdeutlichen.

Einige Verbindungen aus der Gruppe der Terpene und Phenylpropankörper – beide Stoffklassen stellen in wechselndem Mengenverhältnis die Mehrzahl der in ätherischen Ölen nachgewiesenen Bestandteile – zeichnen sich durch eine besondere Toxizität aus, sodass sie oder die ätherischen Öle, in denen sie enthalten sind, in besonderem Maße Ursache von ernsten Intoxikationen sein können.

Von den **Phenylpropankörpern** seien Apiol als Bestandteil des Petersilienöls, Safrol als hepatotoxische und carcinogene Komponente des Sassafrasöls und Myristicin als toxisches, aber auch rauscherzeugendes Prinzip des Muskatnussöls genannt. Für Estragol und Methyleugenol – Komponenten des ätherischen Öls von Anis, Fenchel u. a. Arznei- und Gewürzdrogen – sind in Tierversuchen kanzerogene und genotoxische Wirkungen nachgewiesen worden. Aus Vorsorgegründen wurde vom BgVV darauf hingewiesen, Zubereitungen aus diesen Drogen, z. B. Fenchel- oder Anistee für Säuglinge und Kleinkinder, nicht über einen längeren Zeitraum einzunehmen oder zu geben. Ein konkretes Risikopotenzial kann allerdings zurzeit nicht angegeben werden [3].

Terpenoide Bestandteile – bei den ätherischen Ölen in der Regel Mono- und Sesquiterpene – sind im Folgenden unter dem Stichwort **Terpene** mit aufgeführt. Im Übrigen verweisen wir auf die im Hauptteil des Buches näher charakterisierten Familien, die sich vor allem durch das Vorkommen ätherischer Öle auszeichnen: → Asteraceae, → Cupressaceae, → Lamiaceae, → Lauraceae, → Myristicaceae, → Myrtaceae, → Pinaceae oder → Rutaceae.

Alkaloide

Alkaloide sind in der Regel basisch reagierende Verbindungen mit heterocyclisch gebundenem Stickstoff im Molekül, die meist an Pflanzensäuren gebunden sind oder auch als N-Oxide verbreitet im Pflanzenreich vorkommen. Viele, jedoch längst nicht alle Alkaloide zeichnen sich durch deutliche physiologische Wirkungen im Organismus von Mensch und Tier aus. Die wichtigsten Gruppen als Inhaltsstoffe von Giftpflanzen sind:

- **Amaryllidaceen-Alkaloide.** Verbindungen verschiedenartiger Struktur, die sich jedoch alle vom Grundgerüst des N-Benzyl-N-β-phenyläthylamins ableiten lassen. Sie kommen, soweit bisher bekannt, nur bei den → Amaryllidaceae vor.
- **Chinolizidin-Alkaloide.** Diese leiten sich vom Grundgerüst des Nor-Lupinans ab und haben vor allem als Inhaltsstoffe der → Fabaceae toxikologische Bedeutung. Cytisin und ähnliche Verbindungen sind für die Giftigkeit des Goldregens, verschiedener Lupinen- und Ginster-Arten, aber auch von *Thermopsis*-Species (N-Amerika) verantwortlich. Im Besenginster und im Kraut der Gelben Lupine sowie einiger Ginster-Arten kommt Spartein vor.
- **Indol-Alkaloide.** Zu dieser größten Alkaloidgruppe gehören Verbindungen unterschiedlichster Strukturtypen. Als Inhaltsstoffe mitteleuropäischer Giftpflanzen spielen sie jedoch keine Rolle. Wir finden sie als toxikologisch bedeutsame Substanzen vor allem bei den → Apocynaceae und → Loganiaceae. Aber auch das Physostigmin gehört zu dieser Gruppe, ebenso die β-Carboline der → Malpighiaceae und → Zygophyllaceae oder die Ergolinderivate des Mutterkorns und einiger → Convolvulaceae.
- **Isochinolin-Alkaloide** enthalten ein Isochinolin- bzw. Tetrahydroisochinolin-Grundgerüst, das in unterschiedlicher Weise mit weiteren Ringsystemen verknüpft sein kann. Als toxisch relevante

Inhaltsstoffe der → Papaveraceae, z.T. auch der → Berberidaceae, finden wir Alkaloide vom Benzylisochinolin-, Phthalidisochinolin-, Aporphin-, Protoberberin- oder Benzophenanthridin-Typ. Morphinane (Codein, Morphin, Thebain) kommen nur beim Schlafmohn, *Papaver somniferum*, vor. Isochinolin-Abkömmlinge sind auch die Alkaloide der Brechwurzel (Ipecacuanha-Sirup!), das Emetin und Cephaëlin. Vom Benzylisochinolin-Typ leiten sich die Alkaloide mit Erythrinan-Gerüst ab (Gattung *Erythrina*, Fabaceae) [4].

- **Pyridin/Piperidin-Alkaloide.** Zu dieser Gruppe gehören eine Reihe toxikologisch bedeutsamer Verbindungen: Die Alkaloide von *Nicotiana tabacum*, Nicotin, Anabasin u.a. (→ Solanaceae), von *Conium maculatum*, Coniin, γ-Conicein u.a. (→ Apiaceae) und die Alkaloide von *Areca catechu*, der Betelnusspalme (→ Arecaceae). Piperidin-Alkaloide kommen auch in *Sedum*-Arten (→ Crassulaceae) und in der Gattung *Lobelia* vor (→ Lobeliaceae).
- **Pyrrolizidin-Alkaloide** (PA). Diese, oftmals als N-Oxide in Pflanzen vorliegenden Alkaloide, sind Ester von Aminoalkoholen (substituierten Pyrrolizidinen) mit „Necinsäuren" (Mono- oder Dicarbonsäuren wie z.B. Tiglinsäure, Angelicasäure). Unter bestimmten strukturellen Voraussetzungen – Doppelbindung im Necinteil, Veresterung mit möglichst zwei Necinsäuren und Verknüpfung derselben zu einem Ringsystem – haben sie hepatotoxische und carcinogene Wirkungen. Von toxikologischer Bedeutung ist ihr verbreitetes Vorkommen bei den → Boraginaceae, bei einigen Gattungen der → Asteraceae, insbesondere *Senecio*, sowie bei der Gattung *Crotalaria* (→ Fabaceae). Bekannt sind sowohl akute und chronische Tiervergiftungen als auch Humanintoxikationen nach länger dauernder Ingestion von Zubereitungen PA-haltiger Pflanzen [5–8].
- **Steroid-Alkaloide.** Zu dieser Gruppe [9] gehören einerseits die Glykoalkaloide der Gattung *Solanum*, zum anderen die toxischen Inhaltsstoffe einiger Liliaceen s.l. (*Veratrum, Zigadenus, Schoenocaulon*). Vor allem die mit Säuren veresterten Verbindungen vom Typ des Protoverins sind gefährliche Gifte, während die Abkömmlinge des Jervins teratogen wirken [10]. Toxische Steroid-Alkaloide kennen wir auch von der Gattung *Fritillaria* sowie von *Buxus*-Arten und der Gattung *Pachysandra*.
- **Terpen-Alkaloide.** Von toxikologischem Interesse sind vor allem die beim Eisenhut und beim Rittersporn (Ranunculaceae) vorkommenden, mehrfach veresterten Nor-Diterpene, deren Stickstoff in der Regel äthyliert ist („Alkamine"). Diterpene sind auch die Alkaloide von *Erythrophleum*-Arten (Fabaceae) und die Pseudoalkaloide der Eibe mit Taxangerüst, → Taxaceae. Ob die in Caprifoliaceae gefundenen Monoterpen-Alkaloidglykoside toxisch wirken, ist nicht bekannt.
- **Tropan-Alkaloide.** Ester des Tropanols mit verschiedenen Säuren (darunter Tropasäure) haben ihren Verbreitungsschwerpunkt bei den Nachtschattengewächsen. Von 68 Gattungen enthalten 21 derartige Verbindungen. Tollkirsche, Bilsenkraut und Stechapfel sind die bekanntesten Gift-(und Rauschgift-) Pflanzen, erwähnt seien auch *Mandragora, Duboisia* oder *Scopolia*. Während Hyoscyamin und Atropin Parasympatholytika sind und in höheren Dosen zentral erregend wirken, hat das nahe verwandte Scopolamin vornehmlich zentral dämpfende Eigenschaften. Ein Tropanderivat (Ester des Methylecgonins) ist auch das in diesem Buch nicht näher besprochene Cocain aus den Blättern von *Erythroxylum coca*.
- **Sonstige Alkaloide.** Das Colchicin und andere strukturverwandte Verbindungen sind Tropolon-Derivate, deren Stickstoff sich in Form einer Aminogruppe außerhalb des Ringsystems befindet („Pseudoalkaloide"). Sie sind die gefährlichen Giftstoffe (Spindelgifte) der Herbstzeitlose, aber auch der Ruhmesblume (*Gloriosa*) → Liliaceae s.l.

Aminosäuren

Die zum Aufbau körpereigener Proteine benötigten 20 L-Aminosäuren sind essenzielle Nahrungsstoffe für den tierischen und menschlichen Organismus. Nur unter bestimmten Bedingungen können einige von ihnen, z.B. Glutaminsäure, die aromatischen AS Phenylalanin und Tyrosin sowie Tryptophan, Histidin oder Methionin auch toxische Wirkungen entfalten.

Die in Pflanzen aufgefundenen „nichtproteinogenen" Aminosäuren sind Sekundärstoffe, die frei, als γ-Glutamylderivate oder als Bestandteil von Peptiden vorkommen. Von den über 400 bekannten Verbindungen ist nur eine geringe Anzahl als Ursache von Vergiftungen bekannt [11]. Ihre Toxizität ist in der Regel nicht hoch, sodass akute Intoxikationen selten sind. Meist machen sich erst bei länger dauernder Aufnahme oder bestimmten Mangelbedingungen Stoffwechselstörungen bemerkbar [12].

Einige dieser Aminosäuren sind Ursache von Weidetiervergiftungen vor allem in tropischen Gebieten. Es sind aber auch Humanintoxikationen bekannt, z.B. durch die lathyrogenen AS von *Lathyrus*- und *Vicia*-Arten (Fabaceae) oder durch Hypoglycin A, der cyclopropanoiden AS von *Blighia sapida* (Sapindaceae), die Ursache der Jamaica vomiting disease ist.

Wir verweisen auf nähere Angaben bei den Familien der

Fabaceae:	Allgemein reich an nichtproteinogenen AS (Lathyrogene, L-Canavanin, L-Indospicin, L-Mimosin)
Sapindaceae:	L-Hypoglycin A
Liliaceae:	L-Acetidin-2-carbonsäure
Fagaceae:	L-Willardiin in Bucheckern
Brassicaceae:	S-Methylcysteinsulfoxid

Cumarine und Furanocumarine

Cumarine sind Lactone der cis-o-Hydroxyzimtsäure und somit Phenylpropan-Derivate (Grundstruktur 2*H*-1-Benzopyran-2-on) [16]. Während das unsubstituierte Cumarin als ein in höherer Dosierung toxischer Aromastoff z.B. im Waldmeister, Honigklee oder in den Tonkabohnen vorkommt, sind neben den Hydroxycumarinen vor allem die Furanocumarine von toxikologischer Bedeutung. Es handelt

sich dabei um Cumarin- oder Hydroxycumarin-Derivate mit einem in 6,7- oder 7,8-Stellung ankondensierten Furanring (lineare Verbindungen, Psoralentyp; angulare Verbindungen, Angelicintyp). Sie kommen meist frei, seltener als Glykoside, in Pflanzen vor und werden in Exkretbehältern und Drüsenhaaren, z.T. aber auch auf der Blattoberfläche abgelagert [17]. Lineare Furanocumarine haben als fotosensibilisierende Verbindungen toxikologische Bedeutung. Nach perkutaner (auch peroraler!) Resorption kommt es unter Lichteinwirkung zu Hautschädigungen mit Erythem- und Blasenbildung, Schwellungen und verstärkter Pigmentierung (Phytophotodermatitis, PPD [18]). In Abwesenheit von UV-Strahlung haben einige Furanocumarine schwach mutagene oder antivirale Effekte, sind jedoch insgesamt von geringer Toxizität.
Furanocumarine kommen im Pflanzenreich nicht selten vor. Fotodermatitiden werden aber vor allem im Kontakt mit Pflanzen aus den Familien der → Apiaceae, → Rutaceae, aber auch der → Moraceae oder der Gattung *Psoralea*, → Fabaceae beobachtet.
Fotosensibilisierend wirken auch die Naphthodianthronderivate von *Hypericum*-Arten (→ Hypericaceae) und von *Fagopyrum esculentum* (→ Polygonaceae). Die als Hypericismus bzw. Fagopyrismus bezeichneten Fotodermatosen treten bei hellhäutigen Tieren auf, welche die genannten Pflanzen in größerem Maße gefressen haben [19]. Humanintoxikationen sind nicht mit Sicherheit bekannt [20].

Cyanogene Glykoside

Die cyanogenen Glykoside sind Cyanhydrinverbindungen (α-Hydroxynitrile), glykosidisch mit einem oder zwei Zuckern verknüpft. Ihre Toxizität beruht auf der Freisetzung von Cyanwasserstoff (Blausäure). Wenn auch HCN zweifellos einer der gefährlichsten Giftstoffe für den Menschen ist (1 mg/kg Körpergewicht gilt für den Menschen als letale Dosis), so werden die cyanogenen Glykoside in ihrer toxikologischen Bewertung insofern meist überschätzt, als sie vielfach nur in relativ geringen Mengen in Pflanzen vorkommen und die Freisetzung von Blausäure außerdem allmählich und keineswegs vollständig erfolgt. Da der körpereigene Entgiftungsmechanismus des Menschen für CN^--Ionen (enzymatische Umwandlung zum weniger toxischen Thiocyanat) recht beachtlich ist, sind nur bei massiver Aufnahme cyanogener Glykoside ernsthafte Intoxikationen zu erwarten.
In den Pflanzen selbst wird die Freisetzung von Blausäure durch Enzyme katalysiert, die nach Zerstörung der zellulären Struktur mit ihrem Substrat in Kontakt treten können. Die durch β-Glykosidasen und Oxynitrilasen gebildete Blausäure kann dann als Fraßschutz wirksam werden.
Von den über 2000 Pflanzenarten (auf etwa 100 Familien verteilt), in denen bisher derartige Verbindungen nachgewiesen sind [13, 14], beanspruchen in erster Linie einige Rosengewächse, insbesondere deren Samen, toxikologisches Interesse, siehe dazu → Rosaceae.
Manche, in tropischen Regionen als Nahrungsmittel geschätzte Pflanzenteile enthalten cyanogene Glykoside und sind daher erst nach entsprechender Vorbehandlung (Erhitzen, Wässern) zum Verzehr geeignet. Dies gilt z.B. für die Maniokknollen von *Manihot esculenta*, → Euphorbiaceae oder die Samen der Mondbohne, *Phaseolus lunatus* → Fabaceae.
Cyanogene Glykoside (Linustatin, Neolinustatin u.a.) sind auch in den Samen von *Linum usitatissimum* zu ca. 0,3% enthalten. Die Einnahme von Leinsamen als Laxans in üblicher Dosierung, d.h. 2–3 Esslöffel pro Tag, ist jedoch unbedenklich. Denn die Freisetzung von HCN erfolgt nur langsam und unvollständig, sodass die körpereigenen Entgiftungsmechanismen eine Intoxikation verhindern [57].

Digitaloide

Die nach ihrer pharmakologischen Wirkung auch als herzwirksame Glykoside zusammengefassten Verbindungen sind Steroidglykoside mit einem charakteristischen Lactonring am C_{17} des Cyclopentanoperhydrophenanthren-Grundgerüsts (Cardenolide: 5-gliedriger Lactonring mit einer Doppelbindung; Bufadienolide: 6-gliedriger Ring mit zwei Doppelbindungen) [15].
Die isolierten Reinsubstanzen sind wichtige Arzneimittel, können aber wegen ihrer geringen therapeutischen Breite auch zu Vergiftungen führen. Darüber hinaus haben Digitaloide als Inhaltsstoffe von Pflanzen toxikologische Bedeutung. Hier spielen das Maiglöckchen (*Convallaria majalis*) und das Pfaffenhütchen (*Euonymus europaeus*) wegen ihrer auffälligen Früchte in der Giftpflanzenberatungspraxis eine besondere Rolle (s. Tabelle 1 u. 2), wenn auch ernsthafte Intoxikationen recht selten sind. Als weitere Digitaloidpflanze ist noch der Fingerhut (*Digitalis*-Arten) zu nennen, während das Frühlingsröschen (*Adonis vernalis*), der Goldlack (*Cheiranthus cheiri*), Schöterich-Arten (*Erysimum* spec.), Milchstern (*Ornithogalum*-Arten) oder die Kronwicke (*Coronilla varia*) als Giftpflanzen praktisch nicht in Erscheinung treten. Im Mittelmeerraum kämen noch die Meerzwiebel (*Urginea maritima*) und der – bei uns als Kübelpflanze beliebte – Oleander (*Nerium oleander*) hinzu, in Indien der Gelbe Oleander (*Thevetia*) als gefährliche Giftpflanze sowie in Südafrika *Cotyledon* und *Kalanchoë* als Ursache der Krimpsiekte, einer chronischen Vergiftung von Weidetieren.
Für alle Digitaloidpflanzen gilt, dass trotz hoher Toxizität (geringer therapeutischer Breite) der Inhaltsstoffe die Prognose bei Ingestionen von Pflanzenteilen meist günstig ist, da

- der stark bittere Geschmack der Digitaloide vom Genuss größerer Mengen an Pflanzenmaterial abhält und
- häufig spontanes Erbrechen einsetzt.

Da außerdem die Resorptionsquote für einige der genuinen Glykoside bei peroraler Aufnahme schlecht ist, werden Glykosidkonzentrationen, die zu schwerwiegenden Intoxikationen führen, im Gegensatz zu Überdosierungen durch Arzneipräparate, relativ selten erreicht. Trotzdem gibt es aber auch Berichte über schwere Intoxikationen, z.T. mit tödlichem Ausgang, durch Digitaloidpflanzen, sodass eine Inanspruchnahme ärztlicher Hilfe bei Verdacht auf eine Digitaloidingestion dringend anzuraten ist. Zur weiteren Information verweisen wir auf → Scrophulariaceae und auf → Apocynaceae.

Gerbstoffe

Gerbstoffe sind Polyphenole mit adstringierenden Wirkungen auf Haut und Schleimhäute. Durch diese proteindenaturierende „Gerbung" können sie toxische Wirkungen entfalten [21, 22]. Diese sind jedoch nicht sehr ausgeprägt, zumal der bitter-adstringierende Geschmack vom Verzehr größerer Mengen gerbstoffhaltigen Pflanzenmaterials abhält. Trotzdem kommen Tiervergiftungen vor, insbesondere durch Blätter und Früchte der Eiche, → Fagaceae. Weitere gerbstoffreiche Familien, die in diesem Buch genannt sind: → Combretaceae, → Juglandaceae, → Malpighiaceae, → Rosaceae.

Glukosinolate

Glukosinolate (= Senfölglukoside) sind N-haltige Thioglukoside, deren Aglyka nach enzymatischer Glykosidspaltung und intramolekularer Umlagerung hautreizende und meist stechend riechende Senföle bilden. Es können aber auch Nitrile, Thiocyanate oder cyclische „Goitrine" mit thyreostatischer Wirkung entstehen. Glukosinolate sind im Wesentlichen Ursache von Tiervergiftungen. Früher hat die Verwendung von Allylsenföl aus *Brassica nigra* als hyperämisierendes Mittel und Vesicans zu Intoxikationen geführt; vgl. → Brassicaceae.

Pflanzensäuren

Während einige in Pflanzen, vor allem in Früchten akkumulierende Säuren untoxisch und sogar als Geschmackskomponenten geschätzt sind (Äpfelsäure, Weinsäure, Zitronensäure; auch Ascorbinsäure), können andere Pflanzensäuren erhebliche toxische Wirkungen entfalten, die jedoch nicht nur auf ihre Azidität zurückzuführen sind.
Wichtigste Verbindung mit toxikologischer Bedeutung der im mitteleuropäischen Raum wachsenden Pflanzen ist die **Oxalsäure** und deren lösliche Natrium-, Kalium- und Ammoniumsalze. Sie ruft durch Bildung unlöslicher Calciumsalze Störungen im Calciumhaushalt von Menschen und Tieren, insbesondere auch Störungen des Blutgerinnungssystems, hervor [23], über Vergiftungen mit reiner Oxalsäure bzw. Kleesalz vgl. [2, 24, 25]. Neben den Sauerkleegewächsen (Oxalidaceae) seien die Weinrebengewächse (Vitaceae), die Bromeliaceae und die Begoniaceae (siehe bei → Araceae) als oxalsäurereiche Familien genannt, von denen jedoch Intoxikationsfälle in neuerer Zeit nicht bekannt geworden sind. Toxikologische Bedeutung haben jedoch die → Araceae mit ihrem Zusammenspiel von mechanischer Schleimhautverletzung durch Calciumoxalat-Raphiden, löslicher Oxalsäure und anderen toxischen Komponenten. Vergiftungen durch oxalatführende Pflanzen sind auch von einigen weiteren Familien bekannt. Wir verweisen auf die → Aizoaceae, → Cactaceae, → Chenopodiaceae und → Polygonaceae.
Lactone kurzkettiger aliphatischer Säuren sind als Hautreizstoffe oder als Allergene bekannt; vgl. → Rosaceae (Parasorbinsäure), → Ranunculaceae (Protoanemonin), → Liliaceae s. l. (Tuliposide).
Stark giftig sind **Fluoressigsäure** und Omega-Fluorfettsäuren, die als charakteristische Inhaltsstoffe der tropischen → Dichapetalaceae zu schwerwiegenden Tiervergiftungen führen [26]. Auch in der im Amazonasgebiet heimischen *Palicourea marcgravii* (→ Rubiaceae) sowie in außereuropäischen *Acacia-*, *Gastrolobium-* und *Oxylobium*-Arten kommen derartige Verbindungen vor [27].

Phenole

Aus der großen Schar von Verbindungen, bei denen eine oder mehrere OH-Gruppen direkt am Benzolkern gebunden sind, können hier nur einige genannt werden, soweit sie toxikologisch interessieren. Alkylderivate des Brenzkatechins oder Resorcins sind potente Kontaktallergene der → Anacardiaceae, der → Proteaceae und auch des Ginkgobaums (Samenhülle) oder von *Philodendron*. Ähnliche Alkylchinone finden wir bei den → Hydrophyllaceae, bei *Primula* oder bei *Iris*-Arten. Erwähnt seien auch die Acylphloroglucide des Wurmfarns (→ Filices) oder die Cannabinoide des Hanfs. Auf zahlreiche weitere phenolische Verbindungen wie z. B. phenolische Monoterpene, Gerbstoffe u. a. Polyphenole wird in anderen Zusammenhängen eingegangen.

Polyine (Polyacetylenverbindungen)

Eine Akkumulation von Verbindungen mit C≡C-Bindungen im Molekül findet man im Pflanzenreich sowohl bei den Pilzen (Basidiomyceten, hier z.T. mit antibiotischen Wirkungen) als auch bei den höheren Pflanzen. Neben den → Araliaceae und einigen weiteren Familien sind es vor allem Vertreter der Doldengewächse (→ Apiaceae) und der Körbchenblütler (→ Asteraceae), die sich durch das Vorkommen derartiger Verbindungen auszeichnen [28].
Während bei den Asteraceen über fototoxische Wirkungen dieser Substanzen berichtet worden ist [29], besitzen die Polyine als hochgiftige Inhaltsstoffe einiger Doldengewächse (*Cicuta, Oenanthe*) ein erhebliches toxikologisches Interesse.

Proteine und Peptide

Pflanzliche Proteine, vor allem das Reserveeiweiß von Samen, spielen als Nahrungsmittel eine wichtige Rolle. Nach Aufspaltung durch Enzyme des Magen-Darm-Trakts werden die Aminosäuren resorbiert und zum Aufbau körpereigener Proteine verwendet. Einige Eiweißstoffe sind jedoch auch toxikologisch von Interesse. Es handelt sich um Proteine oder Peptide, die im Verdauungstrakt nicht oder nur teilweise hydrolysiert und offenbar zu einem erheblichen Anteil als Ganzes resorbiert werden, sodass sie auch bei peroraler Aufnahme ihre spezifischen Giftwirkungen entfalten können. Zu diesen toxischen Substanzen, früher aufgrund ihres Löslichkeitsverhaltens als „Toxalbumine" bezeichnet, zählen das Ricin der Ricinussamen und ähnliche Verbindungen → Euphorbiaceae, das Abrin, Robin und Phasin → Fabaceae oder

das Modeccin (*Adenia digitata*, Passifloraceae).
Hinsichtlich ihrer Fähigkeit, Erythrocyten zu agglutinieren, zeigen diese Verbindungen Ähnlichkeiten mit den **Lectinen** (Phythämagglutininen), die verbreitet im Pflanzenreich, vor allem aber bei den Schmetterlingsblütlern (→ Fabaceae) vorkommen, in der Regel aber nur bei parenteraler Applikation gefährlich werden können [30]. Gleiches gilt auch für die toxischen Eiweißkörper der Mistel (→ Loranthaceae) oder die pokeweed Mitogene (→ Phytolaccaceae).
Es sei erwähnt, dass eine Reihe von Mycotoxinen Peptidcharakter haben [31]. Auch die gefährlichen Giftstoffe der Knollenblätterpilze, die Amanitine, gehören als cyclische Peptide in diese Gruppe. Cyclische Polypeptide oder Glykoproteine sind ebenfalls Giftstoffe mancher Phytoplanktonalgen, so z. B. die hepatotoxischen Microcystine verschiedener Blaualgen (Cyanophyceae) [32–35].

Saponine

Saponine sind verbreitet im Pflanzenreich vorkommende Glykoside mit terpenoiden Aglyka (Steroidsaponine; Triterpensaponine) und oberflächenaktiven Eigenschaften. Ihre wässrigen Lösungen schäumen stark, einige Saponin-Drogen sind altbekannte Fischgifte. Toxikologisch von Interesse ist die Eigenschaft vieler Saponine, Hämolyse zu erzeugen, d. h. infolge einer Veränderung der Membrandurchlässigkeit der Erythrocyten den Austritt des roten Blutfarbstoffs zu bewirken. Sie kommt jedoch nur bei parenteraler Einverleibung zur Geltung, da nach peroraler Aufnahme in der Regel nur in geringem Umfange eine Resorption stattfindet. Sekundäre (icterogene) Fotosensibilisierungen sind von Saponinen bekannt, die durch eine Störung der Gallenausscheidung zur Anreicherung von Porphyrinderivaten im Blut führen, vgl. → Liliaceae s. l. (*Agave, Narthecium*), → Verbenaceae oder → Zygophyllaceae. Einige Saponine haben haut- und schleimhautreizende Wirkungen und werden (möglicherweise infolge einer Schleimhautschädigung?) auch resorbiert. Sie sind als toxische Inhaltsstoffe einiger Giftpflanzen bekannt. Wir verweisen auf nähere Angaben bei den → Araliaceae, → Caryophyllaceae, → Hippocastanaceae, → Liliaceae s. l., → Phytolaccaceae, → Primulaceae und → Zygophyllaceae [36–40].

Terpene

Terpene sind biogene Substanzen, die formal das verzweigte 5-Kohlenstoff-Skelett des Isoprens enthalten. Sie kommen im Pflanzenreich verbreitet, aber auch bei Tieren und Mikroorganismen vor. Von den höhermolekularen Verbindungen abgesehen, haben viele Terpene ausgeprägte Wirkungen auf den menschlichen und tierischen Stoffwechsel. Sie sind deshalb als Komponenten von Arznei-, aber auch von Giftpflanzen von Bedeutung. In diesem Buch wird vor allem auf die toxikologisch relevanten Terpene eingegangen. Je nach Anzahl der am Aufbau des Moleküls beteiligten Isopreneinheiten werden sie in folgende Gruppen eingeteilt:

Monoterpene (C_{10}-Verbindungen) sind vielfach flüchtige Substanzen und somit häufig Bestandteile → ätherischer Öle. Neben aliphatischen gibt es cyclische und bicyclische Verbindungen, die haut- und schleimhautreizende Wirkungen haben können. Manche Monoterpene wie z. B. das Thujon oder das Pulegon zeichnen sich durch eine hohe Toxizität aus (→ Asteraceae, → Cupressaceae, → Lamiaceae). Dies gilt auch für das Cantharidin der sog. Spanischen Fliegen oder blister beetles [41], das formalchemisch ein Monoterpen ist. Als Vesicans und vermeintliches Aphrodisiakum hat es wiederholt zu schweren Vergiftungen geführt [42, 43].

Sesquiterpene (C_{15}) sind die größte Gruppe innerhalb der eigentlichen Terpene. Viele Verbindungen sind Komponenten ätherischer Öle, es gibt aber auch nichtflüchtige Vertreter. Sesquiterpene können ausgeprägte physiologische Wirkungen ausüben. Dies gilt in besonderem Maße für die nichtflüchtigen **Sesquiterpenlactone** (STL). Neben ihrem Bittergeschmack zeichnen sie sich durch eine Vielzahl verschiedenartiger Wirkungen aus [44–47]. An dieser Stelle seien nur genannt:

- Allergisierende Wirkungen. Als Haptene kuppeln sie mit SH-Gruppen körpereigener Proteine zum Vollantigen und führen dadurch zur Sensibilisierung. Die Zahl der Allergene ist sehr groß [48], wir verweisen insbesondere auf die → Asteraceae. Auch bei der Moosgattung *Frullania* kommen allergen wirksame Sesquiterpenlactone vor, die bei Waldarbeitern zu einer Kontaktdermatitis führen können [49, 50].
- Toxische, auch cytotoxische Wirkungen sind für eine Reihe von STL beschrieben, darunter auch solche der → Asteraceae. Humanintoxikationen durch Trinken von Arnikatee sind ebenso möglich wie Tiervergiftungen z. B. durch *Helenium-*, *Geigeria-* oder *Hymenoxys*-Arten. Starke Krampfgifte sind das Pikrotoxinin der Kokkelskörner, das Coriamyrtin von *Coriaria myrtifolia*, → Coriariaceae oder das Anisatin der Shikimifrüchte (→ Illiciaceae). Zu nennen sind auch noch die Nor-Sesquiterpene des Adlerfarns (→ Filices), die toxischen Komponenten des Porstöls (→ Ericaceae) und die in *Baccharis*-Arten, → Asteraceae akkumulierten Trichothecene (Mycotoxine).

Diterpene (C_{20}). Toxische Eigenschaften haben die Andromedan-Derivate der → Ericaceae (Acetylandromedol, Grayanotoxine) und die Daphnan-, Tiglian- und Ingenanderivate der → Euphorbiacea und → Thymelaeaceae. Alle diese strukturverwandten Verbindungen haben stark hautreizende, z.T. auch cocarcinogene Wirkungen. Diterpene von toxikologischer Bedeutung sind auch das Atractylosid (→ Asteraceae) oder einige Bitterstoffe [51–53] z. B. der → Lamiaceae. Genannt seien schließlich noch die biogenetisch als Diterpenabkömmlinge anzusehenden Alkaloide des Eisenhuts und des Rittersporns, → Ranunculaceae oder die Taxanderivate der Eibe, vgl. → Taxaceae.

Triterpene (C_{30}): Hierzu gehören die frei oder in glykosidischer Bindung vorkommenden Cucurbitacine, die toxischen Bitterstoffe der → Cucurbitaceae. Vereinzelt findet man sie auch in anderen Pflanzen, so z. B. in *Gratiola* (→ Scrophulariaceae),

Iberis (→ Brassicaceae) u.a. Ein Review-Artikel über Triterpenoide stammt von MAHATO [54]. Von toxikologischer Bedeutung sind auch manche Triterpensaponine ebenso wie die → Saponine mit einem Steroidaglykon, das wir biogenetisch als Triterpenderivat auffassen können, vgl. → Liliaceae s.l. Die für einige Steroidsaponine beschriebene icterogene Wirkung ist auch den Triterpensäureestern einiger → Verbenaceae eigen. Schließlich seien noch die Tetra- oder Penta-nortriterpene der → Meliaceae, die saponinähnlichen Steroidalkaloide von *Solanum*- und *Veratrum*-Arten (→ Solanaceae, → Liliacease s.l.), die Withasteroide der → Solanaceae [55, 56] und die Steroidglykoside vom Typ des Vincetoxins (→ Asclepiadaceae) genannt.

Literatur

[1] Lewin, L.: Die Gifte in der Weltgeschichte. Verlag Julius Springer, Berlin 1920. Reprint Gerstenberg Verlag, Hildesheim 1983.

[2] Moffat, A.C.: Forensische Pharmakognosie – Vergiftungen mit Pflanzen. Dtsch. Apoth. Ztg. *121*(1), 7–11 (1981).

[3] AMKdA: Information. Vorbehalte gegen Fenchel- und Anistee. Dtsch. Apoth. Ztg. *142*(29), 3518 (2002); ferner auch Pressemitteilungen des Bundesinstituts für gesundheitlichen Verbraucherschutz und Veterinärmedizin, z.B. vom 12.11.2001; 15.1.2002 und 24.6.2002.

[4] Phillipson, J.D., M.F. Roberts and M.H. Zenk (eds.): The chemistry and biology of isoquinoline-alkaloids. Springer Verlag, Berlin, Heidelberg 1985.

[5] Mattocks, A.R.: Chemistry and toxicology of pyrrolizidine alkaloids. Acad. Press, London 1986.

[6] Westendorf, J.: Pyrrolizidine alkaloids – General discussion, in: P.A.G.M. De Smet, K. Keller, R. Hänsel and R.F. Chandler (eds.): Adverse effects of herbal drugs, Springer-Verlag, Berlin, Heidelberg, New York 1992.

[7] Röder, E.: Medicinal plants in Europe containing pyrrolizidine alkaloids. Pharmazie *50* (2), 83–98 (1995).

[8] Stegelmeier, B.L., J.A. Edgar, S.M. Colegate et. al.: Pyrrolizidine alkaloid plants, metabolism and toxicity. J. Nat. Toxins *8* (1), 95–116 (1999).

[9] Ur-Rahman, A. (ed.): Handbook of natural products data. Vol. 1: Diterpenoid and steroidal alkaloids. Elsevier, Amsterdam 1990.

[10] Keeler, R.F.: Toxins and teratogens of the Solanaceae and Liliaceae, in: Kinghorn, A.D. (ed.): Toxic plants. Columbia University Press, New York 1979.

[11] Unterhalt, B.: Toxische Aminosäuren und Proteine in Pflanzen. Dtsch. Apoth. Ztg. *120*(24), 1093–1096 (1980).

[12] Hegarty, M.P.: Toxic amino acids of plant origin, in: R.F. Keeler, K.R. van Kampen and L.F. James (eds.): Effects of poisonous plants on livestock. Acad. Press, New York, San Francisco, London 1978.

[13] Seigler, D.S.: Plants of the northeastern United States that produce cyanogenic compounds. Econ. Bot. *30*(1), 395–407 (1976).

[14] Vetter, J.: Plant cyanogenic glycosides. Toxicon *38*, 11–36 (2000).

[15] Deepak, D., S. Srivastava, N.K. Khare and A. Kahre: Cardiac glycosides. Progr. Chem. Org. Nat. Prod. *69*, 71–148 (1996).

[16] Murray, R.D.H.: The naturally occuring coumarins. Progr. Chem. Org. Nat. Prod. *83*, 1–529 (2002); dazu auch: Murray, R.D.H.: Naturally occuring plant coumarins. Progr. Chem. Org. Nat. Prod. *72*, 1–105 (1997).

[17] Zobel, A.M. and S.A. Brown: Dermatitis-inducing furanocoumarins on leaf surfaces of eight species of rutaceous and umbelliferous plants. J. Chem. Ecol. *16* (3), 693–700 (1990).

[18] Pathak, M.A.: Phytophotodermatitis. Clinics in Dermatol. *4*, 102–121 (1986).

[19] Araya, O.S. and E.J.H. Ford: An investigation of the type of photosensitization caused by the ingestion of St. John's Wort (Hypericum perforatum) by calves. J. Comp. Path. *91*(1), 135–141 (1981).

[20] Towers, G.H.N.: Photosensitizers from plants and their photodynamic action, in: Progr. Phytochem. *6*, 183–202, Pergamon Press, Oxford, New York 1980.

[21] Scholz, E.: Pflanzliche Gerbstoffe – Pharmakologie und Toxikologie. Dtsch. Apoth. Ztg. *134*(34), 3167–3179 (1994).

[22] Ferreira, D., E.V. Brandt, J. Coetzee and E. Malan: Condensed tannins. Progr. Chem. Org. Nat. Prod. *77*, 21–59 (1999).

[23] James, L.F.: Oxalate poisoning in livestock, in: R.F. Keeler, K.R. van Kampen and L.F. James (eds.): Effects of poisonous plants on livestock. Acad. Press, New York, San Francisco, London 1978.

[24] Fazekas, I.G.: Tödliche Oxalat-(Kleesalz-) Vergiftung, mit besonderer Berücksichtigung der histologischen Veränderungen. Arch. Toxikol. *17*, 179–182 (1958).

[25] Neugebauer, W.: Akute Kaliumoxalatvergiftung (Kleesalzvergiftung). Arch. Toxikol. *19*, 275–277 (1962).

[26] Schultz, R.A., J.A.W. Coetzer, T.S. Kellerman and T.W. Naude: Observations on the clinical, cardiac and histopathological effects of fluoroacetate in sheep. Onderstepoort J. Vet. Res. *49*(4), 237–246 (1982).

[27] McEwan, T.: Organo-fluorine compounds in plants, in: R.F. Keeler, K.R. van Kampen and L.F. James (eds.): Effects of poisonous plants on livestock. Acad. Press, New York, San Francisco, London 1978.

[28] Lam, J., H. Breteler, T. Arnason and L. Hansen (eds.): Bioactive molecules – chemistry and biology of naturally-occurring acetylenes and related compounds. Elsevier, Amsterdam 1988.

[29] Towers, G.H.N.: Contact hypersensitivity and photodermatitis evoked by Compositae, in: A.D. Kinghorn (ed.): Toxic plants. Columbia University Press, New York 1979.

[30] Franz, H. (ed.): Advances in lectin research. Springer Verlag, Berlin, Heidelberg 1988–1990.

[31] Betina, V.: Mycotoxins, chemical, biological and environmental aspects. Elsevier, Amsterdam 1989.

[32] Kremer, B.P.: Toxische Planktonalgen. Naturwissenschaften *68*(3), 101–109 (1981).

[33] Kremer, B.P.: Giftige Blaualgen in Binnengewässern. Mikrokosmos *71*, 65–70 (1982).

[34] Mundt, S. und E. Teuscher: Blaualgen als Quelle pharmakologisch aktiver Substanzen. Pharmazie *43*(12), 809–816 (1988).

[35] Carmichael, W.W.: Cyanobakterielle Toxine. Spektr. Wissensch., Heft 3, 70–77 (1994).

[36] Mahato, S.B., S.K. Sarkar and G. Poddar: Triterpenoid saponins. Phytochemistry *27*, 3037–3067 (1988).

[37] Reznicek, G. und J. Jurenitsch: Der therapeutische Wert von Triterpensaponinen – Anspruch und Wirklichkeit. Pharmazie i. u. Zeit *20*(6) 278–281 (1991).

[38] Bader, G.: Pharmakologische und biopharmazeutische Bewertung von Triterpensaponinen. Pharmazie *49*(6), 391–400 (1994).

[39] Hostettmann, K. and A. Marston: Chemistry and pharmacology of natural products. Saponins. Cambridge University Press, Cambridge 1995.

[40] Mahato, S.B. and S. Garai: Triterpenoid saponins. Progr. Chem. Org. Nat. Prod. *74*, 1–173 (1998).

[41] Schoeb, T.R. and R.J. Panciera: Blister beetle poisoning in horses. J. Am. Vet. Med. Assoc. *173*(1), 8–11 (1978).

[42] Till, J.S. and B.N. Majmuder: Cantharidin poisoning. S. Med. J. *74*, 444–446 (1981).

[43] Hundt, H.K.L., J.M. Steyn and L. Wagner: Post-mortem serum concentration of cantharidin in a fatal case of cantharides poisoning. Hum. Experim. Toxicol. *9*(1), 35–40 (1990).
[44] Picman, A.K.: Biologcal activities of sesquiterpene lactones. Biochem. Syst. Ecol. *14*, 255–281 (1986).
[45] Hausen, B.M.: Sesquiterpene lactones – general discussion, in: P.A.G.M. De Smet, K. Keller, R. Hänsel and R.F. Chandler (eds.): Adverse effects of herbal drugs. Springer-Verlag, Berlin, Heidelberg, New York 1992.
[46] Kolodziej, H.: Sesuiterpenlactone – Biologische Aktivitäten. Dtsch. Apoth. Ztg. *133* (20), 1795–1805 (1993).
[47] Robles, M., M. Argullin, J. West and E. Rodriguez: Recent studies on the zoopharmacognosy, pharmacology and neurotoxicology of sesquiterpene lactones. Planta Med. *61*, 199–203 (1995).
[48] Mitchell, J.C. and G. Dupuis. Allergic contact dermatitis from sesquiterpenoids of the Compositae family of plants. Br. J. Derm. *84*, 139–150 (1971).
[49] de Corres, L.F.: Contact dermatitis from Frullania, compositae and other plants. Contact Dermatitis *11*, 74–79 (1984).
[50] Tomb, R.R.: Patch testing with Frullania during a 10-year period: hazards and complications. Contact Dermatitis *26*(4), 220–223 (1992).
[51] Sukh, D.: Diterpenoids, in: CRC-Handbook of terpenoids. CRC Press, Boca Raton, Ann Arbor, Boston 1986.
[52] Buchbauer, G., H. Spreitzer und G. Kiener: Biologische Wirkungen von Diterpenen. Pharmazie i.u. Zeit. *19*(1), 28–37 (1990).
[53] Seaman, F., F. Bohlmann, C. Zdero and T.J. Mabry: Diterpenes of flowering plants – Compositae (Asteraceae). Springer Verlag, New York, Berlin, Heidelberg 1990.
[54] Mahato, S.B., A.K. Nandy and G. Roy: Triterpenoids. Phytochemistry *31*(7), 2199–2249 (1992).
[55] Christen, P.: Withanolide. Pharmazie i.u. Zeit. *18*(5), 129–139 (1989).
[56] Ray, A.B. and M. Gupta: Withasteroids, a growing group of naturally occurring substances. Progr. Chem. Org. nat. Prod. *63*, 1–106 (1994).
[57] Schilcher, H., V. Schulz und A. Nissler: Zur Wirksamkeit und Toxikologie von Semen Lini. Z. Phytother. *7*(4), 113–117 (1986).

Darstellung der wichtigsten Pflanzen mit angeblichen oder tatsächlichen Giftwirkungen

Aceraceae

Die kleine Familie der **Ahorngewächse** mit nur zwei Gattungen – *Acer* und *Dipleronia* – ist auf der Nordhalbkugel verbreitet. Viele *Acer*-Arten werden als Park- und Straßenbäume gepflanzt. Aus veterinärmedizinischer Sicht bedeutsam ist die als **red maple toxicosis** bezeichnete Erkrankung von Tieren nach dem Fressen der Blätter (auch Rinde?) von *Acer rubrum*. Sie ist gekennzeichnet durch das Auftreten einer akuten hämolytischen Anämie, einer Methämoglobinämie und der Bildung von Heinz-Körpern. Über Vergiftungen von Weidetieren, fast ausnahmslos Pferden, gelegentlich auch Zebras, wird vor allem aus NO-Amerika berichtet [1–7]. Während die frischen Blätter offensichtlich wenig toxisch sind, führen welke oder getrocknete Blätter zu den genannten Intoxikationserscheinungen, für die ein oxidierendes Agens verantwortlich sein dürfte. Über die chemische Natur des toxischen Prinzips ist uns nichts bekannt. Eine Therapie mit hohen Dosen von Ascorbinsäure, zusammen mit Bluttransfusionen und einer intravenösen Flüssigkeitstherapie wurde versucht [8].

Literatur

[1] Tennant, B., S. G. Dill, L. T. Glickman, J. M. King and D. J. Kradel: Acute hemolytic anemia, methemoglobinemia and Heinz body formation associated with ingestion of red maple leaves by horses. J. Am. Vet. Med. Assoc. *179*(2), 143–150 (1981).

[2] Hayes, K. E. N.: Red maple poisoning (letter). J. Am. Vet. Med. Assoc. *179*(7), 628 (1981).

[3] George, L. W., T. J. Divers, E. A. Mahaffey and M. J. H. Suarez: Heinz body anemia and methemoglobinemia in ponies given red maple (Acer rubrum) leaves. Vet. Pathol. *19*, 521–533 (1982).

[4] Plumlee, K. H.: Red maple toxicity in a horse. Vet. Hum. Toxicol. *33*(1), 66–67 (1991).

[5] Stair, E. L., W. C. Edwards, G. E. Burrows and K. Torbeck: Suspected red maple (Acer rubrum) toxicosis with abortion in two percheron mares. Vet. Hum. Toxicol. *35*(3), 229–230 (1993).

[6] Reagen, W. J., C. Carter and J. Turek: Eccentrocytosis in equine red maple leaf toxicosis. Vet. Clin. Pathol. *23*(4), 123–127 (1994).

[7] Weber, M. and R. E. Miller: Presumptive red maple (Acer rubrum) toxicosis in Grevy's zebra (Equus grevyi). J. Zoo Wildlife Med. *28*(1), 105–108 (1997).

[8] McConnico, R. and C. F. Brownie: The use of ascorbic acid in the treatment of 2 cases of red maple (Acer rubrum) poisoned horses. Cornell Vet. *82*(3), 293–300 (1992).

Aizoaceae

Die große Familie der **Mittagsblumengewächse** mit überwiegend (blatt-)sukkulenten Vertretern hat ihren Verbreitungsschwerpunkt im südlichen Afrika. Bei uns ist sie mit zahlreichen Treibhaus- und Gartenzierpflanzen vertreten. Akkumulation organischer Säuren, darunter auch Oxalsäure, ist ebenso häufig wie das Vorkommen von Alkaloiden vom Typ des Mesembrins.

Zufütterung von *Trianthema monogyna* („itsit") hat in Indien zu Vergiftungen von Ziegen geführt [1]. Auf Schafe und Ziegen wirkt *Galenia africana* (Südafrika) zunächst hepatotoxisch, die Aktivität der γ-Glutamyltransferase ist erhöht; später schließen sich Myocardschädigungen an [2]. In Westaustralien wurde mehrfach *Mesembryanthemum nodiflorum* (slender iceplant) als Ursache von Schafvergiftungen erkannt. Die Symptome der Erkrankung deuten auf eine Oxalsäurevergiftung hin; im Rumen und in den Nieren wurden Oxalatkristalle gefunden. Der mittels GC gefundene Oxalatgehalt der Pflanze betrug ca. 18% lösliches Oxalat, bezogen auf das Trockengewicht [3].

Literatur

[1] Gupta, B. K., S. C. Gupta and I. S. Thind: Effect of feeding itsit (Trianthema monogyna) to goats. J. Res. Punjab Agric. Univ. *20*(4), 539–543 (1984); Ref. BA *78*(12), 96390.

[2] Van-der-Lugt, J. J., R. A. Schultz, N. Fourie, L. J. Hon, P. Jordaan and L. Labuschagne: Galenia africana L. poisoning in sheep and goats. Onderstepoort J. Vet. Res. *59*(4), 323–333 (1992).

[3] Jacob, R. H. and R. L. Peet: Acute oxalate toxicity of sheep associated with slender iceplant (Mesembryanthemum nodiflorum). Aust. Vet. J. *66*(3), 91–92 (1989).

Amaranthaceae

Für die den Chenopodiaceae nahe stehenden **Fuchsschwanzgewächse** sind Triterpensaponine, Oxalsäure und die Akkumulation von Nitraten charakteristisch. Tiervergiftungen durch *Amaranthus hybridus* (redroot) in Neuseeland [1] sind ebenso beschrieben wie Intoxikationen durch verschiedene andere *Amaranthus*-Arten, insbesondere *A. spinosus* in Brasilien [2–3] und durch *A. retroflexus* (redroot pigweed) in N-Amerika [4–6] bzw. Brasilien [7]. Auch in S-Afrika gelten *Amaranthus*-Arten als toxisch für Weidetiere [8]. Generell sind Wiederkäuer betroffen, da nur bei ihnen im Rumen eine mikrobiell verursachte Umwandlung von Nitrat in das toxische Nitrit stattfindet.

Literatur

[1] Duckworth, R.H.: Poisoning of cattle by Amaranthus. New Zealand Vet. J. *23*(7), 154–155 (1975).

[2] Ferreira, J.L.M., F. Riet-Correa, A.L. Schild and M.D.C. Mendez: Poisoning of cattle by Amaranthus ssp. (Amaranthaceae) in Rio Grande de Sul, southern Brazil. Pesqu. Vet. Brasil. *11*(3/4), 45–54 (1991).

[3] Lemos, R.A., C.S. Barros, M.S. Salles, S.S. Barros and P.V. Peixoto: Naturally occuring Amaranthus spinosus (Amaranthaceae) poisoning in cattle. Pesqu. Vet. Brasil. *13*(1/2), 25–34 (1993).

[4] Casteel, S.W., G.C. Johnson, M.A. Miller, H.J. Chudomelka, D.E. Cupps, H.E. Haskins and H.S. Gosser: Amaranthus retroflexus (red-root pigweed) poisoning in cattle. J. Am. Vet. Med. Assoc. *204*(7), 1068–1070 (1994).

[5] Rae, C.A. and B.D. Binnington: Amaranthus retroflexus (redroot pigweed) poisoning in lambs. Can. Vet. J. *36*(7), 446 (1995).

[6] Kerr, L.A. and W.J. Kelch: Pigweed (Amaranthus retroflexus) toxicosis in cattle. Vet. Hum. Toxicol *40*(4), 216–218 (1998).

[7] Torres, M.B., G.D. Kommers, A.F.M. Dandas and C.S. Barros: Redroot pigweed (Amaranthus retroflexus) poisoning of cattle in southern Brazil. Vet. Hum. Toxicol. *29*(2), 94–96 (1997).

[8] van Wyk, B.-E., F. van Heerden and B. van Oudtshoorn: Poisonous Plants of South Africa, Briza Publications, Pretoria 2002.

Amaryllidaceae

Die **Amaryllisgewächse** (Amaryllidaceae im systematisch engeren Sinne) sind krautige, mit Zwiebeln perennierende Pflanzen, die uns als wild wachsende oder angepflanzte Frühblüher (Schneeglöckchen Abb. 1, Märzenbecher, Osterglocken) ebenso begegnen wie als dekorative Zimmerpflanzen: Belladonnalilie (*Amaryllis bella-donna*), Elefantenohr (*Haemanthus albiflos*), Guernseylilie (*Nerine sarniensis*), Jakobslilie (*Sprekelia formosissima*), Klivie (*Clivia miniata, C. nobilis*), Narzisse (*Narcissus*-Hybriden), Ritterstern, Amaryllis (*Hippeastrum*-Hybriden Abb. 2), Scarborough-Feuerlilie (*Cyrtanthus purpureus*), Zephirblume (*Zephyranthes*), ferner *Hymenocallis*- und *Crinum*-Arten.

Viele Amaryllidaceen gelten als toxisch, doch sind Berichte über schwerere Vergiftungen selten: Intoxikation von 5 Personen nach Verwechselung von Narzissenzwiebeln mit Küchenzwiebeln (*Allium cepa*) und Verzehr von etwa 2,3 g gekochtem Material [1], desgleichen ein weiterer Fallbericht [2]. Bei Rindern kam es nach Verfütterung von Narzissenzwiebeln zu Todesfällen (zitiert nach [1]). Die neueren Statistiken verzeichnen im Wesentlichen Ingestionsfälle mit allenfalls leichteren gastrointestinalen Beschwerden:

nach	[3]	[4]
Clivia miniata	60	1074
Galanthus nivalis	37	82
Narcissus pseudonarcissus	287	108

Beratungsfälle von 1973–97 [3] und 1996–2002 [4].

Toxische Inhaltsstoffe. Als toxische Inhaltsstoffe sind die in der ganzen Familie verbreiteten, so genannten **Amaryllidaceen-Alkaloide** anzusehen, die sich vom Grundkörper des N-Benzyl-N-β-phenylethylamins ableiten. Je nach Substitutionsmuster und Bildung weiterer Ringsysteme werden eine Reihe von Alkaloidtypen unterschieden, z.B. der relativ ursprüngliche Belladin-Typ, der Lycorin-, Galanthamin-, Tazettin- oder Crinidin-Typ. Über das Vorkommen von N-Oxiden wurde erstmals 1988 berichtet [5]. Von diesen Alkaloiden bewirkt das am häufigsten vorkommende **Lycorin** in kleinen Dosen Speichelfluss, Erbrechen und Diarrhoe, in größeren Mengen zentrale Lähmungen und Kollaps. Es hemmt in eukaryotischen Zellen die Proteinsynthese und hat antivirale Wirkungen. **Galanthamin**, ebenfalls in der Familie häufiger anzutreffen, hemmt reversibel die Cholinesterase und könnte daher als Antidot bei Atropinvergiftungen dienen. Plaitakis und Duvoisin [6] vermuten daher, dass „Moly“, die von Odysseus als Schutz gegen Circes Zaubertrank (*Stramonium?*) benutzte Pflanze *Galanthus nivalis* gewesen ist. Galanthamin moduliert darüber hinaus präsynaptische nicotinerge Acetylcholinrezeptoren im Gehirn und wird zur Behandlung der Alzheimer-Krankheit eingesetzt [7]. Als Quelle für die kommerzielle Gewinnung dient das Kaukasische Schneeglöckchen, *Galanthus woronowii*, ferner auch *Leucojum aestivum* (Sommer-Knotenblume), *Narcissus pseudonarcissus* und *N. nivalis* [8]. Durch einen hohen Gehalt an Galanthamin zeichnet sich auch *Narcissus confusus* aus [9]. Um nach weiteren nennenswerten Vorkommen zu suchen, wurde ein Radioimmunoassay für die quantitative Bestimmung entwickelt [10].

Über die Wirkung der übrigen Alkaloide (etwa 150 sind bekannt) gibt es einige Publikationen. Aus ihnen geht hervor, dass

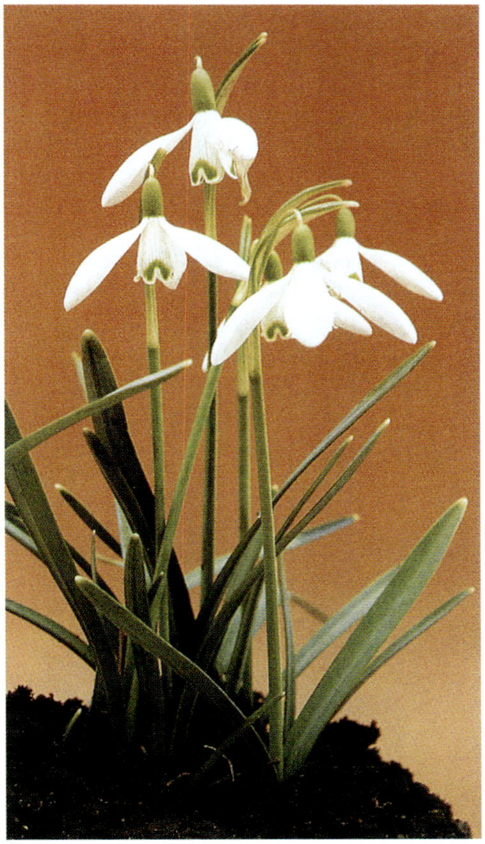

Abb. 1: Galanthus nivalis L. Schneeglöckchen – Snowdrop – Perce-neige

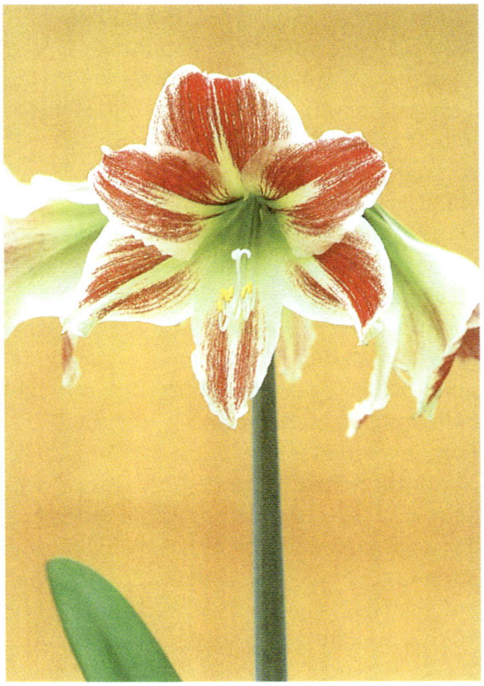

Abb. 2: Hippeastrum-Hybriden Ritterstern, Amaryllis – Lily of the Palace, Naked Lady – Amaryllis de Rouen

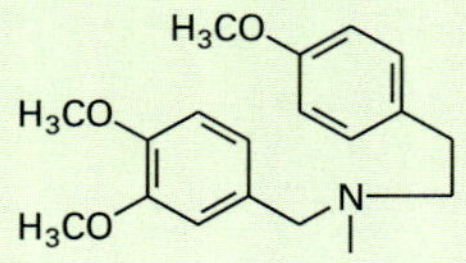

Belladin

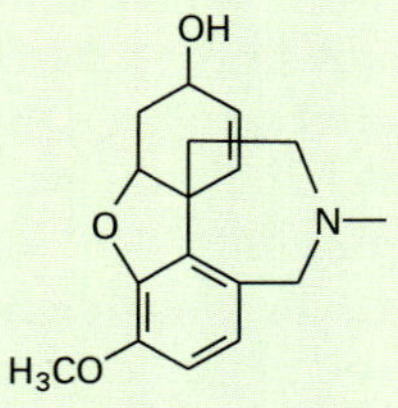

Galanthamin

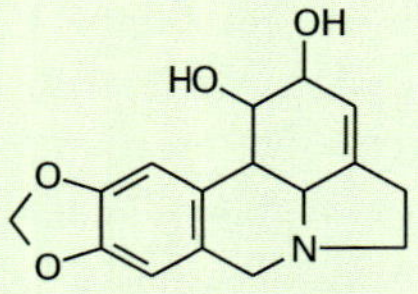

Lycorin

Amaryllidaceen-Alkaloide je nach Strukturtyp antivirale [11], antimitotische, antileukämische oder immunstimulierende Effekte haben. Die cytotoxische Aktivität von 25 getesteten Verbindungen war auch in Abhängigkeit vom verwendeten Testsystem und Strukturtyp unterschiedlich [12]. Neurotoxische Wirkungen haben die Alkaloide der im südlichen Afrika wachsenden Fächerlilie, *Boöphone disticha*. Die in den Zwiebeln nachgewiesenen Amaryllidaceen-Alkaloide, darunter Buphanamin, Buphanidin u.a. sind tetrazyklische tertiäre Amine mit einer zusätzlichen Methylendioxygruppe am aromatischen Ring. Über Intoxikationen mit z.T. halluzinogenen Effekten ist mehrfach berichtet worden [13].
Alkaloidreichste Organe sind die Zwiebeln und hier wiederum die Epidermen der äußeren Schuppenblätter. Alkaloidreich sind auch die schleimerfüllten Raphidenzellen (s. Abb. 184), die in allen Pflanzenteilen zu finden sind. Für die beim Kontakt mit Narzissenzwiebeln häufig beobachtete Dermatitis wird eine mechanische Reizung durch die Oxalatnadeln verantwortlich gemacht, die möglicherweise auch eine verbesserte Resorption der Alkaloide zur Folge hat. Eine ausführliche Abhandlung über „Toxische Amaryllidaceen", auf die bezüglich weiterer Einzelheiten verwiesen werden kann, stammt von JASPERSEN-SCHIB [1].

Vergiftungssymptome. Bei oraler Ingestion kleinerer Mengen (wenige Gramm, insbesondere der Narzissenzwiebeln) sind nach kurzer Latenzzeit starkes Erbrechen und Diarrhoe, verbunden mit Schweißausbrüchen, zu erwarten.

Klivie *(Clivia miniata, C. nobilis)*

Die Klivie (auch Riemenblatt genannt) ist eine aus Natal stammende, bis 50 cm hohe Pflanze mit unvollkommener Zwiebel, d.h. mit einem von dicken Blattscheiden umgebenen sog. Zwiebelstamm. Sie blüht meist von Februar bis Mai und bildet als Früchte eiförmige, rote Kapseln aus.
Als eine der beliebtesten Zimmerpflanzen ist sie häufig anzutreffen. Nach AMICO et al. [14] beträgt der Gehalt der Klivie an Lycorin 0,43% (bez. auf TGW). Aus den Blättern und Wurzeln wurden mindestens 5 Alkaloide isoliert [14]; für die hohe antivirale Aktivität von *Clivia*-Extrakten war jedoch ausschließlich das Lycorin verantwortlich [15]. Die zahlreichen Beratungsfälle beziehen sich in der Regel auf die Ingestion kleinerer Mengen oberirdischer Teile (Blätter, Blüten, Früchte), die gelegentlich zu gastrointestinalen Beschwerden führen können.

Osterglocke *(Narcissus pseudonarcissus)*

Die Osterglocke oder Narzisse ist eine in Westeuropa, auf der iberischen Halbinsel,

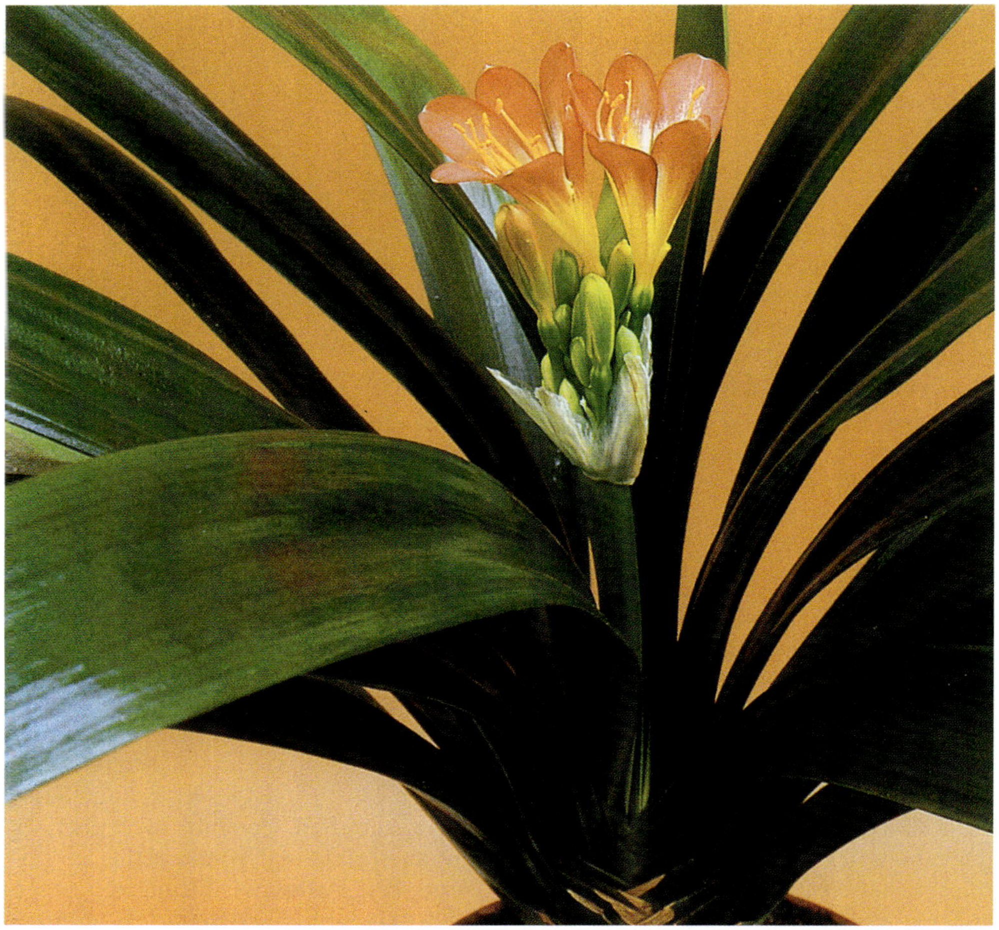

Abb. 3: Clivia miniata (LINDL.) BOSSE Klivie, Riemenblatt – Kaffir Lily – Clivia

in Deutschland nur im Hunsrück und in der Eifel wild vorkommende, 20–40 cm hohe Pflanze mit eiförmiger Zwiebel (vgl. Abb. 4). In Mitteleuropa finden wir sie als beliebten Frühblüher (März/April) angepflanzt und verwildert (seit 1500 in Kultur). Vergiftungsfälle kommen vor allem durch den Verzehr der Zwiebeln vor [1]. Dass Narzissenzwiebeln nicht in der Küche aufbewahrt werden sollten, zeigt der Fall einer Verwechselung mit Küchenzwiebeln: Nach dem Verzehr einiger Zwiebelstückchen traten bei dem Patienten Benommenheit und Erbrechen auf. Der gut gemeinte Rat „Please don't eat the daffodils" [2] sollte also beherzigt werden! Über eine Intoxikation von zwei Kindern durch Osterglockenblätter berichtete auch JASPERSEN-SCHIB [16]; in einem weiteren Fall wurde eine 85-jährige Frau, die aus unbekannten Gründen einen ganzen Strauß Narzissen gegessen hatte, 2 Tage danach tot aufgefunden. Sie hatte Erbrochenes in Trachea und Bronchien aspiriert und zeigte u.a. eine Stauung im großen Kreislauf mit kleinen, frischen Nekroseherden der Leber. Ein Zusammenhang mit der Narzisseningestion wurde als wahrscheinlich angenommen [17]. Bei einem von einem holländischen Fernsehsender veranstalteten Blumenzwiebelwettessen zeigten zwei Kandidatinnen Intoxikationserscheinungen, sodass eine Magenspülung vorgenommen werden musste. Die verantwortliche TV-Firma hatte – aus Versehen oder aus Unkenntnis? – Narzissenzwiebeln für den Wettbewerb zur Verfügung gestellt [18].
Bei der schon erwähnten Narzissen-Dermatitis („daffodil itch", „lily rash") handelt es sich in der Mehrzahl der bekannt gewordenen Fälle um direkte Hautirritationen, während allergische Reaktionen selten sind (Übersicht in [19], ferner auch [20]). Betroffen sind überwiegend Personen, die kommerziell mit Narzissen zu tun haben und mit dem Saft von Zwiebeln oder Stängeln in Berührung kommen. Verantwortlich dürften – wohl in Verbindung mit der Mikrotraumatisierung durch Oxalatraphiden – die Alkaloide sein, darunter Masonin und Homolycorin, die auch eine schwache sensibilisierende Wirkung zeigen [20].

Therapie

Primäre Giftentfernung, sofern nicht bereits Erbrechen erfolgt ist. Reichliche Flüssigkeitszufuhr, Medizinalkohle, ansonsten symptomatische Maßnahmen.

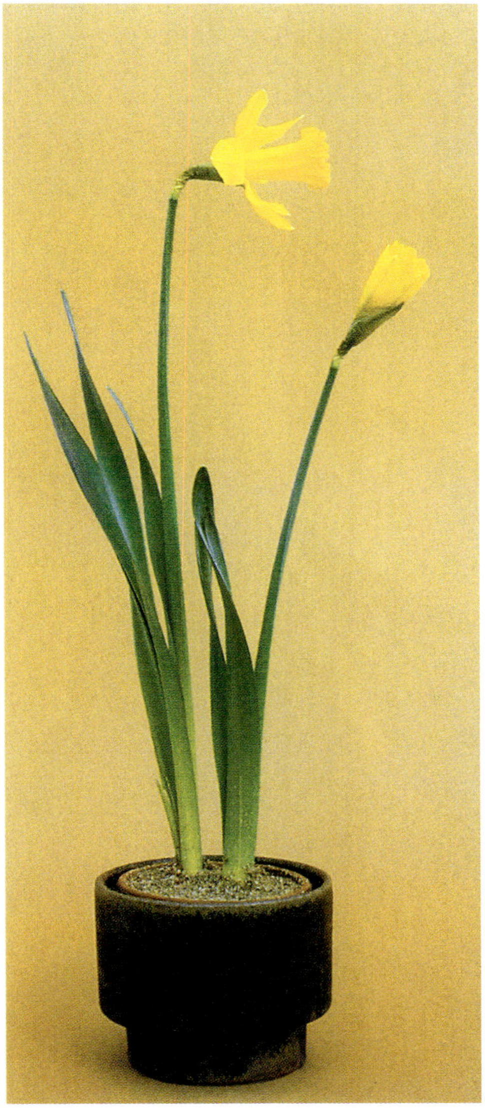

Abb. 4: Narcissus pseudonarcissus L. Gelbe Narzisse, Osterglocke – Wild Daffodil – Jeanette jaune

Literatur

[1] Jaspersen-Schib, R.: Toxische Amaryllidaceen. Pharm. Acta Helv. *45*, 424–433 (1970).
[2] Litovitz, T.L. and B.A. Fahey: Please don't eat the daffodils. New Engl. J. Med. *306*(9), 547 (1982).
[3] Jahresberichte des Schweiz. Toxikol. Informationszentrums 1973–97.
[4] Persönl. Mitteilung G. Lübke, Beratungsstelle für Vergiftungserscheinungen und Embryonaltoxikologie, Berlin 2003.
[5] Suau, R., A.I. Gomez, R. Rico et al.: Alkaloid-N-oxides of Amaryllidaceae. Phytochemistry *27*(10), 3285–3287 (1988).
[6] Plaitakis, A. and R.C. Duvoisin: Homer's moly identified as Galanthus nivalis L.: Physiologic antidote to Stramonium poisoning. Clin. Neuropharm. *6*(1), 1–5 (1983).
[7] Peruche, B. und M. Schultz: Galantamin zur Behandlung des Morbus Alzheimer. Pharm. Ztg. *147*, 490–495 (2002).
[8] Bastida, J., F. Viladomat, J.M. Llabres et al.: Narcissus nivalis: A new source of Galanthamin. Planta Med. *56*, 123–124 (1990).
[9] Lopez, S., J. Bastida, F. Viladomat and C. Codina: Galanthamin pattern in Narcissus confusus plants. Planta Med. *69*(12), 1166–1168 (2003).
[10] Tanahashi, T., A. Poulev and M. Zenk: Radioimmunoassay for the quantitative determination of Galanthamin. Planta Med. *56*, 77–81 (1990).
[11] Ieven, M., D. Van den Berghe and A.J. Vlietink: Plant antiviral agents. Planta Med. *49*, 109–114 (1983).
[12] Weniger, B., L. Italiano, J.-P. Beck et al.: Cytotoxic activity of Amaryllidaceae alkaloids. Planta Med. *61*, 77–79 (1995).
[13] Neuwinger, H.D., and D. Mebs: Boöphone disticha, eine halluzinogene Pflanze Afrikas. Dtsch. Apoth. Ztg. *137*(14), 1127–1132 und (16), 1306 (1997).
[14] Amico, A., L. Stefanizzi e S. Bruno: Osservacioni morfologiche estracione e loccalizzatione de alkaloidi in Clivia miniata. Fitoterapia *50*(4), 157–165 (1979).
[15] Ieven, M., A.J. Vlietink, D. Van den Berghe and J. Totte: plant antiviral agents III. Isolation of alkaloids from Clivia miniata Regel (Amaryllidaceae). J. Nat. Prod. *45*(5), 564–573 (1982).
[16] Jaspersen-Schib, R.: Pflanzenvergiftungen während 10 Jahren. Schweiz. Apoth. Ztg. *114*(12), 265–267 (1976).
[17] Theus, L.: Schwere und tödliche Pflanzenvergiftungsfälle der Schweiz. Bevölkerung von 1966–1992. Dissertation, Basel 1994.
[18] N.N.: Medienwahn/Panorama. Z. Phytotherapie *22*(6), 278 (2001).
[19] Gude, M., B.M. Hausen, H. Heitsch and W.A. König: An investigation of the irritant and allergenic properties of daffodils (Narcissus pseudonarcissus L., Amaryllidaceae). Contact Dermatitis *19*, 1–10 (1988).
[20] Goncalo, S., J.D. Freitas and I. Sousa: Contact dermatitis and respiratory symptoms from narcissus pseudonarcissus. Contact Dermatitis *16*(2), 115–116 (1987).

Anacardiaceae

Rhus typhina L.

Essigbaum, Hirschkolben-Sumach – Stag's Horn Sumach – Sumac amarante, Sumac de Virginie

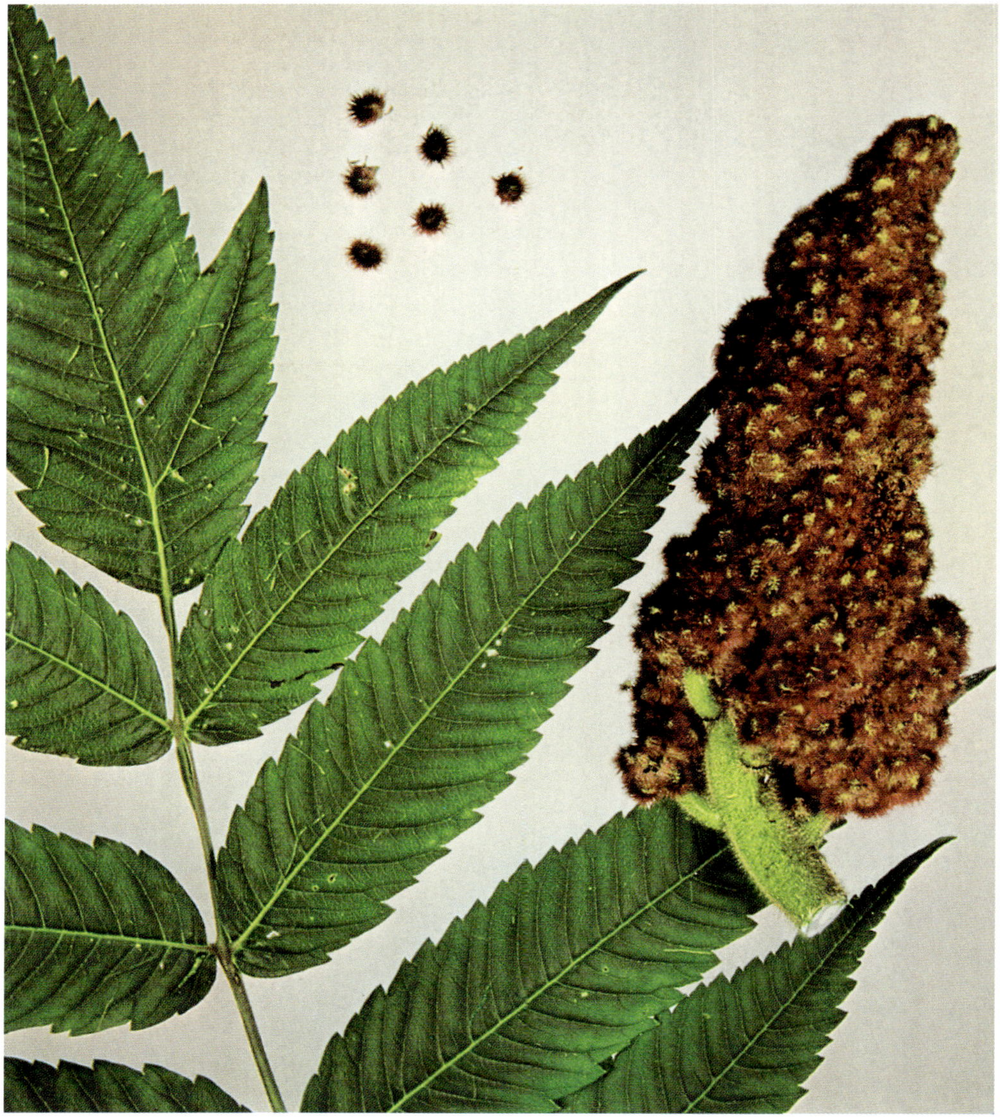

Abb. 5: Essigbaum

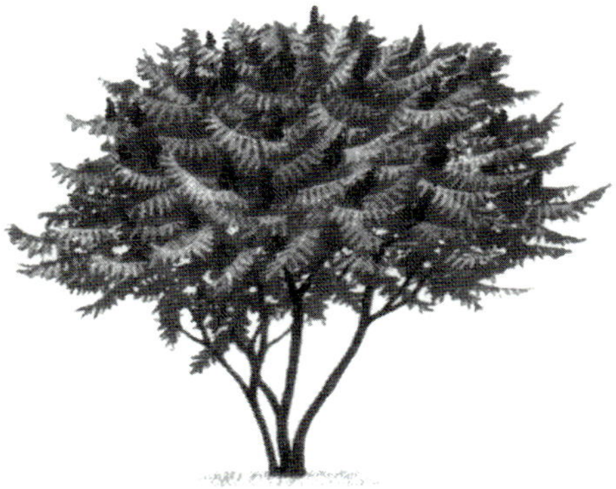

Bis 5 m hoher Strauch oder Baum mit sparrig verzweigten Ästen und weit kriechenden Wurzelausläufern; junge Zweige dicht samthaarig.
Blätter unpaarig gefiedert (11–31-zählig), Blättchen scharf gesägt; Herbstfärbung (besonders in trockenen Jahren) scharlachrot.
Blüten in behaarten, bis 20 cm langen, endständigen Rispen; ♂-Blüten gelbgrün, ♀-Blüten rötlich; VI–VII.
Früchte in kolbenartigen, filzig-behaarten, aufrechten Ständen angeordnete einfächrige, kleine, rote Steinfrüchte; VIII–X.
Verbreitung: Östl. N-Amerika; in Europa angepflanzt, selten verwildert.

Der bizarre und meist malerische Wuchs des Essigbaums, seine herbstliche, leuchtend rote Laubfärbung sowie seine geringen Ansprüche im Hinblick auf Standort und Boden haben zu einer schnellen und weiten Verbreitung dieses wirkungsvollen Ziergewächses in Europa beigetragen. Durch seine nahe Verwandtschaft zu den in N-Amerika vorkommenden hoch giftigen *Rhus*-Arten („Giftefeu, Gift-Sumach“) wird er in der Boulevardpresse immer wieder mit jenen verwechselt und zu den zwölf häufigsten Giftpflanzen auf Spielplätzen und in öffentlichen Anlagen gezählt [1]. Ganz zu Unrecht, denn weil man offensichtlich keine negativen Erfahrungen im Umgang mit diesem Sumach-Gewächs gemacht hat, wird es in seiner Heimat auch als „nonpoisonous sumac" bezeichnet [2]. Seine Früchte sind recht sauer, werden aber zur Herstellung eines erfrischenden Getränks verwendet.

„*When the berries are placed in water for a short time, a pleasing and agreeable drink is formed, known to boys as ,Indian lemonade'* [3]".

Nach Ingestion roher Früchte oder Blätter kann es aufgrund ihres hohen Gehalts an Gerbstoffen und Fruchtsäuren (überwiegend Äpfelsäure [4]) zu einer Magen-Darm-Verstimmung kommen. Stark hautreizende Verbindungen wie beim Gift-Sumach sind aber im Saft von *Rhus typhina* nicht enthalten. Als ebenso harmlos dürfte die einzige in Europa heimische Anacardiacee, der Perückenstrauch (*Cotinus coggygria*) einzuordnen sein. Jedenfalls konnte IPPEN [5] zeigen, dass selbst solche Patienten **nicht** auf den Kontakt mit Essigbaum oder Perückenstrauch reagieren, die bereits durch Gift-Sumach sensibilisiert sind.

Auch für eine mögliche Toxizität des Gerber-Sumachs (*Rhus coriaria*), dessen getrocknete Früchte im Nahen Osten als Gewürz verwendet werden, gibt es in der neuen Literatur keine Belege [6].

Toxische Sumach-Gewächse. Zu den giftigsten Anacardiaceen gehören nordamerikanische und asiatische *Rhus*-Arten (früher in der Gattung *Toxicodendron* zusammengefasst) wie *R. toxicodendron* (Poison oak), *R. radicans* (Poison ivy, Abb. 6), *R. vernix* (Poison sumac) und *R. succedanea* (Japanese wax tree). Die beiden letzteren Arten haben in ihrer Blattform (mehrzählig gefiedert) eine gewisse Ähnlichkeit mit dem Essigbaum, die Blätter der anderen erinnern an den Efeu und sind 3-zählig (vgl. Blattschlüssel u. Abb. 6). Außerdem sind die Früchte der giftigen *Rhus*-Arten weiß, die vom *Rhus typhina* rot.

Allerdings wird man diese toxischen Sumach-Gewächse in Europa bis auf ganz seltene Ausnahmen nur in botanischen Gärten antreffen können. Hier sind sie als solche gekennzeichnet und zumeist durch Gitter dem direkten Kontakt zum Besucher entzogen, sodass es nur in Ausnahmefällen zu Intoxikationen kommt [7]. In ihrer natürlichen Heimat, stellen sie jedoch ein Problem ersten Ranges dar. Man schätzt, dass z.B. in den Vereinigten Staaten jährlich ca. 2 Millionen Menschen an einer „Rhus-Dermatitis" erkranken und bis zu 70 % der Bevölkerung gegen die hautreizenden Stoffe dieser *Rhus*-Arten allergisiert sind. Diese Personen können schon durch Einnahme von Phytotherapeutika (herbal remedies), die Gift-Sumach-Extrakte nur in homöopathischer Verdünnung enthalten, von einer schweren Dermatitis betroffen werden [8].

Bei den hochallergenen Inhaltsstoffen handelt es sich um die so genannten **Urushiole**, Brenzkatechinderivate mit einer

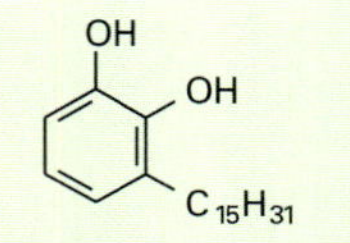

3-n-Pentadecylcatechol – eine Urushiolkomponente

z.T. mehrfach ungesättigten, 15–17-(19)-gliedrigen Seitenkette. Diese Verbindungen sind Bestandteil der milchsaftartigen Emulsion in den schizogenen Exkretgängen, können also nur nach Verletzung des pflanzlichen Gewebes auf die menschliche Haut gelangen und dort ihre unangenehme Wirkung entfalten [9]. Weder die Pollen und Blüten noch der Rauch verbrannten Pflanzenmaterials führen, wie vielfach behauptet, zu allergischen Reaktionen. Nach Kontakt mit den toxischen Exkreten kann durch sofortiges, intensives Waschen der betroffenen Hautstellen mit Seife das Gift von der Haut entfernt und gegebenenfalls eine nachfolgende Dermatitis vermieden werden [10].

Allergene Alkyl- und Alkenylphenole wurden auch in tropischen Anacardiaceen gefunden, wie z.B. in *Anacardium-*, *Holigarna-*, *Lithraea-*, *Mangifera-*, *Mauria-*, *Metopium-* und *Semecarpus*-Arten [11–17]. Angesichts der geringen Bedeutung dieser Gattungen (inkl. *Rhus*) für Mitteleuropa möchten wir auf eine Besprechung der zweifellos umfangreichen Untersuchungen zu diesem Themenkreis verzichten und lediglich auf einige grundlegende Arbeiten und Literaturübersichten verweisen [18–26], insbesondere auf die Übersicht von IPPEN [5] zu Kontaktallergien gegen Anacardiaceen. Hier wird dargelegt, dass auch bei uns mit dem sporadischen Vorkommen solcher Allergien gerechnet werden muss, sei es durch Kontakt mit tropischen Nahrungsmitteln (Mango

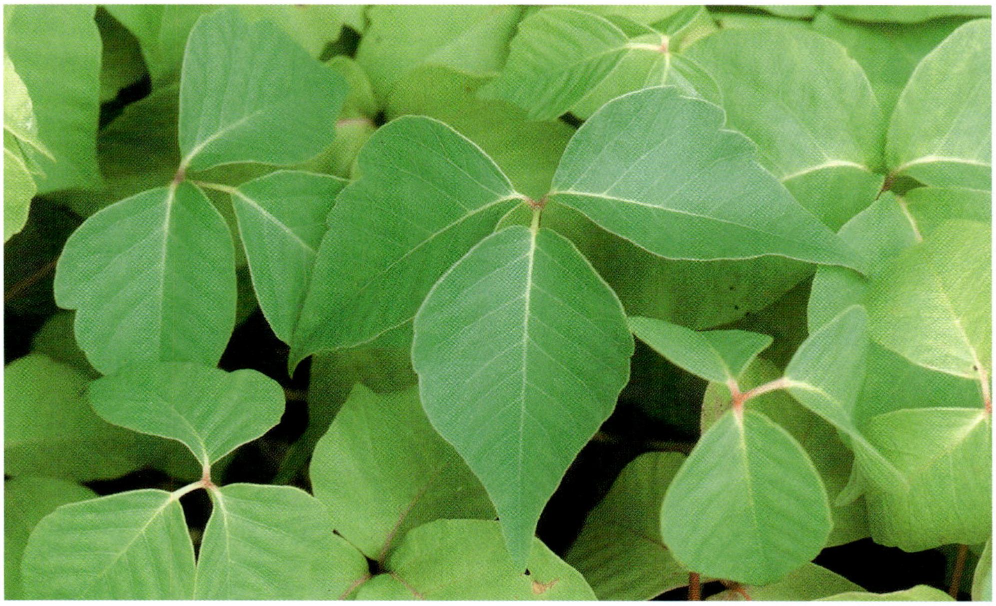
Abb. 6: Rhus radicans L. Kletternder Giftsumach – Poison Ivy

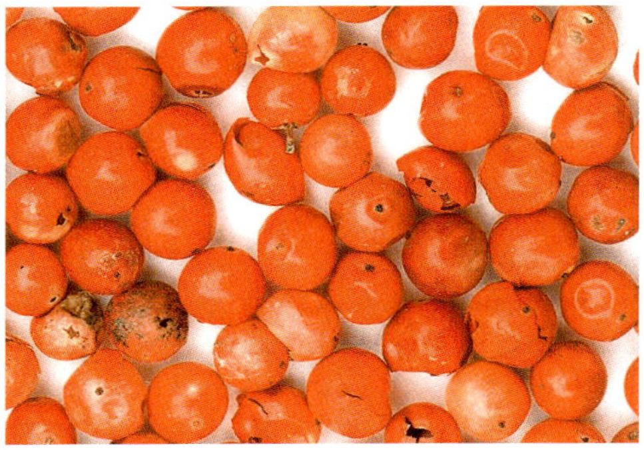

Abb. 7: Rosa Pfeffer, Früchte von Schinus molle

[*Mangifera indica*]; Cashew [*Anacardium occidentale*] [31, 32]) und Gewürzen (Rosa Pfeffer [*Schinus*]) oder mit Kunstgegenständen aus Südostasien, deren Lacke oder Hölzer (poison wood [*Metopium*]) ekzematogene Substanzen enthalten können. Bei den Nahrungsmitteln sind es vor allem die frischen Fruchtschalen, deren Milchsaft Urushiole aufweist, weitaus seltener die gesalzenen oder gerösteten Kerne der Cashew-Nuss, nämlich dann, wenn sie noch mit Schalenresten „verunreinigt" sind. Auch die aus Südamerika stammenden Früchte einiger *Schinus*-Arten (*S. molle, S. terebinthifolius*), die bei uns in zunehmendem Maße als Gewürz (Rosa Pfeffer, siehe Abb. 7) angeboten werden, können schleimhautirritierende Wirkungen entfalten [6, 27–30].

Ganz ähnliche Verbindungen wie die Urushiole sind auch in anderen Familien wie den Hydrophyllaceae und Proteaceae sowie bei *Ginkgo* und *Philodendron* gefunden worden.

Literatur

[1] Rosenboom, H.: Gift vom Spielplatz, Stern Nr. 32, 96–98 (1981).

[2] Hardin, J.W. and J.M. Arena: Human poisoning from native and cultivated plants, Duke University Press, Durham, North Carolina 1977.

[3] Medsger, O.P.: Edible wild plants, Collier Macmillan Publishers, London 1974.

[4] Tischer, J.: Über einige Inhaltsstoffe der Früchte des Hirschkolbensumachs (Rhus typhina L.). Pharmazie *15*(2), 83–89 (1960).

[5] Ippen, H.: Kontaktallergie gegen Anacardiaceen. Dermatosen in Beruf und Umwelt, *31*(5), 140–148 (1983).

[6] Teuscher, E.: Gewürzdrogen, Wiss. Verlagsges., Stuttgart 2003.

[7] Fölster-Horst, R., B.M. Hausen, J. Brasch und E. Christophers: Kontaktallergie auf Poison ivy (Toxicodendron spp.). Hautarzt *52*(2), 136–142 (2001).

[8] Sasseville, D. and K.H. Nguyen: Allergic contact dermatitis from Rhus toxicodendron in a phytotherapeutic preparation. Contact Dermatitis *32*, 182–183 (1995).

[9] Rademaker, M. and M.B. Duffill: Allergic contact dermatitis in families – simultaneous occurrence. Contact Dermatitis *32*, 111–112 (1995).

[10] Guin, J.D.: Treatment of toxicodendron dermatitis (poison ivy and poison oak). Skin Therapy Lett. *6*(7), 3–5 (2001).

[11] Ale, S.I., F. Ferreira, G. Gonzales and W. Epstein: Allergic contact dermatitis caused by Lithraea molleoides and Lithraea brasiliensis: identification and characterization of the responsible allergens. Am. J. Contact Dermat. *8*(3), 144–149 (1997).

[12] Hurtado, J.: Poisonous Anacardiaceae of South America. Clin. Dermatol. *4*, 183–190 (1986).

[13] Hutardo, J., J.D. Medina, L. Dao and C. Urbina: Studies on the skin-sensitizing properties of 'pepeo' tree, Mauria puberula (Anacardiaceae). J. Am. Acad. Dermatol. *7*, 341–345 (1982).

[14] Mitchell, J.D.: The poisonous anacardiaceae genera of the world. Adv. Econ Bot. *8*, 103–129 (1990).

[15] Rosen, T. and D.B. Fordice: Cashew nut dermatitis. South. Med. J. *87*(4), 543–546 (1994).

[16] Srinivas, C.R., S.B. Kulkarni, S.K. Menon, D.S. Krupashankar, M.A. Iyengar, K.K. Singh, R.P. Sequeira and K.R. Holla: Allergenic agent in contact dermatitis from Holigarna ferruginea. Contact Dermatitis *17*, 219–222 (1987).

[17] Oelrichs, P.B., J.K. MacLeod, A.A. Seawright and J.C. Ng: Isolation and characterisation of urushiol components from the Australian native cashew (Semecarpus australiensis). Natural Toxins *5*(3), 97–98 (1997).

[18] Baer, H.: Chemistry and immunochemistry of poisonous Anacardiaceae. Clin. Dermatol. *4*, 152–159 (1986).

[19] Kalish, R.S. and K.L. Johnson: Enrichment and function of urushiol (poison ivy)-specific T-Lymphocytes in lessions of allergic contact dermatitis to urushiol. J. Immunol. *145*(11), 3706–3713 (1990).

[20] Kishaba, R.G. and J.D. Losek: Toxic shock syndrome associated with poison oak dermatitis. Pediatr. Emer. Care *5*(1), 40–42 (1989).

[21] Lejman, E., T. Stoudemayer, G. Grove and A.M. Kligman: Age differences in poison ivy dermatitis. Contact Dermatitis *11*, 163–167 (1984).

[22] Mallory, S.B., O.F. Miller and W.B. Tyler: Toxicodendron radicans dermatitis with black lacquer deposit on the skin. J. Am. Acad. Dermatol. *6*(3), 363–368 (1982).

[23] Marks, J.G., J.J. Trautlein, W.L. Epstein, D.M. Laws and G.R. Sicard: Oral hyposensitization to poison ivy and poison oak. Arch. Dermatol. *123*(4), 476–479 (1987).

[24] Mitchell, J. and A. Rook: Botanical Dermatology – Plants and plant products injurious to the skin, Greengrass Ltd. Vancouver 1979.

[25] Murphy, J.C., E.S. Watson and E.C. Harland: Toxicological evaluation of poison oak (Toxicodendron diversilobum) urushiol and its esterified derivative. Toxicol. *26*(2), 135–142 (1983).

[26] Powell, S.M. and D.K. Barrett: An outbreak of contact dermatitis from Rhus verniciflua (Toxicodendron vernicifluum). Contact Dermatitis *14*, 188–189 (1986).

[27] Morton, J.F.: Brazilian Pepper – its impact on people, animals and the environment. Econ. Bot. *32*(4), 353–359 (1978).

[28] Pfänder, H.J. und D. Frohne: Szechuan-Pfeffer. Dtsch. Apoth. Ztg. *127*(46), 2381–2384 (1987).

[29] Skopp, G., H.-J. Opferkuch und G. Schwenker: n-Alkylphenole aus Schinus terebinthifolius Raddi (Anacardiaceae). Z. Naturforsch. *42c*(1/2), 7–16 (1987).

[30] Stahl, E., K. Ketler and C. Blinn: Cardanol, a skin irritant in pink pepper. Planta Med. *48*, 5–9 (1983).

[31] Diogenes, M.J.N., S.M. de Morais and F.F. Carvalho: Perioral contact dermatitis by cardol. Intern. J. Dermatol. *34*(1), 72–73 (1995).

[32] Hamilton, T.K. and K.A. Zug: Systemic contact dermatitis to raw cashew nuts in a pesto sauce. Am. J. Contact Dermat. 9(1), 51–54 (1988).

Apiaceae

Die große Familie der **Doldengewächse** (auch: Umbelliferae) lässt sich in drei Unterfamilien gliedern, von denen hier nur Vertreter der Apioideae als Giftpflanzen interessieren. In Mitteleuropa mit etwa 100 krautigen Arten vertreten, sind die Doldengewächse aufgrund ihres charakteristischen Habitus als Gruppe leicht zu erkennen, im Einzelnen aber z. T. nicht ohne Schwierigkeiten gegeneinander abzugrenzen. Die kleinen, meist weißlichen Blüten stehen in zusammengesetzten Dolden; die wechselständigen, in der Regel gefiederten oder gefingerten Blätter besitzen auffällige Blattscheiden und auch die in zwei Teilfrüchtchen zerfallenden Spaltfrüchte sind ein typisches Merkmal.
Viele Vertreter der Familie spielen als Gemüse- und Würzpflanzen, aber auch als Arzneipflanzen wegen der Akkumulation ätherischer Öle in Ölstriemen, d. h. schizogenen Exkretgängen eine wichtige Rolle. Abgesehen von dem gefleckten Schierling, der wegen seines Gehaltes an Alkaloiden bereits im Altertum als Giftpflanze bekannt war („Tod des Sokrates", Schierlingsbecher), ist die **toxikologische Bedeutung** der Apiaceen im Wesentlichen auf das Vorkommen von zwei Verbindungsklassen – Polyine und Furanocumarine – zurückzuführen [1].

Polyine (Polyacetylenverbindungen). Diese, bereits in der allgemeinen Übersicht charakterisierten Substanzen, kommen weit verbreitet in der Familie vor, meist jedoch in so niedrigen Konzentrationen, dass Vergiftungen nicht auftreten. So enthalten z. B. auch die Wurzeln von *Daucus carota* (Karotten, Mohrrüben, „Wurzeln") Polyine, darunter Falcarinol und Falcarindiol, für die früher die Bezeichnung Carotatoxin gebräuchlich war. Einige Doldengewächse akkumulieren jedoch Polyine in größerer Menge und sind deshalb gefährliche Giftpflanzen. Zu ihnen gehören der Wasserschierling (*Cicuta virosa*), sowie Vertreter der Gattung *Oenanthe*, insbesondere die Safranrebendolde (*Oenanthe crocata*). Auch die Hundspetersilie (*Aethusa cynapium*) und der Betäubende Kälberkropf (*Chaerophyllum temulum*) enthalten Polyine, sind jedoch entgegen früherer Einschätzung als weit weniger gefährlich einzustufen.
Während die Polyine von *Cicuta* und *Oenanthe (crocata)* Verbindungen mit einer Kettenlänge von C_{17} sind, handelt es sich bei *Aethusa cynapium* um C_{13}-Substanzen:

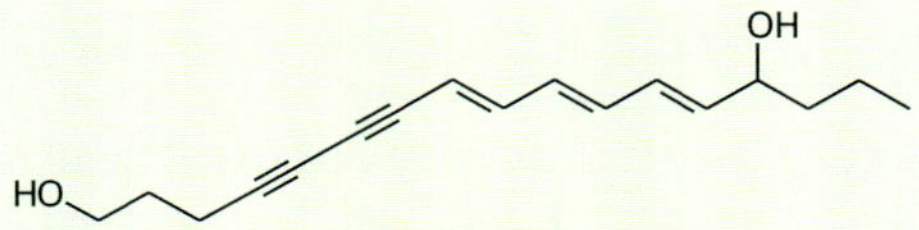
Cicutoxin

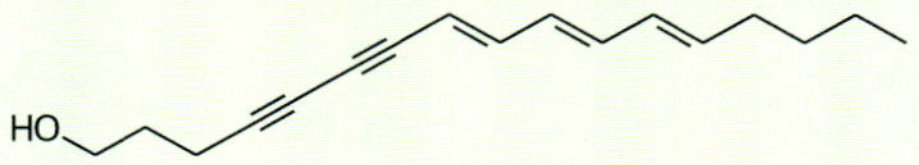
Cicutol

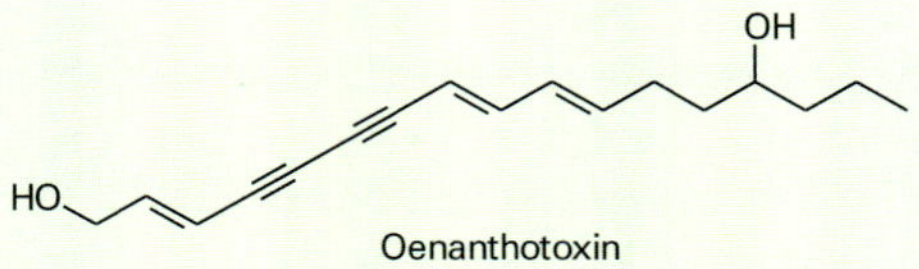
Oenanthotoxin

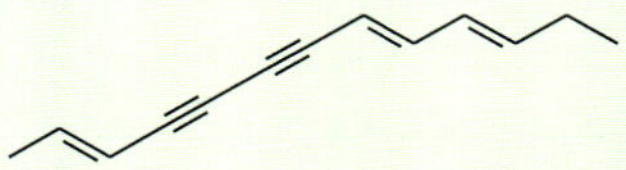
Aethusin

Zur Information über Polyine kann auf [2] und Zusammenfassungen von BOHLMANN [3, 4] verwiesen werden. Da es sich bei allen diesen Verbindungen um flüchtige, leicht zersetzliche Stoffe handelt, besteht die Gefahr einer Intoxikation vorwiegend beim Verzehr frischer Pflanzenteile. Vergiftungsfälle sind wegen des besonderen Standorts des Wasserschierlings und der Safranrebendolde (Hemlock Water Dropwort) glücklicherweise selten, werden jedoch auch in neuerer Zeit beschrieben [5–8]. Es sind in der Regel schwere Intoxikationen mit einer Mortalitätsrate von ca. 30%. Vergiftungen mit polyinhaltigen Pflanzenteilen zeichnen sich vor allem durch langanhaltendes Erbrechen und Bauchschmerzen sowie Salivation, Flush, Bradykardie und Hypotonie aus [9]. Es folgen klonisch-tonische Krämpfe und Koma, wonach bereits 1–2 Stunden nach der Ingestion im status epilepticus nach Atemstillstand der Tod eintreten kann. Über den Angriffspunkt der Polyine im tierischen oder menschlichen Organismus bestehen kaum gesicherte Kenntnisse. Möglicherweise werden cholinerge Rezeptoren von Basalganglien und Hirnstamm stark stimuliert und anschließend Atem- und Vasomotorenzentrum gelähmt [10]. Pharmakologische und toxikologische Untersuchungen sind spärlich [11, 44]. In einer 1996 erschienenen Arbeit werden die bisherigen Erkenntnisse zusammengefasst und Ergebnisse eigener Arbeiten vorgestellt [12]: Die Autorin konnte zeigen, dass Cicutoxin in verschiedenen Versuchsanordnungen (stimulierte T-Lymphocyten, myelinisierte Nervenfasern) eine reversible K^+-Kanal-Blockade hervorruft. Möglicherweise ist diese verantwortlich für die in einem anderen Testsystem beobachtete Verlängerung der Repolarisationsdauer von Aktionspotenzialen. Cicutoxin zeichnete sich durch eine hohe Affinität zum humanen Serumalbumin aus, Hinweise auf einen cholinergen Agonismus ergaben sich nicht. Von den übrigen *Cicuta*-Polyinen wirkten Cicutol und Falcarindiol cytotoxisch auf HeLa-Zellen. DUBOIS und SCHNEIDER [13] konnten zeigen, dass Oenanthotoxin Natriumflux und Aktionspotenziale in tierischen Zellmembranen reversibel hemmt. Die Hemmung kann durch das tierische Steroidalkaloid Batrachotoxin verhindert werden [14]. Cicutoxin ist auch ein Hemmstoff für den Elektronentransport bei der Fotosynthese [15] und hat antileukämische Effekte [16].

Furanocumarine. Hydroxycumarinderivate mit ankondensiertem Furanring besitzen fototoxische (fotosensibilisierende) und/oder mutagene und cancerogene Wirkungen [17–18]. Sie vermögen unter dem Einfluss von langwelligem UV-Licht Fotoaddukte mit DNA-Basen, insbesondere dem Thymin zu bilden. Während lineare Verbindungen mit zwei funktionellen Gruppen (Doppelbindung sowohl im Furan- als auch im Pyronring) Biaddukte bilden und dadurch ein crosslinking zwischen zwei DNA-Strängen bewirken können, sind die angularen Verbindungen lediglich zur Monoadduktbildung befähigt. Mutagen und cancerogen sind offensichtlich nur die bifunktionalen, linearen Furanocumarine, während als Ursache der Fototoxizität bereits die Bildung von Monoaddukten mit DNA, aber auch Wechselwirkungen mit Proteinen, Enzymen, RNA oder Ribosomen epidermaler Zellen diskutiert werden [19–20]. Mit dem Testsystem *Chlamydomonas* können die fototoxischen und fotomutagenen Effekte furanocumarinhaltiger Pflanzenteile, Drogenzubereitungen und Handelspräparate bestimmt werden [21]. Nach neueren Erkenntnissen wirken Furanocumarine auch als selektive Kaliumkanal-Blocker (vgl. → Rutaceae).

Furanocumarine kommen in allen Organen der betreffenden Pflanzen vor. Sie sind in den Exkretgängen und angrenzenden Epithelzellen lokalisiert, in den Früchten von *Heracleum sphondylium* in besonderen, „Vittae“ genannten Exkretspalten [22]. Furanocumarine können auch – dies gilt allerdings vor allem für die Rutaceae – auf Blattoberflächen abgelagert werden [23].

Weitere Informationen über Furanocumarine bei den Apiaceen siehe unter [26–27].

Die nach Hautkontakt mit den Blättern oder durch Benetzung mit Pflanzensaft (z. B. nach dem Abschneiden oder Abreißen von Stängeln) und nachfolgender Belichtung auftretende **Phytophotodermatitis** (PPD) führt zu ernsthaften Hautschädigungen, die oft mit einer verstärkten Pigmentation der Haut verbunden sind. Furanocumarinhaltige Pflanzenauszüge (z. B. von *Ammi majus*) sind daher seit langem bei Pigmentierungsanomalien, z. B. zur Behandlung der Vitiligo angewendet worden.

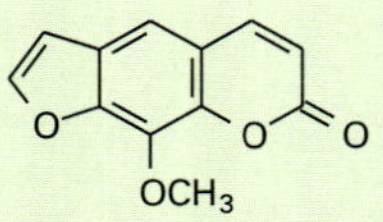

8-Methoxypsoralen (linear)

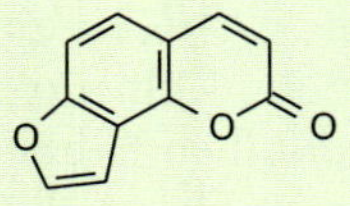

Angelicin (angular)

Seit einiger Zeit hat sich die symptomatische Behandlung der Psoriasis mit dem bifunktionellen 8-MOP (8-Methoxypsoralen = Xanthotoxin) und Bestrahung mit langwelligem UV-Licht (PUVA-Therapie) als sehr erfolgreich erwiesen [28–29]. Diese Therapie gehört allerdings in die Hand eines erfahrenen Arztes und eignet sich nicht zur Selbstbehandlung. Gefährlich ist auch die unkontrollierte Anwendung von 8-MOP-Präparaten mit anschließender UV-Bestrahlung zur Bräunung. In dem von LOHMANN et al. [30] mitgeteilten Fall entwickelte sich bei einem Patienten nach dem Einreiben des ganzen Körpers mit einem 8-MOP-Präparat und zweistündiger Bestrahlung in einem Solarium ein schwerer „Sonnenbrand“, der nach 40 Stunden die Einweisung in eine Spezialabteilung für Schwerbrandverletzte erforderlich machte. Die therapeutischen Maßnahmen umfassten Schockbehandlung, Kreislaufstabilisierung und Pinselungen mit PVP-Jodlösung; erst nach 5 Wochen konnte der Patient in ambulante Kontrolle entlassen werden. In einem anderen, ebenfalls mit schweren Verbrennungen verbunden Fall [31] starb die Patientin nach 13 Tagen an Herzversagen und Nierenschwäche.

Fotodermatosen von Tieren durch Fressen furanocumarinhaltiger Pflanzen sind beobachtet worden, z. B. bei Schafen in Israel [32] oder bei Weiderindern in Brasilien [33], jeweils ausgelöst durch *Ammi majus*.

Von *Apium graveolens*, dem **Sellerie**, ist bekannt, dass er nach Infektion mit *Sclerotinia sclerotiorum* Furanocumarine als Abwehrstoffe (Phytoalexine) bilden kann. Der Gehalt in Sellerieknollen kann bei latenter Pilzinfektion während der Lagerung auf Werte bis zu 95 ppm ansteigen, sodass eine Beschränkung der Lagerungszeit auf maximal 3 Wochen empfohlen wird [34]. Zur Furanocumarinbildung in *Apium graveolens* und *Pastinaca sativa* nach Pilzinfektion vgl. [35]. Über eine Sellerie-PPD eines Küchenchefs, der vornehmlich mit der Zubereitung von Salaten beschäftigt war, berichteten MASO et al. [36].

Ein C-3-prenyliertes 4-Hydroxycumarin ist das toxische Prinzip von *Ferula communis* L., dem Riesenfenchel oder Gemeinem Rutenkraut (giant fennel). Die als Ferulenol bezeichnete Verbindung wirkt cytotoxisch und stimuliert, ähnlich wie Paclitaxel, die Tubulin-Polymerisation [37–39]. Andere Hydroxycumarine der Pflanze wirken als Antikoagulantien [40]. Der im Mittelmeerraum verbreitete Riesenfenchel führt zu Tiervergiftungen („Ferulosis“), die im Verbreitungsgebiet nicht selten sind [41].

Die Toxizität der in Nordafrika verbreiteten Umbellifere *Thapsia garganica* L. beruht auf dem Gehalt an kurzkettigen organischen Säuren und Sesquiterpenlactonen

Furanocumarinhaltige Doldengewächse	
Ammi majus	Große Knorpelmöhre
Angelica spec. *Cachrys libanotis* [25]	Engelwurz
Coriandrum sativum [24]	Koriander
Heracleum mantegazzianum	Riesenbärenklau, Herkulesstaude
Heracleum sphondylium	Wiesenbärenklau
Levisticum officinale	Liebstöckel
Pastinaca sativa	Pastinak
Petroselinum spec.	Petersilie
Peucedanum officinale	Echter Haarstrang
Pimpinella major	Große Bibernelle

(Thapsigargin u.a.) [42]. Die gepulverte Pflanze ist in Marokko als wirkungsvolles Gift bekannt [43]. Tiervergiftungen betreffen vor allem Dromedare; eine Therapie ist allenfalls symptomatisch möglich.

Literatur

[1] Frohne, D. und H.J. Pfänder: Giftige Doldengewächse. Dtsch. Apoth. Ztg. *121*(42), 2269–2275 (1981).

[2] Teuscher, E. und U. Lindequist: Biogene Gifte, Gustav Fischer Verlag Stuttgart, Jena, New York 1994.

[3] Bohlmann, F.: Acetylenic compounds in the Umbelliferae, in: Heywood, V.H. (ed.): The biology and chemistry of the Umbelliferae, 279–291, Acad. Press, London 1971.

[4] Bohlmann, F.: Bioactive molecules – chemistry and biology of naturally-occurring acetylenes and related compounds in: Lam, J., H. Breteler, T. Arnason and L. Hansen (eds.), Elsevier, Amsterdam 1988.

[5] Landers, D., K. Seppi and W. Blauer: Seizures and death on a white river float trip. West. J. Med. *142*(5), 637–640 (1985).

[6] Ball, M.J., M.L. Flather and J.C. Forfar: Hemlock water dropwort poisoning. Postgrad. Med. J. *63*, 363–365 (1987).

[7] O'Mahonney, S., P. Fitzgerald and M.J. Welton: Poisoning by hemlock water dropwort. Irish J. Med. Sci. *156*(8), 241 (1987).

[8] Sweeney, K., K.F. Gensheimer, J. Knowlton-Field and R.A. Smith: Water hemlock poisoning – Maine, 1992. J. Am. Med. Assoc. *271*(19), 1475–1477 (1994).

[9] Theus, L.: Schwere und tödliche Pflanzenvergiftungen der Schweiz. Bevölkerung von 1966–1992. Disserstation, Basel 1994.

[10] Ellenhorn, M.J. and D.G. Barceloux: Medical toxicology. Diagnosis and treatment of human poisoning. Elsevier, New York, Amsterdam, London 1988.

[11] Grundy, H.F. and F. Howarth: Pharmacological studies on hemlock water dropwort. Br. J. Pharmacol. *11*, 225–230 (1956).

[12] Wittstock, U.: Pharmakologisch-toxikologische Untersuchungen von Polyinen aus dem Giftigen Wasserschierling, Cicuta virosa L. Dissertation, Greifswald 1996.

[13] Dubois, J.M. and M.F. Schneider: Block of Na-current and intramembrane charge movement in myelinated nerve fibres poisoned with a vegetable toxin. Nature *289*(5799), 685–688 (1981).

[14] Dubois, J.M. and B.I. Khodorov: Batrachotoxin protects sodium channels from the blocking action of oenanthotoxin. Pflügers Arch. *395*, 55–58 (1982).

[15] Roshchina, V.V., V.P. Solomatkin and V.D. Roshchina: Cicutoxin as an inhibitor of electron transport in photosynthesis Fiziol. Rast (Mosc.) *27*(4), 704–709 (1980); Ref. BA 72(2), 12707 (1981).

[16] Konoshima, T. and K.-H. Lee: Antitumor agents, 85. Cicutoxin, an antileucemic principle from Cicuta maculata and the cytotoxicity of the related derivates. J. Nat. Prod. *49*(6), 1117–1121 (1986).

[17] Fisher, A.A.: Contact photodermatitis, in: Contact Dermatitis, Lea & Febiger, Philadelphia 1986.

[18] Ivie, G.W.: Toxicological significance of plant furocoumarins, in: R.F. Keeler, K.R. van Kampen and L.F. James (eds.): Effects of poisonous plants on livestock, S. 475–485, Acad. Press New York, San Francisco, London 1978.

[19] Evans, F.J. and R.J. Schmidt: Plants and plant products that induce contact dermatitis. Planta Med. *38*(4), 289–316 (1980).

[20] Schimmer, O.: Die mutagene und cancerogene Potenz von Furocumarinen. Pharmazie i. u. Zeit *10*(1), 18–28 (1981).

[21] Schimmer, O.: Bestimmung der phototoxischen und photomutagenen Potenz furocumarinhaltiger Drogenzubereitungen und Handelspräparate mit dem Testsystem Chlamydomonas. Planta Med. *47*, 79–82 (1983).

[22] Bicchi, C., A. D'Amato, C. Frattini, E.M. Chappelletti, R. Caniato and R. Filippini: Chemical diversity of the contents from the secretory structures of Heracleum sphondylium subsp. sphondylium. Phytochemistry *29*(6), 1883–1887 (1990).

[23] Zobel, A.M. and S.A. Brown: Dermatitis-inducing furanocoumarins on leaf surfaces of eight species of rutaceous and umbelliferous plants. J. Chem. Ecol. *16*(3), 693–700 (1990).

[24] Ceska, O., S.K. Chaudhary, P. Warrington, M.J. Ashwood-Smith, G.W. Bushnell and G.A. Poulton: Coriandrin, a novel highly photoactive compound isolated from Coriandrum sativum. Phytochemistry *27*(7), 2083–2087 (1988).

[25] Ena, P., R. Cerri, G. Dessi, P.M. Manconi and A.D. Atzei: Phototoxicity due to Cachrys libanotis. Contact Dermatitis *24*, 1–5 (1991).

[26] Ceska, O., S.K. Chaudhary, P.J. Warrington and M.J. Ashwood-Smith: Photoactive furocoumarins in fruits of some Umbellifers. Phytochemistry *26*(1), 165–169 (1987).

[27] Knudson, E.A. and S. Kroon: In vitro and in vivo phototoxicity of furocoumarin-containing plants. Clin. Experim. Dermatol. *13*, 92–96 (1988).

[28] Wolff, K.: Psoriasis und PUVA. Dtsch. Med. Wschr. *104*(44), 1543–1546 (1979).

[29] Fahr, E.: Psoralene: Photobiologische und dermatologische Wirkungen. Pharm. Ztg. *127*(3), 163–170 (1982).

[30] Lohmann, H., D. Buck-Gramcko und M. El-Makawi: Schwere Hautverbrennung durch ein Photochemotherapeutikum. Dermatosen in Beruf und Umwelt *33*(3), 102–103 (1985).

[31] N.N.: Tod nach 8-Methoxypsoralen und Sonnenbad. Dtsch. Apoth. Ztg. *125*(15), 768 (1985).

[32] Yeruham, I., D. Bar Lemberg, A. Natan and M.N. Egyed: A case of photosensitization in sheep due to ingestion of feed contaminated by the plant bishop's weed (Ammi majus). Isr. J. Vet. Med. *45*(4), 260–262 (1989).

[33] Mendez, M.C., F. Riet-Correa, A.L. Schild, J.L. Ferreira and M.A. Pimentel: Photosensitization in cattle caused by Ammi majus (Umbelliferae) in Rio Grande do Sul. Pesqu. Vet. Brasil. *11*(1/2), 17–19 (1991).

[34] Chaudhary, S.K., O. Ceska, P.J. Warrington and M.J. Ashwood-Smith: Increased furocoumarin content of celery during storage. J. Agric. Food Chem. *33*(6), 1153–1157 (1985).

[35] Uecker, S., T. Jira und T. Beyrich: Untersuchungen zur Furocumarinbildung in Apium graveolens L. und Pastinaca sativa L. nach Infektion mit Sclerotinia sclerotiorum. Pharmazie *46*(8), 599–601 (1991).

[36] Maso, M.J., A.M. Ruszkowski, J. Bauerle, V.A. DeLeo and F.P. Gasparro: Celery phytophotodermatitis in a chef. Arch. Dermatol. *127*(6), 912–913 (1991).

[37] Bocca, C., L. Gabriel, F. Bozzo and A. Miglietta: Microtubule-interacting activity and cytotoxicity of the prenylated coumarin ferulenol. Planta Med. *68*(12), 1135–1137 (2002).

[38] Tligui, N., G.R. Ruth and L.J. Felice: Plasma ferulenol concentration and activity of clotting factors in sheep with Ferula communis var. brevifolia intoxication. Am. J. Vet. Res. *55*, 1564–1569 (1994).

[39] Fraigui, O., D. Lamnaouer and M.Y. Faouzi: Acute toxicity of ferulenol. A 4-hydroxycoumarin isolated from Ferula communis. Vet. Hum. Toxicol. *44*, 5–7 (2002).

[40] Lamnaouer, D.: Anticoagulant activity of the coumarins of Ferula communis L. Therapie-London *54*(6), 747–751 (1999).

[41] Re, G.A., L. Sulas, S. Caredda and S. Delogu: La ferula, pericolosa infestante die pascoli mediterranei. Informatore Agrario *56*(34), 71–74 (2000).

[42] El Bahri, L. and M. Makhlouf: Thapsia garganica L.: A poisonous plant of North Africa. Vet. Hum. Toxicol. *43*(4), 216–218 (2001).

[43] Bellalhdar, J.: La pharmacopee marocaine traditionelle, 167–168. Ibis Press, Paris, 1997.

[44] Starreveld, E. and C.E. Hope: Cicutoxin poisoning (water hemlock). Neurology *25*, 730–734 (1975).

Cicuta virosa L. Wasserschierling – Water Hemlock, Cowbane – Ciguë aquatique, Cicutaire

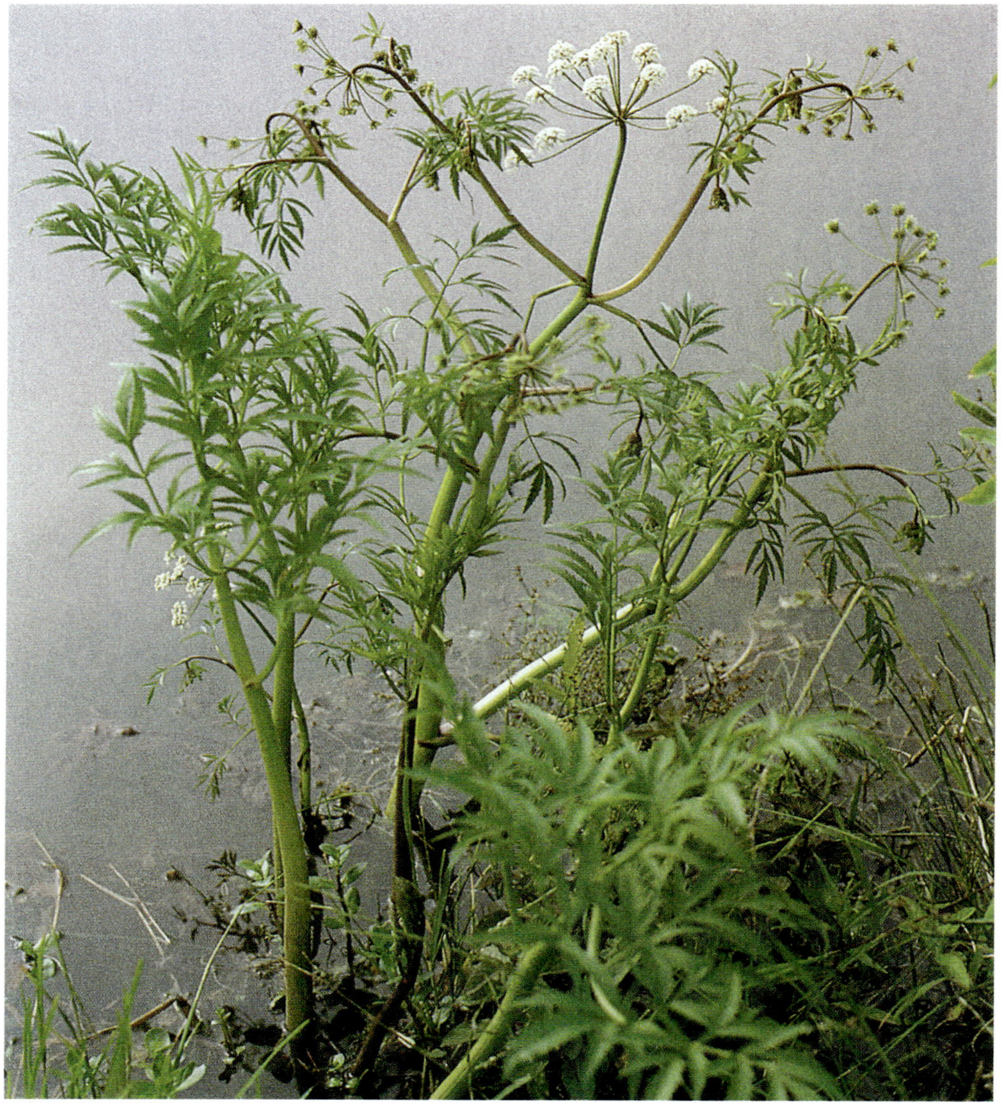

Abb. 8: Wasserschierling

1–1,5 m hohe, krautige Pflanze mit hohlem Stängel (auch Blattstiele hohl) und knollenartig verdickter, gekammerter (!) Grundachse (Abb. 9).
Wasser- oder Sumpfpflanze in der Verlandungszone von Teichen oder Flussufern, meist noch deutlich im Wasser stehend.
Blätter doppelt bis dreifach fiederschnittig; untere lang-, obere kurzgestielt oder sitzend; oft doppelt-gesägt; in Abhängigkeit von den Standortbedingungen variabel, z. B. Laubblattzipfel linealisch und spärlich gesägt.
Blüten männlich oder zwittrig, weiß, mit gleichgestalteten Kronblättern, in gestielten, 15–25-strahligen Dolden mit reichblütigen Döldchen; Hüllblätter (meist) fehlend; VI–VIII.
Früchte eiförmig und Teilfrüchtchen meist zusammenhaltend.
Verbreitung: N- und M-Europa, im Süden seltener bis fehlend.

Der Wasserschierling gehört aufgrund seines Gehaltes an Polyinen zu den gefährlichsten Giftpflanzen, dessen Ausrottung früher sogar behördlich angeordnet worden ist. Neben dem für die toxische Wirkung verantwortlichen Cicutoxin und dem Cicutol kommen weitere C_{17}-Polyine vor, darunter auch das in der Familie weit verbreitete Falcarindiol [1].
Hochtoxisch sind alle frischen Pflanzenteile, vor allem die im Geruch an Pastinak oder Sellerie erinnernden unterirdischen Organe (Abb. 9). Beim Trocknen werden die Polyine (jedenfalls in den äußeren Schichten des Gewebes) weitgehend zerstört. In einem von Berndt [2] beschriebenen Selbstmordfall hat offenbar auch das Kauen getrockneter Wurzeln des Wasserschierlings zum Tode geführt. Auch Pferde sind nach Verabreichung von 500 g getrockneten Krautes innerhalb von 15 Stunden verendet [3]. Weitere Tiervergiftungen: Ponys [4], Kühe [5]; für Weidevieh ist das oberirdische Kraut bis zum Sommer wegen des niedrigen Polyingehalts nicht allzu gefährlich; wenn die Tiere jedoch die Knollen (Rhizome) aus dem schlammigen Boden herauswühlen, ergeben sich schwere Intoxikationen [6].

Während in der älteren Literatur zahlreiche Vergiftungsfälle vor allem von Kindern (mit einer Mortalitätsrate von über 30%) beschrieben wurden, sind entsprechende Mitteilungen aus dem europäischen Raum in den letzten Jahren selten, fehlen aber nicht ganz [7–8]. Eine Vergiftung von zwei Kindern durch Essen von „grünem Kohl“, d.h. von Wasserschierlingsknollen, haben BARTEL und GERBER [9] ausführlich beschrieben:

Ein achtjähriger Junge, der eine Knolle gegessen hatte, starb trotz 12-stündiger klinischer Behandlung an akutem Herzversagen. Der zweite Patient ($9\frac{1}{2}$ Jahre), der nur von einer Knolle abgebissen und das Stück wegen des ihm unangenehmen Geschmacks wieder ausgespuckt hatte, konnte nach 6-stündiger Behandlung (u.a. Dauerdruckbeatmung, Muskelrelaxantien) gerettet werden.

Neuere Berichte über Wasserschierlings-Vergiftungen liegen aus N-Amerika vor, wo neben *C. virosa* eine Reihe weiterer *Cicuta*-Arten (so z.B. *C. douglasii* und *C. maculata*) vorkommen und ebenfalls als gefährliche Giftpflanzen bekannt sind [10–13]. In dem Bericht von MUTTER [14] über einen Vergiftungsfall mit *C. douglasii* heißt es:

Ein 13-jähriger Junge hatte während eines Klassenausfluges von den Wurzeln einer Pflanze gegessen, die von einigen Mitschülern als wild carrot bezeichnet worden war. Als er etwa eine Stunde später nach Hause kam, klagte er über Leibschmerzen und Benommenheit. Da er noch Gartenarbeiten erledigen sollte, meinten die Eltern, dass er sich durch Simulieren einer Krankheit drücken wollte und schickten ihn in den Garten. Dort fand ihn sein Bruder 15 Minuten später bewusstlos auf dem Boden liegend, mit Schaum vor dem Mund und Erbrochenem neben sich. Es setzten Krämpfe ein, die ebenso wie das Erbrechen während der Fahrt zum Hospital anhielten. „It is believed that a new speed-record for the journey (thirty-four miles over gravel roads) was established“. Unter Sauerstoff und nach Behandlung mit Diazepam ließen die Krämpfe allmählich nach; 4 Tage später konnte der Patient entlassen werden und zeigte auch nach 6 Monaten keine Nachwirkungen der schweren Intoxikation.

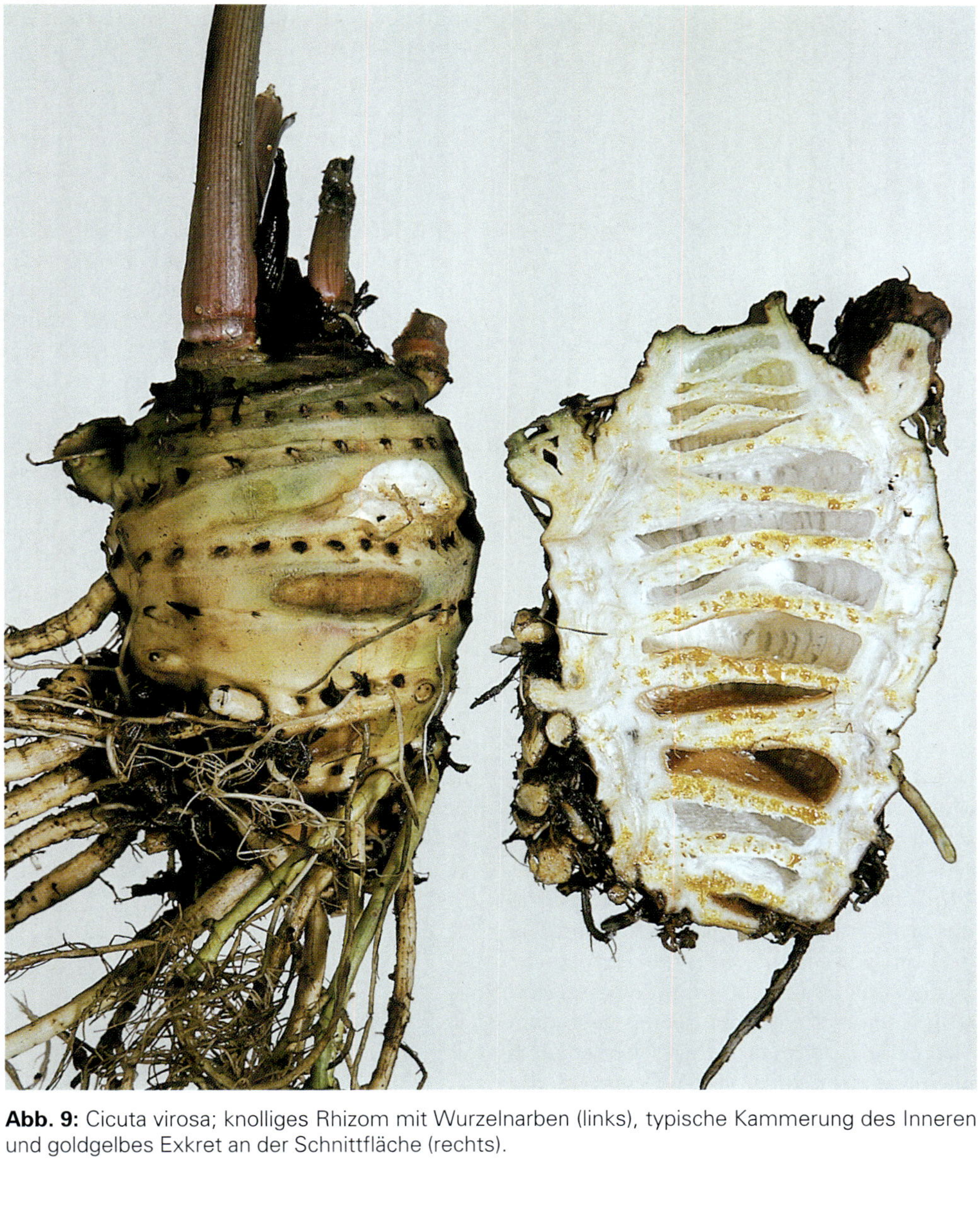

Abb. 9: Cicuta virosa; knolliges Rhizom mit Wurzelnarben (links), typische Kammerung des Inneren und goldgelbes Exkret an der Schnittfläche (rechts).

Vergiftungssymptome. Bereits das Kauen kleiner (daumengroßer) Rhizom- oder Wurzelstückchen führt nach kurzer Zeit (30–60 Min.) zu brennenden Schmerzen im Mund, zu heftigem, langandauerndem

Therapie

Magenspülung, danach Kohle. Wichtigste therapeutische Maßnahme ist die Verhinderung der Krämpfe; als Antidot werden Thiobarbiturate (Penthotal, Trapanal) oder Diazepam, das nach [15] jedoch weniger wirksam sein soll, genannt. So haben STARREVELD und HOPE [15] bei einer schweren Intoxikation eines Erwachsenen (54 J.) sofort nach der Einlieferung 350 mg eines Thiobarbiturats langsam i.v. injiziert und anschließend während 8 Stunden 2 mg/ml in isotonischer Kochsalzlösung infundiert (insgesamt 2,2 g). Bei einer schweren Intoxikation wurden auch Hämodialyse und Hämoperfusion mit Erfolg eingesetzt [8].

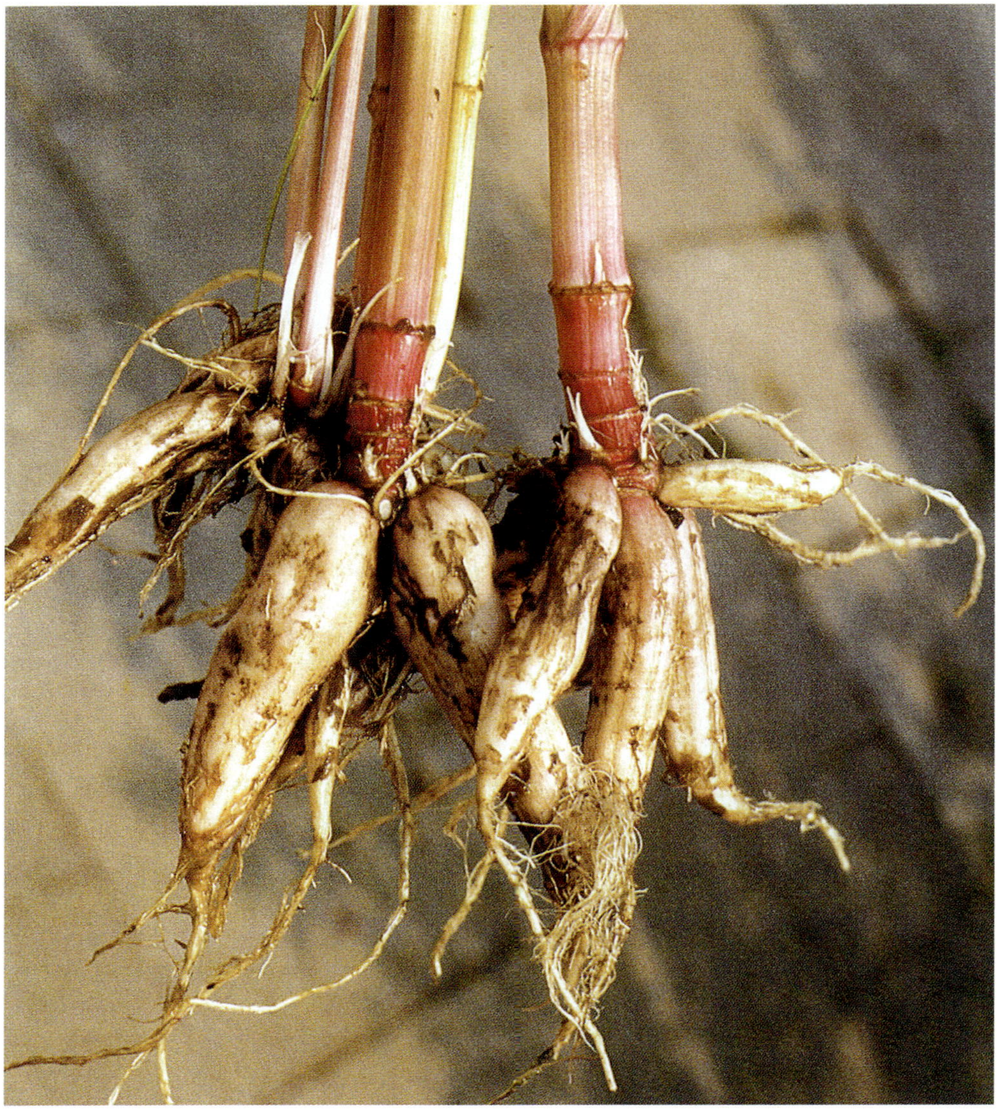

Abb. 10: Wurzeln von Oenanthe crocata (Dead men's fingers).

Erbrechen und nachfolgenden Krämpfen (s. Fallbericht).

Anhang. Von den übrigen Polyin-Pflanzen sei insbesondere *Oenanthe crocata*, die **Safranrebendolde** (Hemlock Water Dropwort, Oenanthe safranee), genannt. Sie kommt in Südeuropa, aber auch im Westen Frankreichs [16] und auf den Britischen Inseln vor, wo sie als eine der gefährlichsten Giftpflanzen gilt [17]. *Oenanthe crocata* bevorzugt – wie *Cicuta virosa* oder der in Mitteleuropa verbreitete Wasserfenchel, *Oenanthe aquatica* – ebenfalls feuchte und sumpfige Standorte. Während für den Wasserfenchel Vergiftungsfälle nicht bekannt sind, wurden schwere Intoxikationen mit *Oenanthe crocata* wiederholt beschrieben [17, 18–20]. Seit Beginn des 20. Jahrhunderts sind mindestens 10 Fälle mit letalem Ausgang bekannt geworden, darunter auch solche aus neuerer Zeit: Ein „hippie végétarien" [16], einer von 3 jungen Leuten nach dem Verzehr einer vegetarischen Mahlzeit [18] und eine Studentin, die Wurzeln in der Hoffnung gegessen hatte, dadurch halluzinogene Wirkungen zu erzielen [18]. Von „zwei alternativen jungen Männern", die während eines Urlaubs in Portugal eine unbekannte Menge von *Oenanthe crocata* gegessen hatten, starb einer am selben Tag nach dem Verzehr der Wurzeln [22]; der Obduktionsbefund einer totalen Nekrose des Nierenparenchyms erinnert an die Beobachtung von CARLTON [10], der im Zusammenhang mit einer Wasserschierlingsvergiftung Rhabdomyolyse und Nierenversagen festgestellt hatte.

Anreiz zum Verzehr bieten die knollig verdickten, nach Pastinak schmeckenden Wurzeln („Dead men's fingers"; Abb. 10), an deren frischen Schnittstellen ein goldgelbes (*crocata*!) an der Luft nachdunkelndes Exkret austritt; vgl. auch die Abbildung der Schnittfläche des *Cicuta*-Rhizoms!

Die im Exkret enthaltenen toxischen Polyine (Oenanthotoxin u.a.; zur fluorimetrischen Bestimmung vgl. [21]) werden zwar an der Luft schnell zerstört, im Innern der fleischigen Wurzeln bleiben sie jedoch länger erhalten und damit wirksam. Den höchsten Gehalt an Polyinen weisen die Wurzeln im Winter und frühen Frühjahr auf. In dem von MITCHELL und ROUTLEDGE [17] beschriebenen Fall hatte ein Ökologiestudent während seiner Ferien auf einer Farm gearbeitet und von den Wurzeln einiger, in der Nähe stehender Pflanzen einen Salat zubereitet, weil ein Stückchen roher Wurzeln einen „pleasant taste" zeigte. Die anschließende schwere Intoxikation – glücklicherweise ohne letalen Ausgang – durch Wurzeln von *Oenanthe crocata* macht deutlich, dass ohne hinreichende Pflanzenkenntnisse die heute so modernen Bemühungen um eine naturgemäße („alternative") Ernährung durchaus gefährliche Folgen haben können.

Polyine sind, wie schon erwähnt, auch in der Hundspetersilie (*Aethusa cyna-*

Vergiftungssymptome und **Therapie**: siehe *Cicuta virosa*. Wegen Ateminsuffizienz musste in einem schweren Vergiftungsfall mechanisch ventiliert und die metabolische Acidose, das Bild der Rhabdomyolyse und die akute Niereninsuffizienz therapeutisch korrigiert werden [22].

pium; Abb. 11) und im Betäubenden Kälberkropf (*Chaerophyllum temulum*; Abb. 12) nachgewiesen; für beide Pflanzen werden auch coniinartige flüchtige Alkaloide als Inhaltsstoffe angegeben. Berichte über Intoxikationen durch *Chaerophyllum temulum* fehlen in neuerer Zeit gänzlich, über eine Vergiftung von Ziegen durch *Aethusa cynapium* berichtete 1975 SWART [23]. Human-Vergiftungen durch Hundspetersilie sind nur aus der älteren Literatur bekannt, in der auf Verwechselungen mit echter Petersilie hingewiesen wurde. Da die Hundspetersilie keine krausen Blattformen ausbildet, wird von der echten Petersilie (*Petroselinum crispum*) bevorzugt die Form mit krausen Blättern angebaut. Eine mikroskopische Unterscheidung zwischen der echten Petersilie und der Hundspetersilie ist aufgrund der unterschiedlichen, bei der Hundspetersilie an der Blattunterseite etwa doppelt so großen Zahl von Spaltöffnungen möglich (s. Abb. 13). Nach den Untersuchungen von TEUSCHER et al. [24] ist die Giftigkeit der Hundspetersilie insofern in Frage zu stellen, als die isolierten C_{13}-Polyine Aethusin und Aethusanol A im Tierversuch nur eine geringe Toxizität zeigten.

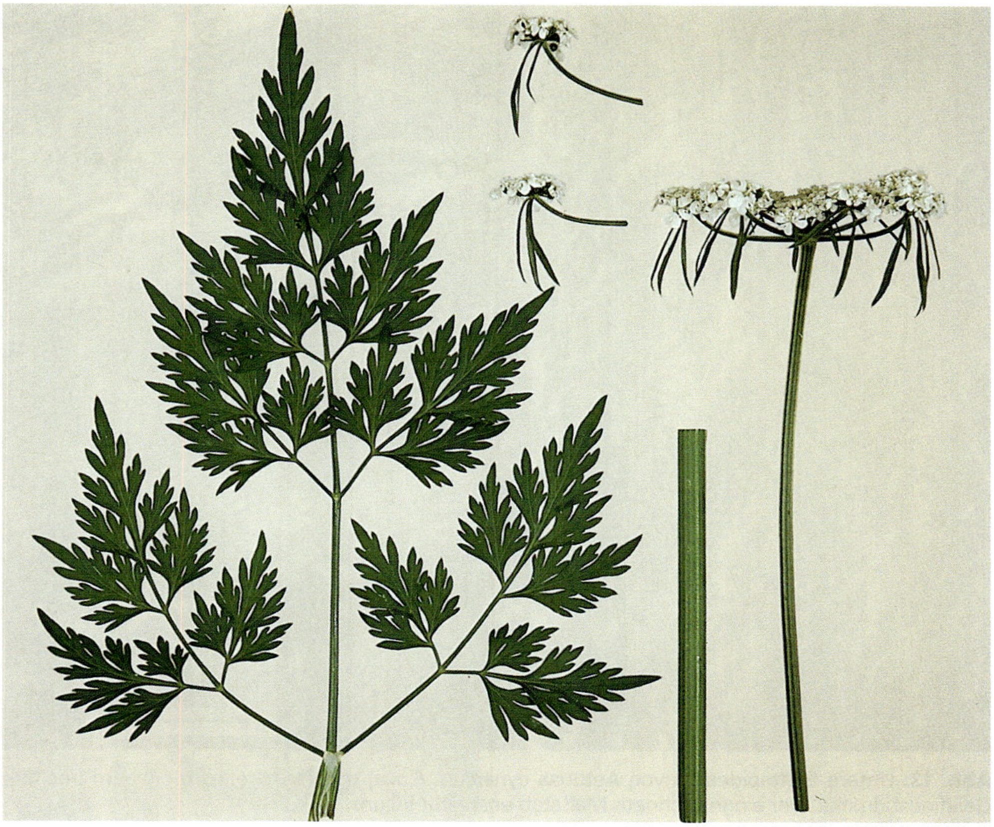

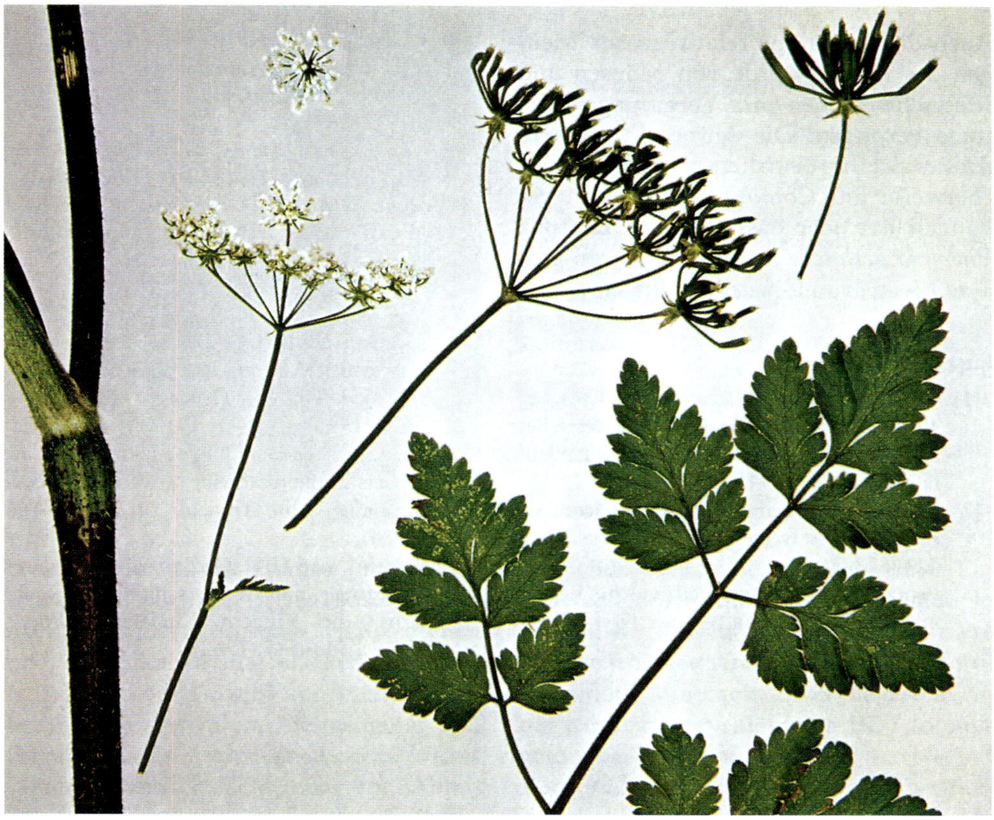

Abb. 11: Aethusa cynapium L. Hundspetersilie – Fool's Parsley – Ethuse, Petite Ciguë

Abb. 12: Chaerophyllum temulum L. Betäubender Kälberkropf – Rough Chervil – Cerfeuil sauvage

Heracleum sphondylium L. Wiesen-Bärenklau – Hogweed, Common Cow Parsnip – Berce

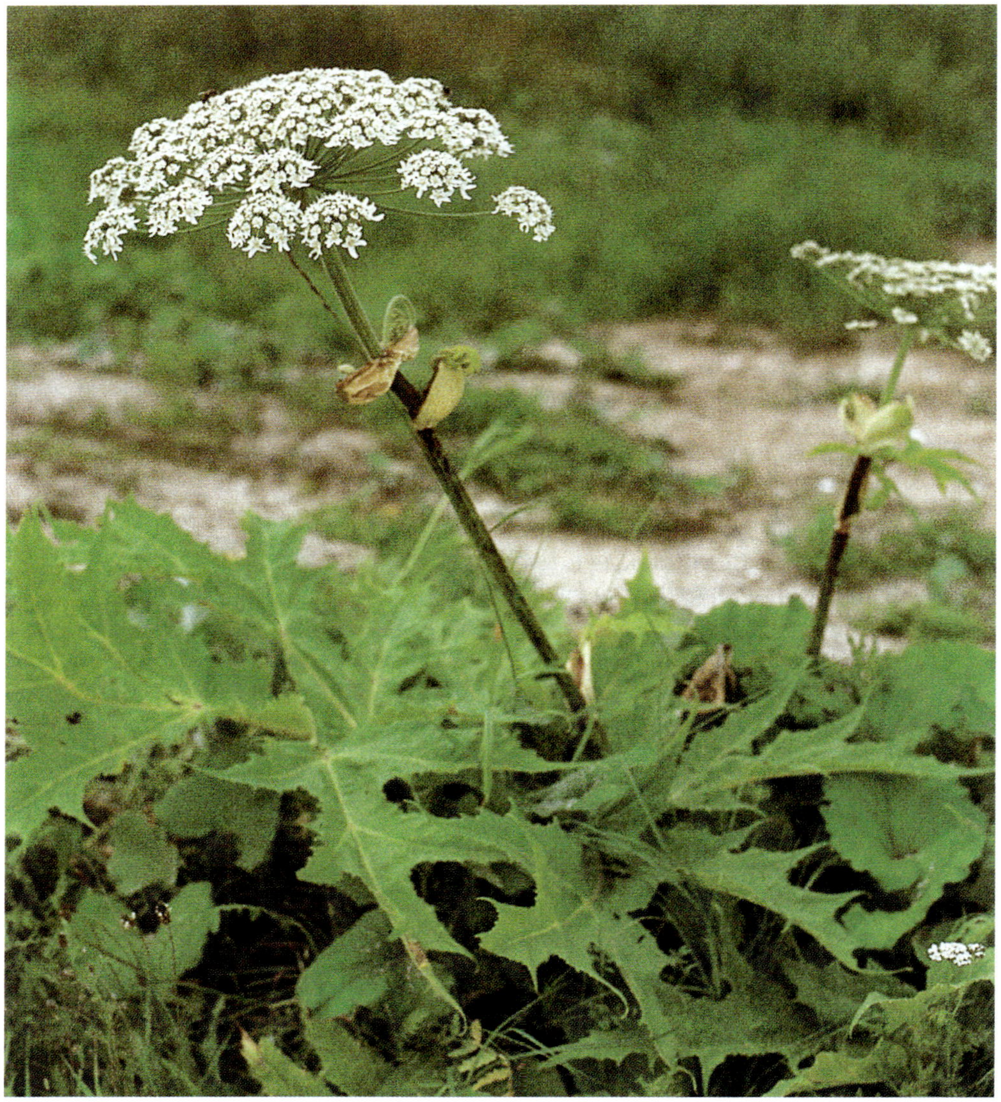

Abb. 16: Bärenklau

0,5–1,5 m hohes, zweijähriges oder ausdauerndes Kraut mit kantig-gefurchten, meist borstig behaarten Stängeln und bauchig aufgeblasenen Blattscheiden.
Auf feuchten, nährstoffreichen Böden, Fettwiesen.
Blätter gelappt oder fiederschnittig, auch ungeteilt, im Ganzen sehr variabel; untere Laubblätter bis 60 cm groß, gestielt; Behaarung borstig, weich oder auch fehlend.
Blüten weiß, grünlich oder rötlich in großen Doppeldolden mit ungleich langen Doldenstrahlen; Hüllblätter zahlreich, VI–IX.
Früchte abgeflacht, meist elliptisch mit breitem Flügelrand, 6–10 mm lang (vgl. Abb. 15).
Verbreitung: In Europa allgemein; Pflanze in vielen Merkmalen sehr veränderlich und in einer Reihe von Subspecies und Varietäten aufgegliedert.

Der Bärenklau gehört zu den Pflanzen, die aufgrund des Vorkommens von 6,7-Furanocumarinen (Xanthotoxin = 8-Methoxypsoralen, Bergapten, Imperatorin u. a.) fototoxische Wirkungen entfalten und zum Krankheitsbild der „bullösen Wiesendermatitis" führen, das durch Rötung der Haut, Schwellungen, Blasenbildungen, Läsionen und verstärkte Pigmentation ausgezeichnet ist [1]. Intensive Belichtung und hohe Luftfeuchtigkeit verstärken die Hautreaktion [2]. Ohne sorgfältige Anamnese kann es leicht zu Fehldiagnosen kommen. Als Beispiel sei ein Bericht aus der Tagespresse [3] zitiert, der auf einer Mitteilung von IPPEN [4] beruhte:

Pflanzensaft verletzte Kinder! *Nicht Industriesäure, sondern der ätzende Saft der Wiesenkräuter Bärenklau und Herkulesstaude hat vor einigen Wochen die Hautschädigungen bei acht zwischen 6 und 14 Jahre alten Hagener Kindern verursacht. Zuerst war angenommen worden, dass Industrieabwässer in dem Flüsschen Volme, in dem die Kinder geplanscht hatten, Ursache für die schweren Hautschäden gewesen seien ... Durch die endgültige, von der Dortmunder und Düsseldorfer Hautklinik getroffene Diagnose konnte dieser Irrtum aufgeklärt werden.*

Nach den Untersuchungen von WEIMARCK und NILSSON [5] waren die Blätter von 5 untersuchten Subspecies des Bärenklau (*transsilvanicum, pyrenaicum, montanum, orsinii* und vor allem *alpinum*) deutlich fototoxisch im *Candida*-Test, während die Blätter der ssp. *sphondylium* und *sibiricum* überwiegend negative, diejenigen der ssp. *granatense* und *ternatum* unterschiedliche Ergebnisse zeigten. Fototoxisch wirksam waren die Früchte aller untersuchten Subspecies und auch die Wurzeln (mit Ausnahme derjenigen der ssp. *alpinum*). In den Früchten von *H. sphondylium* ssp. *sphondylium* sind die Furanocumarine in speziellen, als „Vittae" bezeichneten Exkretionsspalten enthalten, während die die Leitbündel begleitenden Exkretgänge ein mono- und sesquiterpenreiches ätherisches Öl führen [6]. Über die Furanocumarine von *H. stevenii (laciniatum)* vgl. [7–8].

Wiesenbärenklau war Ursache einer Phytophotodermatits (PPD), nachdem ein 16-jähriger Junge mit einem Rasentrimmer eine Wiese „gemäht" hatte [9]. Diese bei Hobbygärtnern beliebten Geräte arbeiten mit einem mit hoher Geschwindigkeit rotierenden Nylonfaden, der Grashalme und Stängel anderer Pflanzen abtrennt. Dabei fällt im Gegensatz zu herkömmlichen Schneidegeräten ein erheblicher Teil an feinstzerkleinertem Pflanzenmaterial an, das mit der Zentrifugalkraft fortgeschleudert wird. Dieser Staub hatte sich im geschilderten Fall an den Unterarmen, am Hals und im Nacken abgelagert und eine flächige PPD („strimmer rash") ausgelöst; vgl. dazu auch [10].

Therapie

Für die Therapie der PPD gibt es keine spezifischen Maßnahmen. Die rein symptomatische Behandlung mit abschwellenden und antiphlogistischen Mitteln kann Linderung verschaffen. Nach dem Eintrocknen der Blasen sind meist keine Beschwerden mehr zu verzeichnen, die vollständige Normalisierung der Haut erfordert jedoch längere Zeit.

Heracleum mantegazzianum SOMM et LEV.

Riesenbärenklau, Herkulesstaude („Riesenkerbel") – Giant Hogweed – Berce géante du Caucase

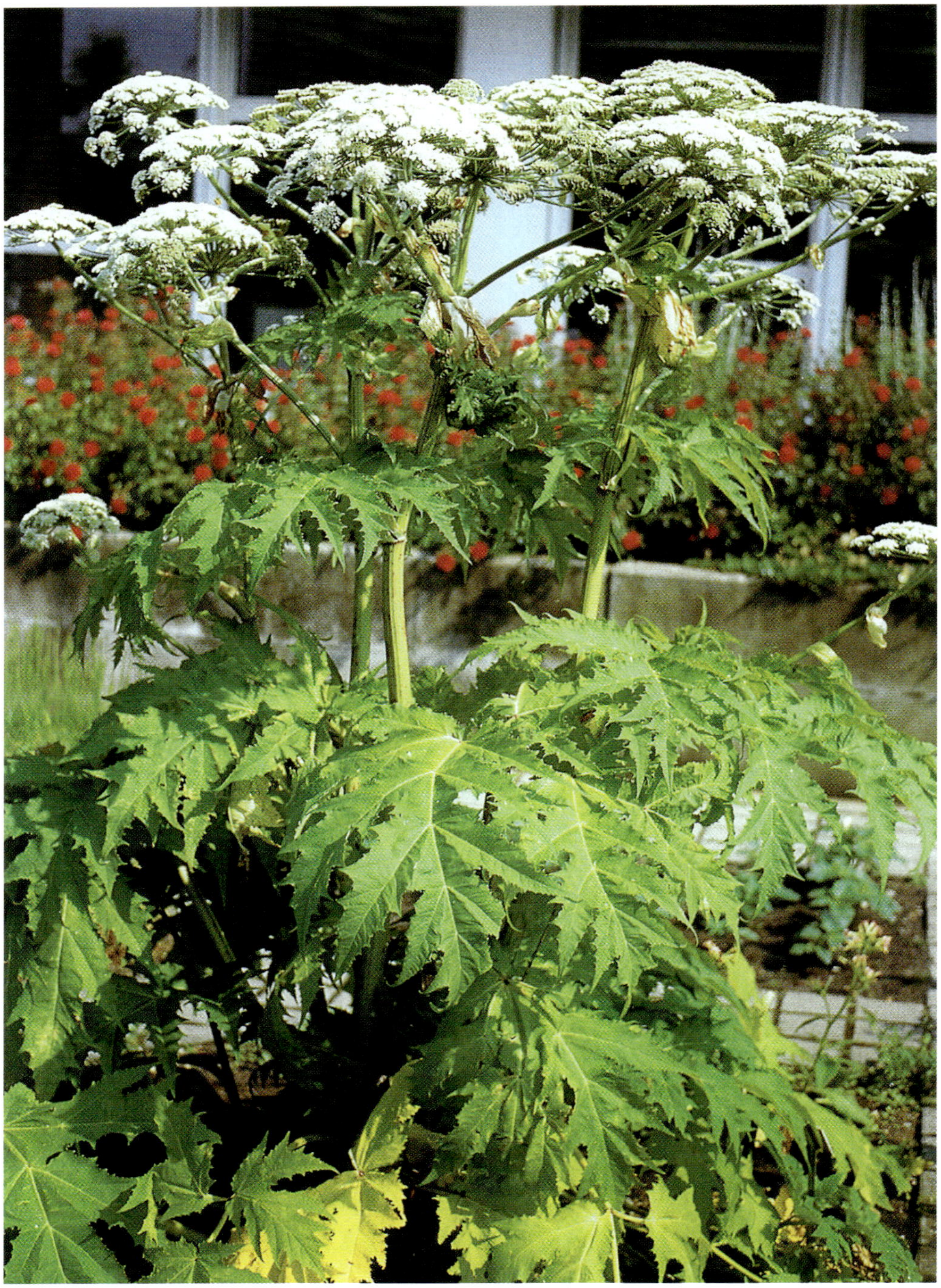

Abb. 17: Riesen-Bärenklau, Herkulesstaude

1–4 m hohes, 2–3-jähriges Kraut mit undeutlich gefurchtem, unterhalb des Blütenstandsbereichs mäßig dicht behaartem, häufig mit roten Flecken versehenem Stängel; dieser an der Basis bis 10 cm im Durchmesser.
Auf tiefgründigem Lehm- oder Tonboden; in Bach begleitenden Unkrautgesellschaften, auf Ödland.
Blätter bis 2 m lang, 3-teilig oder tief 5–9-teilig, seitliche Abschnitte bis 20 cm breit und bis 1 m lang; Abschnitte letzter Ordnung scharf gezähnt; unterseits kurz behaart.
Blüten weiß, selten rosa überlaufen, in großen Doppeldolden (bis 50 cm im Durchmesser oder mehr); Blüten im Inneren der Döldchen 4–8 mm, außenstehende mit vergrößerten Randblüten 1–2 cm im Durchmesser; Döldchen mit zahlreichen Hüllblättchen; VI–IX.
Früchte breit-eiförmig, dünn gerippt, kahl oder behaart, bis 1 cm lang.
Verbreitung: Aus dem Kaukasus stammend; ursprünglich wegen seines repräsentativen Wuchses gepflanzt; heute in weiten Teilen M-Europas verwildert und durch sein kräftiges Wachstum andere Pflanzen unterdrückend.

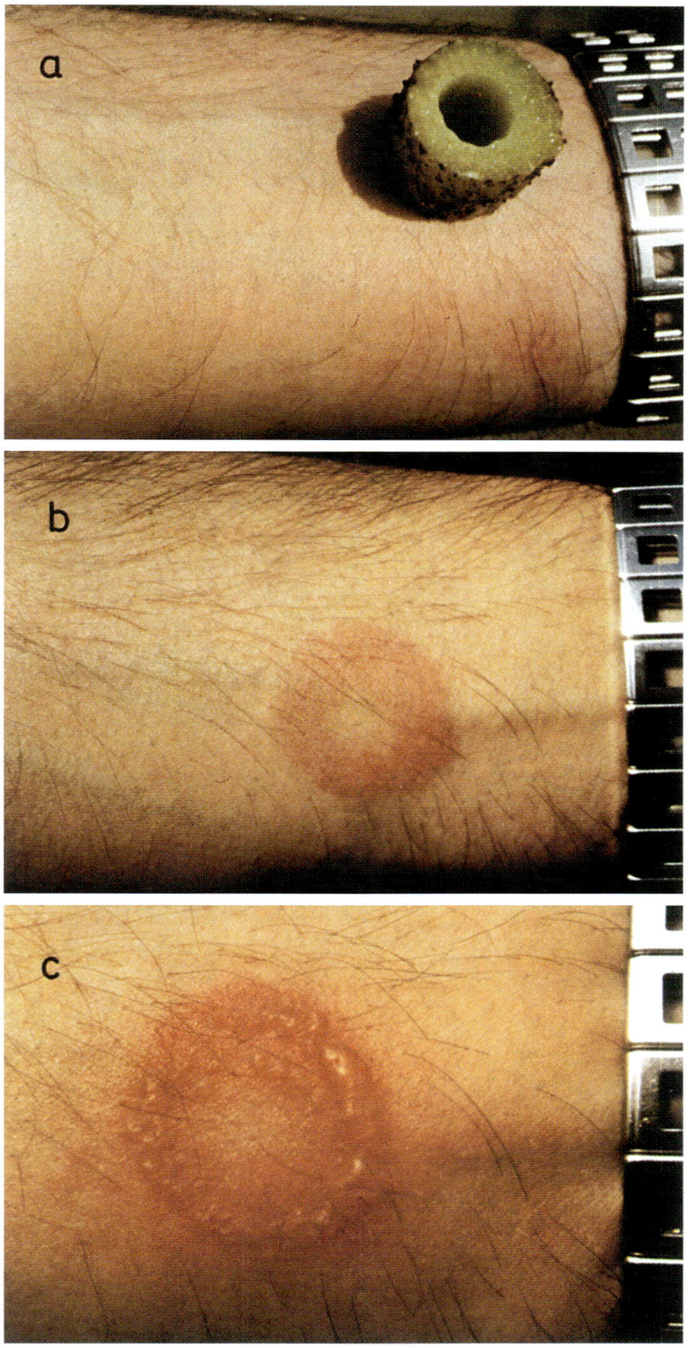

Abb. 18: Fototoxische Wirkungen von Heracleum mantegazzianum:

a) Hautkontakt mit frischer Schnittfläche eines Blattstiels; darauf kurzfristige Einwirkung von Sonnenlicht,

b) Rötung der Kontaktstelle am Unterarm nach 24 Stunden,

c) Erythem mit starker Blasenbildung nach 3 Tagen.

Durch ausgeprägte fototoxische Wirkungen zeichnet sich auch der Riesenbärenklau aus. Der höchste Gehalt an fotosensibilisierenden Substanzen wird in den Blättern im April/Mai/Juni erreicht [11], in den Früchten ist er absolut am höchsten. Die oft über 4 m hohe Pflanze mit bis zu 1 m langen Blattspreiten und riesigen Dolden ist im Kaukasus heimisch und wurde von dort um 1890 nach Europa gebracht, wo sie wegen ihres stattlichen Wuchses als dekorative Zierpflanze in größeren Gartenanlagen geschätzt wurde und auch heute noch wird („Architektentrost"). Sie ist vielfach verwildert anzutreffen und hat sich in M-Europa (Nordische Länder, England, Niederlande, Deutschland, auch in der Schweiz) ausgebreitet [12]. Als nördlichster Standort wird Tromsö angegeben, wo die Pflanze „Tromsöpalme" heißt [13]. Als konkurrenzstarker Immigrant verdrängt die Herkulesstaude vielfach die einheimische Flora und besiedelt Bach- und Flusstäler, aber auch Straßenränder und Ödplätze. Camm et al. [14] berichteten 1976 auch über Fotodermatosen durch verwilderte Pflanzen in Amerika. Da eine Pflanze mittlerer Größe mehrere 1000 Früchte ausbildet, ist trotz begrenzter Keimfähigkeit der Samen für die Massenausbreitung gesorgt. Oftmals werden die riesigen trockenen Dolden abgeschnitten und auf dem Auto-Dachgepäckträger als dekorativer Schmuck nach Hause transportiert. Dadurch kommt es zur „Kraftfahrzeugverbreitung", wenn während der Fahrt die Früchte abgerissen und an den Straßenrand geweht werden. Vielerorts werden von den Behörden Bekämpfungsmaßnahmen angeordnet [15–17], wobei die Erfolge durch Herbizideinsatz oder Abflammen meist begrenzt sind. Im Garten verhindert man eine Regeneration der Pflanzen, indem man sie vor dem Blühen unterhalb des untersten Blattansatzes an der Wurzelrübe abhackt; zu weiteren Bekämpfungsmaßnahmen vgl. [13].

Durch den Riesenbärenklau kommt es vor allem beim Abschlagen der Stängel immer wieder zu schweren Hautentzündungen, wenn der austretende Stängelsaft auf die Haut tropft und diese anschließend dem Sonnenlicht ausgesetzt wird; vgl. dazu Abb. 18. Manchmal kann jedoch auch schon der Kontakt mit den Blättern eine Hautschädigung hervorrufen; Zobel et al. [18] konnten jedenfalls auf der Blattoberfläche Furanocumarine nachweisen. Vor den Gefahren, die durch den Umgang mit dieser Pflanze drohen, wird seit längerem immer wieder gewarnt (keep away from that „tree", folks! [19]), ferner auch [20]. Trotzdem ist die fototoxische Wirkung nicht allgemein bekannt [21], sodass immer wieder über das Auftreten von PPD berichtet wird. Nach einer persönlichen Mitteilung [22] verspürten Arbeiter einige Zeit nach dem Mähen der Böschung des Nord-Ostsee-Kanals bei feuchtem Wetter Hautaffektionen, für die der Kontakt mit der Her-

Therapie

Siehe *Heracleum sphondylium*.

kulesstaude auch durch die Kleidung hindurch (ohne direkte Lichteinwirkung!) ausgereicht hatte. Wir nennen im Folgenden noch einige weitere Fallberichte: [23–25]. Auch bei Tieren können durch den Kontakt mit der Pflanze Hautschädigungen auftreten [26–27].

Literatur

[1] Ippen, H.: Photodermatitis bullosa generalisata. Dermatosen in Beruf u. Umwelt *32*(4), 134–137 (1984).

[2] Fisher, A.A.: Contact photodermatitis, in: Contact Dermatitis, Lea & Febiger, Philadelphia 1986.

[3] Frankfurter Rundschau v. 24. VII. 1973.

[4] Ippen, H.: Verätzungen beim Baden. Dtsch. Med. Wschr. *98*, 2048–2049 (1973).

[5] Weimark, G. and E. Nilsson: Phototoxicity in Heracleum sphondylium. Planta Med. *38*(2), 97–111 (1980).

[6] Bicchi, C., A. D'Amato, C. Frattini, E.M. Cappelletti, R. Caniato and R. Filippini: Chemical diversity of the contents from the secretory structures of Heracleum sphondylium subsp. sphondylium. Phytochemistry *29*(6), 1883–1887 (1990).

[7] Kavli, G., G. Volden, K. Midelfart, H. Krokan, J. Prytz and S. Haugsbo: In vivo and in vitro phototoxicity of different parts of Heracleum laciniatum. Contact Dermatitis *9*(4), 269–273 (1983).

[8] Kavli, G., H. Krokan, K. Midelfart, G. Volden and J. Raa: Extraction, separation, quantification and evaluation of the phototoxic potency of furocoumarins in different parts of Heracleum laciniatum. Photobiochem. Photobiophys. *5*(3), 159–168 (1983).

[9] Ippen, H.: Phytophotodermatitis durch „Rasentrimmer" („Strimmer rash"). Dermatosen *38*(6), 190–192 (1990).

[10] Reynolds, N.J., C.N.A. Matthews and J.L. Burton: Strimmer dermatitis. Br. Derm. *123*, Suppl. 37, 63 (1990).

[11] Pira, E., C. Romano, F. Sulotto, I. Pavan and E. Monaco: Heracleum mantegazzianum growth phases and furocoumarin content. Contact Dermatitis *21*(5), 300–303 (1989).

[12] Tiley, G.E.D., F.S. Dodd and P.M. Wade: Heracleum mantegazzianum Sommier & Levier. J. Ecol. *84*, 297–319 (1996).

[13] Brondegaard, V.J.: Massenausbreitung des Bärenklaus. Naturw. Rdschau *43*(10), 438–439 (1990).

[14] Camm, E.H., H.W. Buck and J.C. Mitchell: Phytophotodermatitis from Heracleum mantegazzianum. Contact Dermatitis *2*, 68–72 (1976).

[15] N.N.: Starke Triebwirkung. Der Spiegel *43*(33), 72–73 (1989).

[16] N.N.: Achtung! Bärenklau, Faltblatt des Umweltschutzamts der Stadt Kiel, 1994.

[17] Neander, J.: Soldaten kämpfen gegen eine Pflanze. Die Welt vom 7.8.1998.

[18] Zobel, A.M. and St.A. Brown: Dermatitis-inducing furanocoumarins on leaf surfaces of eight species of rutaceous and umbelliferous plants. J. Chem. Ecol. *16*(3), 693–700 (1990).

[19] Gunby, P.: Keep away from that „tree", folks! J.A. Med. Assoc. *244*(23), 2596 (1980).

[20] Kosenow, W., A. Knieknecht und Ch. Schürmann: Phytophototoxische Dermatitis durch Riesenbärenklau bzw. Herkulesstaude (Heracleum mantegazzianum). Pädiatr. Praxis *29*, 115–123 (1983/84).

[21] Horn, B.: Sherlock Holmes lässt grüßen. Schweiz. Rdschau. Med. (PRAXIS) *80*(44), 1209–1213 (1991).

[22] Jacobsen, Wasser- und Schifffahrtsamt Tönning (pers. Mitt.) 1988.

[23] Tiedemann, A. und H. Schultze: Bullöse Fotodermatitis nach Kontakt mit Stängelsaft des Riesenbärenklaus (Heracleum mantegazzianum). Z. Ärztl. Fortb. *81*, 235–236 (1987).

[24] Kosenow, W.: Phytophototoxische Dermatitis. Der Kinderarzt *18*(11), 1525–1528 (1987).

[25] Prinz, L. und H. Köstler: Ein Bericht über 3 Fälle von toxischer Phytophotodermatitis durch Heracleum mantegazzianum (Riesenherkulesstaude). Derm. Mschr. *102*, 881–886 (1976).

[26] Andrews, A.H., C.J. Giles and L.R. Thomsett: Suspected poisoning of a goat by giant hogweed. Vet. Rec. *116*, 205–207 (1985).

[27] Harwood, D.G.: Giant hogweed and ducklings. Vet. Rec. *116*(11), 300 (1985).

Apocynaceae

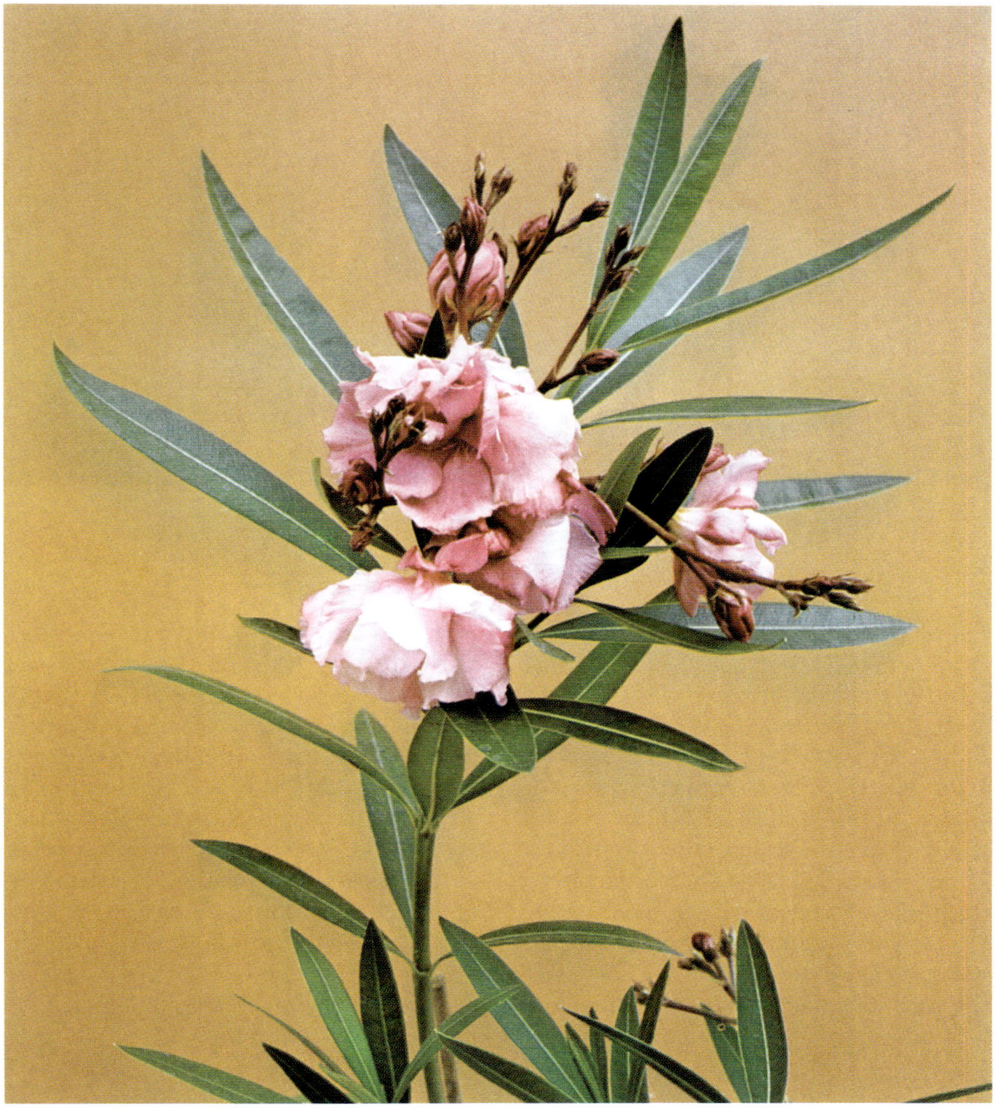

Abb. 19: Nerium oleander L. Oleander, Rosenlorbeer – Oleander – Laurier rose

Der aus dem Mittelmeerraum stammende Oleander, der dort wassernahe Standorte bevorzugt, ist ein Vertreter der **Hundsgiftgewächse.** Diese große Familie mit überwiegend pantropischer Verbreitung ist mit Bäumen, Sträuchern und Lianen in den tropischen Regenwäldern vertreten und ist wegen der Akkumulation von Indolalkaloiden (z. B. *Rauvolfia*) oder Cardenoliden (*Acokanthera*, *Strophanthus* u. a.) pharmakologisch und auch toxikologisch von Interesse. Aufgrund ihrer Toxizität wurden (werden?) manche Apocynaceen im tropischen Afrika zur Abhaltung von „Gottesurteilen" (Ordealgifte) gebraucht und spielen auch zur Bereitung von Jagdgiften eine wichtige Rolle (z. B. *Acokanthera*-, *Adenium*-, *Alafia*-, *Hunteria*- und *Strophanthus*-Arten) [1].

Der **Oleander** ist eine in M-Europa beliebte Topf- und Kübelpflanze. In tropischen und subtropischen Gebieten findet man ihn – wie auch den Gelben Oleander (Abb. 20) – als dekorative Zierpflanze in weiter Verbreitung. *Nerium oleander* ist seit langem als Giftpflanze für Tiere und den Menschen bekannt und wird schon in der Antike von Theophrastus, Plinius und Galen besonders erwähnt. Vergiftungen (auch tödliche) durch Trinken von Oleanderaufgüssen als Abtreibungs- oder Selbstmordmittel sind beschrieben worden [2–3]. In der toxikologischen Beratungspraxis spielt der Oleander durchaus eine Rolle. Im Zeitraum von 1996–2002 gab es beim Berliner Giftnotruf 238 Beratungsfälle [4]. Nach Ingestion geringer Mengen von Blättern oder Blüten (meist Kleinkinder) wurden nicht selten gastrointestinale Beschwerden mit z. T. spontanem Erbrechen, jedoch keine ernsthaften Intoxikationen beobachtet. Diese Feststellung aus Mitteleuropa deckt sich mit den Ergebnissen einer australischen Studie. SHAW et. al. [5] haben bei den wegen einer Oleander-Ingestion (*Nerium* + *Thevetia*) hospitalisierten Kindern innerhalb von 6 Jahren nur einen schweren Fall gefunden (das betreffende Kind litt aber unter einem angeborenen Herzfehler). Trotzdem sollten, wie die nachfolgenden Berichte zeigen, Ingestionen von Teilen der Pflanze ernst genommen werden.

Außer den schon genannten älteren Berichten [2–3] über Oleandervergiftungen gibt es inzwischen eine Reihe weiterer Publikationen, die zur Vorsicht im Umgang mit dieser Pflanze mahnen. Ingestionen von Oleanderblättern oder das Trinken von Blattaufgüssen aus suizidaler Absicht oder aus anderen Gründen [6–7] haben zu Intoxikationen unterschiedlichen Schweregrades geführt. Der Suizidversuch einer alten Frau durch Kauen von Oleanderblättern (geschätzte Menge 5–15 Blätter) verlief erfolgreich; die durch Radioimmunoassay (RIA) ermittelten Serumwerte

für Digoxin von 5,8 ng/ml sind, da die Patientin nicht mit Digitalisglykosiden behandelt worden war, ein Hinweis auf die Kreuzreaktivität zwischen Digoxin-Antikörpern und Oleanderglykosiden [8]. Auch in einem anderen Fall wurden 6,4 ng/ml Digoxin durch RIA bestimmt. Die Patientin hatte Oleanderblätter mit Eukalyptusblättern verwechselt und sich einen Tee bereitet, dessen Genuss sie trotz umfangreicher Therapiemaßnahmen nicht überlebte [9]. In zwei Suizidfällen, bei denen 7 bzw. 15 Oleanderblätter eingenommen worden waren, war der Vergiftungsverlauf günstig [10–11]. Ein Mann, der den Ratschlag in einem Magazin befolgt hatte, einen Oleanderabsud als „Mittel gegen das Trinken" einzunehmen, überlebte unter klinischer Kontrolle (Gabe von Atropin, Metoclopramid gegen langanhaltendes Erbrechen) [12].
Ungewöhnlich war der Versuch einer Ehefrau, ihren Mann durch die Abkochung von Oleander**wurzeln** zu töten. Sie gab ihrem Mann über 8 Wochen Kaffee zu trinken, der mit dem Oleanderauszug zubereitet war. Durch die chronische Gabe offensichtlich nicht tödlicher Cardenolidmengen entwickelte sich bei dem Mann eine schwere Intoxikation (Digoxinkonzentration 2,9 µmol/L), die er aber überlebte [13].
Über Tiervergiftungen durch Fressen von Oleanderblättern liegen einige Berichte vor: Tod von Weiderindern [14], von Gänsen [15], Meerschweinchen [16], Büffeln [17] oder einer Katze [18]. Im Falle einer tödlichen Vergiftung zweier Haflingerstuten konnten durch mikroskopische Untersuchung des Mageninhalts Bruchstücke von Oleanderblättern anhand ihrer charakteristischen Struktur nachgewiesen werden [19].
Zwar gilt für den Oleander in gleicher Weise das, was an anderer Stelle über cardenolidführende Pflanzen gesagt worden ist, dass nämlich der bittere Geschmack der Cardenolide von übermäßigem Verzehr der Pflanzenteile abschreckt und das häufig spontan einsetzende Erbrechen die Resorption größerer Glykosidmengen verhindert, doch schließt dies, wie die vorliegenden Berichte zeigen, die Möglichkeit von Human- und Veterinärintoxikationen nicht aus.

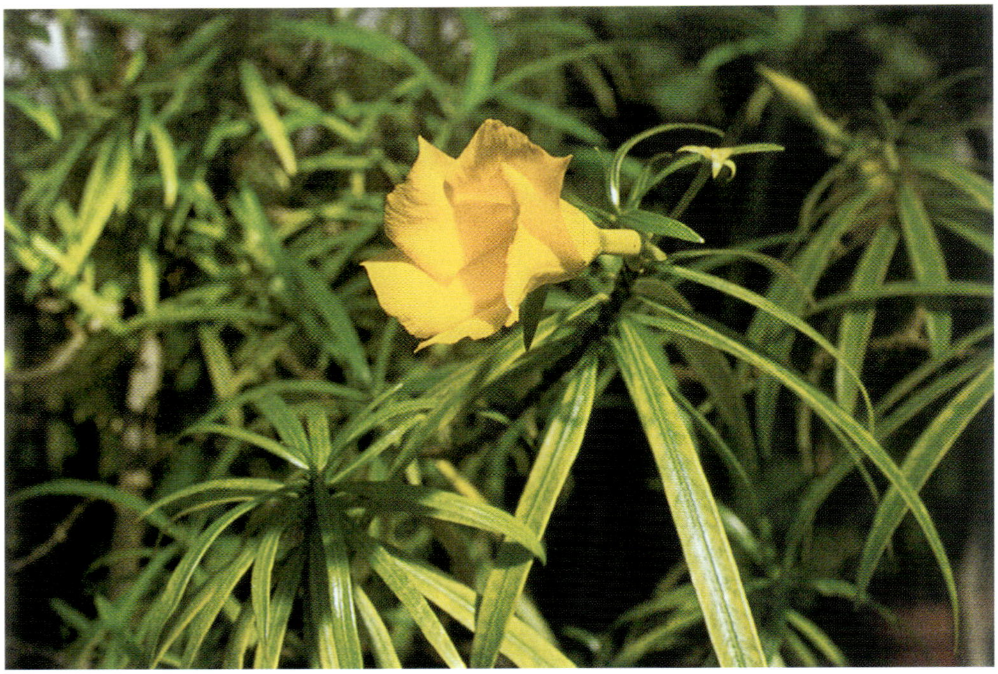

Abb. 20: Thevetia peruviana (PERS.) K. SCHUM. Gelber Oleander – Yellow Oleander – Laurier jaune Bois-Lait, Thévétia

Gelber Oleander *(Thevetia peruviana)*. Besonders gefährlich scheinen die Samen des Gelben Oleanders zu sein, die in Indien zum Vergiften von Vieh, aber auch zu Mordzwecken und als Suizidmittel benutzt werden. Über den gerichtsmedizinischen Nachweis der Inhaltsstoffe vgl. [20], zur Toxizität der Samen gegenüber Ratten vgl. [21]. 8 bis 10 Samen sollen für einen Erwachsenen tödlich sein, wobei die Überlebensrate bei dieser oder geringeren Mengen auch davon abhängt, welche Zeit vergeht, ehe nach der Einnahme therapeutische Maßnahmen ergriffen werden [22–24]. Nach mehr als 4 Stunden wird die Prognose für die Vergiftung deutlich ungünstiger. Eine ausführliche Übersicht listet 170 Vergiftungsfälle in Sri Lanka innerhalb eines Dreijahreszeitraums auf, davon sieben mit tödlichem Ausgang [23]. Die vornehmlich aus suizidaler Absicht eingenommenen Mengen lagen zwischen $\frac{1}{2}$ und 20 Samen. Weitere Veröffentlichungen zur Kasuistik vgl. [25–28], darunter auch solche mit Todesfällen [25, 27–34]. Oftmals verhindert spontan einsetzendes Erbrechen die Resorption toxischer Glykosidmengen. Neben einer Bradykardie und atrioventrikularem Block 2 zeigen die Patienten gastrointestinale Beschwerden und werden im Wesentlichen symptomatisch behandelt. In einem Falle wurden Blüten eingenommen [29], während in einem anderen Fall die Vergiftung nach der Einnahme einer Suspension der zermahlenen Samenkerne in Kokosnussöl eintrat [30]. Bei den Veröffentlichungen aus Indien wird der dort Pila Kaner genannte Gelbe Oleander oftmals mit dem nach neuerer Nomenklatur nicht mehr gebräuchlichen Namen *Cerbera thevetia* bezeichnet.

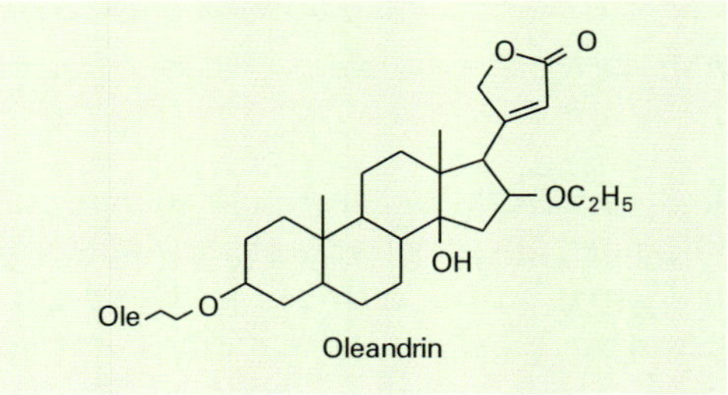

Toxische Inhaltsstoffe. Sowohl *Nerium* als auch *Thevetia* enthalten in allen Organen **herzwirksame Cardenolide**. Allein

Therapie

Vgl. Digitalis, S. 352. Nach gesicherter Einnahme von einem Blatt oder mehr vorsorglich primäre Giftentfernung [4]. Bei Oleandervergiftungen hat sich auch eine Therapie mit Digoxin-spezifischen Fab Antikörperfragmenten (Digibind®) als geeignet erwiesen [40–43].

aus den Samen ist eine Vielzahl derartiger Verbindungen isoliert worden. Über Unterschiede im Glykosidspektrum von *Thevetia ovata* und *Th. neriifolia* (Samen) vgl. [35]. Im Glykosidgehalt der Blätter von *Nerium* bestehen Unterschiede zwischen wild wachsenden und verschiedenen Gartenformen [36]. Für den Gelben Oleander werden nach [23] folgende Glykosidgehalte genannt (vgl. dazu auch [37]):

Organ	Glykosidgehalt
Blätter	0,07%
Früchte	0,045%
Samen	4,8%

Zum Nachweis von Herzglykosiden bei Vergiftungen mit *Nerium oleander, Thevetia peruviana* oder *Adonis microcarpa* mithilfe des Abbott TD_x Analyzer vgl. [38]; als Methode der Wahl hat sich für forensisch-toxikologische Untersuchungen der Nachweis von Oleandrin mittels HPLC/MS bewährt [39].

Weitere Apocynaceen. Als einziges in Mitteleuropa heimisches Hundsgiftgewächs ist das Kleine Immergrün (*Vinca minor*) zu nennen, das auch häufig – z.B. auf Friedhöfen – angepflanzt wird. Eine aus den Tropen stammende verwandte Art, *Catharanthus roseus*, findet man auch als Topfpflanze in Gärtnereien und Blumengeschäften. Obwohl beide Arten Indolalkaloide mit ausgeprägten pharmakologischen Wirkungen enthalten (Vincamin bzw. Vincaleucoblastin, Vincristin), sind Vergiftungsfälle mit diesen Pflanzen bisher nicht bekannt geworden. Dies gilt auch für andere Zierpflanzen wie z.B. *Amsonia, Carissa, Dipladenia, Pachypodium, Plumeria* oder *Allamanda cathartica*, die Dschungelglocke (Goldtrompete) mit ihren großen gelben Blüten. *Aspidosperma pyricollum* führt in Brasilien zu Tiervergiftungen mit neuromuskulären Symptomen [44]. Giftig für Tiere sind auch die Blätter von *Rhazya stricta* [45–46].

Literatur

[1] Neuwinger, H.D.: Afrikanische Arzneipflanzen und Jagdgifte, 2. A. Wiss. Verlagsges., Stuttgart 1998.

[2] Bors, Gh., I. Popa, A. Voicu und I.S. Radian: Beiträge zum Studium der Vergiftungen mit Nerium oleander L. Pharmazie *26*, 764–766 (1971).

[3] Spevak, L.J. u. M. Soc: Dva slucaja trovanja cajem od oleandervog lisca (Two cases of poisoning with tea from oleander leaves). Arh. hig. Trada *26*(2), 147–150 (1975).

[4] Persönl. Mitteilung G. Lübke, Beratungsstelle für Vergiftungen und Embryonaltoxikologie, Berlin 2003; und Ritter-Franke, S. und R. Bunjes: Vergiftungsunfälle mit Pflanzen, in: Vergiftungen im Kindesalter, K.E. von Mühlendahl, U. Oberdisse, R. Bunjes und M. Brockstedt (Hrsg.), 4.A., Thieme Verl. 2003.

[5] Shaw, D. and J. Pearn: Oleander poisoning. Med. J. Aust. 2, 267–269 (1979).

[6] Blum, L.M. and F. Rieders: Oleandrin distribution in a fatality from rectal and oral Nerium oleander extract administration. J. Anal. Toxicol. *11*(5), 219–222 (1987).

[7] Driggers, D.A., R. Solbrig, J.F. Steiner, J. Svedberg and G.S. Jewell: Acute Oleander poisoning. A suicide attempt in a geriatric patient. West. J. Med. *151*(6), 660–662 (1989).

[8] Osterloh, J., S. Herold and S. Pona: Oleander interference in the digoxin radioimmunoassay in a fatal ingestion. J. Am. Med. Assoc. *247*(11), 1596–1597 (1982).

[9] Haynes, B.E., H.A. Bessen and W.D. Wightman: Oleander tea: herbal draught of death. Ann. Emerg. Med. *14*(4), 350–353 (1985).

[10] Romano, G.A. und G. Mombelli: Intoxikation mit Oleanderblättern. Schweiz. Med. Wschr. *120*(16), 596–597 (1990).

[11] Goerre, St. und P. Fröhli: Der Fall aus der Praxis (261) (Oleandervergiftung). Schweiz. Rdschau Med. (PRAXIS) *82*(4), 121–122 (1993).

[12] Kaojarern, S., S. Suhkupunyarak and Ch. Mokkhavesa: Oleander Yee Tho poisoning. J. Med. Ass. Thailand *69*(2), 108–112 (1986).

[13] Le Couteur, D.G. and A.A. Fisher: Chronic and criminal administration of Nerium oleander. Clin. Toxicology *40*(4), 523–524 (2002).

[14] Aslani, M.R. and A. Rezakhani: A case report of oleander (Nerium oleander) intoxication in cattle. Int. J. Trop. Agr. *18*(2), 185–187 (2000).

[15] Alfonso, H.A., L.M. Sanchez, N. Merino and B.C. Gomez: Intoxication due to Nerium oleander in geeze. Vet. Hum. Toxicol. *36*(1), 47 (1994).

[16] Kirsch, M.: Akute Glykosidintoxikation durch Aufnahme von Oleanderblättern (Nerium oleander) bei einem Meerschweinchen. Tierärztl. Praxis *25*(4), 398–400 (1997).

[17] Karunanidhi, P.S., N.S. Sunder, J.S. Reddy and P.C. Choudhuri: Nerium poisoning in bovines. Ind. Vet. J. *74*(11), 977–978 (1997).

[18] Meyer, H.P., W.J. Van der Linden and J.S. Van der Linde-Sipmann: Een geval van Oleanderintoxicatie bij de cat (A case of Oleander poisoning in a cat). Tijdschr. Diergeneeskd. *118*(13), 436–438 (1993).

[19] Chizzola, R., W. Huber und I. Siencnik: Oleandervergiftung bei Pferden: Nachweis von Oleanderblättern im Mageninhalt – Ein Fallbericht. Wien. Tierärztl. Mschr. *85*(10), 359–363 (1998).

[20] Tewari, S.N.: Zur Isolierung und Identifizierung der Glykoside von Cerbera thevetia (gelbem Oleander) in gerichtsmedizinischem Sektionsmaterial. Arch. Kriminol. *141*, 149–156 (1968).

[21] Pahwa, R. and V.C. Chatterjee: The toxicity of yellow Oleander (Thevetia neriifolia JUSS.) seed kernels to rats. Vet. Hum. Toxicol. *32*(6), 561–564 (1990).

[22] Kakrani, A.L., C.S. Rajput, S.K. Khandare and V.E. Redkar: Yellow Oleander seed poisoning with cardiotoxicity. Indian Heart J. *33*(1), 31–33 (1981).

[23] Saravanapavananthan, N. and J. Ganeshamoorthy: Yellow Oleander poisoning – a study of 170 cases. Forens. Sci. Intern. *36*, 247–250 (1988).

[24] Samal, K.K., H.K. Sahu, M.K. Kar, S.K. Palit, B.C. Kar and C.S. Sahu: Yellow Oleander (Cerbera thevetia) poisoning with jaundice and renal failure. J. Assoc. Phys. India *37*(3), 232–233 (1989).

[25] Brewster, D.: Herbal poisoning: A case report of a fatal yellow Oleander poisoning from the Solomon Islands. Ann. Trop. Paediatrics 6, 289–291 (1986).

[26] Dasgupta, A., S. Cao and A. Wells: Activated charcoal is effective but equilibrium dialysis is ineffective in removing oleander leaf extract and oleandrin from human serum: Monitoring the effect by measuring

apparent digoxin concentration. Ther. Drug. Monitoring *25*(3), 323–330 (2003).

[27] Ansford, A.J. and H. Morris: Fatal Oleander poisoning. Med. J. Aust. *1*(7), 360–361 (1981).

[28] Saraswat, D.K., P. K. Garg and M. Saraswat: Rare poisoning with Cerbera thevetia (yellow Oleander). Review of 13 cases of suicidal attempt. J. Assoc. Phys. India *40*(9), 628–629 (1992).

[29] Ahlawat, S.K., A.K. Agarwal and S. Wadhwa: Rare poisoning with Cerbera thevetia (yellow Oleander): A report of three cases. Trop. Doctor *24*(1), 37–38 (1994).

[30] Dev, V. and H.S. Wasir: Digitalis poisoning by an indigenous plant cardiac glycoside (Thevetia nerifolia – Pila Kaner). Indian Heart J. *37*(5), 321–322 (1985).

[31] Eddleston, M., C.A. Ariaratnam, W.P. Meyer et al.: Epidemic of self-poisoning with seeds of the yellow oleander tree (Thevetia peruviana) in northern Sri Lanka. Trop. Med. Int. Health *4*(4), 266–273 (1999).

[32] Bose, T.K., R.K. Basu, B. Biswas et al.: Cardiovascular effects of yellow oleander ingestion. J. Ind. Med. Assoc. *97*(10), 407–410 (1999).

[33] Eddleston, M., C.A. Ariaratnam, L. Sjostrom et al.: Acute yellow oleander (Thevetia peruviana) poisoning: Cardiac arrhythmias, electrolyte disturbances, and serum cardiac glycoside concentration on presentation to hospital. Heart (London) *83*(3), 301–306 (2000).

[34] Maringhini, G., L. Notaro, O. Barberi et al.: Cardiovascular glycoside-like intoxication following ingestion of Thevetia nereifolia/peruviana seeds: a case report. Ital. Heart J. *3*(2), 137–140 (2002).

[35] Kyerematen, G., M. Hagos, G. Weeratunga and F. Sandberg: The cardiac glycosides of Thevetia ovata A. Dc. and Thevetia neriifolia Juss ex Stend. Acta Pharm. Suec. *22*, 37–44 (1985).

[36] Yamauchi, T., F. Abe, Y. Tachibana, C.K. Atal, B.M. Sharma and Z. Imre: Quantitative variations in the cardiac glycosides of Oleander (Nerium). Phytochemistry *22*(10), 2211–2214 (1983).

[37] Oji, O. and Q.E. Okafor: Toxicological studies on stem bark, leaf and seed kernel of yellow oleander (Thevetia peruviana). Phytother. Res. *14*(2), 133–135 (2000).

[38] Cheung, K., J.A. Hinds and P. Duffy: Detection of poisoning by plant-origin cardiac glycoside with the Abbott TD_x Analyzer. Clin. Chem. *35*(2), 295–297 (1989).

[39] Tracqui, A., P. Kintz, F. Branche and B. Ludes: Confirmation of oleander poisoning by HPLC/MS. Intern. J. Leg. Med. *111*(1), 32–34 (1998).

[40] Shumaik, G.M., A.W. Wu and A.C. Ping: Oleander poisoning: Treatment with digoxin-specific Fab antibody fragments. An. Emerg. Med. *17*, 732–735 (1988).

[41] Clark, R.F., B.S. Selden and S.C. Curry: Digoxin-specific Fab fragments in the treatment of Oleander toxicity in canine model. An. Emerg. Med. *20*, 1073–1077 (1991).

[42] Dasgupta, A. and L. Emerson: Neutralization of cardiac toxins oleandrin, oleandrigenin, bufalin and cinobufotalin by digibind: monitoring the effect by measuring free digitoxin concentrations. Life-Sci. *63*(9), 781–788 (1998).

[43] Eddleston, M., S. Rajapakse, S. Jayalath et al.: Anti-digoxin Fab fragments in cardiotoxicity induced by ingestion of yellow oleander: randomised controlled trial. Lancet *355*(9208), 967–972 (2000); und: Eddleston, M., L. Senarathna, F. Mohamed et al.: Deaths due to absence of an affordable antitoxin for plant poisoning. Lancet *362*(9389), 1041–1044 (2003).

[44] Dobereiner, J. and C.H. Tokarnia: Experimental poisoning by Aspidosperma pyricollum (Apocynaceae) in cattle. Pesqu. Vet. Bras. *2*(1), 31–36 (1982).

[45] Adam S.E.: Toxicity of Rhazya stricta to sheep. Vet. Hum Toxicol. *40*(2), 68–69 (1998).

[46] Adam, S.E.: Experimental Rhazya stricta toxicosis in rats. Vet. Hum. Toxicol. *41*(1), 5–8 (1999).

Aquifoliaceae

Ilex aquifolium L. Stechpalme, Hülse – Holly – Houx

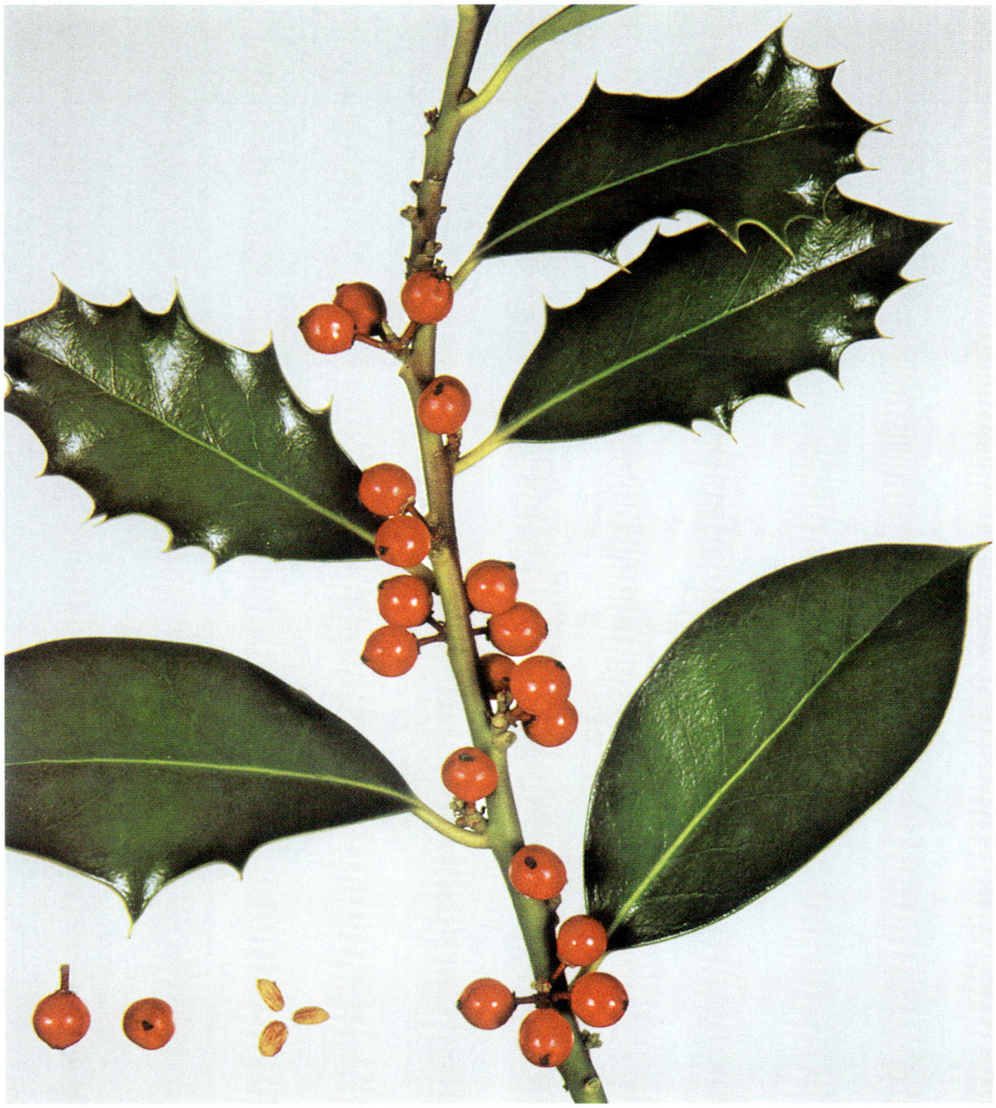

Abb. 21: Stechpalme

1–7 m hoher, immergrüner Strauch (selten baumförmig).
In Wäldern an halbschattigen Standorten mit feuchter Luft, häufig buchenbegleitend, auf nährstoffärmeren, kalkfreien, sauren Böden.
Blätter immergrün, lederartig; meist eiförmig, auch elliptisch mit glänzender Oberseite, Rand mehr oder weniger wellig, grob und dornig gezähnt; Form, Farbe und Zähnung der Blätter sehr variabel, z. T. abhängig vom Standort und Alter der Pflanze, zahlreiche Kultivare mit grün-, weiß- u. gelbbunten Blättern.
Blüten 2-häusig verteilt (bei einigen Kultivaren auch zwittrig), klein, zu mehreren blattwinkelständig, rahmweiß; V–VII.
Früchte rote, seltener gelbe, beerenartige mehrsamige Steinfrüchte mit würzigem Geschmack; IX–III.
Verbreitung: West- und atlant. M.-Europa, Balkan, Kaukasus, N-Persien. Häufig gepflanzt als Ziergehölz und Hecke.

Die Beliebtheit der Stechpalme als dekorativer Garten- und Weihnachtsschmuck ist begründet durch das frische Grün der glänzenden Blätter und das leuchtende Rot ihrer ausdauernd-anhaftenden Früchte. So ist es nicht verwunderlich, dass gerade Kinder relativ häufig der Verlockung nicht widerstehen, von diesen „Beeren" zu probieren. Dies belegt auch die Zahl der Beratungen wie sie in den Statistiken verschiedener Tox.-Info.-Zentren (Berlin, Freiburg, Zürich, AAPCC USA) dokumentiert sind.

Toxische Inhaltsstoffe. Welche Inhaltsstoffe für die gelegentlich beobachtete Giftwirkung [1] der Stechpalme verantwortlich sind, ist bisher nicht eindeutig geklärt. Während die Blätter und Zweige von *I. paraguariensis* (südamerik. Matébaum) Purin-Alkaloide (bis 1,8% Coffein) akkumulieren und seit langem zur Bereitung anregender Getränke verwendet werden, enthalten andere *Ilex*-Arten, darunter auch die einheimische Stechpalme, nur Spuren von Theobromin [2–3]. Balansard u. Flandrin [4] fanden in den Blättern ein Saponin mit deutlich hämolytischen Wirkungen. Auch in jüngerer Zeit konnte das Vorkommen von triterpenoiden Verbindungen (Saponine) in Blättern und reifen Früchten verschiedener *Ilex*-Arten bestätigt werden [5–9]. Entgegen früheren Angaben sind die Früchte aber **nicht** cyanogen [10]. Sie enthalten durchschnittlich 0,28% (FGW) eines nichtcyanogenen Nitrils (Menisdaurin) mit vermutlich nur geringer Toxizität.

Die dornig gezähnten Blätter können bei Verfütterung an Tiere zu mechanischen Verletzungen und einem Verschluss der Speiseröhre führen [11].

In tierexperimentellen Untersuchungen mit pflanzlichem Material (Beeren, Blätter, Stängel) von *I. myrtifolia* wurden keine toxischen Effekte nachgewiesen [12].

Vergiftungssymptome Als Symptome einer Intoxikation mit Stechpalmen-Früchten werden Leibschmerzen, Erbrechen und Durchfälle beobachtet. Todesfälle mit *I. aquifolium* sind ausschließlich in der älteren Literatur beschrieben worden, nach den Erfahrungen aus neuerer Zeit ist aber erst nach Aufnahme einer größeren Menge von Früchten eine schwerere Symptomatik zu erwarten. Nur in ca. 7% der über 1000 Beratungsfälle kam es zu gastrointestinalen Beschwerden [13].

Beobachtete Intoxikationen nach Genuss von Maté-Tee (Paraguay tea) ließen sich durch Verunreinigungen der kommerziellen Ware mit atropinhaltigen Fremdbestandteilen erklären [14].

Therapie

Symptomatisch. Nach Verzehr von bis zu 5 Beeren keine Therapie außer reichlicher Flüssigkeitsgabe, bei 5–10 Beeren zusätzlich Medizinalkohle, ab 10 Beeren Magenentleerung, auch noch nach Stunden sinnvoll [13].

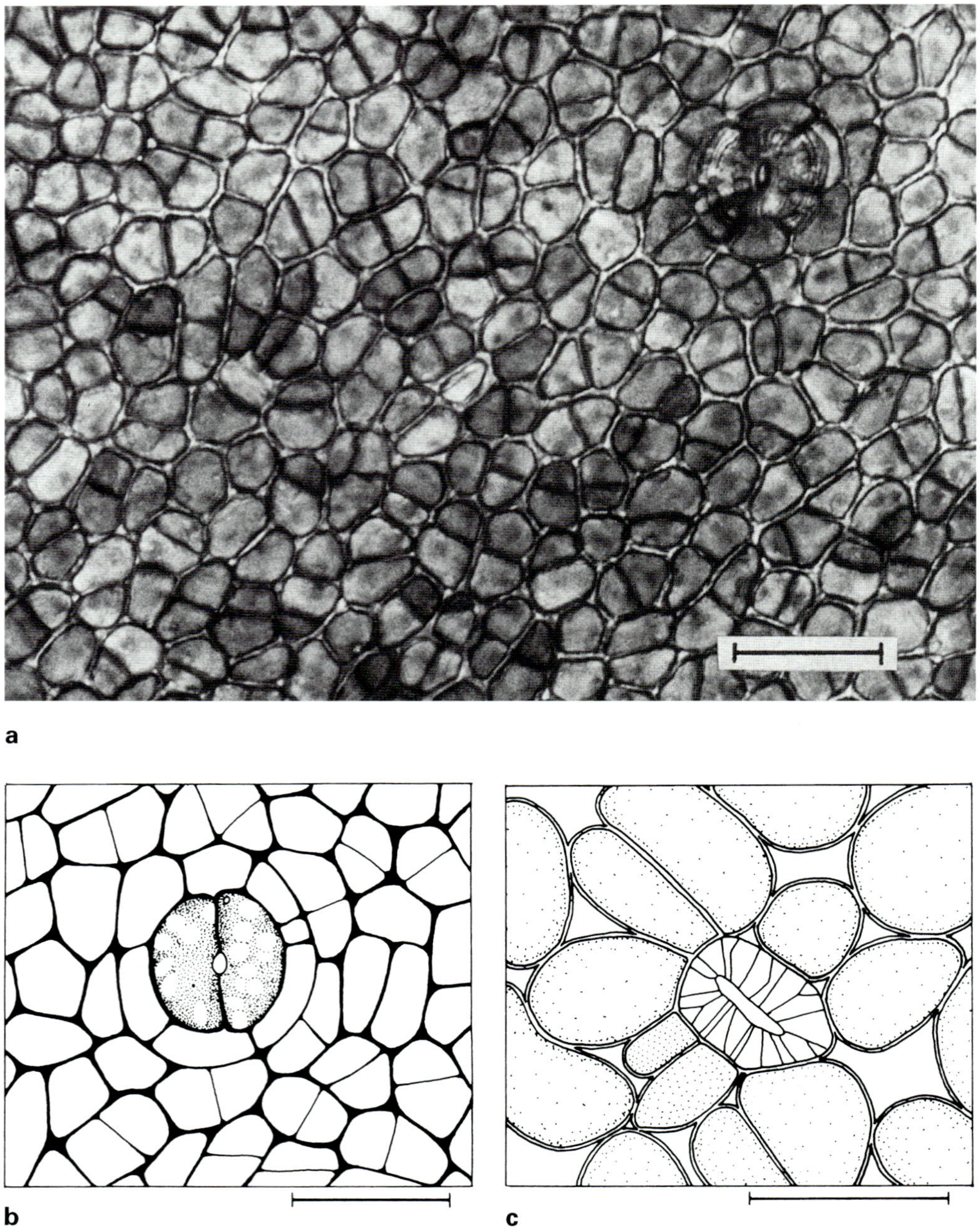

Abb. 22: Fruchtwand von Ilex aquifolium. Kleinzellige Epidermis (a), Spaltöffnung (b), Steinzelle im Mesokarp (c).

Mikroskopische Merkmale der Frucht. Die kleinzellige Epidermis (Abb. 22 a) der *Ilex*-Früchte weist zahlreiche Spaltöffnungen mit 6–7 Nebenzellen (Abb. 22 b) und emporgewölbten Schließzellen auf. In den äußeren Schichten des Fruchtfleisches befinden sich einzelne, stark verdickte und getüpfelte Steinzellen (Abb. 22 c). Im polarisierten Licht sind sie besonders leicht als hell leuchtende, die Epidermis durchstrahlende Flecken aufzufinden. Weitere Merkmale siehe [15].

Literatur

[1] Rodrigues, T.D., P.N. Johnson and L.P. Jeffrey: Holly berry ingestion: Case report. Vet. Hum. Toxicol. *26*(2), 157–158 (1984).

[2] Bohnic, P.: Contribution to the knowledge of the chemism of holly (Ilex aquifolium). Farm. Vestn. *10*, 57–58 (1959).

[3] Filip, R., D.I.A. de Iglesias, R.V.D. Rondina and J.D. Coussio: Analysis of the leaves and stems of Ilex argentina: 1. Xanthines. Acta Farm. Bonaerense *2*(2), 87–90 (1983).

[4] Balansard. J. and P. Flandrin: Heterosides of the leaves of holly tree (Ilex aquifolium). Med. trop. (Madrid) *6*, 203–205 (1946). Ref. C A *45*, 7307 (1951).

[5] Budzikiewicz, H. und H. Thomas: p-Cumaroxy-ursolsäure, ein neuer Inhaltsstoff von Ilex aquifolium L. Z. Naturforschg. *35b*, 230–231 (1980).

[6] Thomas, H. und H. Budzikiewicz: Inhaltsstoffe der Früchte von Ilex aqufolium L. Z. Pflanzenphysiol. *99*(3), 271–276 (1980).

[7] Kakuno, T., K. Yoshikawa and S. Arihara: Triterpenoid saponins from Ilex crenata fruit. Phytochemistry *31*(10) 3553–3557 (1992).

[8] Kakuno, T., K. Yoshikawa, S. Arihara, M. Takei and K. Endo: Ilexosides E, F, G, H and I, novel 18,19-seco-ursane glycosides from fruits of Ilex crenata. Tetrahedon *47*(35), 7219–7226 (1991).

[9] Wenjuan, Q., W. Xiue, Z. Junjie, Y. Fukuyama, T. Yamada and K. Nakagawa: Triterpenoid glycosides from leaves of Ilex cornuta. Phytochemistry *25*(4), 913–916 (1986).

[10] Nahrstedt, A. and V. Wray: Structural revision of a putative cyanogenic glucoside from Ilex aquifolium. Phytochemistry *29*(12), 3934–3936 (1990).

[11] Simpson, V.R.: ‚Ilexchoke' in lambs (oesophageal obstruction by leaves of Ilex aquifolium). In Practice *14*(1), 39 (1992).

[12] Pence, M., K.S. Frazier, L. Hawkins, E.L. Styer and L.J. Thompson: The potential toxicity of Ilex myrtifolia in beef cattle. Vet. Hum. Toxicol. *43*(3), 172–174 (2001).

[13] Ritter-Franke, S. und R. Bunjes: Vergiftungsunfälle mit Pflanzen, in: K.E. von Mühlendahl, U. Oberdisse, R. Bunjes und M. Brockstedt (Hrsg.), Vergiftungen im Kindesalter, 4. Auflage, Georg Thieme Verlag, Stuttgart-New York 2003.

[14] Meggs, W.J., R. Weismann et al.: Anticholinergic poisoning associated with an herbal tea – New York City 1994. MMWR *44*(11), 193–195 (1995).

[15] Guse, P.: Zur Mikroskopie gesundheitsschädlicher Früchte verschiedener botanischer Angehörigkeit, Dissertation Hamburg, 1977.

Araceae

Die große und vielgestaltige Familie der **Aronstabgewächse** (etwa 1800 Arten) mit überwiegend ausdauernd-krautigen Pflanzen, deren Hauptverbreitungsgebiet die Tropen sind, zeichnet sich durch auffällige morphologische Merkmale aus. Ihre Blätter sind oft netzadrig und die unscheinbaren Blüten zu kolbigen Ständen (Spadix) vereinigt, mehr oder weniger umschlossen durch ein schützendes Hochblatt (Spatha), welches darüber hinaus weitere Funktionen übernehmen kann (Schauapparat [*Anthurium*], Insektenfalle [*Arum*]).

Als Nutzpflanzen haben die Araceen eine erhebliche Bedeutung, wenn auch regional aus unterschiedlichen Gründen. Die Bevölkerung tropischer Zonen kultiviert in großem Umfang einige Gattungen als wertvolle Produzenten von Blattgemüse, Stärke speichernden Knollen und wohlschmeckenden Früchten (*Colocasia* [„Taro“, „Cocoyam“, „Dasheen“]; *Xanthosoma* [„Okumo“, „Tannia“]; *Amorphophallus* [„Elefantenfuß“, bis zu 10 kg schwere Knollen]; *Monstera* [„Ceriman“]) [1–3]. Demgegenüber finden im europäischen Raum Vertreter dieser Familie wegen ihrer reizvollen Blüten oder dekorativen Blätter vorwiegend als Zier- und **Zimmerpflanzen** Verwendung (*Anthurium* [Kolbenfaden], *Caladium* [Buntblatt], *Dieffenbachia* [Schweigrohr], *Epipremnum* [Efeutute], *Monstera* [Fensterblatt], *Philodendron, Spathiphyllum* [Einblatt], *Syngonium* [Purpurtute], *Zantedeschia* [Zimmerkalla].

Heimisch in Mitteleuropa sind allerdings nur wenige dieser im Allgemeinen Wärme liebenden Pflanzen, wie z. B. der Aronstab (*Arum maculatum*), die Schlangenwurz (*Calla palustris*) und der seit dem 16. Jahrhundert aus Asien eingebürgerte Kalmus (*Acorus calamus*). Hinzu kommen im Mittelmeerraum *Arisarum*- und *Dracunculus*-Arten.

Als besondere **anatomische Merkmale** enthalten alle Araceen Calciumoxalat zumeist in Form von Raphiden, daneben aber auch Drusen, Kristallsand oder größere Einzelkristalle.

Toxische Inhaltsstoffe. Für die hautreizenden und toxischen Eigenschaften der Aronstabgewächse wurden „flüchtige Scharfstoffe“ verantwortlich gemacht. Über die Natur dieser Scharfstoffe sind im Laufe der Zeit unterschiedlichste Vorstellungen entwickelt worden [4–12], die z. T. aber in nachfolgenden Untersuchungen nicht bestätigt werden konnten. Kaum noch umstritten ist allerdings die Beteiligung der zahlreich vorhandenen Calciumoxalat-Nadeln (Raphiden) an der starken haut- und schleimhautreizenden Wirkung der meisten Aronstabgewächse. Diese spitzen, an beiden Enden mit Rinnen ausgestatteten Raphiden [13–14] (s. Abb. 28) sind in allen Organen millionenfach enthalten, z. T. in hochspezialisierten „Schießzellen“ lokalisiert, und erleichtern durch mechanische Reizung und Perforation der Schleimhäute das Eindringen der Scharfstoffe, gleich einer Injektion. In diesem Zusammenhang scheint es uns erwähnenswert, dass neben dem kristallinen (unlöslichen) Calciumoxalat keineswegs unbedeutende Mengen an Oxalsäure bzw. ihrer löslichen Salze vorkommen (vgl. *Dieffenbachia*, S. 68).

Vergiftungssymptome. Die meisten Araceen haben in überraschend gleichförmiger Weise immer wieder zu Vergiftungserscheinungen geführt. Bei häufiger lokaler Einwirkung auf die Haut oder nach oraler Aufnahme frischer Pflanzenteile kommt es zu starken Reizerscheinungen der Haut und Schleimhäuten. Unter Juckreiz und Brennen treten starke Schwellungen und Entzündungen bis zur Blasenbildung auf. Heiserkeit, Speichelfluss und Erbrechen sind weitere Symptome. Der Verzehr größerer Mengen kann vor allem bei Wild- [15] und Weidetieren zu schwerer Gastroenteritis mit Blutungen, Krämpfen und gelegentlich zum Tod führen.

Aus Australien [16], China [17] und Afrika [18] wird über Intoxikationen durch *Alocasia macrorrhiza* (Cunjevoi, giant elephant’s ear) berichtet. Wiederholter Kontakt mit einigen Arten der Araceen, berufsbedingt bei Floristen und Pflanzenzüchtern, hat auch echte allergische Reaktionen (Kontaktdermatitis) ausgelöst (siehe *Philodendron*, S. 73).

Einige, zunächst unerklärbare Lebensmittelvergiftungen erregten vor kurzem in der Schweiz Aufsehen. In drei Fällen mussten sich mehrere Personen nach dem Verzehr eines Steinpilzrisottos in ärztliche Behandlung begeben, die Diagnose lautete perakute, toxische Stomatitis, Ösophagitis und Gastritis. Die aus China stammenden Steinpilze waren offensichtlich mit Blättern von Araceen verunreinigt, wie sie dort üblicherweise zum Auspolstern der Sammelkörbe benutzt werden [19].

Das ätherische Öl von *Acorus calamus* kann chromosomenschädigendes und cancerogenes β-Asaron enthalten [20–22]. Ob der Kalmus zur Familie der Araceen gehört wird allerdings kontrovers diskutiert [23–24]. In neueren Werken zur Pflanzensystematik bildet er eine eigenständige Familie (Acoraceae).

Therapie

Eine primäre Giftentfernung ist nur nach Aufnahme größerer Mengen zu empfehlen. Im Allgemeinen wird sich die Therapie auf eine symptomatische Behandlung der Entzündungserscheinungen beschränken müssen. Bei allergischen Reaktionen sollte der weitere Kontakt mit diesen Pflanzen vermieden werden.

Anhang. Ein ähnliches Zusammenspiel von mechanischer Reizung durch Raphiden und pflanzlichen „Giftstoffen“ wird auch bei einer Reihe anderer Pflanzenfamilien diskutiert. So ist in der Knollenbegonie (*Begonia tuberhybrida*; **Begoniaceae**) neben Oxalsäure zumindest in den unterirdischen Organen Cucurbitacin B enthalten [25]. Bei einigen Zierpflanzen aus der Familie der **Bromeliaceae** (Lanzenrosette [*Aechmea fasciata*], Versteckblüte [*Cryptanthus acaulis*], Tillandsia [*T. cyanea*], *Vriesea* [*V. fenestralis*] u.a.) soll die hautreizende Wirkung der Raphiden durch proteolytische Enzyme verstärkt werden. Als Ursache der früher beobachteten Vergiftungen nach Genuss großer Mengen von Früchten des Wilden Weins (*Parthenocissus quinquefolium*; **Vitaceae**) wird die lösliche Form der Oxalsäure vermutet. Mit 2,1% in den unreifen und immerhin noch 1,7% in den reifen Früchten ist der Gehalt an löslichem Oxalat nach den Untersuchungen von SCHWARTE [26] recht hoch. Auch die Werte für Calciumoxalat, das im sauren Milieu zu einem großen Teil in Lösung gehen kann, sind mit 2,8% (bzw. 2,2%) beachtlich. Wenn auch einige außereuropäische Arten dieser Familie zur Herstellung von Pfeilgiften Verwendung finden, so spielen die in Europa als Zierpflanzen bekannten Vertreter in der heutigen toxikologischen Beratungspraxis allenfalls eine untergeordnete Rolle.

Literatur

[1] Brücher, H.: Tropische Nutzpflanzen, Springer-Verlag Berlin, Heidelberg, New York 1977.

[2] Moy, J.H., B. Shadbolt, G.S. Stoewsand and T.O.M. Nakayama: The acridity factor in taro processing. J. Food. Processing Preservation, *3*, 139–144 (1979).

[3] Sakai, W.S.: Aroid root crops, acridity, and raphides, in: Tropical Foods: Chemistry and Nutrition, ed. by G.E. Inglett, G. Charalambous, Academic Press, New York, San Francisco, London 1979.

[4] Barnes, B.A.: The pharmacology and toxicology of certain species of Dieffenbachia, Master's Thesis, University of Florida, Gainesville 1953.

[5] Chauliaguet, J., A. Hébert et F. Heim: Sur les principes actifs de quelques Aroidées. Compt. rend. Acad. Sciences Paris, *124*, 1368 (1897).

[6] Fochtman, F.W., J.E. Manno, C.L. Winek and J.A. Cooper: Toxicity of the genus Dieffenbachia. Toxicol. Appl. Pharmacol. *15*, 38–45 (1969).

[7] Ladeira, A.M., S.O. Andrade and P. Sawaya: Studies on Dieffenbachia picta Schott: Toxic effects in Guinea pigs. Toxicol. Appl. Pharmacol. *34*, 363–373 (1975).

[8] Madaus, G.: Lehrbuch der biologischen Heilmittel 1, Georg Thieme Verlag, Leipzig 1938.

[9] Occhini, P. and C.T. Riazini: Acao toxica de duas sp. de Dieffenbachia. Rev. Bras. med. *15*, 10 (1958).

[10] Oshio, H., M. Tsukui and T. Matsuoka: Isolation of L-ephedrine from „Pinelliae Tuber". Chem. Pharm. Bull. (Tokyo) *26*(7), 2096–2097 (1978).

[11] Walter, W.G.: Dieffenbachia toxicity. J. Am. Med. Assoc. *201*(2), 140–141 (1967).

[12] Walter, W.G. and P.N. Khanna: Chemistry of the Aroids, I. Dieffenbachia seguine, amoena and picta. Econ. Bot. *26*(4), 364–372 (1972).

[13] Brodersen, H.-P., W.-D. Schreiner, H.J. Pfänder und D. Frohne: Dieffenbachia – eine schön(e) giftige Zierpflanze. Dtsch. Apoth. Ztg. *119*(41), 1617–1620 (1979).

[14] Wattendorf, J.: Gefährliche Schönheiten: Aronstabgewächse im Zimmer. Bull. Ass. Am. Jard. Bot. Fribourg *13*(1), 1–3 (1980).

[15] Wood, P.A., D.C. Foggin and T.W. Naude: Suspected calcium oxalate raphide irritation in a black rhinoceros (*Diceros bicornis*) due to ingestion of *Xanthosoma mafaffa*. J.S. Afr. Vet. Assoc. *68*(1), 2 (1997).

[16] Low, T.: Wild food plants of Australia, HarpersCollinsPublishers, Sydney 1999.

[17] Lin, T.J., D.Z. Hung, W.H. Hu, D.Y. Yang, T.C. Wu and J.F. Deng: Calcium oxalate is the main toxic component in clinical presentations of alocasia macrorrhiza poisonings. Vet. Hum. Toxicol. *40*(2), 93–95 (1998).

[18] Tagwireyi, D. and D.E. Ball: The management of Elephant's Ear poisoning. Hum. Exp. Toxicol. *20*(4), 189–192 (2001).

[19] Flammer, R.: Perakute Stomatitis beim Genuss chinesischer Steinpilze. Schweiz. Med. Forum 6, 132–135 (2002).

[20] Abel, G.: Chromosomenschädigende Wirkung von β-Asaron in menschlichen Lymphocyten. Planta Med. *53*(3), 251–253 (1987).

[21] Keller, K., und E. Stahl: Kalmus: Inhaltsstoffe und β-Asarongehalt bei verschiedenen Herkünften. Dtsch. Apoth. Ztg. *122*(48), 2463–2466 (1982).

[22] Stahl, E. und K. Keller: Zur Klassifizierung handelsüblicher Kalmusdrogen. Planta Med. *43*, 128–140 (1981).

[23] Grayum, M.H.: A summary of evidence and arguments supporting the removal of Acorus from the Araceae. Taxon *36*, 723–729 (1987).

[24] Motley, T.J.: The ethnobotany of sweet flag, Acorus calamus (Araceae). Econ. Bot. *48*(4), 397–412 (1994).

[25] Doskotch, R.W., M.Y. Malik and J.L. Beal: Cucurbitacin B, the cytotoxic principle of Begonia tuberhybrida var. alba. J. Nat. Prod. (Lloydia) *32*(2), 115–122 (1969).

[26] Schwarte, M.: Untersuchungen zum Oxalatgehalt einiger Wild-, Zier- und Nutzpflanzen unter toxikologischem Aspekt. Dissertation, Kiel 1986.

Arum maculatum L. Gefleckter Aronstab – Lords-and-Ladies, Cuckoo-Pint – Gouet, Pied-de-veau

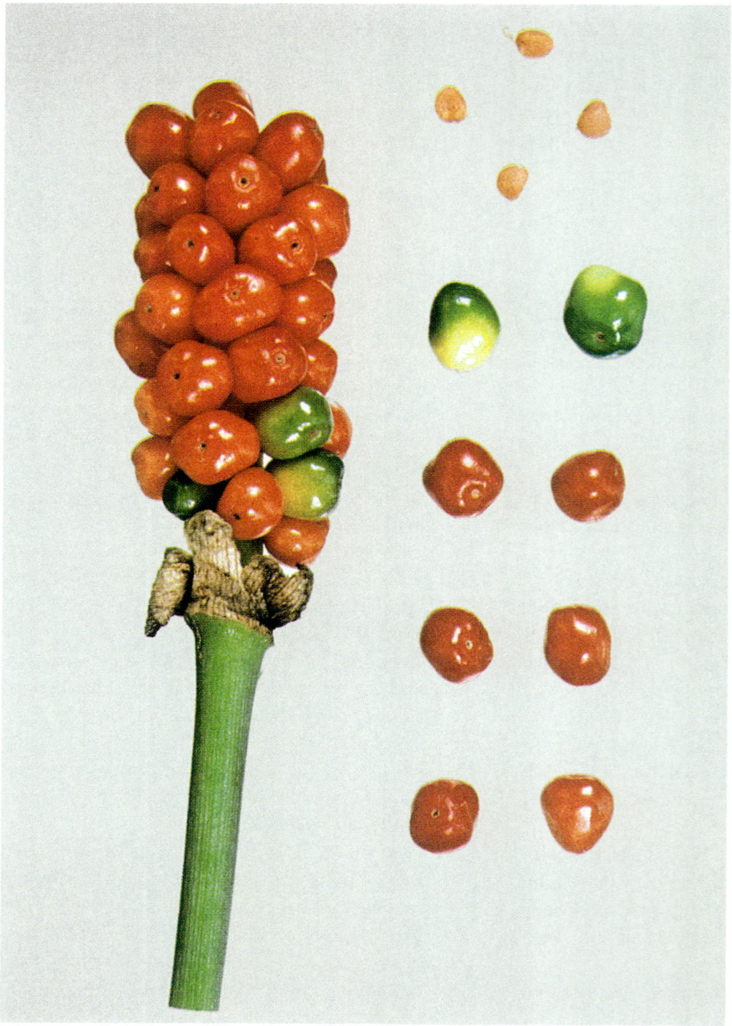

a

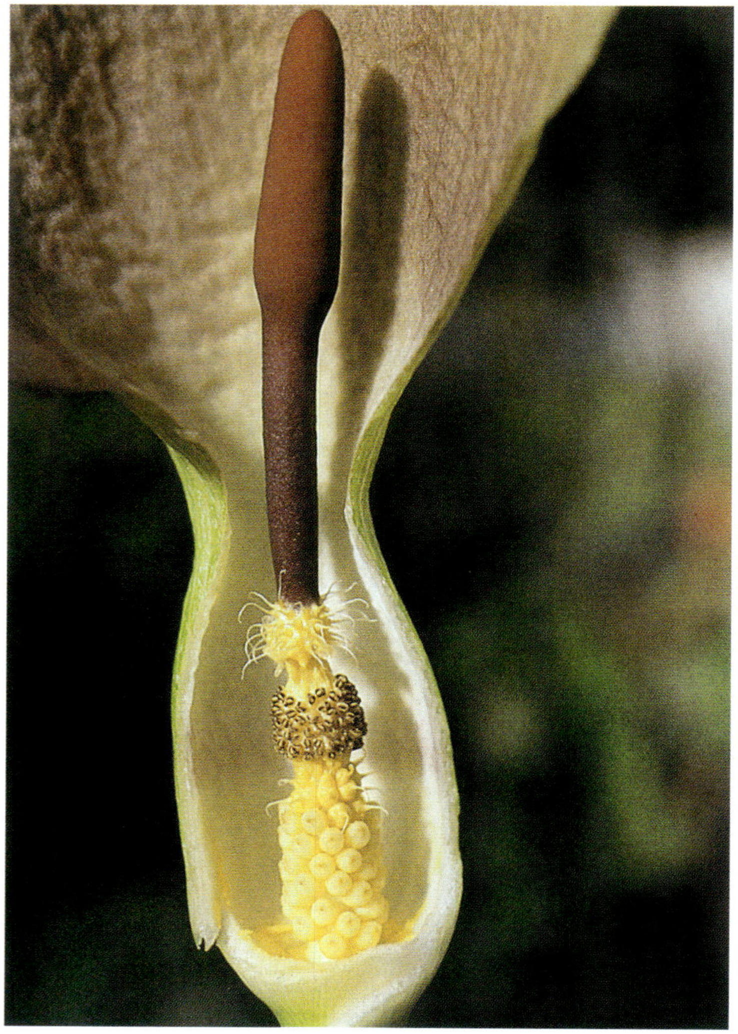

b

Abb. 23: Aronstab; Fruchtstand (a), Blütenstand (b), unterer Teil aufgeschnitten

15–60 cm hohe, ausdauernd-krautige Pflanze mit außen erdbrauner, innen weißer Knolle.

In schattigen Buchen- und Laubmischwäldern, Hecken und Gebüschen, auf feuchten, nährstoffreichen, meist mulligen Böden.

Blätter netznervig, langgestielt, spieß-pfeilförmig, seltener rotbraun gefleckt (var. maculatum), meist ungefleckt (var. immaculatum).

Blüten eingeschlechtig; einhäusig zu einem kolbigen Stand (Spadix) vereinigt; ♀Blüten am Grunde des Kolben, darüber die ♂ (Lords and Ladies); oberes Kolbenende nackt, keulenartig verdickt, violettbraun; der Blütenstab wird durch ein tutenförmiges Hochblatt (Spatha) bis auf das obere Ende des Kolbens fest eingehüllt (Kesselfallenblume); IV–V.

Früchte wenigsamige, rundliche, rote Beeren mit süßlichem Geschmack; VI–VII.

Verbreitung: Zerstreut über M- und S-Europa; im Mittelmeergebiet abgelöst durch Arum italicum.

Die Giftigkeit des Aronstabes ist seit langem bekannt. Während frische Knollen und auch die anderen Organe eine starke schleimhautreizende Wirkung entfalten, sind diese Pflanzenteile nach längerem Abkochen oder Trocknen weitgehend harmlos. Verantwortlich für die toxischen Wirkungen sollen „flüchtige Scharfstoffe“ von noch unbekannter chemischer Struktur sein, für die immer wieder Namen wie Aroin, Aroidin, Aronin genannt und die z. T. als „coniinähnliches Alkaloid“ [1–2], „coniceinartiges Glykosid“ [3] oder Saponin charakterisiert wurden. Diese Angaben sind alle zurückzuführen auf Untersuchungen, die Mitte (von BIRD und ENZ) bzw. Ende (von SPICA u. BISCARO, CHAULIAGUET) des 19. Jahrhunderts durchgeführt wurden [4].

„Aus 100 kg frischem Kraut konnten CHAULIAGUET u. Mitarbeiter nach bekannter Methode 4–5 g einer dunkel gefärbten Base erhalten. Nach dem an Mäuseharn erinnernden Geruch und der Flüchtigkeit nahmen sie an, dass es sich um Coniin oder ein ähnliches Alkaloid handelt und dieses mit dem scharfen Prinzip identisch sei“ [5].

STAHL und KALTENBACH haben 1965 [5] mithilfe schonender, chromatographischer Mikromethoden diese Untersuchungen nachvollzogen und kommen zu folgendem Ergebnis:

- Aus 10 kg frischen Blättern von Arum maculatum werden 0,4012 g Kristallisat erhalten.
- Bei der unangenehm riechenden Fraktion flüchtiger Basen handelt es sich um ein Gemisch von wenig Nicotin (0,7 mg/kg) und 3 primären Aminen (u. a. Isobutylamin, vgl. auch [6]).
- Schierlingsalkaloide sind in dem untersuchten Pflanzenmaterial mit Sicherheit nicht enthalten, ebenso wenig wie nichtflüchtige Alkaloide.

Es muss also vorerst offen bleiben, ob neben den löslichen und unlöslichen Salzen der Oxalsäure nennenswerte Mengen anderer „Scharfstoffe“ in den verschiedenen Organen des Aronstabes vorhanden sind.

Zwar isolierte SUZUKI [7] aus *Pinellia*-Knollen, die in Ostasien eine ähnliche medizinische Verwendung finden wie die früher bei uns offizinellen Knollen von *Arum maculatum* [4], einen glykosidisch gebundenen 3,4-Dihydroxybenzaldehyd (900 mg (!) aus 50 kg Trockenmaterial), allerdings erscheint es uns schon allein aufgrund der geringen Menge abwegig, ihn als den für die Reizwirkung verantwortlichen Scharfstoff zu kennzeichnen.

Tödliche **Intoxikationen** durch *Arum maculatum* traten älteren Berichten zufolge beim Weidevieh auf [8–10]. Wenn im Frühjahr die Tiere durch dürftige Weideflächen in ihrer Futterwahl eingeschränkt sind, werden sie vielfach nicht mehr durch den scharfen Geschmack vom Verzehr der saftig grünen Aronblätter abgeschreckt. Die in diesen Fällen beobachteten Vergiftungssymptome (z. B. allgemeine Schwäche, Bewegungsstörungen, Lähmung der Darmperistaltik, Krämpfe, nachfolgend Kollaps und Tod) sowie die pathologischen Veränderungen einzelner Organe (Hyperämie der Schleimhäute, Blutungen, ödematöse Pansenwände, Entzündung und Schwellung der Nieren) gleichen in auffälliger

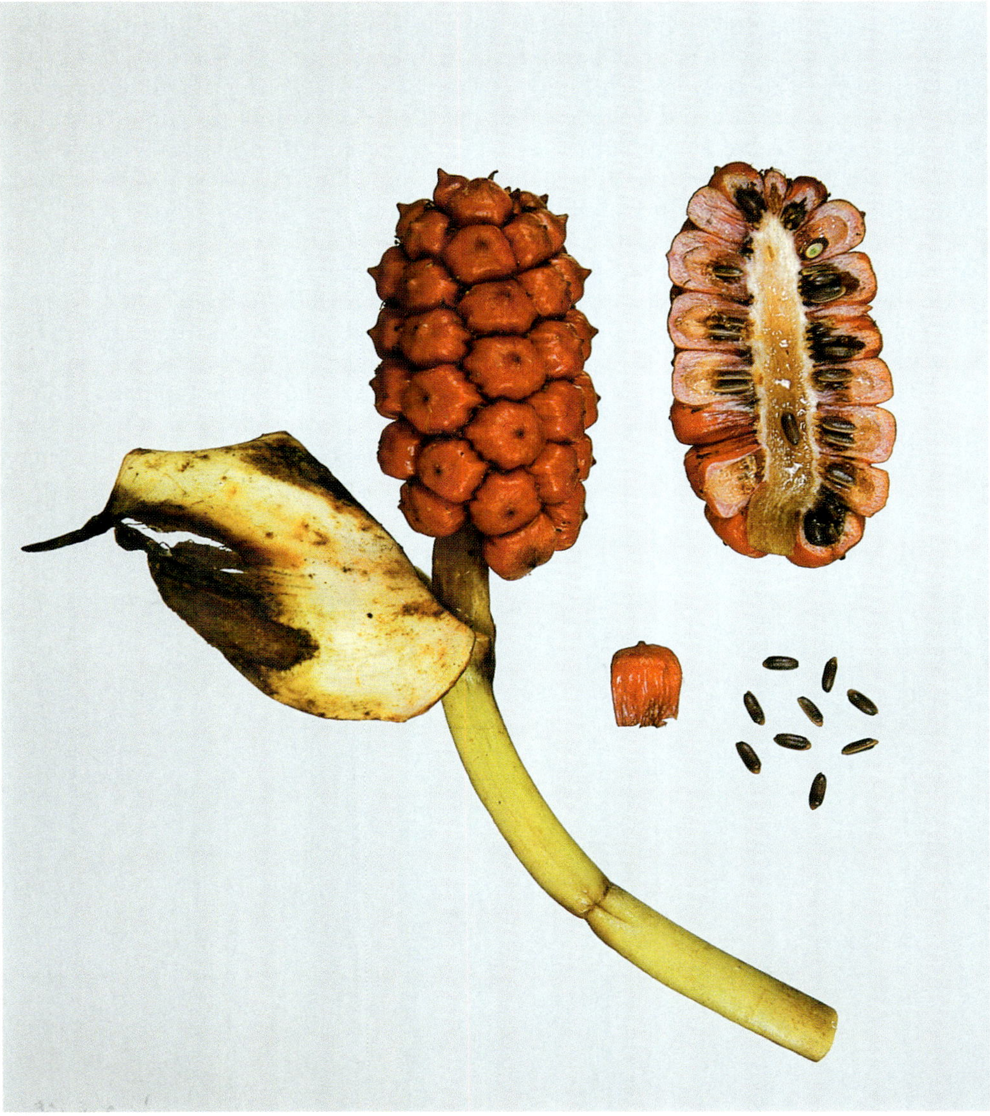

Abb. 24: Calla palustris L. Sumpfkalla – Bog or Water Arum – Arum d'eau

Weise jenen, die für Intoxikationen mit reinen Oxalaten [11–12] oder anderen oxalsäurehaltigen Pflanzen (*Halogeton glomeratus* [USA], *Oxalis pes-caprae* [Australien]) beschrieben werden [13].
Für den Menschen, insbesondere Kinder, sind die leuchtend roten Beeren des Aronstabes wegen ihres angenehm süßlichen Geschmackes eine gewisse Gefahrenquelle. Wie die Erfahrungen der Berliner Tox.-Info.-Zentrale zeigen, traten etwa bei jedem dritten Kind (insgesamt mehr als 500 Beratungsfälle) Symptome wie Schwellung und Rötung der Mundschleimhaut, z.T. heftiges Erbrechen, Bauchschmerzen und Durchfall auf [14]. Die Selbstversuche von KANNGIESSER [15] belegen, dass die Giftigkeit der Beeren offensichtlich je nach Reifegrad und Standort der Pflanzen beträchtlich schwanken kann, sodass vor allem nach Verzehr größerer Mengen ernstere Symptome zu erwarten sind. Nach [16] beträgt der Gehalt an löslichem Oxalat in den grünen Früchten ca. 0,4% in den roten noch 0,28%. Noch höher ist er in den Früchten von *Arum italicum*, dessen Fruchtstände vom Blumenhandel in Ziergestecken verwendet werden.

Therapie

Siehe Familienübersicht, S. 62.

Anhang. Über die Toxizität der **Sumpfkalla** oder Schlangenwurz (*Calla palustris* [Water Arum], Abb. 24) liegen keine neueren Untersuchungen vor. Der Wurzelstock dieser an Teichufern und in Torfmooren anzutreffenden Pflanze ist von scharf brennendem Geschmack. Dieser verschwindet allerdings nach Zerkleinerung und intensivem Waschen, durch Hitzebehandlung oder Trocknung wie bei allen als Nahrungsmittel genutzten Araceen. So überrascht es nicht, dass aus dem Rhizom gewonnenes Mehl in Lappland zur Herstellung schmackhafter Brote („missebroed") verwendet wurde [17–19]. Interessanterweise sind Schweine anscheinend weniger empfindlich gegenüber den Scharfstoffen der im Volksmund auch „Schweinekraut" genannten *Calla palustris*; der Wurzelstock nebst den zerhackten Blättern soll ein gutes Mastfutter für sie geben [20]. Die korallenroten Beeren (roter Wasserpfeffer) der Sumpfkalla enthalten im Gegensatz zu jenen des Aronstabes nur wenig Calciumoxalat.

Mikroskopische Merkmale der Früchte. Die dünnwandigen, zart getüpfelten Epidermiszellen der *Arum*-Beeren sind gekennzeichnet durch den Besitz von carotinoiden Farbstoffen, lokalisiert in Chromoplasten (als körnige Struktur im Zelllumen zu erkennen, s. Abb. 25). In der Epidermis kommen regelmäßig anomocytische Spaltöffnungen mit meist 4–5 Nebenzellen vor. Ein wesentliches Merkmal des Fruchtfleisches sind neben den auch hier vorhandenen Chromoplasten zahlreiche, farblose, bis zu 300 µm große, rundliche Parenchymzellen, gefüllt mit Unmengen von Calciumoxalat-Nadeln (ca. 35 µm lang).
Auch die Epidermis der *Calla*-Früchte besteht aus zartwandigen, eher reihig angeordneten, aber zumeist farblosen Zellen. Bei einzelnen (z.T. auch paarweise angeordnet, s. Abb. 26) sind im Zellsaft gelöste rote Farbstoffe vorhanden. Spaltöffnungen (ähnlich gebaut wie bei *Arum*) treten relativ selten auf. Das gelatinöse Fruchtfleisch enthält nur vereinzelt ovale bis schlauchförmige Idioblasten mit wenigen Raphidenbündeln (bis 45 µm). In den äußeren Schichten kommen ebensolche farbstoffhaltigen Zellen wie in der Epidermis vor.

Literatur

[1] Moeschlin, S.: Klinik und Therapie der Vergiftungen, Georg Thieme Verlag Stuttgart, New York 1980.
[2] Nielsen, H.: Giftpflanzen. 148 europäische Arten: Bestimmung – Wirkung – Geschichte. Kosmos-Franck'sche Verlagshandlung, Stuttgart 1979.
[3] Brugsch, H. und O.R. Klimmer: Vergiftungen im Kindesalter, Ferdinand Enke Verlag, Stuttgart 1966.

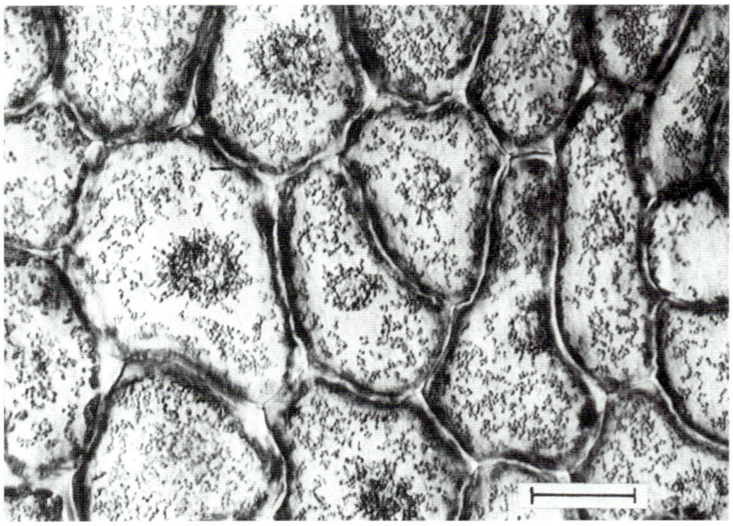

Abb. 25: Fruchtwandepidermis von Arum maculatum

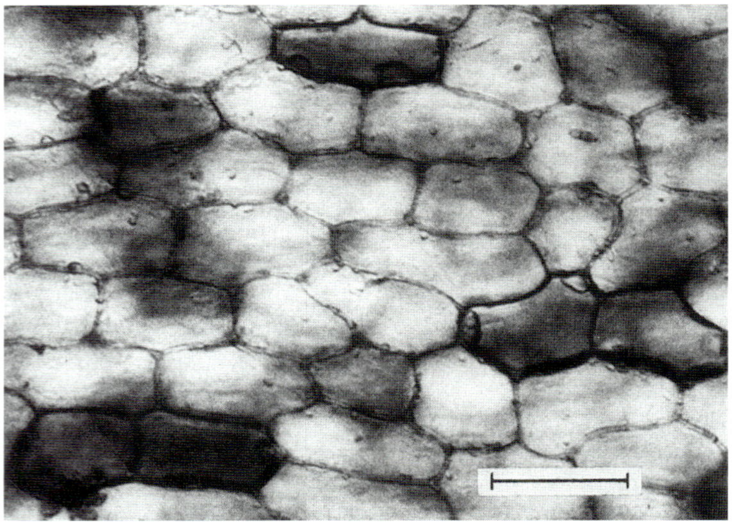

Abb. 26: Fruchtwandepidermis von Calla palustris

[4] Weber, U.: Über zwei als Heilpflanzen benutzte Araceen: die ostasiatische Pinellia ternata (Thunb.) Breitenb. und das einheimische Arum maculatum. Süddeutsch. Apoth. Ztg. *82*(71/72), 295–297; *82*(73/74), 303–304 (1942).
[5] Stahl, E. und U. Kaltenbach: Die basischen Inhaltsstoffe des Aronstabes (Arum maculatum L.). Arch. Pharm. *298*(9), 599–604 (1965).
[6] Steiner, M. und E.S. v. Kamienski: Der papierchromatographische Nachweis primärer, sekundärer und tertiärer Alkylamine in Pflanzen. Naturwissenschaften *40*(18), 483 (1953).
[7] Suzuki, M.: Studies on the irritating substance of Pinellia ternata Breitenbach (Araceae). Arzneimittelforschg. *19*(8), 1307–1309 (1969).
[8] Dabija, Gh., C. Domilexcu and St. Nemteanu: Über die Giftigkeit des Aronstabs (Arum maculatum) für Tiere. Arch. Vet. *4*, 157–168 (1968).
[9] Kyle, R.A.M.: Poisoning of sheep by lords and ladies. Vet. Rec. *113*(1), 23 (1983).
[10] O'Moore, L. B.: Arum maculatum poisoning in cattle. Irish Vet. J. *9*, 146–147 (1955).
[11] Fazekas, I. Gy.: Tödliche Oxalat-(Kleesalz-)Vergiftung, mit besonderer Berücksichtigung der histologischen Veränderungen. Arch. Toxicol. *17*, 179–182 (1958).
[12] Neugebauer, W.: Akute Kaliumoxalatvergiftung (Kleesalzvergiftung). Arch. Toxicol. *19*, 275–277 (1962).
[13] James, L.F.: Oxalate poisoning in livestock, in: Keeler, R.F., K.R. van Kampen and L.F. James (eds.), Effects of poisonous plants on livestock, Academic Press, New York, San Francisco, London 1978.
[14] Ritter-Franke, S. und R. Bunjes: Vergiftungsfälle mit Pflanzen. In: K.E. von Mühlendahl, U. Oberdisse, R. Bunjes und M. Brockstedt (Hrsg.), Vergiftungen im Kindesalter, 4. Auflage, Georg Thieme Verlag, Stuttgart-New York 2003.
[15] Kanngiesser, F.: Über die Giftigkeit der Aronsbeeren (Arum maculatum). Z. Mediz. Beamt. *29*(20), 595–597 (1916).
[16] Schwarte, M.: Untersuchungen zum Oxalatgehalt einiger Wild-, Zier- und Nutzpflanzen unter toxikologischem Aspekt. Dissertation, Kiel 1986.
[17] Airaksinen, M.M., P. Peura, L. Ala-Fossi-Salokangas, S. Antere, J. Lukkarinen, M. Saikkonen and F. Stenback: Toxicity of plant material used as emergency food during famines in Finland. J. Ethnopharmacol. *18*(3), 273–296 (1986).
[18] Medsger, O.P.: Edible wild plants, Collier Macmillan Publishers, London 1974.
[19] Plowman, T.: Folk uses of new world aroids. Econ. Bot. *23*(2), 97–122 (1969).
[20] Hegi, G.: Illustrierte Flora in Mitteleuropa, 6 Bde., Verlag Paul Parey, Berlin, Hamburg 1966 ff.

Dieffenbachia SCHOTT

Dieffenbachie, Schweigrohr, Giftaron – Dumb Cane – Dieffenbachia

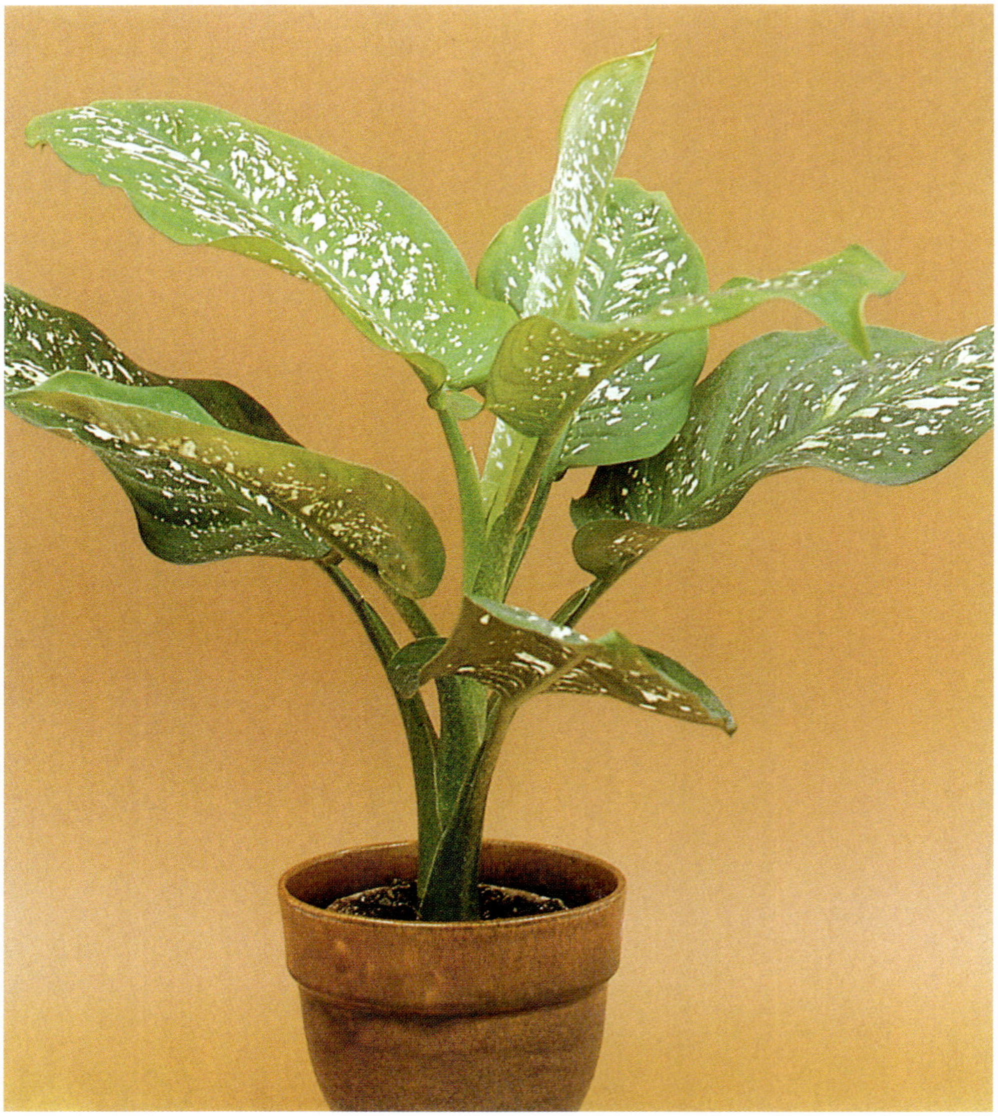

Die aus Brasilien und Westindien stammenden, ausdauernd-krautigen Pflanzen können am natürlichen Standort eine Höhe von 2 m erreichen. Sie haben einen geraden Stamm, an dem die dickrippigen Blätter an scheidigen Stielen sitzen. In vielen Ländern der außertropischen Zonen werden mehrere Arten dieser Gattung wegen ihrer auffällig gezeichneten Blätter und erstaunlichen Anpassungsfähigkeit an die trockene Luft zentralbeheizter Räume als Topf- und Zimmerpflanzen gehalten.

Ihre Giftigkeit wurde bereits Ende des 17. Jahrhunderts beschrieben [1]. Kommt der Saft dieser Pflanzen mit Schleimhäuten in Berührung oder kaut man gar auf frischen Pflanzenteilen, so schwellen alsbald die Zunge und Mundschleimhäute unter Rötung und stechend brennendem Schmerz an, es kommt zu reichlicher Speichelbildung, Schluckbeschwerden, in schweren Fällen zum Verlust der Sprache, u.U. für mehrere Tage. Aufgrund dieser dramatischen Wirkungen erlangte die *Dieffenbachia* in Westindien während der Sklavenzeit einen zweifelhaften Ruhm als Foltermittel, auch wurde sie gelegentlich genutzt, um unliebsame Zeugen vorübergehend zum Schweigen zu bringen („Schweigrohr", „dumbcane"). In den Statistiken der Vergiftungszentralen aus aller Welt [2–5] stehen Intoxikationen mit diesen Pflanzen an vorderer Stelle mit deutlich steigender Tendenz. Die Poison Control Center der USA verzeichneten z.B. 1976 485 *Dieffenbachia*-Fälle, im Jahre 1990 stieg die Zahl auf 4124 [5]. Betroffen davon sind überwiegend Kleinkinder im Alter von 6–12 Monaten, daneben aber auch Erwachsene und Tiere; bzgl. ausführlicher Fallbeschreibungen siehe [6–9, 54].

Schwerere Symptome können nicht nur nach Ingestion von Pflanzenteilen auftreten, sondern auch wenn Anteile des Pflanzensaftes ins Auge gelangen [10–14].

„A 13 year old Chinese schoolboy was plucking a plant when its sap squirted on to his left eye, causing immediate and intense pain ... On arrival at the General Hospital, he was unable to open his left eye-lids ..." [12].

„Ein Patient kam zur Behandlung, nachdem er den Stängel einer Zimmerpflanze, die er beseitigen wollte, geknickt hatte und ihm hierbei Pflanzensaft in das linke Auge gespritzt war. Neben Epiphora und Blepharospasmus zeigte dieses Auge eine starke konjunktivale Injektion; die Hornhautoberfläche war hügelig verändert, in ihr waren feinste nadelförmige Ablagerungen zu erkennen" [14].

In der Regel heilen diese Augenverletzungen nach 3–4 Wochen spontan ohne bleibende Veränderungen. RIEDE [15] wies in Tierversuchen nach, dass durch Behandlung mit Äthylmorphin-1%ig (verbesserte Permeabilität der Hornhaut) und EDTA-med-2%ig (Auflösung der Calciumoxalatnadeln) als rezeptierte Augensalben die Heilungsdauer der verletzten Augen auf etwa die Hälfte der Zeit verkürzt wird. Zur Diagnostik derartiger Augenverletzungen siehe [16].

Bei Tierexperimenten starben Kanarienvögel nach Verabreichung von ca. 6 mg Pflanzenmaterial (FGW)/g Körpergewicht mittels Schlundsonde nach 90–120 min [17]. Auch bei anderen Haustieren, wie Hund, Katze, Kaninchen, Meerschweinchen und Hamster sind Vergiftungen vorgekommen [18, 19].

Inhaltsstoffe und Wirkungsmechanismus. Obwohl zahlreiche Untersuchungen zur Toxizität der *Dieffenbachia*-Arten vorliegen [20–27], gehen die Auffassungen über die chemische Natur des giftigen Prinzips weit auseinander. Als mögliche toxische Wirkstoffe werden Saponine, „Glykoside", Alkaloide, proteolytische Enzyme, „proteinähnliche Substanzen" und cyanogene Glykoside genannt. Dagegen kaum noch umstritten ist die Beteiligung der in allen Organen massenhaft auftretenden Calciumoxalat-Nadeln (Raphiden) an der Wirkung dieser Pflanzen. Prinzipiell wäre es also zu begrüßen, wenn nur solche Varietäten von *Dieffenbachia* als Zimmerpflanzen auf den Markt kämen, die sich durch einen niedrigen Gehalt an Calciumoxalat auszeichnen. Die Untersuchungen von ZETTLER und RHODES [28] haben gezeigt, dass signifikante Unterschiede im Oxalatgehalt einzelner *Dieffenbachia*-Hybriden vorhanden sind.

Nach SCHWARTE [29] ist der Gehalt an löslichem Oxalat in den Blättern von *D. picta* (= *D. maculata*) mit 0,54% fast doppelt so hoch wie in denen von *D. amoena*. Diese rufen bei der organoleptischen Prüfung deutlich geringere Beschwerden hervor als die Blätter von *D. picta*.

Die besondere Form (s. Abb. 28 [30–31]) und Lokalisation der Raphiden in explosiven „Schießzellen" (s. Abb. 29 [6, 32–33]) sowie die von vielen Autoren wenig beachtete Tatsache, dass das pflanzliche Gewebe neben den unlöslichen Calciumsalzen (in Form von Drusen und Raphiden) auch freie Oxalsäure bzw. deren lösliche Salze in unterschiedlichen Konzentrationen enthält, geben uns Grund anzunehmen, dass das *Dieffenbachia*-Syndrom möglicherweise durch ein raffiniertes Zusammenspiel feinster, tausendfacher, mechanischer Verletzungen mit an-

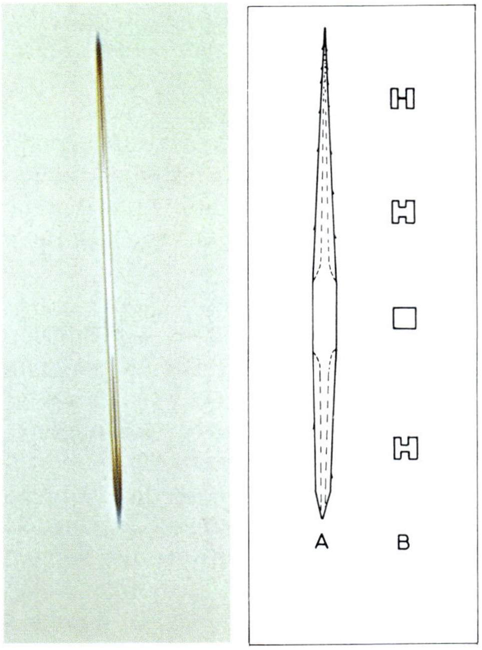

Abb. 28: Calciumoxalatraphide von Dieffenbachia mit rinnenförmigen Enden; im polarisierten Licht (links); schematische Darstellung nach [31] (rechts): A = Aufsicht; B = Querschnitte an verschiedenen Stellen

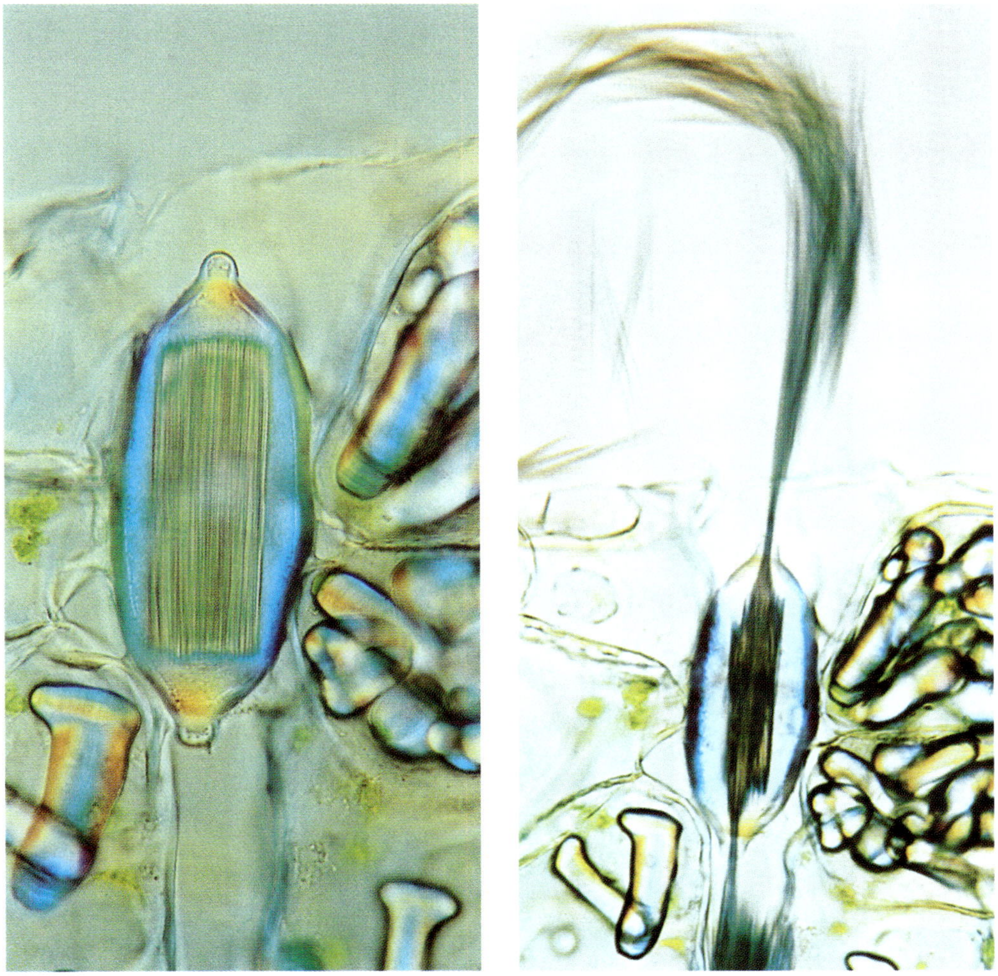

Abb. 29: Ampullenförmige „Schießzelle" von Dieffenbachia; vor (links) und während der „Explosion" (rechts)

Therapie

In den meisten Fällen läuft die Vergiftung glimpflich ab, weil die lokale Reizwirkung im Mund-Rachenraum schnell einsetzt und von weiterem Verzehr abhält (vgl. [6, 22]). Eine ernstere Gefahr dürfte wohl nur entstehen, wenn größere Mengen pflanzlichen Materials gekaut und heruntergeschluckt werden, sodass es zu massiven Schädigungen der Magenschleimhaut kommen kann. Als therapeutische Maßnahmen werden reichliche Flüssigkeitsgabe, bei Ingestion größerer Mengen Magenspülung sowie symptomatische Behandlung der Verätzungs- und Reizerscheinungen durch Lokalanaesthetika und Schmerzmittel empfohlen [4, 22].

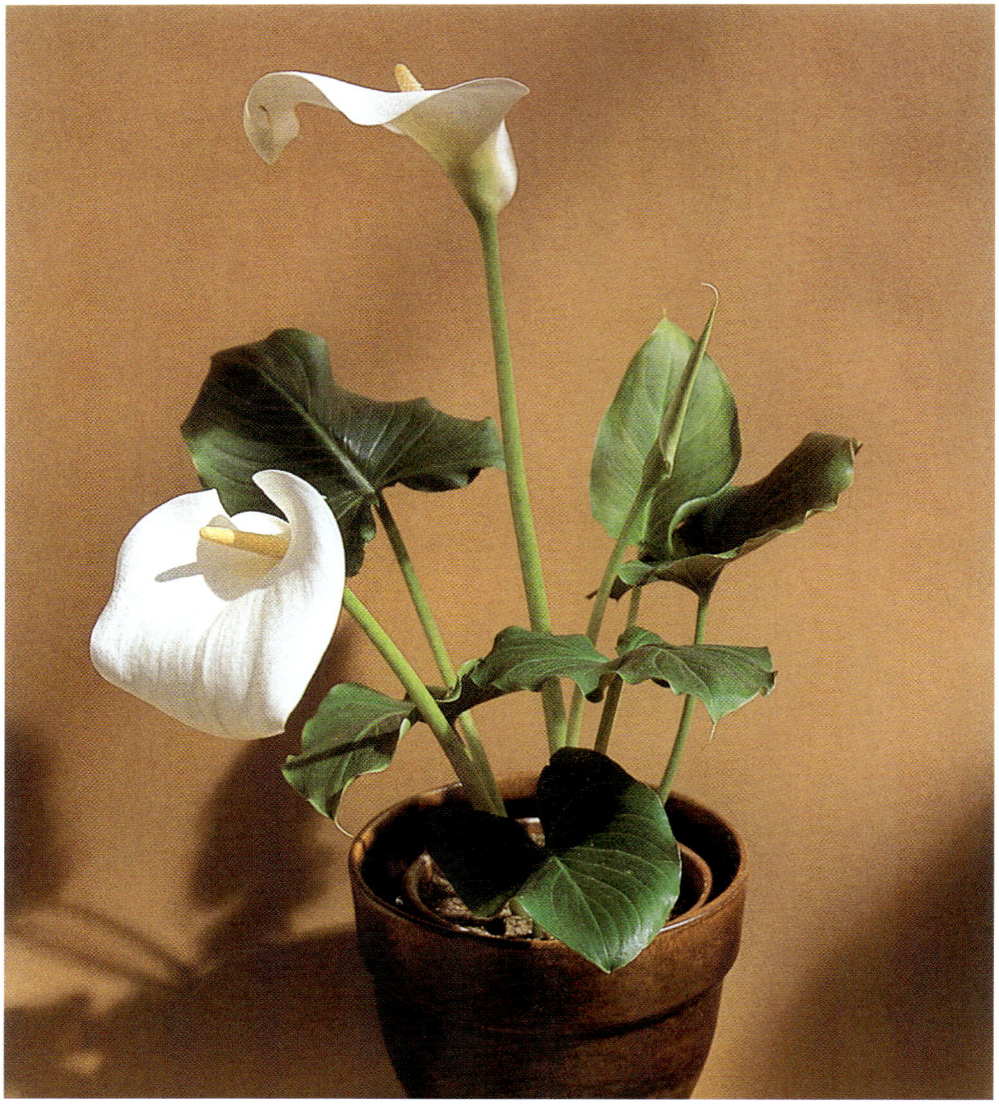

Abb. 30: Zantedeschia SPRENG. Zimmerkalla – Altar Lily – Richardie, Calla

schließender Oxalatvergiftung hervorgerufen wird. Bei leichtem Druck öffnen sich die Kappen der ampullenförmigen „Schießzellen“ und unter plötzlichem Aufquellen des schleimigen Zellinhaltes werden die Raphiden unverzüglich aus der Zelle herausgeschossen. Diese feinen, bis zu 250 µm langen Nadeln vermögen außerordentlich leicht in die Mund- und Rachenschleimhäute einzudringen und können durch Verletzung der im subkutanen Bindegewebe befindlichen Mastzellen (Speicherorte des Gewebshormons Histamin) zu einer massiven Histaminausschüttung führen. Die rinnenförmige Ausbildung der Nadelenden ermöglicht eine gleichzeitige Applikation anhaftenden Zellinhaltes wie bei einer Injektion oder dem Biss einer Giftschlange mit rinnenförmigem Giftzahnapparat. Über die Lokalisation der freien Oxalsäure oder die Zusammensetzung des löslichen Inhaltes der Raphidenzellen ist bisher nichts bekannt, kristallographische Untersuchungen des Calciumoxalates [34] lassen aber vermuten, dass ein Großteil der freien Säure sich ebenfalls in den „Schießzellen“ befindet, denn im Gegensatz zu den Polyhydratformen (Drusen, Prismen) entsteht das Monohydrat (Raphiden) in einem Milieu überschüssiger Oxalsäure. Das könnte also bedeuten, dass mithilfe der Raphiden gleichzeitig Oxalsäure in relativ konzentrierter Lösung übertragen wird. Auch die Vergiftungssymptome und pathologischen Gewebsveränderungen entsprechen zum großen Teil jenen Erscheinungen, wie sie bei Intoxikationen mit reiner Oxalsäure beobachtet werden (Brennen im Mund, Speichelbildung, Schluckbeschwerden, oberflächliche Entzündungserscheinungen, ödematöse Veränderungen, Schwellung und Proliferation des Endothels, Verätzung und Zerklüftung des Schleimhautepithels [35–39]).

Die besondere Giftigkeit der *Dieffenbachia*-Arten und vieler anderer Araceen ist also nicht durch den absoluten Gehalt an freier Oxalsäure bedingt – zu Recht weisen viele Autoren darauf hin, dass eine ganze Reihe ungiftiger Nahrungsmittel (Rhabarber, Spinat usw.) größere Mengen Oxalsäure enthalten – sondern wahrscheinlich durch die besondere Art und Weise der Applikation dieser hochdissoziierten organischen Säure. Bei den von uns durchgeführten Untersuchungen zeigte sich eine auffällige Parallelität zwischen der Giftigkeit einzelner Organe von *Dieffenbachia* (Blatt < Blattstiel < Sprossachse) und dem in ihnen aufgefundenen Verhältnis löslicher zu kristallin gebundener Oxalsäure (0,03 < 0,12 < 0,29).

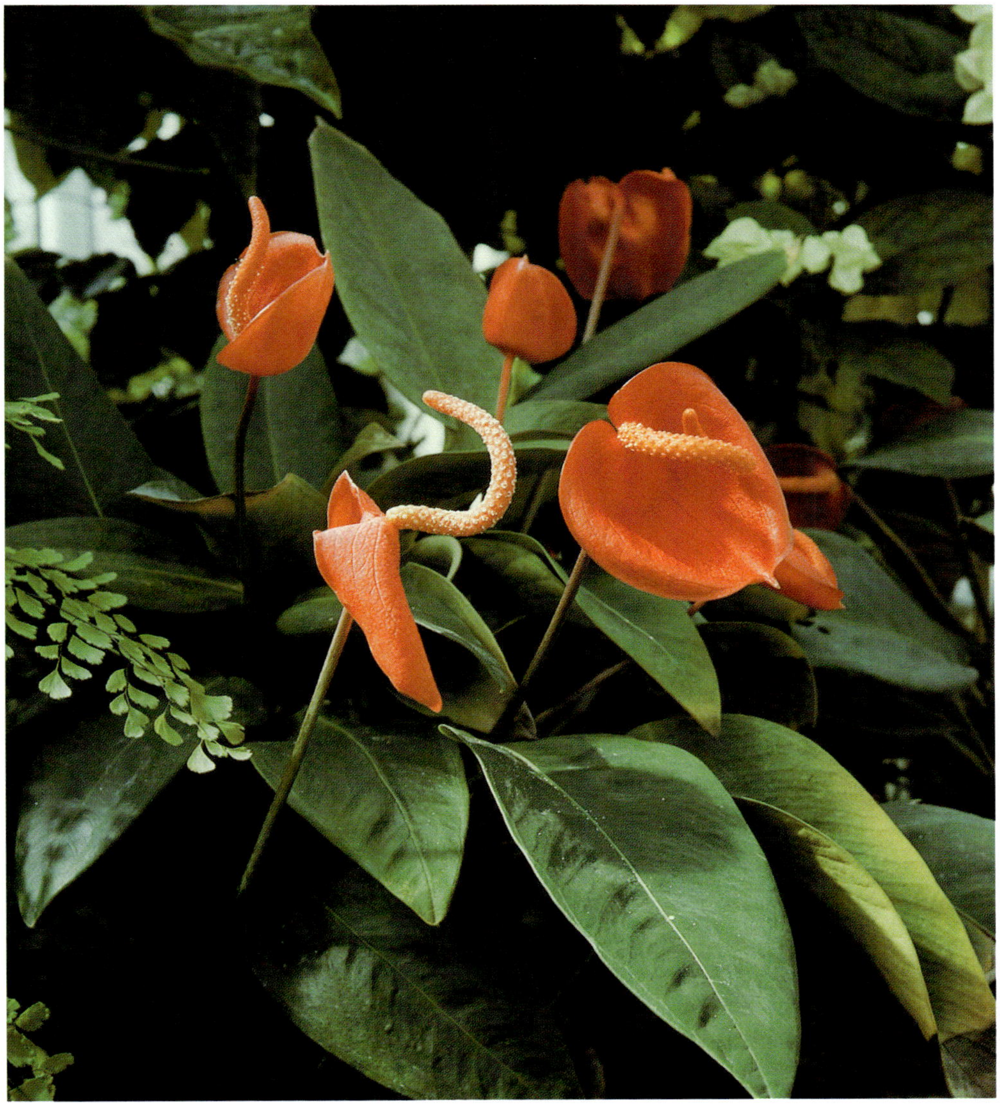

Abb. 31: Anthurium SCHOTT Flamingoblume – Flamingo Flower – Langue de belle mere

Gräbt man eine frische Sprossachse in die Erde ein – diese Methode wird von Eingeborenen der Fidschi-Inseln zur Entgiftung von geernteten Taro-Knollen (*Colocasia esculenta*) angewendet [40] – so sinkt der Quotient alsbald von ursprünglich 0,29 auf 0,04 und weniger ab, während der Gesamtgehalt an Oxalsäure noch geringfügig zunimmt. Wie zahlreiche Publikationen zeigen, sind ähnliche Vergiftungserscheinungen wie bei *Dieffenbachia* nach Ingestion frischer Pflanzenteile vieler anderer Araceen beobachtet worden [40–50]. Auch in der Ausbildung morphologisch-anatomischer Besonderheiten wie „Schießzellen“, rinnenförmige Nadelenden usw. bestehen zumeist nur geringfügige Unterschiede [51–53]. Die Abbildungen 30 und 31 zeigen zwei beliebte Zierpflanzen aus dieser Familie, von denen jedoch im Gegensatz zur Dieffenbachie bisher keine Berichte über schwer wiegende Intoxikationen bekannt geworden sind.

Literatur

[1] Walter, W.G. and P.N. Khanna: Chemistry of the Aroids, I. Dieffenbachia seguine, amoena and picta. Econ. Bot. 26(4), 364–372 (1972).

[2] Heijst, van A.N.P., S.A. Pikaar en R.G. van Kesteren: Dieffenbachia van pijlgif tot kamerplant. Ned. T. Geneesk, *121*(50), 1996–1999 (1977).

[3] Mrvos, R., B.S. Dean and E.P. Krenzelok: Philodendron/Dieffenbachia ingestions: Are they a problem? J. Toxicol. Clin. Toxicol. *29*(4), 485–491 (1991).

[4] Ritter-Franke, S. und R. Bunjes: Vergiftungsfälle mit Pflanzen. In: K.E. von Mülendahl, U. Oberdisse, R. Bunjes und M. Brockstedt (Hrsg.), Vergiftungen im Kindesalter, 4. Auflage, Georg Thieme Verlag, Stuttgart-New York 2003.

[5] Pamies, R.J., R. Powell, A.H. Herold and J. Martinez: The Dieffenbachia Plant. J. Florida M.A. *79*(11), 760–761 (1992).

[6] Brodersen, H.-P., W.-D. Schreiner, H.J. Pfänder und D. Frohne: Dieffenbachia – eine schön(e) giftige Zierpflanze. Dtsch. Apoth. Ztg. *119*(41), 1617–1620 (1979).

[7] Faivre, M. et C. Barral: La toxicité d'une plante ornementale – Un cas d'intoxication par Dieffenbachia picta. Nouv. Presse Med. *3*(20), 1313–1314 (1974).

[8] Wiese, M., S. Kruszewska and Z. Kolacinski: Acute poisoning with Dieffenbachia picta. Vet. Hum. Toxicol. *38*(5), 356–358 (1996).

[9] Ippen, H., M. Wereta-Kubek und U. Rose: Haut- und Schleimhautreaktionen durch Zimmerpflanzen der Gattung Dieffenbachia. Dermatosen *34*(4), 93–101 (1986).

[10] Egerer, I.: Augenaffektion durch den Saft der Zierpflanze Dieffenbachia. Klin. Monatsbl. Augenheilkd. *170*(1), 128–130 (1977).

[11] Seet, B., W.K. Chang and C.L. Ang: Crystalline keratopathy from Dieffenbachia plant sap. Br. J. Ophthalmol. *79*(1), 98–99 (1995).

[12] Lim, K.H.: External eye allergy from sap of Dieffenbachia picta. Singapore Med. J. *18*(3), 176–177 (1977).

[13] Ottosen, C.-O., and L. Irgens-Moller: Øjenskader kann skyldes stueplanten Dieffenbachia. Ugeskr. Laeger *146*(50), 3927–3928 (1984).

[14] Roggenkämper, P.: Keratopathie, hervorgerufen durch Pflanzensaft. Klin. Monatsbl. Augenheilk. *164*, 421–423 (1974).

[15] Riede, B.: Augenverletzung mit dem Saft der Pflanze „Dieffenbachia seguine“. Dtsch. Gesundheitswes. *26*, 73–76 (1971).

[16] Chiou, A.G., R. Cadez and M. Bohnke: Diagnosis of Dieffenbachia induced corneal injury by confocal microscopy. Br. J. Ophthalmol. *81*(2), 168–169 (1997).

[17] Arai, M., E. Stauber and C.M. Shropshire: Evaluation of selected plants for their toxic effects in canaries. J. Am. Vet. Med. Assoc. *200*(9), 1329–1331 (1992).

[18] Wilsdorf, G., A. Schröder und W. Haider: Dieffenbachia spp. – gefährliche Giftpflanze für Katzen. Kleintierpraxis *41*(10), 737–745 (1996).
[19] Müller, N., T. Glaus und O. Gardelle: Ausgedehnte Magenulzera durch Dieffenbachia-Intoxikation bei einer Katze. Tierärztl. Prax. Ausg. K. Kleintiere-Heimtiere *26*(6), 404–407 (1998).
[20] Barnes, B. A. and L. E. Fox: Poisoning with Dieffenbachia. J. Hist. Med. Allied Sci. *10*, 173–181 (1955).
[21] Cherian, S., W. T. Smith jr. and L. P. Stoltz: Soluble proteins of Dieffenbachia. Trans. Ky. Acad. Sci. *37*(1–2), 16–19 (1967).
[22] Drach, G. and W. H. Maloney: Toxicity of the common houseplant Dieffenbachia. J. Am. Med. Assoc. *184*(13), 1047–1048 (1963).
[23] Fochtman, F. W., J. E. Manno, C. L. Winek and J. A. Cooper: Toxicity of the genus Dieffenbachia. Toxicol. Appl. Pharmacol. *15*, 38–45 (1969).
[24] Kuballa, B., A. A. J. Lugnier and R. Anton: Study of Dieffenbachia exotica induced edema in mouse and rat hindpaw: Respective role of oxalate needles and trypsin-like protease. Toxicol. Appl. Pharmacol. *58*(3), 444–451 (1981).
[25] Ladeira, A. M., S. O. Andrade and P. Sawaya: Studies on Dieffenbachia picta Schott: Toxic effects in Guinea pigs. Toxicol. Appl. Pharmacol. *34*, 363–373 (1975).
[26] Manno, J. E., F. W. Fochtman, C. L. Winek and S. P. Shanor: Toxicity of plants of the genus Dieffenbachia. Tox. Appl. Pharmacol. *10*, 405–406 (1967).
[27] Walter, W. G.: Dieffenbachia toxicity. J. Am. Med. Assoc. *201*(2), 140–141 (1967).
[28] Zettler, F. W. and B. B. Rhodes: Calcium oxalate variability in Dieffenbachia seedlings. Hort. Sci. *10*(5), 481–482 (1975).
[29] Schwarte, M.: Untersuchungen zum Oxalatgehalt einiger Wild-, Zier- und Nutzpflanzen unter toxikologischem Aspekt. Dissertation, Kiel 1986.
[30] Sakai, W. S. and M. A. Nagao: Raphide structure in Dieffenbachia maculata. J. Amer. Soc. Hort. Sci. *105*(1), 124–126 (1980).
[31] Wattendorf, J.: Gefährliche Schönheiten: Aronstabgewächse im Zimmer. Bull. Ass. Am. Jard. Bot. Fribourg *13*(1), 1–3 (1980).
[32] Dore, W. D.: Crystalline raphides in the toxic houseplant Dieffenbachia. J. Am. Med. Assoc. *185*(13), 1045 (1963).
[33] Rauber, A.: Observations on the idioblasts of Dieffenbachia. J. Toxicol. Clin. Toxicol. *23*(2–3), 79–90 (1985).
[34] Frey-Wyssling, A.: Crystallography of the two hydrates of crystalline calcium oxalate in plants. Am. J. Bot. *68*(1), 130–141 (1981).
[35] Autenrieth, W. und K. H. Bauer: Die Auffindung der Gifte und stark wirkenden Arzneistoffe – zum Gebrauch in chemischen Laboratorien, Verlag Theodor Steinkopf, Dresden, Leipzig 1943.
[36] Fazekas, I. Gy.: Tödliche Oxalat-(Kleesalz-)-Vergiftung, mit besonderer Berücksichtigung der histologischen Veränderungen. Arch. Toxicol. *17*, 179–182 (1958).
[37] Holstein, E.: Schädigung durch Oxalsäure und Kleesalz bei Einwirkung auf die Haut. Arch. Toxicol. *19*, 1–4 (1961).
[38] James, L. F.: Oxalate toxicosis. Clin. Toxicol. *5*(2), 231–243 (1972).
[39] Neugebauer, W.: Akute Kaliumoxalatvergiftung (Kleesalzvergiftung). Arch. Toxicol. *19*, 275–277 (1962).
[40] Brücher, H.: Tropische Nutzpflanzen, Springer-Verlag Berlin, Heidelberg, New York 1977.
[41] Everist, S. L.: Effect of land use on plant poisoning of Livestock in Australia, in: Keeler, R. F., K. R. van Kampen and L. F. James (eds.), Effects of poisonous plants on livestock, Academic Press, New York, San Francisco, London 1978.
[42] Franke, W.: Nutzpflanzenkunde, Georg Thieme Verlag Stuttgart, New York 1997.
[43] Goomasekera, C. D. A., V. W. J. K. Vasanthathilake, N. Ratnatunga and C. A. S. Seneviratne: Is Nai Habarala (Alocasia cucullata) a poisonous plant? Toxicon *31*(6), 813–816 (1993).
[44] Holttum, R. E.: Plant life in Malaya, Longman Group, London 1973.
[45] Mitchell, J. and A. Rook: Botanical Dermatology – Plants and plant products injurious to the skin, Greengrass Ltd. Vancouver, Canada 1979.
[46] Osisiogu, I. U., J. O. Uzo and E. N. Ugochukwu: The irritant effects of cocoyams. Planta Med. *26*, 166–169 (1974).
[47] Plowman, T.: Folk uses of new world aroids. Econ. Bot. *23*(2), 97–122 (1969).
[48] Suzuki, M.: Studies on the irritating substance of Pinellia ternata Breitenbach (Araceae). Arzneimittelforschg. *19*(8), 1307–1309 (1969).
[49] Tschiapke, L., G. Balansard and P. Bernard: Chemical and toxicological study of Anchomanes difformis, Planta Med. *36*(3), 257 – 258 (1979); Herba Hung. *19*(1), 55–63 (1980).
[50] Weber, U.: Über zwei als Heilpflanzen benutzte Araceen: die ostasiatische Pinellia ternata (Thunb.) Breitenb. und das einheimische Arum maculatum. Süddeutsch. Apoth. Ztg. *82*(71/72), 295–297; *82*(73/74), 303–304 (1942).
[51] Sakai, W. S. and M. Hanson: Mature raphid and raphid idioblast structure in plants of the edible Aroid genera Colocasia, Alocasia and Xanthosoma. Ann. Bot. *38*, 739–748 (1974).
[52] Solereder, H.: Beiträge zur Anatomie der Araceen. Beih. bot. Centralbl., Abt. I, *36*(1), 60–77 (1919).
[53] Sunell, L. A. and P. L. Healey: Distribution of calcium oxalate crystal idioblasts in corms of Taro (Colocasia esculenta). Am. J. Bot. *66*(9), 1029–1032 (1979).
[54] Loretti, A. P., M. R. da Silva Ilha and R. E. Ribeiro: Accidental fatal poisoning of a dog by Dieffenbachia picta (dumb cane). Vet. Hum. Toxicol. *45*(5): 233–239 (2003).

Philodendron SCHOTT Philodendron

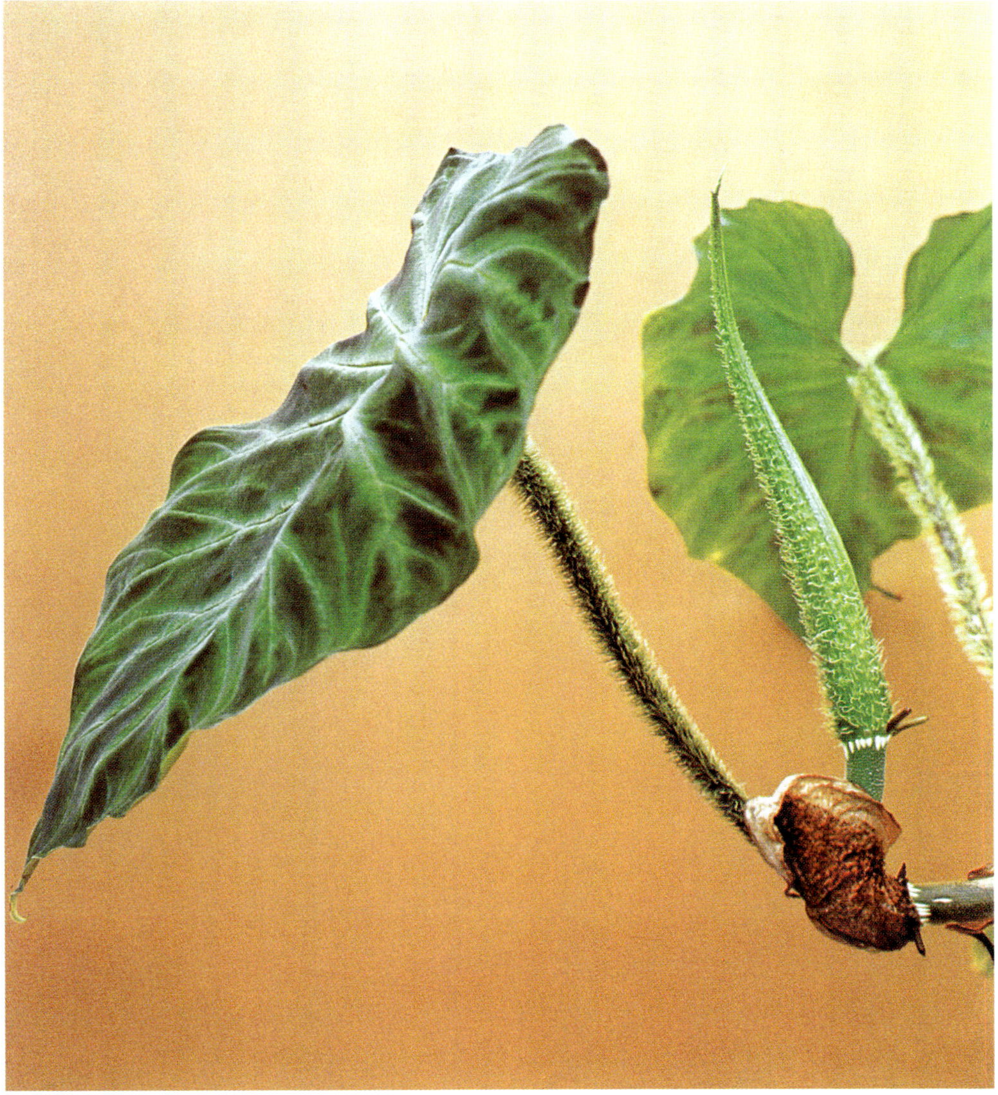

Im tropischen Amerika sind 275 Arten dieser Gattung mit strauchigen, baumartigen oder zuweilen auch kletternden Pflanzen bekannt. Ihre Blätter sind oft groß und sehr unterschiedlich gestaltet (ungeteilt, gelappt oder fiederschnittig). Das Hochblatt (Spatha) der typischen Araceen-Blüte ist weiß, gelb oder rot gefärbt, als Zimmerpflanze blüht der Philodendron allerdings selten und bietet zumeist nur den Schmuck der Blätter.

Hinsichtlich ihrer Toxizität sind diese Pflanzen im Grunde nicht anders einzuordnen als *Dieffenbachia* und viele weitere Araceen. Über 72 Vergiftungsfälle bei Katzen, von denen 37 tödlich verliefen, berichtete GREER [1]. PIERCE [2] beobachtete an einer 4-monatigen Siamkatze Vergiftungssymptome wie leichte Erregbarkeit, nervöse Zuckungen, Krämpfe mit gelegentlicher Genickstarre und verglich sie mit jenen einer Hirnhautentzündung. In den Exkrementen der Katze wurde ein Blattstreifen von Philodendron (6,5 cm^2) aufgefunden. Auch kann es zeitweilig nach Ingestion von Philodendron-Blättern zu einem Nierenversagen kommen [3]. Eine besondere Erwähnung verdient diese Pflanzengattung aber deswegen, weil sie darüber hinaus auch für dermatologische Erkrankungen verantwortlich gemacht wird.

Bei einer 23-jährigen Frau bildete sich im September 1941 auf den Augenlidern ein Exanthem, das sich in periodischen Abständen über Monate hinweg immer wieder neu entwickelte und vor allem zu Wochenbeginn verschlimmerte. Die Anamnese ergab, dass sich in ihrem Haus acht Philodendron-Pflanzen (Ph. scandens) befanden und sie regelmäßig zum Wochenende die Pflanzen abwusch und wässerte [4].

Zu dem gefährdeten Personenkreis gehören, wie weitere Berichte zeigen, insbesondere gärtnerisches Personal, Floristen und Hausfrauen, bedingt durch den regelmäßigen Umgang mit solchen Pflanzen [5–8].

Die Arbeitsgruppe um REFFSTRUP [9–10] konnte die allergisierenden Komponenten einiger *Philodendron*-Arten (*Ph. angustifolium, radiatum, scandens* ssp. *oxycardium*) als Alkylresorcin-Abkömmlinge identifizieren, also eine Substanzklasse, die den Urushiolen der Anacardiaceen relativ nahe steht (siehe S. 37). Neben den *Philodendron*-Arten ist auch die Efeutute (*Epipremnum aureum*) Anlass zu allergischen Reaktionen gewesen [11].

Literatur

[1] Greer, M. J.: Plant poisoning in cats. Mod. Vet. Pract. *42*, 62 (1961).

[2] Pierce, J. H.: Encephalitis signs from Philodendron leaf. Mod. Vet. Pract. *51*, 42 (1970).

[3] Brogger, J. N.: Renal failure from Philodendron. Mod. Vet. Pract. *51*, 46 (1970).

[4] Harris, J.H.: Dermatitis of the eyelids due to Philodendron (Scandens cardatum) plants. Arch. Dermatol. *45*, 1066–1068 (1942).
[5] Ayres, jr. S. and S. Ayres: Philodendron as a cause of contact dermatitis. Arch. Dermatol. *78*, 330–333 (1958).
[6] Dorsey, C.: Philodendron dermatitis. Californ. Med. *88*(4), 329–330 (1958).
[7] Engel, S. und K. Horn: Phytodermatosen durch Dictamnus alba, Sanicula europaea und Phyllodendron consanguineum. Derm. Mschr. *158*(1), 22–27 (1972).
[8] Mitchell, J. and A. Rook: Botanical Dermatology – Plants and plant products injurious to the skin. Greengrass Ltd. Vancouver, Canada 1979.
[9] Reffstrup, T., O. Hammershov, P.M. Boll and H. Schmidt: Philodendron scandens ssp. oxycardium, a new source of allergenic alkyl resorcinols. Acta. Chem. Scand. Ser. B. Org. Chem. Biochem. *36*(5), 291–294 (1982).
[10] Reffstrup, T., and P.M. Boll: Allergenic 5-alkyl- and 5-alkenyl-resorcinols from Philodendron species. Phytochemistry *24*(11), 2563–2565 (1985).
[11] Mobacken, H.: Allergic plant dermatitis from Scindapsus aureus. Contact Dermatitis *1*, 60–61 (1975).

Araliaceae

Hedera helix L. Gemeiner Efeu – Ivy – Lierre grimpant

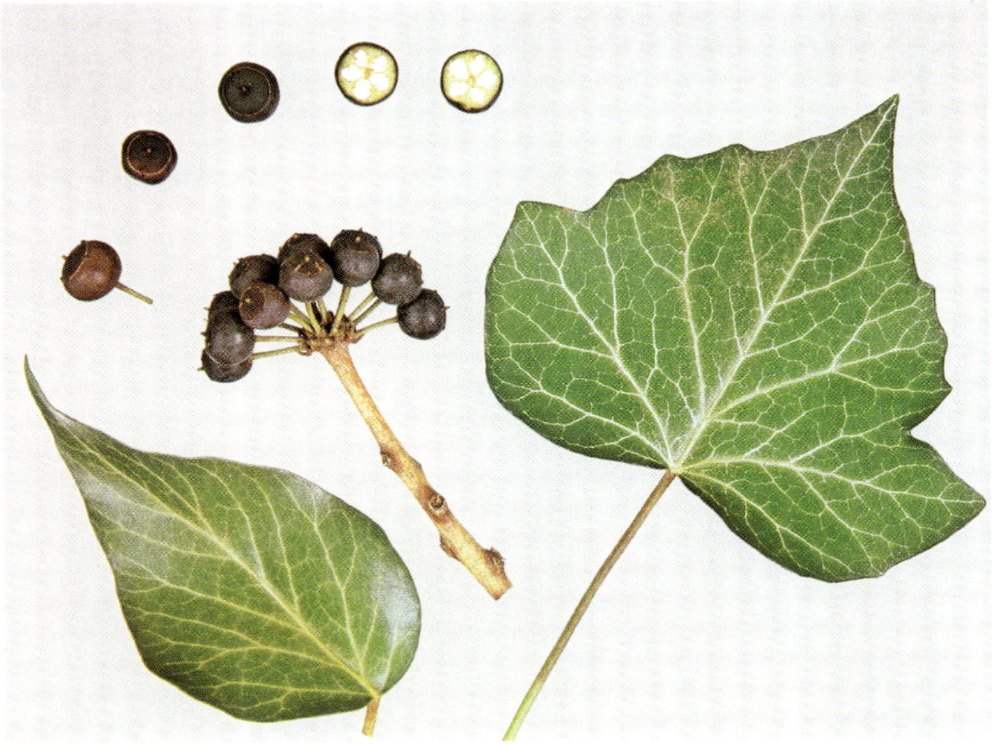

Abb. 33: Efeu

Bis 20 m hoch mittels Haftwurzeln kletterndes Holzgewächs, an Bäumen und Hauswänden; auch auf dem Boden kriechend.
Blätter immergrün, im Alter unbehaart, sehr verschieden gestaltet (Heterophyllie): Untere gelappt, meist weiß geadert, die oberen der Blütensprosse lanzettlich, ganzrandig.
Blüten unscheinbar, grünlich; in einfachen, halbkugeligen Dolden, diese häufig in traubiger Anordnung, dabei Enddolde am kräftigsten; IX–XI.
Früchte kugelige Beeren mit 3–5 Samen, erst im Frühjahr zur Reife schwarz; III–IV.
Verbreitung: In ganz Europa, nur im hohen Norden fehlend; in N-Amerika eingeführt. Als Schattenpflanze auch gern angepflanzt.

Die **Efeugewächse** sind eine Familie mit vorwiegend tropisch-subtropischer Verbreitung; sie sind aber auch im gemäßigtem Klima vertreten. Während manche tropischen Gewächse bei uns beliebte Zimmerpflanzen sind, werden *Panax ginseng, Eleutherococcus senticosus* ebenso wie *Hedera helix* auch arzneilich genutzt. Aus toxikologischer Sicht ist das in der Familie häufige Vorkommen von Triterpensaponinen und Polyinen (evtl. auch Oxalsäure) von Bedeutung. Als einzige einheimische Pflanze enthält auch der **Efeu** in allen Organen **Saponine** vom Triterpentyp. Die in ihrer Struktur bekannten Verbindungen, wie z.B. das Hederasaponin C, wurden aus den Blättern isoliert. Auch die für eine arzneiliche Anwendung als Keuchhustenmittel gebräuchlichen Zubereitungen sind saponinhaltige Blattextrakte. Über den Saponingehalt der Beeren, insbesondere der Samen, fehlen neuere Untersuchungen. Dass die Saponine für deren immer wieder angegebene Giftigkeit verantwortlich sind, ist wahrscheinlich. Über andere Giftstoffe der Früchte ist jedenfalls, abge-

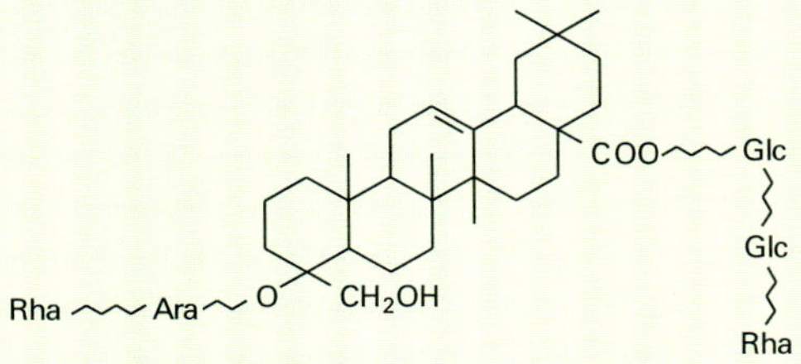

Hederasaponin C

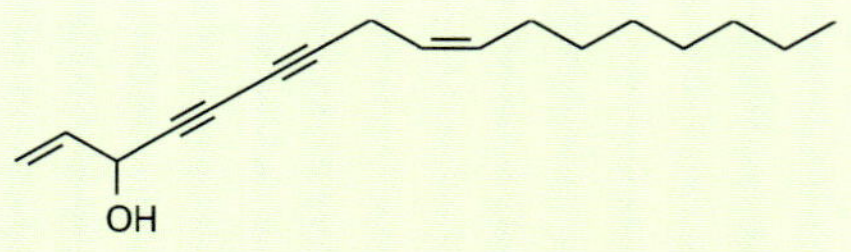

Falcarinol

sehen von den Polyinen Falcarinon, Falcarinol (s. u.) und einem Polyinepoxid [1] nichts bekannt. Die in der älteren Literatur erwähnten Vergiftungsfälle von Kindern mit tödlichem Ausgang sind mit Skepsis zu beurteilen; hinzu kommt, dass die Beeren auch im reifen Zustand trockenhäutig sind, bitter schmecken und somit kaum zum Verzehr größerer Mengen Anreiz bieten. KANNGIESSER [2] beschreibt einen Selbstversuch folgendermaßen:

Ich selbst aß im Mai eine dicke grünschwärzliche Efeubeere, schluckte sie fein zerkaut herunter und trank etwas Wasser nach. Der Geschmack ist grasähnlich, und zwar etwas widerlicher. Etwa 10 Minuten nach Genuß trat leichtes Brennen im Rachen ein, das ungefähr ¼ Stunde anhielt. Sonst habe ich kein weiteres Symptom beobachtet.

Innerhalb eines Zeitraums von 7 Jahren gab es nach [3] bei insgesamt 516 Beratungen nur gelegentlich Fälle mit leichter Symptomatik (Erbrechen, Durchfall).

Efeu ist seit langem als Auslöser von Kontaktdermatitiden bekannt. Eine Zusammenstellung der seit 1899 publizierten Fälle findet sich bei [4–5]. Bei der Mehrzahl der über 60 Fälle handelte es sich um eine direkte Kontaktdermatitis, die vor allem beim Schneiden von Efeubewuchs auftrat. Allergische Reaktionen sind nur vereinzelt hinreichend sicher dokumentiert. Auslöser der Kontaktdermatitis sind **Polyine**, insbesondere Falcarinol und Didehydrofalcarinol, die auch allergen wirksam sein können [4–6]. Vor allem Falcarinol ist eine chemisch reaktionsfähige Substanz, die mit Proteinen reagieren kann. Sie kommt auch in den Stängeln und Blättern anderer Araliaceen, z. B. x *Fatshedera lizei, H. algeriensis* oder *Schefflera pueckleri* vor [7]. Ein weiteres Polyin im Efeu ist das 11,12-Dehydrofalcarinol [8].

Therapie

Da die Aufnahme größerer Mengen an Beeren oder Blättern unwahrscheinlich ist, dürfte sich eine primäre Giftentfernung in der Regel erübrigen; reichlich Flüssigkeit trinken lassen und gegebenenfalls symptomatische Behandlung gastrointestinaler Beschwerden.

Andere Araliaceen. Wegen ihrer dekorativen Blätter beliebte Zimmerpflanzen sind u. a. verschiedene *Schefflera*-Arten, x *Fatshedera* (Efeuaralie), *Oreopanax* (Bergaralie), *Polyscias* (Fiederaralie) sowie *Fatsia* und *Trevesia*. Soweit sie Polyine enthalten, können sie Ursache von Kontaktdermatitiden sein. Dies gilt z. B. für *Schefflera arboricola*, in der Falcarinol als Kontaktallergen nachgewiesen ist [9–10]; *Schefflera digitata* enthält Falcarindiol [11], während *Dendropanax trifidus* und *Fatsia japonica* Falcarinol-analoge Polyine als starke Allergene enthalten, die zu Kreuzreaktionen mit anderen Araliaceen führen können [12]. Berichte über Intoxikationen nach Inges-

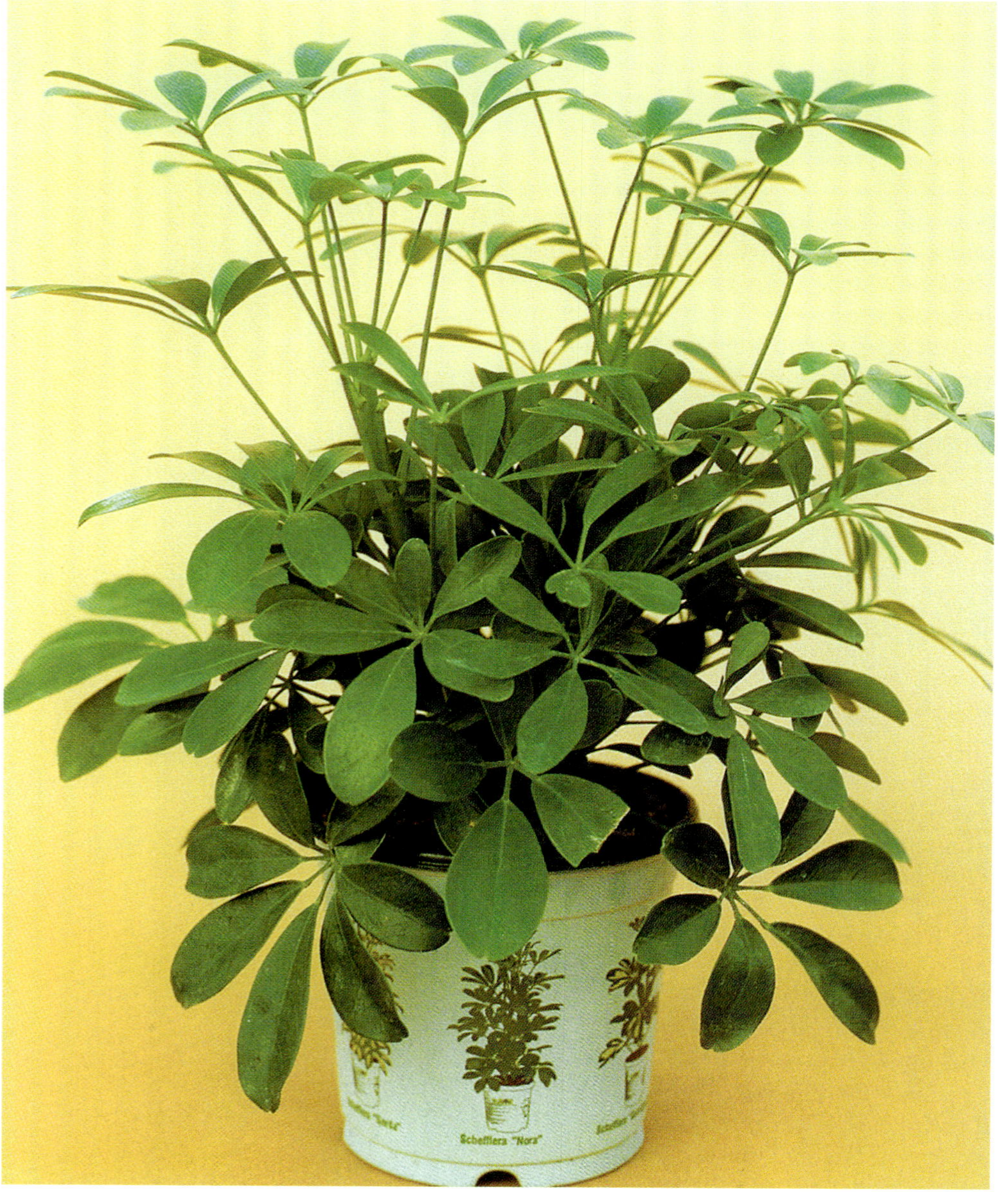

Abb. 34: Schefflera actinophylla (ENDL.) HARMS Schefflera – Australian Umbrella Tree – Schefflera

tion von Pflanzenteilen sind selten. Nach [13] gab es bei insgesamt 162 Beratungen in 12 Jahren bei 10 Fällen spontanes Erbrechen und Bauchschmerzen. Über die Vergiftung eines Hundes durch Blätter von *Schefflera actinophylla* haben STOWE et al. [14] berichtet. Sie führen die Giftigkeit dieser dekorativen Zierpflanze auf den Oxalatgehalt zurück, der 0,9 bis 1,5% (bez. auf FGW) betrug.
Panax ginseng soll hier nur insofern erwähnt werden, als es Berichte über ein „ginseng abuse syndrom" gegeben hat, das mit Schlaflosigkeit, Hypertonie und Ödembildung verbunden ist. Nach kritischer Abwägung dieser Berichte (vgl. dazu die zusammenfassenden Darstellungen [15–16]) sind diese unerwünschten Wirkungen wohl nur bei massiver Überdosierung oder bei der Einnahme von qualitativ fragwürdigen Ginsengzubereitungen möglich gewesen, sodass der arzneilichen Verwendung von Ginseng oder *Eleutherococcus* („Taigawurzel") nichts entgegen stehen dürfte.

Mikroskopische Merkmale der Frucht. Der tiefviolette Farbstoff der Früchte von *Hedera* befindet sich vornehmlich in den derbwandigen, „gefensterten" Zellen des Exokarps (Abb. 35 a). Spaltöffnungen sind selten, nur in der Epidermis des Drüsendiskus treten sie häufiger auf. Ein besonderes Kennzeichen der Fruchtwandepidermis sind vereinzelt vorkommende Sternhaare (Abb. 35 b). Allerdings brechen sie leicht ab, sodass vor allem bei älteren Früchten sich nur noch die z.T. paarweise angeordneten Stielzellen dieser Haare auffinden lassen. Im Fruchtfleisch kommen große schizogene Ölbehälter vor und Calciumoxalat in Form von Drusen (ca. 12 µm).

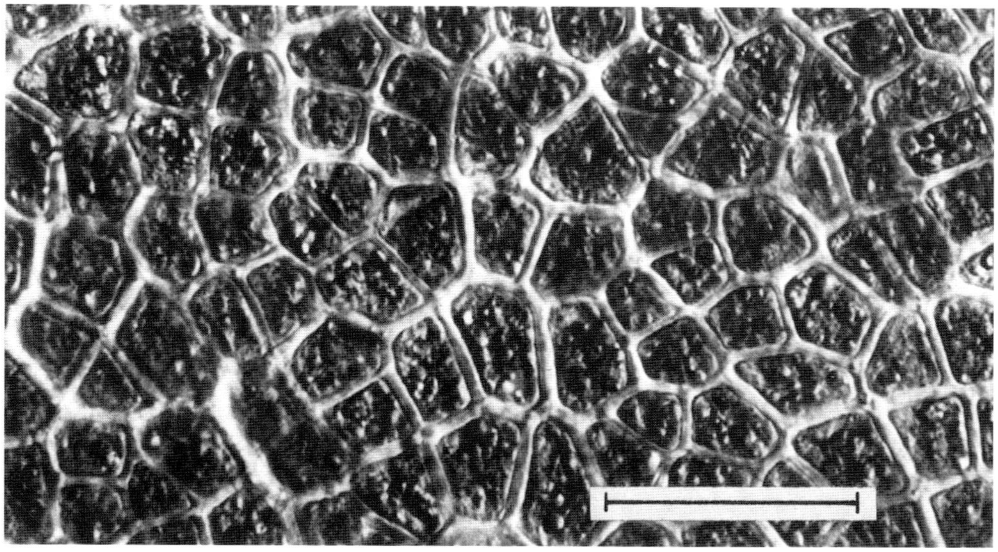
a

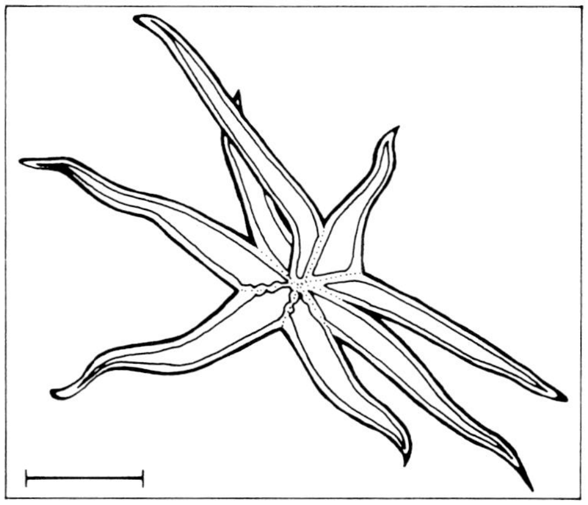
b

Abb. 35: Fruchtwand von Hedera helix. Epidermis (a), Sternhaar (b)

Literatur

[1] Christensen, L.P., J. Lam and T. Thomasen: Polyacetylens from the fruits of Hedera helix. Phytochemistry *30*(12), 4151–4152 (1991).
[2] Kanngiesser, F.: Über die Giftigkeit einiger Beeren. Ber. Dtsch. Pharm. Ges. *25*, 326–327 (1915).
[3] Persönl. Mitteilung G. Lübke, Beratungsstelle für Vergiftungserscheinungen und Embryonaltoxikologie, Berlin 2003.
[4] Hausen, B.M., J. Bröhan, W.A. König, F. Faasch, H. Hahn and G. Bruhn: Allergic and irritant dermatitis from falcarinol and didehydrofalcarinol in common ivy (Hedera helix L.). Contact Dermatitis *17*, 1–9 (1987).
[5] Johnke, H. and B. Bjarnason: Allergisk kontaktdermatitis over for efeu (Hedera helix L.). Ugeskr. Laeger *156*(25), 3778–3779 (1994).
[6] Özdemir, C., L.A. Schneider, R. Hinrichs et al.: Allergic contact dermatitis to common ivy (Hedera helix L.). Hautarzt *54*(10), 966–969 (2003).
[7] Boll, P.M. and L. Hansen: On the presence of falcarinol in Araliaceae. Phytochemistry *26*(1), 2955–2956 (1987).
[8] Gafner, F., G.W. Reynolds and E. Rodriguez: The diacetylene 11,12-dehydrofalcarinol from Hedera helix. Phytochemistry *28*(4), 1256–1257 (1989).
[9] Hansen, L., O. Hammershoy and P.M. Boll: Allergic contact dermatitis from falcarinol isolated from Schefflera arboricola. Contact Dermatitis *14*(2), 91–93 (1986).
[10] Hansen, L. and P.M. Boll: The polyacetylenic falcarinol as the major allergen in Schefflera arboricola. Phytochemistry *25*(2), 529–530 (1986).
[11] Muir, A.D., A.L.J. Cole and J.R.L. Walker: Antibiotic compounds from New Zealand plants. Planta Med. *44*, 129–133 (1982).
[12] Oka, K., F. Saito, T. Yasuhara and A. Sugimoto: The allergens of Dendropanax trifidus Makino and Fatsia japonica Decne. et Planch. and evaluation of cross-reactions with other plants of the Araliaceae family. Contact Dermatitis *40*, 209–213 (1999).
[13] Ritter, S.: Vergiftungsunfälle mit Pflanzen, in: K.E. von Mühlendahl, U. Oberdisse, R. Bunjes und S. Ritter (Hrsg.): Vergiftungen im Kindesalter, Ferdinand Enke Verlag, Stuttgart 1995.
[14] Stowe, C.M., G. Fangmann and D. Trampel: Schefflera toxicosis in a dog. J. Am. Vet. Med. Assoc. *167*(1), 74 (1975).
[15] Sonnenborn, U.: Ginseng-Nebenwirkungen: Fakten oder Vermutungen? Med. Mschr. Pharm. *12*, 46–53 (1989).
[16] Sonnenborn, U. and R. Hänsel: Panax ginseng, in: De Smet, P.A.G.M., K. Keller, R. Hänsel and R.F. Chandler (eds.): Adverse effects of herbal drugs, 179–192, Springer Verlag, Berlin, Heidelberg, New York 1992.

Arecaceae

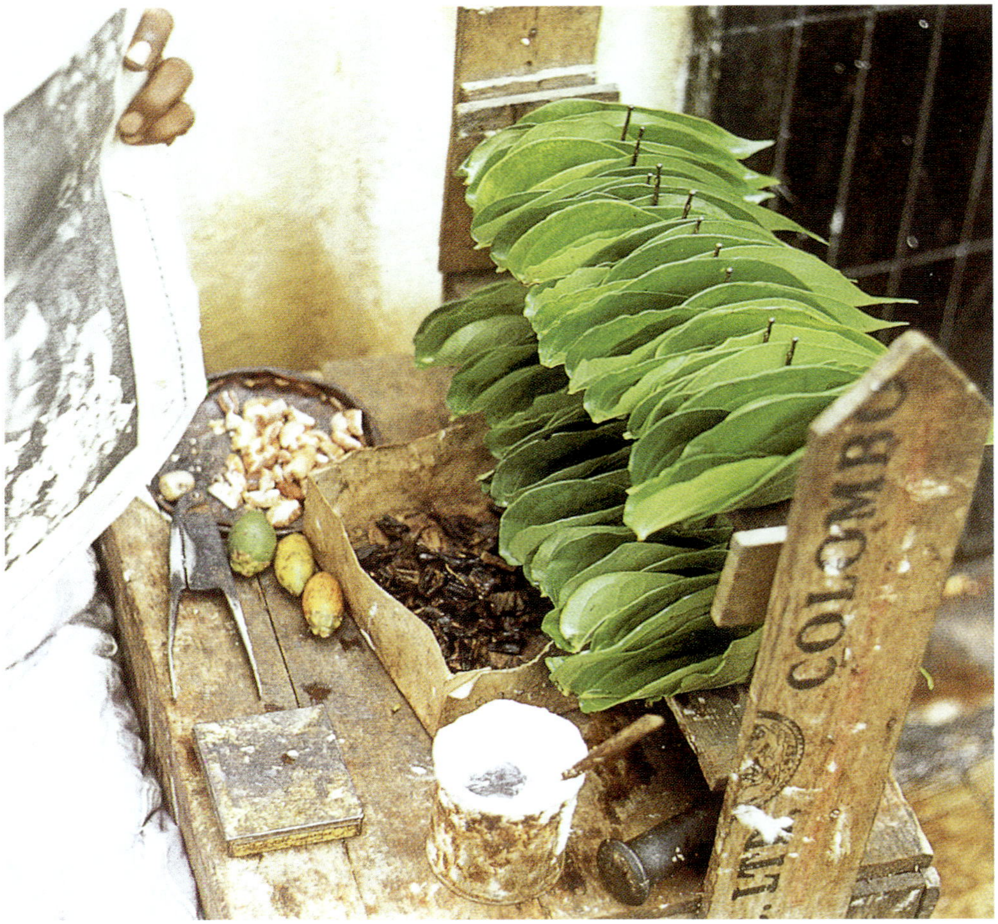

Abb. 36 a: Ingredienzien des Betelbissens: Arekanüsse, Blätter von Piper betle und Kalkbrei

Als toxikologisch relevante Stoffe sind bei den überwiegend tropischen Palmen lediglich die Piperidin-Alkaloide der **Betelpalme** (*Areca catechu*) von Bedeutung. Neben den Esteralkaloiden Arecolin und Guvacolin sowie den unveresterten Piperidinabkömmlingen Arecaidin und Guvacin kommen in den Arecasamen auch reichlich Catechingerbstoffe vor. Die parasympathomimetischen (Arecolin) und zentral anregenden Wirkungen (Arecaidin und Guvacin als Hemmstoffe der GABA-Rückspeicherung an inhibitorischen Neuronen) der Alkaloide kommen beim Kauen des „Betelbissens" (Abb. 36 a) zur Geltung [1]. Für das erhöhte (Mundhöhlen-)Krebsrisiko als Folge des „Betelkauens" dürften die Alkaloide selbst und/oder die nach Spaltung der Esteralkaloide Arecolin und Guvacolin (Norarecolin) entstehenden Nitrosamine, aber auch die Gerbstoffe verantwortlich sein [2]. Diskutiert wird als cancerogener Faktor auch Safrol als Komponente des ätherischen Öls von *Piper betle* [3]. Zur Embryotoxizität der Betelnuss (Versuche an Mäusen) vgl. [4]. Betel ist nach Tabak, Alkohol und Coffein das vor allem im südasiatischen Raum verbreitetste Genussmittel [5]. Über akute Intoxikationen durch Betelkauen ist wenig bekannt. Immerhin wurden in einem Toxzentrum in Taiwan 17 Fälle innerhalb eines Zeitraums von 10 Jahren registriert, bei denen ernstere Vergiftungserscheinungen auftraten: Erbrechen und Übelkeit, Dyspnoe, Tachykardie, Koliken, Koma und kardiovasculäre Störungen, die aber in der Regel nicht länger als 24 Stunden anhielten [6].

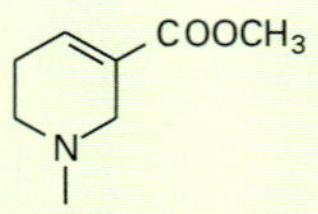

Arecolin

In den Früchten der Dattelpalme (*Phoenix dactylifera*) findet sich die toxische Aminosäure Baikiain in geringer Menge, für den Verzehr der Früchte ist dies aber ohne Bedeutung.

Die Fischschwanzpalme (*Caryota mitis*) wird in tropischen Gebieten wegen ihrer essbaren Samen angepflanzt. Bei der Ernte der Früchte (auch zur Gewinnung von Palmwein) kann es durch Hautkontakt mit dem Saft des Fruchtfleisches zu unangenehmen Hautirritationen kommen. Verursacht werden die Reizwirkungen durch die im Fruchtfleisch enthaltenen Kristallnadeln [7].

Viele Palmen sind am Stamm, an Blattscheiden und Blättern oder am Blütenstand mit Dornen oder Stacheln bewehrt (Abb. 36 b). Mechanische Verletzungen durch das Eindringen von Palmdornen insbesondere in das Knie sind in den entsprechenden Ländern nicht selten und bedürfen u. U. sorgfältiger chirurgischer Entfernung; werden sie übersehen, können sie zu schmerzhaften Gelenkentzündungen führen [8]. Über mechanische Verletzungen durch Dornen siehe auch Cactaceae S. 115 und *Prunus spinosa* S. 340.

Literatur

[1] Chu, N.S.: Effects of betel chewing on the central and autonomic nervous systems. J. Biomed. Sci. *8*(3), 229–236 (2001).

[2] Schneider, E.: Betel – ein beliebtes Genussmittel Südasiens. Pharmazie i. u. Zeit *15*(6), 161–166 (1986).

[3] Chen-Chiu, L., Chi-Chin, W., Chang-Kuo, W. et al.: Safrol-like DNA-adducts in oral tissue from oral cancer patients with a betel quid chewing history. Carcinogenesis (Oxford) *20*(12), 2331–2334 (1999).

[4] Sinha, A. and A.R. Rao: Embryotoxicity of betel nuts in mice. Toxicology *37*(3/4), 315–326 (1985).

[5] Norton, S.A.: Betel: Consumption and consequences. J. Am. Acad. Dermatol. *38*(1), 81–88 (1998).

[6] Deng, J.F., J. Ger, W.J. Tsai et al.: Acute toxicities of betel nut: rare but probably overlooked events. J. Toxicol. Clin. Toxicol. *39*(4), 355–360 (2001).

[7] Morton, J.F.: Plants poisonous to people in Florida, Fairchild Tropical Garden 1977.

[8] Cahill, N. and J.D. King: Palm thorn synovitis. J. Pediatr. Orthop. *4*(2), 175–179 (1984).

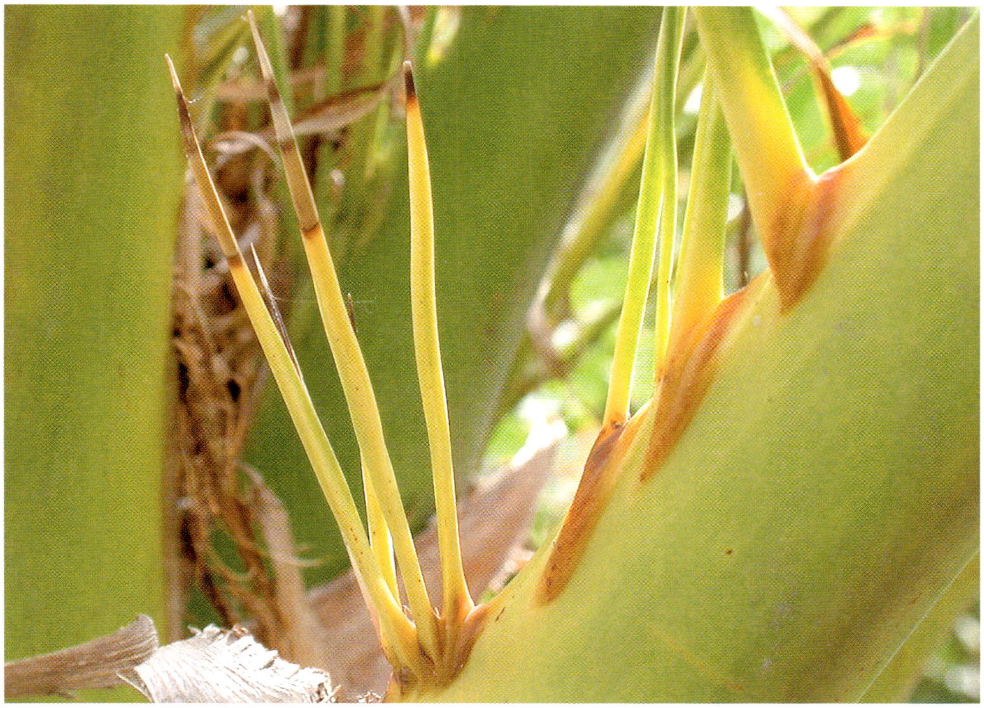

Abb. 36b: Palmendornen von Phoenix dactylifera L.

Aristolochiaceae

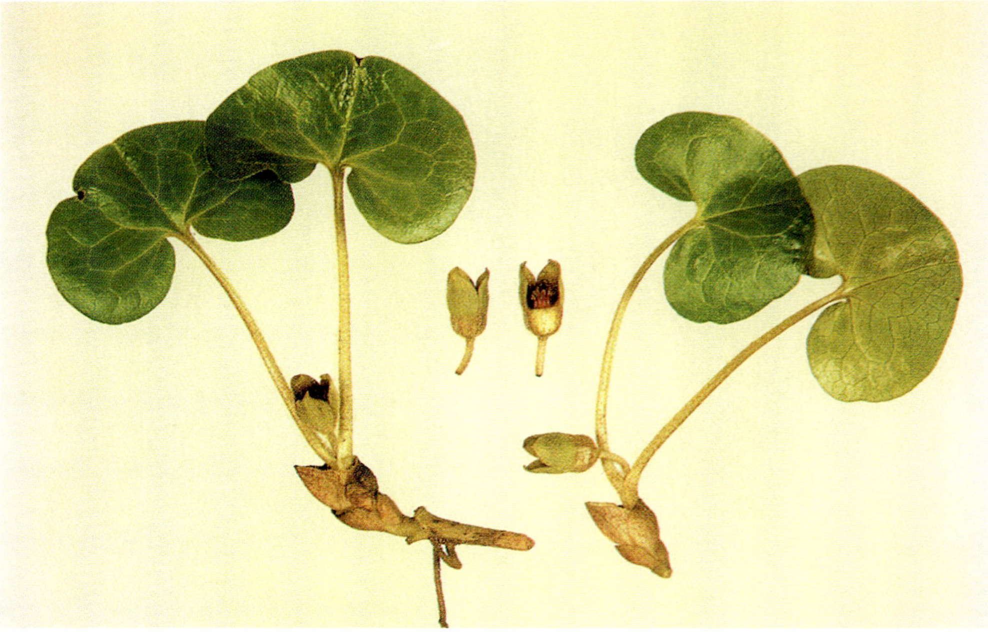

Abb. 37: Asarum europaeum L. Europäische Haselwurz – European Wild Ginger – Asaret d'Europe

Von den in tropischen und warmgemäßigten Gebieten wachsenden **Osterluzeigewächsen** kommen *Asarum europaeum*, die Haselwurz, und *Aristolochia clematitis*, die Osterluzei (als verwilderte Arzneipflanze?) in N-Europa vor. Die nordamerikanische Pfeifenwinde, *Aristolochia macrophylla* (*A. sipho*) wird als rankendes Ziergewächs gepflanzt.
Asarum europaeum, die **Haselwurz**, enthält in Ölzellen ein phenylpropankörperreiches ätherisches Öl mit α-Asaron (trans-Isoasaron), trans-Isoeugenolmethylether und anderen Methoxyphenylpropanen. Die expektorierenden, antibakteriellen und lokalanästhesierenden Wirkungen dieser Substanzen werden therapeutisch genutzt [1–2]. Während früher Intoxikationen nach volksmedizinischer Anwendung des Haselwurzrhizoms als Emetikum, Diuretikum oder Abortivum beobachtet wurden, fehlen Berichte aus neuerer Zeit. Über das Auftreten einer Hemiparese nach dem Trinken eines Haselwurztee-Absuds wurde zuletzt 1969 berichtet [3]. In den Statistiken der Giftinformationszentralen gibt es seit langem keine Angaben über Vergiftungsfälle mit der Haselwurz.
Aristolochia clematitis, die **Osterluzei**, war in den alten Kräuterbüchern vor allem als Wundheilmittel eine hoch geschätzte Pflanze, Extrakte wurden eine Zeit lang wegen phagocytose-stimulierender Effekte arzneilich genutzt. Für diese Wirkungen sind **Aristolochiasäuren** (10-Nitro-phenanthrencarbonsäuren) verantwortlich, die in höheren Dosen auch eine beträchtliche Genotoxizität besitzen [4–5]. Eine Übersicht über Wirkungen und Nebenwirkungen von *A. clematitis* u.a. *Aristolochia*-Arten sowie der Aristolochiasäuren findet sich in [6]. Nach akut toxischen Dosen zeigen Ratten und Mäuse deutliche Zeichen einer Nierenschädigung [7–8].

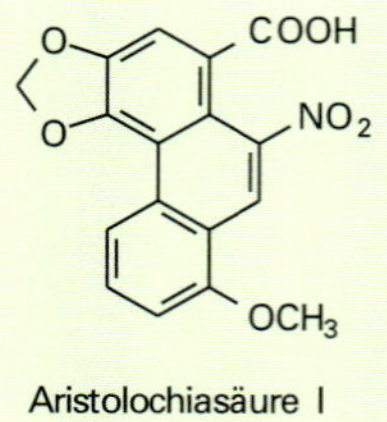

Aristolochiasäure I

Fälle von interstitieller Nephropathie mit progressivem Nierenversagen wurden in den letzten Jahren auch nach der Einnahme chinesischer Drogen der TCM beobachtet. Ursache derartiger Intoxikationen waren Verfälschungen oder auch Verwechselungen von aristolochiasäurefreien mit solchen Drogen, die Aristolochiasäure enthalten, z.B. *Aristolochia fangji* anstelle von *Stephania tetrandra* (Menispermaceae) [9–13, 18]. Auch in importierten TCM-Fertigarzneimitteln wurden Aristolochiasäuren nachgewiesen [14].
Im Rahmen einer Monographie „Pflanzliche Drogen zur Anwendung in der TCM" wird im DAC 2002 eine einfache dc-Methode beschrieben, mit der auch Spuren von Aristolochiasäure in fraglichen Drogen nachgewiesen werden können [17].
Aristolochia bracteata hat sich im Sudan für Ziegen als toxisch erwiesen [15], auch in Kombination mit *Cadaba rotundifolia* [16]. Über Humanintoxikationen durch Osterluzei oder andere *Aristolochia*-Arten ist uns nichts bekannt.

Literatur

[1] Gracza, L.: Über die Wirkstoffe von Asarum europaeum. 16. Die lokalanästhetische Wirkung der Phenylpropanderivate. Planta Med. *48*, 153–157 (1983).
[2] Gerster, G.: Asarum europaeum – eine alte Heilpflanze wurde neu entdeckt. Z. Phytother. *4*(5), 665–666 (1983).
[3] Brändle, W.: Hemiparese mit Haselwurztee-Absud. Schweiz. Rundschau Med. (PRAXIS) *27*, 868–869 (1969).
[4] Mengs, U.: On the histopathogenesis of rat forestomach carcinoma caused by aristolochic acid. Arch. Toxicol. *52*, 209–220 (1983).
[5] Mengs, U., W. Lang and J.A. Poch: The carcinogenic action of aristolochic acids in rats. Arch. Toxicol. *51*, 107–119 (1982).
[6] De Smet, P.A.G.M.: Aristolochia species, in: Adverse effects of herbal drugs,

P. G. A. M. De Smet, K. Keller, R. Hänsel and R. F. Chandler (eds.), 79–89, Springer-Verlag, Berlin, Heidelberg, New York 1992.
[7] Mengs, U.: Acute toxicity of aristolochic acid in rodents. Arch. Toxicol. *59*, 328–331 (1987).
[8] Mengs, U. and C. D. Stotzem: Renal toxicity of aristolochic acid in rats as an example of nephrotoxicity testing in routine toxicology. Arch. Toxicol. *67*, 307–311 (1993).
[9] Vanhaelen, M. et al.: Identification of aristolochic acid in Chinese herbs. Lancet *343*, 174 (1994).
[10] Schmeiser, H.: Aristolochiasäure als Ursache von Nierenerkrankungen. Dtsch. Apoth. Ztg. *136*, 1768 (1996).
[11] Schmoltzi, P. and M. Scherges: Verwechselungen chinesischer Arzneidrogen. Dtsch. Apoth. Ztg. *140*, 4094–4103 (2000).
[12] Blaszczyk, T.: Gefahr durch chinesische Arzneimittel? Dtsch. Apoth. Ztg. *141*, 1687–1696 (2001).
[13] Martinez, M. C. M., J. Nortier, P. Vereerstraeten and J. L. Vanherweghem: Progression rate of Chinese herb nephropathy: impact of Aristolochia fangchi ingested dose. Nephrol. Dialysis Transplant. *17*(3), 408–412 (2002).
[14] AMKdA: Warnung vor aristolochiasäurehaltigen chinesischen Arzneimitteln der TCM. Dtsch. Apoth. Ztg. *140*, 4920–4922 (2000).
[15] Barakat, S. E. M., T. A. Wasfi and S. E. I. Adam: The toxicity of Aristolochia bracteata in goats. Vet. Pathol. *20*, 611–616 (1983).
[16] Eldirdi, N. I., S. E. M. Barakat and S. E. I. Adam: The combined toxicity of Aristolochia bracteata and Cadaba rotundifolia. Vet. Hum. Toxicol. *29*(2), 133–137 (1987).

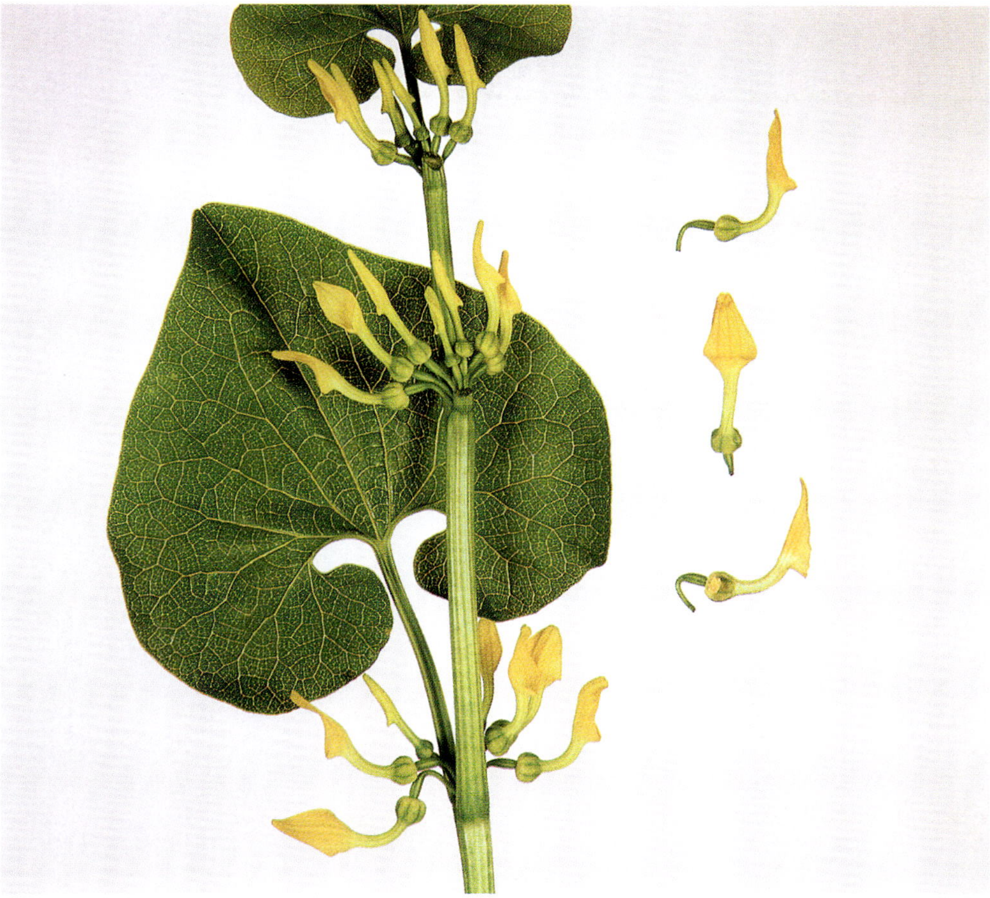

Abb. 38: Aristolochia clematitis L. Osterluzei – Birthwort – Aristoloche clématite

[17] Ihrig, M.: Aristolochiasäure in chinesischem Haselwurzkraut nachgewiesen. Pharm. Ztg. *148*(31), 2821–2822 (2003); auch in Dtsch. Apoth. Ztg. *143*(30), 3754–3755 (2003).
[18] Nowack, R.: Nierenversagen durch aristolochiasäurehaltige Heilmittel – ein immanentes Risiko chinesischer Phytotherapie? Z. Phytother. *25*, 67–74 (2004).

Asclepiadaceae

Von dieser den Apocynaceen nahe stehenden Familie der **Seidenpflanzengewächse** mit überwiegend tropisch-subtropischer Verbreitung ist in M-Europa nur *Vincetoxicum hirundinaria*, die Schwalbenwurz heimisch. Als Zimmerpflanzen begegnen uns *Asclepias* spec. (Seidenpflanzen), *Hoya carnosa*, die Porzellanblume (Wachsblume) und *Stephanotis floribunda*, die Kranzschlinge ebenso wie die Sukkulenten *Ceropegia* spec. (Leuchterblumen) oder *Orbea variegata*, die Aasblume.

Toxikologisch relevante Inhaltsstoffe der Familie sind insbesondere herzwirksame Cardenolide und Steroidglykoside mit saponinähnlichen Eigenschaften, die wegen ihres bitteren Geschmacks auch als „Asclepiadaceen-Bitterstoffe" bezeichnet werden. Milchsaft findet sich in ungegliederten Milchröhren.

Vincetoxicum hirundinaria (*Cynanchum vincetoxicum*), die **Schwalbenwurz**, wächst zerstreut bis verbreitet meist auf lockeren, steinigen Böden, ist im Norden Deutschlands jedoch selten. Wegen des als Vincetoxin bezeichneten Gemischs verschiedener 5-Oxasteroidglykoside gilt die Pflanze als giftig. Im Gegensatz zu Angaben in der älteren Literatur gibt es in neuerer Zeit keine Berichte über Veterinär- oder Humanintoxikationen. Der Vincetoxingehalt ist in den unterirdischen Organen besonders hoch; da die dünnen, weißlichen Wurzeln den Primelwurzeln ähneln und in dieser Droge als unzulässige Beimengung gefunden worden sind, lässt Ph. Eur. die Droge Primelwurzel (Primulae radix) auf eine Beimengung von *Vincetoxicum*-Wurzeln prüfen. Auch das Condurangin der altbekannten Droge Condurangorinde von *Marsdenia cundurango* ist ein Gemisch verschiedener C_{21}-Steroidglykoside mit zusätzlicher Veresterung durch Essig- oder Zimtsäure. Zum Wirkungs- und Nebenwirkungsprofil der Droge vgl. die Übersicht [1].

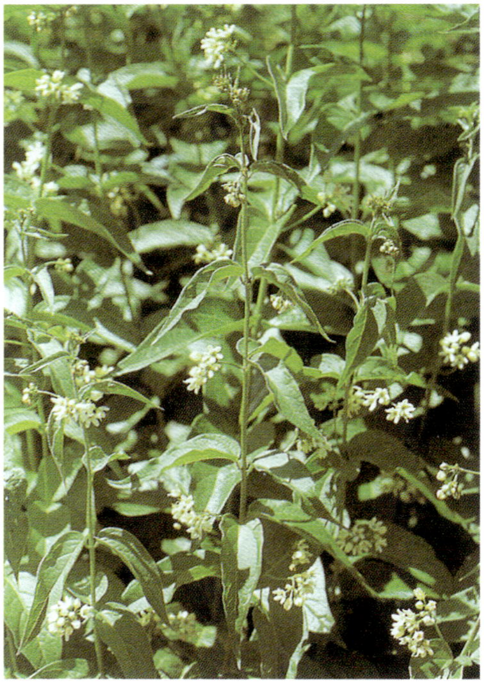

Abb. 40: Vincetoxicum hirundinaria MEDIK. Schwalbenwurz – Swallowwort – Dompte-venin

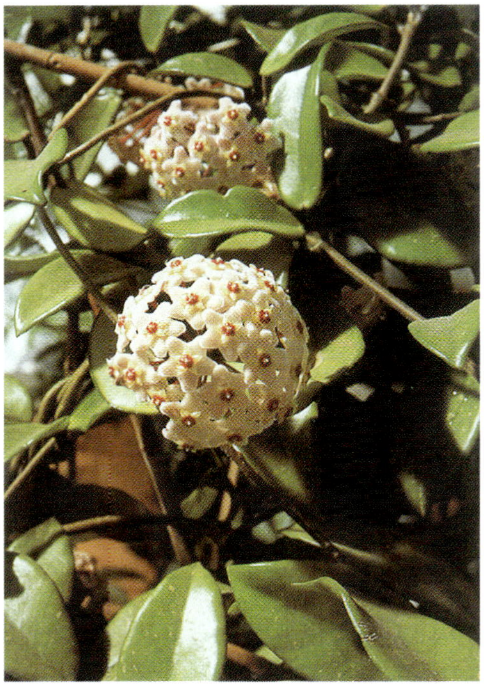

Abb. 41: Hoya carnosa (L.f.) R. BR. Porzellanblume – Waxplant – Fleur de porcelaine

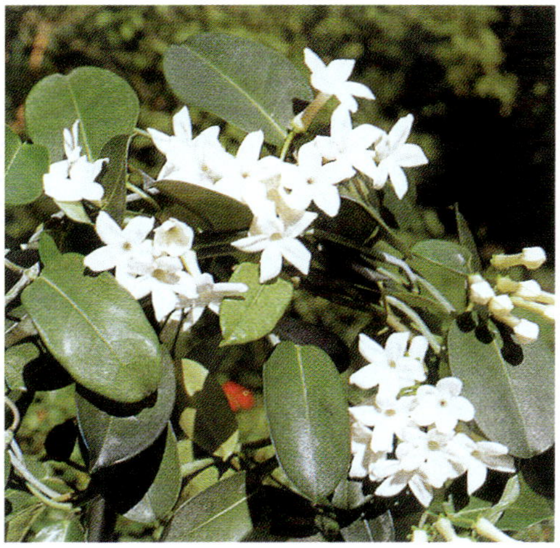

Abb. 39: Stephanotis floribunda (R. BR.) BRONGN. Kranzschlinge – Wax Flower – Jasmin de Madagascar

In tropischen und subtropischen Gebieten können verschiedene Asclepiadaceen, z. B. *Asclepias-, Calotropis-, Cynanchum-, Gomphocarpus-, Marsdenia-* oder *Sarcostemma*-Arten Ursache von Weidetiervergiftungen sein, meist nur dann, wenn andere Nahrungsquellen spärlich sind [2–3, 12]. *Cryptostegia grandiflora* (rubber vine) führte in Australien (Queensland) zu einer Vergiftung von Pferden [4] und in Namibia zu Todesfällen bei Elefanten [5]. Aus Ungarn wurde über den Tod von Färsen berichtet, in deren Futter bis zu einem Drittel Blattmaterial von *Asclepias syriaca* (silkweed) enthalten war [6].

Schafe starben in Kentucky nach dem Fressen der Blätter von *Asclepias viridis* (ozark milkweed) [7]. Zur Giftigkeit von *Asclepias curassavica* für Weidetiere vgl. [8]. Experimentell verabreichter Latex von *Calotropis procera* war für Ziegen p. o. in einer Dosis von 1 ml/kg Körpergewicht bzw. 0,005 ml/kg parenteral tödlich [9].

Über eine Allergie gegen *Hoya carnosa* liegt ein Bericht vor [10], ebenso wurde eine hämolytische Krise nach Kontakt mit der Porzellanblume bei einem Patienten mit G6PD-Mangel (Glukose-6-phosphat-Dehydrogenase) beobachtet [11].

Literatur

[1] Frohne, D.: Marsdenia cundurango, in: De Smet, P.A.G.M:, K. Keller, R. Hänsel and R.F. Chandler (eds.): Adverse effects of herbal drugs, 157–160, Springer-Verl. Berlin, Heidelberg, New York 1992.

[2] McBarron, E.J.: Poisonous plants, Handbook for farmers and graziers, Inkata Press Proprietary, Melbourne, Sydney, London 1983.

[3] Vahrmeijer, J.: Poisonous plants of Southern Africa that cause stock losses, Tafelberg Publishers, Cape Town 1981.

[4] Cook, D.R., G.W. Campbell and A.R. Meldrum: Suspected Cryptostegia grandiflora (rubber vine) poisoning in horses. Aust. Vet. J. *67*(9), 344 (1990).

[5] Brain, C. and V.E.B. Fox: Suspected cardiac glycoside poisoning in elephants (Loxodonta africana). J.S. Afr. Vet. Assoc. *65*(4), 173–174 (1994).

[6] Salyi, G. and A. Petri: Asclepias syriaca poisoning of cattle. Magy. Allatorv. Lapja *42*(1), 56–58 (1987).

[7] Smith, R.A., P. Scharko, D. Bolin and C.B. Hong: Intoxication of sheep exposed to ozark milkweed (Asclepias viridis Walter). Vet. Hum. Toxicol. *42*(6), 349–350 (2000).

[8] Hubinger, T.C., M.F. Brito and B.R.M. Cunha: Intoxicacao experimental por Asclepias curassavica (Asclepiadaceae) em bovinos. Dados complementares. (Experimental poisoning by Asclepias curassavica (Asclepiadaceae) in cattle. Complementary data). Pesqui. Vet. Brasil. *21*(1), 1–4 (2001).

[9] El-Badwi, S.M.A., S. Adam, M.T. Shigidi and H.J. Hapke: Studies on laticiferous plants. Toxic effects in goats of Calotropis procera latex given by different routes of administration. Dtsch. Tierärztl. Wschr. *105*(11), 425–427 (1998).

[10] Rothe, A.: Hoya carnosa – is it allergenic? Contact Dermatitis *14*(4), 250–252 (1986).

[11] Kuliczkiewicz, J.M., W. Tyran and G. Szajerka: Haemolytic crises caused by Hoya carnosa in a patient with G6PD deficiency. Acta Haematol. Pol. *23*(1), 63–67 (1992).

[12] van Wyk, B.-E., F. van Heerden and B. van Oudtshoorn: Poisonous Plants of South Africa, Briza Publications, Pretoria 2002.

Asteraceae

Die **Korbblütler** (auch: Compositae) sind mit etwa 15 000 Arten eine der größten Pflanzenfamilien. Sie umfasst einjährige oder ausdauernde Kräuter, seltener Sträucher oder kleine Bäume, mit kosmopolitischer Verbreitung. Charakteristisches Merkmal ist u. a. die Anordnung der kleinen Blüten (fehlender oder zum haarförmigen Pappus umgebildeter Kelch) in Blütenköpfchen (Anthodien), die meist große Einzelblüten imitieren (Pseudanthien). Die außerordentlich vielgestaltigen Pflanzen dieser Familie zeichnen sich durch ein breites Spektrum verschiedenartiger Inhaltsstoffe aus [1], die einerseits die Verwendung vieler Asteraceen als Arznei- und Nutzpflanzen bedingen (z. B. Kamille, Absinth, Arnika, Mariendistel, Artischocke, Sonnenblume, Estragon, Insektenblüten), andererseits auch für die Giftigkeit mancher Vertreter verantwortlich sind. Eine umfangreiche, zusammenfassende Darstellung der Biologie und Chemie dieser wichtigen Familie haben Heywood, Harborne und Turner herausgegeben [2].

Toxikologisch wichtige Inhaltsstoffe. In den Vordergrund der Betrachtung sind zwei Stoffgruppen zu stellen:

1. Terpenoide Verbindungen, insbesondere Sesquiterpenlactone und
2. Pyrrolizidin-Alkaloide, vor allem der Gattung *Senecio*. Weitere toxische Verbindungen der Familie sind von geringerer Bedeutung bzw. nur in einzelnen Arten zu finden.

Sesquiterpenlactone (STL). Obwohl auch in anderen Pflanzenfamilien Sesquiterpenlactone vorkommen, ist diese Stoffklasse mit ca. 1 000 bisher bekannten Verbindungen [1] für die Korbblütler ein besonders auffälliges chemisches Merkmal. Es kann an dieser Stelle weder auf die strukturelle Vielfalt noch auf die verschiedenartigen biologischen Aktivitäten dieser Substanzen näher eingegangen werden. Stichwortartig seien erwähnt: Der Bittergeschmack, antibiotische, anthelminthische, antiphlogistische, phytotoxische Eigenschaften und die in vielen Arbeiten untersuchte cytotoxische Aktivität. Einige Arbeiten über biologische und toxikologische Wirkungen dieser Stoffklasse seien genannt: Rodriguez et al. [3], Hall et al. [4], Kim [5] und Picman [6].
Eine in Europa beheimatete Pflanze, deren Toxizität auf dem Vorkommen von Sesquiterpenlactonen beruht, ist der Giftlattich (*Lactuca virosa*; Abb. 45). Andere Gattungen sind als Ursache von Weidetiervergiftungen – allerdings nicht in Mitteleuropa – bekannt geworden. In Nordamerika sind es *Helenium*- und *Hymenoxys*-Arten (Sonnenbraut, Bitterkraut), die immer wieder zu Tierverlusten geführt haben [7–12]. In beiden Gattungen wurden eine Reihe von STL nachgewiesen, von denen Helenalin und Hymenoxon, die u. a. den Gehalt an Glutathion in der Leber drastisch reduzieren [12], vor allem für die Toxizität verantworlich sein dürften. Über Tiervergiftungen durch *Helenium quadridentatum* wurde 1986 erstmals aus Kuba berichtet [13].
Geigeria-Arten (*G. aspera, G. ornativa, G. filifolia*) verursachen die als „vermeersiekte“ (vomiting disease) bekannte Erkrankung, von der in Südafrika vor allem Schafe betroffen sind [14–15]. Die *Geigeria*-Sesquiterpenlactone hemmen die mitochondriale Respiration und die Aktivität glykolytischer Enzyme [16].
Von Bedeutung sind auch die allergisierenden Eigenschaften vieler Sesquiterpenlactone [17–18]. Diejenigen STL, die eine exocyclische Methylengruppe am γ-Lactonring oder auch andere reaktionsfähige Gruppen besitzen, können mit Sulfhydrylgruppen körpereigener Proteine kuppeln, sodass aus Haptenen komplette Antigene entstehen, die eine Antikörperbildung stimulieren. Diese sind dann nach erneutem Kontakt des Organismus mit dem Allergen für die Auslösung allergischer Reaktionen verantwortlich. Derartige Reaktionen sind durch das Auftreten von Erythemen, Schwellungen und Entzündungen charakterisiert und kommen bevorzugt an den Kontaktflächen – Hände, Unterarme, Halsbereich – vor. Durch Pollenflug oder fein verteilten Pflanzenstaub sind auch aerogene Kontaktekzeme („airborne contact dermatitis“; Australian bush dermatitis [19]) möglich [18, 20]. Ein besonders eklatantes Beispiel ist die Sensibilisierung der Bevölkerung in manchen Teilen Indiens, z. B. in der Region Poona durch die eingeschleppte Pflanze *Parthenium hysterophorus*, die sich als „Unkraut“ massenhaft vermehrt hat („Geißel Indiens“) [21–23].
Von den Asteraceen besitzen vor allem *Anthemis cotula* (s. u.), *Arnica* (s. u.), *Chrysanthemum*-Arten (s. u.), *Cynara scolymus*, *Inula*-Arten (*I. helenium, I. viscosa = Dittrichia viscosa* [24–25]) und *Tanacetum*-Arten (*T. parthenium, T. vulgare*) ein hohes Sensibilisierungspotential. Aber auch *Achillea millefolium* [26–27], *Helenium*-Arten (Sonnenbraut als Zierpflanze), *Helianthus annuus*, *Taraxacum officinale* [27], *Lactuca sativa* (Salat) und *Cichorium endivia* (Endivie) [28] können eine Kontaktdermatitis hervorrufen.
Intensiver Umgang mit den entsprechenden Pflanzen im Gartenbaubetrieb oder Blumenhandel, durch Floristen und Hobbygärtner fördert naturgemäß die Sensibilisierung, sodass der genannte Personenkreis besonders gefährdet ist. Ein bekanntes Beispiel ist die Überempfindlichkeit gegen **Chrysanthemen** (*Chrysanthemum x hortorum* ist eine Hybride von *C. indi-*

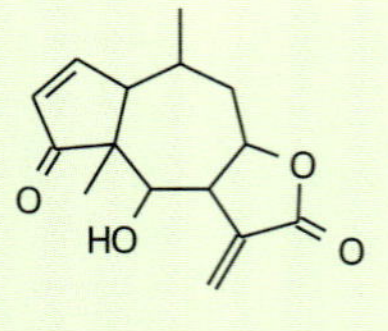

Helenalin

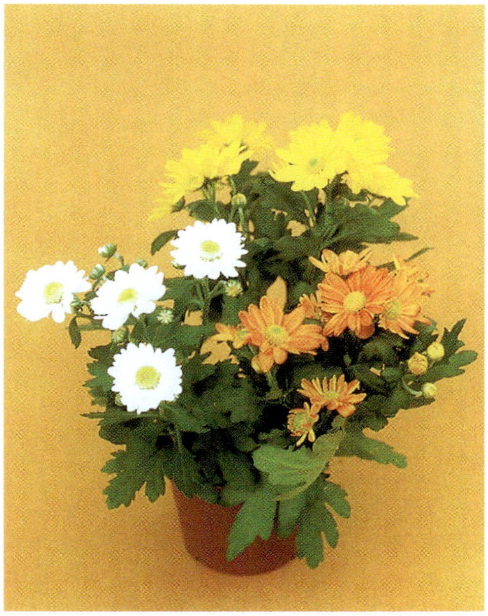

Abb. 42: Chrysanthemum-indicum-Hybriden Chrysanthemen – Florist's Chrysanthemum-Chrysanthème

Therapie

Zur Vermeidung von Kontaktallergien muss auf den Umgang mit der betreffenden Pflanze, wenn sie im Patchtest ermittelt ist, verzichtet werden. Zur symptomatischen Therapie können Antihistaminika und Glucocorticoide eingesetzt werden. Über den Einsatz von L-Cystein bei einer Helenalin-Dermatitis vgl. [36].

cum und *C. morifolium*; neuere Kultivare stammen auch von anderen Eltern), die als Berufsdermatose zu einer allergischen Kontakt-Dermatitis führen kann, von der vor allem die Augen und andere Gesichtspartien betroffen sind (Wirkung des ausstäubenden Pollens!) [29–30]. HAUSEN und SCHULTZ [31–32] konnten ein Sesquiterpenlacton vom Guajanolidtypus mit einer exocyclischen Methylengruppe am Lactonring, das Arteglasin A, als eine der allergisierenden Komponenten der Garten-Chrysanthemen isolieren, das zuerst in *Artemisia douglasii* gefunden wurde.

Nicht selten reagieren Chrysanthemen-Allergiker auch auf andere Asteraceen empfindlich, z.B. gegenüber *Liatris spicata*, der Prachtscharte [33], der Kokardenblume *Gaillardia grandiflora* [34] oder dem Mutterkraut *Chrysanthemum parthenium* (*Tanacetum parthenium*). Letztgenannte Zierpflanze, die in einer neuen Zuchtform seit einiger Zeit auch als „Kamille" im Blumenhandel angeboten wird, enthält Parthenolid als potentes Allergen [35].

Wegen ihrer Beliebtheit als Arzneipflanze interessiert gerade bei der Echten **Kamille** die Frage der allergenen Potenz. HAUSEN et al. überprüften alle bisher in der Literatur beschriebenen Fälle von Überempfindlichkeitsreaktionen gegen die Droge und verschiedenartige Kamillenzubereitungen [37]. Lediglich in 5 Arbeiten erschien die botanische Zuordnung zur Echten Kamille eindeutig, in 12 weiteren Arbeiten war sie wahrscheinlich. Über 20 Arbeiten bezogen sich auf *Anthemis*-Arten, insbesondere auf *Anthemis cotula*, die Stinkende Hundskamille. Sie enthält in hoher Konzentration Anthecotulid als starkwirksames Allergen. Manche der älteren Berichte über Kamillenallergien sind sicherlich durch Beimengungen von Hundskamille zur Arzneidroge zu erklären; es darf allerdings nicht unerwähnt bleiben, dass es auch Kamillenrassen gibt, die – wenn auch in sehr geringer Konzentration – Anthecotulid enthalten. Obwohl primär dadurch Sensibilisierungen kaum möglich sind, sollten doch zur Gewinnung arzneilich genutzter Kamillenblüten und daraus hergestellter Zubereitungen anthecotulidfreie Rassen verwendet werden.

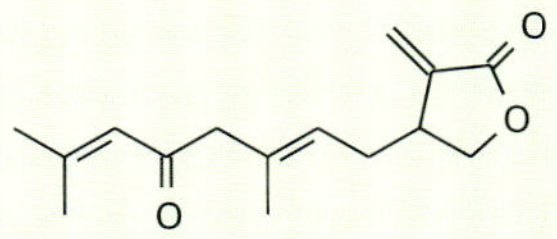

Anthecotulid

Anhang. Obwohl *Arnica montana* (Abb. 43), die **Arnika**, eher als Heilpflanze, weniger als Giftpflanze bekannt ist, soll auf sie hier kurz eingegangen werden. Zum einen sind toxisch-allergische Hautreaktionen nach Anwendung der Arnikatinktur, die auch häufig Bestandteil von Kosmetika, Haarwaschmitteln und Badezusätzen ist, nicht selten [38–40], zum anderen sind bei innerlichem Gebrauch von Arnikazubereitungen Vergiftungen mit Pulsbeschleunigung, Herzklopfen und Atemnot bis hin zu Todesfällen beobachtet worden. So hat SCHOENEMANN [41] bereits 1938 über Vergiftungen durch Trinken von Arnikatee berichtet. Auch in neuerer Zeit musste vor der innerlichen Applikation von Arnika gewarnt werden [42], nachdem sich aufgrund dubioser Empfehlungen in einem Boulevardblatt ein Intoxikationsfall ereignet hatte. Diese Vergiftungen lassen sich auf die für *Arnica montana* charakteristischen Ester des Helenalins zurückführen [43–44]. Derartige Helenanolide, darunter auch Ester des Dihydrohelenalins, kommen auch in *Arnica chamissonis*, der amerikanischen Wiesenarnika, vor, deren ssp. *foliosa* eine Zeit lang im DAB als gleichwertiger Ersatz für *Arnica montana* als Stammpflanze der Droge Arnikablüten zugelassen war. Helenalin ist als toxisches Prinzip von *Helenium autumnale* seit langem bekannt. Bereits 1913 beschrieb LAMSON [45] das Helenalin als eine schleimhautreizende Substanz, die im Magen-Darm-Trakt Erbrechen, Diarrhoe und Blutungen auslöst, ödemerzeugende und atem-

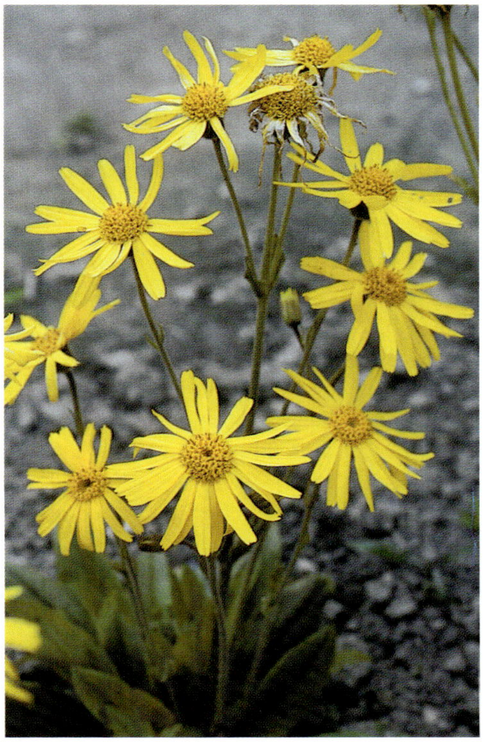

Abb. 43: Arnica montana L. Arnika, Bergwohlverleih – Celtic Nard – Arnica vrai

anregende Eigenschaften besitzt und am Herzen nach kurzer positiv inotroper Wirkung zu einer Herzmuskellähmung führt. Substanzen wie das Helenalin und ähnlich gebaute Sesquiterpenlactone (Tenulin, Parthenin) sind insofern von besonderer physiologischer Wirkung und hoher Toxizität, als sie außer der exocyclischen α-Methylengruppe am β-Lactonring noch eine weitere nukleophil angreifbare Doppelbindung, nämlich die Enon-Gruppierung am β-unsubstituierten Cyclopentenonring, enthalten, durch die eine Anlagerung an SH-Gruppen erreicht werden kann (vgl. Formelschema).

Dies bedeutet nicht nur eine besondere allergisierende, sondern auch eine hohe cytotoxische Wirkung, die durch Anlagerung an SH-Gruppen enthaltende Enzyme z. B. der Zellteilung (Alkylierung) erklärt werden kann. Auch für die antibakterielle Wirkung ist der β-unsubstituierte Cyclopentenonring das wesentliche Strukturelement [46]. Aus der von WILLUHN gegebenen zusammenfassenden Übersicht [47] über den Stand der Arnikaforschung lässt sich ersehen, dass den Helenalinestern als den wichtigsten Inhaltsstoffen sowohl die antiphlogistischen, positiv inotropen und atemfrequenzsteigernden als auch die allergisierenden und allgemein toxischen Wirkungen zuzuschreiben sind.

Pyrrolizidin-Alkaloide (PA). Die nähere Besprechung dieser aus toxikologischer Sicht bedeutsamen Gruppe von Inhaltsstoffen erfolgt bei der Gattung *Senecio*.

Sonstige toxische Verbindungen. Die bei den Korbblütlern verbreitet vorkommenden ätherischen Öle können physiologisch stark wirksame Komponenten enthalten. Das Monoterpen **Thujon** (z. B. in *Artemisia absinthium* oder in *Tanacetum vulgare*) sei als Beispiel genannt [48]. Bei der fehlerhaften Rezeptur eines Heilpraktikers (10 g [!] Oleum Tanaceti in 30 g Rizinusöl an Stelle von 10 gtt. = Tropfen), die als Wurmmittel einzunehmen war, erlitt der Patient wenige Minuten nach der Einnahme schwere Krampfanfälle [49]. Nach sofortiger Einweisung in eine Klinik war eine fast zweimonatige stationäre Behandlung erforderlich, Folgen der Intoxikation

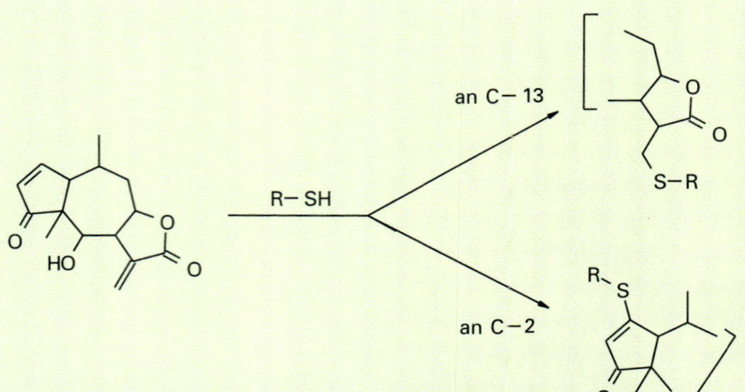

Möglichkeiten der Anlagerung von Helenalin an SH-Gruppen von Enzymen und Proteinen (nach [41])

waren auch nach zwei Jahren noch nicht behoben. Als letale Dosis werden für das ätherische Öl aus den Blütenköpfchen von *Tanacetum vulgare* 15–30 g angegeben.

Nachdem „Absinth"(-Schnaps) lange Zeit verboten war, können aufgrund einer Änderung der Aromenordnung wieder Getränke angeboten werden, die Extrakte aus *Artemisia absinthium* enthalten. Mögliche Intoxikationen durch den Konsum bzw. Missbrauch wegen angeblich halluzinogener Wirkungen sind nicht auszuschließen [50].

Atractylosid und Carboxyatractylosid sind toxische **Diterpen-Glykoside**, die in verschiedenen Asteraceen (z. B. *Atractylis, Xanthium*) vorkommen [51–52]. Diese Verbindungen hemmen spezifisch den ATP-ADP-Carrier der inneren Mitochondrienmembran. Dadurch wird die Ausschleusung des in den Mitochondrien gebildeten ATP verhindert und jede Synthesetätigkeit im Cytosol unterbunden. Das Aglykon Atractyligenin zeigt als Nor-Diterpen vom Kaurentyp strukturelle Ähnlichkeiten mit den Aconitin/Delphinidin-Alkaloiden; gleiches gilt auch für die Diterpene von *Inula royleana*.

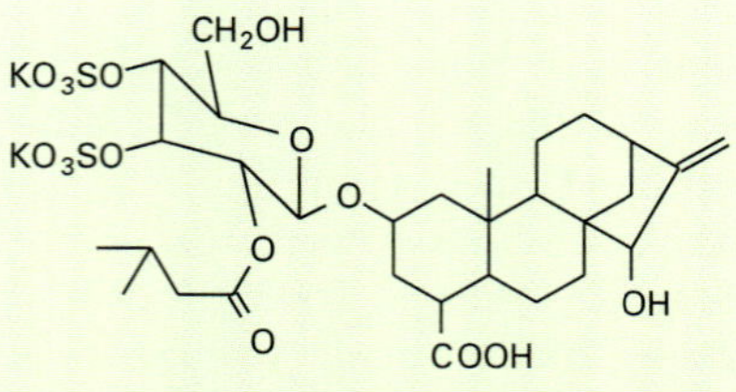

Atractylosid

Die Mastixdistel, *Atractylis gummifera*, wird im Mittelmeerraum volksmedizinisch verwendet [74]. Ein Junge, dem ein Wurzelextrakt als Wurmmittel gegen Oxyuren verabreicht worden war, wurde zwei Tage nach der Einnahme im Koma in die Klinik eingeliefert und starb nach acht Tagen. Histopathologisch war eine Lebernekrose der auffälligste Befund [53].

Die Spitzklette, *Xanthium strumarium* (Cocklebur), ist Ursache von Tiervergiftungen, wobei die Samen und jungen Keimpflanzen die höchste Toxizität zeigen [54]. Während die Keimpflanzen vom Vieh gern gefressen werden, sind die Samen weniger gefährlich, weil sie weitgehend in den stacheligen Früchten verbleiben, die die Tiere nicht fressen. Es wurde aber auch über eine Intoxikation durch Beimengung von Spitzklettenkraut (mit Früchten) zum Heu berichtet [54]. Weitere Berichte über Tiervergiftungen gibt es von Rindern [55] und Schweinen [56–57]. Ursache von Tiervergiftungen (Rinder, Schafe) in S-Brasilien war *Xanthium cavanillesii* [58].

Wedelia-Arten, die als Ursache von Tiervergiftungen in Südamerika und Australien bekannt sind [59–61], enthalten ebenfalls Diterpenglykoside. In *Wedelia asperrima* ist das Diterpen-Aminoglykosid Wedelosid enthalten sowie zwei toxische 4′-O-Rhamnosylanaloge dieser Verbindung [62].

Baccharis-Arten, insbesondere *B. megapotamica* und *B. coridifolia*, sind in Argentinien, Paraguay, Uruguay und im Savannengebiet des südlichen Brasilien für Weidetiere toxische Asteraceen [60, 63,

64, 75]; in New South Wales und Queensland, Australien, ist es *B. halimifolia* (groundsel bush) [65]. Vor allem *Baccharis coridifolia* ist eine gefährliche Pflanze, die in den genannten Ländern jährlich zu hohen Weidetierverlusten führt. Aus beiden *Baccharis*-Arten sind als toxische Inhaltsstoffe makrocyclische Trichothecene isoliert worden.

Trichothecene sind Sesquiterpene und als Stoffwechselprodukte verschiedener Fungi imperfecti, z. B. *Fusarium*-Arten, bekannt. Als Mykotoxine zeichnen sie sich durch eine hohe Toxizität gegenüber eukaryotischen Organismen aus; sie wirken cytotoxisch, carcinogen und mutagen, antibiotisch und auch phytotoxisch. Für *B. coridifolia* ist erwiesen, dass die Trichothecene von dem Pilz *Myrothecium verrucaria*, der in einer Art Mycorrhiza mit der Pflanze vergesellschaftet lebt, produziert werden [66]. Sie werden von der Pflanze aufgenommen und z. T. metabolisiert (Miotoxine) [67]. Es wird auch ein Gentransfer Pilz → Pflanze und somit eine de novo-Synthese von Trichothecenen diskutiert. Hauptakkumulationsort sind die Blüten der weiblichen Pflanzen und die Samen, männliche Pflanzen sollen toxinfrei sein [68]. Weidetiervergiftungen machen sich bereits kurz nach der Aufnahme des Pflanzenmaterials bemerkbar: Flatulenz, Unsicherheiten auf den Hinterbeinen, evtl. Muskeltremor werden beobachtet; die Tiere werden unruhig, sondern geringe Mengen trockenen Kots ab und die Rumenbewegungen hören auf. Der Tod tritt je nach der aufgenommenen Menge nach 4–34 Stunden ein. Bei Intoxikationen durch *B. megapotamica* werden ähnliche Symptome beobachtet [69].

Von den über 700 Polyinen, die bisher aus der Familie bekannt sind, zeichnen sich einige wie z. B. das Carlinaoxid durch fungizide und bakterizide Wirkungen aus. Für den Menschen stark toxische Verbindungen wie bei den Apiaceen scheinen nicht vorzukommen. Charakteristisch für die Asteraceen sind **S-haltige Polyine** (Thiophen- und Disulfidderivate) [70]. Sie zeigen fototoxische Effekte gegenüber Pilzen, Bakterien und Viren, aber auch gegenüber Nematoden, Insekten und menschlichen Erythrocyten [71]. Gut untersucht sind die Thiophenderivate von *Tagetes* spec., Studentenblume, die auch beim Menschen nach Lichteinwirkung zu Erythemen und Hyperpigmentation führen können [72]. Eine lichtunabhängige antibakterielle und antimykotische Wirkung, die allerdings durch Licht verstärkt wurde, konnte für das Thiarubrin A aus *Chaenactis douglasii* und *Rudbeckia hirta* nachgewiesen werden [73].

Literatur

[1] Bohlmann, F.: Neues über die Chemie der Compositen. Naturwissenschaften *67*, 588–594 (1980).

[2] Heywood, V. H., J. B. Harborne and B. L. Turner: The biology and chemistry of the compositae, Acad. Press, London, New York 1977.

[3] Rodriguez, E., G. H. N. Towers and J. C. Mitchell: Biological activities of sesquiterpene lactones. Phytochemistry *15*, 1573–1580 (1976).

[4] Hall, I. H., K. H. Lee et al.: Antiinflammatory activity of sesquiterpene lactones and related compounds. J. Pharm. Sci. *68*(5), 537–542 (1979).

[5] Kim, H. L.: Toxicity of sesquiterpene lactones. Res. Comm. Chem. Path. Pharmacol. *28*(1), 189–192 (1980).

[6] Picman, A. K.: Biological activities of sesquiterpene lactones. Biochem. Syst. Ecol. *14*, 255–281 (1986).

[7] Herz, W.: Sesquiterpene lactones from livestock poisoning, In: R. F. Keeler, K. R. Van Kampen and L. F. James (eds.): Effects of poisonous plants on livestock. Acad. Press, New York, San Francisco, London 1978.

[8] Ivie, G. W., D. A. Witzel et al.: Hymenovin. Major toxic constituent of western bitterweed (Hymenoxis odorata DC.). J. Agric, Food Chem. *23*(5), 841–845 (1975).

[9] Witzel, D. A., G. W. Ivie and J. W. Dollahite: Mammalian toxicity of helenalin, the toxic principle of Helenium microcephalum DC. (smallhead sneezeweed). Am. J. Vet. Res. *37*(7), 859–861 (1976).

[10] Witzel, D. A., L. P. Jones and G. W. Ivie: Pathology of subacute bitterweed (Hymenoxys odorata) poisoning in sheep. Vet. Pathol. *14*, 73–78 (1977).

[11] Steel, E. G., D. A. Witzel and A. Blanks: Aquired coagulation factor X activity deficiency connected with Hymenoxys odorata DC. bitterweed poisoning in sheep. Am. J. Vet. Res. *37*(12), 1383–1386 (1976).

[12] Merrill, J. C., H. L. Kim, S. Safe, C. A. Murray and M. A. Hayes: role of glutathione in the toxicity of the sesquiterpene lactones Hymenoxon and helenalin. J. Toxicol. Environ. Health *23*, 159–169 (1988).

[13] Alfonso, H. A., M. de los Angeles Figueredo, J. Rodriguez and N. Perez: Toxicity of Helenium quadridendatum in calves and white male mice: First report in Cuba. Rev. Salud Anim. *8*(3), 295–296 (1986).

[14] Van Wyk, B.-E., F. van Heerden and B. van Oudtshoorn: Poisonous Plants of South Africa. Briza Publications, Pretoria 2002.

[15] Joubert, J. P. J.: Attempted prevention and treatment of Geigeria filifolia poisoning (vermeersiekte) in sheep. J. S. Afr. Vet. Assoc. *54*(4), 255–258 (1983).

[16] Gaspar, A., D. J. Potgieter et al.: The effect of the sesquiterpene lactones from Geigeria on glycolytic enzymes. Biochem. Pharmacol. *35*(3), 493–497 (1986).

[17] Mitchell, J. C. and G. Dupuis: Allergic contact dermatitis from sesquiterpenoids of the compositae family of plants. Br. J. Derm. *84*, 139–150 (1971).

[18] Hjorth, N., J. Roed-Petersen and K. Thomsen: Airborne contact dermatitis from compositae oleoresins simulating photodermatitis. Br. J. Derm. *95*, 613–620 (1976).

[19] Burg, N. J., R. Kuchel and K. J. Reid: Australian bush dermatitis: Compositae dermatitis in South Australia. Med. J. Austr. *1*, 110–112 (1973).

[20] Diepgen, T. L., M. Häberle und G. Bäurle: Fallstricke in der Berufsdermatologie: Das aerogene Kontaktekzem auf Pflanzen. Dermatosen *37*(1), 23–25 (1989).

[21] Hausen, B. M.: Die Parthenium hysterophorus-Allergie. Ein Unkrautproblem in Indien. Dermatosen *26*, 115–120 (1978).

[22] Dutta, R. K. and B. V. R. Babu: A study of Parthenium dermatitis. Ind. J. Dermatol. *30*(1), 1–6 (1985).

[23] Handa, S., B. Sahoo et al.: Oral hyposensitization in patients with contact dermatitis from Parthenium hysterophorus. Contact Dermatitis *44*, 279–282 (2001).

[24] Pinedo, J. M., F. Gonzalez de Canales et al.: Contact dermatitis to sesquiterpene lactones in Inula viscosa Aiton. Contact Dermatitis *17*, 322–323 (1987).

[25] Estrella, F., C. Tapadinhas and F. Pereira: Allergic contact dermatitis from Dittrichia viscosa (L.) Greuter. Contact Dermatitis *32*, 108–109 (1995).

[26] Gans, O.: Über die Dermatitis durch Achillea millefolium. Dtsch. Med. Wschr. *55*, 1213–1215 (1929).

[27] Davies, M. G. and P. J. W. Kersey: Contact allergy to yarrow and dandelion. Contact Dermatitis *14*(4), 256–257 (1986).

[28] Krook, G.: Occupational dermatitis from Lactuca sativa (lettuce) and Cichorium (endive). Contact Dermatitis *3*, 27–36 (1977).

[29] Hausen, B.M. and K.H. Schulz: Chrysanthemum-Allergie. Berufsdermatosen *21*(5), 199–214 (1973).
[30] Bleumink, E., J.C. Mitchell et al.: Contact hypersensitivity to sesquiterpene lactones in Chrysanthemum dermatitis. Contact Dermatitis 2, 81–88 (1976).
[31] Hausen, B.M., K.H. Schulz, O. Jarchow, K.H. Klaska and H. Schmalle: A first allergenic sesquiterpene lactone from Chrysanthemum indicum L.: Arteglasin A. Naturwissenschaften *62*, 585–586 (1975).
[32] Hausen, B.M. and K.H. Schulz: Chrysanthemum allergy, III: Identification of the allergens. Arch. Derm. Res. *255*, 111–121 (1978).
[33] Goerz, G., G. Wirth, B. Mass and G. Willuhn: Allergische Kontaktdermatitis auf Asteraceae (Kompositen). Kreuzreaktion mit Liatris spicata. Dermatosen in Beruf und Umwelt *33*(3), 95–98 (1985).
[34] Hausen, B.M.: Kokardenblumen-Allergie, Verschlimmerung durch Arnika. Dermatosen *33*, 62 (1985).
[35] Hausen, B.M.: Berufsbedingte Kontaktallergie auf Mutterkraut (Tanacetum parthenium (L.) Schultz-Bip., Asteraceae). Dermatosen *29*(1), 18–21 (1981).
[36] Picman, J. and A.K. Picman: Treatment of dermatitis caused by the sesquiterpene lactone helenin. Pharmazie *45*(1), 57–59 (1990).
[37] Hausen, B.M., E. Busker and R. Carle: Über das Sensibilisierungsvermögen von Compositenarten. Planta Med. *50*(3), 229–234 (1984).
[38] Hausen, B.M., H.-D. Herrmann and G. Willuhn: The sensitizing capacity of Compositae plants. Contact Dermatitis *4*, 3–10 (1978).
[39] Hausen, B.M.: Arnikaallergie. Der Hautarzt *31*, 10–17 (1980).
[40] Willuhn, G.: Arnika-Kontaktdermatitis und die sie verursachenden Kontaktallergene. Dtsch. Apoth. Ztg. *126*(38), 2038–2044 (1986).
[41] Schoenemann, H.: Vergiftung mit Tee aus Arnikablüten. Münch. Med. Wschr. *85*(21), 787–788 (1938).
[42] AMKdA: Warnung vor Arnikatee innerlich. Pharm. Ztg. *126*(41), 2082 (1981).
[43] Willuhn, G., P.-M. Röttger und U. Matthiesen: Helenalin- und 11,13-Dihydrohelenalinester aus Blüten von Arnica montana. Planta Med. *49*, 226–231 (1983).
[44] Willuhn, G.: Zur Standardisierung der Arnikablüten DAB 10 und der Arnikatinktur DAB 10 anhand ihrer Sesquiterpenlaktone. Pharmazie i. u. Zeit *24*(2), 91–93 (1995).
[45] Lamson, P.D.: On the pharmacological action of helenalin, the active principle of Helenium autumnale. J. Pharmacol. Exp. Ther. *4*, 471–489 (1913).
[46] Willuhn, G., P.-M. Röttger und W. Quack: Untersuchungen zur antimikrobiellen Aktivität der Sesquiterpenlaktone der Arnikablüten. Pharm. Ztg. *127*(41), 2183–2185 (1982).
[47] Willuhn, G.: Arnica montana L. – Portrait einer Arzneipflanze. Pharm. Ztg. *136*(37), 2453–2468 (1991).
[48] Saller, R., A. Hellstern und D. Hellenbrecht: Chemische und toxische Eigenschaften von Thujon. internist. praxis *36*, 553–556 (1996).
[49] N.N.: Patient gelähmt – nach Giftarznei von Heilpraktiker. AZ München, 19/20.11.1988.
[50] Hein, J., L. Lobbedey und K.-J. Neumärker: Absinth – Neue Mode, alte Probleme. Dtsch. Ärzteblatt *98*, C 2166–2177 (2001); auch in Dtsch. Apoth. Ztg. *141*, 5803–5807 (2001).
[51] Cutler, H.G.: Carboxyatractyloside: A compound from Xanthium strumarium and Atractylis gummifera with plant growth inhibiting properties, the probable „inhibitor A". J. Nat. Prod. *46*(5), 609–613 (1983).
[52] Stuart, B.P., R.J. Cole and H.S. Grosser: Cocklebur (Xanthium strumarium L. var. strumarium) intoxication in swine: Review and redefinition of the toxic principle. Vet. pathol. *18*(3), 386–383 (1981).
[53] Georgiou, M., L. Sianidou et al.: Hepatotoxicity due to Atractylis gummifera L. Clin. Toxicol. *26*(7), 487–493 (1988).
[54] Witte, S.T., G.D. Osweiler, H.M. Stahr and G. Mobley: Cocklebur toxicosis in cattle associated with the consumption of mature Xanthium strumarium. J. Vet. Diagn. Invest. *2*, 263–267 (1990).
[55] Martin, T., E.L. Stair and L. Dawson: Cocklebur poisoning in cattle. J. Am. Vet. Med. Assoc. *189*(5), 562–563 (1986).
[56] Oelker, S. and F. Oehme: Cocklebur poisoning in swine. Bov. Pract. *3*, 11–14 (1982).
[57] Masvingwe, C. and M. Mavenyengwa: Toxicological evaluation of the plant Xanthium strumarium in pigs in Zimbabwe. J. Ven. Anim. Tox. *4*, 1–8 (1998).
[58] del Carmen-Mendez, M., C. dos Santos, F. Riet-Correa et al.: Intoxication by Xanthium cavanillesii in cattle and sheep in Southern Brazil. Vet. Hum. Toxicol. *40*(3), 144–147 (1998).
[59] Lewis, I.A.S., J.K. MacLeod and P.B. Oelrichs: The toxic extractives from Wedelia asperrima II: The structure of wedeloside, a novel diterpenoid aminoglycoside. Tetrahedron *37*(24), 4305–4311 (1981).
[60] Cid, M., S. Lopez, T.A. Yagueddu and C. Brizuela: Acute toxic plant estimation in grazing sheep ingesta and feces. J. Range Management *56*(4), 353–357 (2003).
[61] Schteingart, C.D. and A.B. Pomilio: Atractyloside, toxic compound from Wedelia glauca. J. Nat. Prod. *47*(6), 1046–1047 (1984).
[62] MacLeod, J.K., I.A.S. Lewis and P.D. Moeller: The toxic extractives from Wedelia asperrima III: Structures of two naturally occurring rhamnosyl analogues of wedeloside. J. Nat. Prod. *53*(5), 1256–1261 (1990).
[63] Busam, L. and G.G. Habermehl: Accumulation of mycotoxins by Baccharis coridifolia: A reason for livestock poisoning. Naturwissenschaften *69*, 393–398 (1982).
[64] Habermehl, G.G.: Poisonous plants of Brazil. Toxicon *32*(2), 143–156 (1994).
[65] Newbould, S.: Groundsel bush (Baccharis halimifolia). Agnote North. Territory Austr. No 580 (2001).
[66] Jarvis, B.B., J.O. Midiwo and D. Tuthill: Interaction between the antibiotic trichothecenes and the higher plant Baccharis megapotamica. Science *214*, 460–461 (1981).
[67] Habermehl, G.G., L. Busam et al.: Macrocyclic trichothecenes: Cause of livestock poisoning by the Brazilian plant Baccharis coridifolia. Toxicon *23*(5), 731–745 (1985).
[68] Jarvis, B.B., J.O. Midiwo, G.A. Bean, M.B. Aboul-Nassr and C.S. Barros: The mystery of trichothecene antibiotics in Baccharis species. J. Nat. Prod. *51*(4), 736–744 (1988).
[69] Armien, A.G., P.V. Peixoto and C.H. Tokarnia: Experimental poisoning of sheep by Baccharis megapotamica var. megapotamica e var. weirii (Compositae). Pesqu. Vet. Brasil. *13*(1–2), 5–20 (1993).
[70] Kagan, J.: Naturally occurring di- and trithiophenes. Progr. Chem. Org. Nat. Prod. *56*, 87–169 (1991).
[71] Hudson, J.B., E.A. Graham, J. Lam and G.H.N. Towers: Ultraviolet-dependent biological activities of selected polyines of the Asteraceae. Planta Med. *57*, 69–73 (1991).
[72] Chan, G.F.Q., M. Prihoda, G.H.N. Towers and J.C. Mitchell: Phototoxicity evoked by alpha-terthienyl. Contact Dermatitis *3*, 215–216 (1977).
[73] Constabel, C.P. and G.H.N. Towers: The complex nature of the mechanism of toxicity of antibiotic dithiacyclohexadiene polyines (thiarubrines) from the Asteraceae. Planta Med. *55*, 35–37 (1989).
[74] Skalli, S.A., I. Pineau, A. Zaid and R. Soulaymani: Poisoning by Atractylis gummifera L., about one clinical case. Bull. Soc. Pathol. Exotique *95*(4), 284–286 (2002).
[75] Varaschin, M.S. and A.C. Alessi: Poisoning in mice by Baccharis coridifolia: An experimental model. Vet. Hum. Toxicol. *45*(1), 42–44 (2003).

Senecio L. Kreuzkraut – Ragwort, Groundsel – Senecon

Die Gattung umfasst ca. 1300 Arten mit kosmopolitischer Verbreitung, doch sind viele Arten auf kleinere Gebiete beschränkt. Im mitteleuropäischen Raum wachsen nur krautige Vertreter; viele kommen verbreitet, z.T. massenhaft als Unkräuter vor, wie z.B. das Gemeine Kreuzkraut *Senecio vulgaris* (common groundsel) mit Senecionin und Seneciphyllin als Hauptalkaloiden sowie Retrorsin und den geometrischen Isomeren dieser drei Verbindungen (Integerrimin, Spartioidin und Usamarin) [1]. Nach [2] enthält die Pflanze auch Senecivernin und nach [3] Riddellin (Population auf Island). Mit einem PA-Gehalt von bis zu 0,21% (bez. auf TGW) ist *S. vulgaris* nach GOEGER [4] in seiner Toxizität mit *Senecio jacobaea* vergleichbar.
In mehr als 100 Arten sind bisher die für die Gattung typischen „Senecio-Alkaloide" (Pyrrolizidin-Alkaloide) gefunden worden. Sie sind in zahlreichen Publikationen dokumentiert, von denen im Folgenden einige Arbeiten genannt sind:

***Senecio*-Arten**	**Literatur**
S. spec. (17 Arten)	[5]
S. gallicus, adonifolius	[6]
S. deferrens	[7]
S. anonymus	[8]
S. brasiliensis u.a. spec.	[9–10]
S. vulgaris, vernalis u. Hybriden	[2]
S. serra, dimorphophyllus, hydrophyllus, mikanioides	[11]
S. oxyphyllus	[12]

Pyrrolizidin-Alkaloide (PA). Ester von „Necinbasen" mit „Necinsäuren" sind in der Familie nicht nur als Inhaltsstoffe vieler *Senecio*-Arten bekannt, sondern finden sich auch in den übrigen Gattungen der Senecioneae sowie der Eupatorieae, so z.B. im Grauen Alpendost, *Adenostyles alliariae*, im Gemeinen Wasserdost, *Eupatorium cannabinum*, in *Petasites*-Arten und in *Tussilago farfara* (S. 90), aber auch im Goldkolben (Arten der Gattung *Ligularia*, die als Gartenzierpflanzen bekannt sind). Weitere Verbreitungsschwerpunkte der PA sind die Boraginaceen (S. 103) und die Gattung *Crotalaria* (Fabaceen, S. 197), die beide auch toxikologisch von erheblicher Bedeutung sind.
In der Pflanze liegen die PA oftmals als N-Oxide vor. Eine Zusammenfassung der Chemie der PA stammt von ROBINS [13]. Zum Vorkommen der PA im Pflanzenreich kann auf die Arbeiten von SMITH und CULVENOR [14] sowie RÖDER [15] verwiesen werden, der auch auf die Gefährlichkeit der Alkaloide eingeht. Eine pflanzenphysiologische Arbeit zur Rolle der PA in verschiedenen *Senecio*-Species vgl. [16]. Arbeiten zur Analytik der PA stammen von PIETERS and VLIETINCK (Vergleich HPLC – Protonen NMR Spektroskopie [1]), ZALKOW et al. (DCCC [8]) und NDJOKO et al. (LC/MC und LC/^{1}H-NMR Spektroskopie [11]).

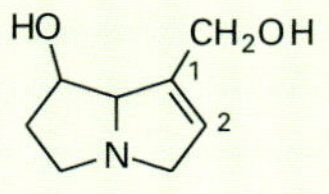

Retronecin

Zur **Toxikologie** der Pyrrolizidin-Alkaloide. Schon 1920 wurde der Verdacht geäußert, dass *Senecio*-Inhaltsstoffe Leberschäden hervorrufen. Intensive, um 1950 in Angriff genommene Untersuchungen haben diesen Verdacht bestätigt und zu konkreten Aussagen über die Toxizität der PA geführt [17]. Sie wirken hepatotoxisch und carcinogen, z.T. auch mutagen und teratogen, wenn bestimmte strukturelle Voraussetzungen gegeben sind:

- Im Necinteil muss eine 1,2-Doppelbindung vorhanden sein.
- Es müssen möglichst beide Hydroxylgruppen des Pyrrolizidin-Grundgerüstes (Aminoalkohol!) verestert sein, wobei die makrocyclischen Diester besonders toxisch sind.

Bezüglich weiterer Angaben zur Struktur und Toxizität der PA kann auf einige zusammenfassende Arbeiten verwiesen werden [18–22, 53].
Als eigentlich toxische Agentien entstehen Pyrrolderivate mit alkylierenden Eigenschaften (Dehydropyrrolizidine). Ihre Bildung erfolgt durch Metabolisierung der PA in der Leber, indem durch mikrosomale Oxidasen eine Dehydrierung im Necinteil stattfindet [20, 22].

Vergiftungssymptome und Krankheitsbild. Akute Vergiftungen sind beim Menschen bisher nicht bekannt geworden. Vergiftungssymptome treten meist erst nach Wochen oder Monaten auf und sind zunächst uncharakteristisch: Appetitlosigkeit, Mattigkeit, Leibschmerzen. Bei zunehmender Auszehrung schwillt der Unterleib an (mit auf der Bauchhaut hervortretenden Adern), an den unteren Extremitäten können Ödeme entstehen, auch Lungenschädigungen sind möglich. Typisch sind im weiteren Verlaufe der Intoxikation Veränderungen der Leber: Vergrößerung, Verhärtung, später dann Leberzirrhose. Die als „hepatic veno-occlusive disease" (VOD) beschriebene Erkrankung – vergleichbar dem Budd-Chiari-Syndrom – kann beim Menschen in zweierlei Weise hervorgerufen werden:

1. Durch **Trinken von Teeaufgüssen**, die aus Blättern von *Senecio*-(aber auch *Crotalaria*-)Arten zubereitet werden. Der Gebrauch derartiger Tees der Volksmedizin ist aus S-Afrika, von Jamaica, aber auch von einigen Gebieten N-Amerikas her bekannt (sog. „bush-teas" der ärmeren Bevölkerung) [23–25]. Die vielfach gebräuchliche Bezeichnung „Gordolobotea" bezieht sich auf Blätter von *Senecio longilobus*, es können aber auch andere Pflanzen wie z.B. *Gnaphalium*-Arten Bestandteil des Tees sein. HUXTABLE [25] hat 1980 in einem ausführlichen Bericht auf die Problematik derartiger „her-

bal-teas" hingewiesen. KUMANA et al. [26] berichteten über einen aus Indien stammenden Tee gegen Psoriasis in Hongkong. Von vier Frauen starb eine nach längerem Gebrauch des Tees, alle zeigten Symptome der VOD; als tägliche Dosis wurden 12 mg PA und 18 mg N-Oxide ermittelt. Im Falle der tödlichen Intoxikation entsprach dies einer Gesamtmenge von ca. 1350 mg an Pyrrolizidinalkaloiden, die in 45 Tagen aufgenommen wurden; die übrigen Patientinnen hatten nach dem Auftreten erster Beschwerden auf das weitere Trinken des Tees verzichtet und somit „nur" etwa 500–900 mg PA zu sich genommen. Nach einer Untersuchung von CULVENOR [27] konnte als toxische Komponente der Teemischung *Heliotropium lasiocarpum* identifiziert werden; vgl. Boraginaceae.

Eine lange Zeit in Deutschland als sogenannter „Antidiabetestee" angebotener Tee („Kruziflora") ist inzwischen vom Markt genommen worden. Er bestand aus dem Kraut des Fuchskreuzkrauts, *Senecio nemorensis* ssp. *fuchsii*, von dem auch ein Extrakt als Hämostyptikum in der Gynäkologie empfohlen wurde. Obwohl das Fuchskreuzkraut überwiegend untoxische PA und nur in geringer Menge toxische wie das Senecionin enthält [28–29], wäre bestenfalls eine kurzfristige arzneiliche Anwendung vertretbar; nach den Vorgaben des früheren BGA wird sie generell nicht befürwortet [30].

Andere arzneilich – auch als Teedrogen – verwendete Asteraceen, die PA enthalten, sind *Arnica montana*, *Echinacea* spec., *Petasites* spec. und *Tussilago farfara*. Während für *Arnica* und *Echinacea* bisher nur gesättigte PA beschrieben sind, kommen in *Petasites* und *Tussilago* sowohl ungesättigte als auch gesättigte PA vor [31–33]: *Petasites hybridus* enhält neben untoxischen PA Senecionin, Integerrimin und Senkirkin, während in *Tussilago farfara* neben den untoxischen PA Tussilagin und Isotussilagin (und Tussilaginin + Isotussilaginin) in sehr geringen – bisweilen auch gänzlichen fehlenden – Mengen Senkirkin und Senecionin nachgewiesen sind. Beide Arzneipflanzen sind im Rahmen von Aufbereitungsmonographien neu bewertet worden. Das Rhizom von *Petasites hybridus* und die Blätter von *Tussilago farfara* dürfen arzneilich nur verwendet werden, wenn – sehr niedrig angesetzte – PA-Grenzwerte nicht überschritten werden; die Dauer der Anwendung ist auf 6 Wochen/Jahr begrenzt [33]. Zur Toxizität PA-haltiger Arzneipflanzen vgl. auch [18, 20].

1988 sorgte der Bericht über einen Vergiftungsfall für Aufsehen [34]: Ein Säugling, dessen Mutter während der Schwangerschaft einen „huflattichhaltigen Bronchialtee" getrunken hatte, verstarb unter den typischen Anzeichen einer VOD. Später konnte wahrscheinlich gemacht werden, dass die fragliche Teekomponente wohl Pestwurzblätter (als Verfälschungsdroge) gewesen sind.

Über einen weiteren Fall berichteten STUPPNER et al. [35]: Hier hatte eine Mutter aufgrund mangelnder Sachkenntnis an Stelle von Huflattichblättern die Blätter von *Petasites hybridus* gesammelt. Daraus hergestellte Teeauszüge wurden über 13 Monate einem Säugling verabreicht, bei dem sich im Alter von 16 Monaten eine schwere VOD mit ausgeprägtem Ascites entwickelte. Unter symptomatischer Therapie erfolgte nach einigen Wochen eine spontane Remission.

2. **Kontamination von Getreide** mit Samen PA-haltiger Pflanzen. Als Ursache schwerer Vergiftungsepidemien mit hoher Mortalitätsrate konnten in Afghanistan bzw. in Indien Samen von *Heliotropium*- (S. 104) und von *Crotalaria*-Arten (S. 197) erkannt werden. In S-Afrika sollen auch Früchte von *Senecio*-Arten in gleicher Weise zu Vergiftungen geführt haben.

Die DL_{50}, ermittelt an Ratten nach i.p. Injektion, beträgt nach HUXTABLE 85 mg/kg für Senecionin, 77 mg/kg für Seneciphyllin und 35 mg/kg für Retrorsin [25]. Bei lang andauernder Ingestion PA-haltiger Zubereitungen werden, da die Verbindungen gut resorbiert werden und offenbar kumulieren, derartige Dosen zweifellos erreicht.

Tiervergiftungen. Im Allgemeinen werden Kreuzkräuter vom Vieh gemieden. Bei Mangel an anderer Nahrung sowie bei der Verfütterung von Heu oder Silage mit größeren Anteilen an Kreuzkraut können jedoch Erkrankungen auftreten, die als Seneciose oder „Schweinsberger Krankheit" (Dunsiekte, Moltena disease) bekannt sind. Akute Vergiftungen mit Koliken, Krämpfen und Durchfällen sind zwar beschrieben worden, meist nimmt jedoch auch bei Tieren die Intoxikation einen chronischen Verlauf und zeigt im Spätstadium neben anderen Symptomen die typischen zirrhotischen Leberveränderungen. Berichte über Leberzirrhosen beim Rind durch Aufnahme von *Senecio alpinus*, dem Alpenkreuzkraut, stammen von POHLENZ und Mitarb. [36]. LÜTHY et al. [37] aus dem gleichen Arbeitskreis haben in *Senecio alpinus* neun Alkaloide mit Seneciphyllin als Hauptalkaloid nachgewiesen. Der Gesamtalkaloidgehalt der Pflanzen betrug 0,3–0,4% (bez. auf TGW) und blieb auch im Heu über Monate konstant [38]. In Silagefutter mit einem Anteil von bis zu 20% *S. alpinus* nahmen die Werte zwar ab, doch blieb der PA-Gehalt mit ca. 20 mg/kg (Nassgewicht) immer noch so hoch, dass eine Verfütterung nicht empfohlen werden konnte [38].

Veröffentlichungen über Tiervergiftungen durch *Senecio*-Arten (überwiegend aus dem nordamerikanischen Raum, Australien oder Brasilien) sind häufig, sodass wir uns auf die Nennung einiger neuerer Arbeiten beschränken: Toxizität von *Senecio* riddellii [40–41], von *S. douglasii* [42]; von *S. lautus* [43–44]; Vergiftungen von Pferden [39, 45–46]; von Schafen [47–48];

Therapie

Spezifische Antidote gibt es nicht. Wegen der langen Latenzzeit ist bei Tieren eine Behandlung aussichtslos, wenn die Symptome als PA-Intoxikation erkannt werden. Auch bei den bisher beschriebenen Human-Intoxikationen war die Mortalitätsrate hoch; als Behandlung sind am ehesten Maßnahmen angebracht, wie sie bei Leberzirrhose empfohlen werden.

Weidetiervergiftungen in S-Amerika, insbesondere Brasilien [9, 12, 49–50]; weitere Arbeiten vgl. [51–54].
Die Empfindlichkeit der einzelnen Tierspezies gegenüber der PA-Intoxikation ist im Übrigen sehr unterschiedlich. Besonders gefährdet sind Pferde und Rinder, als Versuchstiere reagieren auch Ratten bereits auf geringe Dosen. Weniger empfindlich scheinen Ziegen und vor allem Schafe, aber auch Versuchstiere wie Kaninchen oder Meerschweinchen zu sein [53].

Literatur

[1] Pieters, L.A. and A.J. Vlietinck: Spartioidine and Usaramine, two pyrrolizidine alkaloids from Senecio vulgaris. Planta Med. *54*(2), 178–179 (1988).

[2] V. Borstel, K., L. Witte and T. Hartmann: Pyrrolizidine alkaloid patterns in populations of Senecio vulgaris, S. vernalis and their hybrids. Phytochemistry *28*(6), 1635–1638 (1989).

[3] Ingolfsdottir, K. and P.J. Hylands: Pyrrolizidine alkaloids in Senecio vulgaris L., growing in Iceland. Acta Pharm. Nord. *2*(5), 343–348 (1990).

[4] Goeger, D.E., P.R. Cheeke, H.S. Ramsdell, S.S. Nicholson and D.R. Buhler: Comparison of the toxicities of Senecio jacobaea, Senecio vulgaris and S. glabellus in rats. Toxicol. Lett. *15*, 19–23 (1983).

[5] Bohlmann, F., C. Zdero, J. Jakupovic, M. Grenz, V. Castro, R.M. King, H. Robinson and L.P.D. Vincent: Further pyrrolizidine alkaloids and furoeremophilanes from Senecio spp. Phytochemistry *25*(5), 1151–1160 (1986).

[6] Urones, J.G., P.B. Barcala, I.S. Marcos, R.F. Moro, M.L. Esteban and A.F. Rodriguez: Pyrrolizidine alkaloids from Senecio gallicus and S. adonifolius. Phytochemistry *27*(5), 1507–1510 (1988).

[7] Hirschmann, G.S. and J. Jakupovic: Pyrrolizidine alkaloids from Senecio deferrens. Plant Med. *54*(4), 360 (1988).

[8] Zalkow, L.H., C.F. Asibal, J.A. Glinski, S.J. Bonetti, L.T. Gelbaum, D. van der Veer and G. Powis: Macrocyclic pyrrolizidine alkaloids from Senecio anonymus. Separation of a complex alkaloid extract using droplet counter-current chromatography. J. Nat. Prod. *51*(4), 690–702 (1988).

[9] Habermehl, G.G., W. Martz, C.H. Tokarnia, J. Döbereiner and M.C. Mendez: Livestock poisoning in South America by species of the senecio plant. Toxicon *26*(3), 275–286 (1988).

[10] Habermehl, G.G.: Poisonous plants of Brazil. Toxicon *32*(2), 143–156 (1994).

[11] Ndjoko, K., J.-L. Wolfender, E. Röder and K. Hostettmann: Determination of pyrrolizidine alkaloids in Senecio species by LC/MD and LC/^{1}H-NMR spectroscopy. Planta Med. *65*(6), 562–566 (1999).

[12] Liddell, J.R., F.R. Stermitz and C.S. Lombardo de Barros: Pyrrolizidine alkaloids from Senecio oxyphyllus, a Brazilian poisonous plant. Biochem. Systemat. Ecol. *20*(4), 393 (1992).

[13] Robins, D.J.: The pyrrolizidine alkaloids. Progr. Chem. Org. Nat. Prod. *41*, 115–203 (1982).

[14] Smith, L.W. and C.C.J. Culvenor: Plant sources of hepatotoxic pyrrolizidine alkaloids. J. Nat. Prod. *44*(2), 129–152 (1981).

[15] Röder, E.: Wie verbreitet und wie gefährlich sind Pyrrolizidinalkaloide? Pharmazie i. u. Zeit *13*(2), 33–38 (1984).

[16] Hartmann, T. and M. Zimmer: Organ specific accumulation and diurnal fluctuation of pyrrolizidine alkaloids and their N-oxides in Senecio species. Farm. Tijdschr. Belgie *61*(3), 272 (1984).

[17] Mattocks, A.R.: Recent studies on mechanisms of cytotoxic action of pyrrolizidine alkaloids. In: Keeler, R.F. et al. (eds.): Effects of poisonous plants on livestock. Acad. Press, New York, San Francisco, London 1978.

[18] Danninger, T., U. Hagemann, V. Schmidt und P.S. Schönhöfer: Zur Toxizität Pyrrolizidinalkaloid-haltiger Arzneipflanzen. Pharm. Ztg. *128*(6), 289–303 (1983).

[19] Wiedenfeld, H. und E. Röder: Pyrrolizidinalkaloide, Struktur und Toxizität. Dtsch. Apoth. Ztg. *124*(43), 2116–2122 (1984).

[20] Roeder, E.: Medicinal plants in Europe containing pyrrolizidine alkaloids. Pharmazie *50*(2), 83–98 (1995).

[21] Stegelmeier, B.L., J.A. Edgar, S.M. Colegate et al.: Pyrrolizidine alkaloid plants, metabolism and toxicity. Toxicon *8*(1), 95–116 (1999).

[22] Fu, P.P., Q. Xia, G. Lin and M.W. Chou: Pyrrolizidine alkaloids – genotoxicity, metabolism enzymes, metabilic activation, and mechanisms. Drug Metab. Rev. *36*(1), 1–55 (2004).

[23] Cooper, L., G. Grunenfelder and J. Blackmon: Poisoning associated with herbal teas – Arizona. Morbid. Mort. Weekly Rep. *26*(32), 257–259 (1977).

[24] Stillman, A.E., R. Huxtable, P. Consroe, P. Kohnen and S. Smith: Hepatic veno-occlusive disease due to pyrrolizidine (Senecio) poisoning in Arizona. Gastroenterology *73*(2), 349–352 (1977).

[25] Huxtable, R.J.: Herbal teas and toxins: Novel aspects of pyrrolizidine poisoning in the United States. Perspect. Biol. Med. *24*(1), 1–14 (1980).

[26] Kumana, C.R., M. Ng., H. Ju Lin, W. Ko, P.-C. Wu and D. Todd: Hepatic veno-occlusive disease due to toxic alkaloid in herbal tea Lancet II, 1360–1361 (1983), und: Herbal tea induced hepatic veno-occlusive disease: Quantification of toxic alkaloid exposure in adults. Gut *26*, 101–104 (1985).

[27] Culvenor, C.C.J., J.A. Edgar, L.W. Smith, C.R. Kumana and H.J. Lin: Heliotropium lasiocarpum identified as cause of veno-occlusive disease due to a herbal tea. Lancet I (8487), 978 (1986).

[28] Habs, H., M. Habs, H. Marquardt, E. Röder, D. Schmähl and H. Wiedenfeld: Carcinogenic and mutagenic activity of an alkaloidal extract of Senecio nemorensis ssp. fuchsii. Arzneim.-Forschg. *32*(2), 144–148 (1982).

[29] Wiedenfeld, H., H. Hendriks, A.P. Bruins und E. Röder: Zur Alkaloidführung von Senecio nemorensis L. ssp. fuchsii (Gmel.) Celak und Senecio nemorensis L., ssp. nemorensis (Rchb.) Celak. Sci. Pharm. *57*, 97–104 (1989).

[30] BGA: Aufbereitungsmonographien der Kommission E, Bundesanzeiger S. 3866 v. 27. 7. 1990 und Pyrrolizidin-Alkaloide, Stufe II – Abwehr von Arzneimittelrisiken, BAnZ Nr. 111, S. 4805 v. 17. 6. 1992.

[31] Lüthi, J., U. Zweifel und C. Schlatter: Pyrrolizidin-Alkaloide in Huflattich (Tussilago farfara L.) verschiedener Herkunft. Mitt. Geb. Lebensm. Hyg. *71*, 73–80 (1980).

[32] Rosberger, D.F., J.F. Resch and J. Meinwald: The occurrence of senecionine in Tussilago farfara. Mitt. Geb. Lebensm. Hyg. *72*(4), 432–436 (1981).

[33] Lüthi, J., U. Zweifel, P. Schmid und C. Schlatter: Pyrrolizidin-Alkaloide in Petasites hybridus L. und P. albus L. Pharm. Act. Helv. *58*(4), 98–100 (1983).

[34] Roulet, M., R. Laurini, L. Rivier and A. Calame: Hepatic veno-occlusive disease in newborn infant of a woman drinking herbal tea. J. Pediatr. *112*(3), 433–436 (1988).

[35] Stuppner, H., W. Sperl, I. Gassner und W. Vogel: Verwechselung von Tussilago farfara mit Petasites hybridus – ein aktueller Fall von Pyrrolizidinalkaloid-Intoxikation. Sci. Pharm. *60*(3), 160 (1992).

[36] Pohlenz, J., J. Lüthi, H.P. Minder und A. Bivetti: Enzootische Leberzirrhose beim Rind, verusacht durch Pyrrolizidinalkalo-

ide nach Aufnahme von Senecio alpinus (Alpenkreuzkraut). Schweiz. Arch. Tierheilkd. *122*, 183–193 (1980).
[37] Lüthi, J., U. Zweifel, B. Karlhuber and C. Schlatter: Pyrrolizidine alkaloids of Senecio alpinus and their detection in foodstuffs. J. Agric. Food Chem. *29*(2), 302–305 (1981).
[38] Candrian, U., J. Lüthi, P. Schmid, C. Schlatter and E. Gallacz: Stability of pyrrolizidine alkaloids in hay and silage. J. Agric. Food Chem. *32*(4), 935–937 (1984).
[39] Elcock, L. and F.W. Oehme: Senecio poisoning in horses: A summary. Vet. Hum. Toxicol. *24*(2), 122–123 (1982).
[40] Johnson, A.E., R.J. Molyneux and L.D. Stuart: Toxicity of Riddells groundsel (Senecio riddellii) to cattle. Am. J. Vet. Res. *46*(3), 577–582 (1985).
[41] Molyneux, R.J., A.E. Johnson, J.D. Olsen and D.C. Baker: Toxicity of pyrrolizidine alkaloids from Riddell groundsel (Senecio riddellii) to cattle. Am. J. Vet. Res. *52*(1), 146–151 (1991).
[42] Johnson, A.E. and R.J. Molyneux: Toxicity of threadleaf groundsel (Senecio douglasii var. longilobus) to cattle. Am. J. Vet. Res. *45*(1), 26–31 (1984).
[43] Kirkland, P.D., R.E. Moore, K.H. Walker, J.T. Seaman and S.E. Dunn: Deaths in cattle associated with Senecio lautus consumption. Aust. Vet. J. *59*, 64 (1982).
[44] Noble, J.W., J. Crossley, B.D. Hill, R.J. Pierce, R.A. McKenzie, M. Debritz and A.A. Morley: Pyrrolizidine alkaloidosis of cattle associated with Senecio lautus. Aust. Vet. J. *71*(7), 196–200 (1994).
[45] Leyland, A.: Ragwort poisoning in horses. Vet. Rec. *117*(18), 479 (1985).
[46] Lessard, P., D. Wilson, H.J. Olander, Q.R. Rogers and V.E. Mendel: Clinicopathologic study of horses surviving pyrrolizidine alkaloid (Senecio vulgaris) toxicosis. Am. J. Vet. Res. *47*(8), 1776–1780 (1986).
[47] Craig, A.M., L.L. Blythe, E.D. Lassen and M.L. Slizeski: Resistance of sheep to pyrrolizidine alkaloids. Isr. J. Vet. Med. *42*(4), 91, 376–384 (1986).
[48] Ilha, M.R.S., A.P. Loretti, S.S. Barros and C.S.L. Barros: Intoxicacao espontanea por Senecio brasiliensis (Asteraceae) em ovinos no Rio Grande do Sul (Spontaneous poisoning in sheep by Senecio brasiliensis (Asteraceae) in southern Brazil. Pesqui. Vet. Brasil. *21*(3), 123–138 (2001).
[49] Mendez, M.D., F. Riet-Correa and A.L. Schild: Poisoning by Senecio spp. (Compositae) in cattle in southern Brazil. Pesqui. Vet. Bras. *7*(2), 51–56 (1987).
[50] Gava, A. and C.S.L. Barros: Senecio ssp. poisoning of horses in Southern Brazil. Pesqui. Vet. Bras. *17*(1), 36–40 (1997).
[51] Mendez, M.C., F. Riet-Correa, A.L. Schild and W. Martz: Experimental poisoning of cattle and chicks by five Senecio species. Pesqui. Vet. Bras. *10*(3/4), 63–70 (1990).
[52] Small, A.C., W.R. Kelly, A.A. Seawright, A.R. Mattocks and R. Jukes: Pyrrolizidine alkaloidosis in a two month old foal. Zentralbl. Veterinärmed. A. *40*(3), 213–218 (1993).
[53] Cheeke, P.R.: Toxicity and metabolism of pyrrolizidine alkaloids J. Anim. Sci. *66*(9), 2343–2350 (1988).
[54] Braun, U., T. Linggi and A. Pospischil: Ultrasonographic findings in three cows with chronic ragwort (Senecio alpinus) poisoning. Vet. Rec. *144*(5), 122–126 (1999).

Senecio jacobaea L. Jakobs-Kreuzkraut – Tansy Ragwort, Common Ragwort – Jacobee

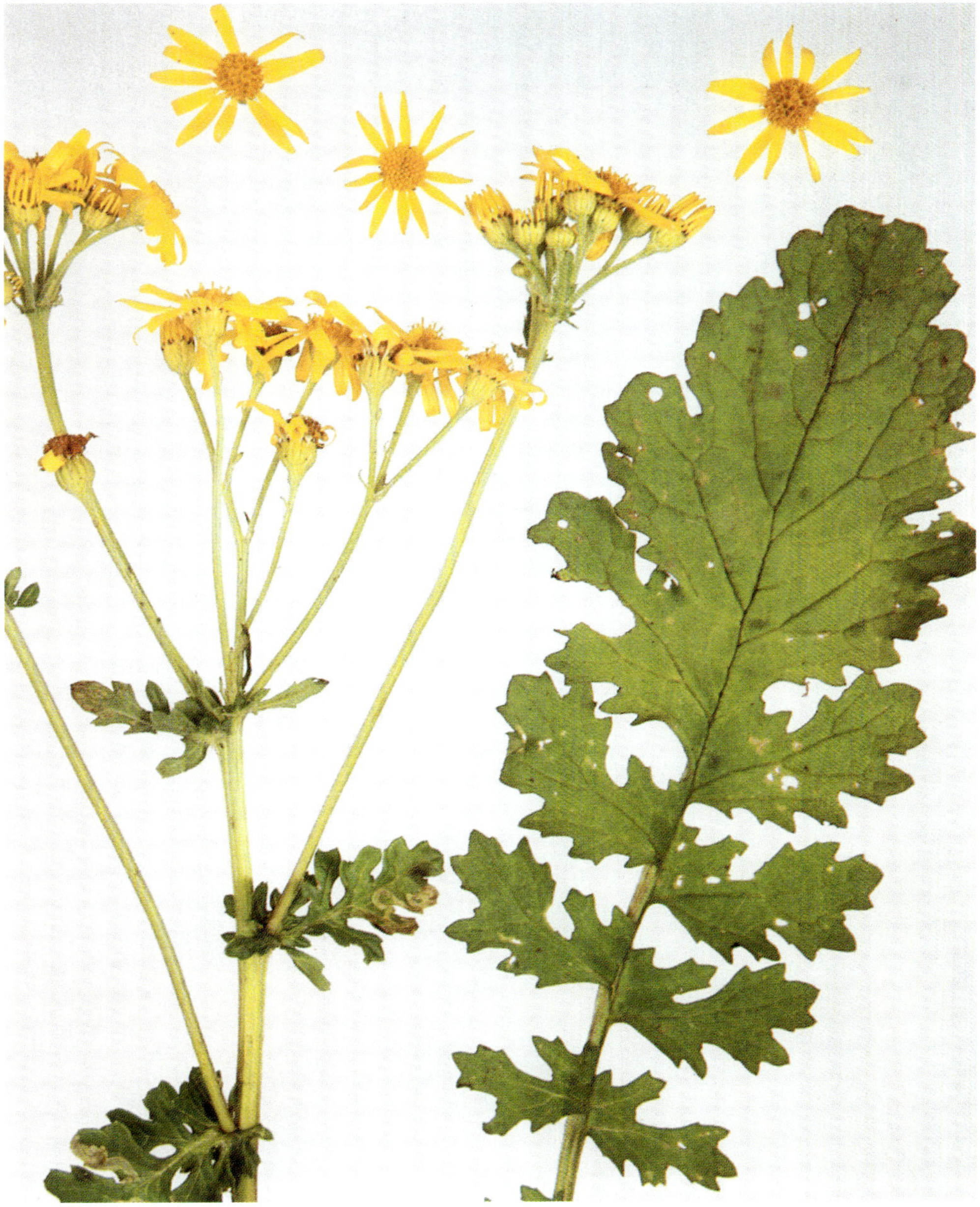

Abb. 44: Jakobs-Kreuzkraut

30–90 cm hohe, zwei- bis mehrjährige Pflanze mit aufrechtem, kantiggerilltem Stängel, erst über der Mitte mit aufwärts gerichteten Ästen. Verbreitet in lichten Wäldern und an Waldrändern; auch auf feuchten Äckern, an Straßenrändern und Dämmen, vorwiegend in der Ebene, aber auch bis 1500 m.

Blätter hellgrün, derb, die unteren leierförmig-fiedrig, zur Blütezeit meist abgestorben; die mittleren geöhrt und wie die oberen fiederspaltig.

Blüten goldgelb, Körbchen in dichten Ebensträußen stehend; VII-IX.

Früchte undeutlich längsgerieft, Pappus leicht abfallend.

Verbreitung: In ganz Europa; in NW-Deutschland nur zerstreut; auch in N-Amerika eingebürgert.

Das Jakobs-Kreuzkraut enthält eine Vielzahl von – überwiegend toxischen – Pyrrolizidin-Alkaloiden. Der Gehalt der blühenden Pflanzen ist mit 0,2–0,3% (bez. auf TGW) relativ hoch. Je nach Chemotyp sind Jacobin und Seneciphyllin oder Erucifolin, Senecionin und Seneciphyllin die Hauptalkaloide [1].

Über Tiervergiftungen durch „tansy ragwort" und über Ergebnisse tierexperimenteller Arbeiten zur Toxizität der Pflanze liegen eine Reihe von Veröffentlichungen

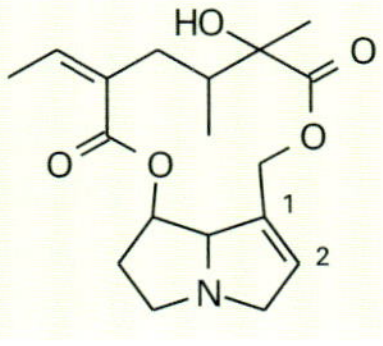

Senecionin

vor [2–7, 11]. Von *S. jacobaea* stammender Honig kann ebenso PA enthalten [8] wie die Milch von Kühen und Ziegen, in deren Futter Jakobs-Kreuzkraut gefunden oder beigemischt wurde [9–10].

Literatur

[1] Witte, L., A. Ehmke and T. Hartmann: Interspecific flow of pyrrolizidine alkaloids. Naturwissenschaften *77*, 540–543 (1990).

[2] Gopinath, C. and E.J.H. Ford: The effect of ragwort (Senecio jacobaea) on the liver of the domestic fowl (Gallus domesticus): A histopathological and enzyme histochemical study. Br. Poult. Sci. *18*, 137–141 (1977).

[3] Miranda, C.L., P.R. Cheeke, J.A. Schmitz and D.R. Buhler: Toxicity of Senecio jacobaea (tansy ragwort) in rats. Toxicol. Appl. Pharmacol. *56*(3), 432–442 (1980).

[4] Goeger, D.E., P.R. Cheeke, J.A. Schmitz and D.R. Buhler: Toxicity of tansy ragwort (Senecio jacobaea) to goats. Am. J. Vet. Res. *43*(2), 252–253 (1982).

[5] Giles, C.J.: Outbreak of ragwort (Senecio jacobaea) poisoning in horses. Equine Vet. J. *15*(3), 248–250 (1983).

[6] Goeger, D.E., P.R. Cheeke, H.S. Ramsdell, S.S. Nicholson and D.R. Buhler: Comparison of the toxicity of Senecio jacobaea, S. vulgaris and S. glabellus in rats. Toxicol. Lett. *15*, 19–23 (1983).

[7] Johnson, A.E. and R.A. Smart: Effects on cattle and their calves of tansy ragwort (Senecio jacobaea) fed in early gestation. Am. J. Vet. Res. *44*(7), 1215–1219 (1983).

[8] Deinzer, M.L., P.A. Thomson, D.M. Burgett and D.L. Isaacson: Pyrrolizidine alkaloids: Their occurence in honey from tansy ragwort (Senecio jacobaea L.). Science *195*, 497–499 (1977).

[9] Dickinson, J.O., M.P. Cooke, R.R. King and P.A. Mohamed: Milk transfer of pyrrolizidine alkaloids in cattle. J. Am. Vet. Med. Assoc. *169*(11), 1192–1196 (1976).

[10] Goeger, D.E., P.R. Cheeke, J.A. Schmitz and D.R. Buhler: Effect of feeding milk from goats fed tansy ragwort (Senecio jacobaea) to rats and calves. Am. J. Vet. Res. *43*(9), 1631–1633 (1982).

[11] Vos, J.H., A.A.J. Geerts, J. Borgers et al.: Tansy ragwort: Misleading beauty. Poisoning by Senecio jacobaea. Tijdschr. voor Diergeneeskunde *127*(24), 753–756 (2002).

Lactuca virosa L. Gift-Lattich – Great Lettuce – Laitue vireuse

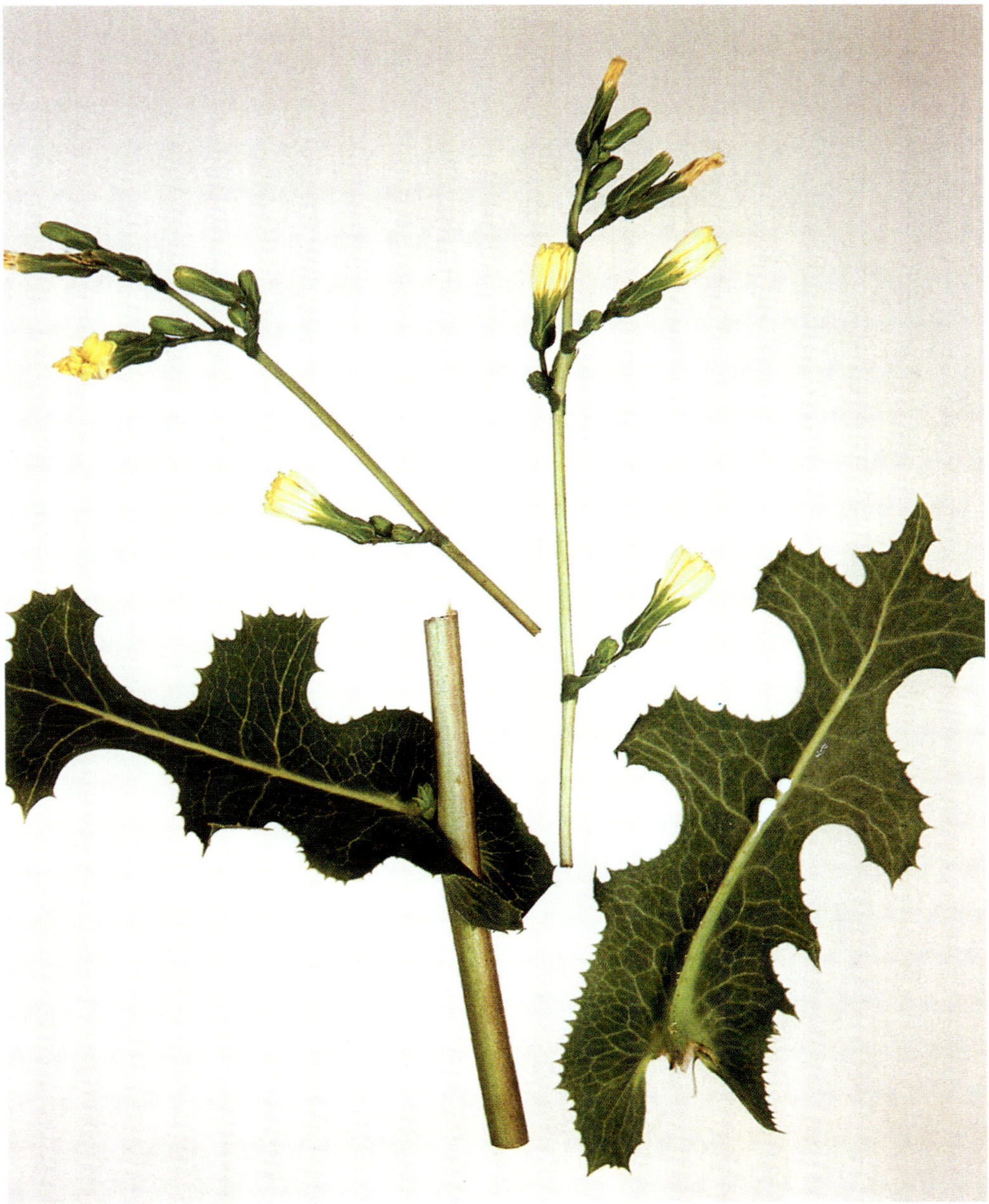

Abb. 45: Gift-Lattich

0,6–1,5 m hohe ein- oder zweijährige Pflanze mit stielrundem, aufrechtem Stängel, im oberen Teil rispig verzweigt.
An sonnigen Hängen (Weinbergen), Wegrändern, Bahndämmen meist zerstreut vorkommend.
Blätter kahl, bläulich-grün, am Rande dornig gezähnt und Mittelrippe unterseits mit Stacheln; ungeteilt oder buchtig-gelappt.
Blüten hellgelb, nur Zungenblüten, diese länger als die Hüllblätter; Körbchen in Rispen; VII–IX.
Früchte schwärzlich, mit Rippen, schmal flügelartig berandet.
Verbreitung: In M-Europa in den wärmeren Gebieten (submediterran-atlantischer Typ); früher zur Gewinnung von „Lactucarium" vereinzelt in geringem Umfange angebaut, daher z. T. möglicherweise aus alten Kulturen verwildert.

Der Gift-Lattich, zur Unterfamilie der Lactucoideae (Tribus Lactuceae) gehörend, enthält in allen Organen einen weißlichen, an der Luft sich bräunenden Milchsaft. Beim Anschneiden des Stängels im blühenden Zustand tritt reichlich klebriger Milchsaft aus, der nach dem Sammeln und Trocknen die früher als Sedativum, Narkotikum, Hypnotikum und Analgetikum gebräuchliche Droge „Lactucarium" darstellt. Als sedative, aber auch für die Giftwirkungen verantwortliche Komponenten gelten die Sesquiterpenlacton-Bitterstoffe Lactucin, 8-Desoxy-11β,13-Dihydrolactucin, Jaquinelin und Lactucopikrin sowie das Glykosid Lactusid A [1, 2], die im Milchsaft in einer Menge bis zu 3,5% enthalten sind. Ihre Toxizität ist gering, die letale Dosis für Mäuse beträgt bei s.c. Applikation 0,5–0,6 g/kg. Charakteristische Triterpenalkohole des Milchsafts wie das α- und β-Lactucerol sind toxikologisch ohne Bedeutung.

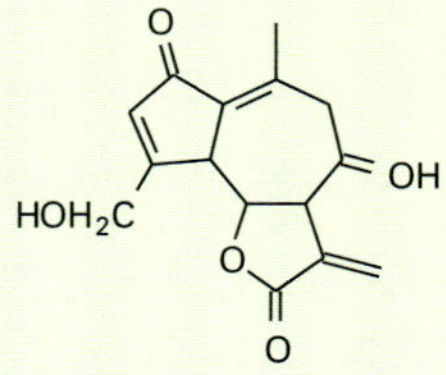

Lactucin

Für ein in der älteren Literatur häufig erwähntes „hyoscyaminähnliches Alkaloid“, das die „narkotischen Wirkungen“ des Lactucarium erklären sollte, fehlen neuere Bestätigungen.
Die früher auch als „Deutsches Opium“ bezeichnete Zubereitung Lactucarium, deren Gewinnung derjenigen des Opiums ähnelt (eingetrockneter Milchsaft), scheint neuerdings als Opiumersatz interessant geworden zu sein und wird im Internet als Rauschdroge angepriesen. Über eine Intoxikation nach i. v. Injektion eines Blattextraktes von *L. virosa* vgl. [3].

Eine analgetische Wirkung konnte wahrscheinlich gemacht werden, da Extrakte die Aktivität einer Neutralen Endopeptidase (NEP) hemmen, die am Abbau von Enkephalinen beteiligt ist [4].
Lactucin und Lactucopikrin kommen auch in den Milchsäften anderer Lactucoideae vor. Der Löwenzahn (*Taraxacum officinale*), dessen Wurzel als gallenwirksame Droge in der Volksmedizin bekannt ist, wird daher gelegentlich auch als Giftpflanze genannt. HÄNSEL et al. [5] konnten vier Sesquiterpenlactone aus der Pflanze isolieren, jedoch kein Lactucopikrin finden. Über den seltenen Fall einer allergischen Kontaktdermatitis durch Löwenzahn (bei bereits bestehender Chrysanthemen-Allergie) berichteten HAUSEN und SCHULTZ [6]; ein weiterer Fall siehe [7].

Therapie

Vergiftungen von Mensch und Tier sind selten; als Therapie können lediglich primäre Giftentfernung und symptomatische Maßnahmen genannt werden.

Literatur

[1] Gromek, D.: Sesquiterpene lactones from Lactuca virosa L. Polish J. Chem. *63*, 297–301 (1989).
[2] Gromek, D.: Lactuside A from Lactuca virosa L. Polish J. Chem. *65*, 1979–1981 (1991).
[3] Mullins, M. E. and B. Z. Horowitz: The case of the salad shooters: Intravenous injection of wild lettuce extract. Vet. Hum. Toxicol. *40*(5), 290–301 (1998).
[4] Funke, I., W.-E. Siems, R. Schenk und M. F. Melzig: Lactuca virosa L. und Lactucarium. Z. Phytother. *23*(1), 40–45 (2002).
[5] Hänsel, R., M. Kartarahardja, J.-T. Huang und F. Bohlmann: Sesquiterpenlacton-β-D-glucopyranoside sowie ein neues Eudesmanolid aus Taraxacum officinale. Phytochemistry *19*, 857–861 (1980).
[6] Hausen, B. M. und K. H. Schulz: Allergische Kontaktdermatitis durch Löwenzahn (Taraxacum officinale WIGGERS). Dermatosen *26*(6), 198 (1978).
[7] Davies, M. G. and P. J. W. Kersey: Contact allergy to yarrow and dandelion. Contact Dermatitis *14*(4), 256–257 (1986).

Berberidaceae

Die **Sauerdorngewächse** sind in den extratropischen Zonen der nördlichen Hemisphäre beheimatet, mit einer Vielfalt von Gattungen und Arten vor allem zu beiden Seiten des pazifischen Ozeans. Wenn auch in Mitteleuropa als einziger Vertreter *Berberis vulgaris* (Berberitze) zu Hause ist, so finden hier doch zahlreiche *Berberis*- und *Mahonia*-Arten als Ziersträucher Verwendung. Toxikologisches Interesse verdienen 3 Inhaltsstoffgruppen aus dieser Familie:

1. Die **Isochinolinbasen** mit dem Leitalkaloid Berberin. Ihr Vorkommen ist beschränkt auf die Unterfamilie Berberidoideae (u. a. *Berberis, Mahonia*), hier treten sie aber in allen Genera auf, mit bevorzugter Akkumulation in der Wurzel- und Stammrinde [1–4], z. T. bereits makroskopisch erkennbar als intensive Gelbfärbung durch Einlagerung von Berberin in verholzte Zellwände.
   Berberin wird oral leicht resorbiert, wirkt an glattmuskeligen Organen erregend (Zunahme der Darmperistaltik), auch auf das Atemzentrum, führt aber erst in hohen Dosen zu primärer Atemlähmung (LD_{50} 520 mg/kg Maus p. o.).

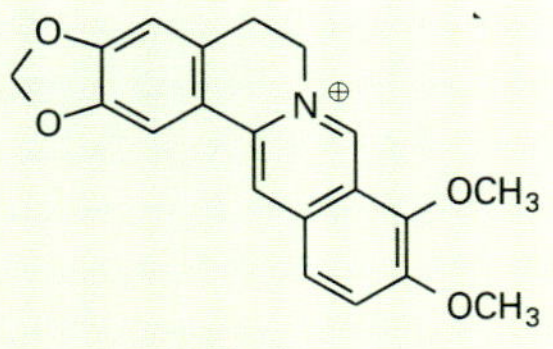

Berberin

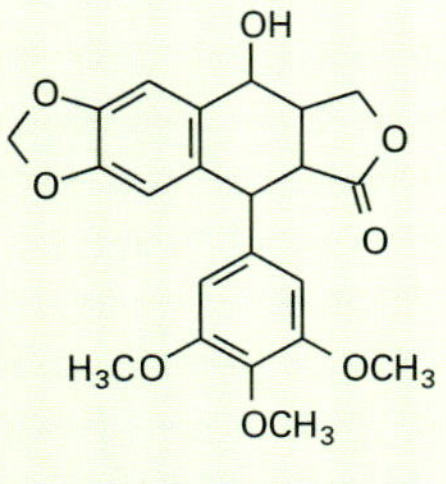

Podophyllotoxin

   Letale Dosen erzeugen außerdem eine hämorrhagische Nephritis [5].
2. Die **Chinolizidin-Alkaloide**. Einige Arten der Berberidoideae enthalten neben den oben genannten Isochinolinbasen auch oder ausschließlich Alkaloide vom Cytisan- oder Spartein-Typ [6], so z. B. die im östlichen Nordamerika verbreitete Art *Caulophyllum thalictroides* (blue cohosh) in Blättern und Früchten das N-Methylcytisin. Kinder zeigten nach Verzehr der dunkelblauen, beerenartigen Samen Vergiftungserscheinungen [7–9].
   Bei einem neugeborenen Kind wurde ein Myokardinfarkt beobachtet, dessen Mutter während der Schwangerschaft zur Steigerung der Uteruskontraktionen *Caulophyllum*-haltige Phytotherapeutika zu sich genommen hatte [10]. Bei einer jungen Frau entwickelten sich starke Bauchschmerzen, Tachykardie, Schweißausbrüche und Erbrechen, nachdem sie versucht hatte, durch Einnahme einer *Caulophyllum*-Tinktur eine Abtreibung vorzunehmen [11].
3. Die **Lignan-β-glykoside** der Podophyllotoxingruppe. Im Gegensatz zu den Berberidoideae fehlen der Unterfamilie Podophylloideae offenbar jegliche Alkaloide. Stattdessen enthalten vor allem die unterirdischen Teile von *Podophyllum peltatum* (Mayapple, „Mandrake") und *P. hexandrum* wasserlösliche Lignanglykoside. Neben dem Podophyllotoxin sind weitere 15 physiologisch aktive Verbindungen aus dem Rohharz der Pflanzenextrakte isoliert worden [12]. Einen ausführlichen Überblick über die biologischen Aktivitäten von Lignanen findet man bei McRae und Towers [13].
   Seit langem ist ihre stark laxierende Wirkung bekannt. Derivate werden heute überwiegend als Cytostatika (Mitosehemmstoffe) in der Nachbehandlung von Tumoren verwendet [14].

Vergiftungen nach Ingestion mit Pflanzenteilen sind aus Nordamerika und dem ostasiatischen Raum (durch Verfälschung von Arznei- und Rauschdrogen [23, 24]) bekannt geworden. Durch Verwendung der jungen Pflanzen als Küchenkräuter bzw. nach Verzehr unreifer Früchte kam es z. T. zu tödlichen Vergiftungen [7, 15–16]. Nach Aussage einiger Autoren sollen zwar die großen, pflaumenförmigen Beeren im reifen Zustand (gelb-rot, Abb. 46) und in kleinen Mengen genießbar sein, bei intraperitonealer Verabreichung ihrer Extrakte führen sie aber in Ratten zu ebensolchen toxischen Reaktionen wie die von unreifen Früchten [17]. Ge-

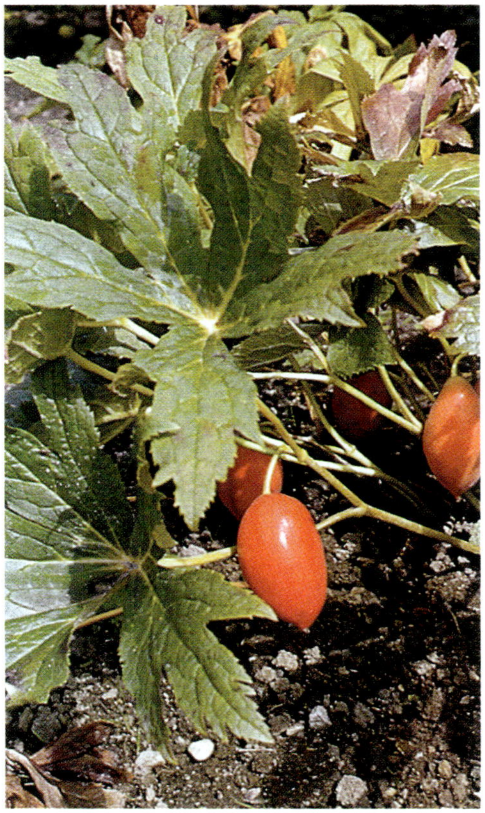

Abb. 46: Podophyllum peltatum L. Maiapfel, Fußblatt – May Apple – Podophylle pelté, Pomme de mai

legentlich kommt es bei Anwendung der Podophyllin-Harze als Bestandteil von „pflanzlichen Abführmitteln" [18] oder Tinkturen (20%, zur Behandlung von Hautpapillen und Warzen [19–21]) zu starken Intoxikationen, auch wird ein Todesfall nach Einnahme einer 25%-igen Podophyllinlösung aus suizidaler Absicht beschrieben [22].

Literatur

[1] Kostalova, D., B. Brazdovicova and J. Tomko: Isolation of quaternary alkaloids from Mahonia aquifolium. Chem. Zvesti. *35*(2), 279–284 (1981).

[2] Kostalova, D., B. Brazdovicova and H.Y. Jin: Alkaloids from the aboveground parts of Berberis koreana. Farm. Obz. *51*(5), 213–216 (1982).

[3] Suess, T.R. and F.R. Stermitz: Alkaloids of Mahonia repens with a brief review of previous work in the genus Mahonia. J. Nat. Prod. *44*(6), 680–687 (1981).

[4] Urzua, A. and R. Torres: Constituents of Berberis valdiviana. Fitoterapia *64*(4), 378 (1993).

[5] Hagers Handbuch der Pharmazeutischen Praxis, Bd. 4, R. Hänsel, K. Keller, H. Rimpler und G. Schneider (Hrsg.), Springer-Verl. Berlin, Heidelberg, New York 1992.

[6] Hegnauer, R.: Chemotaxonomie der Pflanzen, 11 Bde., Birkhäuser Verlag, Basel, Stuttgart 1962 ff.

[7] Hardin, J.W. and J.M. Arena: Human poisoning from native and cultivated plants, Duke University Press, Durham, North Carolina 1977.

[8] O'Leary, S.B.: Poisoning in man from eating poisonous plants. Arch. Environ. Health 9, 216–242 (1964).

[9] Lewis, W.H. and M.P.F. Elvin-Lewis: Medical Botany-plants affecting man's health, John Wiley and Sons, New York, London, Sydney, Toronto 2003.

[10] Jones, T.K. and B.M. Lawson: Profound neonatal congestive heart failure caused by maternal consumption of blue cohosh herbal medication. J. Pediatr. *132*(3Pt1), 550–552 (1998).

[11] Rao, R.B. and R.S. Hoffman: Nicotinic toxicity from tincture of blue cohosh (Caulophyllum thalictroides) used as an abortifacient. Vet. Hum. Toxicol. *44*(4), 221–222 (2002).

[12] Renz, J. und A. v. Wartburg: Zur Chemie und Pharmakologie der Podophyllum-Glukoside und ihrer Derivate, 1. Mitt.: Arzneim.-Forsch. *11*(4), 327–333, 1961: 2. Mitt.: Arzneim.-Forsch. *11*(5), 459–469 (1961).

[13] MacRae, W.D. and G.H.N. Towers: Biological activities of Lignans. Phytochemistry *23*(6), 1207–1220 (1984).

[14] Franz, G.: Biogene Zytostatika. Pharmazie i. u. Zeit *19*(6), 257–262 (1990).

[15] McFarland, M.F. and J. McFarland: Accidental Ingestion of Podophyllum. J. Toxicol. Clin. Toxicol. *18*(8), 973–978 (1981).

[16] Der Marderosian, A.: Poisonous plants in and around the home. Am. J. Pharm. Educ. *30*, 115–140 (1966).

[17] Kinghorn, A.D.: Toxic plants, Columbia University Press, New York 1979.

[18] Dobb, G.J. and R.H. Edis: Coma and neuropathy after ingestion of herbal laxative containing podophyllin. Med. J. Aust. *140*(3), 495–496 (1984).

[19] Slater, G.E., B.H. Rumack and R.G. Peterson: Podophyllin poisoning, systemic toxicity following cutaneous application. Obstet. Gynecol. *52*(1), 94–96 (1978).

[20] Ott, A.: Haut und Pflanzen, Gustav Fischer Verlag, Stuttgart, Jena, New York 1991.

[21] Leitner, J., F. Hofbauer und M. Ackert: Vergiftung mit Podophyllin-haltiger Warzentinktur. Dtsch. Med. Wochenschr. *127*(28–29), 1516–1520 (2002).

[22] Cassidy, D.E., J. Drewry and J.P. Fanning: Podophyllum toxicity: A report of a fatal case and a review of the literature. J. Toxicol. Clin. Toxicol. *19*(1), 35–44 (1982).

[23] But, P.P.-H.: Herbal poisoning caused by adulterants or erroneous substitutes. J. Trop. Med. Hyg. 97, 371–374 (1994).

[24] Frasca, T., A.S. Brett and S.D. Yoo: Mandrake toxicity. A case of mistaken identity. Arch. Intern. Med. *157*(17), 2007–2009 (1997).

Berberis L. Berberitze, Sauerdorn – Barberry, Pipperidge – Epine-vinette

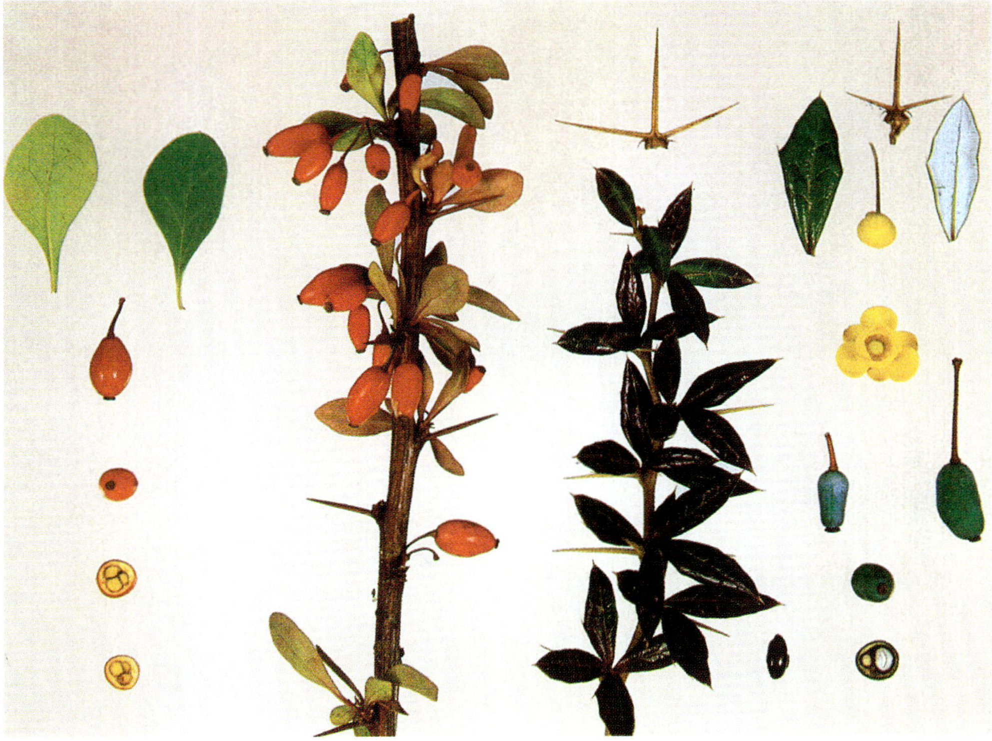

Abb. 47: Berberis vulgaris (links); B. x hybrido-gagnepainii (rechts)

1–3 m hoher Strauch mit meist 3-teiligen Dornen und stark gefurchten Zweigen.
An Waldrändern und in Gebüschen auf trockenen, kalkhaltigen und lehmigen Böden.
Blätter sommergrün, elliptisch bis verkehrt-eiförmig, oberseits dunkelgrünmatt, unterseits heller, mit fein gesägtem Rand; büschelig-stehend.
Blüten in niederhängenden, vielblütigen Trauben, mit gelben Kronblättern; V–VI.
Früchte länglich-walzenförmige, korallenrote, sauerschmeckende Beeren mit 1–2 feingerunzelten, rotbraunen Samen; IX–XII.
Verbreitung: M-Skandinavien bis S-Europa; häufig in Gärten und als Hecke gepflanzt; ebenso verwendet werden zahlreiche andere Arten mit z. T. blauschwarzen oder blaubereiften Früchten.

Dank der umfangreichen Untersuchungen von PETCU [1–7] sind wir über die Verteilung der Isochinolin-Alkaloide in *Berberis vulgaris* und einigen anderen *Berberis*-Arten gut informiert (siehe Tabelle 4).
Lässt man einmal die jahreszeitlichen Schwankungen außer Acht (zum Zeitpunkt der Vegetationsruhe erreicht der Gehalt maximale Werte), so stellt grundsätzlich die Wurzelrinde das alkaloidreichste Organ dar, gefolgt von der Stammrinde. Alkaloidfrei sind i. d. R. die Blätter und Blüten. Bei den uns besonders interessierenden Früchten (Fruchtfleisch + Samen) nimmt offensichtlich *B. vulgaris* eine Sonderstellung ein: Weder im Fruchtfleisch noch in den Samen konnten Isochinolinbasen aufgefunden werden. Demgegenüber weisen zumindest die Samen der anderen von PETCU untersuchten Arten z. T. beachtliche Alkaloidkonzentrationen auf.
Die roten Beeren der einheimischen Berberitze (*B. vulgaris*) sind also harmlos, sie werden aufgrund ihres Gehalts an Fruchtsäuren und Vitamin C („Sauerdorn") auch zur Bereitung von Kompott und Erfrischungsgetränken verwendet.

Tab. 4: Gesamtalkaloidgehalt der Organe verschiedener *Berberis*-Arten (in g%).

		B. vulgaris	***B. dielsiana***	***B. guimpelii***	***B. hakodate***	***B. hauniensis***	***B. serrata***	***B. virescens***
Wurzel	Rinde	12,8	7,9	12,9	13,2	14,7	15,3	12,6
	Holz	0	1,1	3,6	2,0	1,1	0,2	1,6
Stamm	Rinde	5,5	5,3	5,8	9,9	6,9	5,8	7,4
	Holz	0	1,1	1,7	1,6	0,4	0,1	–
Blätter		+	–	0	–	–	0	–
Blüten		0	–	0	–	0	0	0
Fruchtfleisch		–	–	0	0	–	0	–
Samen		–	1,4	3,8	4,3	2,7	1,8	2,5

+ = Alkaloide vorhanden; – = Alkaloide fehlen; 0 = keine Angaben

Da es bei über 600 Beratungen in ca. 10% der Fälle nach Einnahme einer unbekannten Menge von Berberitzen-Früchten (seltener Blätter) zu leichteren gastrointestinalen Beschwerden kam [8] und in den Früchten (Samen!) der anderen *Berberis*-Arten vermutlich Alkaloide regelmäßig vorhanden sind, muss zumindest nach Verzehr einer größeren Menge solcher Pflanzenteile mit Erscheinungen gerechnet werden, wie sie als Nebenwirkungen nach arzneilicher Gabe von Berberin auftreten können: Benommenheit, Nasenbluten, Erbrechen, Durchfall und Nierenreizung.

Mikroskopische Merkmale der Frucht. Die weitgehend spaltöffnungsfreie Epidermis ist in Abbildung 48 dargestellt, im Fruchtfleisch sind zahlreiche, ca. 20 µm große Drusen aus Calciumoxalat vorhanden.

Therapie

Symptomatische Behandlung. Großzügiges Flüssigkeitsangebot nach Verzehr der Früchte oder kleinerer Blattmengen. Wegen der geringen Toxizität des Berberins und seiner Nebenalkaloide (therapeutische Einzeldosen liegen zwischen 0,03 u. 0,2 g) sollte eine Kohlegabe nur nach Ingestion von Wurzel- oder Stammrinde oder größerer Blattmengen erfolgen.

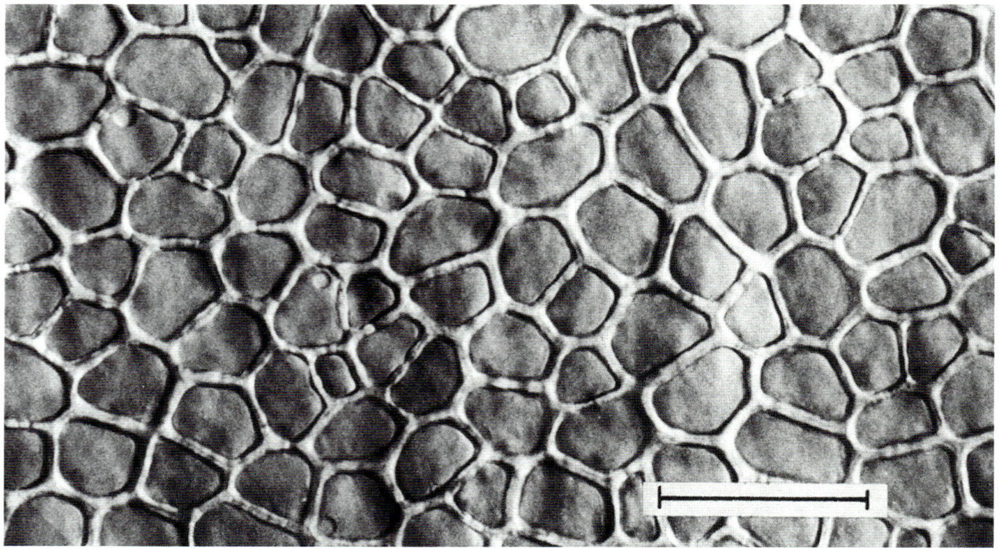

Abb. 48: Fruchtwandepidermis von Berberis vulgaris

Literatur

[1] Petcu, P.: Beiträge zur Phytochemie von Berberis dielsiana. Planta Med. *16*(4), 421–425 (1968).

[2] Petcu, P.: Untersuchung der im Klausenburger Botanischen Garten akklimatisierten Berberis hakodate Hort. Arch. Pharm. *296*(11), 753–757 (1963).

[3] Petcu, P.: Studien über Berberis serrata Koehne. Pharmazie *19*(1), 53–55 (1964).

[4] Petcu, P.: Der Gehalt an Alkaloiden und Vitamin C in Berberis guimpelii. Planta Med. *13*(2), 178–181 (1965).

[5] Petcu, P.: Phytochemische Untersuchungen an Berberis hauniensis Zab. Arch. Pharm. *298*(1), 73–77 (1965).

[6] Petcu, P.: Phytochemische Untersuchungen an Berberis virescens Hook. Pharmazie *21*(1), 54–56 (1966).

[7] Petcu, P. und T. Goina: Neue Methoden zur Extrahierung der Alkaloide aus Berberis vulgaris. Planta Med. *18*, 372–375 (1970).

[8] Ritter-Franke, S. und R. Bunjes: Vergiftungsfälle mit Pflanzen. In: K.E. von Mühlendahl, U. Oberdisse, R. Bunjes und M. Brockstedt (Hrsg.), Vergiftungen im Kindesalter, 4. Auflage, Georg Thieme Verlag, Stuttgart-New York 2003.

Mahonia aquifolium NUTT.

Mahonie – Trailing Mahonia, Oregon-grape – Mahonia faux-houx

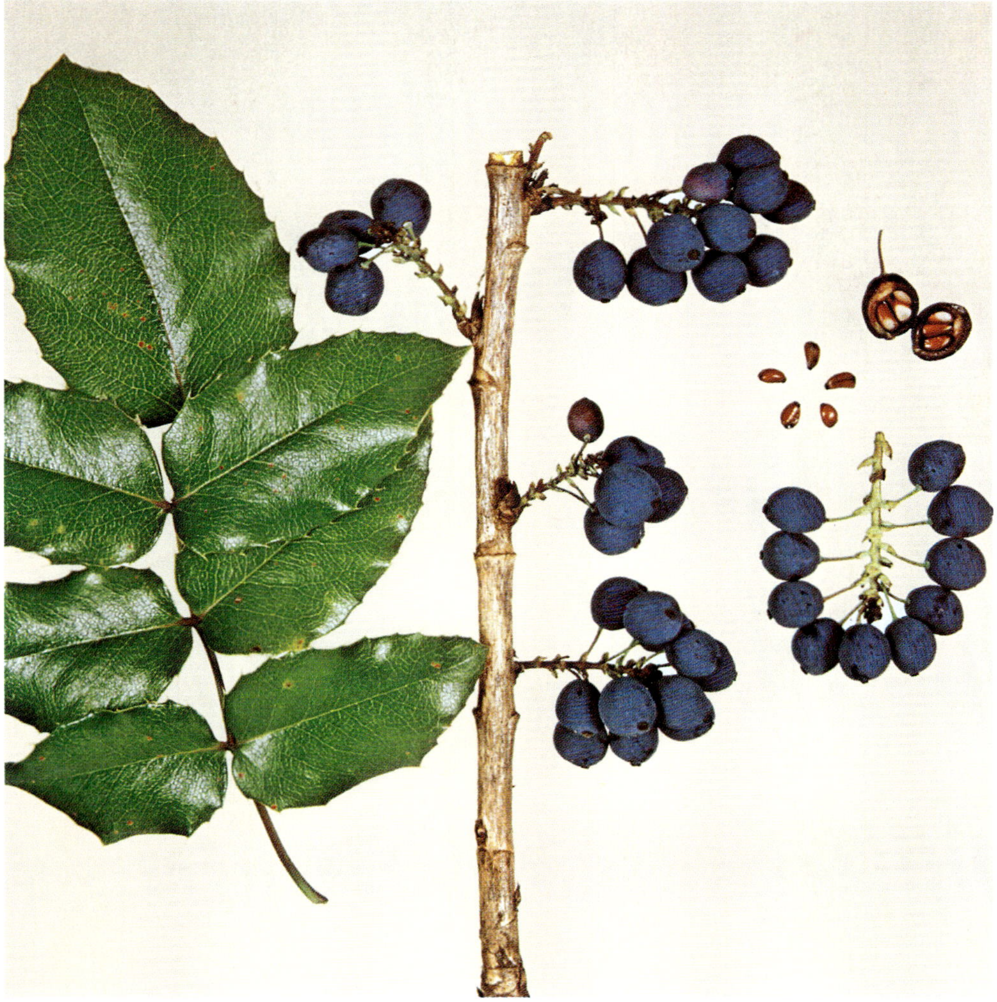

Abb. 49: Mahonie

Bis 1 m hoher, buschig und aufrecht wachsender Strauch.
Blätter immergrün, unpaarig gefiedert (5–11-zählig); Blättchen eiförmig mit dornig gezähntem Rand.
Blüten in dichten aufrechten Trauben mit goldgelben, oft rötlich-überlaufenen Kronblättern; IV–V.
Früchte kugelige, bläulich bereifte, stark sauer schmeckende Beeren mit dunkelrotem Saft und 2–5 glänzend-rotbraunen Samen; VIII–XII.
Verbreitung: W- und pazifisches N-Amerika. In Europa als Ziergehölz kultiviert.

Die blaubereiften Beeren der Mahonie sind ähnlich harmlos wie jene der Berberitze und werden in Nordamerika zur Wein- und Branntweinherstellung benutzt [1]. Älteren Angaben zufolge sollen die Früchte lediglich 0,06% Alkaloide enthalten [2]. Homöopathische Zubereitungen der alkaloidhaltigen Rinde finden Anwendung in der Therapie der Schuppenflechte [3–5].
Im Tox.-Info.-Zentrum Berlin wurden bei insgesamt 3115 Beratungen innerhalb von 25 Jahren nur in 4% der Fälle geringfügige Symptome (Erbrechen, selten Bauchschmerzen und Durchfälle) beobachtet. Als durstlöschendes Mittel haben Kinder täglich bis zu 100 Beeren ohne Symptomatik gegessen [6].

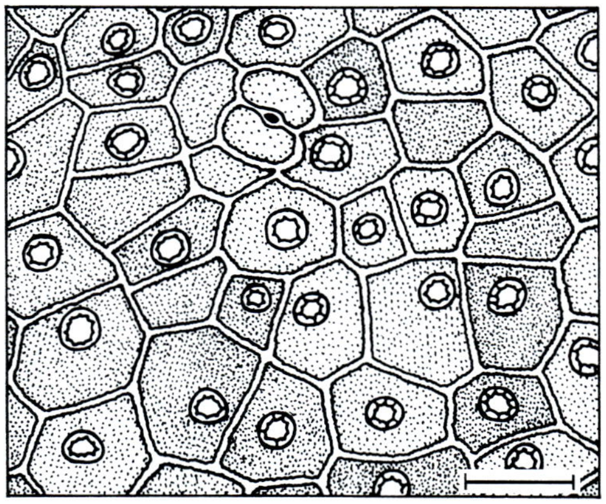

Abb. 50: Fruchtwandepidermis von Mahonia aquifolium.

Mikroskopische Merkmale der Frucht. Die Epidermis besitzt zahlreiche Spaltöffnungen mit 5–6 Nebenzellen und ist durch dickwandige Papillen gekennzeichnet (Abb. 50). Im Fruchtfleisch kommen vereinzelt kleine Calciumoxalatprismen (~ 5 µm) vor.

Literatur

[1] Hoppe, H. A.: Drogenkunde, Bd. 1, Walter de Gruyter-Verl., Berlin, New York 1975.

[2] Wehmer, C.: Die Pflanzenstoffe, Gustav Fischer Verlag, Jena 1929/31.

[3] Galle, K., S. Bladt und H. Wagner: Mahonia. Dtsch. Apoth. Ztg. *134*(49), 4883–4892 (1994).

[4] Hänsel, R.: Mahonia aquifolium. Dtsch. Apoth. Ztg. *132*(40), 2095–2097 (1992).

[5] Müller, K., K. Ziereis and J. Gawlik: The antipsoriatic Mahonia aquifolium and its active constituents; II. Antiproliferative activity against cell growth of human keratinocytes. Planta Med. *61*(1), 74–75 (1995).

[6] Ritter, S.: Vergiftungsunfälle mit Pflanzen, in: Vergiftungen im Kindesalter, K. E. von Mühlendahl, U. Oberdisse, R. Bunjes und S. Ritter (Hrsg.), Ferdinand Enke Verlag, Stuttgart 1995.

Bignoniaceae

Die **Trompetenbaumgewächse** mit vorwiegend tropischer Verbreitung sind in M-Europa toxikologisch ohne Bedeutung. Bignoniaceen-Nutzhölzer (*Tabebuia* spec., *Paratecoma peroba*) können aufgrund des Vorkommens von Naphthochinonen (vom Lapacholtyp) bei der Verarbeitung zu Hautirritationen führen [1]. Schleimhautreizungen können auch beim Trinken von Lapacho- oder Inkatee auftreten. Zwar besteht dieser aus der Volksmedizin südamerikanischer Indianer stammende Tee, der in Europa volkstümlich als Gesundheitstee („gegen Krebs") angepriesen wird, aus der naphthochinonfreien **Rinde** von *Tabebuia impetiginosa*, kann aber auch Holzanteile und somit auch Lapachol enthalten [2, 3]. Aus den Früchten des auch in M-Europa als Ziergewächs gepflanzten Trompetenbaums, *Catalpa ovata* u. a. Arten wurde das Iridoid Catalpin mit mutagener Wirkung isoliert [4].

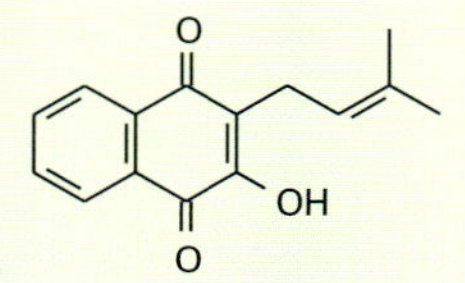

Lapachol

Für Weidevieh giftige Pflanzen sind in Brasilien *Arrabidea bilabiata* und die Liane *Pseudocalymna elegans* [5, 9, 10]. Experimentelle Untersuchungen zum Vergiftungsbild und -verlauf wurden an Kaninchen (*A. bilabiata* [6]), an Ziegen, Schafen und Pferden (*P. elegans* [7–9]) durchgeführt. In *Arrabidea bilabiata* [10] konnte Fluoressigsäure nachgewiesen werden, allerdings nur in sehr geringer Konzentration: 3 µg/g Blätter und 64 µg/g Samen (TGW); vgl. dazu auch Dichapetalaceae.

Literatur

[1] Hausen, B. M.: Woods injurious to human health, Walter de Gruyter Verl., Berlin, New York 1981.

[2] Wagner, H. und R. Seitz: Lapacho (Tabebuia impetiginosa), Portrait einer südamerikanischen Urwalddroge. Z. Phytotherapie *19*, 226–238 (1998).

[3] Heinrich, M.: Roter Lapachotee. Z. Phytotherapie *20*, 99–100 (1999).

[4] Nozaka, T., F. Watanabe, M. Ishino, I. Morimoto, H. Kondoh, K. Koyoma and S. Natori: A mutagenic new iridoid in the water extract of Catalpae fructus. Chem. Pharm. Bull. *37*(10), 2838–2840 (1989).

[5] Habermehl, G.: Poisonous plants of Brazil. Toxicon *32*(2), 143–156 (1994).

[6] Dobereiner, J., P. V. Peixoto and C. H. Tokarnia: Experimental poisoning by Arrabidaea bilabiata (Bignoniaceae) in rabbits. Pesqu. Vet. Brasil. *4*(3), 89–96 (1984); Ref. BA 80(2), 18148.

[7] Tokarnia, C. H., P. V. Peixoto and J. Dobereiner: Experimental poisoning of goats by Pseudocalymna elegans (Bignoniaceae). Pesqu. Vet. Brasil. *13*(1/2), 35–39 (1993).

[8] Consorte, L. B., P. V. Peixoto and C. H. Tokarnia: Experimental poisoning of sheep by Pseudocalymna elegans (Bignoniaceae). Pesqu. Vet. Brasil. *14*(4), 123–133 (1994).

[9] Tokarnia, C. H., P. V. Peixoto, A. G. Armien et al.: Experimental poisoning in horses by Pseudocalymna elegans (Bignoniaceae). Pesqu. Vet. Brasil. *15*(1), 35–39 (1995).

[10] Krebs, H. C., W. Kemmerling and G. Habermehl: Qualitative and quantitative determination of fluoroacetic acid in Arrabidea bilabiata and Palicourea marcgravii by 19F-NMR spectroscopy. Toxicon *32*(8), 909–913 (1994).

Boraginaceae

Die **Rauhblattgewächse** mit den beiden Unterfamilien der Heliotropioideae und Boraginoideae sind im gemäßigten Klima nur durch krautige Pflanzen vertreten. Neben Würz- und Arzneipflanzen (Gurkenkraut; Beinwell, Hundszunge, Steinsame) gibt es in der Familie eine Reihe von Zierpflanzen: Heliotrop, Blauglöckchen, Vergißmeinnicht u. a. *Alkanna tuberculata* lieferte früher einen roten Farbstoff.
Zwar spielen die Boraginaceae in den Statistiken der mitteleuropäischen Tox.-Info.-Zentren keine Rolle, doch sind aus anderen Teilen der Erde aufgrund des Vorkommens potentieller Giftstoffe Vergiftungen aus dem Veterinärbereich ebenso bekannt wie Humanintoxikationen. Auch bedarf die Verwendung der Arzneidrogen aus dieser Familie einer kritischen Bewertung.

Toxische Inhaltsstoffe. In allen bisher untersuchten Boraginaceen kommen mit Ausnahme von *Pulmonaria*, dem Lungenkraut **Pyrrolizidin-Alkaloide** (PA) und deren N-Oxide vor [1]. Die strukturellen Voraussetzungen, um hepatotoxische, mutagene, genotoxische und cancerogene Wirkungen zu entfalten, sind für viele Boraginaceen-PA gegeben (vgl. dazu S. 89). Allerdings sind die ermittelten Gehaltswerte sehr unterschiedlich und reichen von weniger als 0,001% (bezogen auf TGW) beim Borretsch bis zu über 1,5% bei der Hundszunge.

Beinwell, *Symphytum officinale*
Der Beinwell (common comfrey) gilt seit alters her als Wundheilmittel. Extrakte aus den Wurzeln (Symphyti oder Consolidae radix), aber auch aus den Blättern wirken durch die Kombination von Schleim- und Gerbstoffen sowie Rosmarinsäure und Allantoin granulationsfördernd und schmerzstillend. Sie werden äußerlich in Form von Umschlägen, Pasten oder Kataplasmen bei schlecht heilenden Wunden, Distorsionen, Hämatomen usw. verwendet. Volkstümlich ist (war) auch die innerliche Anwendung von „Beinwurzmehl“ bei Gastritis u. a. gastrointestinalen Beschwerden.

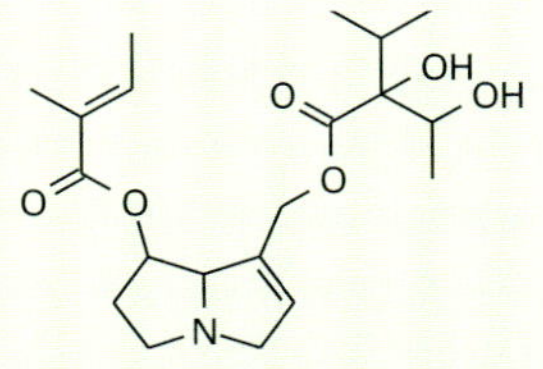

Symphytin

Der Gehalt an Pyrrolizidin-Alkaloiden beträgt in den Blättern 0,02–0,18%, in den Wurzeln 0,25–0,29%, bezogen auf TGW [2]. Alle bisher gefundenen PA, darunter Symphytin, Intermedin, Lycopsamin u. a. gehören zu den ungesättigten und damit (hepato-)toxischen Verbindungen [3–4]. Zum Nachweis von PA in Handelsdrogen und Arzneizubereitungen von Symphytum vgl. [5]. Auf die Einnahme von „Beinwurzmehl“ und auch auf den Verzehr der Blätter als diätetisches „Gemüse“ (s. u. Comfrey) sollte daher auf jeden Fall verzichtet werden. Die äußerliche Anwendung auf die intakte Haut ist vertretbar, wenn gewisse, vom BGA (jetzt: Bundesinstitut für Arzneimittel und Medizinprodukte) sehr niedrig angesetzte Grenzwerte nicht überschritten werden. Bei Salben oder anderen Zubereitungen mit 5–20% getrockneter Droge darf die pro Tag applizierte Dosis nicht mehr als 100 µg PA mit 1,2-ungesättigtem Necinring einschließlich ihrer N-Oxide enthalten; die Dauer der Anwendung ist auf 4–6 Wochen im Jahr begrenzt [6]. Brauchli et al. [7] untersuchten die perkutane Resorption der Alkaloide und fanden im Gegensatz zur peroralen Verabreichung nur sehr geringe Mengen im Urin der Versuchstiere.

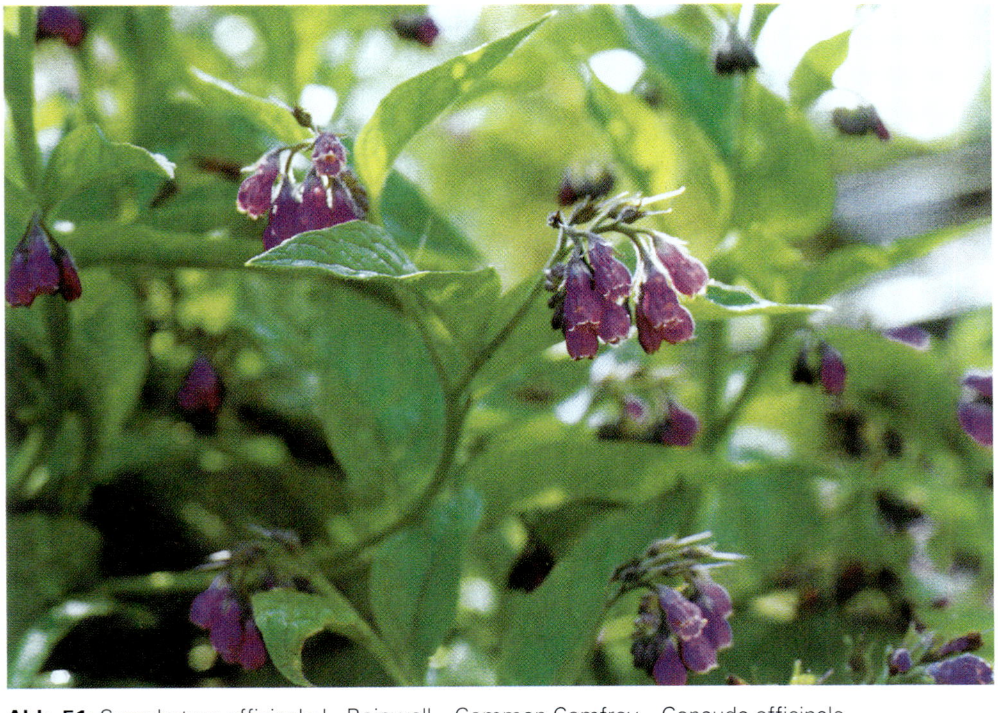

Abb. 51: Symphytum officinale L. Beinwell – Common Comfrey – Consude officinale

Wenn auch die Gefahr, die von *Symphytum* als Arzneidroge ausgehen könnte, durch die genannten Regelungen in Deutschland und auch in anderen Ländern [8–9] minimiert worden ist, so bleibt die Problematik jedoch in anderer Weise bestehen: Denn als **Comfrey** werden sowohl Blätter und Wurzeln von *S. officinale* als auch von *Symphytum* x *uplandicum* (*S. officinale* x *S. asperum*), Russischer Comfrey und anderen Arten wie *S. asperum, caucasicum* oder *tuberosum* als Diätetikum, volkstümliches Naturheilmittel bei Beschwerden jeglicher Art (oder auch als Viehfutter) verwendet. Nachdem Fälle von Humanintoxikationen nach dem Verzehr von Comfrey bekannt geworden sind [10–13], muss daher auch in diesem Bereich über Risiken des Comfrey-Konsums informiert werden, z. B. auch über das Risiko geringer PA-Dosen bei langfristiger Einnahme [14].

Eine Übersicht über die Toxizität von Comfrey stammt von WINSHIP [9]. Experimentelle Daten über das Auftreten von Leberschädigungen z. B. bei Ratten finden sich bei [15]. Zusammenfassungen pharmakologischer und toxikologischer Daten von *Symphytum* stammen von WESTENDORF [16] und PEARSON [17].

Sonnenwende, *Heliotropium*

Heliotropium arborescens (Abb. 52), die aus Peru und Ecuador stammende Zierpflanze mit ihren angenehm nach Vanille riechenden Blüten war früher sehr beliebt und erlebt heute wieder eine Renaissance. Sicherlich sind keine akuten Intoxikationen durch diese Pflanze zu befürchten, sie enthält jedoch wie auch das im Mittelmeerraum heimische Skorpionskraut (*H. europaeum*) Pyrrolizidin-Alkaloide, insbesondere Indicin und Acetylindicin und deren N-Oxide, während das früher angegebene Lasiocarpin in neueren Untersuchungen nicht bestätigt werden konnte [2].

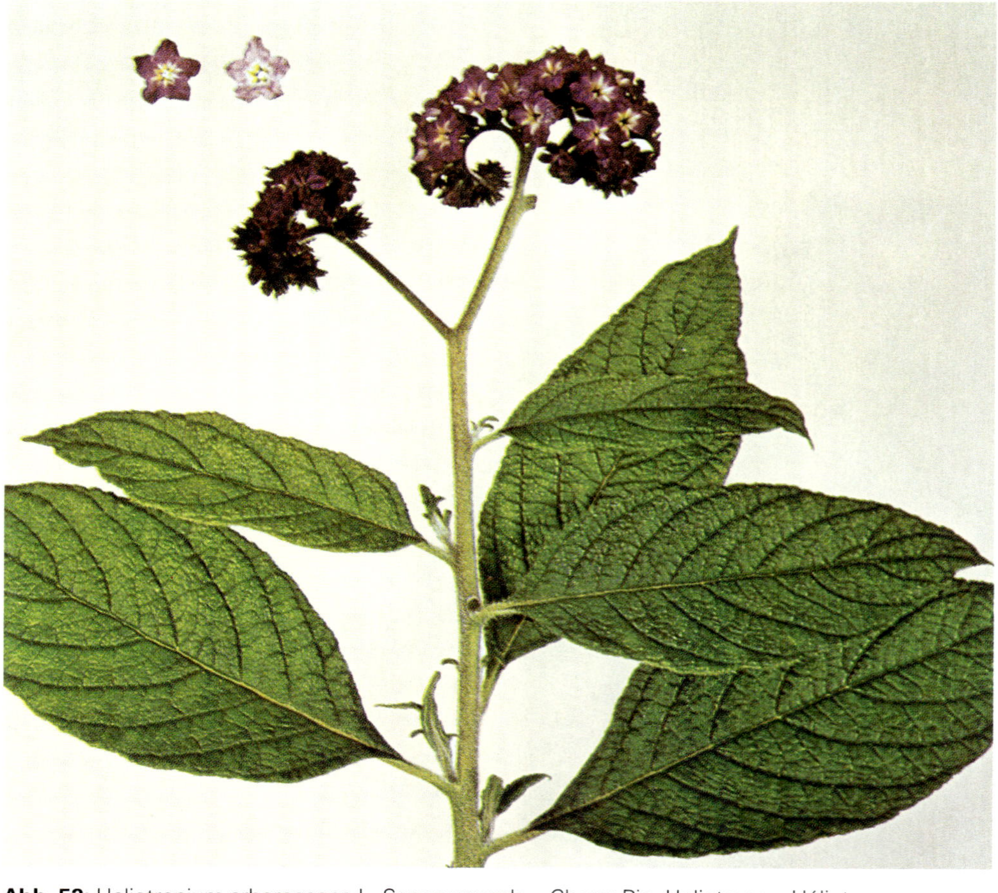

Abb. 52: Heliotropium arborescens L. Sonnenwende – Cherry Pie, Heliotrope – Héliotrope

Samen der Gattung *Heliotropium* als Verunreinigung von Brotgetreide waren auch Ursache einer schweren Vergiftungsepidemie mit zahlreichen Todesfällen in Afghanistan [18]. Nach einer zweijährigen Trockenperiode hatte ein massenhaftes Auftreten von *Heliotropium porovii* zu einer Verunreinigung des Getreides mit den Samen dieser Boraginacee und nach zwei Jahren, in denen das verunreinigte Getreide Hauptnahrungsmittel der ärmeren Bevölkerung war, zum Ausbruch der Krankheit geführt.

In ähnlicher Weise wiederholte sich eine derartige Massenvergiftung durch Beimengung der Samen von *H. lasiocarpum* zum Brotgetreide in Tadschikistan im Winter 1992/93 [19]. Durch eine Blockade der Farkhan-Region im Süden des Landes konnte das Getreide erst mit zweimonatiger Verspätung geerntet werden, sodass sich in dieser Zeit *H. lasiocarpum* massenhaft auf den Feldern ausbreiten und zur Samenreife kommen konnte. Sechs Wochen nach Verzehr des mit kontaminiertem Getreide gebackenen Brotes wurde ein erster Fall von Leberschädigung festgestellt, nach einigen Monaten 3906 Vergiftungsfälle registriert. Die Schwere der Erkrankung war u. a. auch in Abhängigkeit vom Lebensalter unterschiedlich; die Altersgruppe über 50 Jahre war mit 5,9% an Todesfällen am stärksten betroffen.

Das in früheren Veröffentlichungen [20] beschriebene Auftreten einer VOD (veno-occlusive disease) nach Trinken eines Tees gegen Psoriasis ließ sich auf das Kraut von *H. lasiocarpum* zurückführen, das zu 64% in der fraglichen Teemischung enthalten war [21]. Die Identifizierung gelang, nachdem in der Teemischung gefundene Samen zur Keimung gebracht und die entstandenen Pflanzen als *H. lasiocarpum* bestimmt werden konnten.

Über den Alkaloidgehalt anderer *Heliotropium*-Arten liegen eine Reihe von Arbeiten vor: Über Arten aus der Neuen Welt (Mexiko, USA) z. B. [22–25], über Heliotrin, das Hauptalkaloid der Samen von *H. indicum* [26] oder über *H. curassavicum* [27]. HAMMOUDA et al. [28–29] machen Angaben über verschiedene in Ägypten wachsende Arten.

Tiervergiftungen durch *Heliotropium*-Arten sind ebenfalls mehrfach beschrieben. Beimengungen von *Heliotropium*-Samen zum Futter führte zum Tod von Hühnern, Enten, Schweinen und Rindern [30–33]. Ziegen und Schafe wurden durch *H. ovalifolium* [34] bzw. Schafe durch *H. europaeum* [35] vergiftet. Kälber starben, die Stroh mit Beimengungen von *H. europaeum*-Kraut gefressen hatten [36]. Weiderinder erkrankten nach dem Fressen des Krauts von *H. amplexicaule* (blue heliotrope, wild verbena) [37].
Für Tiere giftig ist auch die Gattung *Trichodesma*. Für akute Vergiftungen durch *T. africanum* (Zentral-Sudan) sind aber nach OMAR et al. [38] andere Inhaltsstoffe, z. B. Saponine, Kaliumnitrat und ein aus 11 Aminosäuren aufgebautes Peptid verantwortlich. Über toxische PA in *T. ehrenbergii* (sowie in *Echium angustifolium* und *Arnebia hispidissima*) vgl. [39].

Auch für die Gattung *Echium*, den **Natternkopf** (Abb. 53), liegen Berichte über Tiervergiftungen vor: Bei Pferden und Schafen durch Fressen von *Echium plantagineum* (Paterson's curse) [40–42]. In Fütterungsversuchen wurden tierspezifische Unterschiede in der PA-Toxizität sichtbar: Während bei Ratten die Mortalitätsrate hoch war, zeigten Schafe nur relativ schwache Symptome einer PA-Intoxikation (z. B. Leberschädigung) [43–44]. Weitere Untersuchungen zur Toxizität von *E. plantagineum* für Schafe stammen von SEAMAN et al. [45–46].

Hundszunge, *Cynoglossum officinale* (Abb. 54). Die Hundszunge (hound's tongue) zeichnet sich insbesondere während des Rosettenstadiums, d. h. vor der Blüte, durch einen hohen Gehalt an Pyrrolizidinalkaloiden (mit den Hauptalkaloiden Heliosupin und Echinatin) aus. Nach KNIGHT et al. [47] kann der PA-Gehalt bis zu 2,1 % (TGW) betragen. PFISTER et al. [48] geben Werte von 1,5–2 % (TGW) an, die mit zunehmenden Alter der Pflanze abnehmen. Der Anteil an N-Oxiden ist relativ hoch. Obwohl die Pflanze wegen ihres unangenehmen Geruchs vom Vieh meist gemieden wird, kann sie ein Risiko für Pferde sein [49] und war Ursache einer Weidetiervergiftung, bei der mehrere Rinder eingingen [50].
Nach dem Trocknen geht der Geruch verloren, der Gehalt an PA sinkt ab, ist jedoch immer noch beachtlich, sodass Beimengungen von Hundszunge im Heu gefährlich sind. So wurde über den Tod von Pferden [47] und Kälbern [51–52] berichtet, die über einen längeren Zeitraum mit *Cynoglossum* verunreinigtes Heu gefressen hatten. Von der Verwendung der Hundszungenwurzel (Cynoglossi radix) als Arzneidroge muss wegen des hohen Gehalts an toxischen PA dringend abgeraten werden.

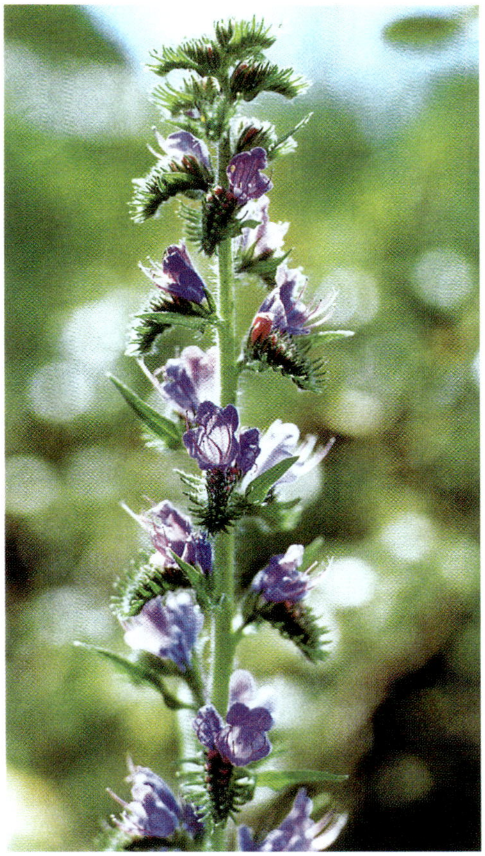

Abb. 53: Echium vulgare L. Natternkopf – Viper's grass, Blue devils – Vipérine vulgaire

Relativ gering dürfte wegen des sehr niedrigen Gehalts an PA (s. o.) das toxikologische Risiko beim **Borretsch**, *Borago officinalis* sein, sodass gegen eine gelegentliche Verwendung der Blätter als Gewürz („Gurkenkraut") keine Einwände bestehen. Dies gilt auch für das Borretschsamenöl, in dem, wenn überhaupt, nur Spuren von PA nachgewiesen sind [53]. Es wird wegen des Gehalts an Gammalinolensäure als Mittel gegen Neurodermitis propagiert. Zur toxikologischen Bewertung von *Borago* vgl. auch [54]. Neben Lycopsamin und Intermedin und ihren 7-Acetylderivaten sind weitere PA in geringer Menge nachgewiesen [2, 55]. Borretschblätter sind aus toxikologischer Sicht insofern von Interesse, als es wegen ihrer Ähnlichkeit mit Fingerhutblättern nicht selten zu Verwechselungen und dadurch zu einer Cardenolidintoxikation kommen kann; vgl. dazu *Digitalis purpurea*, Scrophulariaceae (Abb. 248).

Eine mögliche Gefahrenquelle für Intoxikationen durch PA-haltige Boraginaceen sind im Übrigen Drogen der traditionellen chinesischen Medizin (TCM), die in

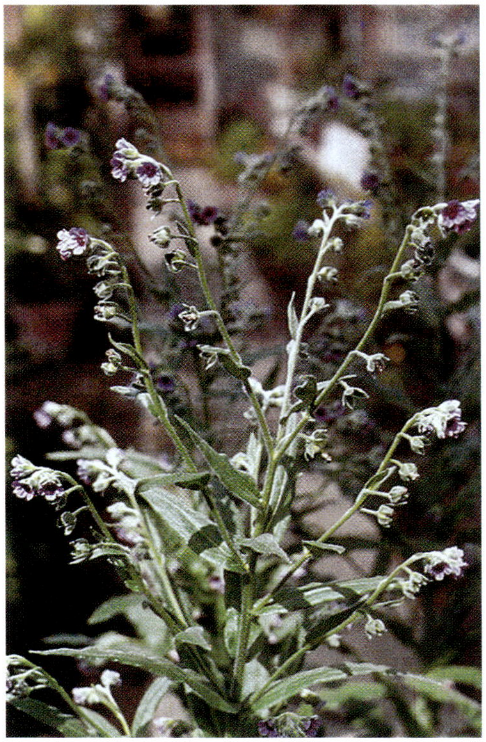

Abb. 54: Cynoglossum officinale L. Hundszunge – Hound's-tongue – Langue de chien

zunehmendem Maße auch in Europa eingesetzt werden. Vor allem *Lappula intermedia, Heliotropium*-Arten oder *Cynoglossum officinale* enthalten toxische PA, während andere *Cynoglossum*-Arten, *Cordia myxa, Arnebia euchroma* und *Lithospermum erythrorhizon* nichttoxische oder nur schwach toxische PA in geringer Menge enthalten [56].

Literatur

[1] Stegelmeier, B. L., J. A. Edgar, S. M. Colegate et al.: Pyrrolizidine alkaloid plants, metabolism and toxicity. J. Nat. Toxins *8*(1), 95–116 (1999).

[2] Roeder, E.: Medicinal plants in Europe containing pyrrolizidine alkaloids. Pharmazie *50*(2), 83–98 (1995).

[3] Röder, E. und V. Neuberger: Pyrrolizidinalkaloide in Symphytum-Arten. Dtsch. Apoth. Ztg. *128*(39), 1991–1994 (1988).

[4] Danninger, T., U. Hagemann, V. Schmidt und P. S. Schönhöfer: Zur Toxizität Pyrrolizinalkaloid-haltiger Arzneipflanzen. Pharm. Ztg. *128*(6), 289–303 (1983).

[5] Stengl, P., H. Wiedenfeld und E. Röder: Lebertoxische Pyrrolizidinalkaloide in Symphytum-Präparaten. Dtsch. Apoth. Ztg. *122*(16), 851–855 (1982).

[6] Aufbereitungsmonographie der Kommission E des BGA vom 26. 6. 1990 (BAnZ S. 3866 vom 27.7.1990); dazu Stufenplan II zur Abwehr von Arzneimittelrisiken vom 5. 6. 1992 (BAnZ S. 4805 vom 17. 6. 1992).

[7] Brauchli, J., J. Lüthi, U. Zweifel and C. H. Schlatter: Pyrrolizidine alkaloids from Symphytum officinale L. and their percutaneous absorption in rats. Experientia *38*(9), 1085–1087 (1982).

[8] Levin, L. S., F. Berska and J. Fry: Self-medication in Europe – report on a study of the role of non-prescription medicines. Copenhagen: WHO Office for Europe, *15*, 251 (1988).

[9] Whinship, K. A.: Toxicity of comfrey. Advers. Drug React. Toxicol. Rev. *10*(1), 47–59, Oxford Univ. Press (1991).

[10] Ridker, P. M., S. Ohkuma, W. V. Mc Dermott, C. Trey and R. J. Huxtable: Hepatic veno-occlusive disease associated with the consumption of pyrrolizidine-containing dietary supplements. Gastroenterology *88*, 1050–1054 (1985).

[11] Weston, C. F. M., B. T. Cooper, J. D. Davies and D. F. Levine: Veno-occlusive disease of the liver secondary to ingestion of comfrey. Br. Med. J. *295*, 183 (1987).

[12] Ridker, P. M. and W. V. McDermott: Comfrey herb tea and hepatic veno-occlusive disease. The Lancet I, 657–658 (1989).

[13] Bach, N., S. N. Thung and F. Schaffner: Comfrey herb tea-induced hepatic veno-occlusive disease. Am. J. Med. *87*, 97–99 (1989).

[14] Abbott, P. J.: Comfrey: assessing the low-dose health risk. Med. J. Aust. *149*, 678–682 (1988).

[15] Yeong, M. L., S. P. Clark, J. M. Waring, R. D. Wilson and S. J. Wakefield: The effects of comfrey derived pyrrolizidine alkaloids on rat liver. Pathology *23*(1), 35–38 (1991).

[16] Westendorf, J.: Pyrrolizidine alkaloids – Symphytum species, in: De Smet, P. A. G. M., K. Keller, R. Hänsel and R. F. Chandler (eds.): Adverse effects of herbal drugs, 219–222, Springer-Verlag Berlin, Heidelberg, New York 1992.

[17] Pearson, W.: Pyrrolizidine alkaloids in higher plants: hepatic veno-occlusive disease associated with chronic consumption. J. Nutr. Funct. Med. Foods *3*(1), 87–96 (2000).

[18] Mohabbat, O., M. S. Younos, A. A. Merzad, R. N. Srivastava, G. G. Sedigh and G. N. Aram: An outbreak of hepatic venoocclusive disease in North-Western Afghanistan. Lancet 269–271 (1976).

[19] Chauvin, P., J. C. Dillon en A. Moren: Epidemie d'intoxication alimentaire a l'heliotrope, Tadjikistan, novembre 1992-mars 1993. Sante. *4*(4), 263–268 (1994).

[20] Kumana, C. R., M. Ng, H. Ju Lin, W. Ko, P.-C. Wu and D. Todd: Hepatic veno-occlusive disease due to toxic alkaloid in herbal tea. Lancet II, 1360–1361 (1983); Gut *26*, 101–104 (1985).

[21] Culvenor, C. C. J., J. A. Edgar, L. W. Smith, C. R. Kumana and H. J. Lin: Heliotropium lasiocarpum identified as cause of veno-occlusive disease due to a herbal tea. Lancet I (8487), 978 (1986).

[22] Birecka, H., M. W. Frohlich, L. Hull and M. J. Chaskes: Pyrrolizidine alkaloids of Heliotropium from Mexico and adjacent U.S.A. Phytochemistry *19*, 421–426 (1980).

[23] Birecka, H., M. W. Frohlich and L. M. Glickman: Free and esterified necines in Heliotropium sp. from Mexico and Texas. Phytochemistry *22*(5), 1167–1172 (1983).

[24] Catalfamo, J. L., W. B. Martin and H. Birecka: Accumulation of alkaloids and their necines in Heliotropium curassavicum, H. spathulatum and H. indicum. Phytochemistry *21*(11), 2669–2675 (1982).

[25] Catalfamo, J. L., M. W. Frohlich, W. B. Martin and H. Birecka: Necines of alkaloids in Heliotropium species from Mexico and the U.S.A. Phytochemistry *21*(11), 2677–2682 (1982).

[26] Pandey, V. B., J. P. Singh, Y. V. Rao and S. B. Acharya: Isolation and pharmacological action of heliotrine, the major alkaloid of Heliotropium indicum seeds. Planta Med. *45*, 229–233 (1982).

[27] Davicino, J. G., M. J. Pestchanker and O. S. Giordano: Pyrrolizidine alkaloids from Heliotropium curassavicum. Phytochemistry *27*(3), 960–962 (1988).

[28] Hammouda, M., A. M. Rizk, S. I. Ismail, S. Z. Atteya, H. A. Ghaleb, M. K. Madkour, A. E. Pohland and G. Wood: Poisonous plants contaminating edible ones and toxic substances in plant foods. Pharmazie *39*, 703–705 (1984).

[29] Hammouda, M., A. M. Rizk, S. I. Ismail, N. M. Hassan, H. A. Ghaleb, M. K. Madkour and A. Pohland: VII. Comparative pharmacotoxicity of four Heliotropium species growing in Egypt as correlated to their pyrrolizidine alkaloid constituents. Farm. Tijdschr. Belgie *61*(3), 301 (1984).

[30] Hill, B. D., K. L. Gaul and J. W. Noble: Poisoning of feedlot cattle by seeds of Heliotropium europaeum. Austr. Vet. J. *75*(5), 360–361 (1997).

[31] Jones, R. T., G. R. Drummond and R. O. Chatham: Heliotropium europaeum poisoning of pigs. Aust. Vet. J. *57*(8), 396 (1981).

[32] Pass, D., G. Hogg, R. G. Russel, J. A. Edgar, I. M. Tence and L. Rikard-Bell: Poisoning of chickens and ducks by pyrrolizidine alkaloids of Heliotropium europaeum. Aust. Vet. J. *55*(6), 284–288 (1979).

[33] Eroksuz, Y., H. Eroksuz, H. Ozer et al.: Toxicity of dietary Heliotropium dolosum seed broiler chicken. Vet. Hum. Toxicol. *43*(6), 334–338 (2001); ferner auch Vet. Hum. Toxicol. *43*(3), 152–155 (2001).

[34] Abu Damir, H. A., S. E. I. Adam and G. Tartour: The effects of Heliotropium ovalifolium on goats and sheep. Br. Vet. J. *138*(6), 463–472 (1982).

[35] Seaman, J. T.: Pyrrolizidine alkaloid poisoning of sheep in New South Wales. Aust. Vet. J. *64*(6), 164–167 (1987).

[36] Harper, P. A. W., K. H. Walker, R. A. Krahenbuhl and B. Christie: Pyrrolizidine alkaloid poisoning in calves due to contamination of straw by Heliotropium europaeum. Aust. Vet. J. *62*(11), 382–383 (1985).

[37] Ketterer, P. J., P. E. Glover and L. W. Smith: Blue heliotrope (Heliotropium amplexicaule) poisoning in cattle. Aust. Vet. J. *64*(4), 115–117 (1987).

[38] Omar, M., J. DeFeo and H. W. Youngken: Chemical and toxicity studies of Trichodesma africanum L. J. Nat. Prod. *46*(2), 153–156 (1983).

[39] Wassel, G., B. El-Menshawi, A. Saeed and G. Mahran: Toxic pyrrolizidine alkaloids of certain boraginaceous plants. Acta Pharm. Suec. *24*, 199–204 (1987).
[40] Seaman, J.T.: Pyrrolizidine alkaloid poisoning of horses. Aust. Vet. J. *54*(3), 150 (1978).
[41] Giesecke, P.R.: Serum biochemistry in horses with Echium poisoning. Aust. Vet. J. *63*(3), 90–91 (1986).
[42] Seaman, J.T.: Hepatogenous chronic copper poisoning in sheep associated with grazing Echium plantagineum. Aust. Vet. J. *62*(7), 247–248 (1985).
[43] Culvenor, C.C.J., M.V. Jago, J.E. Peterson, L.W. Smith, A.L. Payne, D.G. Campbell, J.A. Edgar and J.L. Frahn: Toxicity of Echium plantagineum (Patersons curse): Marginal toxic effects in Merino wethers from long-term feeding. Aust. J. Agric. Res. *35*(2), 293–304 (1984).
[44] Peterson, J.E. and M.V. Jago: Toxicity of Echium plantagineum (Patersons curse): 2. Pyrrolizidine alkaloid poisoning in rats. Aust. J. Agric. Res. *35*(2), 305–316 (1984).
[45] Seaman, J.T., W.S. Turvey, S.J. Ottaway, R.J. Dixon and A. Gilmour: Investigations into the toxicity of Echium plantagineum in sheep. 1. Field grazing experiments. Aust. Vet. J. *66*(9), 279–285 (1989).
[46] Seaman, J.T. and R.J. Dixon: Investigation into the toxicity of Echium plantagineum in sheep. 2. Pen feeding experiments. Aust. Vet. J. *66*(9), 286–292 (1989).
[47] Knight, A.P., C.V. Kimberling, F.R. Stermitz and M.R. Roby: Cynoglossum officinale (hounds-tongue) – a cause of pyrrolizidine-alkaloid poisoning in horses. J. Am. Vet. Med. Assoc. *185*(6), 647–650 (1984).
[48] Pfister, J.A., R.J. Molineux and D.C. Baker: Pyrrolizidine alkaloid content of houndstongue (Cynoglossum officinale L.). J. Range Management *45*(3), 254–256 (1992).
[49] Zentek, J., S. Aboling und J. Kamphues: Hundszunge (Cynoglossum officinale) im Weideaufwuchs – ein Risiko für die Gesundheit von Pferden. Dtsch. Tierärztl. Wschr. *106*(11), 360–361 (1999).
[50] Greatorex, J.C.: Some unusual cases of plant poisoning in animals. Vet. Rec. *78*(21), 725–727 (1966).
[51] Baker, D.C., R.A. Smart, M. Ralphs and R.J. Molineux: Hound's-tongue (Cynoglossum officinale) poisoning in a calf. J. Am. Vet. Med. Assoc. *194*(7), 929–930 (1989).
[52] Baker, D.C., J.A. Pfister, R.J. Molineux and P. Kechele: Cynoglossum officinale toxicity in calves. J. Comp. Path. *104*, 403–410 (1991).
[53] Saller, R., C. Kreck und D. Hellenbrecht: Borretschsamenöl und Pyrrolizidinalkaloide. intern. praxis *35*(1), 186–191 (1995).
[54] De Smet, P.A.G.M.: Borago officinalis, in: De Smet, P.A.G.M., K. Keller, R. Hänsel and R.F. Chandler (eds.): Adverse effects of herbal drugs, Vol. 2, 147–152, Springer-Verl. Berlin, Heidelberg, New York 1993.
[55] Larson, K.M., M.R. Roby and F.R. Stermitz: Unsaturated pyrrolizidines from borage (Borago officinalis), a common garden herb. J. Nat. Prod. *47*(4), 747 (1984).
[56] Roeder, E.: Medicinal plants in China containing pyrrolizidine alkaloids. Pharmazie *55*(10), 711–726 (2000).

Brassicaceae

Die **Kreuzblütler** (auch: Cruciferae) sind eine große Familie mit überwiegend krautigen Vertretern, von denen die meisten in der nördlichen gemäßigten Zone beheimatet sind. Als Nahrungs-, Gewürz- und Futterpflanzen werden einige Brassicaceen weltweit angebaut.

Inhaltsstoffe. Charakteristische, seit langem bekannte Verbindungen der Familie sind die **Senfölglukoside** (Glukosinolate), deren Zuckerkomponente (Glukose bisher als einziger Zucker bekannt) unter der Einwirkung einer Thioglukosidase abgespalten werden kann. Das mit dem Trivialnamen Myrosinase bezeichnete Enzym – früher als Bestandteil schlauchförmiger, sog. „Myrosinzellen" erwähnt – ist im intakten Gewebe von den in der Vakuole gespeicherten Glukosinolaten durch intrazelluläre Kompartimentierung getrennt. Als Spaltprodukte der nichttoxischen Glukosinolate können je nach den vorliegenden Reaktionsbedingungen entstehen:

- Scharfschmeckende, z. T. stechend riechende und hautreizende Alkylisothiocyanate („Senföle"),
- Thiocyanate (Rhodanide),
- Nitrile (vor allem im sauren Milieu),
- Oxazolidinthionverbindungen (so genannte Goitrine).

Von **toxikologischer Bedeutung** sind die Senföle wegen ihrer haut- und schleimhautreizenden Wirkungen, während die Nitrile hepato- und nephrotoxische Effekte zeigen. Thiocyanate und Goitrine wirken thyreostatisch und strumigen, wobei vermehrte Iodzufuhr die Thiocyanatwirkung (kompetitive Hemmung), nicht jedoch die Goitrinwirkung aufzuheben vermag.

Intoxikationen durch Glukosinolatspaltprodukte sind beim Menschen selten. Da die Verwendung von Senfölspiritus oder Senfpflaster als Hautreizmittel kaum mehr gebräuchlich ist, werden Schädigungen durch Überdosierung (Blasenbildung, Entzündungen der Haut) nur noch selten beobachtet. Da im Rahmen „naturgemäßer Heilmethoden" jedoch gelegentlich wieder Senfmehl-Kataplasmen empfohlen werden, sollte die Kenntnis möglicher Gefahren nicht in Vergessenheit geraten. Über eine mögliche Kropfbildung siehe *Brassica*.
Häufiger sind Tiervergiftungen, wenn der Anteil an Kreuzblütlern im Futter zu hoch ist oder zu reichlich Rapssaatmehl gefüttert wird, das als Rückstand bei der Gewinnung des Rapsöls anfällt. Eine in der Gattung *Brassica* vorkommende Aminosäure von toxikologischer Bedeutung ist das S-Methylcysteinsulfoxid.
Cardenolide sind in der Gattung *Erysimum* (Schöterich; Goldlack) nachgewiesen. Die herzwirksamen Glykoside finden sich in allen Organen der Pflanzen. Insbesondere in den Samen ist der Gehalt beachtlich, doch kommen auch im Kraut mancher *Erysimum*-Arten ausreichend hohe Mengen vor, sodass Tiervergiftungen möglich sind (*Erysimum crepidifolium* = „Gänsesterbe"). Zur Strukturermittlung (Aglyka, Zuckerkomponenten) der über 50 bisher isolierten Verbindungen liegt eine Vielzahl von Untersuchungen vor [1]. Für den bitteren Geschmack einiger Brassicaceen, z. B. *Iberis amara*, der Schleifenblume, sind Cucurbitacine verantwortlich; vgl. Cucurbitaceae, S. 148.
Nicht selten wird in Kreuzblütlern Nitrat in höherer Konzentration gespeichert und kann dann ebenfalls Ursache von Tiervergiftungen sein: Der Tod von 19 Rindern nach Verfütterung von Weißem Senf (*Sinapis alba*) war nach TROXLER [2] auf den hohen Nitratgehalt des Futters zurückzuführen, der durch Umwandlung im Pansen zu Nitrit eine Methämoglobinämie hervorrief. Der Bericht über eine Nitritvergiftung von Schweinen, die mit ihrem Futter auch *Capsella bursa-pastoris* (Hirtentäschel, shepherd's purse) gefressen hatten, ist insofern problematisch, als die Pflanze normalerweise nur wenig Nitrat speichert [3]. Über eine mit Fieber, Oedemen und einer Laminitis verbundenen Erkrankung von Pferden, die das Kraut von *Berteroa incana* (Graukresse, hoary alison) gefressen hatten, berichteten GEOR et al. 1992 [4].

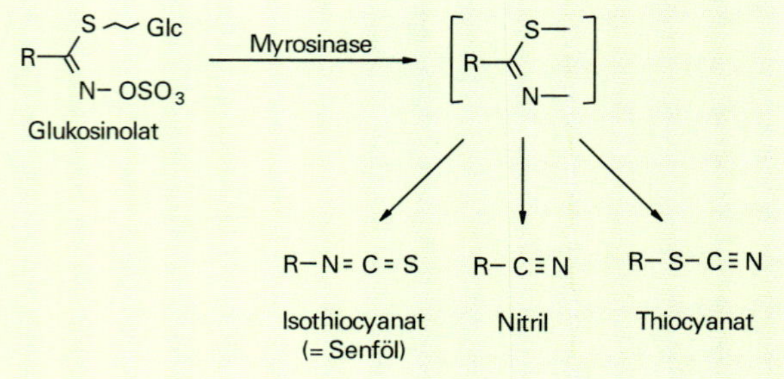

Brassica L. Kohl – Cabbage, Kale – Chou

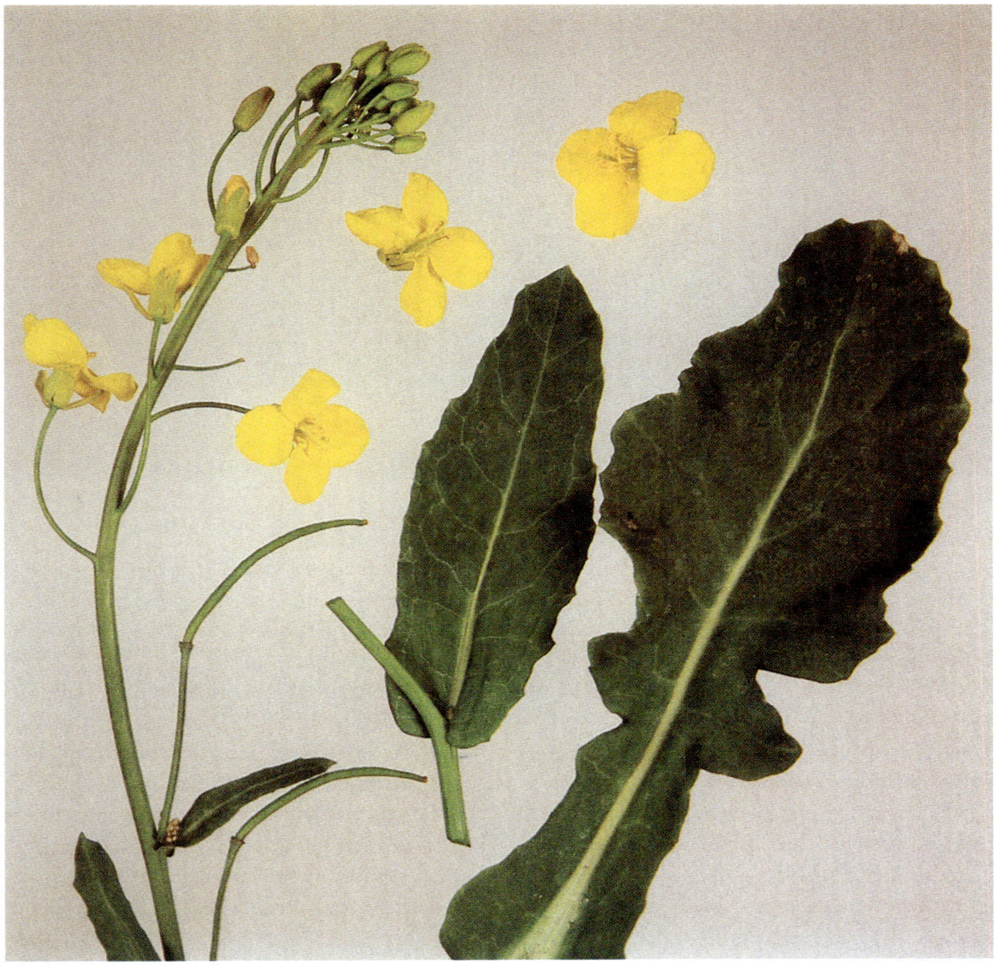

Abb. 55: Brassia napus L. ssp. napus Raps – Rape – Chou Navet

Die verschiedenen Arten der Gattung *Brassica*, insbesondere die zahlreichen Kulturvarietäten von *B. oleracea*, sind als Gemüse-, Würz- und Ölpflanzen, aber auch als Futterpflanzen von großer wirtschaftlicher Bedeutung.

Während **Senfölglukoside** für die als Gewürz oder auch als Gemüse genutzten Arten und Varietäten, z.B. Kohlrabi oder Schwarzer Senf (der Weiße Senf stammt von *Sinapis alba*), wertbestimmende Inhaltsstoffe sind, haben sie vor allem bei den Futterpflanzen auch toxikologische Bedeutung. Nach reichlicher Fütterung von Kohl, Rapssaatmehl o.Ä. treten Schädigungen im Magen-Darm-Trakt, Leberblutungen und Wachstumsstörungen auf [5]; selbst 10 Jahre alte Samen von *B. oleracea* var. *acephala* erwiesen sich nach Verfütterung noch als toxisch [6]. Es werden aber auch Störungen im Thyreoidstoffwechsel, vor allem eine Vergrößerung der Schilddrüse beobachtet [7–10]. Verantwortlich dafür sind sowohl Thiocyanat-Ionen als auch die Goitrine, die beide Hemmwirkungen auf die Biogenese der Schilddrüsenhormone ausüben und die kompensatorische Vergrößerung der Schilddrüse bewirken. Eine Kropfbildung beim Menschen kann in Notzeiten auftreten, wenn Kohl als Hauptnahrungsquelle in großen Mengen verzehrt wird. Über Tiervergiftungen durch *Brassica*-Arten liegen einige Berichte vor: *Brassica rapa* ssp. *rapa* (turnip) [11]; *Brassica oleracea* [12], *Brassica juncea* [13].

Als weitere, toxikologisch bedeutsame Substanzen muss eine – wie die Glukosinolate S- und N-haltige Verbindung – genannt werden: **S-Methylcysteinsulfoxid** (SMCO) ist eine Aminosäure, die bei Wiederkäuern zum Auftreten von „Heinz-Körpern" in den Erythrocyten und schließlich zu einer schweren hämolytischen Anämie („Kale poisoning") führt. Außer von der Gattung *Brassica* kennen wir SMCO noch als toxischen Inhaltsstoff

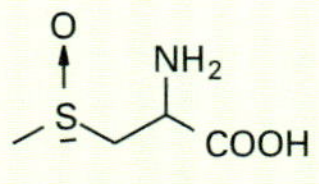

SMCO

von *Allium*-Arten (s. S. 247). Diese seltene Aminosäure ist allerdings selbst nicht hämolytisch wirksam: Im Pansen erfolgt mikrobiell die Umwandlung in Dimethyldisulfid, das als das eigentliche Hämolysin anzusehen ist („Brassica anaemia factor") [14].

Das aus den Samen von *Brassica napus* ssp. *napus*, dem **Raps** (Abb. 55) gewonnene fette Öl enthält zu einem hohen Anteil (bis 50%) Glyzeride der Erucasäure, einer einfach ungesättigten C_{22}-Fettsäure. Wegen ihres kratzenden Geschmacks und der in Tierversuchen erwiesenen toxischen

Therapie

Therapeutische Maßnahmen bei Tiervergiftungen bestehen im sofortigen Absetzen der Kohl- bzw. Rapssaatmehlfütterung, evtl. Kohlegabe und Abführmittel; ansonsten symptomatisch.

Wirkungen wird das Rapsöl für Speisezwecke gehärtet (Hydrierung der Doppelbindung!); darüber hinaus sind erucasäurearme Sorten gezüchtet worden, bei denen der Erucasäureanteil von 40–50% auf ca. 2% des Fettsäurenspektrums verringert werden konnte. Bei diesem sog. 0-Raps ist der Glukosinolatgehalt unverändert hoch, sodass Rapsschrot als Futtermittel weiterhin nur mit Einschränkungen unter Beachtung der in der Futtermittelverordnung vorgegebenen Höchstwerte für Senföle und Goitrine eingesetzt werden darf. Die Züchtung glukosinolatarmer Rapssorten führte schließlich zum sog. **00-Raps** (Doppel-Null-Raps) mit einem Gehalt von weniger als 30 mol Glukosinolat/g fettfreiem Rapsschrot. Nach dem großflächigen Anbau von 00-Raps seit 1986 wurden verstärkt Erkrankungen von Hasen und Rehen beobachtet, die den glukosinolatarmen, proteinreichen 00-Raps offenbar als ein besonders schmackhaftes Futter entdeckt hatten. Aus dem Bericht einer Tageszeitung über „Eiweißvergiftungen durch Raps bei Hasen und Rehen" [18]:

Immer häufiger beobachten Jäger und Landwirte Eiweißvergiftungen bei Rehen und Hasen. Die Tiere haben von dem neuen Doppel-Null-Raps genascht, der weniger Rohfasern, aber wesentlich mehr Eiweiß als andere Grünpflanzen enthält. Außerdem fehlen ihm die rapstypischen Bitterstoffe. Wenn sie nicht an den unmittelbaren Folgen der Vergiftung sterben, werden die berauschten Tiere von Autofahrern überfahren oder von Hunden gerissen. ... Schuld ist eine Rapssorte, die vor 15 Jahren gezüchtet worden ist. Früher wurden die Pflanzen während des Wachstums immer ungenießbarer, sodass die Tiere von sich aus keine größeren Mengen an Raps aufnahmen. Das süße neue Grün aber wurde von den Rehen und Hasen rasch für sehr schmackhaft empfunden. Ganze Rudel stehen in den Feldern, wenn der Raps zu sprießen beginnt. Im Übermaß genossen, führt das eiweißreiche Futter zur Vergiftung, die das zentrale Nervensystem schädigt. Die Tiere werden blind und taub und bekommen Herzmuskel- und Hirnhautentzündungen.

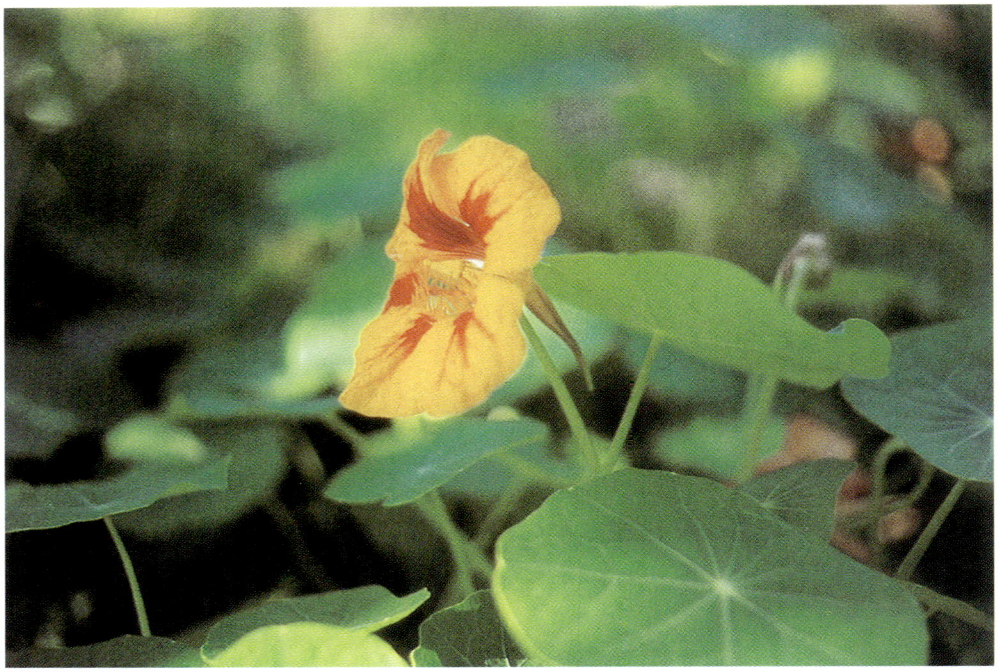

Abb. 56: Tropaeolum majus L. Kapuzinerkresse – Large Indian Cress – Capucine

In einer Reihe von wissenschaftlichen Untersuchungen wurde versucht, das Phänomen aufzuklären [15–16]. Nach einer zusammenfassenden Darstellung von SCHMID und SCHMID 1992 [17] lässt sich Folgendes sagen: Im Vergleich zu den alten Rapssorten ist im 00-Raps der Gehalt an Alkenylglukosinolaten zwar in den Samen um 90% erniedrigt, im Kraut jedoch nur um ca. 50%. Der Gehalt an Indolylglukosinolaten, z.B. 4-Hydroxyglukobrassicin ist praktisch unverändert. Die 1986/87 beobachteten Vergiftungssymptome lassen sich daher in das bisher schon bekannte Vergiftungsbild des Rapses einordnen:

- Schleimhautreizende bzw. -schädigende Wirkung der Senföle,
- Leberschädigungen durch Nitrile,
- Blutschädigungen durch SMCO bzw. Dimethyldisulfid,
- die reversiblen Bewegungs-, Verhaltens- und Orientierungsstörungen („Rapsblindheit") könnten möglicherweise als Folgen einer „Thiocyanatpsychose" erklärt werden [17].

Anhang. Glukosinolate kommen auch in anderen Pflanzenfamilien vor, z.B. in der den Brassicaceen nahe stehenden Familie der Kaperngewächse, Capparaceae. Der pikante Geschmack der Blütenknospen von *Capparis spinosa*, den Kapern, beruht jedenfalls auf dem aus Glukocapparin frei werdenden Methylsenföl. Ob die von AHMED et al. [19] für *Capparis tomentosa* beschriebene Toxizität gegenüber Schafen und Kälbern auf Senfölglukoside zurückgeführt werden kann, ist nicht geklärt. Die bei Ziegen auftretenden Vergiftungssymptome nach Fütterung mit getrockneten Blättern und Stängeln dieser Pflanze entsprachen im Wesentlichen denjenigen einer Glukosinolatintoxikation [20].

Als Kapernersatz dienen auch die Blütenknospen der Kapuzinerkresse (Abb. 56), *Tropaeolum majus*. Sie ist eine in Gärten angepflanzte und verwilderte südamerikanische Tropaeolacee. Das Benzylsenföl der Kapuzinerkresse wird in Arzneifertigpräparaten wegen seiner antibakteriellen Wirkungen bei Harnwegsinfektionen, aber auch bei Bronchitiden therapeutisch genutzt. Nach RITTER [21] wurde in 17 Fällen bei Kindern nach dem Verzehr von Blättern, Blüten oder Samen keine Symptomatik beobachtet. Allenfalls nach dem Genuss größerer Mengen ist mit gastrointestinalen Reizerscheinungen zu rechnen.

Literatur

[1] Teuscher, E. und U. Lindequist: Biogene Gifte, Gustav Fischer Verlag, Stuttgart, Jena, New York 1994.

[2] Troxler, J.: Intoxication mortelle de 19 genisses par la Moutarde jaune (Sinapis alba L.). Schweiz. Arch. Tierheilkd. *123*, 495–497 (1981).

[3] Wiese, W.J. and J.P.J. Joubert: Suspected nitrite poisoning in pigs caused by Capsella bursa-pastoris (L.) Medik. („herderstassie“, shepherd's purse). J. South. Afr. Vet. Assoc. *72*(3), 170–171 (2001).

[4] Geor, R.J., R.L. Becker, E.W. Kanara, L.R. Hovda, W.H. Sweeney, T.F. Winter and M.J. Murphy: Toxicosis in horses after ingestion of hoary alyssum. J. Am. Vet. Med. Assoc. *201*(1), 63–67 (1992).

[5] Wight, P.A.L., J.W. Wells and D.W.F. Shannon: Liver hemorrhages induced by rapeseed meal: Incidence in adult male and female fowls. Br. Poultr. Sci. *27*(2), 247–252 (1986).

[6] Mason, R.W. and P. Lucas: Acute poisoning in cattle after eating old non-viable seed of chou moellier (Brassica oleracea convar. acephala). Aust. Vet. J. *60*(9), 272–273 (1983).

[7] VanEtten, C.H. and H.L. Tookey: Glucosinolates in cruciferous plants, in: Keeler, R.F., K.R. van Kampen and L.F. James (eds.): Effects of poisonous plants on livestock, Acad. Press, New York 1978.

[8] Campbell, L.D. and T.K. Smith: Responses of growing chickens to high dietary contents of rapeseed (Brassica napus) meal. Br. Poultr. Sci. *20*(3), 231–238 (1979).

[9] Pearson, A.W., N.M. Greenwood, E.J. Butler and G.R. Fenwick: Biochemical changes in layer and broiler chickens when fed on a high glucosinolate rapeseed meal. Br. Poultr. Sci. *24*, 417–427 (1983).

[10] Martland, M.F., E.J. Butler and G.R. Fenwick: Rapeseed induced liver haemorrhage, reticulolysis and biochemical changes in laying hens: The effects of feeding high and low glucosinolate meals. Res. Vet. Sci. *36*(3), 298–309 (1984).

[11] Rodriguez, R.A., M.G. Maciel, M.B. de Ochoteco et al.: Amaurosis en novillitos Holando Arbentino por ingestion de nabo (Brassica campestris); Blindness in Holando Argentine calves due to ingestion of turnip (Brassica campestris). Vet. Argentina *14*, 601–605 (1997).

[12] Morton, J.M. and P.C. Ebbett: Polioencephalomalacia in cattle in New Zealand fed chou moellier (Brassica oleracea). New Zealand Vet. J. *45*(1), 37–39 (1997).

[13] Katamoto, H., S. Nishiguchi, K. Harada et al.: Suspected oriental mustard (Brassica juncea) intoxication in cattle. Vet. Record. *149*(7), 215–216 (2001).

[14] Smith, R.H.: Kale poisoning: the Brassica anaemia factor. Vet. Rec. *107*, 12–15 (1980).

[15] Schellner, H.P.: Raps als mögliche Ursache für Hasen- und Rehsterben. Tierärztl. Umsch. *42*, 902–904 (1987).

[16] Schon, H.-A., D. Brunckhorst und U. Fehlberg: 00-Raps-Vergiftung beim Rehwild. Der prakt. Tierarzt *70*, 50–52 (1989).

[17] Schmid, A. und H. Schmid: Rapsvergiftung wildlebender Pflanzenfresser. Tierärztl. Praxis *20*, 321–325 (1992).

[18] N.N.: Viele Blüten sind des Hasen Tod. Kieler Nachrichten vom 12.5.1987.

[19] Ahmed, O.M.M., S.E.I. Adam and G.T. Edds: The toxicity of Capparis tomentosa in sheep and calves. Vet. Hum. Toxicol. *23*(6), 403–409 (1981).

[20] Ahmed, S.A., A.E. Amin, S.E. Adam and H.J. Hapke: By toxicosis effects of the dried leaves and stem of Capparis tomentosa on Nubian goats. Dtsch. Tierärztl. Wschr. *100*(5), 192–194 (1993).

[21] Ritter, S. und E.G. Krienke: Vergiftungsunfälle mit Pflanzen, in: Krienke, E.G., K.E. von Mühlendahl und O. Oberdisse (Hrsg.): Vergiftungsfälle im Kindesalter, Ferdinand Enke Verlag, Stuttgart 1986.

Buxaceae

Buxus sempervirens L. Immergrüner Buchsbaum – Boxwood, Box – Buis

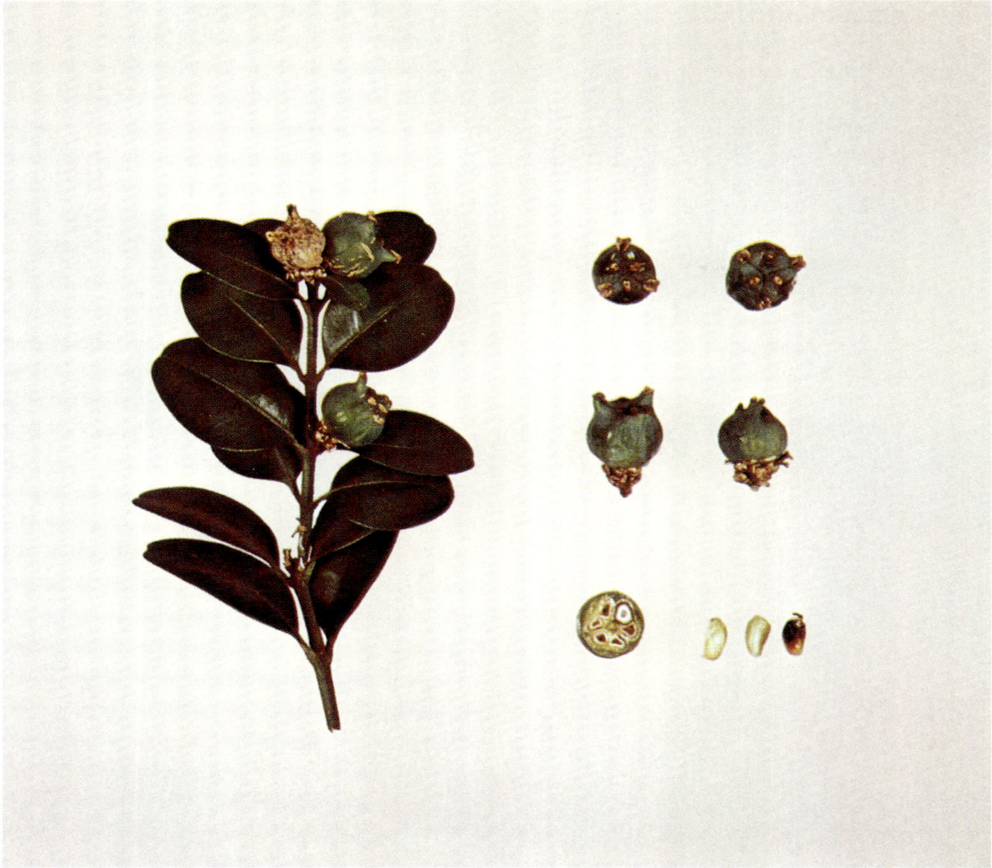

Abb. 57: Buchsbaum

0,3–4 m hoher, breitbuschiger Strauch oder Baum mit vierkantigen Trieben.
In Eichenbuschwäldern auf warmen, basenreichen, steinigen Lehmböden.
Blätter immergrün, lederartig, gegenständig; oberseits glänzend dunkelgrün, unterseits hellgrün (Gartenformen auch mit weißbunten Blättern oder gelben Randstreifen), eiförmig bis elliptisch mit etwas eingerollten Rändern.
Blüten geknäuelt in den Blattachseln, eingeschlechtig, einhäusig, gelbweiß, unscheinbar; III–IV.
Früchte blaugrüne und bereifte, 3-hörnige Kapseln mit 6 schwarzen, glänzenden Samen; IX–X.
Verbreitung: In S-Europa, N-Afrika und Kleinasien beheimatet; schon viele Jahrhunderte in Kultur und daher als Hecken und Friedhofsbepflanzung weit verbreitet.

Die **Buchsgewächse** sind eine verhältnismäßig kleine Familie mit lediglich 6 Gattungen. In den bisher untersuchten Arten wurden über 100 Steroidalkaloide der Pregnanreihe (wie z. B. Cyclobuxin) gefunden [1–5]. Diese für die Toxizität verantwortlichen Alkaloide kommen in allen Organen der Pflanze vor, insbesondere aber in den Blättern und in der Rinde (1–2,9%). Ein System von Sekretzellen, deren Inhalt mit Alkaloid- und Gerbstoffreagenzien Niederschläge gibt, durchzieht die einzelnen Organe in Form langer, gegliederter Schläuche [6].

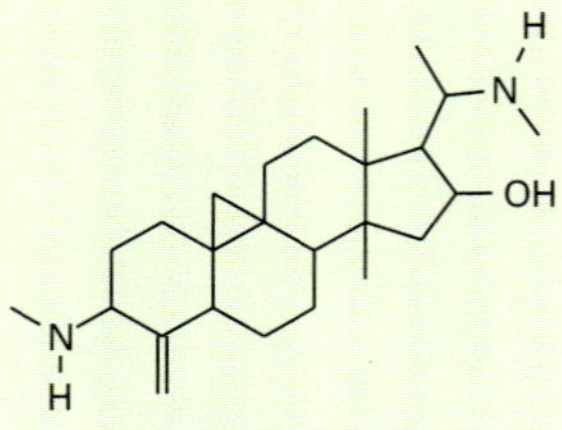

Cyclobuxin D

Die Blätter des Buchsbaums gaben hin und wieder Anlass zu Tiervergiftungen, wenn frisch geschnittene Zweige im Stall als Streu verwendet wurden [7–8] oder Weidetiere (Schweine, Rinder) Gelegenheit hatten, Blätter direkt von Buchsbaumsträuchern abzufressen [9–10]. Die uns berichteten Fälle von Schweinevergiftungen aus dem Landkreis Steinburg [11] zeigen allerdings, dass die Tiere vor allem durch abgeschnittenes Pflanzenmaterial gefährdet werden, während nach den Angaben der

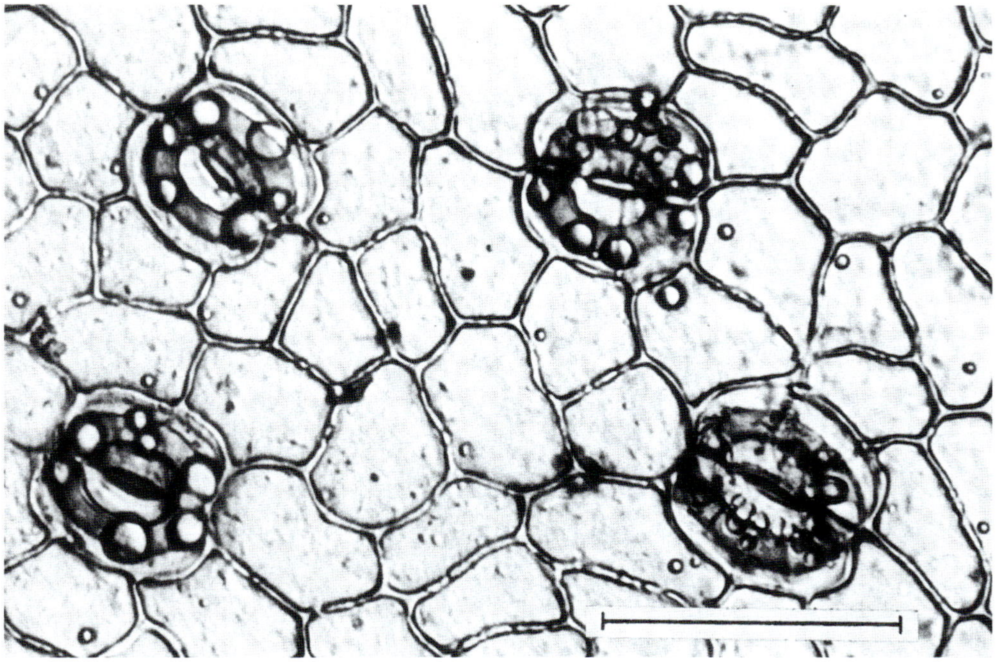

Abb. 59: Untere Blattepidermis von Buxus sempervirens

Tierbesitzer freiwachsende Buchsbaumhecken zumeist unberührt bleiben.
„Eine Nachbarin des Schweinezüchters hatte nachmittags die Buchsbaumhecke ihres Gartens mit etwa 30–40 cm hohen Pflanzen herausgerissen und nach Feierabend über den Zaun auf die Sauenweide geworfen. Am folgenden Morgen wurden drei tote und dann nacheinander drei schwer kranke Sauen entdeckt, die notgeschlachtet werden mussten. Die Vergiftungssymptome wurden von dem Besitzer folgendermaßen beschrieben: Die Tiere machten bis kurz vor der Notschlachtung einen gesunden Eindruck. Relativ plötzlich zeigten sie dann einen gespannten, steifen Gang, Atembeschwerden und nach dem Umfallen in Seitenlage tonischklonische Krämpfe, z. T. gaben sie vor dem Zusammenbruch deutliche Schmerzäußerungen durch lautes Schreien von sich. Alle untersuchten Schweine enthielten Buchsbaumblätter (ein Tier fast 500 g) im Magen.“
Als tödliche Dosis gibt Liebenow 0,8 g Buxin/kg Hund an, während beim Pferd 750 g Blätter zum Tode führen sollen [8]. Über schwere Intoxikationen beim Menschen ist unseres Wissens bisher nicht berichtet worden, nach Ingestion einer unbekannten Menge Blätter zeigte sich ein 1-jähriges Kind kurzzeitig apathisch, dann übererregt. In anderen Fällen wurde nur eine geringfügige Symptomatik beobachtet [12].
Vor zwei weiteren Ziergewächsen aus derselben Familie muss gewarnt werden, denn sie enthalten ebenfalls giftige Steroidalkaloide, wenngleich die akute Toxizität dieser Verbindungen geringer zu sein scheint [13]. Es sind *Pachysandra terminalis* [14–17], die Dickanthere, ein häufig anzutreffender Bodenbegrüner mit 12 mm langen, eiförmigen, glasig weißen Früchten, und *Sarcococca humilis* [18], die Fleischbeere, ein gelegentlich in Kultur gehaltener, 50 cm hoher Strauch mit 6 mm dicken, kugeligen, blauschwarzen (schwach gehörnten) Beeren.

Mikroskopische Merkmale des Blattes. Die Blätter von *Buxus sempervirens* besitzen einen bifacialen Aufbau mit 3–4 Palisadenschichten an der Blattoberseite. Die zahlreichen Spaltöffnungen (Abb. 59) befinden sich nur an der Blattunterseite (hypostomatisches Blatt). Ihre Schließzellen zeichnen sich insbesondere durch einen kammförmigen Wulst (äußere Randleiste) aus. Haare (einzellreihig, dickwandig) treten nur selten auf. Calciumoxalat liegt im Mesophyll in Form von Drusen, längs der Nerven auch als prismatische Einzelkristalle oder in Kristallsandzellen (zuweilen korrodiert aussehende Kristalle) vor.

Therapie

Eine primäre Giftentfernung dürfte in der Regel erst nach Ausschaltung der Krämpfe möglich sein; ansonsten symptomatische Behandlung.

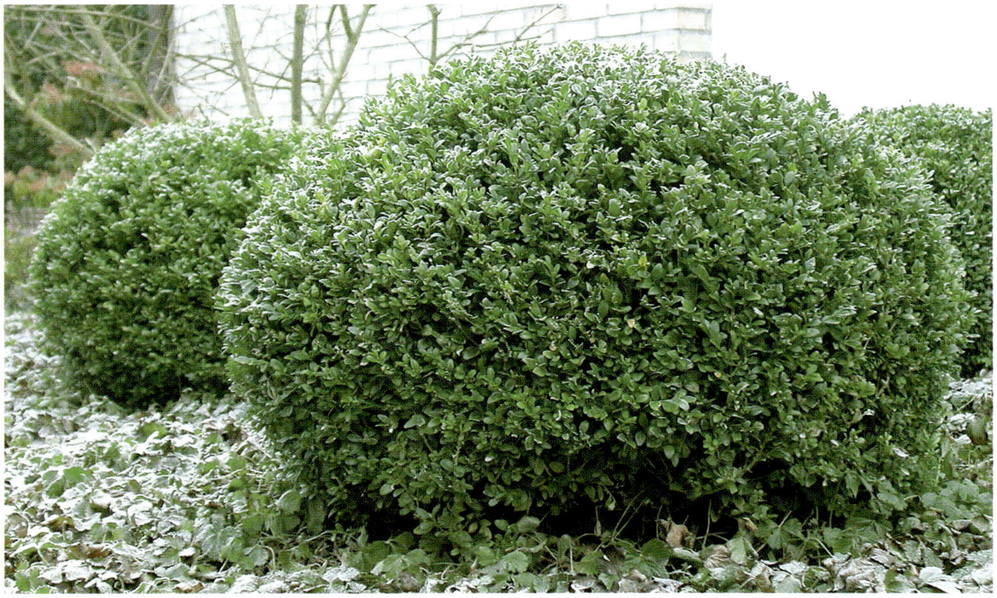

Abb. 58: Buchsbaum als kugelförmig beschnittenes Ziergewächs

Anhang. Die systematische Einordnung der Gattung *Simmondsia* in die Familie der Buchsgewächse ist umstritten, einige Autoren ordnen sie innerhalb der Euphorbiales einer eigenen Familie (Simmondsiaceae) zu [19]. Die Gattung ist monotypisch, umfasst nur eine Art (*Simmondsia chinensis*, Jojobastrauch), kommt in der Sonora-Wüste vor (SW-USA, Mexiko), wird aber auch in anderen subtropischen ariden Gebieten angebaut (Australien, Kenia, Israel). Aus den Samen der Jojoba-Früchte wird durch Kaltpressung ein flüssiges Wachs (Walratersatz) zur Salben- und Kremherstellung gewonnen, und die Pressrückstände dienen als eiweißreiches Viehfutter. Im Zuge dieser Nutzung ist es gelegentlich zu Tiervergiftungen gekommen [20–21]. Als toxischer Faktor des Jojobamehls wurde das Simmondsin, ein Nitrilglukosid erkannt. Nach BOOTH et al. [22] führen aufeinander folgende Dosen von 750 mg/kg Körpergewicht p. o. über 5 Tage bei Ratten zu deutlichem Gewichtsverlust und schließlich zum Tode.

Literatur

[1] Rahman, A.-U., S. Farhi, G. A. Miana and M. Nisa: The isolation and structure of Papilamine, a new alkaloid from Buxus papilosa. Z. Naturforsch. *40* b, 567–568 (1985).

[2] Rahman, A.-U., E. Asif, D. Ahmed, B. Sener and S. Turkoz: New alkaloids from Buxus sempervirens. J. Nat. Prod. *52*(6), 1319–1322 (1989).

[3] Rahman, A.-U., D. Ahmed, E. Asif, S. A. Jamal, M. I. Choudhary, B. Sener and S. Turkoz: Steroidal alkaloids from leaves of Buxus sempervirens. Phytochemistry *30*(4), 1295–1298 (1991).

[4] Rahman, A.-U., S. Naz., F. Noor-E-Ain, R. A. Ali, M. I. Choudhary, B. Sener and S. turkoz: Alkaloids from Buxus Species. Phytochemistry *31*(8), 2933–2935 (1992).

[5] Vassova, A., Z. Voticky, J. Cernik and J. Tomko: Buxus alkaloids: 18. Alkaloids of Buxus harlandi. Chem. Zvesti. *34*(5), 706–711 (1980).

[6] Hegnauer, R.: Chemotaxonomie der Pflanzen, 11 Bde., Birkhäuser Verlag, Basel, Stuttgart 1962 ff.

[7] Bentz, H.: Nutztiervergiftungen, Erkennung und Verhütung, Gustav Fischer Verlag, Jena 1969.

[8] Liebenow, H. und K. Liebenow: Giftpflanzen. Ein Vademekum für Tierärzte, Landwirte und Tierhalter, Gustav Fischer Verlag, Jena, Stuttgart 1993.

[9] Krüger, A., und G. Matschullat: Buchsbaumvergiftung beim Schwein. Prakt. Tierarzt *51*, 235–236 (1970).

[10] van Soest, H., W. M. Gotink en L. J. v.d. Vooren: Buxus-vergiftiging bij varkens en runderen. Tijdschr. Diergenesk. *90*(6), 387–389 (1965).

[11] Odefey: Persönl. Mitteilung 1984.

[12] Ritter-Franke, S. und R. Bunjes: Vergiftungsfälle mit Pflanzen. In: K. E. von Mühlendahl, U. Oberdisse, R. Bunjes und M. Brockstedt (Hrsg.), Vergiftungen im Kindesalter, 4. Auflage, Georg Thieme Verlag, Stuttgart-New York 2003.

[13] Teuscher, E. und U. Lindequist: Biogene Gifte, Gustav Fischer Verlag, Stuttgart, Jena, New York 1994.

[14] Minghua, C., N. Rui-Lin, L. Zhong-Rong and Z. Jun: Chemical structures of paxillarine A, B and spiropachysine B. Acta Bot. Yunnanica *14*(2), 215–223 (1992).

[15] Minghua, C., N. Rui-Lin, L. Zhong-Rong and Z. Jun: Three new steroidal alkaloids from Pachysandra axillaris. Acta Bot. Sin. *32*(8), 626–630 (1990).

[16] Minghua, C., N. Rui-Lin, L. Zhong-Rong and Z. Jun: Isospiropachysine, a steroidal alkaloid from Pachysandra axillaris. Phytochemistry *29*(12), 3927–3930 (1990).

[17] Yokoi, T., T. Shingu, S. Kadota and T. Kikuchi: Studies on the neutral constituents of Pachysandra terminalis: Occurrence of pachysan-16,21-diene-3β-28-diol and pachysan-16-ene-3β-28-diol, novel triterpenediols with a new skeleton related to friedelane. Chem. Pharm. Bull (Tokyo) *33*(10), 4223–4227 (1985).

[18] Minghua, C., N. Rui-Lin, W. Xun and Z. Jun: Structures of sarcorucinine D and pachyaximine A, B. Acta Bot. Sin. *31*(7), 535–539 (1989).

[19] Hänsel, R., K. Keller, H. Rimpler und G. Schneider (Hrsg.): Hagers Handbuch der Pharmazeutischen Praxis, Bd. 6, Springer-Verlag Berlin, Heidelberg, New York, London 1994.

[20] Arnouts, S., J. Buyse, M. W. Cokelaere and E. Decuypere: Jojoba meal (Simmondsia chinensis) in the diet of broiler breeder pullets: physiological and endocrinological effects. Poult. Sci. *72*(9), 1714–1721 (1993).

[21] Manos, C. G., P. J. Schrynemeeckers, D. E. Hogue, J. N. Telford, G. S. Stoewsand, D. H. Beerman, J. G. Babisk, J. T. Blue, B. S. Sham and D. J. Lisk: Toxicologic studies with lambs fed jojoba [Simmondsia chinensis] meal supplemented rations. J. Agric. Food Chem. *34*(5), 801–805 (1986).

[22] Booth, A. N., C. A. Elliger and A. C. Waiss jr.: Isolation of a toxic factor from Jojoba meal. Life Sci. *15*, 1115–1120 (1974).

Cactaceae

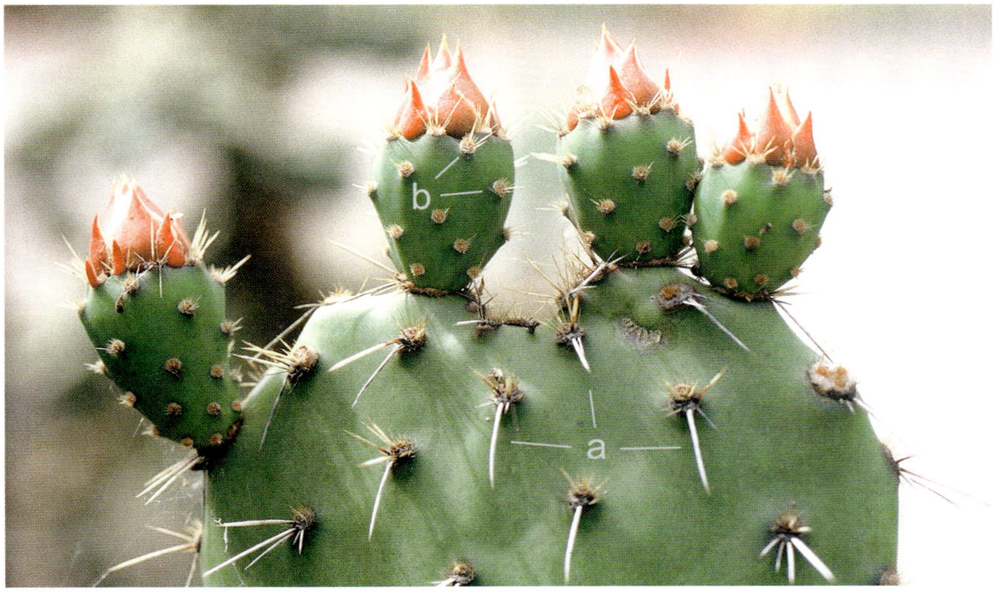

Abb. 60: Blüten von Opuntia spec. mit Dornen (a) und Glochidien (b)

Kakteen sind beliebte Zierpflanzen, werden, wie z. B. der Feigenkaktus *Opuntia ficus-indica*, wegen essbarer (Schein-) Früchte angebaut und können auch als Lieferanten der halluzinogenen Droge Mescal-buttons („peyote" = getrocknete Scheiben von *Lophophora williamsii*) von Interesse sein.
Toxikologisch ist die in der europäischen Drogenszene allerdings ungebräuchliche Droge Peyote von Bedeutung wegen des Gehalts an **Meskalin**. Dieses halluzinogene Trimethoxyphenylethylamin ist auch in anderen Cactaceen, darunter in hoher Konzentration im San-Pedro-Kaktus, *Trichocereus pachanoi* enthalten. Ausführliche Angaben zu Vergiftungserscheinungen und Therapie sowie zur Toxikologie des Meskalins finden sich bei [1].
Die Dornen vieler Kakteen, so z. B. solche von *Opuntia tuna*, können Ursache mechanischer Verletzungen sein, insbesondere des Auges [2]. Auch die mit Widerhaken versehenen Glochidien (Abb. 60 b) der *Opuntia*-Arten wirken mechanisch irritativ und sind in den Anbaugebieten Ursache der sog. Sabra-Dermatitis. Bei den im Handel angebotenen Früchten sind die Glochidien durch kräftiges Bürsten weitgehend entfernt [3].

Literatur

[1] Seeger, R.: Meskalin (Giftlexikon). Abdr. in Dtsch. Apoth. Ztg. *133*(2), 108–113 (1993).
[2] Biger, Y. and C. Abulafia: Eye injuries to cactus thorns. Hare-fuah *110*(12), 611–612 (1986).
[3] Ott, A.: Haut und Pflanzen, Gustav Fischer Verlag, Stuttgart, Jena, New York 1991.

Caesalpiniaceae

Die auch als Unterfamilie der Fabaceae angesehene Familie umfasst vorwiegend Bäume und Sträucher der Tropen und Subtropen. Neben den pharmazeutisch bedeutsamen Sennespflanzen, welche die als Anthranoidlaxantien viel gebrauchten Sennesblätter und -früchte liefern, sind des Weiteren als Nutz- und Zierpflanzen von Interesse: *Ceratonia siliqua*, der Johannisbrotbaum, *Copaifera*-Arten, die den Copaivabalsam liefern, *Cassia fistula*, die Röhrenkassie u.a. sowie als Zierpflanzen *Delonix regia*, der Flammenbaum oder *Caesalpinia pulcherrima* („Pride of Barbados").

Von **toxikologischer Bedeutung** sind verschiedene *Cassia*-(*Senna*-)Arten sowie die Gattung *Erythrophleum*.

Erythrophleum-Arten enthalten **Diterpenalkaloide** (Pseudoalkaloide, da der Stickstoff als Komponente eines Aminoalkohols in der Seitenkette lokalisiert ist). Diese Verbindungen, z.B. Cassain, haben, obwohl von gänzlich anderer Struktur als die herzwirksamen Steroidglykoside, Digitaloid-ähnliche Wirkungen auf das Herz. Zubereitungen aus der Rinde von *Erythrophleum*-Arten werden seit Jahrhunderten in Afrika zur Abhaltung von Gottesurteilen benutzt (Ordalgifte). Aus Samen und Rinde des Rotwasserbaums, *Erythrophleum suaveolens* (*E. guineense*), wird in Westafrika ein Pfeilgift gewonnen [1], alle Teile der Pflanze sind für Tiere giftig. NWUDE berichtete über Tiervergiftungen in Nigeria durch Fressen der Blätter oder Samen von *E. guineense* und auch *E. africanum* [2]. In Ghana wurden Vergiftungen durch Verwechselungen der in der traditionellen Medizin gebräuchlichen Meliacee *Khaya senegalensis* mit *E. suaveolens* beobachtet [3].

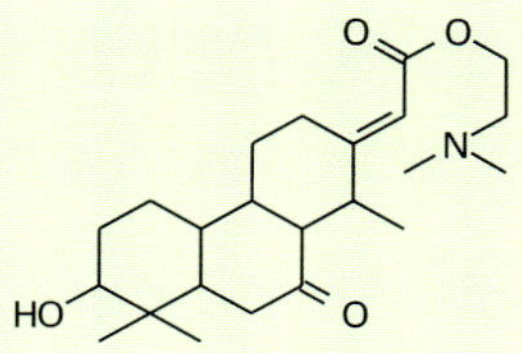

Cassain

Der Verzehr der Samen von *Erythrophleum succirubrum* führte zu Herzrhythmusstörungen und Bradykardie bei 27 Kindern, die 1–4 der „nach Zimt schmeckenden Bohnen" gegessen hatten [4]. Spontan einsetzendes Erbrechen verhinderte bei den meisten die vollständige Resorption der Giftstoffe und damit das Auftreten einer schweren Intoxikation; 2 Kinder starben allerdings nach Herzstillstand. Auch der in Natal (S-Afrika) wachsende Baum *E. lasianthum*, von den Zulus medizinisch und auch als todbringendes Gift verwendet, enthält Pseudoalkaloide mit positiv inotroper Wirkung [5].

Über **Tiervergiftungen** durch *Cassia*-(*Senna*-)-Arten liegt eine Vielzahl von Berichten vor. Als besonders toxisch gilt *Senna* (*Cassia*) *occidentalis*, deren geröstete Samen in Afrika und Trinidad als Kaffeesurrogat dienen: „coffee senna". Die auch „weed senna" genannte, aus den Tropen stammende Pflanze wächst im Südosten der USA vornehmlich auf sandigen Böden der Küstenregionen, aber auch im Sudan und anderen Regionen Afrikas sowie in Brasilien. Von diesen Regionen gibt es Berichte über Tiervergiftungen (USA [6–9], Sudan [10–11], Brasilien [12–15]), die in den meisten Fällen durch Verunreinigung des Futters mit den Samen der „coffee senna" verursacht werden. Die Pflanze wächst oft auf den Anbauflächen für Soja, Mais oder Mohrenhirse, sodass die Samen trotz der Saatreinigung in die als Viehfutter verwendeten Produkte gelangen.

Anzeichen der Intoxikation sind Gewichtsverlust, Muskelschwäche, Ataxie, Diarrhoe und das Daniederliegen der Tiere; im weiteren Verlaufe werden Myoglobinurie sowie Herz- und Skelettmuskeldegeneration beobachtet. Biochemisch findet eine Entkoppelung der oxidativen Phosphorylierung in den Mitochondrien statt. Pferde sind ebenso betroffen wie Rinder, Schweine, Ziegen, Schafe oder Kaninchen und Hühner als Versuchstiere. Über das toxische Prinzip herrscht immer noch Unklarheit (Anthrachinonderivate? N-Methylmorpholin? [16]; ein Toxalbumin?), möglicherweise ist es in der äußeren Samenschale lokalisiert [17].

Auch von anderen *Senna*-(Cassia)-Arten gibt es Berichte über Tiervergiftungen, die denen mit „coffee senna" ähneln, so z.B. *Cassia obtusifolia* (sicklepod) im Südosten der USA [18–21] oder *Cassia roemeriana* (twin-leaf senna) im westlichen Texas und Neu Mexiko [22].

Giftig für Weidevieh, insbesondere Rinder, sind auch die Früchte in Brasilien wachsender *Dimorphandra*-Arten, z.B. *D. gardneriana* und *D. mollis*; im Vordergrund steht eine nephrotoxische Wirkung [23–24].

Literatur

[1] Neuwinger, H.D.: Afrikanische Arzneipflanzen und Jagdgifte, 2. A. Wiss. Verlagsges., Stuttgart 1998.

[2] Nwude, N. and C.N. Chineme: Investigations into the toxicity of the leaves of Erythrophleum guineense DON. in sheep. Res. Vet. Sci. *28*(1), 112–115 (1980) und: Some stock poisoning plants of Nigeria. J. Anim. Prod. Res. *1*(2), 109–122 (1981).

[3] Abbiw, D.K., J.G. van der Maesen (ed.), X.M. van der Burgt et al.: Misuses and abuses in self-medication with medicinal plants: the case of Erythrophleum in Ghana. Proceedings of the 14 th. AETFAT Congress, Waageningen, Netherlands, 714–718 (1996).

[4] Echeverria, P., D.N. Tailor, L. Bohdidatta, C. Brown, R. Coninx and C. Bansit: Deaths following ingestion of a cardiotoxic plant in Kampuchean children in Thailand. Southeast Asian J. Trop. Med. Pub. Hlth. *17*(4), 601–603 (1986).

[5] Verrotta, L., T. Aburjai, C.B. Rogers, P. Dorigo and F. Carpenedo: Chemical and pharmacological characterization of Erythrophleum lasianthum alkaloids. Planta Med. *61*, 271–274 (1995).

[6] Martin, B.W., M.K. Terry, C.H. Bridges and E.M. Bailey jr.: Toxicity of Cassia occidentalis in the horse. Vet. Hum. Toxicol. *23*(6), 416–417 (1981).

[7] Graziano, M.J., W. Flory, C.L. Seger and C.D. Hebert: Effects of a Cassia occidentalis extract in the domestic chicken (Gallus domesticus). Am. J. Vet. Res. *44*(7), 1238–1244 (1983).

[8] Venugopalan, C.S., W. Flory, C.D. Hebert and T.A. Tucker: Assessment of smooth muscle toxicity in Cassia occidentalis toxicosis. Vet. Hum. Toxicol. *26*(4), 300–302 (1984).

[9] Colvin, B.M., L.R. Harrison, L.T. Sangster and H.S. Gosser: Cassia occidentalis toxicosis in growing pigs. J. Am. Vet. Med. Assoc. *189*(4), 423–426 (1986).

[10] Suliman, H.B., I.A. Wasfi and S.E.I. Adam: The toxicity of Cassia occidentalis to goats. Vet. Hum. Toxicol. *24*(5), 326–330 (1982).

[11] Suliman, H.B. and A.M. Shommein: Toxic effect of the roasted and unroasted beans of Cassia occidentalis in goats. Vet. Hum. Toxicol. *28*(1), 6–11 (1986).

[12] Martins, E., V.M.V. Martins, F. Riet-Correa, R.A. Soncini and S.V. Paraboni: Intoxication by Cassia occidentalis (Leguminosae) in swine. Pesqu. Vet. Bras. *6*(2), 35–38 (1986).

[13] Rodrigues, U., F. Riet-Correa and N. Mores: Experimental intoxication in pigs fed with low concentrations of Senna occidentalis (Leg. Caes.) in the ration. Pesqu. Vet. Bras. *13*(3/4), 57–66 (1993).

[14] Barth, A.T., G.D. Kommers, M.S. Salles, F. Wouters and C.S. de-Barros: Coffee senna (Senna occidentalis) poisoning in cattle in Brazil. Vet. Hum. Toxicol. *36*(6), 541–545 (1994).

[15] Barros, C.S.L., I.M.R. Silva, B.P. Soares jr. et al.: Poisoning bei Senna occidentalis (Leg. Caesalpinoideae) in grazing cattle. Pesqu. Vet. Brasil. *19*(2), 68–70 (1999).

[16] Kim, H.L., B.J. Camp and R.D. Grigsby: Isolation of N-Methylmorpholin from the seeds of Cassia occidentalis (coffee senna). J. Agric. Food Chem. *19*, 198–199 (1971).

[17] Haraguchi, M., E.E. Calore, M.L.Z. Dagli et al.: Muscle atrophy induced in broiler chicks by parts of Senna occidentalis seeds. Vet. Res. Commun. *22*(4), 265–271 (1998).

[18] Hebert, C.D. and W. Flory: Determination of the oral toxicity of Cassia obtusifolia seeds in chickens. Vet. Hum. Toxicol. *25*(3), 164–166 (1983).

[19] Nicholson, S.S., W. Flory and L.P. Ruhn: Sicklepod poisoning in cattle: A new development. La Agric. *20*, 18–19 (1986).

[20] Putnam, M.R., T. Boosinger, J. Spano, J. Wright, A. Wiggins and G. D'Andrea: Evaluation of Cassia obtusifolia (sicklepod) seed consumption in Holstein calves. Vet. Hum. Toxicol. *30*(4), 316–318 (1988).

[21] Dugan, G.M. and M.R. Gumbmann: Toxicological evaluation of sicklepod and black nightshade seeds in short-term feeding studies in rats. Fd. Chem. Toxicol. *28*(2), 101–107 (1990).

[22] Rowe, L.D., D.E. Corrier, J.C. Reagor and L.P. Jones: Experimental induced Cassia roemeriana poisoning in cattle and goats. Am. J. Vet. Res. *48*(6), 992–997 (1987).

[23] Döbereiner, J., C.H. Tokarnia, A. Gava and L.B. Consorte: Experimental poisoning in cattle by the pods of Dimorphandra gardneriana (Leguminoasae, Caesalpinioideae). Pesqu. Vet. Bras. *5*(2), 47–52 (1985).

[24] Menezes, F. and J. Amadeu: Experimental poisoning by the pods and pericarp of Dimorphandra mollis in rabbits. Pesqu. Vet. Bras. *5*(3), 93–96 (1985).

Cannabaceae

Zu den **Hanfgewächsen** gehören nur die beiden Gattungen *Humulus* (Hopfen) und *Cannabis*, von denen lediglich die Letztere aus toxikologischer Sicht von Interesse ist. *Cannabis sativa*, die **Hanfpflanze** (Abb. 61), liefert Marihuana (Marijuana), die getrockneten Spitzen der weiblichen Blütenstände und Haschisch, das von der Pflanze gewonnene Harz. Diese Rauschdrogen können im Zusammenhang mit ihrem „bestimmungsgemäßen Gebrauch", oder auch unabhängig davon, Ursache von Intoxikationen sein: Auf zunächst α-adrenerge Begleiterscheinungen wie Tachykardie, Mydriasis und Blutdrucksteigerung (später Blutdrucksenkung) können Übelkeit und Erbrechen, Reizhusten, Angstgefühl, Ataxie und Tremor folgen.

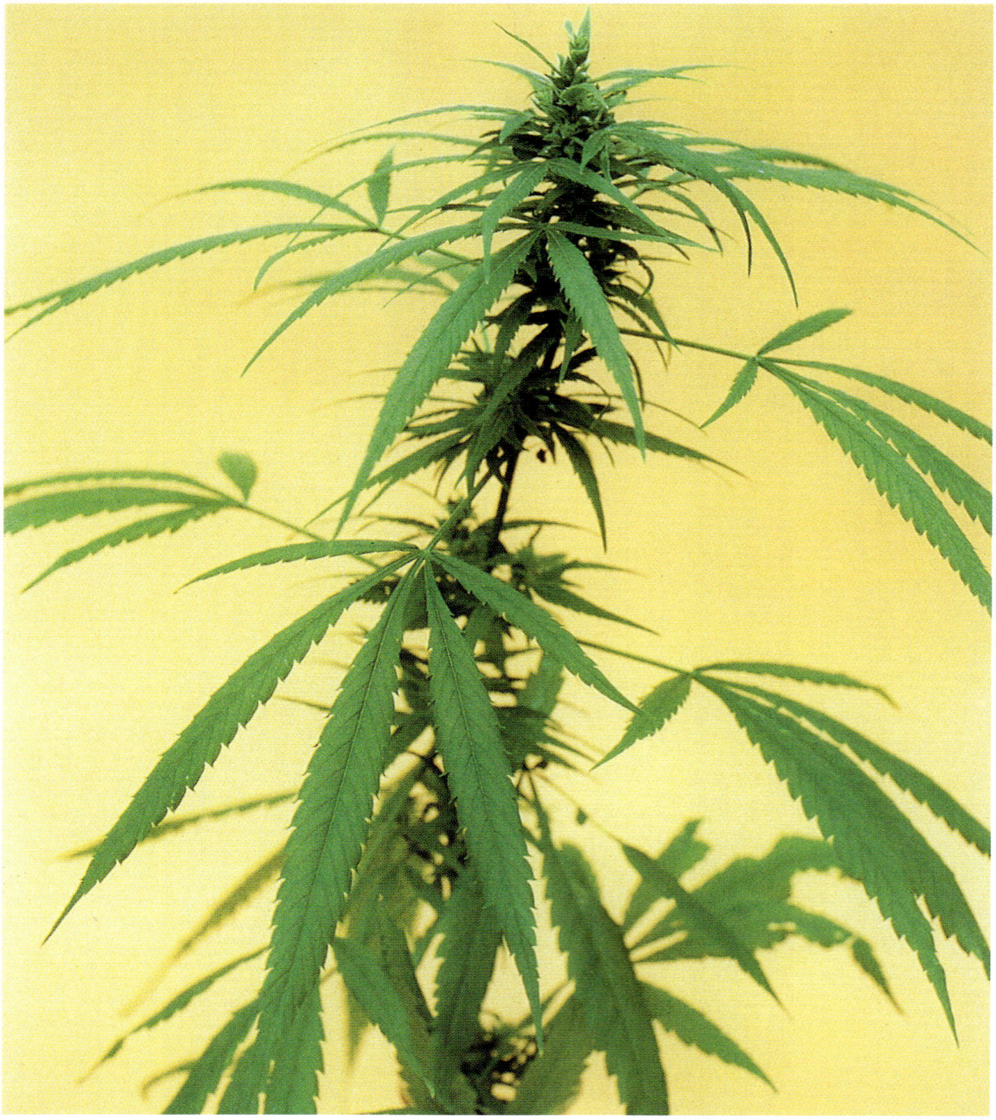

Abb. 61: Cannabis sativa L. Hanf – Hemp – Chanvre cultivé

Beschrieben werden auch Durchblutungsstörungen der Extremitäten und Dysregulationen der Herztätigkeit. Zur Cannabis-Problematik verweisen wir auf zwei Übersichten von KOVAR [1, 2].

Die akute Toxizität der für die psychotrope Wirkung verantwortlichen Cannabinoide mit dem Δ^9-Tetrahydrocannabinol (THC) als Hauptkomponente ist allerdings relativ gering [3]. Intoxikationen treten sowohl nach Inhalation als auch nach Ingestion auf und können vor allem bei erstmaliger Konsumption schwer wiegend sein [4]. Kleinkinder sind gefährdet, wenn sie mit Marihuana vermischtes Gebäck essen [5] oder wenn ihnen von jugendlichen Babysittern „aus Spaß" Marihuanarauch in die Nase geblasen wird [6]. Den gleichen „Spaß" erlaubten sich Jugendliche auch bei Hunden und Katzen [7], während bei anderen Haustieren Vergiftungssymptome nach dem Fressen von Marihuana, Haschisch und Marihuanakeksen beobachtet wurden [8–10]. Rinder starben, nachdem sie von Ballen mit „gepresstem Heu" gefressen hatten; es handelte sich, wie später festgestellt wurde, um Marihuana, das der Besitzer der Farm vom Vorbesitzer, einem Drogendealer, übernommen hatte [11]. Ein Todesfall ereignete sich, als ein junger Erwachsener anlässlich eines Hindu-Fests eine Cannabis-Zubereitung eingenommen hatte. Unter der Bezeichnung „Bhang" besteht diese aus Cannabisblättern, die im feuchten Zustand zerkleinert und mit Wasser zu sich genommen werden [12].

Seit 1998 ist das (trans)-Stereoisomer des Δ^9-THC (INN-Name Dronabinol) in Deutschland als BTM-Arzneimittel verkehrs- und verschreibungsfähig [13]. Es wird vor allem bei Krebskranken gegen Erbrechen, Kachexie und Gewichtsverlust, aber auch als Schmerzmittel eingesetzt [14]. Bei Überdosierung kann es trotz guter Verträglichkeit und relativ geringer Toxizität der Substanz zu den bereits oben genannten Cannabinoid-Nebenwirkungen kommen [13, 15].

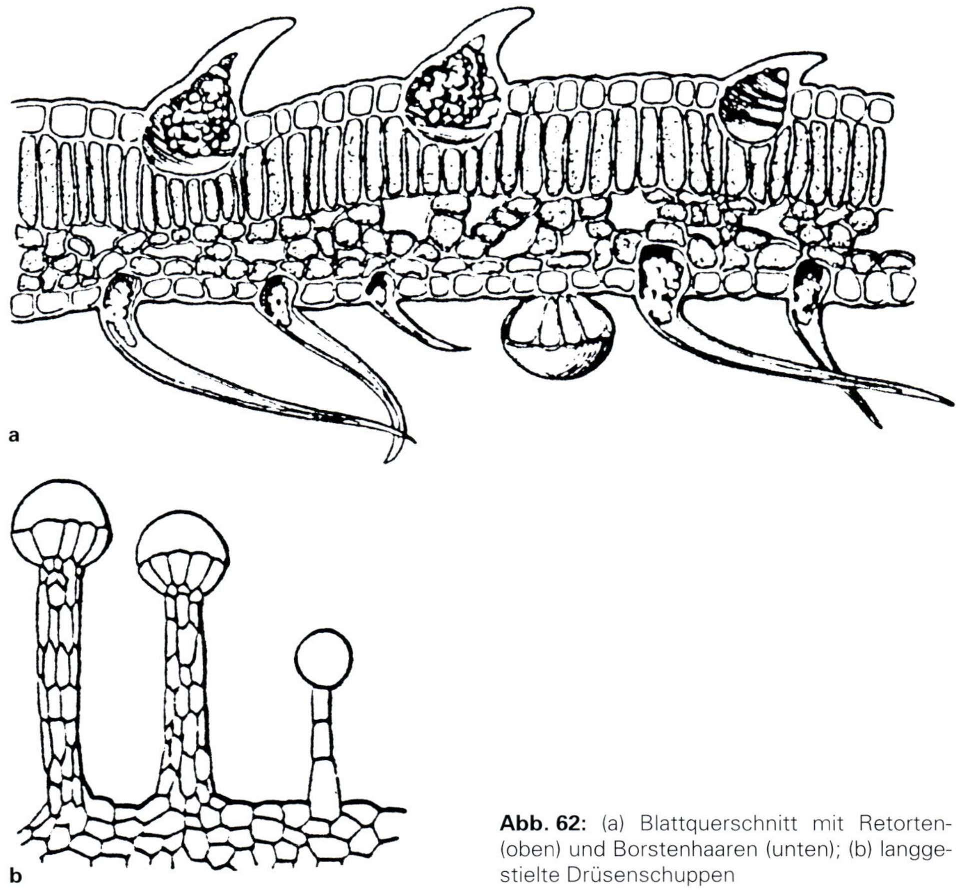

Abb. 62: (a) Blattquerschnitt mit Retorten- (oben) und Borstenhaaren (unten); (b) langgestielte Drüsenschuppen

Nachweis von *Cannabis*-Zubereitungen: Marihuana als Bestandteil von Zigaretten kann zunächst mikroskopisch nachgewiesen werden. Neben den Borsten- und Retortenhaaren der Blätter, die häufig Cystolithen (Calciumcarbonatkristalle) enthalten, sind es vor allem die harzführenden, meist auf einem Stiel sitzenden Drüsenschuppen, die zur Identifizierung dienen können. Bei der mikroskopischen Untersuchung von Zigaretten ist mit Beimischungen von echtem Tabak (Oxalatsandzellen!) oder von anderen Solanaceenblättern (Stramonii folium als angebliche Asthmazigarette) zu rechnen.

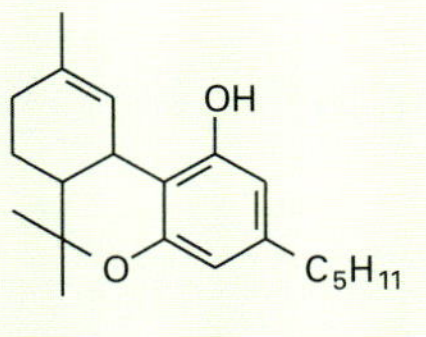

Δ^9-Tetrahydrocannabinol

Für Haschisch und auch Haschischöl sind naturgemäß nur, für Marihuana zusätzlich chemische Nachweise möglich. Mikrochemisch können mit einigen Farbreaktionen im Sinne von Vorproben Hinweise auf das Vorhandensein von THC gewonnen und durch DC bestätigt werden [16]. Mit modernen Methoden des Drogenscreening, insbesondere immunologischen Verfahren, sind im Urin THC und dessen Metabolite im Nanogrammbereich nachweisbar [17].

Cannabis sativa ist auch eine wichtige Faserpflanze. Bei Arbeitern, die in der Hanfherstellung tätig sind, treten nicht selten Erkrankungen der Atemwege auf. Über die hämolytische und möglicherweise allergisierende Wirkung von Hanfstaub und einem angereicherten „Hanfantigen" wurde berichtet [18].

Literatur

[1] Kovar, K.-A.: Drogen in der Szene: Cannabis, Arzneistoffe und Ecstasy. Pharm. Ztg. *140*(21), 1843–1849 (1995).

[2] Kleiber, D. und K.-A. Kovar: Auswirkungen des Cannabis-Konsums, 316 S., Wiss. Verlagsgesellsch., Stuttgart 1998.

[3] Nahas, G.G. (Ed.): Marihuana in science and medicine. Raven Press, New York 1984.

[4] Garret, C.P.O., R.A. Braithwaite and J.D. Teale: Unusual case of tetrahydrocannabinol intoxication confirmed by radioimmunoassay. Br. Med. J. *2*(6080), 166 (1977).

[5] Weinberg, D., A. Lande, N. Hilton and D.L. Kerns: Intoxication from accidental Marijuana ingestion. Pediatrics *71*(5), 848–850 (1983).

[6] Schwartz, R.H., P. Peary and D. Mistretta: Intoxication of young children with Marijuana: A form of amusement for „pot-smoking" teenage girls. Am. J. Diseas. Child. *140*(4), 321 (1986).

[7] Schwartz, R.H. and M. Riddile: Marijuana intoxication in pets. J. Am. Vet. Med. Assoc. *187*(3), 206 (1985).

[8] Godbold, J.C., B.J. Hawkins and M.G. Woodward: Acute oral Marijuana poisoning in the dog. J. Am. Vet. Med. Assoc. *175*(10), 1101–1102 (1979).

[9] Henney, S.N. and M.J. Coleman: Canine cannabis intoxication. Vet. Rec. *114*(17), 436 (1984).

[10] Welsman, M.D.: Doped doberman. Vet. Rec. *119*(20), 512 (1986).

[11] Driemeier, D.: Marijuana (Cannabis sativa) toxicosis in cattle. Vet. Hum. Toxicol. *39*(6), 351–352 (1997).

[12] Gupta, B.D., C.B. Jani and P.H. Shah: Fatal „Bhang" poisoning. Med. Sci. Law. *41*(4), 349–352 (2001).

[13] Pallenbach, E.: Haschisch und Marihuana. Dtsch. Apoth. Ztg. *143*(19), 2277–2286 (2003).

[14] Grotenhermen, F.: Cannabis und Cannabinoide. Pharmakologie, Toxikologie und therapeutisches Potential. 469 S., Verlag H. Huber, Bern, Göttingen, Toronto 2001.

[15] Marxer, N.: Cannabinoide. Gravierende Nebenwirkungen limitieren den Einsatz. Pharm. Ztg. *146*(34), 2918–2919 (2001).

[16] Ditzel, P.W. und K.-A. Kovar: Rausch- und Suchtmittel, Information, Beratung und Nachweis. Dtsch. Apoth. Verlag, Stuttgart 1983.

[17] Dietmair, O.: Arzneistoff- und Drogenscreening im Urin. Pharm. Ztg. Prisma *2*(1), 38–46 (1995).

[18] Merothra, N.K. and A.K. Saxena: Hemolytic activity of hemp dust and crude hemp antigen in vitro. Toxicol. Letters *4*, 307–311 (1979).

Caprifoliaceae

Die Familie der **Geißblattgewächse** umfasst 15 Gattungen mit etwa 400 Arten, die zumeist in der nördlichen Hemisphäre vorkommen. Neben den wenigen, bei uns heimischen Pflanzen der Gattung *Lonicera* (Geißblatt), *Sambucus* (Holunder) oder *Viburnum* (Schneeball) werden zahlreiche fremdländische Arten dieser und anderer Gattungen (*Symphoricarpos* [Schneebeere], *Kolkwitzia* [Kolkwitzie], *Weigela* [Weigelie]) in Mitteleuropa kultiviert. Man findet in städtischen Grünanlagen, privaten Gärten, auf Friedhöfen oder an Straßen kaum eine Hecke, in der nicht mindestens eine Art aus dieser Familie vertreten ist. Mit Ausnahme der Kolkwitzie und Weigelie tragen alle anderen genannten Arten auffällig gefärbte, fleischig-saftige Früchte, zumeist in großer Zahl und über mehrere Monate des Jahres hinweg. Daher kann es nicht überraschen, dass immer wieder Kinder von diesen Beeren probieren und infolge dessen zahlreiche Anfragen die Tox.-Info.-Zentren erreichen (vgl. Tabelle 5).

Im krassen Gegensatz hierzu stehen unsere geringen Kenntnisse über die chemische Natur der Inhaltsstoffe und das möglicherweise giftig wirkende Prinzip dieser Pflanzen. Seit langem gelten viele Arten als giftig oder zumindest giftverdächtig. Vor allem in der älteren Literatur sind Intoxikationen mit schwerer Symptomatik beschrieben worden. Nach den heutigen Erfahrungen der Tox.-Info.-Zentren sind die Früchte der Geißblattgewächse eher als weniger gefährlich einzuschätzen. Wenn überhaupt wurden nur leichtere Symptome wie Unwohlsein, Erbrechen und Bauchschmerzen beobachtet, seltener Müdigkeit, Apathie und Mydriasis.

Tab. 5: Anzahl der Beratungsfälle zu Caprifoliaceen

	Berlin [1]	Zürich [2]
Lonicera spec. (*xylosteum, tatarica* usw.)	> 2500	775
Sambucus spec. (*ebulus, nigra, racemosa*)	> 2000	690
Symphoricarpos albus (= *rivularis*)	> 1000	184
Viburnum spec. (*opulus, lantana*)	> 600	268

Chemische Merkmale. Ein wesentliches chemisches Merkmal der Caprifoliaceen ist die Akkumulation phenolischer Verbindungen in Form von Heterosiden (Flavonoide, Anthocyane usw.) [3–8]. Daneben wurden vereinzelt auch cyanogene Glykoside [9–10], Alkaloide und Iridoide [11–13] aufgefunden, allerdings in sehr geringer Menge. Für die, wenn auch schwache, Symptomatik nach Ingestion von pflanzlichem Material scheinen eher die in der Familie weit verbreiteten **Saponine** verantwortlich zu sein [14]. Sie sollen verhältnismäßig schwach hämolytisch wirken, ihre Konzentration in verschiedenen Organen sowie die Struktur ihrer Aglyka ist jedoch bisher noch unerforscht.

Therapie

Bei Einnahme nur weniger Beeren sollte man sich abwartend verhalten.
Bei größeren Mengen, vor allem unreifer Früchte, werden als therapeutische Maßnahmen eine symptomatische Behandlung und evtl. Magenentleerung empfohlen [1].

Literatur

[1] Ritter-Franke, S. und R. Bunjes: Vergiftungsfälle mit Pflanzen. In: K.E. von Mühlendahl, U. Oberdisse, R. Bunjes und M. Brockstedt (Hrsg.), Vergiftungen im Kindesalter, 4. Auflage, Georg Thieme Verlag, Stuttgart-New York 2003.

[2] Schweiz. Toxikologisches Informationszentrum, Zürich, Jahresberichte 1973–1997.

[3] Bylka, W. and Z. Kowalewski: Flavonoid compounds of Symphoricarpos albus (Caprifoliaceae). Herba Polon. *26*(1), 11–20 (1980).

[4] Chiarlo, B., E. Cajelli e G. Piazzai: Sui costituenti delle drupe di Sambucus ebulus, I. Pigmenti antocianici e acidi fenolici. Fitoterapia *49*(3), 99–101 (1978).

[5] Godeau, R.P., Y. Pelissier et I. Fouraste: Constituents of Viburnum tinus: 3. Anthocyanic compounds and flavonic compounds of the fruit. Plant. Med. Phytother. *13*(1), 37–40, 1979.

[6] Hegnauer, R.: Chemotaxonomie der Pflanzen, 11 Bde., Birkhäuser Verlag, Basel, Stuttgart 1962 ff.

[7] Petricic, J. and G. Stanic: Flavonoids, saponins, tannins, and arbutin as constituents of leaves of Viburnum tinus, V. opulus, and V. lantana. Acta Pharm. Jugosl. *30*, 97–101 (1980).

[8] Vereshchagin, A.L., E.V. Anikina, A.I. Syrchina, M.F. Larin, L.A. Azin and A.A. Semenov: Chemical study of bitter substances from Lonicera caerulae fruits. Khim. Prir. Soedin. (Tashk.) *0*(3), 338–342 (1989).

[9] Jensen, S.R. and B.J. Nielsen: Cyanogenic glucosides in Sambucus nigra L. Acta Chem. Scand. *27*(7), 2661–2662 (1973).

[10] Gerlach, K.-A.: Untersuchungen an Giftpflanzen. Dissertation, Kiel 1988.

[11] Bailleul, F., A.M. Leveau et M. Durand: Nouvel iridoide des fruits de Lonicera alpigena. J. Nat. Prod. *44*(5), 573–575 (1981).

[12] Chaudhuri, R.K. and O. Sticher: A new class of monoterpene alkaloid glycosides from Lonicera xylosteum. Planta Med. *39*(3), 217 (1980).

[13] Szaufer, M., Z. Kowalewski and J.D. Phillipson: Chelidonine from Symphoricarpos albus. Phytochemistry *17*, 1446–1447 (1978).

[14] Leveau, A.M., M. Durand et R.R. Paris: Sur la toxicité des fruits de divers Lonicera (Caprifoliacées). Plant. Med. Phytother. *11*(2), 94–105 (1977).

Lonicera xylosteum L.

Rote oder Gemeine Heckenkirsche – Fly Honeysuckle – Camérisier à balais, Clématite des haies

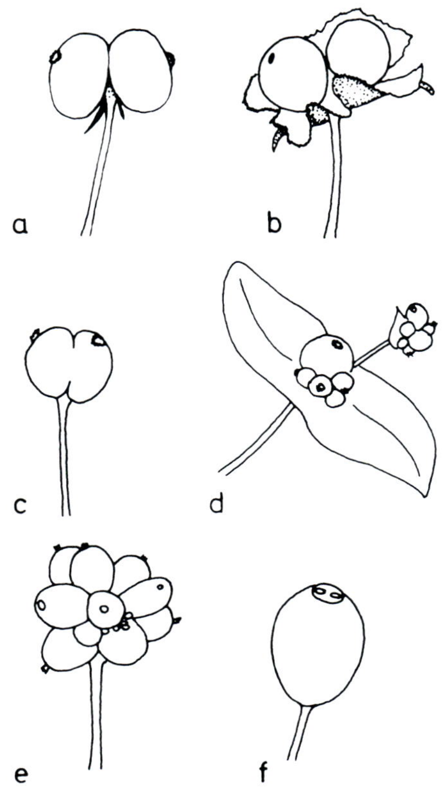

Abb. 63: Fruchtformen verschiedener Heckenkirschen
a) Lonicera xylosteum;
b) L. ledebourii
c) L. alpigena;
d) L. caprifolium;
e) L. periclymenum;
f) L. orientalis

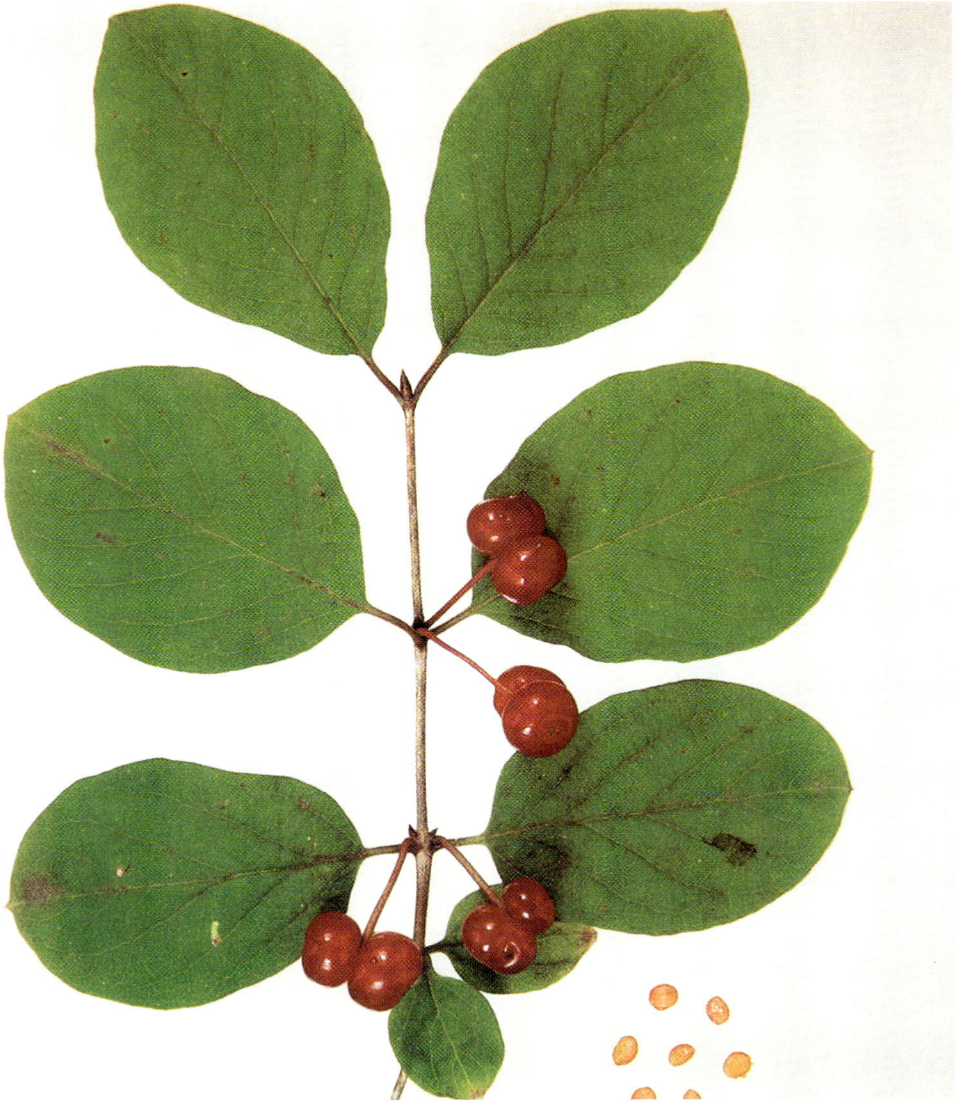

Abb. 64: Rote Heckenkirsche

1–2 m hoher Strauch mit breit verzweigenden, bald hohlen Ästen und weichhaarigen diesjährigen Zweigen; sehr veränderlich. In Laubmischwäldern, Gebüschen und Hecken auf nährstoffreichen, sandig-lehmigen Böden.
Blätter sommergrün, breit-elliptisch, auf kurzen, behaarten Stielen; oberseits dunkel- oder graugrün, unterseits heller, häufig weich behaart, aber auch beiderseits kahl.
Blüten zu zweit auf achselständigen Stielen, gelblich-weiß, auch rötlich überlaufen, zweilippig; Vorblätter halb so lang wie der Fruchtknoten; V–VI.
Früchte scharlachrote, saftige, mehrsamige Beeren, paarweise an einem Stängel, sehr selten weiß oder gelb; VIII–X.
Verbreitung: Kommt in ganz Europa vor, in Asien bis zum Altaigebirge.

Etwa 200 *Lonicera*-Arten besiedeln die nördliche Erdhalbkugel. Wie schon in der Familienübersicht erwähnt, werden in Mitteleuropa neben den einheimischen zahlreiche andere Arten und Kultivare, die in ihrer Form z. T. sehr veränderlich sind, als Zierpflanzen genutzt. Die Früchte der Heckenkirschen variieren stark in Gestalt und Farbe (weiß-gelb-rot-blau-schwarz). Je nach Anordnung und Verwachsungsgrad der Blütenglieder fin-

Tab. 6: Fruchtform u. -farbe sowie Wuchsform häufig vorkommender *Lonicera*-Arten; vgl. dazu auch Abb. 63

Lonicera spec.	Früchte	Fruchtfarbe	Wuchs
alpigena	als Doppelbeeren	rot	aufrecht
caerulea	als Doppelbeeren	schwarzblau	aufrecht
caprifolium	zu mehreren auf Blattpaaren sitzend	rotorange	windend
etrusca	in Fruchtständen	rot	windend
japonica	paarweise	schwarz	windend
henryi	meist paarweise	schwarz	windend
ledebourii	paarweise, von roten Deckblättern umgeben	purpurschwarz	aufrecht
maackii	paarweise	rot	aufrecht
nigra	paarweise	blauschwarz	aufrecht
nitida	verwachsen	purpur	niedrig
orientalis	als Doppelbeeren	schwarz	aufrecht
periclymenum	in Fruchtständen	rot	windend
pileata	als Doppelbeeren	dunkelviolett	niedrig
tatarica	paarweise	rot	aufrecht
xylosteum	paarweise	rot	aufrecht

det man die saftigen Beeren zu mehreren in Fruchtständen, paarweise an einem gemeinsamen Stiel (mehr oder weniger verwachsen, z. T. von Deckblättern umgeben) oder vereinigt zu einer „Doppelbeere" (Abb. 63). In Wuchsform und Größe unterscheidet man zwischen aufrechten Sträuchern, Zwergsträuchern und Schlingern. In der Tabelle 6 sind diese Merkmale für häufiger vorkommende Arten zusammengestellt. Zur genauen Identifizierung muss allerdings auf ausführlichere Bestimmungsbücher hingewiesen werden [1–3].

Toxizität. Die Beeren der Roten Heckenkirsche werden in der Literatur allgemein als giftig gekennzeichnet. Berichte über Intoxikationen sind allerdings selten und überwiegend älteren Datums. So erinnert sich KROEBER [4] an eine um 1929 in München vorgekommene Massenvergiftung von Schulkindern infolge des Genusses der reifen Früchte angepflanzter Heckenkirschen. Die letzte Beobachtung einer Vergiftung mit ernsteren Symptomen durch Beeren dieser Gattung stammt von SCHURNO [5]. Jedoch bleibt auch in diesem Bericht der kausale Zusammenhang von Ingestion und beobachteten Symptomen nicht zweifelsfrei.

„Einen Tag vor der Einlieferung habe das Kind im Laufe des Vormittags Beeren des in den dortigen Anlagen wachsenden Strauches gegessen, der als Lonicera tatarica identifiziert wurde. Die Menge der verzehrten Früchte ist nicht bekannt. Klinisch hatten wir den Eindruck einer Atropinvergiftung" [5].

Demgegenüber stehen die umfangreichen Erfahrungen der Tox.-Info.-Zentren in Berlin und Zürich, die nur nach Verzehr größerer Mengen (~ 30) der bitter schmeckenden Beeren Symptome wie Leibschmerzen und Erbrechen registrierten. Auch die ausführlichen Untersuchungen von LEVEAU et al. [6] bestätigen die schwache Toxizität der Beeren bei oraler Verabreichung. Die wichtigsten Ergebnisse dieser Arbeit sollen im Folgenden kurz genannt werden:

- Untersucht wurden die Früchte von *L. alpigena, caerulea, henryi, maakkii, nigra, periclymenum, pyrenaicum, xylosteum*. Alle enthalten Spuren von Alkaloiden, aber für die beobachteten Symptome scheinen Saponine verantwortlich zu sein.
- Die Toxizität frischer Früchte von *L. xylosteum* ist nach **oraler Verabreichung** verhältnismäßig gering. Kaninchen zeigten bei einer Dosis von 25 g (TGW)/kg Körpergewicht innerhalb 24 Stunden als einzige Vergiftungssymptome Durchfall und leichten Bewegungsmangel.
- Bei **intraperitonealer Gabe** alkoholischer Fruchtextrakte an Mäuse kam es zu deutlicheren Vergiftungssymptomen. Nach einer kurzen Phase der Exzitation traten ausgedehnte Somnolenz, abdominale Spasmen, Gleichgewichts- und Atemstörungen auf, evtl. Tod nach 10 Minuten bis zu einigen Stunden. Auch in diesen Versuchen waren die injizierten Mengen sehr hoch, 20–40 g (TGW)/kg Maus. Außerdem wurde eine Proportionalität zwischen Saponingehalt (Schaumzahl) und Toxizität ermittelt.

Die Beeren anderer *Lonicera*-Arten werden dagegen z. T. als ungiftig oder sogar essbar bezeichnet [7–8].

„Twinberry or Honeysuckle, Lonicera involucrata, has darkpurple berries that are eaten by the Indians and considered good by hunters and miners" [9].

Inhaltsstoffe. Der häufig genannte, von Hübschmann im Jahre 1845 aufgefundene Bitterstoff „Xylostein" ist bisher chemisch nicht näher charakterisiert worden. 1980 haben CHAUDHURI und STICHER [10] aus *L. xylosteum* ein monoterpenoides Glykoalkaloid (Xylostosidin) isoliert, es fehlen aber Angaben über den Gehalt und die pharmakologische Wirkung dieser Stoffgruppe. Andere Autoren fanden in den Früchten und Sprossachsen verschiedener *Lonicera*-Arten Secoiridoide [11–13] und Triterpensaponine [14].

Mikroskopische Merkmale der Früchte. Die lebhafte Färbung der Heckenkirschen ist bedingt durch Anthocyane. Diese Farbstoffe kommen in unterschiedlichen Konzentrationen sowohl in der Epidermis als auch in den darunter gelegenen Zellen des Fruchtfleisches vor. Die radialen Wände der Epidermen sind zumeist relativ dünn und deutlich getüpfelt (Abb. 68 c). Bei einigen Arten (z. B. *L. caerulea, L. henryi*) befinden sich über diesen Zellwänden körnige Wachsausscheidungen (Abb. 68 d). Die Fruchtwandepidermen

Abb. 65: Lonicera ledebourii ESCHSCH. Ledebours Heckenkirsche – Ledebour's Honeysuckle – Chèvrefeuille de Ledebour

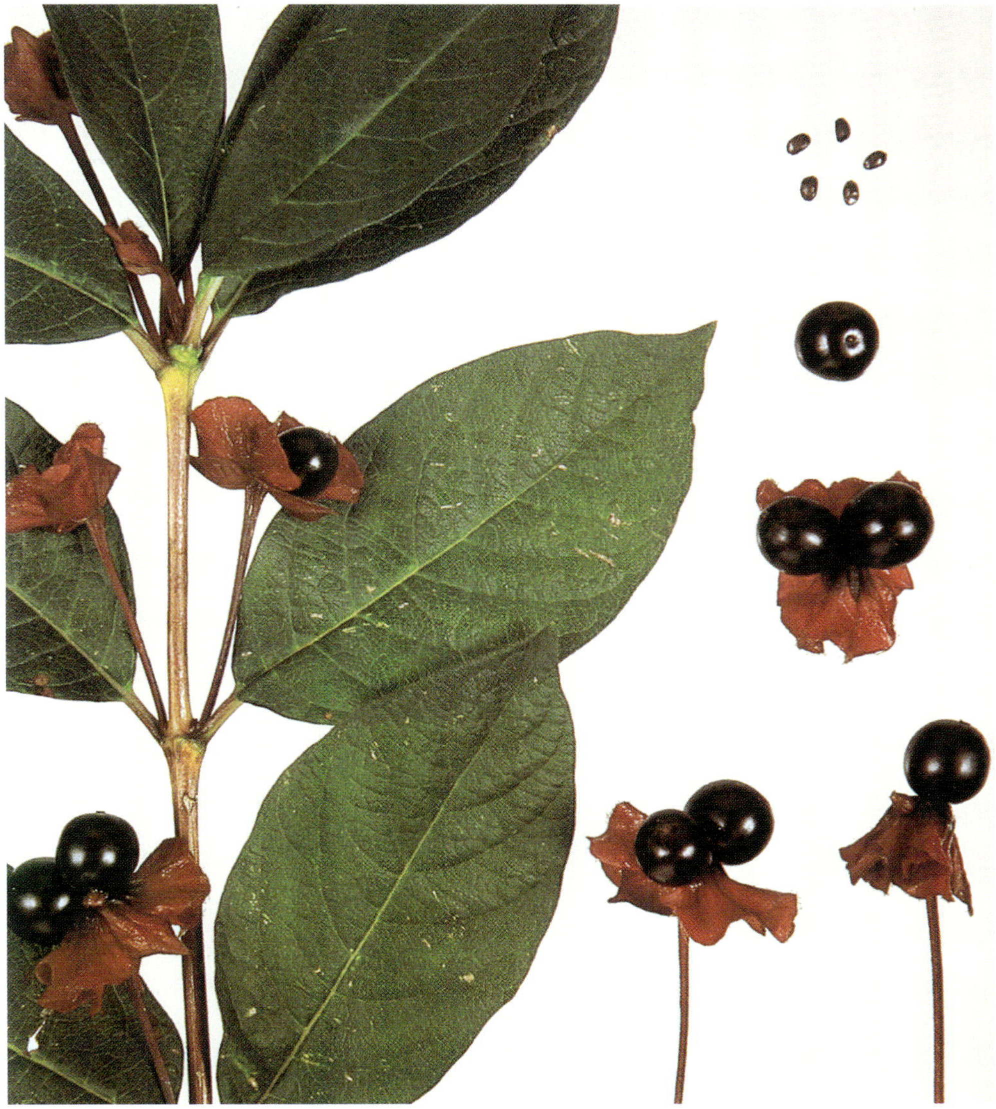

vieler *Lonicera*-Arten (z.B. *L. caprifolium, L. caerulea, L. nitida*) besitzen anomocytische Spaltöffnungen mit zumeist 5–6 Nebenzellen. Fehlen Spaltöffnungen, so kann ihre Funktion wie z.B. bei *L. xylosteum* durch große Lenticellen (Abb. 68 a) übernommen werden.
Ein weiteres, auffälliges Merkmal ist die Bildung von Trichomen, die in zwei verschiedenen Formen auftreten, als mehrzellige Drüsenschuppen oder relativ dickwandige, einzellige Haare (Abb. 68 b). Vor allem bei den Beeren von *L. xylosteum* und *L. tatarica* sind sie regelmäßig anzutreffen. Das Fruchtfleisch der Heckenkirschen ist zumeist reich an spitzstacheligen Calciumoxalatdrusen unterschiedlicher Größe (5–35 µm).

Literatur

[1] Eiselt, M.G. und R. Schröder: Laubgehölze, Verl. J. Neumann-Neudamm, Melsungen, Basel, Wien 1977.
[2] Fitschen, J. und F.H. Meyer: Gehölzflora, 11. A., Verlag Quelle & Meyer, Wiebelsheim 2002.
[3] Krüssmann, G.: Handbuch der Laubgehölze, 3 Bde., Verlag Paul Parey, Berlin, Hamburg 1976–1978.
[4] Kröber, L.: Das Neuzeitliche Kräuterbuch, Bd. 3, Hippokrates-Verlag Marquardt & Cie., Stuttgart 1949.
[5] Schurno, A.: Beobachtung einer Vergiftung durch Beeren der tatarischen Heckenkirsche. Kinderärztl. Prax. *26*(8), 357–360 (1958).
[6] Leveau, A.M., M. Durand et R.R. Paris: Sur la toxicité des fruits de divers Lonicera (Caprifoliacées). Plant. Med. Phytother. *11*(2), 94–105 (1977).
[7] Hardin, J.W. and J.M. Arena: Human poisoning from native and cultivated plants, Duke University Press, Durham, North Carolina 1977.
[8] Shapiro, D.K., L.V. Anikhimovskaya and T.I. Narizhnaya: The biochemical composition of Lonicera spp. edible fruits introduced in the Belorussian SSR (USSR). Rastit. Resur. *17*(4), 565–568 (1981).
[9] Medsger, O.P.: Edible wild plants, Collier Macmillan Publishers, London. 1974.

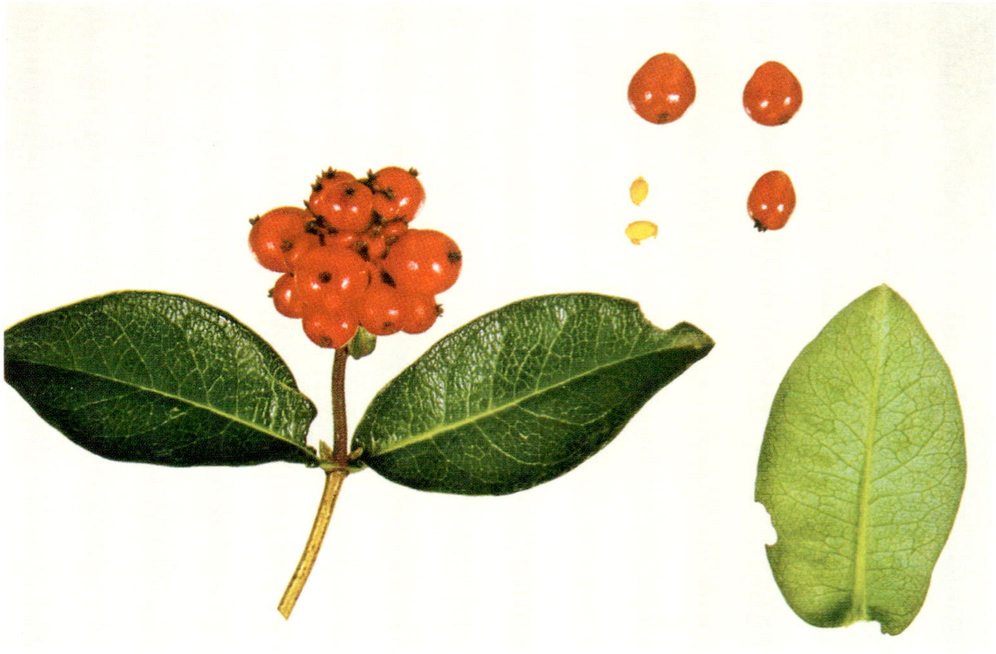

Abb. 66: Lonicera periclymenum L. Wald-Geißblatt – Woodbine – Chèvrefeuille des bois

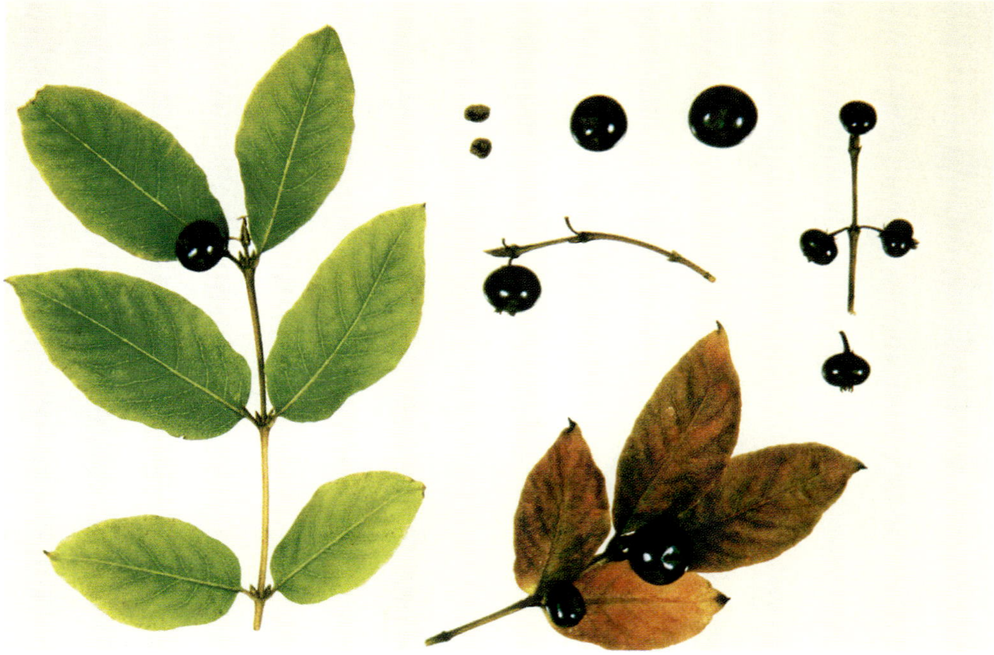

Abb. 67: Lonicera orientalis L. Orientalische Heckenkirsche – Eastern Honeysuckle – Chèvrefeuille oriental

[10] Chaudhuri, R.K. and O. Sticher: A new class of monoterpene alkaloid glycosides from Lonicera xylosteum. Planta Med. *39*(3), 217 (1980).

[11] Calis, I., M.F. Lahloub and O. Sticher: 18. Loganin, loganic acid and periclymenoside, a new biosidic ester iridoid glucoside from Lonicera periclymenum L. Helv. Chim. Acta, *67*(1), 160–165 (1984).

[12] Dabine, L.E., P. Tetenyi, I. Hermecz, I. Nehethelyi, I. Zambo and J. Dobos: Isolation of secologanin from the plants of Gentianiflorae and Corniflorae taxa. Herba Hung. *23*(3), 105–114 (1984).

[13] Hermans-Lokkerbol, A. and R. Verpoorte: Purification of secologanin from Lonicera tatarica extracts using RLCC. Planta Med. *53*(6), 546–548 (1987).

[14] Domon, B. and K. Hostettmann: 36. Saponins with molluscicidal properties from Lonicera nigra L. Helv. Chim. Acta *66*(2), 422–428 (1983).

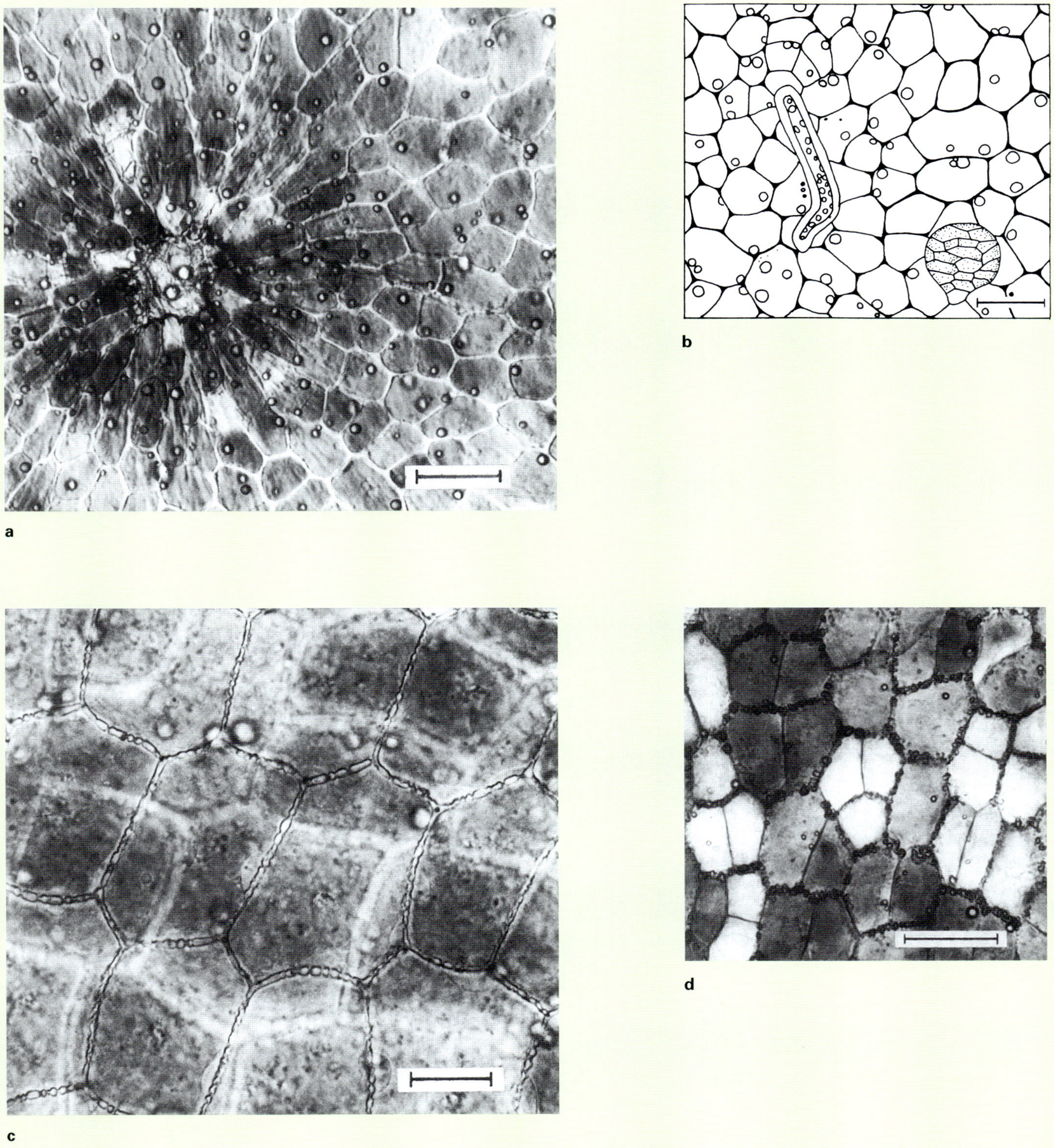

Abb. 68: Fruchtwandepidermen verschiedener Lonicera-Arten; Lonicera xylosteum (a) und (b), L. periclymenum (c), L. caerulea (d)

Sambucus ebulus L. Zwerg-Holunder, Attich – Danewort, Dwarf Elder – Sureau

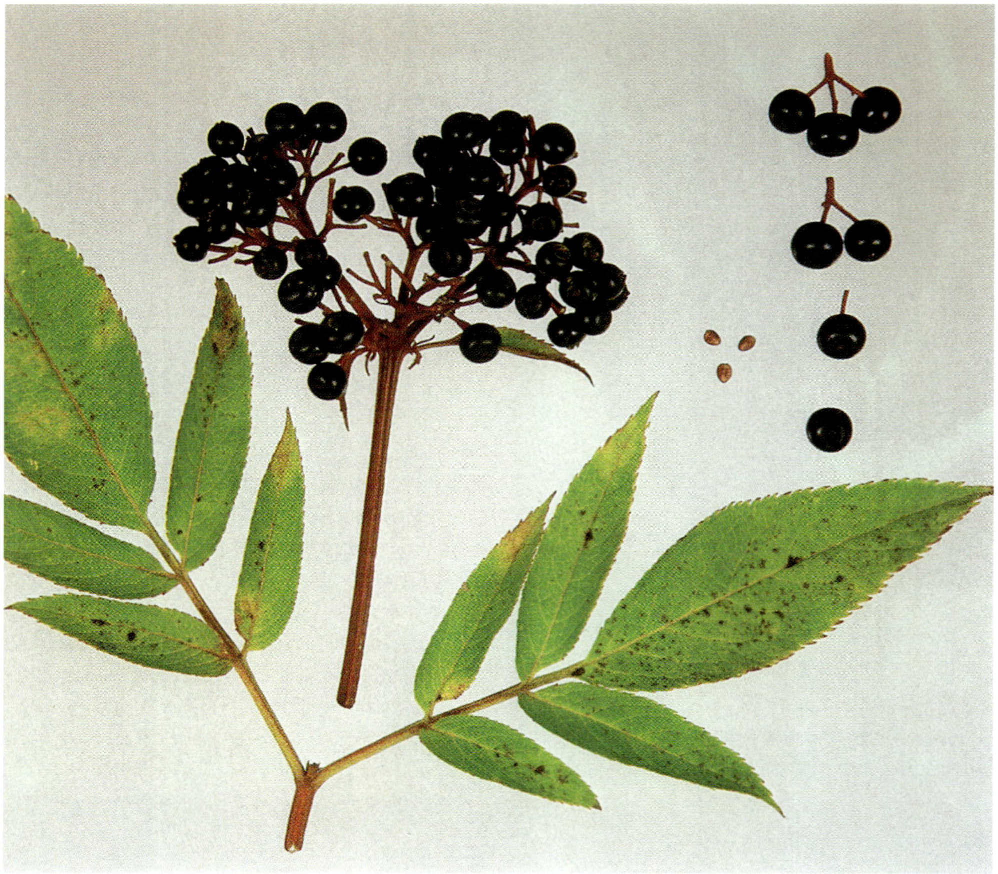

Abb. 69: Zwerg-Holunder

0,5–1,5 m hohe, ausdauernd-krautige Pflanze mit kriechendem Rhizom und meist unverzweigtem, gefurchtem Stängel; Pflanze von widerlichem Geruch.
Auf feuchten Waldlichtungen und Auen, an Hohlwegen und Schuttstellen; bevorzugt frische, nährstoffreiche, lehmige Böden.
Blätter unpaarig gefiedert (5–9), Blättchen mit scharfgesägtem Rand und schiefem Grund.
Blüten in endständiger, schirmförmiger Trugdolde, mit rötlich weißen Kronblättern und purpurnen Staubbeuteln; nach bitteren Mandeln duftend; VI–VIII.
Früchte ellipsoidische, glänzend schwarze, meist 3-samige Steinbeeren, seltener grünlich oder weiß; VIII–IX.
Verbreitung: Von S-Schweden bis N-Afrika, in Persien und W-Asien; in der Norddeutschen Tiefebene ursprünglich fehlend, gelegentlich aus ehemaligen Kulturen verwildert.

Alle Teile der Pflanze, insbesondere aber die Wurzeln und Früchte wurden in der Volksmedizin als harn- und schweißtreibende Mittel verwendet. Dabei kam es zu Vergiftungsfällen, weil die Wurzeln gelegentlich mit denen der Tollkirsche verfälscht oder verwechselt wurden [1–2]. Auch ist bekannt, dass der Genuss größerer Mengen Attichtees zu heftigem Erbrechen und Durchfall führt [3]. Heute spielt der Zwerg-Holunder ebenso wenig noch eine Rolle als Heilmittel wie die Verwendung seiner Früchte zum Färben von Textilien oder Wein.
Im Übrigen scheinen viele *Sambucus*-Arten – immer wieder genannt werden neben dem Attich auch der Rote oder Trauben-Holunder (*S. racemosa* [Abb. 70]), der Schwarze Holunder oder „Flieder“ (*S. nigra*) sowie der Kanadische Holunder (*S. canadensis*) – **brechreizerregende** und **abführend wirkende Stoffe** zu enthalten. Nach SCHEERER [4] sollte vor allem der Genuss **roher** Holunderbeeren wegen der häufig auftretenden gesundheitlichen Störungen vermieden werden. Je nach individueller Disposition können bereits wenige Früchte heftiges Erbrechen bei Kindern auslösen [5]. Die dafür verantwortlichen harzartigen Stoffe sind überwiegend im Samen – weniger im Fruchtfleischöl – enthalten und lassen sich durch Hitzeeinwirkung entgiften [4].
Durch pharmakologische Untersuchungen konnten PETKOV et al. [6–7] die diuretische Wirkung wässriger und alkoholischer Zubereitungen von *S. ebulus* bestätigen. Darüber hinaus zeigten die Extrakte einen hemmenden Effekt auf das motorische Verhalten der Versuchtiere und führten in Abhängigkeit von der injizierten Menge zu einer deutlichen Senkung des arteriellen Blutdrucks. Ausführliche phytochemische Untersuchungen der Zwergholunderwurzel wurden von GROSS und STICHER durchgeführt und zwei veresterte Iridoidglykoside isoliert [9–10]. In der Rinde von *S. nigra* und in den Blättern von *S. ebulus* wurden Nigrin b bzw. Ebulin I, zwei nichttoxische RIPs (Ribosomen inaktivierende Proteine) gefunden [15].
Cyanogene Glykoside konnten nur in *S. nigra* nachgewiesen werden [11], und zwar ließen sich aus Blättern 3–17 mg

HCN/100 g FGW und aus Früchten < 3 mg/100 g freisetzen. Somit wären nur die Blätter eine mögliche Gefahrenquelle; aufgrund ihres unangenehmen Geschmacks und Geruchs bieten sie allerdings wenig Anreiz zum Verzehr.
Meiser [12] berichtet über eine tödliche Cyanid-Intoxikation bei Weiderindern durch Traubenholunder. Die Färse hatte neben Gras auch Blätter, junge Zweige und nicht ganz ausgereifte Früchte von *S. racemosa* aufgenommen. Allerdings entsprachen die Vergiftungssymptome nicht einer typischen Cyanid-Intoxikation, außerdem waren die gemessenen Cyanidkonzentrationen im Serum und Pansen zwar erhöht, ein anderes Rind hatte aber noch höhere Cyanidbelastungen ohne deutliche klinische Symptome überlebt.

Mikroskopische Merkmale der Früchte. Ein gemeinsames Merkmal der Steinbeeren von *Sambucus*-Arten sind die fast parallel verlaufenden, deutlich hervortretenden Cuticularfalten der Fruchtwandepidermis (Abb. 71 a; siehe auch [13]). Die radialen Wände der tafelförmigen Epidermiszellen sind zudem reich getüpfelt und bei *S. nigra* z.T. knotig verdickt (Abb. 71 b). Anomocytische Spaltöffnungen mit

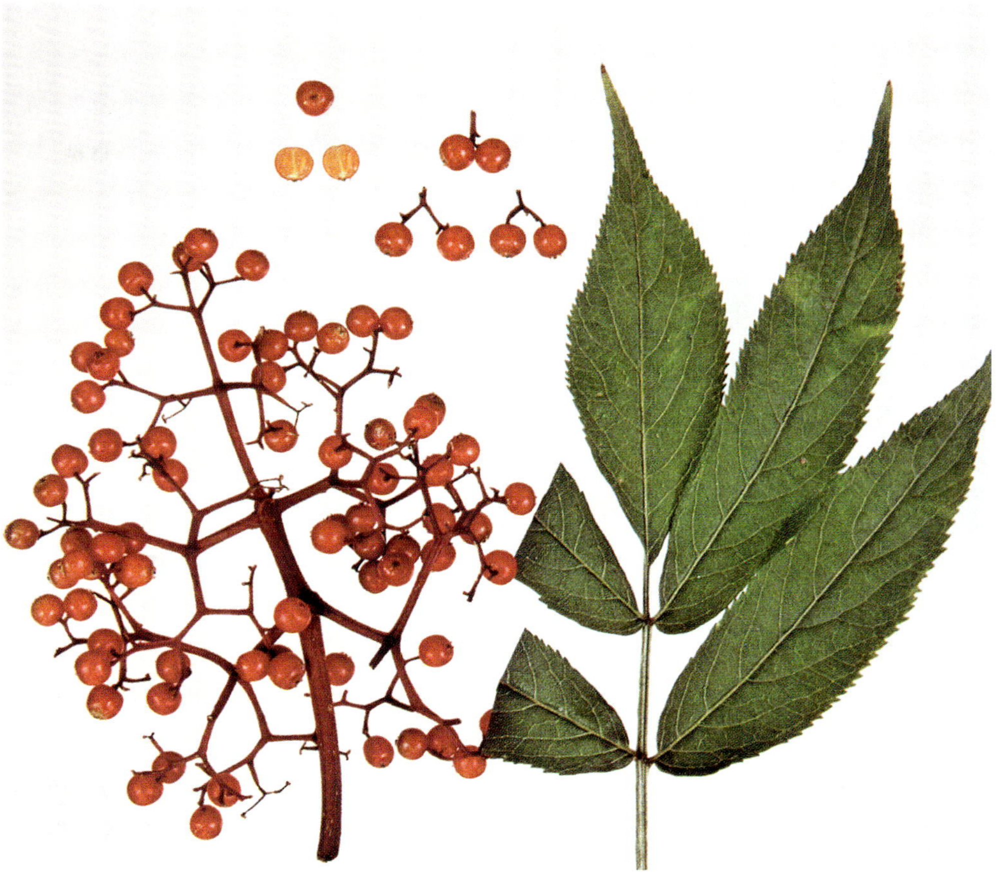

Abb. 70: Sambucus racemosa L. Roter Trauben-Holunder – Red-berried Elder – Sureau rouge

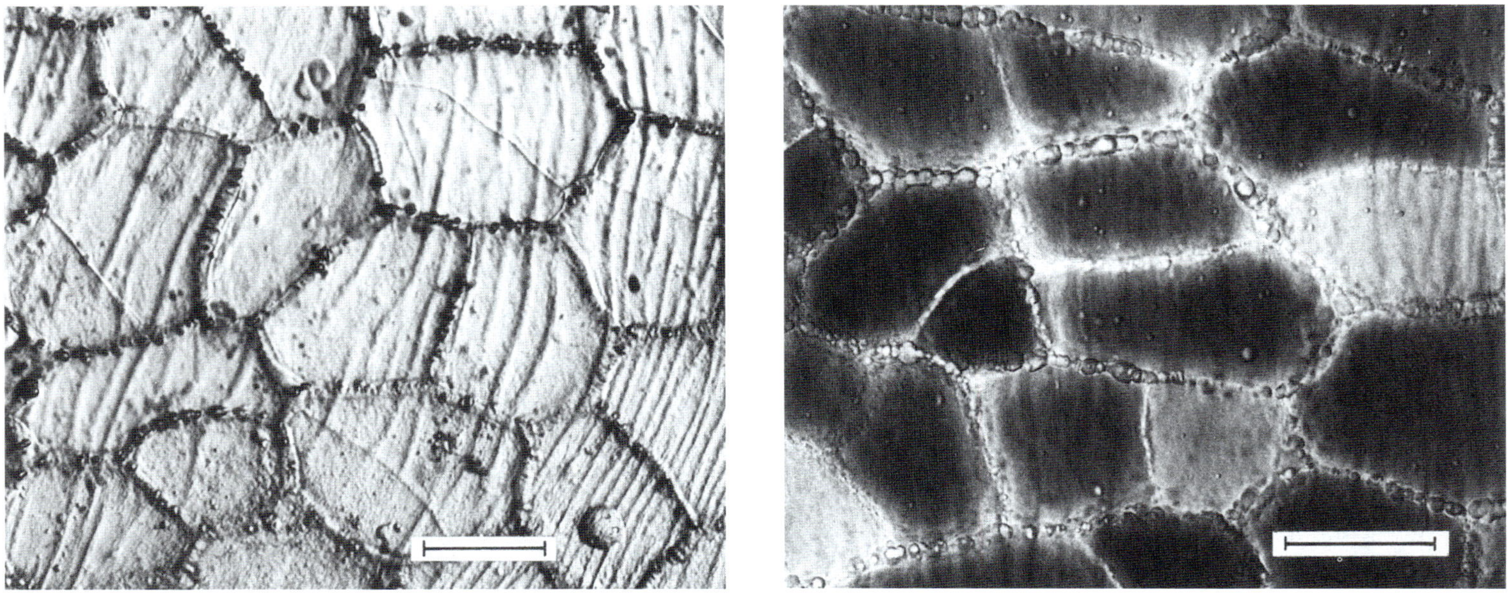

a b

Abb. 71: Fruchtwandepidermis von Sambucus ebulus (a) und S. nigra (b).

6–7 Nebenzellen kommen bei *S. racemosa* regelmäßig vor, sonst nur vereinzelt. Im Gegensatz zu den anthocyanhaltigen, blauschwarzen Früchten von *S. nigra* und *S. ebulus* enthalten die Steinbeeren des Trauben-Holunders (*S. racemosa*) ein Fruchtfleischöl, das durch Carotinoide intensiv gelb gefärbt ist. Eine ausführliche anatomische Darstellung der Steinkerne findet man bei [14].

Literatur

[1] Jesser, H.: Belladonnawurzel anstatt Attichwurzel. Pharm. Zentralh. *66*(22), 337 (1925).

[2] Unger, W.: Radix Belladonnae und Radix Sambuci Ebuli. Arch. Pharm. *263*, 606–611 (1925).

[3] Berger, F.: Handbuch der Drogenkunde – Erkennung, Wertbestimmung und Anwendung, 7 Bde., Verlag Wilhelm Maudrich, Wien 1949–1967.

[4] Scheerer, G.: Sambucus racemosa, L., der Traubenholunder. Pharmazie *2*(11), 519–521 (1947).

[5] Ritter-Franke, S. und R. Bunjes: Vergiftungsunfälle mit Pflanzen, in: K.E. von Mühlendahl, U. Oberdisse, R. Bunjes und M. Brockstedt (Hrsg.): Vergiftungen im Kindesalter, 4. Auflage, Georg Thieme Verlag, Stuttgart – New York 2003.

[6] Petkov, V., P. Manolov et K. Paparkova: Screening pharmacologique du Sambucus ebulus L. Plant. Med. Phytother. *13*(2), 134–138 (1979).

[7] Petkov, V. et V. Markovska: L'effet diurétique de Sambucus ebulus L. Plant. Med. Phytother. *15*(3), 172–182 (1981).

[8] Gross, G.-A.: Phytochemische Untersuchung von Inhaltsstoffen der Zwergholunderwurzel. Dissertation Nr. 7800, E.T.H. Zürich 1985.

[9] Gross, G.-A. und O. Sticher: Ebulosid und Isoswerosid, zwei neue Esteriridoidglykoside aus Sambucus ebulus. Farm. Tidschrift Belgie *3*, 233–234 (1984).

[10] Gross, G.-A., O. Sticher and C. Anklin: Ein neues Esteriridoidglycosid aus Sambucus ebulus L. (Caprifoliaceae). Helv. Chim. Acta *69*, 156–162 (1986).

[11] Gerlach, K.-A.: Untersuchungen an Giftpflanzen. Dissertation, Kiel 1988.

[12] Meiser, H.: Cyanidvergiftung durch Traubenholunder bei Weiderindern. Tierärztl. Umschau *56*, 486–487 (2001).

[13] Pfänder, H.J. und D. Frohne: Identifizierung und Charakterisierung einiger giftverdächtiger roter Früchte. Dtsch. Apoth. Ztg. *120*(43), 2052–2056 (1980).

[14] Moeller, J. und C. Griebel: Mikroskopie der Nahrungs- und Genussmittel aus dem Pflanzenreiche, Verlag Julius Springer, Berlin 1928.

[15] Girbes, T., J.M. Ferreras, F.J. Arias et al.: Non-toxic type 2 ribosome-inactivating proteins (RIPs) from Sambucus. Occurrence, cellular and molecular activities and potential uses. Cell. Molecul. Biol. Noisy le Grand *49*(4), 537–545 (2003).

Symphoricarpos albus (L.) S. F. Blake

Weiße Schneebeere, Knackbeere – Snowberry – Symphorine

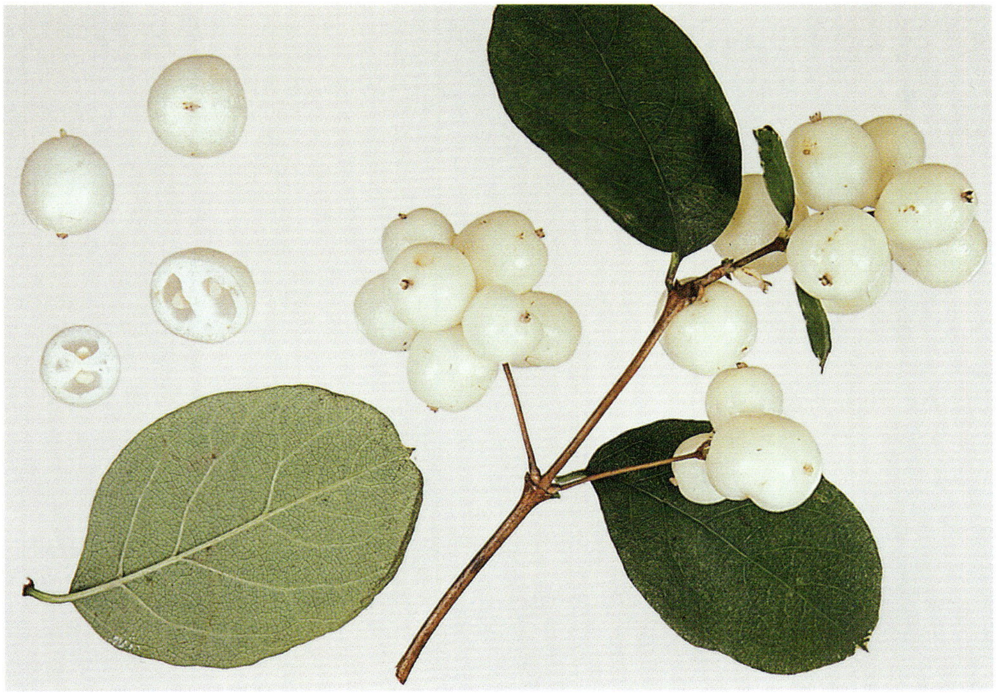

Abb. 72: Schneebeere

1–2,5 m hoher Strauch mit rutenförmigen Zweigen.
Blätter gegenständig, elliptisch bis rundlich, ganzrandig, an den Langtrieben grob gelappt.
Blüten glockig, einzeln oder in kurzen, unterbrochenen Ähren; weißrötlich; VI–VIII.
Früchte weiße Beeren mit kleiner, schwarzer Kelchnarbe und großzelligem, saftigem Fleisch; VIII–XI.
Verbreitung: Im westlichen N-Amerika beheimatet, seit langem in Europa als Zierstrauch kultiviert.

Die auffallend weißen Beeren dieses Strauches sind bei Kindern als Wurfgeschosse sehr beliebt, weil sie beim Auftreffen mit leichtem Knall zerplatzen („Knackbeere, Knallerbse"). Über ihre Giftigkeit bestehen unterschiedlichste Auffassungen.

„In den weißen Beeren ist Saponin und ein noch nicht erforschter, stark reizender Hauptwirkstoff enthalten" [1].

„They are edible but relatively tasteless and rarely used" [2].

Gelegentlich werden als Vergiftungssymptome in schweren Fällen Verwirrtheit und tiefe Bewusstlosigkeit genannt. Diese Beschreibungen scheinen auf den kurzen, dramatischen Bericht von Amyot [3] aus dem Jahre 1885 zurückzugehen:

Vergiftung durch Schneebeeren. Vor einiger Zeit wurde ich aufgefordert, vier Kinder einer Familie zu behandeln, die alle unter Brechreiz, Durchfall und Verwirrtheit litten bei nachfolgender Bewusstlosigkeit. Sie erholten sich alle, jedoch entkam eines nur mit knapper Not dem Tod, und über den Zustand der anderen drei war ich alles andere als beruhigt. Das Erbrochene ließ keinen Zweifel daran, dass sie große Mengen von Schneebeeren gegessen hatten.

Aus den Erfahrungen der Tox.-Info.-Zentren Berlin und Zürich geht jedoch hervor, dass 3–4 Beeren im Allgemeinen keine Symptome hervorrufen. Bei größeren Mengen ist allenfalls mit Leibschmerzen und Erbrechen zu rechnen. Auch aus Amerika hat Lewis [4] über ähnliche Beobachtungen mit Schneebeeren berichtet. Chavant et al. [5] kommen in ihren phytochemischen und toxikologischen Untersuchungen der Früchte zu folgendem Ergebnis: „These preliminary tests seem to show the fruit to be non-toxic." Sie ermittelten an jungen Mäusen bei oraler Verabreichung wässriger Extrakte von frischen Früchten eine DL_{50} von 435 g(!)/kg. Bis zu Mengen von 2 g Presssaftrückstand pro kg Körpergewicht zeigten Mäuse überhaupt keine Symptome [6]. Ebenso wenig toxisch sind offensichtlich die lipophilen Bestandteile der Beeren. Hierfür errechnete Merfort [7–8] sogar eine DL_{50} von 1266 g/kg, bezogen auf das Frischgewicht. Neben der Schneebeere werden in Mitteleuropa noch einige weitere *Symphoricarpos*-Arten als Ziersträucher angepflanzt, insbesondere die ebenfalls aus Nordamerika stammende Korallenbeere (*S. orbiculatus*, Abb. 73). Ihre purpurroten Früchte sind wohl als ebenso harmlos einzuschätzen wie jene der Schneebeere. Zumindest liegen keine Informationen über Vergiftungsfälle vor.

Mikroskopische Merkmale der Früchte. Die Fruchtwandepidermis der Schneebeere besteht aus farblosen, polygonalen, relativ zartwandigen Zellen mit feiner Tüpfelung (Abb. 74 a). Spaltöffnungen kommen selten vor, besitzen aber eine auffällige Anordnung der Nebenzellen (Abb. 74 b). Große (~ 100 µm), dünnwandige Parenchymzellen, die sich während der

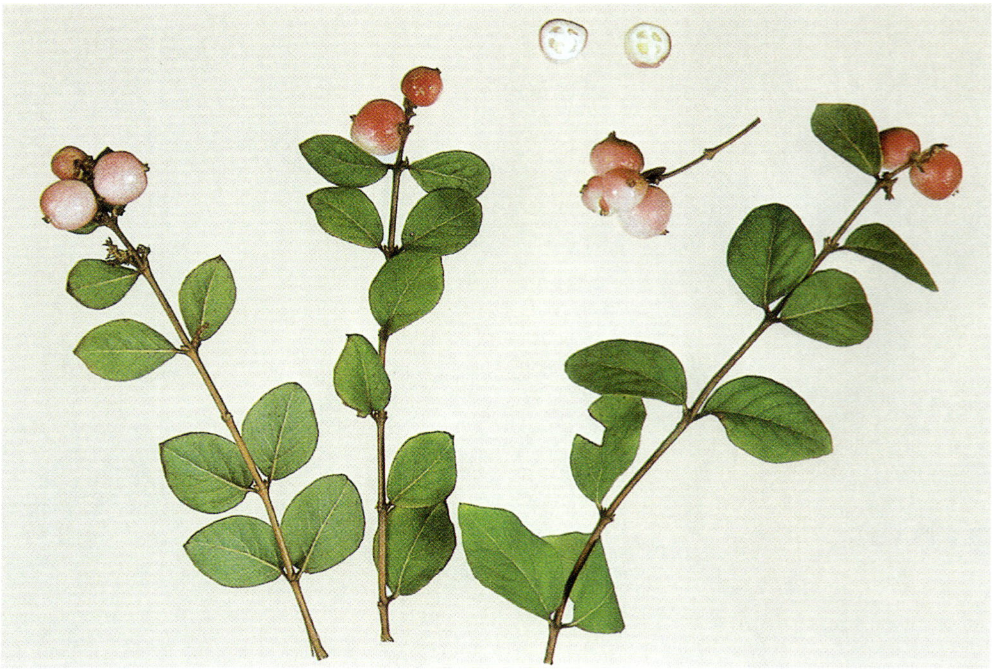

Abb. 73: Symphoricarpos orbiculatus MOENCH Korallenbeere – Coralberry – Symphorine

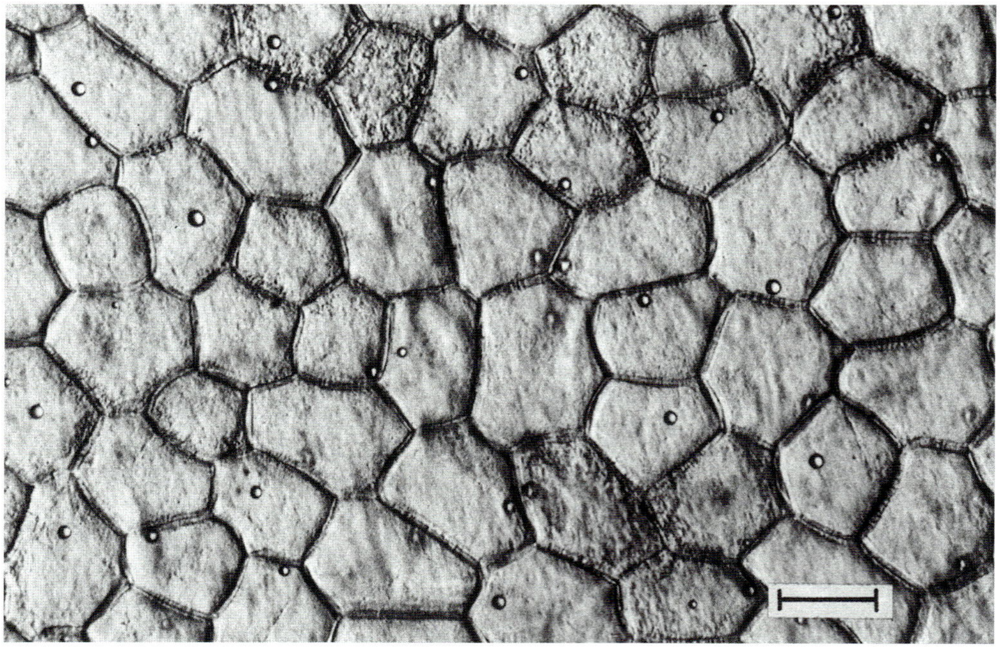

a

Fruchtreife durch weitgehende Auflösung der Mittellamellen nur noch in einem äußerst lockeren Zellverband befinden, bilden das weiche, mehlige Fruchtfleisch. Sie enthalten zahlreiche Calciumoxalatdrusen (~ 15 µm); zur anatomischen Darstellung der Samen siehe [9].

Die Fruchtwand der rot gefleckten Korallenbeere (*S. orbiculatus*) hat deutlich kleinere, sonst aber ähnlich gebaute, farblose Epidermiszellen und wenige, kurze (~ 65 µm), dickwandige Borstenhaare. Der Farbstoff ist verteilt auf einzelne Zonen der hypodermalen Zellschichten. Beiden *Symphoricarpos*-Beeren gemeinsam sind feinkörnige Wachsausscheidungen, vor allem über den antiklinen (radialen) Wänden der Epidermiszellen.

Literatur

[1] Altmann, H.: Giftpflanzen – Gifttiere, 5. A., Merkmale, Giftwirkung, Therapie, BLV-Verlagsges., München 2003.

[2] Phillips, R.: Wild flowers of Britain, Pan Books Ltd., London 1978.

[3] Amyot, T. E.: Poisoning by snowberries. Br. Med. J. *1*, 986 (1885).

[4] Lewis, W. H.: Snowberry (Symphoricarpos) poisoning in children. J. Am. Med. Assoc. *242*(24), 2663 (1979).

[5] Chavant, L., H. Combier et J. Cros: Symphoricarpos racemosus (Michaux) recherches phytochimiques et étude de la toxicité du fruit. Plant. Med. Phytother. *9*(4), 267–272 (1975).

[6] Nghia, N. V., L. Bezanger-Beauquesne et M. Torck: Recherches sur la caracterisation des flavonoïdes. Plant. Med. Phytother. *5*(3), 177–187 (1971).

[7] Merfort, I.: Lipophile Inhaltsstoffe der Blätter und Früchte von Symphoricarpos albus (L.) Blake. Dissertation, Düsseldorf 1980.

[8] Merfort, I. und G. Willuhn: Zur Toxizität der Früchte von Symphoricarpus albus (Schneebeere) sowie zur Analyse ihrer lipophilen Inhaltsstoffe. Pharm. Ztg. *130*(39), 2467–2469 (1985).

[9] Guse, P.: Zur Mikroskopie gesundheitsschädlicher Früchte verschiedener botanischer Angehörigkeit, Dissertation Hamburg, 1977.

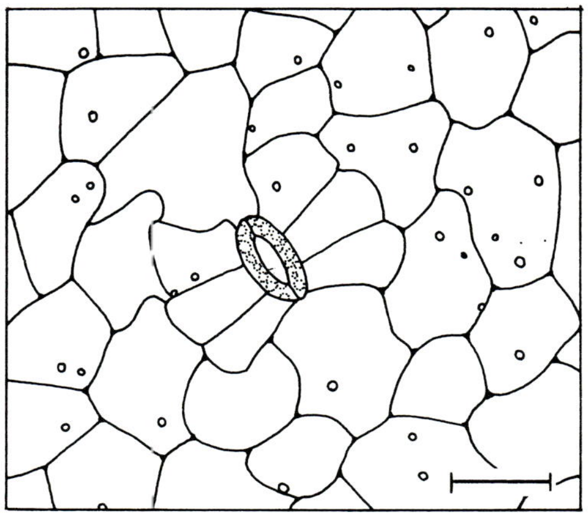

b

Abb. 74: Fruchtwandepidermis von Symphoricarpos albus (a), mit Spaltöffnung (b).

Viburnum opulus L. Gemeiner Schneeball – Guelderrose, High-bush Cranberry – Viorne obier

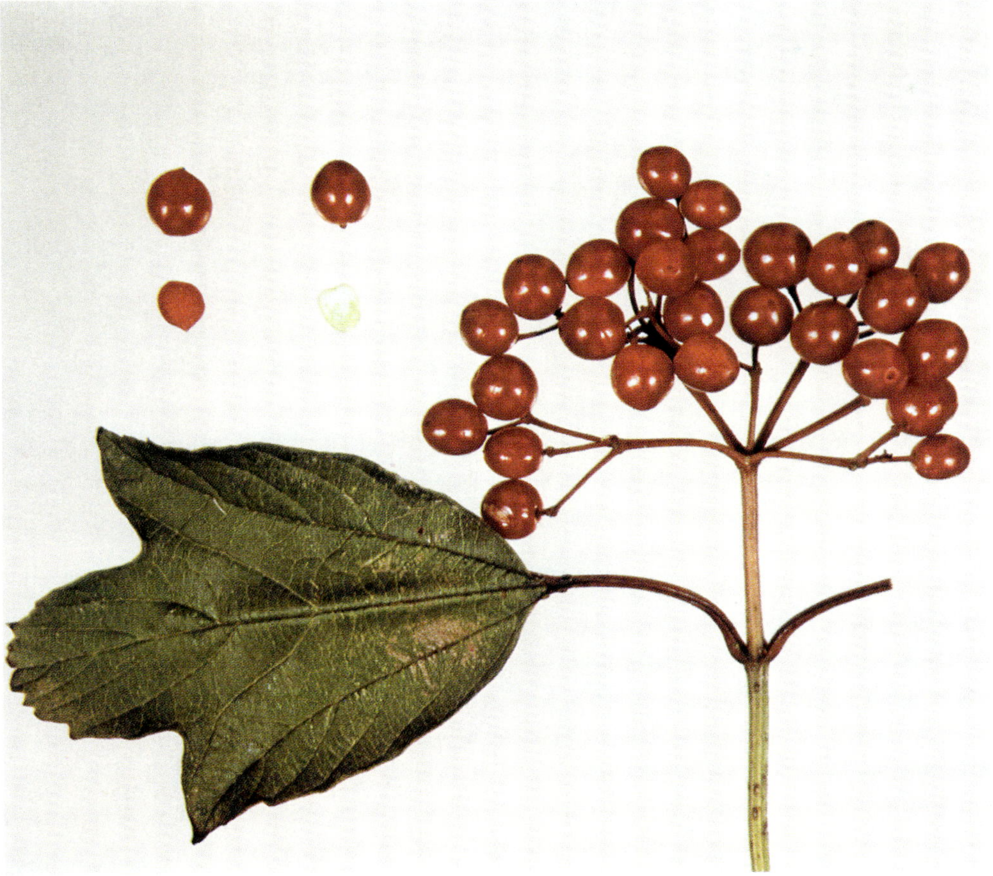

Abb. 75: Schneeball

1–3 m hoher Strauch oder kleiner Baum mit kahlen Zweigen.
In feuchten Gebüschen, Laub- und Auwäldern auf nährstoffreichen, meist lehmig-tonigen Böden.
Blätter gegenständig, ahornähnlich, mit buchtig-gezähnten Lappen; oberseits kahl, unterseits flaumig.
Blüten in endständigen, reichverzweigten, lockeren Trugdolden; Randblüten geschlechtslos und viel größer als innere, weiß; V–VIII.
Früchte scharlachrote, kugelige Steinbeeren mit einem flachen, roten Stein; VIII–XI.
Verbreitung: In Europa, W- und N-Asien; in Gärten verschiedene Spielarten der Stammform kultiviert.

Wie bei den anderen Geißblattgewächsen gelten die roten Beeren von *Viburnum opulus* und die zuletzt glänzend schwarzen Früchte des Wolligen Schneeballs (*V. lantana* [„Schwindelbeeren“, s. Abb. 76]) allgemein als giftverdächtig. Sie sollen alten Angaben zufolge Entzündungen in den Verdauungsorganen hervorrufen und sogar tödliche Vergiftungen bewirkt haben. Aus diesem Jahrhundert liegen jedoch keine Berichte über ernsthafte Intoxikationen mit *Viburnum*-Früchten vor, obwohl Kinder nicht gerade selten von diesen probieren (vgl. Tabelle 5). Dagegen gibt es mehrere Hinweise in der Literatur, dass reife Früchte verschiedener Schneeballarten (*alnifolium, cassinoides, edule, lentago, opulus* [!], *prunifolium*) nicht nur gekocht zu Gelee [1] und Marmelade verarbeitet, sondern auch roh gegessen werden [2–3]. Von den Beeren des Kanadischen Schneeballs (*V. prunifolium*), dessen Rinde in vielen Arzneibüchern aufgeführt und wegen ihrer spasmolytischen Wirkung auf den Uterus angewendet wurde, behauptet MEDSGER [2]: *„I do not recall any other wild fruit that I enjoy more“*.

Unzweifelhaft enthalten gerade die Rinden und Blätter einiger *Viburnum*-Arten pharmakologisch wirksame Verbindungen (Cumarine, Iridoide, Diterpene) [4–8], ihre Früchte scheinen allerdings nur gesundheitliche Störungen (Erbrechen, Durchfall) hervorzurufen, wenn sie im unreifen Zustand oder in großer Menge gegessen werden.

Vorsicht muss beim gärtnerischen Umgang mit dem Runzelblättrigen Schneeball (*V. rhytidophyllum*) angeraten werden. Dieses immergrüne, aus M-China stammende Ziergehölz ist wegen seiner Robustheit und dekorativen Wuchsform in unseren Gärten sehr beliebt. Es zeichnet sich gegenüber den anderen *Viburnum*-Arten durch eine besonders dichte, gelb- bis bräunliche Behaarung der Blattunterseiten und aller Sprossteile aus (siehe Abb. 77). Diese sternförmigen Haare sind wahrscheinlich bei intensivem Hautkontakt in der Lage, urtikaria-ähnliche Symptome hervorzurufen. Uns liegen mehrere Berichte vor, dass es nach mehrstündigen Rodungsarbeiten an diesem Gehölz und dem damit verbundenen Ein-

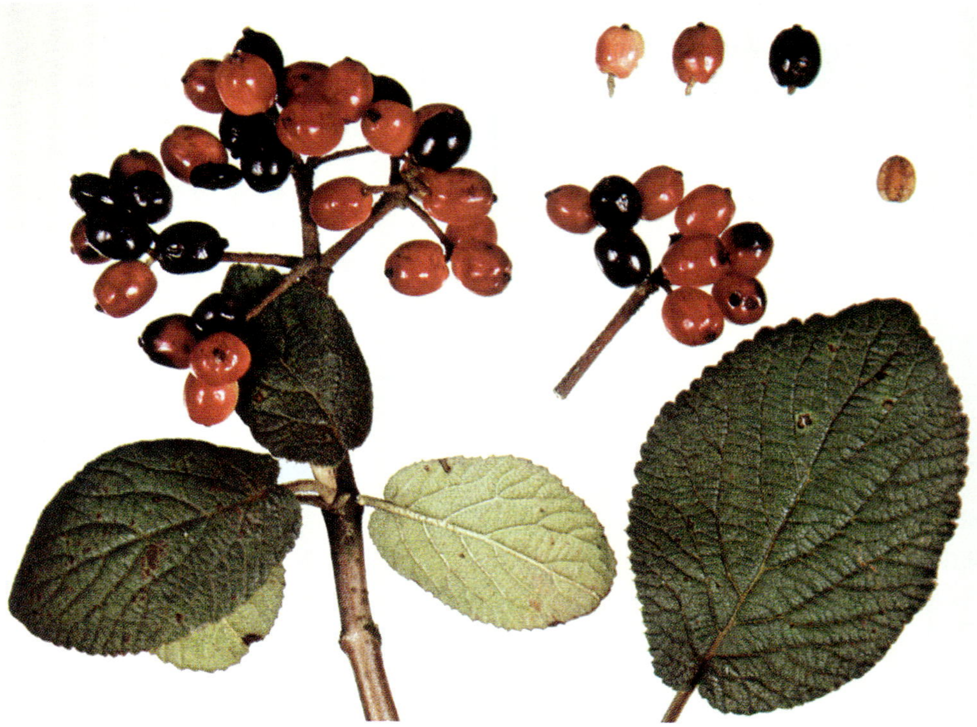

Abb. 76: Viburnum lantana L. Wolliger Schneeball – Wayfaring-Tree – Mansienne, Viorne lantane

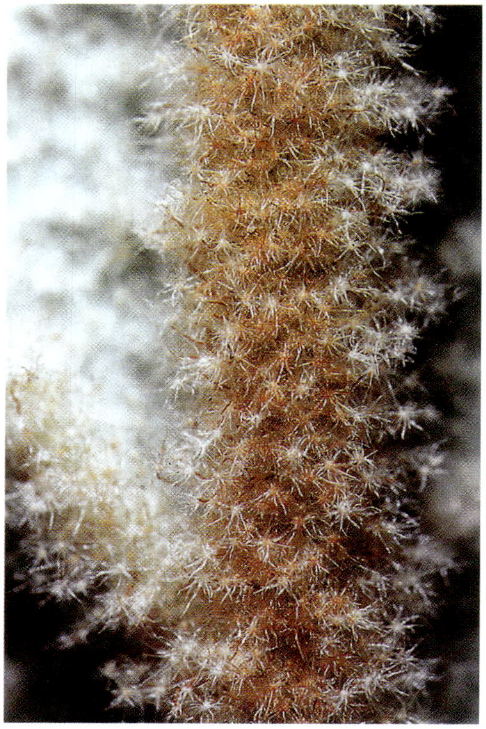

Abb. 77: Dichte Behaarung der Blattunterseite von Viburnum rhytidophyllum.

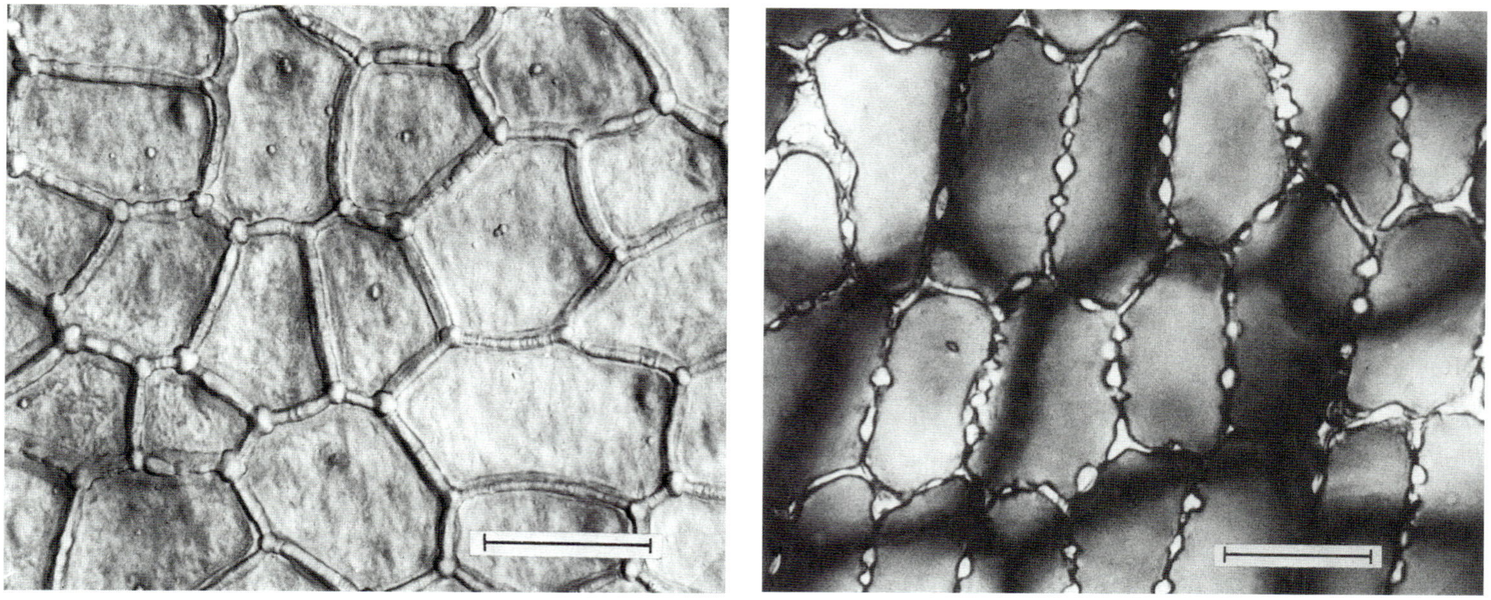

a b

Abb. 78: Fruchtwandepidermen von V. opulus (a) und V. lantana (b).

atmen feinsten Pflanzenstaubes (teilweise Ablösung der dichten Behaarung) zu erheblichen Befindlichkeitsstörungen und allergischen Reaktionen kam [9–10]. Als Symptome wurden Kribbeln, Juckreiz, Gesichtsröte, Fieber, Gedächtnisstörungen und Müdigkeit mit zunehmendem Wahrnehmungsverlust beobachtet. Die Wirkungen klingen in der Regel nach einigen Tagen ab und die Patienten konnten nach 2 Wochen ohne Befund aus stationärer Behandlung entlassen werden. Da das krank machende Agens unbekannt ist, bleibt lediglich eine symptomatische Therapie.

Mikroskopische Merkmale der Früchte. Die Fruchtwandepidermis des Gemeinen Schneeballs (*V. opulus*) zeichnet sich durch relativ dicke, zumeist gradlinig verlaufende Zellwände aus, in denen die Mittellamelle deutlich hervortritt. Die zusätzlich verdickten Zellecken verleihen der Epidermis ein fast kollenchymartiges Aussehen (Abb. 78 a). Spaltöffnungen sind verhältnismäßig selten, besitzen 6–8 Nebenzellen und werden von einem Kranz sehr viel kleinerer Epidermiszellen umgeben.

Die im anatomischen Aufbau einander sehr ähnlichen Beeren von *V. lantana* und *V. rhytidophyllum* unterscheiden sich von den eben beschriebenen in einigen Merkmalen. Ihre Epidermiszellen sind mehr perlschnurartig verdickt (Abb. 78 b) und die weitgehend spaltöffnungsfreien Fruchwände tragen große, vielzellige Sternhaare. Das Fruchtfleisch enthält zahlreiche Calciumoxalatdrusen, hier allerdings größer (~ 65 µm) als bei *V. opulus* (~ 25 µm), und vereinzelt auch Oxalatprismen (~ 25 µm). Charakteristisch für alle drei Arten sind die im Vergleich zur Fruchtwandepidermis sehr viel größeren, in der Flächenansicht meist noch durchscheinenden Hypodermiszellen (Abb. 78 b).

Literatur

[1] Steffen, C.: Persönliche Mitteilung, 1988.

[2] Medsger, O. P.: Edible wild plants, Collier Macmillan Publishers, London 1974.

[3] Scheerer, G.: Sambucus racemosa L., der Traubenholunder. Pharmazie *2*(11), 519–521 (1947).

[4] Hase, T., T. Iwagawa and M. N. Dave: 3 iridoid glycosides from Viburnum furcatum. Phytochemistry *24*(6), 1323–1328 (1985).

[5] Hörhammer, L., H. Wagner und H. Reinhardt: Neue Methoden im pharmakognostischen Unterricht, 11. Mitt.: Chromatographische Unterscheidung handelsüblicher Viburnum-Drogen. Dtsch. Apoth. Ztg. *105*, 1371–1373 (1965).

[6] Kawazu, K.: Isolation of vibsanines A, B, C, D, E and F from Viburnum odoratissimum. Agric. Biol. Chem. *44*(6), 1367–1372 (1980).

[7] Machida, K., Y. Nakano and M. Kikuchi: Phenolic glycosides from Viburnum dilatatum. Phytochemistry *30*(6), 2013–2014 (1991).

[8] Vlad, L., A. Munta and I. Gh. Crisan: Digitalis-ähnliche kardiotonische Wirkung der Extrakte von Viburnum-Arten. Planta Med. *31*(3), 228–231 (1977).

[9] Fischer, T.: Persönliche Mitteilung, 1993.

[10] Helfert, W.: Persönliche Mitteilung, 1987.

Caryophyllaceae

Die **Nelkengewächse** sind eine Familie, deren Vertreter über die ganze Erde verbreitet vorkommen. Morphologisch zeichnen sie sich durch die gegenständige Anordnung ihrer Blätter und das häufige Auftreten dichasialer Blütenstände aus. Als Arznei- (*Gypsophila, Herniaria, Saponaria*) und Giftpflanzen (*Agrostemma*) sind einige Arten wegen ihres Gehaltes an Triterpensaponinen von besonderem Interesse.

Kornrade, Kornnelke. Aus ihrer ursprünglichen Heimat dem östlichen Mittelmeerraum wanderte die Kornrade (*Agrostemma githago*) mit Einführung des Ackerbaus ins westliche Europa ein und war spätestens seit dem frühen Mittelalter eine der häufigsten Segetalpflanzen in Getreidefeldern [1]. Sie passte sich perfekt den Wuchsbedingungen der Wintergetreide an, sorgte damit für eine ideale Verbreitung bei der Getreideaussaat und entwickelte sogar positive allelopathische Effekte auf das Wachstum des Winterweizens. SOGAARD und DOLL [2] konnten nachweisen, dass Weizenpflanzen in Gemeinschaft mit Kornrade 20–50% größer wurden als ohne sie.

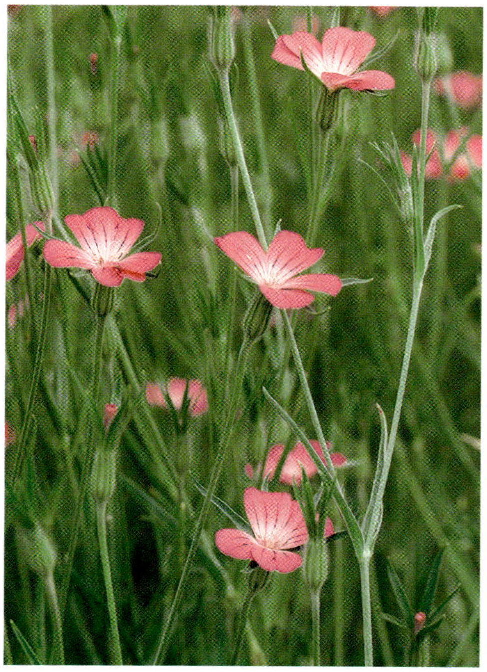

Abb. 79: Agrostemma githago L. Kornrade – Corn Cockle – Nielle des champs

Für die Giftigkeit der Konrade ist das Zusammenspiel von **Triterpensaponinen** [3, 4], wie z. B. dem Githagosid (Aglykon: Gypsogenin) mit einem, an sich untoxischen, Ribosomen-inaktivierenden Protein (Agrostin; RIP1) verantwortlich [8]. Mit der Ernte des Brotgetreides können diese Inhaltsstoffe der Samen über das Mehl in die Nahrungskette des Menschen gelangen und sollen im Mittelalter häufig zu schweren Intoxikationen geführt haben, was der Kornrade den Ruf als „Giftmörderin" und „Höllenkorn" einbrachte. Vielleicht zu Unrecht, weil man heute die Schuld an den epidemischen Vergiftungen eher den Alkaloiden des Mutterkorns zuschreibt, eines auf Roggenähren parasitierenden Pilzes (vgl. S. 297).

Durch die moderne Landwirtschaft und bessere Saatreinigungstechnik sind diese Probleme behoben und die Kornrade ist weitestgehend aus den Getreidefeldern verschwunden. Sie gehört heute zu den stark gefährdeten Pflanzenarten und wurde wahrscheinlich deshalb in Deutschland zur Blume des Jahres 2003 gekürt [5].
Aus den letzten Jahrzehnten gibt es keine Berichte mehr über schwer verlaufende Intoxikationen im Humanbereich. Bei den wenigen im Berliner Giftinformationszentrum bekannt gewordenen Fällen (Ingestion einiger Samen durch Kleinkinder) sind keine Symptome aufgetreten. Allerdings bringt die zunehmende Beliebtheit der Kornrade in kommerziell vertriebenen Samenmischungen von Wildblüten ein erneutes Risiko mit sich. Einige wenige Berichte über z. T. auch letale **Tierintoxikationen** [6, 7] durch Verfütterung kon-

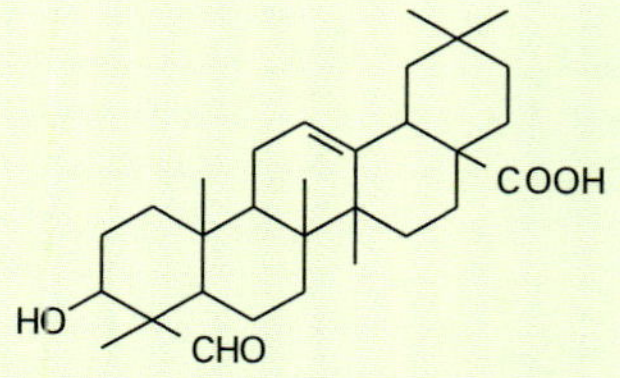

Gypsogenin

taminierten Getreides unterstreichen diese Gefahr.
Als mögliche **Symptome** einer Vergiftung werden starker Abdominalschmerz, Erbrechen, Durchfall, Schwindel und Bradypnoe genannt. Nach Ingestion größerer Mengen und kurzer Latenz empfiehlt sich eine primäre Giftentfernung durch Auslösen von Erbrechen und Gabe von Aktivkohle, ansonsten symptomatische Behandlung durch den Arzt.

Literatur

[1] Schulte, U.: Die Kornrade. Dtsch. Apoth. Ztg. *143*(10), 1083 – 1085 (2003).

[2] Sogaard, B. and H. Doll: A positive allelopathic effect of corn cockle, Agrostemma githago, on wheat, Triticum aestivum. Canad. J. Botany *70*(9), 1916–1918 (1992).

[3] Teuscher, E. und U. Lindequist: Biogene Gifte. Gustav Fischer Verlag, Stuttgart 1994.

[4] Siepmann, C., G. Bader, K. Hiller, V. Wray, T. Domke and M. Nimtz: New saponins from the seeds of Agrostemma githago var. githago. Plant. Med. *64*(2), 159–164 (1998).

[5] Wiborg, S.: Unheimlich schön. Die Zeit, Nr. 3, S. 48 (2003).

[6] Ballarini, G.: La „dolce morte" (gittaiosi) die bovini. Att. Soc. Italiana Buiatria *17*, 187–190 (1985).

[7] Smith, R. A., R. E. Miller and D. G. Lang: Presumptive intoxication of cattle by corn cockle, Agrostemma githago (L.) Scop. Vet. Hum. Toxicol. *39*(4), 250 (1997).

[8] Hebestreit, P., M. F. Melzig und F.-C. Czygan: Die Kornrade, eine Blume besonderer Art. Z. Phytother. *24*, 249–253 (2003).

Celastraceae

Euonymus europaeus L.

Pfaffenhütchen, Spindelstrauch – Spindle – Fusain, Bonnet de prêtre

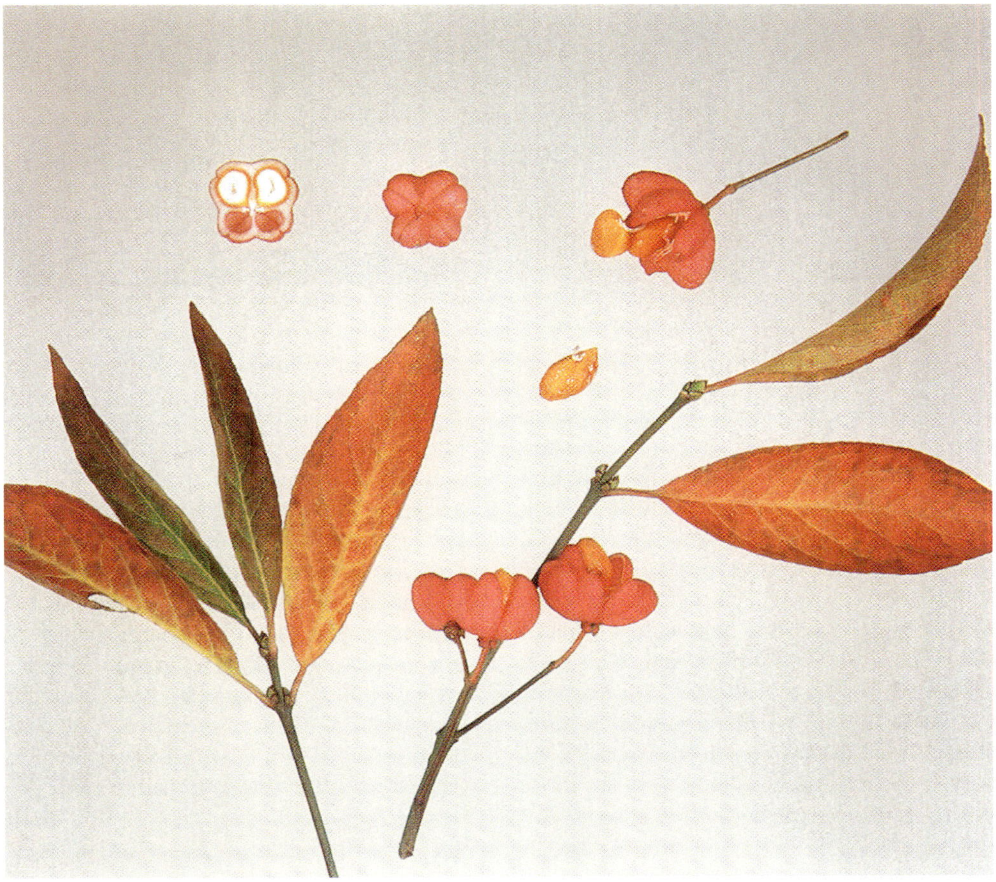

Abb. 80: Pfaffenhütchen

3–6 m hoher Strauch mit abgerundet-vierkantigen, z. T. mit Korkleisten versehenen Zweigen.
In Wäldern, Gebüschen und Hecken; auf humosem, feuchtem bis trockenem Boden.
Blätter sommergrün, eiförmig-elliptisch bis länglich, bis 8 cm lang, mit kerbig gesägtem Rand, oberseits sattgrün, unterseits heller; mit gelber oder roter Herbstfärbung.
Blüten gelblich-grün, klein und unscheinbar, in blattachselständigen Trugdolden; V–VI.
Früchte 4lappige, rosa bis rote Kapseln, 4(5)-fächrig mit je 1(2) Samen, deren weißliche Oberhaut von einem leuchtend orangeroten Samenmantel umgeben ist; die Kapseln springen im August auf und lassen die auffällig gefärbten, an Fäden heraushängenden Samen wirkungsvoll hervortreten; VIII–X.
Verbreitung: Überall in Europa bis W-Asien; seit alters her auch in Kultur mit vielen Gartenformen.

Die **Spindelbaum-** oder **Baumwürgergewächse** umfassen hauptsächlich in tropischen und subtropischen Gebieten wachsende Bäume und Sträucher. Auffällig sind die in verschiedenartigen Fruchtformen enthaltenen Samen mit häufig kräftig gefärbtem Arillus. In vielen Celastraceen kommen (Proto- und Pseudo-)Alkaloide vor [1], ferner chinoide Triterpenpigmente [5], das Polyterpen Guttapercha (in Milchsaftschläuchen) und Cardenolide (Gattung *Euonymus*). Als Zierpflanzen spielen Arten von *Celastrus, Euonymus, Elaeodendron, Paxistima* und *Maytenus* eine Rolle. In Europa ist es vor allem das **Pfaffenhütchen,** das hier ursprünglich vorkommt und in vielen Gartenformen angepflanzt wird.
Die Früchte des Pfaffenhütchens mit ihren vom Arillus umgebenen Samen sind auffällige Gebilde und reizen insbesondere Kinder zum Verzehr, sodass Ingestionen von den Tox.-Info.-Zentren regelmäßig registriert werden; vgl. dazu die Tabellen 1 und 2. Im Gegensatz zu den Schilderungen schwerer Intoxikationen in der älteren Literatur [2–3] sind jedoch in letzter Zeit allenfalls Fälle mit leichten Vergiftungssymptomen beobachtet worden (s. u.).

Inhaltsstoffe. In den Samen sind Digitaloide und Alkaloide enthalten, die beide, möglicherweise zusammen mit noch unbekannten Substanzen, für die Giftwirkung verantwortlich gemacht werden. Als **Digitaloide** sind bisher sechs Verbindungen bekannt, darunter Evonosid (a), Evobiosid (b) und Evomonosid (c), deren Aglykon Digitoxigenin ist, während als

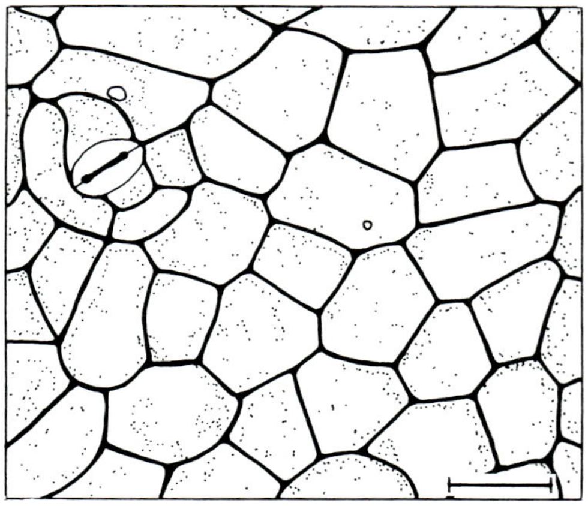

a

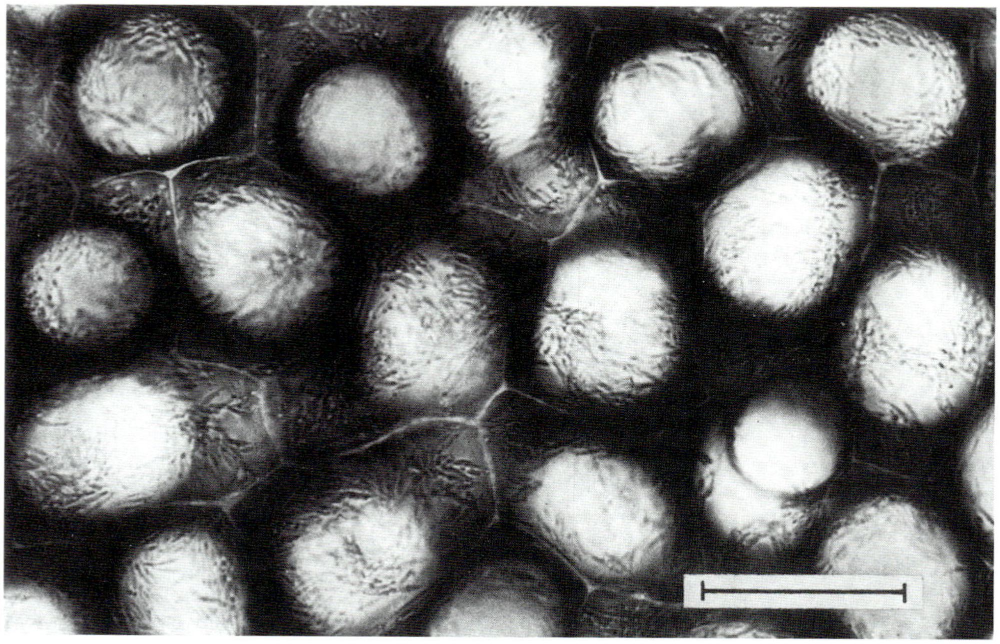

b

Abb. 81: Fruchtwandepidermis von Euonymus europaeus (a) und Flächenansicht des Samenmantels (b).

Zuckerkomponenten Rhamnose + 2 Glukose (a), Rhamnose + Glukose (b) bzw. Rhamnose allein (c) angegeben werden.
Die (Pseudo-)**Alkaloide**, die zu ca. 0,1% im Samen enthalten sind, sind Polyester eines Sesquiterpen-Polyols, die bei Verseifung Pyridincarbonsäuren, Essigsäure, Furan-3-carbonsäure u.a. Säuren liefern. Neben Evonin, das mengenmäßig am stärksten vertreten ist, sind weitere Verbindungen dieses Strukturtyps bekannt. Über die Toxizität dieser Substanzen liegen unseres Wissens keine Untersuchungen vor. Strukturell ähnliche triterpenoide Verbindungen, aus den Wurzeln einer anderen Celastracee (*Trypterygium wilfordii*) isoliert, wirken insektizid; neuere Arbeiten über derartige, als Triptofordine bzw. Celastroloide bezeichneten chinoiden, gelbroten Pigmente: [4–6]. Die insektizide Wirkung könnte die früher gebräuchliche Verwendung gepulverter Pfaffenhütchensamen gegen Krätzemilben und Läuse erklären und gleichzeitig ein Hinweis auf die pharmakologische Aktivität des Evonins und ähnlicher Stoffe sein. Ob das fette Öl der Samen selbst oder nur aufgrund der Beimengungen von Alkaloiden toxisch ist und ob die Fruchtwand toxische Stoffe enthält, ist unklar.

Auch Blätter und Rinde des Pfaffenhütchens gelten als giftig und enthalten zumindest Digitaloide. In den Blättern weiterer 15 *Euonymus*-Arten wurden ebenfalls Cardenolide, ferner Nicotinamid und auch Alkaloide gefunden [7].

Vergiftungssymptome sollen nach älteren Angaben [2–3] Koliken, heftige Diarrhoe, Fieber, Kreislaufstörungen und Kollapserscheinungen sein, die erst nach längerer Latenzzeit (8–15 Stunden) auftreten können. Nach neueren Angaben [8] kann es bei Kindern nach der Einnahme von wenigen Früchten/Samen zu Übelkeit, Bauchschmerzen, Würgen und spontanem Erbrechen kommen.
Eine Reihe weiterer *Euonymus*-Arten werden ebenfalls als Ziergehölze gepflanzt. Soweit bekannt, ist das Inhaltsstoffspektrum der Samen dem des Pfaffenhütchens ähnlich. Aus den Früchten von *E. alatus* f. *striatus* isolierten ISHIWATA et al. [9] drei Sesquiterpen-Alkaloide.

Therapie

Falls eine größere Zahl (mehr als 5) von Samen gegessen wurde, primäre Giftentfernung; ansonsten Gabe von Kohle; symptomatische Maßnahmen.

Mikroskopische Merkmale der Frucht. Die Fruchtwandepidermis wird von polygonalen Zellen recht unterschiedlicher Größe gebildet. Sie besitzt regelmäßig Spaltöffnungen (Abb. 81a), deren relativ kleine Schließzellen deutlich gegenüber der Epidermisoberfläche tiefer liegen. Im Mesokarp sind große Calciumoxalatdrusen (~ 25 µm) vorhanden. Die dünnwandigen Zellen des Samenmantels (Arillus) fallen insbesondere durch ihre großen, durchscheinenden Vakuolen und eine Vielzahl spindelförmiger, intensiv gelborange gefärbter Chromoplasten auf (Abb. 81b); eine umfangreiche Darstellung aller Fruchtteile hat GUSE [10] gegeben.

Weitere Celastraceen mit toxikologischer Bedeutung. Der wässrige Rindenextrakt von *Lophopetalum toxicum* wird von den philippinischen Negritos als Pfeilgift benutzt. WAGNER et al. [11] konnten daraus acht Cardenolide isolieren und ihre Struktur aufklären. Aglyka waren Strophanthidin und Antiarigenin.
Catha edulis, der **Khatstrauch**, wächst im südlichen Arabien (Jemen) und Teilen Ostafrikas (Äthiopien, Tansania, N-Kenia) und wird dort auch angebaut. Die ZNS-stimulierenden Effekte nach dem

Kauen frischer Blätter und junger Zweige sind seit langem bekannt. Wirksame Inhaltsstoffe sind „natürliche Amphetamine“, die so genannten Khatamine, von denen das Cathinon sehr labil und daher nur in den frischen Blättern vorhanden ist. Das schon länger bekannte Nor-pseudoephedrin (Cathin) spielt im europäischen Arzneischatz als Appetitzügler eine Rolle und führt bei Überdosierung oder längerem Gebrauch zu Nebenwirkungen wie Bluthochdruck, Herzrhythmusstörungen, Erregungszustände, Schlafstörungen und Persönlichkeitsveränderungen. Es sind auch schwere Psychosen [12–13] sowie ein Todesfall [14] nach dem Genuss von „Khat“ beschrieben worden. Tierversuche zur Toxizität von Khatextrakten wurden von MAITAI et al. [15] und von TARIQ [16] durchgeführt. Von zahlreichen Übersichtsarbeiten, in denen auf Gebrauch und Missbrauch von Khat, auf erwünschte und unerwünschte Wirkungen und auf die Pharmakologie und Toxikologie der Droge eingegangen wird, seien einige Arbeiten genannt [13, 17–21].

Seit einiger Zeit taucht Khat auch in Europa auf. Der Transport erfolgt per Luftfracht nach den Niederlanden (Schiphol), von dort weiter mit Kleintransportern vor allem nach Skandinavien, wo vornehmlich Immigranten aus den Herkunftsländern von Khat Abnehmer sind. Um das Pflanzenmaterial frisch zu halten, wird es in feuchte Tücher, frische (z. B. Bananen-) Blätter und in Plastikbeutel verpackt. Es kann damit gerechnet werden, dass auf diese Weise die Wirksamkeit der Droge ca. 3–4 Tage erhalten bleibt [22]. Sie soll auch wirksam bleiben, wenn sie an der Sonne schnell getrocknet wird (Abkürzung der Welkephase, in der normalerweise abbauende Prozesse ablaufen?). Aus dem getrockneten Blattpulver soll ein wirksamer Tee hergestellt werden; es kann auch geraucht werden [23]. Nach neueren Erkenntnissen gibt es Hinweise auf den Anbau von *Catha edulis* in Gewächshäusern in den Niederlanden [24]. Für Europäer scheint die Droge wegen des langen Kauens (mindestens 150 g!, vgl. Abb. 82 und [21]) und des bitteren Geschmacks wenig attraktiv zu sein. Insofern sind Intoxikationen durch Khat – im Gegensatz zum Konsum synthetischer Amphetamine – bisher nicht bekannt geworden, auch wenn im letzten Quartal 2002 über 11 000 kg Khat beschlagnahmt wurden, die in oder durch die Bundesrepublik transportiert worden sind [24].

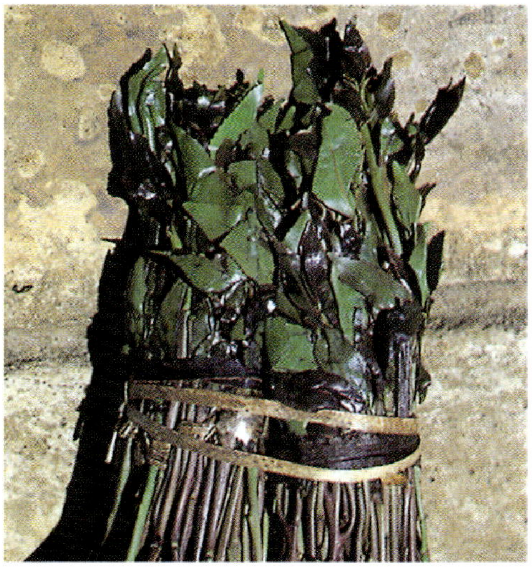

Abb. 82: Khatbündel Foto: Brenneisen, Bern

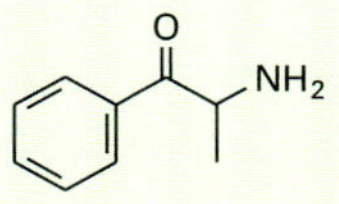

Cathinon

Literatur

[1] Gonzalez, A. G., C. M. Gonzalez, I. L. Bazzocchi, A. G. Ravelo, J. G. Luis and X. A. Dominguez: Sesquiterpene alkaloids from the Celastraceae. Phytochemistry *26*(7), 2133–2135 (1987).

[2] Hermkes, L.: Eine seltene Vergiftung mit den Früchten des Spindelbaumes (Pfaffenhütchen). Münch. Med. Wschr. *88*, 1011–1012 (1941).

[3] Urban, G.: Pfaffenhütchen-Vergiftung. Sammlung von Vergiftungsfällen (Arch. Toxikol.) *13*, 27–32 (1943/44).

[4] Takaishi, Y., K. Ujita, K. Nakano, K. Murakami and T. Tomimatsu: Sesquiterpene esters from Tripterygium wilfordii HOOK fil. var. regelii, structures of triptofordins A-C1. Phytochemistry *26*(8) 2325–2329 (1987).

[5] Zhou, B. N., D. Y. Zuh, F. X. Deng, C. G. Huang, J. P. Kutney and M. Roberts: Studies on new components and stereochemistry of diterpenoids from Trypterygium wilfordii. Planta Med. *54*(4), 330–332 (1988).

[6] Gunatilaka, A. A. L.: Triterpenoid quinonemethides and related compounds (Celastroloids). Progr. Chem. Org. Nat. Products *67*, 2–114 (1996).

[7] Fung, S. Y.: Alkaloids and cardenolides in sixteen Euonymus taxa. Biochem. System. Ecol. *14*(4), 371–373 (1986).

[8] Ritter-Franke, S. und R. Bunjes: Vergiftungsfälle mit Pflanzen, in: K. E. von Mühlendahl, U. Oberdisse, R. Bunjes, M. Brockstedt (Herausg.): Vergiftungen im Kindesalter, Georg Thieme Verlag, Stuttgart, New York 2003.

[9] Ishiwata, H., Y. Shizuri and K. Yamada: Sesquiterpene alkaloids from Euonymus alatus f. striatus. Phytochemistry *22*(12), 2839–2842 (1983).

[10] Guse, P.: Zur Mikroskopie gesundheitsschädlicher Früchte verschiedener botanischer Artzugehörigkeit, Dissertation, Hamburg 1977.

[11] Wagner, H., H. Habermeier und H.-R. Schulten: Die Herzglykoside des Pfeilgiftes von Lophopetalum toxicum LOHER. Helv. Chim. Act. *67*(1), 54–64 (1984).

[12] Giannini, A. J. and S. Castellani: A manic-like psychosis due to Khat (Catha edulis Forsk.). J. Toxicol. Clin. Toxicol. *19*(5), 455–459 (1982).

[13] Pantelis, C., C. G. Hindler and J. C. Taylor: Use and abuse of khat (Catha edulis): a review of the distribution, pharmacology, side effects and a description of psychosis to khat chewing. Psychol. Medicine *19*, 657–668 (1989).

[14] Heisch, R. B.: A case of poisoning by Catha edulis. E. A. Med. J. *22*, 7–9 (1945).

[15] Maitai, C. K.: The toxicity of the plant Catha edulis in rats. Toxicon *15*, 363–366 (1977).

[16] Tariq, M., I. Al-Meshal and A. Al-Saleh: Toxicity studies on Catha edulis. Dev. Toxicol. Environm. Sci. *11*, 337–340 (1983).

[17] Schorno, H. X.: Khat, Suchtdroge des Islam. Pharmazie i. u. Zeit *11*(3), 65–73 (1982).

[18] Nencini, P. and A. M. Ahmed: Khat consumption: a pharmacological review. Drug Alcoh. Dependence *23*, 19–29 (1989).

[19] Al-Bekairi, A. M., F. S. Abulaban, S. Qureshi and A. H. Shah: The toxicity of Catha edulis. A review. Fitoterapia *62*(4), 291–300 (1991).

[20] Kalix, P., R. Brenneisen, U. Koelbing, H.-U. Fisch und K. Mathys: Khat, eine pflanzliche Droge mit Amphetaminwirkungen. Schweiz. Med. Wschr. *121*(43), 1561–1566 (1991).

[21] Pallenbach, E.: Die Männer mit der dicken Backe – Khat im Jemen. Dtsch. Apoth. Ztg. *136*, 3399–3410 (1996).

[22] Desel, H. http://www.giznord.de (Februar 2000).

[23] persönl. Mitt. Kripo Bremen, Februar 2003.

[24] http://www.zoll-d.de/f0_veroeffentlichungen/a0_pressemitteilungen/y69_droge 20.02.2003.

Chenopodiaceae

Die oft auf salzhaltigen Böden wachsenden **Gänsefußgewächse** zeichnen sich durch die Akkumulation von Oxalaten, Nitraten, Saponinen und Betain (auch Alkaloiden?) aus. Vertreter der Familie wie *Spinacia oleracea*, der Spinat, oder *Beta* spec., die Rübe in ihren zahlreichen Formen, werden trotz hohen Oxalatgehalts als Nahrungsmittel genutzt, da ein großer Teil der Oxalsäure (vgl. Kapitel 2) in unlöslicher Form vorliegt. Bei den als „Meldengetreide“ genutzten Samen von *Chenopodium*-Arten (z.B. *Ch. quinoa*) muss vor dem Verzehr der hohe Saponingehalt (und damit der bittere Geschmack und die „Giftigkeit“) durch Wässern verringert werden.

Intoxikationen durch Chenopodiaceen betreffen vor allem Weidetiere, wobei neben *Chenopodium album* [1], *Halogeton glomeratus* und *Bassia hyssopifolia* [2–3] insbesondere *Bassia (Kochia) scoparia* eine Rolle spielt.

Die **Sommerzypresse**, *Bassia scoparia* ssp. *scoparia* (fireweed, burning bush) ist eine trockenresistente Pflanze mit weiter Verbreitung in N- und S-Amerika, die ursprünglich aus Europa als Zierpflanze eingeführt worden ist. Sie wird z.T. als Futterpflanze angebaut, überdauert in Trockenperioden Gräser und andere Pflanzen, wird jedoch immer wieder auch als Ursache von Weidetiervergiftungen genannt [4]. Intoxikationen durch *Bassia scoparia* rufen Leber- und Nierenschädigungen, sowie eine hepatogen bedingte Fotosensibilisierung hervor; neben der Hepato- und der Nephrotoxizität wird gelegentlich auch das Phänomen der Polioencephalomalazie beobachtet [5].

Bassia scoparia kann bis zum Blühbeginn als Viehfutter verwendet werden [6]. Vergiftungsfälle scheinen erst im Zusammenhang mit der Samen- und Fruchtbildung aufzutreten, vor allem dann, wenn infolge langer Trockenperioden andere Futterpflanzen nicht mehr in ausreichendem Maße zur Verfügung stehen [6]. Als toxische Inhaltsstoffe werden Nitrate, Oxalsäure, Saponine und Alkaloide diskutiert [7–10]. In einer neueren experimentellen Arbeit [8] werden die Ursachen der *Bassia*-Toxikosis untersucht: Für die Leberschädigung und hepatogen bedingte Fotosensibilisierung könnten die in den Samen nachgewiesenen **Triterpensaponine** verantwortlich sein; vgl. die ähnliche Symptomatik bei *Lantana camara, Narthecium ossifragum* oder *Agave lechuguilla*. Versuche mit isolierten *Bassia*-Saponinen stehen allerdings noch aus. Der Nitratgehalt kann in den einzelnen Jahren unterschiedlich hoch sein (0,4–4,6%), Werte über 1,5% gelten als toxisch, jedoch entspricht das Vergiftungsbild nicht einer typischen Nitratvergiftung. Auch die Oxalatwerte schwanken innerhalb weiter Grenzen (2–11%); zwar könnte der Oxalatgehalt Ursache der Nephrotoxizität sein (nicht jedoch der Hepatotoxizität), doch wurden keine Oxalatkristalle im Nierengewebe gefunden, und die *Bassia*-Proben mit hoher Toxizität enthielten relativ wenig Oxalat. Schließlich bleiben noch die „Alkaloide“ (= Dragendorff-positive Substanzen) als Verursacher der Toxizität in der Diskussion [11], auch wenn in manchen Chargen der Gehalt recht gering ist.

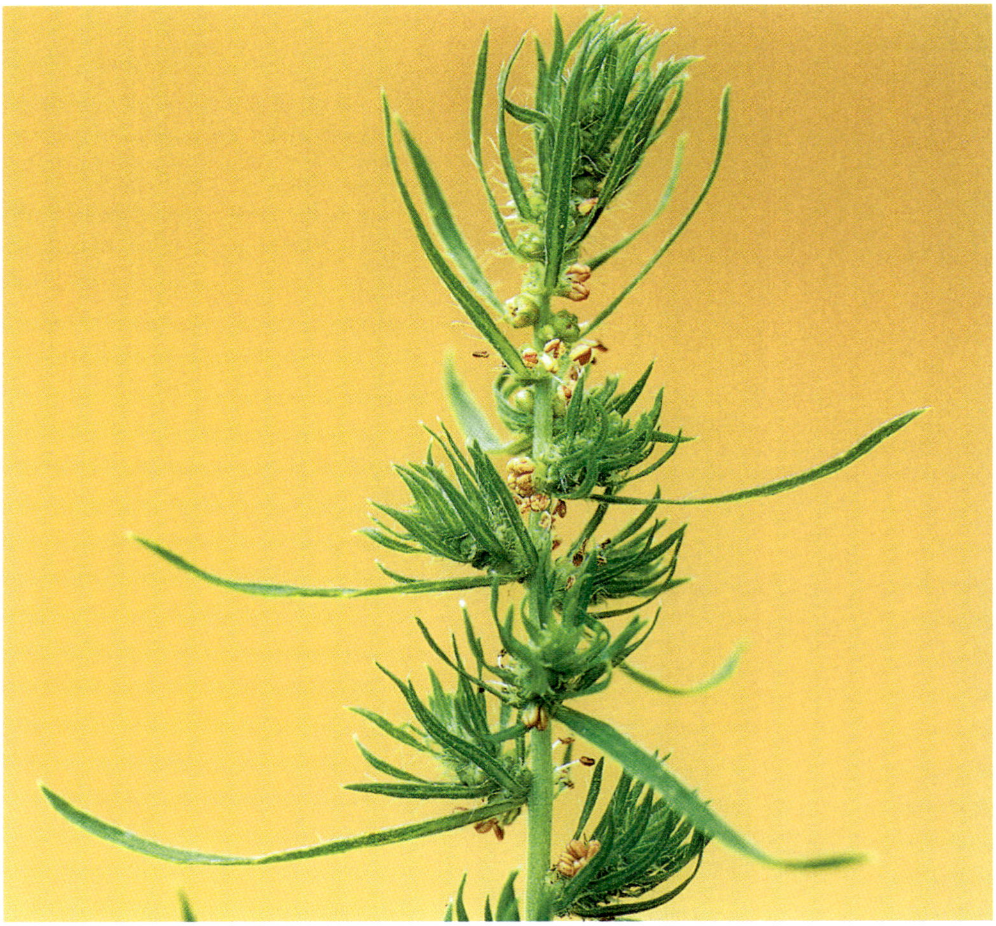

Abb. 83: Bassia scoparia ssp. scoparia (L.) A. J. Scott Sommerzypresse – Summer Cypress – Ansérine belvédère

In Fütterungsversuchen mit *Bassia*-Heu konnte durch Zugabe verschiedener Substanzen, darunter auch der Dopamin-Antagonist Metoclopramid, weder die Intoxikation verhindert noch die Symptome der Erkrankung gemildert werden [12–13].

Literatur

[1] Ozmen, O., F. Mor and A. Unsal: Nitrate poisoning in cattle fed Chenopodium album hay. Vet. Hum. Toxicol. *45*(2), 83–84 (2003).

[2] Lincoln, S.D. and B. Black: Halogeton poisoning in range cattle. J. Am. Vet. Med. Assoc. *176*, 717–718 (1980).

[3] James, L.F.: Oxalate poisoning in livestock, in: Keeler, R.F., K.R. van Kampen and L.F. James (eds.), Effects of poisonous plants on livestock, S. 139–145, Acad. Press, New York 1978.

[4] Galitzer, S.J. and F.W. Oehme: Kochia scoparia (L.) SCHRAD. toxicity in cattle: A literature review. Vet. Hum. Toxicol. *20*, 421–423 (1978).

[5] Dickie, C.W. and J.R. Berryman: Polioencephalomalacia and photosensitization associated with Kochia scoparia consumption in range cattle. J. Am. Vet. Med. Assoc. *175*(5), 463–465 (1979).

[6] Galitzer, S.J. and F.W. Boehme: Studies of the comparative toxicity of Kochia scoparia (fireweed). Toxicol. Lett. *3*, 43–49 (1979).

[7] Dickie, C.W. and L.F. James: Kochia scoparia poisoning in cattle. J. Am. Vet. Med. Assoc. *183*(7), 765–768 (1983).

[8] Thilstedt, J., C. Hibbs, H. Kiesling and J. Tompkins: Kochia toxicosis in cattle: Results of four experimental grazing trials. Vet. Hum. Toxicol. *31*(1), 34–41 (1989).

[9] Dickie, C.W., M.L. Gerlach and D.W. Hamar: Kochia scoparia oxalate content. Vet. Hum. Toxicol. *31*(3), 240–242 (1989).

[10] Wen, Y., Y. Chen, Z. Chi, J. Li and Z. Wang: Triterpenoid glycosides from the fruits of Kochia scoparia. Planta Med. *61*, 450–452 (1995).

[11] Smith, G.S., M.K. Erickson, H.D. Fuehring and H.E. Kiesling: Toxicity of Kochia herbage related to alkaloids content. Proc. West. Sec. Am. Soc. Anim. Sci. *37*, 235 (1986).

[12] Rankins jr., D.L. and G.S. Smith: Nutritional and toxicological evaluations of Kochia hay (Kochia scoparia) fed to lambs. J. Anim. Sci. *69*(7), 2925–2931 (1991).

[13] Rankins jr., D.L., G.S. Smith and D.M. Hallford: Effects of metoclopramide on steers fed Kochia scoparia hay. J. Anim. Sci. *69*(9), 3699–3705 (1991).

Combretaceae

Die **Strandmandelgewächse** sind tropische Bäume, Sträucher und Lianen. Aus Westafrika stammt das Limbaholz von *Terminalia superba* (Weiße Myrobalane). *Terminalia oblongata* (Yellow wood) ist in Australien (Queensland) Ursache von Tiervergiftungen, über die seit den 30er Jahren berichtet worden ist [1–2]. Als toxisches Prinzip sind die in den Blättern, aber auch in den Früchten in hoher Konzentration akkumulierten **Gerbstoffe** anzusehen. In einer neueren Arbeit [3] wurde als hepatotoxisches Prinzip der Blätter Punicalagin, ein erstmals aus der Rinde von *Punica granatum* isolierter hydrolysierbarer Gerbstoff erkannt. Punicalagin, eine 2,3-(S)-Hexahydroxyphenoyl-4,6-(S,S)-gallagyl-D-glucose, ist zu etwa 1% im getrockneten Pflanzenmaterial enthalten, der Gesamtgerbstoffgehalt betrug ca. 16%. Darüber hinaus wurde eine nephrotoxische Substanz nachgewiesen, deren chemische Charakterisierung noch aussteht. Bei der experimentellen Intoxikation von Schafen mit einer wässrigen Suspension getrockneten Blattmaterials von *T. oblongata* wurden akut keine [4], nach chronischer Gabe über mehrere Wochen jedoch deutliche Nierschädigungen beobachtet [5]; einige Tiere entwickelten eine Toleranz gegenüber dem yellow-wood Toxin.
Auch bei Weidetiervergiftungen in Brasilien durch *Thiloa glaucocarpa* dürfte der hohe Gerbstoffgehalt der Blätter eine Komponente des toxischen Prinzips sein [6–7]. In ihrer Struktur bekannt sind die Ellaggerbstoffe Vescalagin, Castalagin, Stachyurin und Casuarinin [7], von denen die beiden erstgenannten auch in *Quercus* spec. vorkommen (vgl. oak poisoning, S. 219). Darüber hinaus sind auch Triterpensaponine gefunden worden, die synergistisch mit den Gerbstoffen toxisch wirksam sind [8].
Die als giftig bekannten Früchte von *Combretum*-Arten können einen lang anhaltenden, heftigen Schluckauf hervorrufen („hiccup nuts"). Das toxische Prinzip ist unbekannt, nachgewiesen wurden verschiedene Triterpensaponine [9].

Literatur

[1] McIntosh, K.S.: The toxicity of yellow wood (Terminalia burserina). Queensland Agricult. J. *42*, 727–729 (1934).

[2] McKosker, P.J.: Some observations on yellow-wood (Terminalia oblongata) poisoning in beef cattle, Proc. 4th int. conf. of the world assoc. for cattle diseas., 100–107, Zürich, 4.–9.8. (1966).

[3] Filippich, L.J., P. Oelrichs, M.T. Alsalami, A.J. Doig, G.R. Cao and P.B. English: Hepatotoxic and nephrotoxic principles in Terminalia oblongata. Res. Vet. Sci. *50*, 170–177 (1991).

[4] Filippich, L.J. and G.R. Cao: Experimental acute yellow-wood (Terminalia oblongata) intoxication in sheep. Aust. Vet. J. *70*(6), 214–218 (1993).

[5] Filippich, L.J., G.R. Cao, M.T. Alsalami and P.B. English: Experimental yellow-wood (Terminalia oblongata) intoxication in sheep. Online J. Vet. Res. *1*, 23–42 (1997).

[6] Tokarnia, C.H., J. Dobereiner, C.F.C. Canella, J.E.M. Couceiro, A.S. Cordeiro Silva and F.V. Araujo: Poisoning of cattle by Thiloa glaucocarpa (Combretaceae) in northeastern Brazil. Pesqu. Vet. Bras. *1*(4), 111–131 (1981).

[7] Itakura, Y., G. Habermehl and D. Mebs: Tannins occuring in the toxic Brazilian plant Thiloa glaucocarpa. Toxicon *25*(12), 1291–1300 (1987).

[8] Habermehl, G.G.: Poisonous plants of Brazil. Toxicon *32*(2), 143–156 (1994).

[9] Panzini, I., F. Pelizzoni, L. Verotta and C.B. Rogers: The search for the „Hiccup Nut" toxin: A chemical investigation of Combretum fruit. Planta Med. *58*, Suppl. 1, A 711 (1992).

Connaraceae

Einige Vertreter der kleinen Familie mit pantropischer Verbreitung sind toxisch für Menschen und Tiere. Wurzel- und Samenextrakte werden auf Madagaskar zum Vergiften von Ködern für Mäuse, Ratten und streunende Hunde verwendet. Die Tiere sterben unter Krämpfen innerhalb weniger Stunden. Die Toxizität der Samen und Blätter von *Burttia prunoides* wurde an Ratten und Ziegen untersucht: Während die Samen sich als toxisch erwiesen, zeigten die Blätter entgegen anderen Berichten [1] keine Wirkungen [2]. Kinder erlitten Vergiftungserscheinungen, wenn sie neben den süß schmeckenden Arilli von *Burttia* auch die Samen aßen [2]. Das Auftreten von Konvulsionen bis zum Koma in schweren Fällen, anomales Verhalten und manische Reaktionen bei leichteren Vergiftungen deuten auf ein – bisher nicht näher charakterisiertes – Toxin mit Wirkung auf das ZNS hin. Bei anderen Connaraceen wurde als neurotoxisches Prinzip Methioninsulfoximin isoliert und Glabrin genannt. Es hemmt in Gewebekulturen die Proteinsynthese. Die Strukturaufklärung der Substanz erfolgte nach ihrer Isolierung aus der Wurzelrinde von *Cnestis glabra* [3]. Glabrin wurde auch in *Cnestis polyphylla* und *Rourea orientalis* nachgewiesen [3].

Literatur

[1] Mugera, G. M. and S. F. K. Jiwa: Acute Burttia prunoides toxicity in livestock. Bull. Epizoot. Dis. Afr. *18*, 253–258 (1970).

[2] Msengi, L. M. K. T., R. D. Mosha, J. A. Matovelo and N. G. Hansen: The toxicity of Burttia prunoides in rats and goats. Vet. Hum. Toxicol. *29*(5), 398–400 (1987).

[3] Jeannoda, V. L. R., J. Valisolalao, E. E. Creppy and G. Dirheimer: Identification of the toxic principle of cnestis glabra as methionine sulphoximine. Phytochemistry *24*(2), 854–855 (1985).

Convolvulaceae

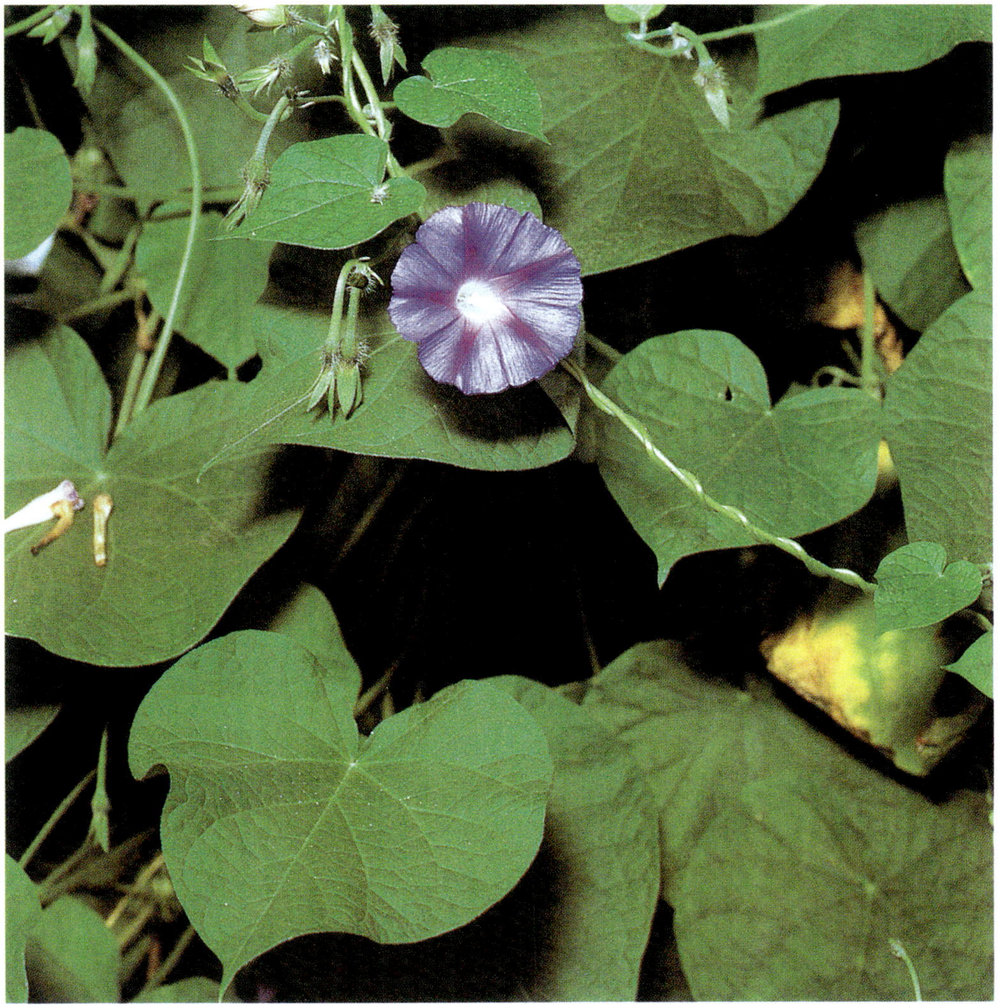

Abb. 84: Ipomoea tricolor CAV. Himmelblaue Prunkwinde – Morning Glory – Ipomée

Die vorwiegend tropisch-subtropischen **Windengewächse** zeichnen sich durch das Vorkommen von Harzsubstanzen aus, die stark laxierende Wirkungen haben (Glykoretine). Da die früher als „Drastika" gebräuchlichen Abführdrogen – unterirdische Organe von *Ipomoea*-(=*Exogonium*-)Arten und daraus hergestellte Harzextrakte – heute obsolet sind, gibt es keine Intoxikationen mehr bei missbräuchlicher Anwendung. Auch für die mitteleuropäischen *Convolvulus*- und *Calystegia*-Arten gibt es keine Dokumentation von Humanintoxikationen.
Von den in der Familie nachgewiesenen Alkaloiden unterschiedlicher Struktur sind die Ergolinderivate (Clavinalkaloide) in den Samen von *Ipomoea-*, *Rivea-* u.a. Arten von Interesse [1–2]. Die für Samen von *Rivea corymbosa* und *Ipomoea violacea* erwiesenen halluzinogenen Wirkungen werden auch den Samen anderer Arten nachgesagt; allerdings ist der Gehalt an Clavinalkaloiden oft sehr gering und deren halluzinogene Effekte sehr viel schwächer als das in der Struktur vergleichbare LSD. Über Intoxikationen nach Ingestion von 250–300 Samen von *Ipomoea tricolor* liegen ältere Berichte vor [3–4]. Als Rauschdroge werden neuerdings auch die Samen von *Argyreia nervosa* (Hawaiianische Holzrose, Silberkraut; woolly morning glory) u.a. im Internet angepriesen. Der Gehalt an Clavinalkaloiden ist mit ca. 0,3% relativ hoch, sodass mit 6–8 Samen bereits LSD-ähnliche psychedelische Wirkungen, aber auch unangenehme Nebenwirkungen erzielt werden können [5, 6, 12, 13].
Pferde erkankten in N-Colorado nach dem Fressen von *Convolvulus arvensis*-Kraut (bindweed). Verantwortlich für Koliken und eine intestinale Fibrose dürften die in *C. arvensis* nachgewiesenen Tropan- und Pyrrolidin-Alkaloide sein, insbesondere das Hauptalkaloid Pseudotropin [7].
Da *Ipomoea*-Arten in subtropischen Gebieten Amerikas als Ackerunkräuter auftreten, sind z.B. Verunreinigungen von Sojabohnen mit *Ipomoea*-Samen möglich. In einer experimentellen Studie [8] ergab sich ein maximaler „no effect level" von weniger als 0,8%. Verschiedene *Ipomoea*-Arten können Ursache von Weidetiervergiftungen sein, z.B. *I. carnea* (shrubby morning glory) bei Ziegen und Schafen [9, 10, 14]. Durch GC-MS konnten als Hemmstoffe der Mannosidase Swainsonin (vgl. bei *Astragalus* und *Oxytropis*) sowie als Glykosidase-Inhibitoren verschiedene Calystegine nachgewiesen werden [10, 15]. Ein wässriger Blattextrakt zeigte am isolierten Froschherzen cardiale (positiv inotrope) Effekte [11].

Literatur

[1] Solevilla, R. and L. v. Songco: Toxicological and pharmacological evaluation of the alcoholic extract of the seeds of Ipomoea muricata (Convolvulaceae). Act. Manil. Ser. Nat. Appl. Sci. *0*(21), 1–13 (1982); Ref. BA 76(3), 22889.

[2] Wilkinson, R.E., W.S. Hardcastle and C.S. McCormick: Ergot alkaloid contents of Ipomoea lacunosa, I. hederaceae, I. trichocarpa and I. purpurea seed. Can. J. Plant Sci. *66*(2), 339–344 (1986).
[3] Cohen, S.: Suicide following morning glory seed ingestion. Am. J. Pharm. *139*, 1024–1025 (1964).
[4] Ingram, A.L.: Morning glory seed reaction. J.A. Med. Assoc. *190*, 107–108 (1964).
[5] Rätsch, Ch.: Enzyklopädie der psychoaktiven Pflanzen, 2. A., AT-Verlag, Aarau/Schweiz, 1998.
[6] Ritter-Franke, S. und R. Bunjes: Vergiftungsunfälle mit Pflanzen, in: K.E. von Mühlendahl, U. Oberdisse, R. Bunjes und M. Brockstedt (Hrsg.) Vergiftungen im Kindesalter, Thieme Verlag, Stuttgart, New York 2003.
[7] Todd, F.G., F.R. Stermitz, P. Schultheiss, A.P. Knight and J. Traub-Dargatz: Tropane alkaloids and toxicity of Convolvulus arvensis. Phytochemistry *39*(2), 301–303 (1995).
[8] Dugan, G.M. and M.R. Gumbmann: Toxicological evaluation of morning glory seed: subchronic 90-day feeding study. Fd. Chem. Tocicol. *28*, 553–559 (1990).
[9] Abu Damir, H., S.E.I. Adam and G. Tartour: The effects of Ipomoea carnea on goats and sheep. Vet. Hum. Toxicol. *29*(4), 316–319 (1987).
[10] de Balogh, K.K., A.P. Dimande, J.J. van der Lugt et al.: A lysosomal storage disease induced by Ipomoea carnea in goats in Moszambique. J. Vet. Diagn. Invest. *11*(3), 266–273 (1999).
[11] Bachhav, K.V., M.D. Burande, V.D. Rangari et al.: Effect of aqueous extract of Ipomoea carnea leaf on isolated frog and mouse heart. Ind. J. Exper. Biol. *37*(11), 1080–1084 (1999).
[12] Borsutzky, M., T. Passie, W. Paetzold, H.M. Emrich und U. Schneider: Hawaiian baby woodrose: (Psycho-)Pharmacological effects of the seeds of Argyreia nervosa. A case-orientated demonstration. Nervenarzt *73*(9), 892–896 (2002).
[13] Gopel, C., A. Maras und M.H. Schmidt: Hawaiian baby rose wood: case report of an Argyreia nervosa induced toxic psychosis. Psychiatr. Prax. *30*(4), 223–224 (2003).
[14] Schumacher, H., B. Gorniak, S.L. Dagli and M.L.Z. Spinosa: The clinical, biochemical, haematological and pathological effects of long-term administration of Ipomoea carnea to growing goats. Vet. Res. Commun. *27*(4), 311–319 (2003).
[15] Haraguchi, M., S.L. Gorniak, K., Ikeda et al.: Alkaloidal components in the poisonous plant Ipomoea carnea (Convolvulaceae). J. Agricol. Food Chem. *51*(17), 4995–5000 (2003).

Coriariaceae

Coriaria ist die einzige Gattung der kleinen Familie der **Gerbersträucher** in warmgemäßigten Gebieten. Neben reichlich Gerbstoffen kommen als toxische Inhaltsstoffe Sesquiterpenlactone (STL) vor. Während die saftigen Früchte einiger Arten heidelbeerähnlich schmecken und essbar sein sollen, wird über Vergiftungen nach dem Verzehr der Früchte von *Coriaria myrtifolia*, die mit Brombeeren verwechselt werden können, berichtet [1]. Nach einem neueren Fallbericht soll sogar ein Todesfall vorgekommen sein [2].
Verantwortlich dafür dürfte das STL Coriamyrtin sein, das neben anderen Sesquiterpenlactonen wie Tutin, Coriamin und Coriatin auch in *Coriaria japonica* und *C. microphylla* (= *C. thymifolia*) nachgewiesen wurde [3]. Tutin und Hyenanchin wurden auch als toxische Komponenten eines von *Coriaria*-Arten stammenden toxischen Honigs in Neuseeland identifiziert [4].

Literatur

[1] Martin, A.G., M. Aliberch, B. Bernaldo and S.R. Alsina: Intoxicacion por ingesta de Coriaria myrtifolia estude de 25 casos. An. Esp. Pediatr. *19*(5), 366–370 (1983).
[2] Skalli, S., J.M. David, R. Benkirane et al.: Acute Coriaria myrtifolia L. poisoning – three observations. Presse Med. *31*(33), 1554–1556 (2002).
[3] Aquirre-Galviz, L.E. and W. Templeton: Toxic sesquiterpenoid lactones from the leaves of Coriaria microphylla. Planta Med. *56*, 244 (1990).
[4] Love, J.L.: Toxic honey a New Zealand story. Analyt. Proc. *27*, 87–89 (1990).

Cornaceae

Cornus sanguinea L. Roter Hartriegel – Dogwood, Dogberry – Cornouiller sanguin

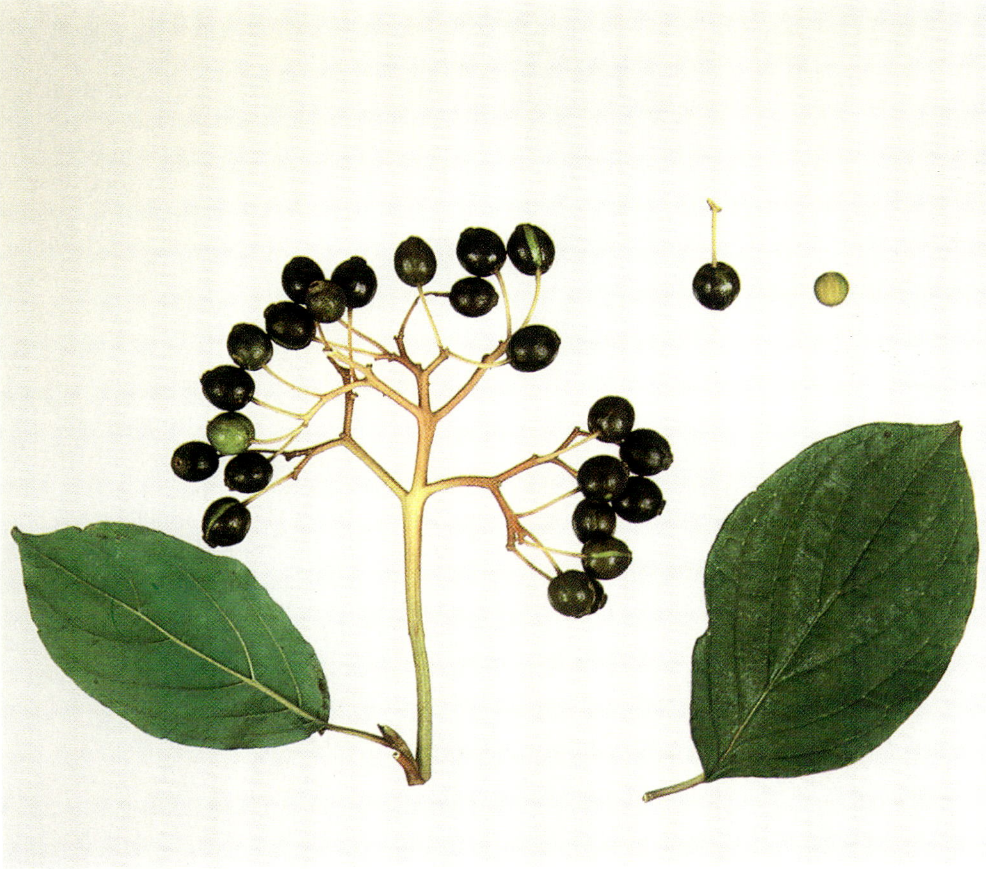

Abb. 85: Hartriegel

1–5 m hoher Strauch mit aufstrebenden und überneigenden Ästen; einjährige Zweige im Herbst und Winter häufig blutrot („Blutrute").
In Gebüschen, Hecken und Laubmischwäldern, auf trockenen bis feuchten Böden, kalkliebend.
Blätter eiförmig bis elliptisch, in einer Spitze auslaufend; oberseits hell-, unterseits bläulich grün, im Herbst sich dunkelrot verfärbend.
Blüten in dichten, flachen, behaarten Doldenrispen; weiß, duftend; V–VI (bisweilen im Herbst nochmals blühend).
Früchte schwarz-violette, weißlich punktierte (Haare!) Steinfrüchte, bitter schmeckend; IX.
Verbreitung: In Europa und Kleinasien; wegen seines weit reichenden Wurzelsystems vielfach zur Befestigung von steilen Abhängen gepflanzt.

Wie einige volkstümliche Namen (z. B. „Totentraube", „Schietbeere" [1]) des Roten Hartriegels andeuten, gelten die schwarzen Beeren dieses Strauches in einigen Gegenden als giftverdächtig, vielleicht auch, weil sie bei unzureichenden floristischen Kenntnissen mit jenen der Faulbaumarten verwechselt werden können. Sie sind roh ungenießbar, aber keineswegs giftig. Ihr Fleisch wird z. T. wie auch das der Kornelkirschen (*C. mas* [Abb. 86]) wegen des Vitamin-C-Gehalts zur Herstellung von Fruchtsäften und Marmeladen vewendet. Über Vergiftungen mit Früchten der *Cornus*-Arten gibt es keine Berichte. Allerdings weist NESTLER [2] darauf hin, dass empfindliche Hautstellen nach Berührung mit Blättern dieser Pflanzen Reizerscheinungen (Rötung, andauernder Juckreiz) zeigen können. Er schreibt diese Wirkung ausschließlich den stark mit Calciumcarbonat inkrustierten Haaren zu, denn die Symptome treten nur dann auf, wenn die Blätter in Richtung ihrer parallel angeordneten, warzigen T-Haare auf der Hautoberfläche bewegt werden. Derartige Haare befinden sich auch auf der Fruchtwandepidermis (vgl. Abb. 88 b). Stark wirksame Inhaltsstoffe sind aus der Familie nicht bekannt, auch das vor allem in den Blättern enthaltene Iridoid Cornin (= Verbenalin) ist von geringer Toxizität. Dem Aucubin, ebenfalls ein Iridoidglykosid, werden gewisse Leberschutzfunktionen bei Amanitin-Vergiftungen nachgesagt [3]. Dass bei Kindern gelegentlich nach Ingestion einiger Beeren der Goldorange (*Aucuba japonica*), einer in Frank-

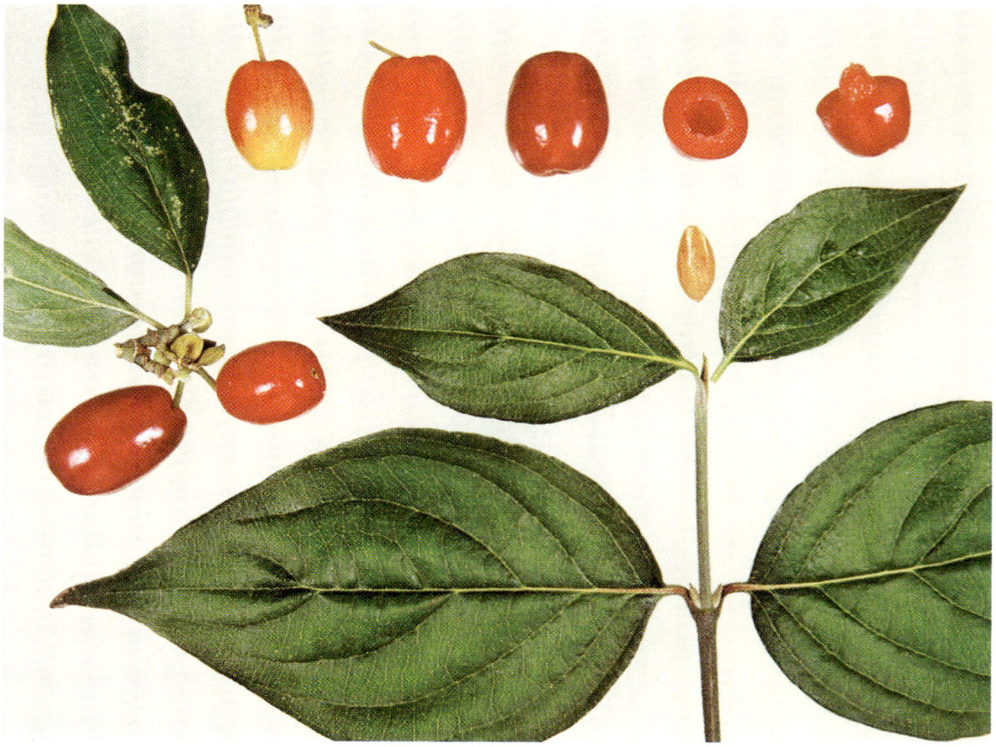

Abb. 86: Cornus mas L. Kornelkirsche – Cornelian Cherry – Cornouiller mâle

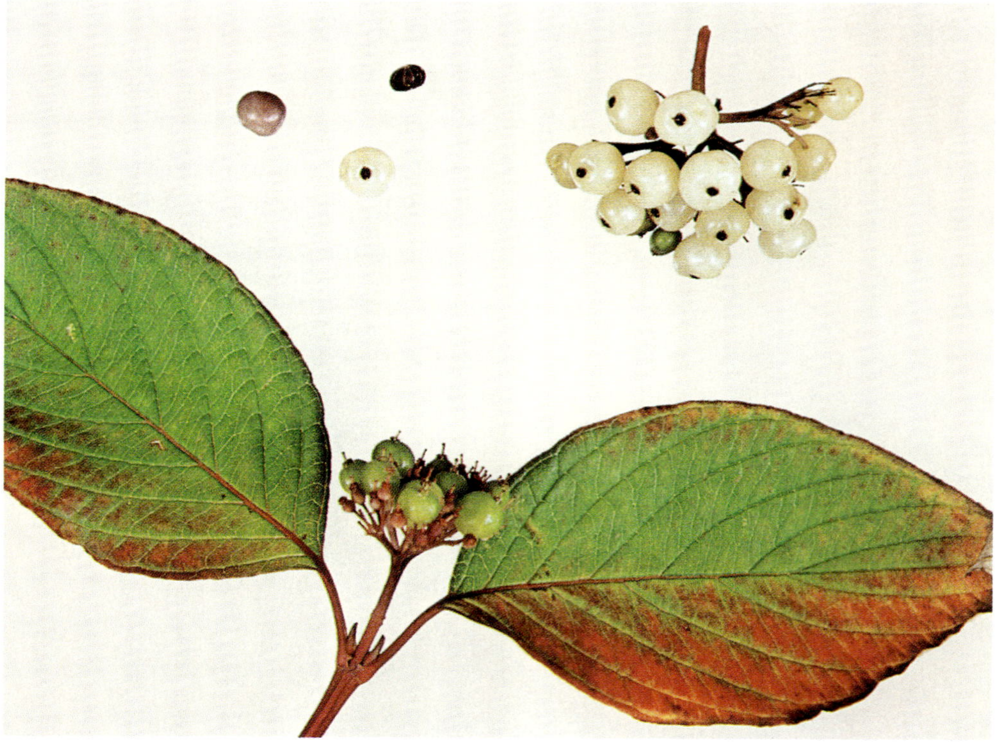

Abb. 87: : Cornus sericea L. Weißer Hartriegel – American Dogwood – Cornouiller

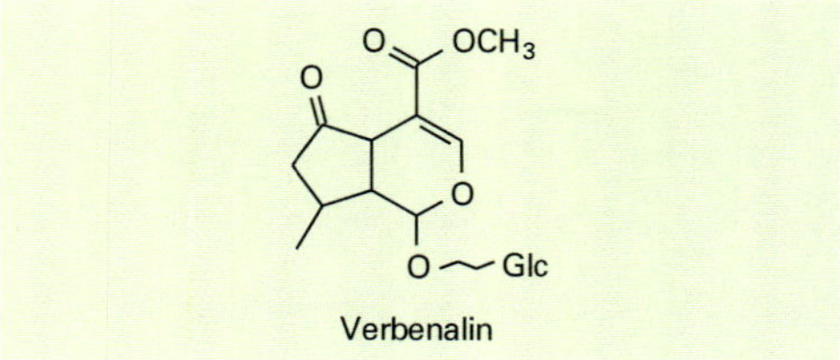

Verbenalin

reich und im Mittelmeergebiet kultivierten Cornacee, leichte Symptome wie Fieber und Erbrechen beobachtet wurden, führen LEVEAU et al. [4] auf den Gehalt an Triterpensaponinen (β-Amyrin-Typ) zurück.

Mikroskopische Merkmale der Früchte. Das wohl auffälligste Merkmal der *Cornus*-Früchte ist die Behaarung ihrer Epidermis, die bei den dunklen Beeren von *C. sanguinea* bereits in der Lupenbetrachtung als weiße Punktierung der Außenhaut zu erkennen ist. In Abbildung 88a wurde dieser dichte Haarbesatz unter Verwendung polarisierten Lichtes durch „Blaufärbung" hervorgehoben. Es handelt sich bei diesen Gebilden um einzellige, T-förmige, an beiden Enden spitz zulaufende Haare mit warziger Oberfläche (Abb. 88b), deren Wände mit Calciumcarbonat inkrustiert sind. Die Früchte verschiedener *Cornus*-Arten unterscheiden sich nicht nur durch ihren Farbstoffgehalt, sondern auch in der Dichte ihrer Behaarung (*C. sanguinea* > *C. sericea* > *C. mas*), zudem scheinen die Haare bei der Kornelkirsche häufig länger und ungleicharmig zu sein.

Literatur

[1] Hegi, G.: Illustrierte Flora von Mitteleuropa, 6 Bde., Verlag Paul Parey, Berlin, Hamburg 1966 ff.

[2] Nestler, A.: Die hautreizende Wirkung des roten Hartriegels und der Kornelkirsche. Die Umschau *41*, 860–861 (1913).

[3] Chang, I.-M., H.S. Yun, Y.S. Kim and J.W. Ahn: Aucubin: Potential antidote for alpha-amanitin poisoning. J. Toxicol. *22*(1), 77–85 (1984).

[4] Leveau, A.M., M. Durand et R.R. Paris: Sur la toxicité des fruits de l'Aucuba japonica (Cornacées). Plant. Med. Phytother. *13*(3), 199–204 (1979).

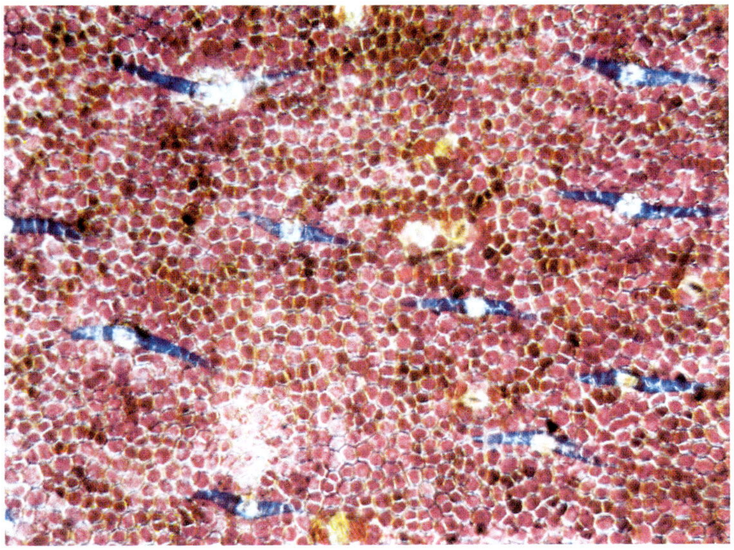

a

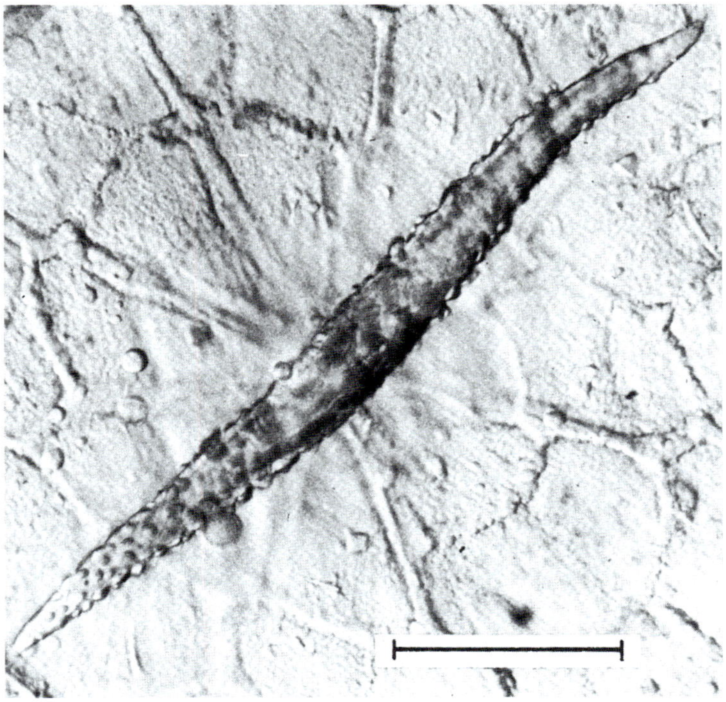

b

Abb. 88: Fruchtwandepidermis von Cornus sanguinea im polarisierten Licht (a), Haar von C. sericea (b).

Crassulaceae

Die Familie der **Dickblattgewächse** besitzt kosmopolitische Verbreitung, bevorzugt allerdings warme und trockene Standorte. Im mitteleuropäischen Raum wird sie insbesondere durch zahlreiche *Sedum*-Arten (Fetthenne) repräsentiert. Seit langem ist bekannt, dass Vertreter dieser Familie Pflanzensäuren (keine lösliche Oxalsäure) akkumulieren und außerdem durch verbreitetes Auftreten von α-substituierten Piperidin-Alkaloiden (Sedacrin u. a.) charakterisiert sind [1–3].
Sedum acre, der **Mauerpfeffer** zeichnet sich wie auch andere *Sedum*-Arten durch einen scharf-bitteren Geschmack aus und wird vielfach als giftig angesehen. Diese Vorstellungen gehen offensichtlich auf Beobachtungen aus dem 19. Jahrhundert zurück [4], denn in der jüngeren Literatur wird über Vergiftungsfälle mit diesen Pflanzen nicht mehr berichtet [5]. Man wird also sagen dürfen, dass **die meisten Crassulaceen nicht** oder kaum **toxisch sind.**
Einige wenige südafrikanische Dickblattgewächse scheinen von dieser Regel eine Ausnahme zu bilden. Bereits im 18. Jahrhundert erkannte man, dass eine vorwiegend unter Ziegen und Schafen epidemisch auftretende Krankheit, Krimpsiekte oder Cotyledonosis genannt, ursächlich mit dem Verzehr von Pflanzen der Gattung *Cotyledon* zusammenhing [6].

Toxische Inhaltsstoffe. In einigen Arten der Gattung *Cotyledon*, *Kalanchoe* (= *Bryophyllum*) und *Tylecodon* sind herzwirksame Bufadienolide nachgewiesen worden [7–11], z. T. in verhältnismäßig geringer Konzentration (0,05%). So zeigt sich die Cotyledonosis auch keineswegs als eine Vergiftung mit den typischen cardiotoxischen Symptomen der Bufadienolide, sondern vielmehr als chronische Vergiftung nach wiederholter Aufnahme geringer Pflanzenmengen mit Effekten im nervösen und muskulären System. Das Krankheitsbild ist charakterisiert durch krampfartige Kontraktionen der Muskeln, Torticollis (Schiefhals) und andere neuromuskuläre Symptome. Die Tiere verharren meist in gekrümmter Lage* [12–17]. Die Krankheit muss nicht unbedingt tödlich enden, aber die Symptome können über Jahre hinaus andauern. Das Fleisch der erkrankten Tiere ist nicht mehr für den Verzehr geeignet und kann gegebenenfalls zu Vergiftungen führen [18].
Aber auch akute Intoxikationen mit tödlichem Ausgang sind möglich, wie zahlreiche Vergiftungen bei Rindern in Australien gezeigt haben [19–23]. Verantwortlich hierfür waren verschiedene *Bryophyllum*-Arten, die als Gartenflüchtlinge im Staat Queensland eingebürgert sind. Vor allem blühende Exemplare erwiesen sich als besonders toxisch. Aus Afrika wird über akute Intoxikationen von Weidevieh mit *Kalanchoe lanceolata* berichtet [24].
Eine der in Mitteleuropa am häufigsten verkauften Zimmerpflanzen ist das Flammende Käthchen (*Kalanchoe blossfeldiana*, Abb. 89). Sie gehört zwar zu dem eben beschriebenen Verwandtschaftskreis,

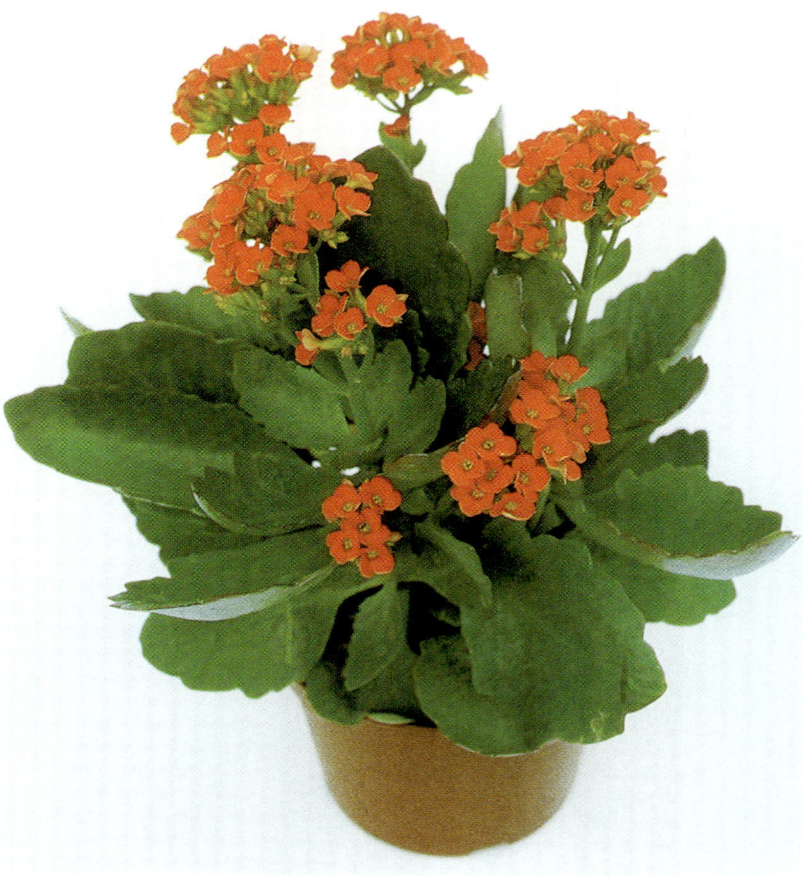

Abb. 89: Kalanchoe blossfeldiana POELLN. Flammendes Käthchen, Kalanchoe – Palm-Beach-Bells

* Niederländisch: krimpen = sich krümmen; ziekte = Krankheit

scheint aber im Gegensatz zu der aus Madagaskar stammenden *Bryophyllum daigremontianum* (syn. *Kalanchoe daigremontiana*) keine toxischen Bufadienolide zu enthalten [25]. Auch in den Tox.-Info.-Zentren hat man bisher keine oder nur geringfügige Symptome nach Ingestion von Blättern dieser Pflanze beobachtet [26]. Trotzdem ist Vorsicht geboten, und es sollte bei Einnahme größerer Mengen reichlich Flüssigkeit und Medizinalkohle gegeben werden.

Literatur

[1] Diak, J. and S. Kohlmunzer: Search for alkaloids in the genus Sedum. Herba Hung. *20*(3), 7–14 (1981).

[2] Erdmann, W.D., H.-J. Ruff und G. Schmidt: Zur Pharmakologie einiger Alkaloide aus Sedum acre L. Arneimittelforschung *11*(9), 835–840 (1961).

[3] van der Wal, R., J.H. Kooy and J.L. van Eijk: Phytochemical investigation of Sedum acre L. Planta Med. *43*(1), 97–99 (1981).

[4] Cornevin, C.: Des Plantes Vénéneuses, Librairie de Firmin-Didot, Paris 1887.

[5] Cooper, M.R. and A.W. Johnson: Poisonous plants and fungi in Britain, HMSO, London 1998.

[6] van Wyk, B.-E., F. van Heerden and B. van Oudtshoorn: Poisonous Plants of South Africa, Briza Publications, Pretoria 2002.

[7] Anderson, L.A.P., R.A. Schultz, J.P.J. Joubert, L. Prozesky, T.S. Kellerman, G.L. Erasmus and J. Procos: Krimpsiekte and acute cardiac glycoside poisoning in sheep caused by bufadienolides from the plant Kalanchoe lanceolata Forsk. Onderstepoort. J. Vet. Res. *50*, 295–300 (1983).

[8] Anderson, L.A.P., J.P.J. Joubert, L. Prozesky, T.S. Kellermann, R.A. Schultz, J. Procos and P.M. Olivier: The experimental production of krimpsiekte in sheep with Tylecodon grandiflorus (Burm. F.) Toelken and some of its bufadienolides. Onderstepoort J. Vet. Res. *50*, 301–307 (1983).

[9] Anderson, L.A.P., R.A. Schultz, T.S. Kellerman, S.M. Kotze, L. Prozesky, G.L. Erasmus and L. Labuschagne: Isolation and characterization of and some oberservations on poisoning by bufadienolides from Cotyledon orbiculata var. orbiculata. Onderstepoort J. Vet. Res. *52*, 21–24 (1985).

[10] Varma, R.K., B.D. Garg and A. Ahmad: Pharmacodynamic studies on Kalanchoe integra – An indigenous plant. Indian. J. Pharmacol. *18*(2), 78–83 (1986).

[11] Yamagishi, T., X.-Z. Yan, R.-Y. Wu, D.R. McPhail, A.T. McPhail and K.-H. Lee: Structure and stereochemistry of bryophyllin – A novel potent cytotoxic bufadienolide orthoacetate from Bryophyllum pinnatum. Chem. Pharm. Bull. (Tokyo) *36*(4), 1615–1617 (1988).

[12] Friedrich, H. und E. Krüger: Über toxische Crassulaceen und Untersuchungen an Bryophyllum-Arten. Dtsch. Apoth. Ztg. *108*(35), 1273–1281 (1968).

[13] Terblanche, M. and T.F. Adelaar: A note on the toxicity of Cotyledon orbiculata L. J.S. Afr. Vet. Med. Ass. *3684*), 555–559 (1965).

[14] Verma, R.K., B.D. Garg, M.U. Kharole and A. Ahmad: Chronic toxicity studies on Kalanchoe integra in sheep. Indian J. Anim. Sci. *51*(5), 522–526 (1981).

[15] Williams, M.C. and M.C. Smith: Toxicity of Kalanchoe spp. to chicks. Am. J. Vet. Res. *45*(3), 543–546 (1984).

[16] Botha, C.J., T.S. Kellermann et al.: Krimpsiekte in a sheep following a single dose of Tylecodon ventricosus (Burm. f.) Toelken and the isolation of tyledoside D from this plant species. Onderstepoort J. Vet. Res. *65*(1), 17–23 (1998).

[17] Botha, C.J., T. Rundberget et al.: Seasonal variation in cotyledose concentration of Tylecodon wallichii (Harv.) Tolken subsp. wallichii sampled in a krimpsiekte-prevalent region. Onderstepoort J. Vet. Res. *68*(1), 1–9 (2001).

[18] Tustin, R.C., D.J. Thornton and C.B. Kleu: An outbreak of Cotyledon orbiculata L. poisoning in a flock of angora goat rams. J. S. Afr. Vet. Ass. *55*(4), 181–184 (1985).

[19] McKenzie, R.A. and P.J. Dunster: Hearts and flowers: Bryophyllum poisoning of cattle. Aust. Vet. J. *63*(7), 222–227 (1986).

[20] McKenzie, R.A. and P.J. Dunster: Curing experimental Bryophyllum tubiflorum poisoning of cattle with activated carbon, electrolyte replacement solution and antiarrhythmic drugs. Aust. Vet. J. *64*(7), 211–214 (1987).

[21] McKenzie, R.A., F.P. Franke and P.J. Dunster: The toxicity to cattle and bufadienolide content of six Bryophyllum species. Aust. Vet. J. *64*(10), 298–300 (1987).

[22] McKenzie, R.A., F.P. Franke and P.J. Dunster: The toxicity for cattle of bufadienolide cardiac glycosides from Bryophyllum tubiflorum flowers. Aust. Vet. J. *66*(11), 374–376 (1989).

[23] Reppas, G.P.: Bryophyllum pinnatum poisoning of cattle. Aust. Vet. J. *72*(11), 425–427 (1995).

[24] Masvingwe, C. and M. Mavenyengwa: Kalanchoe lanceolata poisoning in Brahman cattle in Zimbabwe: the first field outbreak. J. S. Afr. Vet. Assoc. *68*(1), 18–20 (1997).

[25] Wagner, H., H. Lotter und M. Fischer: Die toxischen und sedierend wirkenden Bufadienolide von Kalanchoe daigremontiana. Helv. Chim. Acta *69*(2), 359–367 (1986).

[26] Ritter-Franke, S. und R. Bunjes: Vergiftungsfälle mit Pflanzen, in: K.E. von Mühlendahl, U. Oberdisse, R. Bunjes und M. Brockstedt (Hrsg.), Vergiftungen im Kindesalter, 4. Auflage, Georg Thieme Verlag, Stuttgart-New York 2003.

Cucurbitaceae

Zur Familie der **Kürbisgewächse** gehören eine ganze Reihe von Arten mit erheblicher Bedeutung für die menschliche Ernährung (Gurken, Melonen, Wassermelonen, Kürbisse, Zucchini usw.). In den Früchten dieser alten Kulturpflanzen kommt es gelegentlich zur Bildung toxischer Inhaltsstoffe (z. T. durch Mutation), wie sie auch in verschiedenen Organen der Wildpflanzen vorliegen. Vergiftungen sind also möglich, wenn sich unter den als Nahrungsmitteln kultivierten Kürbisgewächsen unerwartet bittere (toxische) Früchte befinden [1] oder diese Kulturfrüchte mit Wildfrüchten verwechselt werden.

„Eine 61-jährige Frau verwechselte Zucchini mit den ähnlich geformten Früchten der Koloquinthe und erlitt eine schwere Dickdarmentzündung“ [2].

Mehrfach wurde über schwere, z. T. tödliche Vergiftungen durch die Koloquinthe (*Citrullus colocynthis*) berichtet [3–6]. Insbesondere sind Kinder in den Anrainerstaaten der Sahara gefährdet, aber auch Touristen, die die Früchte der Koloquinthe (Sodomsapfel) mit kleinen Wassermelonen verwechseln. Desgleichen sind Wildpflanzen dieser Arten als Ursache von Viehvergiftungen bekannt [6, 7, 13, 14].

Diese alt bekannten toxikologischen Probleme waren Anlass zu intensiven Untersuchungen der bitter schmeckenden und giftigen Inhaltsstoffe, der so genannten **Cucurbitacine**, die zur Klasse der tetracyclischen Triterpene gehören [8–9]. Eine Zusammenfassung der wichtigsten biologischen Ergebnisse gibt REHM [10].

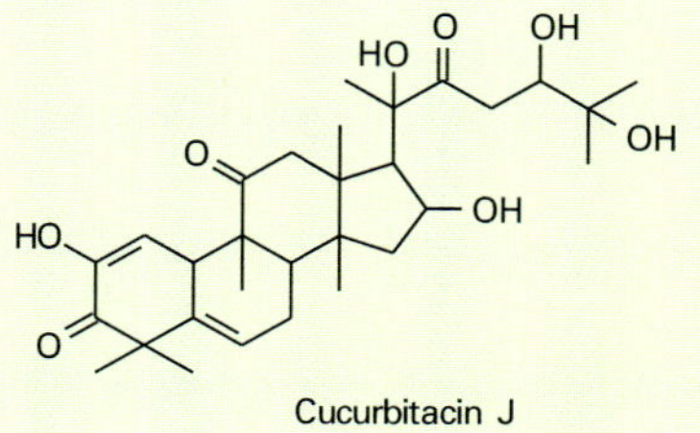

Cucurbitacin J

Die Cucurbitacine werden offensichtlich in loco gebildet und nicht innerhalb der Pflanze transportiert. Während die Embryonen der reifen Samen, soweit untersucht, völlig frei von Bitterstoffen sind, setzt bereits mit beginnender Keimung oft die Bildung großer Mengen von Cucurbitacinen ein. Ihre Verteilung auf die einzelnen pflanzlichen Organe ist ausgesprochen art- und sippenbedingt und gleichzeitig stark abhängig vom Entwicklungszustand derselben (in reifen Früchten ist der Gesamtgehalt höher als in unreifen!). Im pflanzlichen Gewebe liegen sie häufig in glykosidischer Bindung vor und werden zumeist von einem sehr aktiven Enzym, der Elaterase (einer β-Glukosidase) begleitet. Eine Ausnahme bildet die Naraspflanze (*Acanthosicyos horridus*), deren essbaren Früchte und Samen zur Fruchtreife arm an oder frei von Cucurbitacinen sind [11].

DAVID u. VALLANCE [12] haben Untersuchungen zur Toxizität der reinen Cucurbitacine vorgelegt. So beträgt z. B. die letale Dosis bei der Katze 1 mg/kg und beim Kaninchem 6 mg/kg nach intravenöser Applikation. Für Mäuse fanden sie eine DL 50 i. p. von ~ 1 mg/kg. Nach Verabreichung tödlicher Dosen wurde bei allen Tieren Atemnot und Bildung von Lungenödemen beobachtet. Eine genaue Dokumentation aller klinischen Symptome einer Tiervergiftung durch frische Blätter und Früchte von *Citrullus colocynthis* findet man bei ELAWAD et. al. [13]. Alle Derivate mit einer Doppelbindung in der Seitenkette sollen stark cytotoxisch wirken und im Tierversuch das Wachstum bestimmter Tumoren unterdrücken [8, 11]. Besonders interessant wären allerdings toxikologische Untersuchungen bei peroraler Zuführung der Bitterstoffe, da hierbei in der älteren Literatur große Unterschiede in der Giftwirkung derselben Pflanze auf verschiedene Tiere beschrieben wurden [10].

In der Volksmedizin finden gelegentlich Fruchtteile von Kürbisarten als Wurmmittel Verwendung. Während von geschälten Kürbissamen (*Cucurbita pepo*, Semen Cucurbitae decorticatum) keine Nebenwirkungen bekannt sind [15], berichten LEWIS u. LEWIS [16] von Todesfällen bei Kindern, denen Fruchtfleisch von *Lagenaria siceraria* (syn. *C. lagenaria*) verabreicht wurde. Auch die Samen dieser Pflanze gelten als sehr giftig.

Aus den Samen der **Balsambirne**, *Momordica charantia*, einer im Orient als Nahrungs- und Anregungsmittel beliebten Frucht, haben LIN et al. [17] toxische Lectine (u. a. Momordin) isoliert, die ebenso durch Hemmung der Proteinsynthese wirksam werden wie das Abrin und Ricin (s. S. 206). Im Gegensatz zu jenen trägt aber das Momordin die unterschiedlich aktiven Wirkgruppen an einer einzelnen Polypeptidkette.

Hauptbestandteil eines in Indien bevorzugten Curry-Gewürzes ist das Karela-Pulver, welches aus *M. charantia* (bitter pear melon) gewonnen wird. Aufgrund seiner hypoglykämischen Wirkung kann es zu Interaktionen bei einer normalen Diabetes-Behandlung kommen.

Zu einem ungewöhnlichen Todesfall kam es nach einer volksmedizinischen Anwendung der Spritzgurke (*Ecballium elaterium*). Auf Kreta benutzte eine 54-jährige Frau den Saft von *Ecballium*-Früchten, um eine chronische Nebenhöhlenentzündung zu behandeln [18].

„The juice was diluted in warm water and aspirated into the nose with 4–5 aspirations over 36 h.“

In den darauf folgenden Tagen kam es zu schwerer Atemnot, Fieber, Urämie, Herzjagen, Nierenversagen und schließlich am 6. Tag trotz stationärer Behandlung zum Exitus durch Herzstillstand. Verantwortlich für die toxischen Wirkungen sind die auch in dieser Pflanze enthaltenen Cucurbitacine (0,4–2,2% d. FGW). Bei der Anwendung des unverdünnten Fruchtsaftes ist mindestens mit starken Irritationen der Schleimhäute zu rechnen [19, 20].

Einen ausführlichen Überblick zu den historischen, botanischen und medizinischen Aspekten der Spritzgurke sowie eine genaue Beschreibung ihrer makro- und mikroskopischen Merkmale hat SEIDEMANN gegeben [21].

Literatur

[1] Steyn, D.G.: The toxicity of bitter-tasting cucurbitaceous vegetables (vegetable marrow, watermelons, etc.) for man. S. Afr. Med. J. *24*, 713–715 (1950).

[2] Berrut, C., A. Bisetti, S. Widgren, J.-D. Tissot et E. Loizeau: Colite pseudomembraneuse causée par l'ingestion de coloquinte. Schweiz. med. Wschr. *117*(4), 135–138 (1987).

[3] Goldfain, D., A. Lavergne, A. Galian, L. Chauveinc and F. Prudhomme: Peculiar acute toxic colitis after ingestion of colocynth: a clinicopathological study of three cases. Gut *30*, 1412–1418 (1989).

[4] Al Faraj, S.: Haemorrhagic colitis induced by *Citrullus colocynthis*. Ann. Trop. Med. Parasitol. *89*(6), 695–696 (1995).

[5] Pfab, R.: Vergiftungen mit der Koloquinthe (Sodomsapfel): Eine bei uns unbekannte, in Reiseländern häufige Giftpflanze. MMW-Fortschr. Med. *141*(31–32), 41–42 (1999).

[6] Njoroge, G.N. and L.E. Newton: Edible and poisonous species of Cucurbitaceae in the central highlands of Kenya. J. E. Afr. Nat. Hist. *83*(2), 101–115 (1994).

[7] Jubb, T.F., J.H. Creeper and R.A. McKenzie: Poisoning of cattle attributed to Cucumis melo ssp. grestis (ulcardo melon). Aust. Vet. J. *72*(7), 274–275 (1995).

[8] Lavie, D. and E. Glotter: The Cucurbitanes, a group of tetracyclic triterpenes. Fortschr. Chem. Org. Naturst. *29*, 307–362 (1971).

[9] Panosyan, A.G., M.N. Nikshchenko and G.M. Avetisyan: Structure of 22-deoxocucurbitacins isolated from Bryonia alba and Ecballium elaterium. Khim. Prir. Soedin (Tashk.) *0*(5), 679–687 (1985).

[10] Rehm, S.: Die Bitterstoffe der Cucurbitaceen. Ergebn. Biol. *22*, 108–136 (1960).

[11] Teuscher, E. und U. Lindequist: Biogene Gifte, Gustav Fischer Verlag, Stuttgart 1995.

[12] David, A. and D.K. Vallance: Bitter principles of Cucurbitaceae. J. Pharm. Pharmacol. *7*, 295–296 (1955).

[13] Elawad, A.A., E.M.A. Bari, O.M. Mahmoud and S.E.I. Adam: The effect of citrullus colocynthis on sheep. Vet. Hum. Toxicol. *26*(6), 481–485 (1984).

[14] Adam, S.E.I., M.A. Al Yahya and A.H. Al Farhan: Response of Najdi sheep to oral administration of Citrullus colocynthis fruits, Nerium oleander leaves or their mixture. Small Rum. Res. *40*(3), 239–244 (2001).

[15] Frohne, D.: Heilpflanzenlexikon, 7. Auflage, Wiss. Verlagsgesellschaft, Stuttgart 2002.

[16] Lewis, W.H. and M.P.F. Elvin-Lewis: Medical Botany-plants affecting man's health, John Wiley and Sons, New York, London, Sydney, Toronto 2003.

[17] Lin, J.-Y., M.-J. Hou and Y.-Ch. Chen: Isolation of toxic and nontoxic lectins from the bitter pear melon Momordica charantia L. Toxicon *16*, 653–660 (1978).

[18] Vlachos, P., N.N. Kanitsakis and N. Kokonas: Fatal cardiac and renal failure due to Ecballium elaterium (Squirting Cucumber). J. Toxicol. Clin. Toxicol. *32*(6), 737–738 (1994).

[19] Raikhlin-Eisenkraft, B. and Y. Bentur: Ecballium elaterium (squirting cucumber) – remedy or poison? J. Toxicol. Clin. Toxicol. *38*(3), 305–308 (2000).

[20] Satar, S., Y. Gokel, N. Toprak and A. Sebe: Life-threatening uvular angioedema caused by Ecballium elaterium. Eur. J. Emerg. Med. *8*(4), 337–339 (2001).

[21] Seidemann, J.: Die Spritzgurke (Ecballium [L.] A. Rich.) – nur eine potentielle Arzneipflanze? Drogenreport *8*(12), 33–38 (1995).

Bryonia cretica L. Rotfrüchtige Zaunrübe – Red Bryony – Bryone, Navet du diable

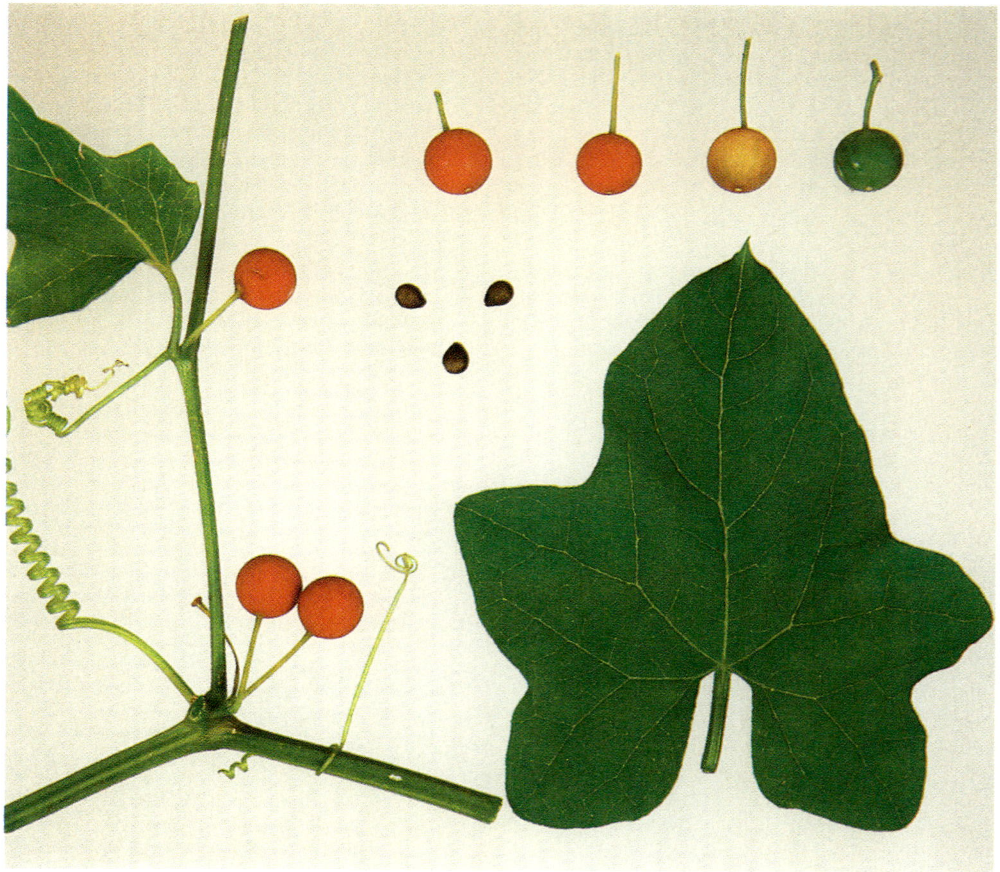

Abb. 90: Rote Zaunrübe

2–3 m hohe, ausdauernd-krautige Pflanzen, mit einfachen Ranken kletternd, und dicken (bis 2,5 kg), rübenförmigen, übel riechenden Wurzeln (bei B. alba weiß).
An Wegrändern und Hecken, in Unkrautgesellschaften auf frischen nährstoffreichen, lehmigen Böden.
Blätter herzförmig 5-lappig, gezahnt, kurzborstig, jedem Blatt steht eine Ranke gegenüber.
Blüten zweihäusig verteilt; ♂ in langgestielten Trauben, ♀ in kurzgestielten Büscheln, grünlichweiß, Krone doppelt so lang wie der Kelch, Narbe behaart; VI–VII
Früchte 1–2-samige, dünnhäutige, kugelige Beeren, bei B. alba im Reifezustand schwarz, bei B. cretica scharlachrot; VIII–X.
Verbreitung: Seit Jahrhunderten in Deutschland eingebürgert und in Mittel- und Südeuropa weit verbreitet.

Die drastisch abführende Wirkung der Zaunrübe war bereits den Ärzten der Antike bekannt. Der Saft frischer Wurzeln erzeugt auf der Haut nach anfänglicher Rötung schmerzhafte Entzündungen mit Blasenbildung. Verantwortlich für diese hautreizende Wirkung sind die Cucurbitacine, von denen über 20 verschiedene Verbindungen aus der *Bryonia*-Wurzel isoliert wurden [1–5]. Offensichtlich sind aber die Wirkstoffe nicht sehr beständig, denn beim Trocknen der Rübe nimmt die Wirksamkeit stark ab. Daneben sind Lectine [6] und ungesättigte Polyhydroxysäuren [7] in den unterirdischen Organen beider *Bryonia*-Arten gefunden worden.
Die scharf schmeckenden, schleimigen Beeren der *Bryonia*-Arten sind ebenfalls giftig, über die genaue Menge an Cucurbitacinen liegen keine Angaben vor. Allerdings wurde aus den reifen Früchten von *Bryonia dioica* ein stark toxisches Protein, das Brydiofin, mit einem MG von 66 000 isoliert. Die letale Dosis betrug 0,4 mg Fruchtextrakt/Maus i. p. [8].
Den Aussagen der älteren Literatur zufolge sollen 40 Beeren für Erwachsene und 15 Beeren für Kinder tödlich sein. Auch nach Erfahrungen der toxikologischen Beratungsstellen sind diese Früchte in jene Gruppe einzuordnen, bei der nach Verzehr größerer Mengen eine schwere Symptomatik zu erwarten ist. So beobachtete das Berliner Tox.-Info.-Zentrum [9] gelegentlich Vergiftungserscheinungen (mehrfaches Erbrechen) bereits nach Ingestion von 6–8 Beeren. Als **Symptome** einer Intoxikation mit *Bryonia* werden außerdem Magenbeschwerden, blutiger Durchfall, Schwindelgefühl, Nierenreizung und in schweren Fällen Atemlähmung angegeben.
Auch über z. T. letale Tiervergiftungen (Hund, Pferd) nach Ingestion von Beeren der Roten Zaunrübe wurde berichtet [10–11].

Therapie

Nach Verzehr von bis zu 3 Beeren reichliche Flüssigkeitsgabe und Medizinalkohle. Bei mehr als 3 Beeren Magenentleerung (Ipecac) und anschließend Kohlegabe bei kurzer Latenz [9]. Ansonsten symptomorientierte Behandlung.

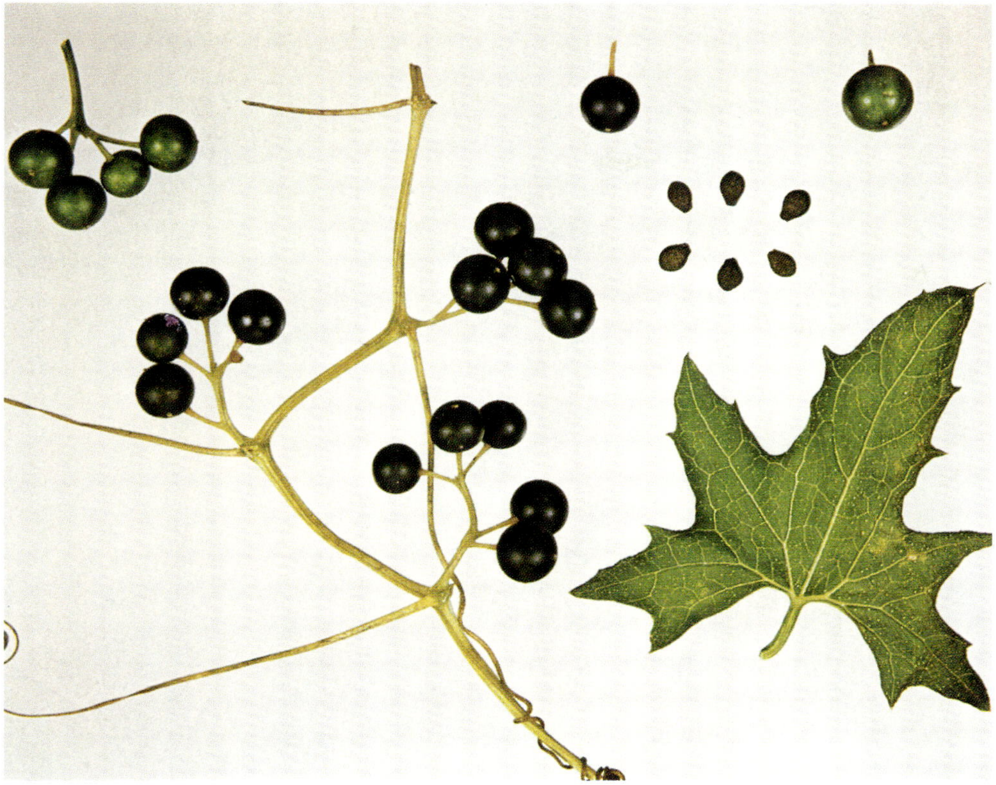

Abb. 91: Bryonia alba L. Weiße Zaunrübe, Schwarzfrüchtige Zaunrübe – White Bryony – Bryone blanche

Mikroskopische Merkmale der Früchte. Die Fruchtwandepidermis der rotbeerigen Zaunrübe (*B. cretica*) besteht aus polygonalen Zellen mit gradlinig verlaufenden, derben Wänden (Abb. 92 a). Sie enthält regelmäßig Spaltöffnungen, deren Schließzellen rosettenartig von mehreren kleinen Epidermiszellen umgeben werden. Im schleimigen Fruchtfleisch, aber auch in der Epidermis sind carotinoide Farbstoffe vorhanden.

Demgegenüber ist die Epidermis der schwarzen Beeren von *B. alba* farblos, auch sie enthält ähnliche Spaltöffnungen (Abb. 92 b), deren Schließzellen allerdings deutlich über die Ebene der Epidermisoberfläche herausgehoben sind. Ihr Fruchtfleisch zeichnet sich durch den Reichtum an Chloroplasten (äußere Schichten) und Stärkekörnern (< 12 µm; innere Schichten) aus.

a

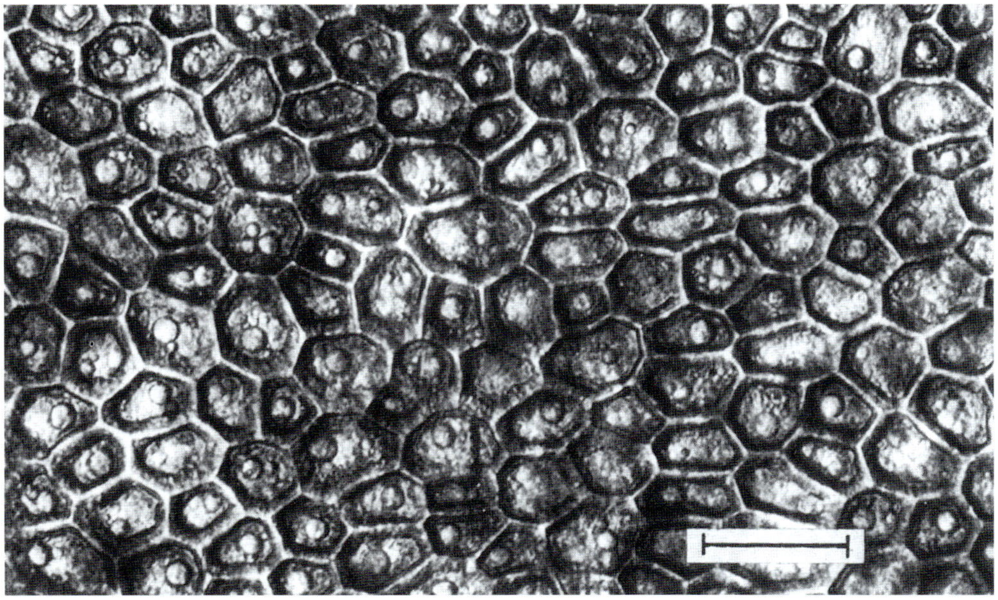

b

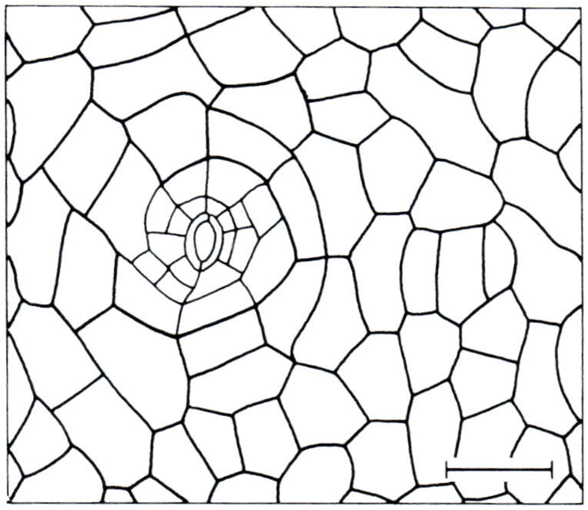

Abb. 92: Fruchtwandepidermen von Bryonia cretica (a) und B. alba (b).

Literatur

[1] Hylands, P.J. and E.-S.S. Mansour: A revision of the structure of cucurbitacin's from Bryonia dioica. Phytochemistry, *21*(11), 2703–2707 (1982).

[2] Lavie, D. and E. Glotter: The Cucurbitanes, a group of tetracyclic triterpenes. Fortschr. Chem. Org. Naturst. *29*, 307–362 (1971).

[3] Panossian, A.G., G.M. Avetissian, M.N. Nikishchenko, V.H. Mnatsakanian, G.V. Gasparian, S.H. Pashinian, G.S. Vartanian, K.G. Karaguezian: Biologically active substances from Bryonia alba. Planta Med. *39*(3), 254 (1980).

[4] Pohlmann, J.: The cucurbitacins in Bryonia alba and Bryonia dioica. Phytochemistry *14*(7), 1587–1589 (1975).

[5] Ripperger, H.: Isolation and structure of cucurbitacin from Bryonia dioica. Tetrahedron *32*(13), 1567–1570 (1976).

[6] Peumans, W.J., M. Nsimba-Lubaki, A.R. Carlier and E. van Driessche: A lectin from Bryonia dioica root stocks. Planta *160*(3), 222–228 (1984).

[7] Panossian, A.G., G.M. Avetissian, V.A. Mnatsakanian, S.G. Batrakov, S.A. Vartanian, E.S. Gabrielian and E.A. Amroyan: Unsaturated polyhydroxy acids having prostaglandin-like activity from Bryonia alba 11. Major components. Planta Med. *47*, 17–25 (1983).

[8] Munoz, S.M., S.M. Salvarelli, M.I. Saiz and F.P. Conde: A toxic protein from Bryonia dioica Jacq. fruits: the brydiofin. Biochem. Biophys. Res. Commun. *183*(3), 1011–1018 (1992).

[9] Ritter-Franke, S. und R. Bunjes: Vergiftungsunfälle mit Pflanzen, in: K.E. v. Mühlendahl, U. Oberdisse, R. Bunjes und M. Brockstedt (Hrsg.), Vergiftungen im Kindesalter, 4. Auflage, Georg Thieme Verlag, Stuttgart-New York 2003.

[10] Binkert, A.: Persönliche Mitteilung, 1988.

[11] Whur, P.: White bryony poisoning in a dog. Vet. Rec. *119*(16), 411 (1986).

Cupressaceae

Die **Zypressengewächse** sind eine Familie der Nadelhölzer (Coniferae) mit einigen als giftig bekannten Arten. Anders als die Eibe (Taxaceae, S. 390) mit ihren vom auffällig rot gefärbten Arillus umgebenen Samen spielen die Cupressaceae in den Statistiken der Tox.-Info.-Zentren eine geringere Rolle. Ihre Organe – nadel- oder schuppenförmige Blätter, unscheinbare Blüten und mit der Reife verholzende Fruchtzapfen (bei der Gattung *Juniperus* aber „Beerenzapfen") – reizen nicht zum Verzehr, sodass akzidentelle Vergiftungen selten sind. Lediglich die (früher wohl häufigere) missbräuchlich Verwendung von Extrakten oder Absuden verschiedener Zypressengewächse wie Sadebaum oder Lebensbaum als Abortivum führte zu schweren, u. U. tödlichen Intoxikationen.

Die Zypressengewächse zeichnen sich durch die immergrüne schuppenförmige Beblätterung in dekussierter Blattstellung aus. Lediglich bei einigen *Juniperus*-Arten bleiben die in der Jugend nadelförmigen Blätter erhalten. Von den zahlreichen, auch in vielfältigen gärtnerischen Zuchtformen in Anlagen und Gärten gepflanzten Vertretern der Familie gehen wir im Folgenden auf drei Beispiele ein, um auf die potenzielle Gefährlichkeit einiger Nadelgewächse aufmerksam zu machen.

Toxikologisch relevante Inhaltsstoffe der Familie sind Mono- und Sesquiterpene der ätherischen Öle, die sowohl in den Blättern, den Scheinbeeren und auch im Holz abgelagert sein können. Darüber hinaus dürften auch Tropolon- und Lignanderivate (Podophyllotoxine) an der Giftwirkung beteiligt sein.

Die Gattung *Juniperus* ist in der nördlichen Hemisphäre mit ca. 60 Arten vertreten. Neben den in Europa heimischen *Juniperus communis* und *J. sabina* sind auch einige gern gepflanzte Arten wie *J. horizontalis*, der Kriechwacholder, *J. oxycedrus*, Spitzblättriger Wacholder oder *J. virginiana*, Virginischer Wacholder von Interesse.

Der **Gemeine Wacholder**, *Juniperus communis* (Baum des Jahres 2002 [1]), ist in Europa heimisch und wächst als meist aufrechter Strauch oder kleiner Baum auf Heiden, in lichten Nadelholzwäldern und wird auch viel angepflanzt. Die an den weiblichen Pflanzen sich entwickelnden, kugeligen „Beerenzapfen" reifen im Verlaufe von drei Vegetationsperioden, sodass man an der Pflanze unreife (grüne) und reife, schwarz-braune, bläulich bereifte „Wacholderbeeren" findet. Die offizinellen „Juniperi pseudo-fructus" enthalten ein terpenreiches ätherisches Öl mit dem gewebsreizenden α- und β-Pinen, dem diuretisch wirkenden Terpinenol, Sabinen u. a. Komponenten. Wacholderbeeren gelten traditionell als harntreibende Droge und werden als Stomachikum und Karminativum gekaut. Die dem Wacholderbeeröl nachgesagten Nierenreizungen bzw. Nierenschädigungen sind wohl nur bei Überdosierung oder Verwendung nicht gereinigter Öle zu erwarten. Der Verzehr weniger Wacholderbeeren dürfte in der Regel unbedenklich sein.

Der **Sadebaum** oder **Stinkwacholder**, *Juniperus sabina*, kommt im Süden Deutschlands an natürlichen Standorten vor, ist jedoch, da früher zur Drogengewinnung kultiviert, hier und da verwildert anzutreffen. Er ist ein niederliegender, unangenehm riechender Strauch oder auch kleiner Baum mit zunächst nadelförmigen, später schuppenartigen Blättern und kleinen, eiförmigen, blaugereiften Beerenzapfen.

Im Gegensatz zum ätherischen Öl des Gemeinen Wacholders ist dasjenige des Sadebaums ein gefährliches Gift mit heftigen Reizwirkungen auf den Gastrointesti-

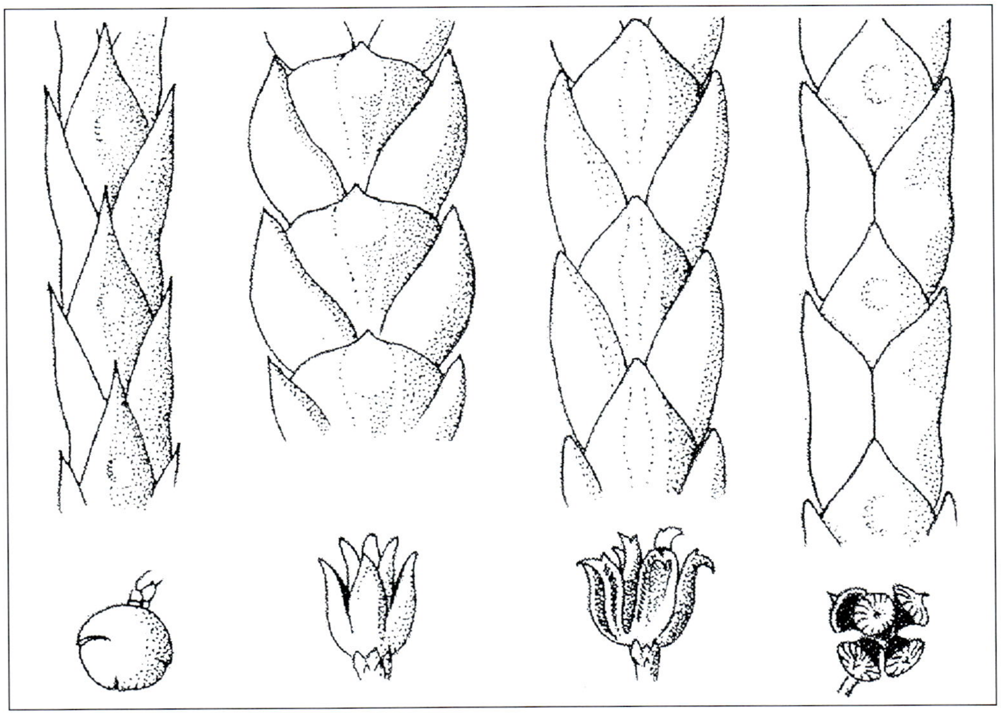

Abb. 93: Vergleich der leicht verwechselbaren Zypressengewächse: oben Zweigstücke mit Schuppenblättern, unten reife Früchte. Sadebaum, Abendländischer Lebensbaum, Morgenländischer Lebensbaum, Scheinzypresse (v. l. n. r.; nach BUFF/VON DER DUNK).

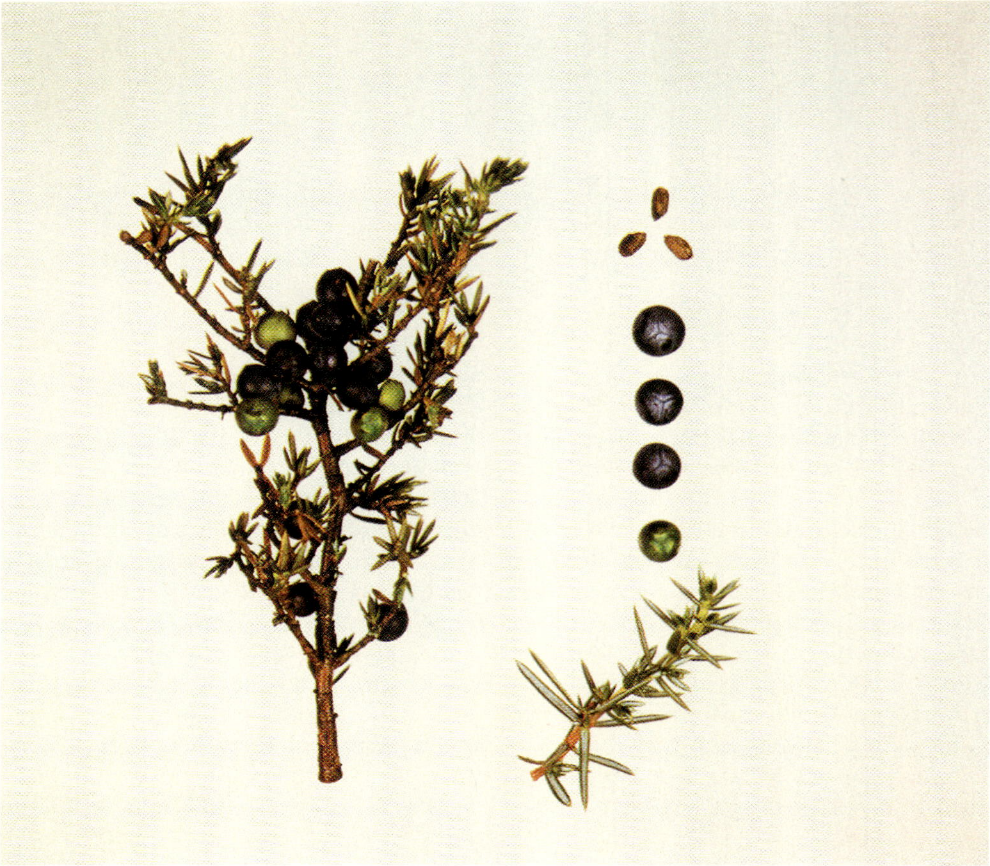

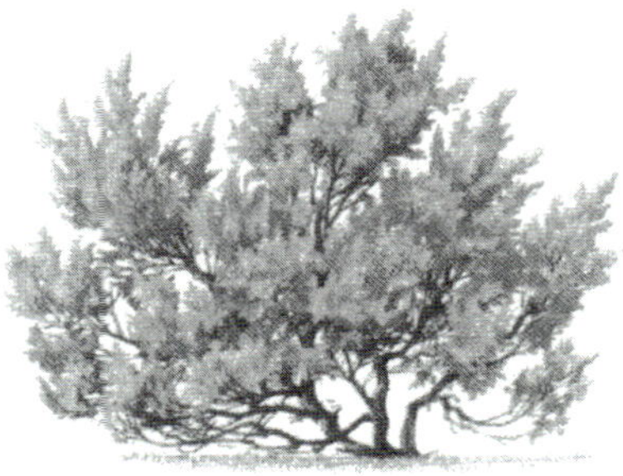

Abb. 94: Juniperus communis L. Wacholder – Juniper – Genévrier

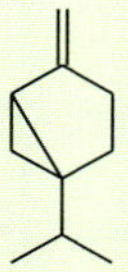

Sabinen

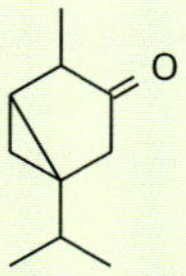

Thujon

naltrakt und das Nierenepithel. Intoxikationen führen zum Auftreten von Krämpfen und schließlich zu zentraler Lähmung. Bei – relativ seltenen – akzidentellen Intoxikationen von Kindern, die Triebe oder Zapfen gegessen hatten, traten nicht selten z.T. blutiges Erbrechen, Würgen, Speichelfluss und Bauchschmerzen auf [2]. Zur embryotoxischen und teratogenen Wirkung des Öls vgl. [3]. Auf der Haut erzeugt das Sadebaumöl Blasen und tiefer gehende Nekrosen und wurde, ebenso wie die gepulverten Zweigspitzen (Summitates Sabinae), gegen Warzen und Spitze Condylome (Feigwarzen) angewendet. Bei der Droge könnten auch die zur Gruppe der Lignane gehörenden Podophyllotoxine, die in den Schuppenblättern nachgewiesen worden sind, an der Wirkung beteiligt sein. Über die Lignane des Sadebaums vgl. [4]. Hauptbestandteile des ätherischen Öls sind die Terpenderivate Sabinen, Sabinol und Sabinylacetat. Nach TEUSCHER und LINDEQUIST [5] sind nicht diese ungesättigten Terpene, sondern aus ihnen sich postmortal bildende Peroxide die eigentlichen Giftstoffe. Das Zerreiben frischer Sadebaumblätter auf der Haut führte jedenfalls nach eigenen Beobachtungen der Autoren zu keinerlei Reizerscheinungen. Von den übrigen *Juniperus*-Arten soll auch *J. virginiana* sowie das ätherische Öl von *J. horizontalis* giftig sein.

Der **Lebensbaum**, *Thuja* spec. Von den sechs Arten der Gattung *Thuja* wird der im östlichen Nordamerika heimische, bis 30 m hohe Abendländische Lebensbaum, *Thuja occidentalis*, in Europa vielfach angepflanzt, hier z.T. auch als niedriger Heckenstrauch („Thujahecke"). Er enthält in seinen schuppenförmigen Blättern ein ätherisches Öl mit örtlich stark reizenden Wirkungen. Nach peroraler Aufnahme führt es zu schwersten Intoxikationen mit lang anhaltenden klonisch-tonischen Krämpfen und degenerativen Veränderungen der Leber, Nierenschäden und Magenschleimhautblutungen. Bei über 300 Beratungsfällen (seit 1968) gab es bei Kindern, die Triebe oder Zapfen gegessen hatten, nicht selten gastrointestinale Beschwerden mit z.T. blutigem Erbrechen [2]. Ursache der Toxizität ist vor allem das Monoterpen Thujon, dessen Gefährlichkeit auch vom ätherischen Öl des Absinths her bekannt ist. Über Vergiftungen mit Thujaöl vgl. [6]. Thujonreiches äthe-

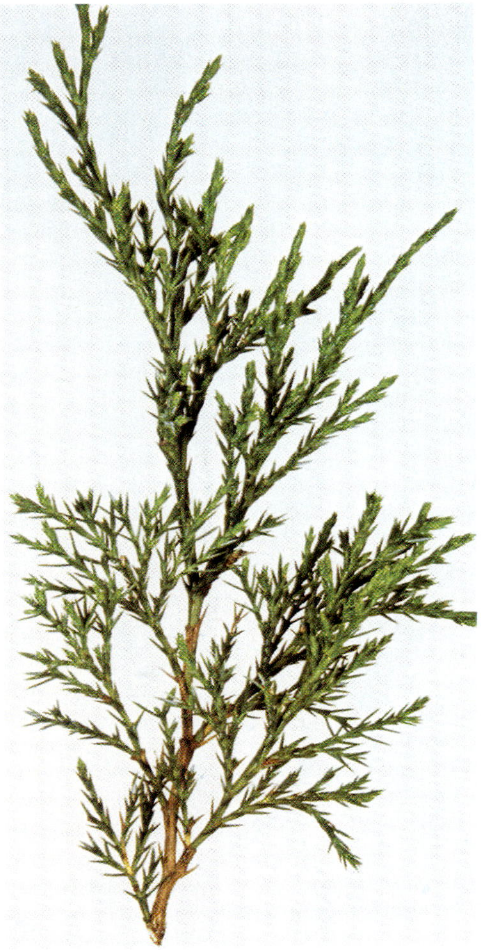

Abb. 95: Juniperus sabina L. Sadebaum, Stinkwacholder – Spanish Savin – Genévrier sabine

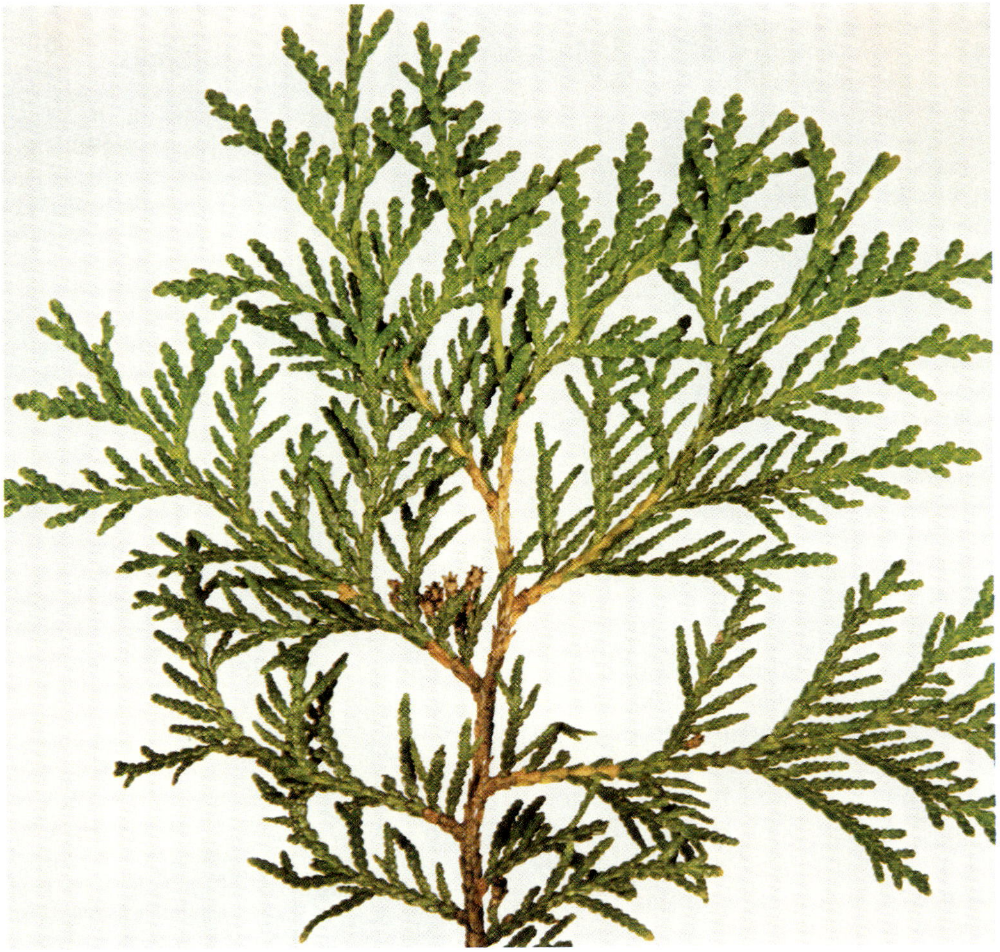

Abb. 96: Thuja occidentalis L. Abendländischer Lebensbaum – Red Cedar – Arbre de paradis, Thuya occidental

risches Öl findet sich auch in *Thuja plicata*, dem aus dem westlichen Nordamerika stammenden, in Europa angepflanzten Riesen-Lebensbaum, der bis 50 Meter hoch werden kann, sowie im Morgenländischen Lebensbaum, *Platycladus orientalis* (= *Thuja orientalis*), vgl. [17].

Verschiedene Coniferae sind auch als Auslöser von **Allergien** bekannt. Dies gilt für das von *Pinus*-Arten stammende Terpentin bzw. dessen Harzkomponente Colophonium ebenso wie für Holzstäube von Nadelhölzern, darunter auch von *Juniperus*- oder *Thuja*-Arten [7–8]. Der bei der Verarbeitung des Holzes von *Thuja plicata* (western red cedar wood) oder von *Thuja occidentalis* (eastern white cedar wood) entstehende Holzstaub kann Kontaktdermatitiden, aber auch Asthmaanfälle auslösen [9–12]. Als allergieauslösende Faktoren werden Tropolone und das Lignanderivat Plicatsäure diskutiert, die als niedermolekulare Verbindungen Hapten-Funktion haben müssten. Nicht selten werden Dermatitiden auch durch die in England, Neuseeland und Südafrika als Gartenpflanze beliebte Hybride x *Cupressocyparis leylandii* (Hybride aus *Cupressus macrocarpa* und *Chamaecyparis nootkatensis*) hervorgerufen. Der Kontakt erfolgt beim Schneiden der schnellwüchsigen Hybride oder auch beim Verbrennen der Zweige durch den Rauch (airborne contact dermatitis); oftmals besteht eine Kreuzallergie zu Colophonium (colophoniumhaltige Pflaster) [7, 13].

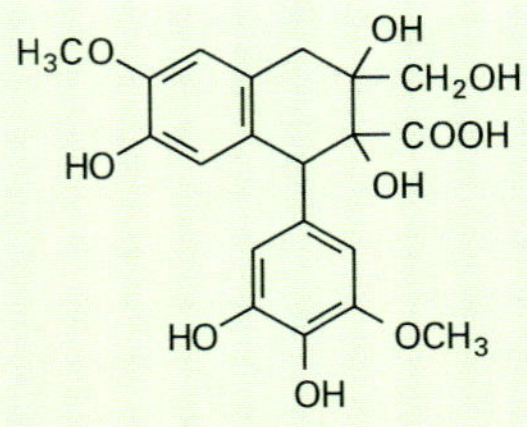

Plicatsäure

Die den Lebensbäumen ähnliche Scheinzypresse, *Chamaecyparis lawsoniana*, scheint, soweit bisher bekannt, ungiftig zu sein. Sie unterscheidet sich von der Gattung *Thuja* durch die überhängenden jungen Gipfeltriebe.

Anhang. Abgesehen von den toxikologisch interessanten Inhaltsstoffen und

Therapie

bei Sadebaum- oder Lebensbaumintoxikationen. Primäre Giftentfernung durch Magenentleerung und Gabe von Aktivkohle; symptomatische Maßnahmen gegen auftretende Krämpfe, u.U. auch künstliche Atmung erforderlich.

Pflanzen der → Pinaceae seien von den Gymnospermen noch die hautirritierenden Kontaktallergene der fleischigen Samenschale (Sarkotesta) von *Ginkgo biloba* (Ginkgoatae) erwähnt [14]. Die als Ginkgolsäuren, Bilabole und Cardanole bezeichneten 3-Alkylbrenzcatechine mit unterschiedlich langen Alkylresten entsprechen weitgehend den Urushiolen der Anacardiaceen [15]. In asiatischen Ländern, in denen auch die Samenkerne gegessen werden, sind bei übermäßigem Verzehr Vergiftungen beobachtet worden, z.B. [16]. Verantwortlich dafür ist das in den Samen nachgewiesene 4′-O-Methylpyridoxin (Ginkgotoxin).

Literatur

[1] Schulte, U.: Der Wacholder, Baum des Jahres. Dtsch. Apoth. Ztg. *142*(4), 378–380 (2002).

[2] Ritter-Franke, S. und R. Bunjes: Vergiftungsunfälle mit Pflanzen, in: Vergiftungen im Kindesalter, K.E. von Mühlendahl, U. Oberdisse, R. Bunjes und M. Brockstedt (Hrsg.), Thieme Verlag, Stuttgart, New York 2003.

[3] Pages, N., G. Fournier, G. Chamorro, M. Salazar, M. Paris and C. Boudene: Teratological evaluation of Juniperus sabina essential oil in mice. Planta Med. *55*, 144–146 (1989).

[4] Feliciano, A.S., J.M.M. Del Corral, M. Gordaliza and A. Castro: Lignans from Juniperus sabina. Phytochemistry *29*(4), 1335–1338 (1990).

[5] Teuscher, E. und U. Lindequist: Biogene Gifte, Gustav Fischer Verlag, Stuttgart, Jena, New York 1994.

[6] Mitchell, J. and A. Rook: Botanical dermatology – plants and plant products injurious to the skin, Greengrass Ltd., Vancouver, Canada 1979.

[7] Lovell, C.R.: Plants and the skin, Blackwell Scientific Publications, London, Edinburgh, Boston 1993.

[8] Hausen, B.M.: Woods injurious to human health, Walter de Gruyter, Berlin, New York 1981.

[9] Bleumink, E., J.C. Mitchell and J.P. Nater: Allergic contact dermatitis from cedar wood (Thuja plicata). Br. J. Derm. *88*, 499 (1973).

[10] Ishizaki, T., T. Shida, T. Miyamoto, Y. Matsumara, K. Mizuno and M. Tomaru: Occupational asthma from western red cedar dust (Thuja plicata) in furniture factory workers. J. Occup. Med. *15*, 580 (1973).

[11] Cartier, A., H. Chan, J.-L. Malo, L. Pineau, K.S. Tse and M. Chan-Yeung: Occupational asthma caused by eastern white cedar (Thuja occidentalis) with demonstration that plicatic acid is present in this wood dust and is the causal agent. J. Allerg. Clin. Immunol. *77*(4), 639–645 (1986).

[12] Chan-Yeung, M., L. Maclean and P.L. Paggiaro: Follow-up study of 232 patients with occupational asthma caused by western red cedar (Thuja plicata). J. Allerg. Clin. Immunol. *79*(5), 792–976 (1987).

[13] Lovell, C.R., C.J. Dannaker and I.R. White: Allergic contact dermatitis from x Cupressocyparis leylandii and shared allergenicity with colophony. Contact Dermatitis *13*, 344–345 (1985).

[14] Becker, L.E. and B.G. Skipworth: Ginkgo-tree dermatitis, stomatitis and proctitis. J. Am. Med. Assoc. *231*(11), 1162–1163 (1975).

[15] Adawatkar, P.D. and M.A. El Sohly: Isolation, purification and antimicrobial activity of anacardic acids from Ginkgo biloba fruits. Fitoterapia *52*(3), 129–135 (1981).

[16] Miwa, H., M. Iijima, S. Tanaka and Y. Mizuno: Generalized convulsions after consuming a large amount of ginkgo nuts. Epilepsia *42*(2), 280–281 (2001).

[17] Chizzola, R., W. Hochsteiner and S. Hajek: GC-analysis of essential oils in the rumen fluid after incubation of Thuja orientalis twigs in the Rusitec system. Res. Vet. Sci. *76*(1), 77–82 (2004).

Cycadaceae

Die gymnospermen **Cycasgewächse** sind palmenähnliche Bäume mit kurzem Stamm und einem Schopf farnwedelähnlicher Blätter („Palmfarne“), die in (sub-) tropischen Gebieten wachsen. Sie werden hier als weitgefasste Familie betrachtet, d.h. inklusive der Gattungen *Encephalartos, Dioon* und *Macrozamia*, die auch als eigene Familie der Zamiaceae abgetrennt werden, aber die gleichen Giftstoffe wie die Gattung *Cycas* enthalten. Aus dem Mark der Stämme von *Cycas circinalis, C. revoluta* oder *Dioon edule* wird „falscher Sago“ gewonnen. Bei der Aufbereitung müssen durch mehrmaliges Wässern Giftstoffe entfernt werden. Die toxischen Inhaltsstoffe der Cycadeen, die sich nicht nur im Stamm, sondern auch in allen anderen Organen nachweisen lassen, sind zum einen Glykoside des Methylazoxymethanols, zum anderen handelt es sich um die nichtproteinogene Aminosäure Methylaminoalanin.

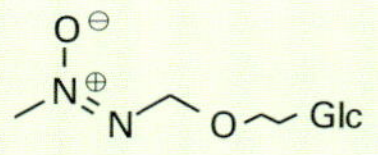

Cycasin

Methylazoxymethanol-Glykoside vom Typ des Cycasins oder Macrozamins sind sog. pseudocyanogene Glykoside, aus denen unter Laugeneinwirkung Blausäure abgespalten werden kann. Dies scheint jedoch toxikologisch ohne Relevanz zu sein. Bedeutsamer ist die Tatsache, dass das nach Glykosidspaltung (z.B. durch Bakterieneinwirkung im Darm oder auch im Rumen von Wiederkäuern) freigesetzte Methylazoxymethanol eine reaktionsfähige Substanz ist, deren Metaboliten zur Alkylierung von Nukleinsäuren und Proteinen befähigt sind. Daraus ergeben sich akut toxische Wirkungen, die verbunden mit Übelkeit, Erbrechen, Bewusstlosigkeit und Leberschädigungen zum Tod von Versuchstieren führen können. Humanintoxikationen sind von den Ureinwohnern Guams (Chaporro) bekannt, denen *Cycas* als Nahrungsquelle dient. General Smuts soll sich im Burenkrieg eine Vergiftung durch den Verzehr der Samen vom „Hottentottenbrot“ (*Encephalartos altensteinii* [*longifolius*?], Abb. 97b) zugezogen haben [1]. Neben der akuten Intoxikation sind carcinogene Wirkungen der Metaboliten des Methylazoxymethanols bekannt und in Tierversuchen das Auftreten von Leber- und Nierentumoren nachgewiesen [2].

Ein weiteres Toxin der Cycadeen ist die nichtproteinogene Aminosäure 3-Methylamino-L-alanin (α-Amino-β-methylamino-propionsäure). Sie ist – vergleichbar dem β-N-Oxalylaminoalanin von *Lathyrus sativus* – ein Neurotoxin und führt beim Menschen zu einer als amyotropische Lateralsklerose bezeichneten Erkrankung des Rückenmarks, die mit Muskelatrophie, faszikulären Zuckungen an Armen und Beinen und fortschreitenden neurologischen Störungen verbunden ist. Sie wurde ebenso wie die akute Intoxikation (Guam disease) bei den Chamorro gehäuft beobachtet [3–4]. Auch bei den Tiervergiftungen stehen neurologische Symptome, insbesondere Paralyse der Hinterbeine im Vordergrund [5–6]. Betroffen sind vor allem Wiederkäuer, es gibt aber auch Berichte über Vergiftungen von Hunden [7–10]. Ob 3-Methylaminoalanin tatsächlich das relevante Neurotoxin ist, wird kontrovers beurteilt [11]. Der Gehalt in den Blättern von *Cycas*-Arten ist jedenfalls sehr gering [12]. Intoxikationen von Kühen und Schafen durch Cycadeen sind bekannt von Australien (verschiedene Cycadeen [13]), Japan (*Cycas revoluta* [5]), Südafrika (*Encephalartos*-Arten [1]) oder Puerto Rico (*Zamia puertoriquensis* [14]).

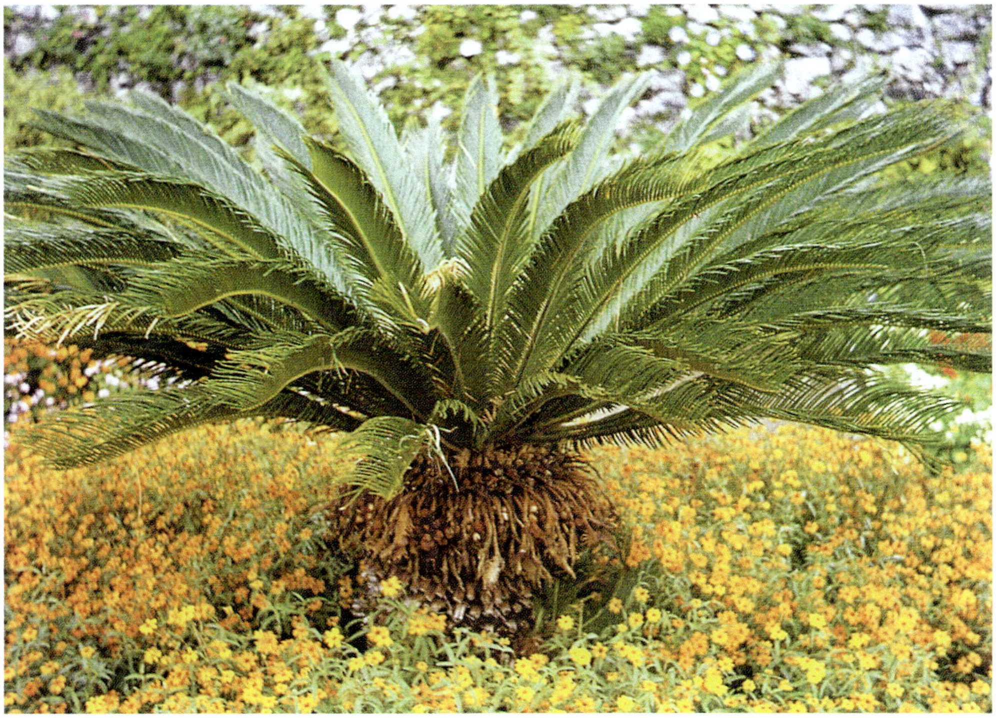

Abb. 97 a: Cycas revoluta THUNB. Japanischer Sagopalmfarn – Sago Palm – Cycas

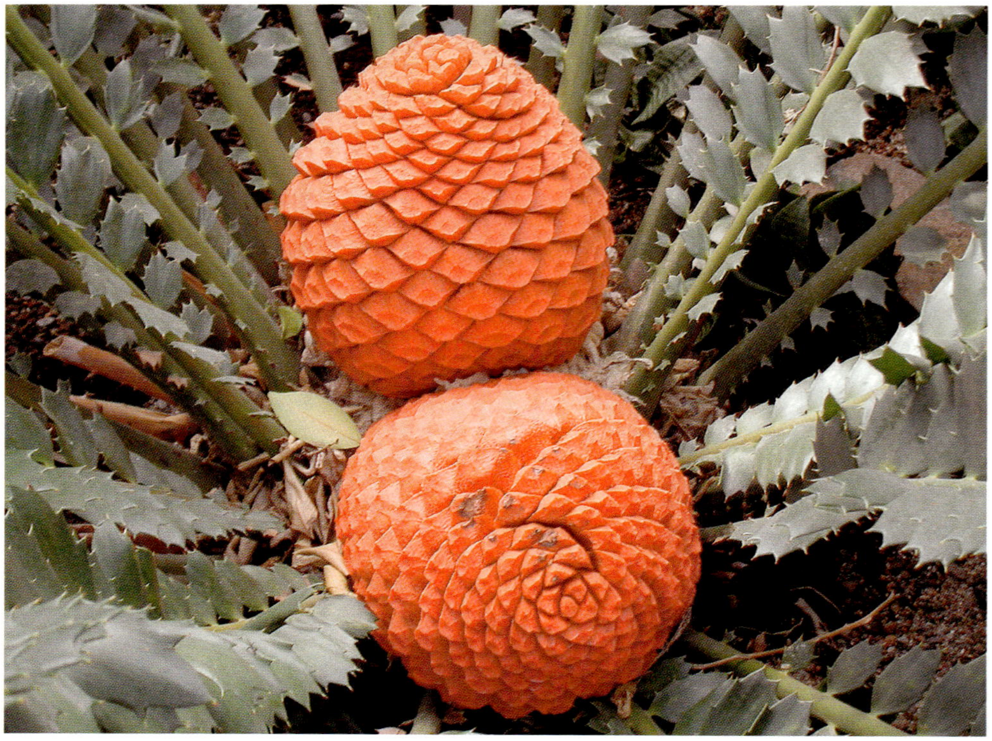

Abb. 97 b: Fruchtzapfen von Encephalartos LEHM. Brotpalmfarn – Cycad – Abre à pain

Literatur

[1] Tustin, R.C.: Notes on the toxicity and carcinogenicity of some South African Cycad species with special reference to that of Encephalartos lanatus. J. South. Afr. Vet. Assoc. *54*(1), 33–42 (1983).

[2] Tustin, R.C.: Toxicity and carcinogenicity of some South African cycad (Encephalartos) species. South Afr. Med. J. *48*, 2369–2373 (1974).

[3] Spencer, P.S., P.B. Nunn, J. Hugon, A.C. Ludolph, S.M. Ross and R.C. Robertson: Guam amyotrophic lateral sclerosis – parkinsonism-dementia linked to a plant excitant neurotoxin. Science *237*, 517–522 (1987).

[4] N.N.: A poison tree. Lancet *2*(8565), 947–948 (1987).

[5] Kobayashi, A., K. Tadera, F. Yagi, I. Kono and N. Yasuda: Cattle poisoning due to ingestion of cycad leaves, neurotoxic effects causing paralysis in hindquarters. Toxicon, *Suppl. 3*, 229–232 (1983).

[6] Shimizu, T., N. Yasuda, I. Kono, F. Yagi, K. Tadera and A. Kobayashi: Hepatic and spinal lesions in goats chronically intoxicated with cycasin. Jpn. J. Vet. Sci. *48*(6), 1291–1296 (1986).

[7] Senior, D.F., S.F. Sundlof, C.D. Buergelt and D.J. Meyer: Cycad intoxication in the dog. J. Am. Anim. Hosp. Assoc. *21*, 103–109 (1985).

[8] Botha, C.J., T.W. Naude, G.E. Swan, M.M. Ashton and J.F. van der Wateren: Suspected cycad (cycas revoluta) intoxication in dogs. J. South Afr. Vet. Assoc. *62*(4), 189–190 (1991).

[9] Mills, J.N., M.J. Lawley and J. Thomas: Macrozamia toxicosis in a dog. Aust. Vet. J. *73*(2), 69–72 (1996).

[10] Albretsen, J.C., S.A. Khan and J.A. Richardson: Cycad palm toxicosis in dogs: 60 cases (1987–1997). J. Am. Vet. Med. Assoc. *213*(1), 99–101 (1998).

[11] Seawright, A.A., A.W. Brown, C.C. Nolan and J.B. Cavanagh: Selective degeneration of cerebellar cortical neurons caused by cycad neurotoxin, L-β-methylaminoalanine (L-BMAA), in rats. Neuropath. Appl. Neurobiol. *16*, 153–169 (1990).

[12] Charlton, T.S., A. Marini, S.P. Markey, K. Norstog and M.W. Duncan: Quantification of the neurotoxin 2-amino-3-(methylamino)-propanoic acid (BMAA) in cycadales. Phytochemistry *31*(10), 3429–3432 (1992).

[13] Hall, W.T.K.: Cycad (zamia) poisoning in Australia. Aust. Vet. J. *64*(5), 149–151 (1987).

[14] Reams, R.Y., E.B. Janovitz and F.R. Robinson: Cycad (Zamia puertoriquensis) toxicosis in a group of dairy heifers in Puerto Rico. J. Vet. Diagn. Invest. *5*, 488–494 (1993).

Dichapetalaceae

Die einzige, auch außerhalb der Tropen wachsende Art ist *Dichapetalum cymosum*, die in Namibia, Zimbabwe und Botswana vorkommt und in der Transvaal-Provinz von Südafrika seit langem als giftige Pflanze bekannt ist [1]. Sie wird vom Weidevieh gefressen, da sie vor den Gräsern erscheint und führt zu der in Afrikaans als „Gifblaar" (=poison leaf) bezeichneten Intoxikation, die in der Regel sehr schnell zum Tode führt. Über den Vergiftungsverlauf bei Schafen vgl. SCHULTZ et al. [2]. Als toxischer Inhaltsstoff wurde **Monofluoressigsäure** bereits 1944 identifiziert [3], eine für die Familie charakteristische Substanz, die auch für die Giftigkeit der Samen und Blätter anderer Dichapetalaceae verantwortlich ist. Sie führt zu Schädigungen des Herzens und des Nervensystems und ist toxischer als nach ihrem Fluorgehalt zu erwarten ist. Für den Menschen gelten 5 mg/kg Körpergewicht (p. o.) als letale Dosis [4]. Monofluoressigsäure wird im Organismus zu Fluorzitronensäure „gegiftet", die sowohl das Enzym Aconitase im Zitronensäurezyklus irreversibel hemmt als auch einen Carrier blockiert, der Acetat in die Mitochondrien transportiert. Es wird daher versucht, Acetatdonatoren präventiv oder curativ gegen „Gifblaar"-Intoxikationen einzusetzen, Versuche mit Acetamid haben in experimentellen Studien mit Schafen gewisse Erfolge gezeigt [5].

In Westafrika ist die Liane *Dichapetalum toxicarium* als Giftpflanze bekannt: In den Samen findet sich als Hauptkomponente des Samenfetts neben anderen Fluor-Fettsäuren eine ω-Fluorölsäure (70%), während in den Blättern das Fluoracetat-Ion nachgewiesen wurde [6]. Über Tiervergiftungen durch *Dichapetalum barteri* u. a. Species berichteten NWUDE et al. [7–8] sowie NGOMUO et al. [9]. Gerade in Dürrezeiten bei allgemeinem Futtermangel kommt es häufig zu Ausbrüchen von Pflanzenvergiftungen beim Weidevieh [10, 11]. Auch einige ostafrikanische *Dichapetalum*-Arten sind toxisch und werden zur Bereitung von Pfeilgiften und zur Vergiftung von Tieren benutzt [6, 12].

Literatur

[1] van Wyk, B.-E., F. van Heerden and B. van Oudtshoorn: Poisonous Plants of South Africa, Briza Publications, Pretoria 2002.

[2] Schultz, R. A., J. A. W. Coetzer, T. S. Kellermann and T. W. Naude: Observations on the clinical, cardiac and histopathological effects of fluoroacetate in sheep. Onderstepoort J. Vet. Res. *49*(4), 237–246 (1982).

[3] Marais, J. C. S.: Monofluoroacetic acid, the toxic principle of „Gifblaar", Dichapetalum cymosum (HOOK.) ENGL. Onderstepoort J. Vet. Sci. and Animal Industr. *20*, 67–73 (1944).

[4] Wirth, W. und C. Gloxhuber: Toxikologie, Georg Thieme Verlag, Stuttgart, New York 1991.

[5] Egyed, M. N. and R. A. Schultz: The efficacy of acetamide for the treatment of experimental Dichapetalum cymosum (Gifblaar) poisoning in sheep. Onderstepoort J. Vet. Res. *53*, 231–234 (1986).

[6] Neuwinger, H. D.: Afrikanische Arzneipflanzen und Jagdgifte. Wiss. Verlagsges., 2. A Stuttgart 1998.

[7] Nwude, N., L. E. Parsons and A. O. Adaudi: Acute toxicity of the leaves and extracts of Dichapetalum barteri (Engl.) in mice, rabbits and goats. Toxicology *7*, 23–29 (1977).

[8] Nwude, N.: Some stock poisoning plants in Nigeria. J. Anim. Prod. Res. *1*(2), 109–122 (1981).

[9] Ngomuo, A. J., D. M. Kambarage, G. L. M. Mwamengele and J. A. Matovelo: Dichapetalum spp. toxicity in cattle at a farm in Tanzania. Vet. Hum. Toxicol. *37*(2), 143–153 (1995).

[10] Binta, M. G., E. K. Adom, T. Diteko and E. Z. Mushi: Plant poisoning cases among livestock in Botswana, 1982–1991. Bull. Anim. Health Prod. Afr. *44*(1), 39–44 (1996).

[11] Msami, H. M.: An outbreak of suspected poisoning of cattle by Dichapetalum sp. in Tanzania. Trop. Anim. Health Prod. *31*(1), 1–7 (1999).

[12] Watt, J. M. and M. G. Breyer-Brandswijk: Medicinal and poisonous plants of Southern and Eastern Africa, E. & S. Livingstone, Edinburgh, London 1962.

Dioscoreaceae

Tamus communis L. Schmerwurz, Feuerwurzel – Black Bryony – Tamier

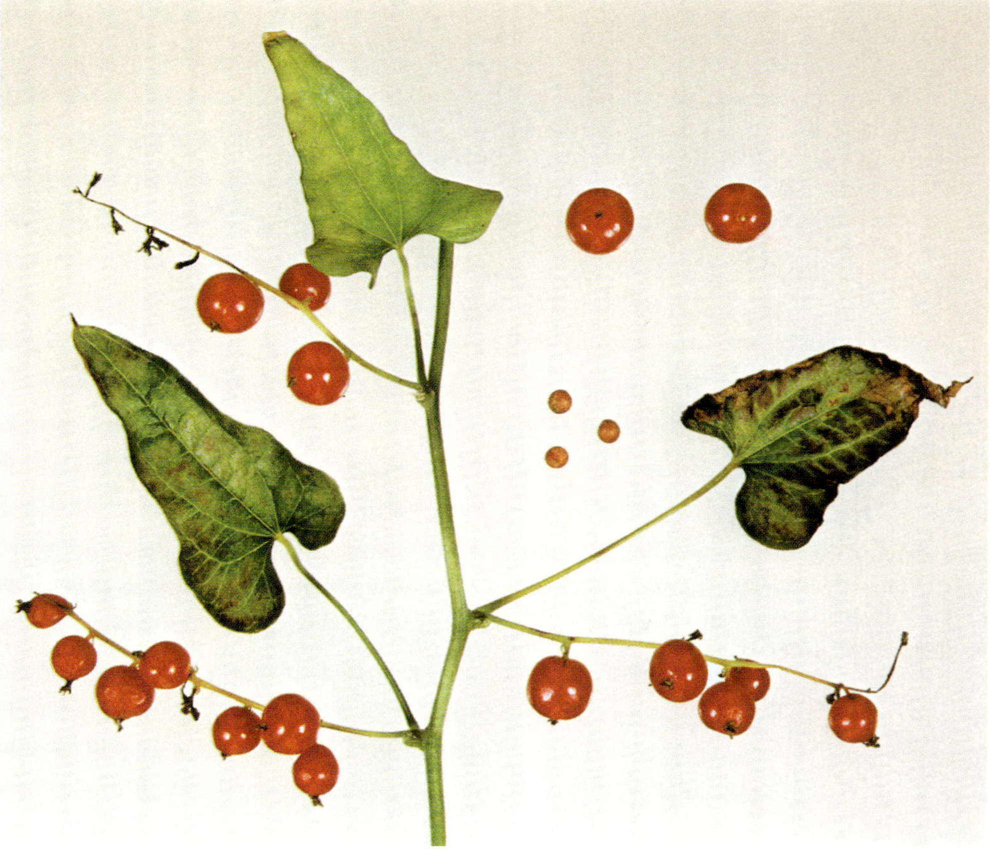

Abb. 98: Schmerwurz

0,5–3 m hohe, ausdauernd-krautige Pflanze mit windendem Stängel und knolligem, manchmal verzweigtem Wurzelstock.
An Waldrändern und Zäunen, in Gebüschen, auf nährstoffreichen, meist kalkhaltigen Böden.
Blätter wechselständig, langgestielt, ungeteilt, herz-eiförmig bis spießförmig zugespitzt, netznervig (!), glänzend.
Blüten zweihäusig verteilt, grünlich, als lockere Trauben in den Blattachseln; ♂ mit glockiger Röhre, ♀ fast bis zum Grunde freiblättrig; V–VI.
Früchte scharlachrote, dreifächrige, wenigsamige (3–5) Beeren; VIII–X.
Verbreitung: S- und W-Europa, Balkan, Vorderasien, N-Afrika, Kanar. Inseln; in Deutschland selten, Rhein-, Mosel- und Saartal, Bodenseegebiet.

Von unseriösen Vertriebsunternehmen wurden gelegentlich unter dem Namen „Feuerwurzel" getrocknete Rhizome von *Tamus communis* in den Handel gebracht [1] und als schmerzlinderndes Allheilmittel angepriesen („Unübertroffen bei Kopf-, Zahn- oder Ohrenschmerzen, die in 2–3 Minuten weg sind"). Auch finden die frisch gegrabenen Wurzelstöcke in der ungarischen Landbevölkerung bei rheumatischen Erkrankungen ihre Anwendung [2]. Reibt man mit ihrer schmierig-schleimig (Schmerwurz!) beschaffenen Schnittstelle über die Haut, so wird die Durchblutung angeregt, und je nach Intensität der Anwendung kommt es bei allgemeiner Rötung zu heftigem Brennen, schmerzhafter Quaddelbildung und u. U. allergischen Reaktionen.

Toxische Inhaltsstoffe. Verantwortlich für die hautreizende Wirkung soll ein histaminähnlicher Inhaltsstoff sein [3]. Nicht unwesentlich an dieser Wirkung beteiligt sind sicherlich die im Wurzelstock zahlreich vorhandenen Calciumoxalat-Nadeln [4–5], die durch Verletzung der intakten Haut das Eindringen des Reizstoffes erleichtern (siehe auch Araceae, S. 62). Darüber hinaus wurden in den Blättern und Knollen der Pflanze Spuren von Alkaloiden, Saponine (20 mg Diosgenin/kg Knolle) [6] und lichtempfindliche Phenanthrenverbindungen [7–10] aufgefunden, die allerdings von der geringen Menge her vermutlich keinen Einfluss auf die toxischen Wirkungen der Pflanzenteile haben dürften. Junge Sprossachsen, sie enthalten keine Idioblasten mit Oxalat-Nadeln [6], sind offensichtlich nicht giftig und werden in Dalmatien als Gemüse gegessen.

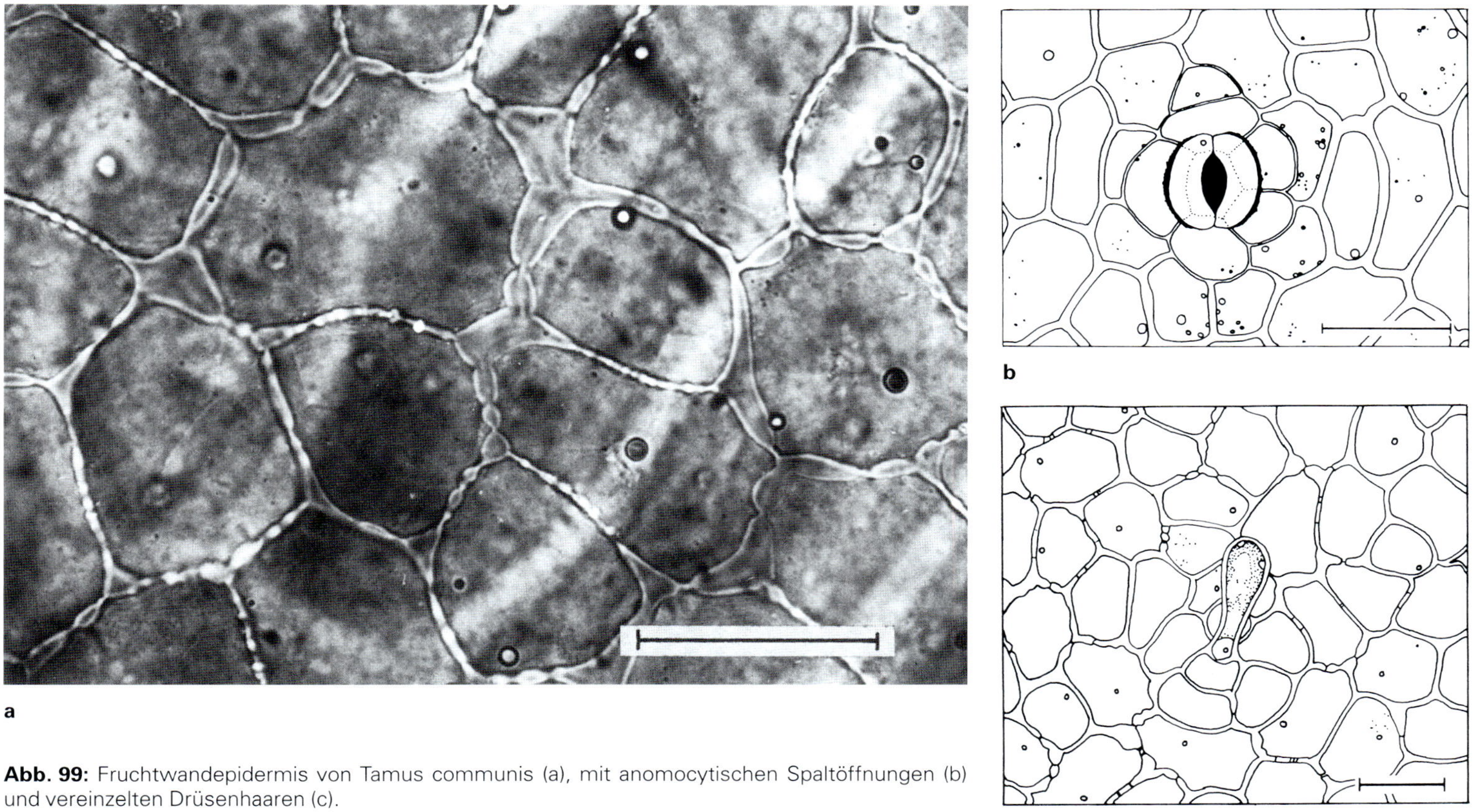

a b c

Abb. 99: Fruchtwandepidermis von Tamus communis (a), mit anomocytischen Spaltöffnungen (b) und vereinzelten Drüsenhaaren (c).

Die durch carotinoide Inhaltsstoffe rot gefärbten Früchte der Schmerwurz können wegen ihres verlockenden Aussehens am ehesten Kinder zum Verzehr reizen und wegen ihres beachtlichen Gehaltes an Calciumoxalat (Raphiden) ähnliche Symptome wie die Früchte des Aronstabes (starke Reizung der Schleimhäute, Brechreiz, Durchfälle) hervorrufen. Nach Untersuchungen von SCHMIDT und MOULT [5] ist die schleimhautreizende Wirkung der Beeren allein auf mechanische Irritation durch die Raphiden zurückzuführen. Im Gegensatz zu den Wurzelstöcken konnten sie in den Früchten kein Histamin nachweisen. In der heutigen Praxis toxikologischer Beratungsstellen spielen die Früchte vermutlich wegen des nur sporadischen Vorkommens dieser Pflanze in Deutschland keine Rolle.

Therapie

Symptomatisch; siehe auch Seite 70.

Mikroskopische Merkmale der Frucht. Wie schon die angelsächsische Bezeichnung „Black Bryony" für *Tamus communis* andeutet, ist im makroskopischen Aussehen der Pflanze (Habitus, Blattform) und ihrer Früchte (Größe, Farbe) eine große Ähnlichkeit mit den *Bryonia*-Arten (Zaunrüben, s. S. 150) vorhanden. Mikroskopisch allerdings lassen sich die roten Früchte der Zaunrübe und der Schmerwurz aufgrund mehrerer Merkmale leicht unterscheiden.
Die Epidermis der *Tamus*-Früchte ist kollenchymatisch ausgeprägt (Abb. 99a) und enthält anomocytische Spaltöffnungen (Abb. 99b). Daneben treten vereinzelt einzellige Drüsenhaare auf (Abb. 99c). Im Fruchtfleisch kommen zahlreiche schleimhaltige Idioblasten mit großen (~ 230 µm) Raphidenbündeln vor.

Anhang: In tropischen und subtropischen Gebieten werden zahlreiche *Dioscorea*-Arten als wichtige stärkeliefernde Kulturpflanzen (Yams) angebaut. Allein in Afrika liegt die Produktion von Yamknollen bei ca. 9 Millionen t pro Jahr. Vor dem Genuss müssen die Knollen, insbesondere der Wildarten und -formen, in geeigneter Weise entgiftet werden. Denn sie enthalten neben den Kohlenhydraten meist auch reichlich Steroidsaponine und Alkaloide.
Obwohl die *Dioscorea*-Arten in Mitteleuropa nicht heimisch sind, kann es auch hier zu Intoxikationen mit diesen Pflanzen kommen wie der im Tox.-Info.-Zentrum Berlin beobachtete Fall zeigt [11]: Zwei junge Männer hatten in den Gewächshäusern des botanischen Gartens mehrere „Luftknollen" (Bulbillen) der Liane *Dioscorea bulbifera* (Abb. 100) heimlich geerntet und sich anschließend daraus eine „Kartoffelspeise" zubereitet. Während die eine Person sich nach der Mahlzeit mehrfach erbrechen musste, wurde die andere mit heftigen Vergiftungssymptomen (u.a. schlechte Leberwerte) in die Notaufnahme eines Krankenhauses gebracht.

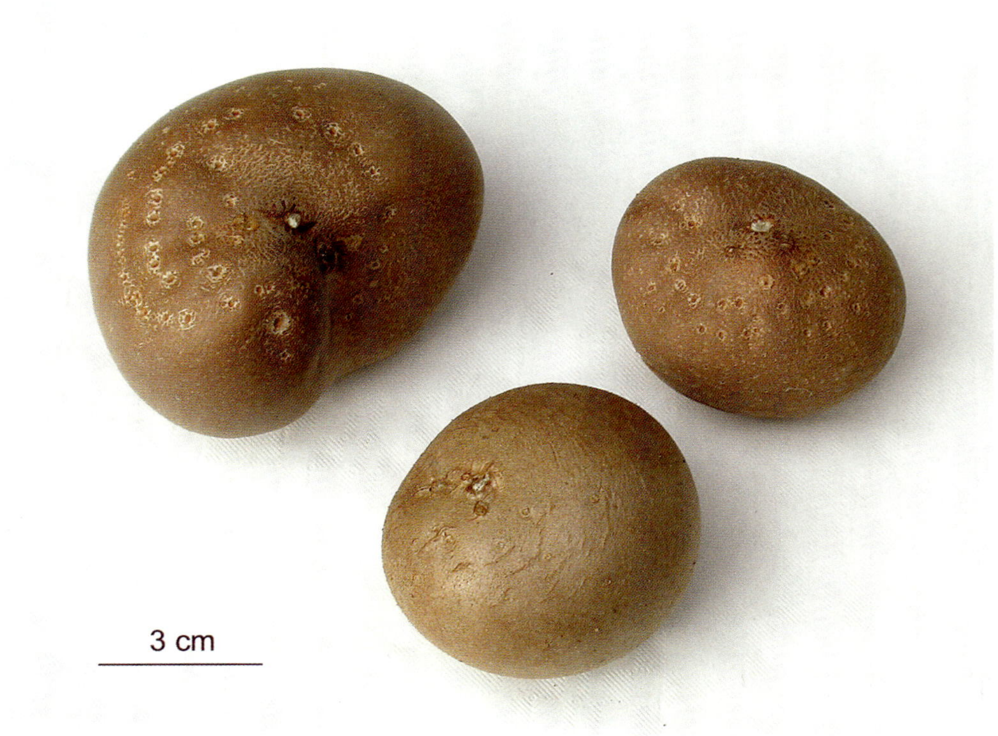

Abb. 100: Bulbillen (Luftknollen) der Liane Dioscorea bulbifera

Literatur

[1] Schlemmer, F.: DAPI – Tätigkeitsbericht für das Jahr 1965. Dtsch. Apoth. Ztg. *106*, 1463–1469 (1966).

[2] Baranyai, A.: Persönliche Mitteilung, 1980.

[3] Holzach, O. und H. Flück: Untersuchungen über die Alkaloide und Hautreizstoffe von Tamus communis L.. Pharm. Acta Helv. *26*, 349–352 (1951).

[4] Cortesi, R.: A propos du Tamier commun. Pharm. Act. Helv. *12*, 1–6 (1937).

[5] Schmidt, R.J. and S.P. Moult: The dermatitic properties of black bryony (Tamus communis). Contact Dermatitis *9*(5), 390–396 (1983).

[6] Hegnauer, R.: Chemotaxonomie der Pflanzen, 11 Bde., Birkhäuser Verlag, Basel, Stuttgart, 1962 ff.

[7] Aquino, R., I. Behar, F. de Simone, C. Pizza and F. Senatore: Phenanthrene derivatives from Tamus communis. Biochem. Syst. Ecol. *13*(3), 251–252 (1985).

[8] Aquino, R., I. Behar, F. de Simone and C. Pizza: Natural dihydrophenanthrene derivates from Tamus communis. J. Nat. Prod. *48*(5), 811–813 (1985).

[9] Letcher, R.M. and K.-M. Wong: Structure and synthesis of the phenanthrenes TaI and TaV from Tamus communis. J. Chem. Soc. Perkin Trans *1*(7), 739–742 (1978).

[10] Szendrei, K., I. Novak, M. Bathory, E. Minker, M. Koltai, J. Reisch und G. Buzas: Kondensierte Aromaten als Inhaltsstoffe des Rhizoms von Tamus communis. Pharmazie *23*(4), 211–212 (1968).

[11] Halstermann: Persönliche Mitteilung, 1996.

Elaeagnaceae

Die kleine Familie der **Ölweidengewächse** zeichnet sich durch das Vorkommen auffälliger, meist rot bis orangegelb gefärbter, beerenartiger Früchte aus. Es handelt sich um Scheinfrüchte (Scheinbeeren oder -steinfrüchte), die sich unter Einbeziehung der Blütenstandsachse entwickeln. Sie sind **nicht giftig**, sondern im Gegenteil meist roh oder gekocht genießbar und z. T. wohlschmeckend. Wenn wir zwei Vertreter der Familie abbilden, so geschieht das als Identifizierungshilfe, um diese harmlosen, aber nicht seltenen Früchte gegen vermeintlich oder tatsächlich giftige „Beeren" sicher abgrenzen zu können. Wie Abbildung 103 zeigt, sind die sternförmigen Schuppenhaare der Elaeagnaceen ein sehr gutes diagnostisches Merkmal.

Sanddorn (*Hippophae rhamnoides*). Dieser Strauch oder kleine Baum ist über ganz Europa, an sandigen Meeresküsten, aber auch in den Alpen längs der Flussufer, verbreiet und außerdem vielfach angepflanzt. Die ab August orangeroten, eiförmigen Scheinbeeren enthalten viel Ascorbinsäure, carotinoide Farbstoffe und fettes Öl (in den Samen, aber auch im „Fruchtfleisch") [1–3]. Sie wurden in Notzeiten zur Vitamin-C-Gewinnung gesammelt und dienen auch heute zur Herstellung ascorbinsäurereicher Zubereitungen („Sanddornsaft").

Ölweide (*Elaeagnus*). Die Gattung *Elaeagnus* bewohnt vorwiegend Südostasien und ist nur im Mittelmeerraum mit *E. angustifolia* vertreten. Diese und einige weitere Arten werden in Mitteleuropa nicht selten angepflanzt und fallen durch die silbrige Behaarung (jedenfalls der jungen Organe) auf. Bei der von uns abgebildeten *E. umbellata* findet sich auch auf den Früchten mit ihrer schülferigen Oberfläche ein Besatz mit typischen Schildhaaren [4]. In Japan werden die unreifen Früchte von *E. multiflora*

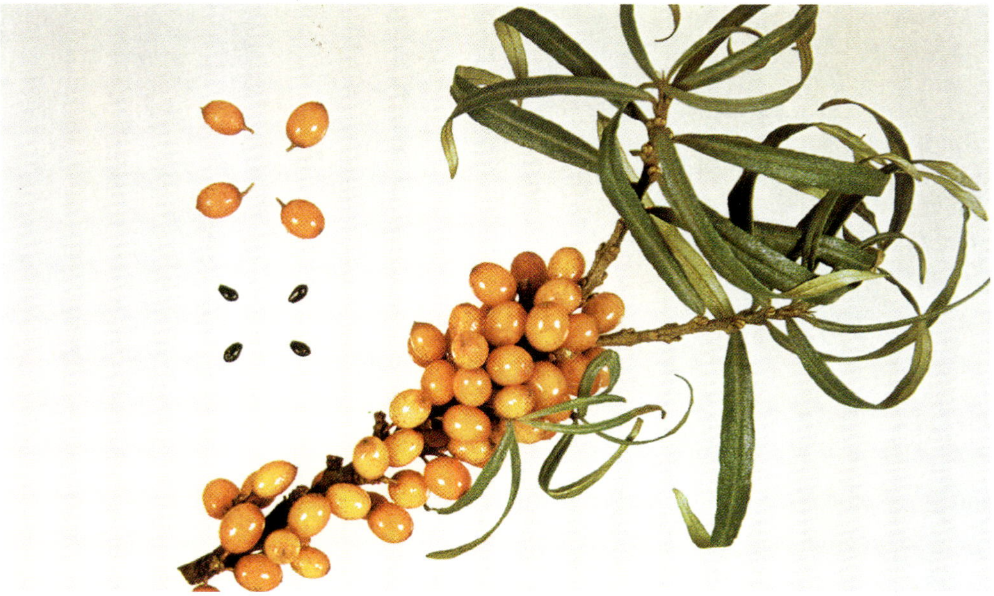

Abb. 101: Hippophae rhamnoides L. Sanddorn – Sea-Buckthorn – Argousier, Saule épineux

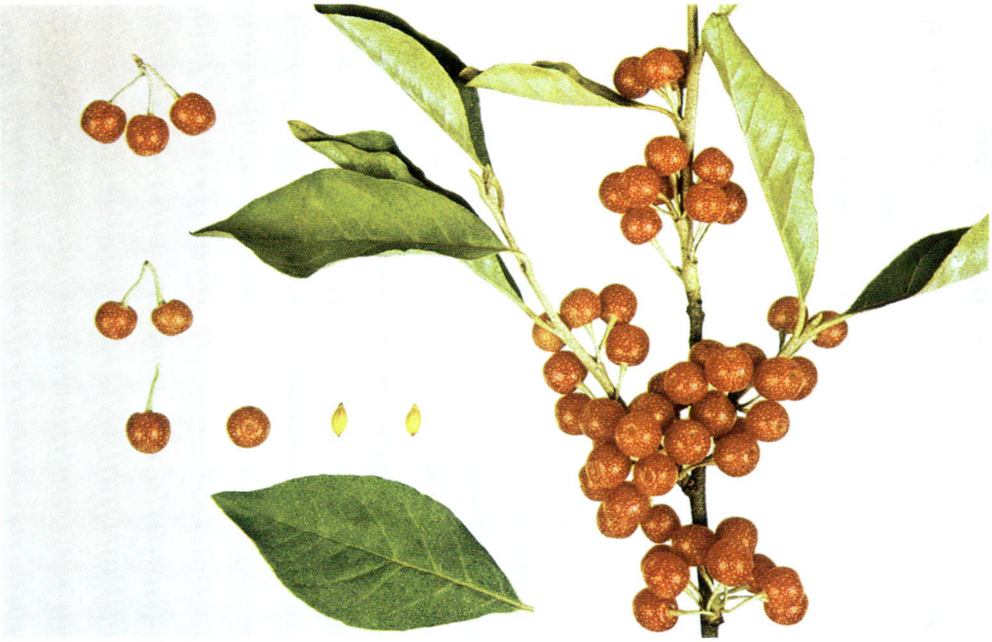

Abb. 102: Elaeagnus umbellata THUNB. Doldige Ölweide – Autumn-Olive – Chalef

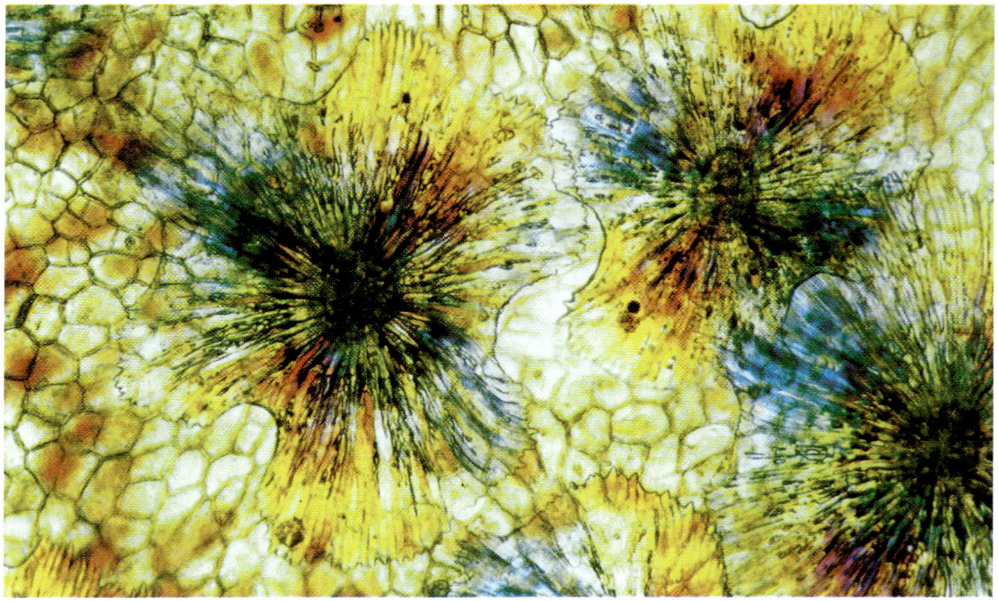

Abb. 103: Fruchtwandepidermis von Elaeagnus umbellata mit typischen Schildhaaren (Pol.-Licht).

und *umbellata* zur Herstellung saurer Marinaden und alkoholischer Getränke verwendet.

Literatur

[1] Abutalybov, M. G., S. M. Aslanov and E. N. Novruzov: The chemical composition of ripe fruits of the buckthorn growing in the Azerbaijan SSR. Rastit. Resur. *14*(2), 220–222 (1978).

[2] Bogenrieder, A.: Der Sanddorn, Hippophae rhamnoides L. Biologie i. u. Zeit *20*(2), 102–103 (1990).

[3] Franke, W. and H. Mueller: Quantity and composition of fatty acids in the fat of the juicy fruit part and of the seed of fruits of Hippophae rhamnoides. Angew. Bot. *57*(1/2), 77–84 (1983).

[4] Pfänder, H. J.: Ölbaumgewächse aus histologischer Sicht. Mikrokosmos *77*(1), 1–5 (1988).

[5] Sakamura, F. and T. Suga: Changes in chemical components of ripening oleaster fruits. Phytochemistry *26*(9), 2481–2484 (1987).

Empetraceae

Empetrum nigrum L. Schwarze Krähenbeere – Black Crowberry – Camarine noire

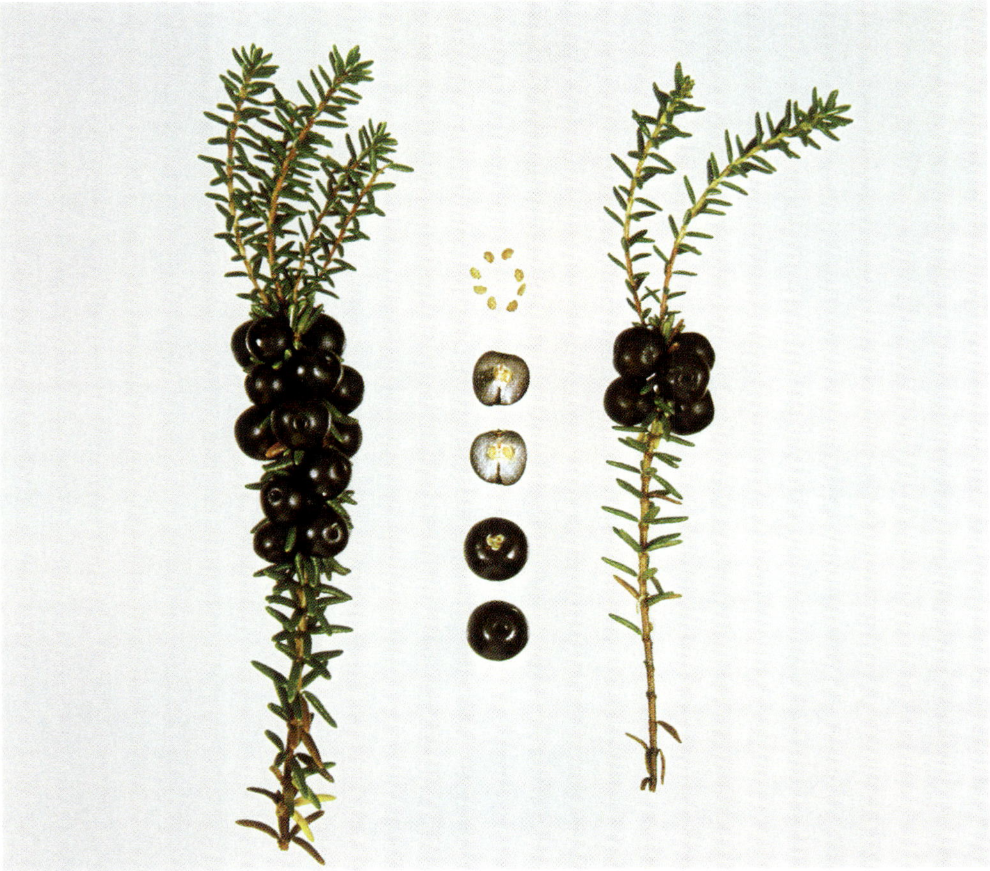

Abb. 104: Krähenbeere

Reichverästelter, teppichbildender, bis zu 25 cm hoher Zwergstrauch mit niederliegenden, graubraunen Zweigen und von heidekrautartigem Aussehen.
In lichten Kieferwäldern und Mooren, aber auch auf sandigen Heideböden und Dünensand.
Blätter oft scheinwirtelig bis wechselständig, kurzgestielt und nadelförmig, mit stark nach unten umgerollten Rändern; wintergrün, glänzend.
Blüten meist zweihäusig; unscheinbar, an den Zweigenden gehäuft; Krone blassrot bis dunkelpurpur; V–VI.
Früchte schwarzglänzende Steinbeeren mit 6–9 einsamigen Kernen; VII–IX.
Verbreitung: Heimisch in der ganzen nördlichen Hemisphäre.

Diese den Heidekrautgewächsen nahe stehende Pflanze ist bisher wenig untersucht worden. Dem von Gessner [1] aufgestellten Postulat (ohne Angabe d. Literatur), sie enthalte giftiges Andromedotoxin (= Acetylandromedol) stehen die Aussagen anderer Autoren [2–3] gegenüber, wonach in dieser Pflanze weder Alkaloide noch Andromedotoxin noch Arbutin vorkommen. Inzwischen sind allerdings in den Blättern Spuren von Alkaloiden [4] und antibakterielle Phenanthrenderivate [5] nachgewiesen worden.

Für die Harmlosigkeit der farbstoffreichen (Anthocyane) Beeren spricht außerdem, dass sie in vielen Ländern roh oder zur Gelee verarbeitet als essbar gelten [6]. So berichtet z. B. Hegi: *„Sie gehören im nördlichen Skandinavien und in Nordrussland zu den wenigen einheimischen Beerenfrüchten, die in Mengen sowohl frisch als auch zubereitet genossen werden. Die gefrorenen Beeren sind besonders wohlschmeckend … es sollen nach Rink jährlich über* 139 000 *Liter gesammelt werden."*

Mikroskopische Merkmale der Frucht. Die spaltöffnungsfreie Fruchtwandepidermis der Krähenbeere ist durch Farbstoffe (Anthocyane) dunkelrot-violett gefärbt. Ihre meist derben Zellwände sind mitunter knotig verdickt. Das darunter liegende Fruchtfleisch enthält in den äußeren Schichten ebenfalls noch Farbstoffe, die tiefer liegenden Schichten des dünnwandigen Parenchyms sind anthocyanfrei, enthalten z. T. Chloroplasten und rundliche, bis zu 10 µm große Stärkekörner.

Literatur

[1] Geßner, O.: Gift- und Arzneipflanzen von Mitteleuropa, herausgegeben und neu bearbeitet von G. Orzechowsky, Carl Winter-Verlag, Heidelberg 1974.

[2] Hegi, G.: Illustrierte Flora von Mitteleuropa, 6 Bde., Verlag Paul Parey, Berlin, Hamburg 1966 ff.

[3] Hegnauer, R.: Chemotaxonomie der Pflanzen, 11 Bde., Birkhäuser Verlag, Basel, Stuttgart 1962 ff.

[4] Strel'nikova, E. E. (USSR): Qualitative and quantitative determination of alkaloids in Empetrum nigrum, Uch. Zap., Kemerov. Gos. Pedagog. Inst. 10, 66–68 (1969). Ref. CA *75*, 85153 (1971).

[5] Matsuura, H., G. Saxena, S. W. Farmer, R. E. W. Hancock and G. H. N. Towers: Antibacterial and antifungal compounds from Empetrum nigrum. Plant. Med. *61*, 580 (1995).

[6] Hardin, J. W. and J. M. Arena: Human poisoning from native and cultivated plants, Duke University Press, Durham, North Carolina 1977.

Ephedraceae

Die kleine, zu den Gymnospermen zählende Familie mit nur 3 Gattungen (*Ephedra, Welwitschia, Gnetum*) ist aus toxikologischer Sicht lediglich wegen der Gattung *Ephedra* von Interesse.
In Europa kommt nur *Ephedra distachya* L., das Europäische **Meerträubchen** (Meerträubel) vor, während andere Arten, z.B. *E. equisetina, E. shennungiana, E. sinica* u.a. in Asien, insbesondere in N-China wachsen. *Ephedra distachya* ist ein bis 1 m hoch werdender Rutenstrauch mit schachtelhalmartig gegliederten und mit kleinen, bis 2 mm lang werdenden Blättchen versehenen Zweigen. Von den zweihäusig verteilten Blüten entwickeln sich die weiblichen zu beerenartigen Scheinfrüchten (Abb. 105), d.h. die oberen, den Samen umgebenen Hochblättchen bilden im Reifezustand eine rote fleischige Samenhülle.

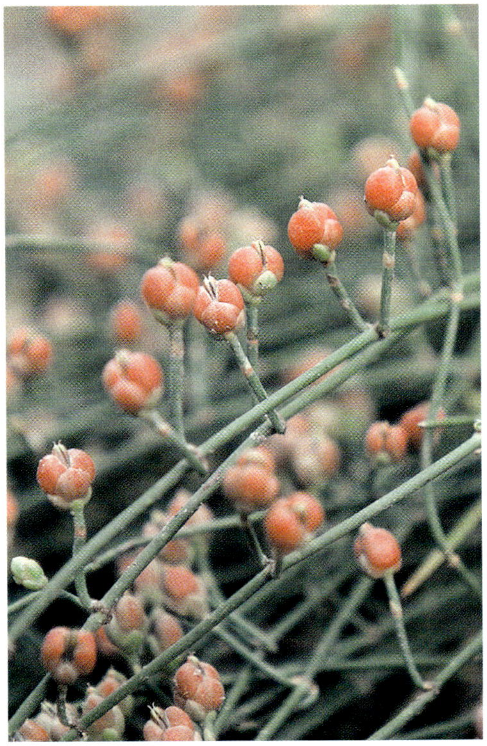

Abb. 105: Ephedra distachya L. Meerträubel – Joint Pine – Raisin de mer

Wichtigster Inhaltsstoff der Gattung *Ephedra* ist das **L-Ephedrin**, ein Alkaloid oder Phenylethylamin neben weiteren Ephedrin-Verwandten (Pseudoephedrinen). Ephedrin ist ein indirekt wirkendes Sympathomimetikum, das früher bei Bronchitis und Asthma bronchiale sowie lokal zur Vasokonstriktion z.B. in Nasentropfen viel gebräuchlich war. Es setzt Noradrenalin aus den Speichergranula frei und hemmt seine Wiederaufnahme. Der therapeutische Nutzen wird heute negativ beurteilt [1] und auch die Arzneidroge Ephedrakraut (Ephedrae herba) DAB ist heute obsolet.

Von Interesse ist aber die Tatsache, dass Ephedrakraut – in der TCM als Ma huang bezeichnet – und entsprechende Ephedra-Zubereitungen seit geraumer Zeit per Internet und in der Laienpresse als vielfältig wirksame Wundermittel angepriesen werden. Unter Bezeichnungen wie Ma huang, Mormonentee, Cloud 9, Ultimate Xphoria oder Herbal ecstasy werden sie als Appetitzügler (fatburner), Aphrodisiaka, Anabolika-Ersatz oder auch als Mittel gegen Heuschnupfen angeboten [2, 3]. Auf mögliche unerwünschte Wirkungen wird wie üblich nicht hingewiesen. Diese können bei unkontrollierter oder exzessiver Einnahme der meist als Nahrungsergänzungsmittel (NEM) – in den Niederlanden auch sog. „smart products“ – bezeichneten Zubereitungen erheblich sein: Neben Schweißausbrüchen, Nervosität und Zittern werden Mydriasis, Hypertonie, Arrhythmien und cerebrale Krampfanfälle beobachtet. Die Apotheken wurden aufgefordert, das als Arzneidroge (noch) freiverkäufliche Ephedrakraut nicht für die oben genannten Indikationen abzugeben [4]. Bei der Untersuchung entsprechender Präparate in den Niederlanden wurden z.T. hohe Ephedrinkonzentrationen gefunden; wahrscheinlich wird den nativen Ephedraextrakten auch Ephedrin als Reinsubstanz zugefügt [5]. Über Todesfälle ist wiederholt berichtet worden [6–9]. Der Gehalt an Ephedrin und verwandten Alkaloiden war sehr unterschiedlich und variierte in den untersuchten Präparaten von 0,0 bis 18,5 mg/Dosis [10]. Bei einem Dopingfall mit positivem Ergebnis war der Gehalt an Nor-Pseudoephedrin so hoch, dass die Substanz vermutlich zusätzlich der Ephedra-Zubereitung hinzugefügt worden ist [11]. Besonders gefährlich ist die gleichzeitig Einnahme von Koffein und/oder Alkohol zu den Ephedra-Präparaten [12].
Nach einer Untersuchung von Bent et al. [13] wurden in den USA bei Nahrungsergänzungsmitteln (dietary supplements), die Ephedra-Zubereitungen enthielten, in besonders hohem Ausmaß unerwünschte Nebenwirkungen beobachtet.

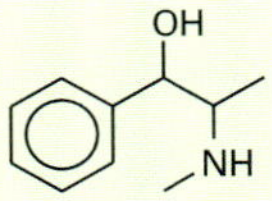

Ephedrin

Literatur

[1] Thesen, R., M. Schulz und R. Braun: Ganz oder teilweise negativ bewertete Arzneistoffe: Ephedrin. Pharm. Ztg. *140*, 498–499 (1995).

[2] Mitteilung BfArM und BgVV: Schwere Gesundheitsschäden durch Ephedrakraut. Dtsch. Apoth. Ztg. *142*(15), 1832–1833 und 1845–1846 (2002).

[3] Bastigkeit, M.: Ephedra-Tee macht Lust auf Sex ... und Männer impotent. Ärztl. Praxis Nr. 65/66 vom 14. 8. 2001.

[4] Mitt. AMKdA.: Ephedrakraut – Abgabe im Handverkauf? Dtsch. Apoth. Ztg. *138*(37), 3354–3356 (1998).

[5] Lake, O.A., C. Slijkhuis, W.F. Maas et al.: Kwaliteit en veiligheid van Ephedra Herba bevattende producten op de Niederlands markt (Quality and safety of products containing Ephedra Herba on the Dutch market). http.://www.rivm.nl/bibliotheek/rapporten/670220001.html vom 20. 4. 2002.

[6] Gurley, B.J., S.F. Gardner, L.M. White et al.: Ephedrine pharmacokinetics after the

ingestion of nutritional supplements containing Ephedra sinica (ma huang). Therap. Drug Monitor. *20*(4), 439–445 (1998).

[7] Lee, M.K., B.W.H. Che and D.P.H. Hsieh: Cytotoxicity assessment of ma huang (Ephedra) under different conditions of preparation. Toxicol. Sci. *56*(2), 424–430 (2000).

[8] Haller, C.A. and N.L. Benowitz: Adverse cardiovascular and central nervous system events associated with dietary supplements containing ephedra alkaloids. N. Engl. J. Med. *343*(25), 1833–1838 (2000); dazu auch N. Engl. J. Med. *344*(14), 1096–1097 (2001).

[9] Samenuk, D., M.S. Link, M.K. Homoud et al.: Adverse cardiovascular events temporally associated with ma huang, an herbal source of ephedrine. Mayo Clin. Proc. *77*(1), 12–16 (2002).

[10] Gurley, B.J., S.F. Gardner and M.A. Hubbard: Content versus label claims in ephedra-containing dietary supplements. A.J. Health Syst. Pharm. *57*(10), 963–969 (2000).

[11] Ros, J.J., M.G. Pelders and P.A. De Smet: A case of positive doping associated with a botanical food supplement. Pharm. World Sci. *21*(1), 44–46 (1999).

[12] Tormey, W.P. and A. Bruzzi: Acute psychosis due to the interaction of legal compounds – ephedra alkaloids in „vigueur fit“ tablets, coffein in „red bull“ and alcohol. Med. Sci. Law *41*(4), 331–336 (2001).

[13] Bent, S., T.N. Tiedt, M.C. Odden and M.G. Shlipak: The relative safety of Ephedra compared with other herbal products. Ann. Intern. Med *138*(6), 468–471 (2003).

Equisetaceae

Equisetum palustre L.

Sumpf-Schachtelhalm, Duwock – Marsh Horsetail – Prêle des marais

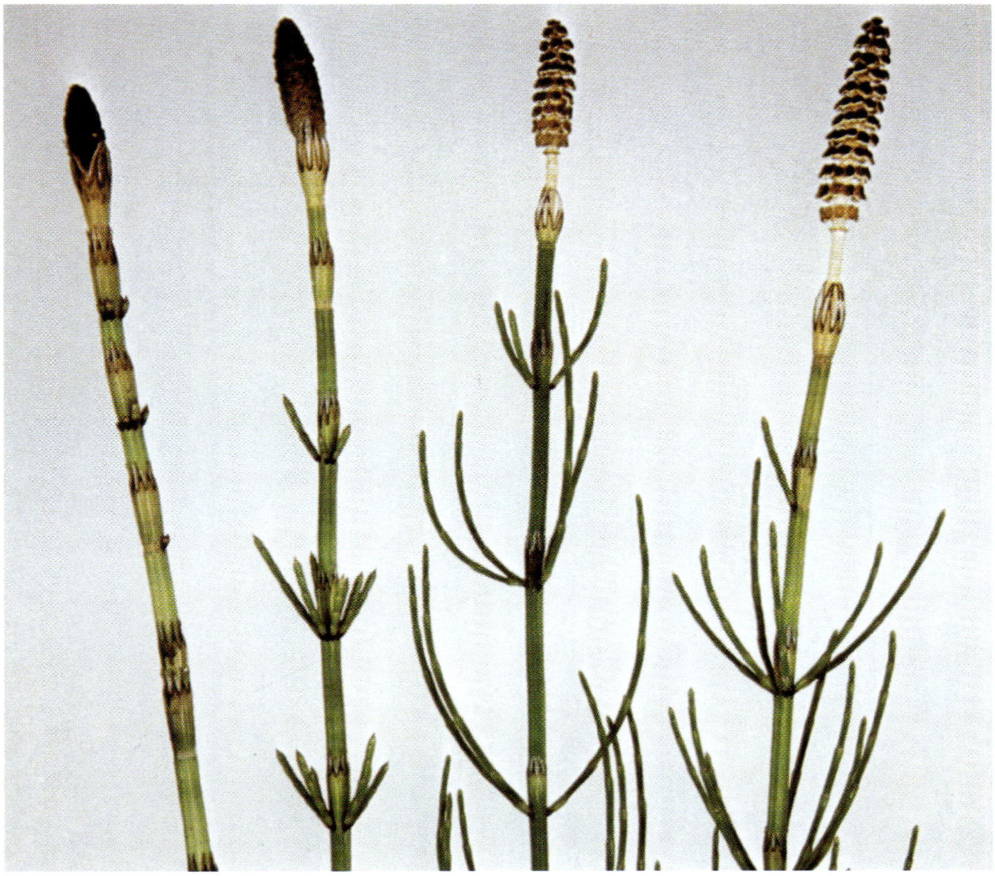

Abb. 106: Sumpf-Schachtelhalm

0,2–0,6 m hohe, ausdauernd-krautige Pflanze mit einfach ästigem, gefurchtem Stängel (4–8 Rippen). Fruchtbare (sporangientragende) und unfruchtbare Sprosse gleichgestaltet und gleichzeitig erscheinend, mit enger Zentralhöhle (Abb. 107). Scheiden lockeranliegend, walzlich-glockig, mit breit weißberandeten, lanzettlichen Zähnen (bis 10). Unterstes Astglied stets deutlich kürzer als die Stängelscheide. Sporenreife V–IX.
Verbreitung: In Europa, gem. Asien, N-Amerika; auf nährstoffreichen Feuchtwiesen und Flachmooren.

Der **Duwock** oder **Sumpf-Schachtelhalm** wird allgemein als giftig angesehen. Seine Toxizität für Weidevieh und Pferde ist seit langem bekannt und stellt für die betroffenen landwirtschaftlichen Betriebe ein schwerwiegendes wirtschaftliches Problem dar [1–5]. Es wurde auch beobachtet, dass Rinder massiv verunreinigte Heuchargen (ca. 12% Sumpf-Schachtelhalm) bereits am Geruch erkennen, die Futteraufnahme – sofern anderes Raufutter verfügbar ist – verweigern und so vor einer Intoxikation bewahrt bleiben können [6].

Inhaltsstoffe. Die Toxizität von *Equisetum palustre* führte man bisher auf das Vorkommen von Alkaloiden zurück. KARRER und EUGSTER [7] isolierten als Hauptalkaloid das Palustrin und MAYER et al. [8] klärten seine chemische Struktur auf. Der Gehalt an Alkaloiden unterliegt innerhalb kürzester Zeiträume extremen Schwankungen (96–302 mg/100 g TGW), die keinerlei Beziehungen zu Standort- oder Witterungseinflüssen erkennen lassen [9]. Bei einsetzendem Frost fällt er stark ab, sodass die Duwockwedel dann praktisch alkaloidfrei sind. In luftgetrocknetem Pflanzenmaterial bleibt der Gehalt dagegen über Jahre konstant [10].
Nach Untersuchungen von VEIT et al. [11] beruhen die Giftwirkungen auf Tiere jedoch **nicht** auf dem Gehalt an Alkaloiden, sondern sind möglicherweise einem „Antithiaminfaktor“ zuzuschreiben; vergl. hierzu auch [12–14]. Insbesondere Pferde reagieren empfindlich auf einen Vitamin-B_1-Mangel, weil für sie im Gegensatz zu Wiederkäuern das Vitamin B_1 ein essenziell-exogener Faktor ist.

Intoxikationen sind bisher nur aus dem veterinär-medizinischen Bereich bekannt geworden, und zwar nicht nur mit *Equisetum palustre*, sondern auch anderen *Equisetum*-Arten (*arvense* [!], *sylvaticum, telmateia*). Die bei Pferden auftretenden Vergiftungserscheinungen [15] werden als „Taumelkrankheit" bezeichnet. Sie äußern sich in Erregbarkeit, Zuckungen der Gesichtsmuskeln, taumelndem Gang, Hinstürzen, bis schließlich die Tiere infolge völliger Erschöpfung verenden. Dieses Krankheitsbild wird auf die Zerstörung des Vitamin B_1 zurückgeführt. Bei Rindern stehen Abnahme des Milchertrages, Gewichtsverlust, Durchfall und bei akut verlaufender Krankheit lähmungsartige Erscheinungen im Vordergrund. Auch Todesfälle wurden beobachtet.
Zur Bewertung der Humantoxizität liegen Untersuchungen von AMMON et al. (zitiert nach [11]) vor, die **keine** akute Toxizität von *E. palustre* und *E. arvense* bei Ratten ergeben haben. Zur Identitäts- und Reinheitsprüfung der fast ausschließlich in Wildbeständen gesammelten und deshalb häufig verunreinigten [16] Arzneibuch-Droge „Schachtelhalmkraut – Equiseti herba" wird statt einer DC der Alkaloide eine Untersuchung der in den Pflanzen enthaltenen Flavonoidglykoside empfohlen [11].

Therapie

Bei rechtzeitigem Erkennen der Krankheit erreicht man eine Heilung durch Futterwechsel innerhalb weniger Tage. Bei Pferden wird zusätzlich eine Injektion von Thiaminhydrochloridlösung (täglich 250–1000 mg) oder Verabreichung von Futterhefe (Vitamin B_1) empfohlen [1, 15, 17].

Makroskopische und mikroskopische Merkmale des Sumpf-Schachtelhalms. Zur sicheren Unterscheidung des Sumpf-Schachtelhalms von den anderen *Equisetum*-Arten, insbesondere dem sehr ähnlichen Acker-Schachtelhalm, sind neben morphologischen auch mikroskopische Merkmale sehr hilfreich; siehe Abb. 107 u. 108, Tab. 7, sowie [18–21].

Anhang. Die den Equisetaceen nahe stehenden **Bärlappgewächse** (Lycopodiaceae) zeichnen sich durch den Besitz toxischer Alkaloide (z. B. Lycopodin) aus [22]. Eine durch BERGEMANN (persönl. Mitteilung) beobachtete Drogenverwechselung von Herba Nasturtii (Brunnenkresse) mit Herba Lycopodii (Bärlappkraut) zeigt die Notwendigkeit einer sorgfältigen Kontrolle im Umgang mit therapeutisch genutzten Drogen.

Über einen interessanten Fall einer Intoxikation mit *Lycopodium selago* berichten FELGENHAUER et al. [23]. Zwei Patienten tranken einen Tee, den sie irrtümlicherweise aus getrocknetem Kraut von *L. selago* zubereitet hatten. Es folgten Vergiftungssymptome wie starker Schweißausbruch, Erbrechen, Durchfall, Schwindel, Krämpfe und Sprachstörungen. Die Autoren führen dies auf die starke cholinesterasehemmende Wirkungen des in *L. selago* enthaltenen Huperzin A zurück; ihr Fazit: *„Laymen should not be encouraged to gather their remedies from „Mother Nature" without advanced botanical knowledge!"*

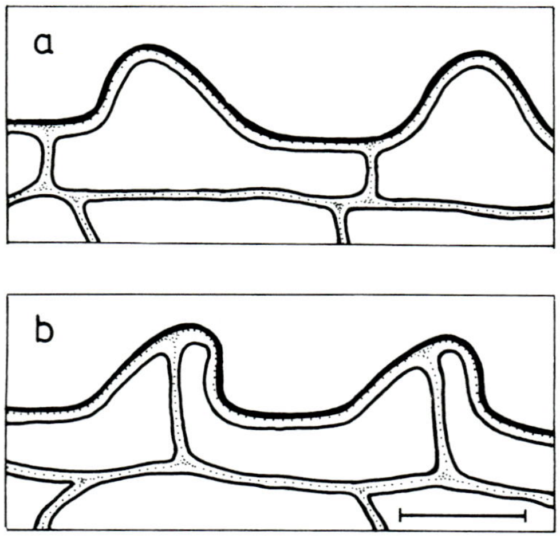

Abb. 108: Epidermalhöcker von Equisetum palustre (a) und E. arvense (b); siehe Tab. 7.

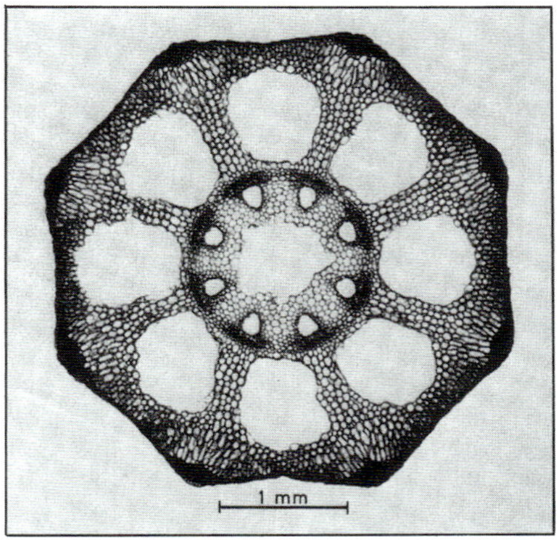

Abb. 107: Querschnitt durch die Sprossachse von Equisetum palustre.

Tab. 7: Unterscheidungsmerkmale zwischen *Equisetum palustre* und *E. arvense*

	E. palustre		***E. arvense***
Scheidenzähne	breit-		schmal-weißberandet
Asthüllen	schwarz		hell- bis dunkelbraun
unterstes Astglied	kürzer als	Stängelscheide	länger als
Zentralhöhle	kleiner als	Nebenhöhlen	größer als
epiderm. Höcker	von 1		von 2 Zellen gebildet

Literatur

[1] Bentz, H.: Nutztiervergiftungen, Erkennung und Verhütung, Gustav Fischer Verlag, Jena 1969.
[2] Bocos, E. I.: Observatii aspura intoxicatici cu Equisetum la animale. Rev. Zootehn. Med. Vet. *21*(8), 57–59 (1971).
[3] Husemann, C. und H. H. Bracker: Der (giftige) Sumpfschachtelhalm Equisetum palustre, ein Standorts- und Bewirtschaftungsproblem. Z. f. Kulturtechn. *1*, 29143 (1960).
[4] Neururer, H., M. Wichtl und U. Creuzburg: Untersuchungen zur Frage einer chemischen Bekämpfung des Sumpfschachtelhalmes (Equisetum palustre L.) und deren Auswirkung auf die Fütterung. Pflanzenschutzberichte *22*(8/9), 115–124 (1959).
[5] Miro, O., E. Pedrol, S. Nogue and F. Cardellach: Hiponatremia e hipopotasemia graves inducidas por el consumo de Equisetum telmateia. Med. Clin. Barc. *106*(16), 639 (1996).
[6] Kamphues, J.: Verweigerung der Aufnahme von Heu bei Zuchtbullen bedingt durch eine Kontamination mit Sumpfschachtelhalm (Equisetum palustre). Tierärztl. Prax. *18*(4), 349–351 (1990).

[7] Karrer, P. und C.H. Eugster: Über ein Alkaloid aus Equisetum palustre. Helv. Chim. Act. *31*(4), 1062–1066 (1948).
[8] Mayer, C., W. Trueb, J. Wilson und C.H. Eugster: Konstitution der Dihydropalustraminsäure und Bemerkungen zur Struktur des Palustrins. Helv. Chim. Act. *51*(4), 661–668 (1968).
[9] Holz, W. und W. Richter: Über den Alkaloidgehalt im Duwock (Equisetum palustre L.). Angew. Bot. *34*, 28–32 (1960).
[10] Wöhlbier, W. und S. Beckmann: Über die Inhaltsstoffe des Sumpfschachtelhalms (Equisetum palustre). Chem. Ber. *83*(3), 310–314 (1950).
[11] Veit, M., F.-C. Czygan, B. Frank, D. Hofmann und B. Worlicek: Schachtelhalmkraut. Reinheits- und Identitätsuntersuchungen mit Hilfe der HPLC. Dtsch. Apoth. Ztg. *129*(30), 1591–1598 (1989).
[12] Forenbacher, S.: Schachtelhalmvergiftung der Pferde – eine B_1-Avitaminose. Schweiz. Arch. Tierheilkd. *94*, 153–171 (1952).
[13] Henderson, J.A., E.V. Evans and R.A. McIntosh: The antithiamine action of Equisetum. J. Am. Vet. Med. Assoc. *120*, 375–378 (1952).
[14] Lewis, W.H. and M.P.F. Elvin-Lewis: Medical Botany-plants affecting man's health, John Wiley and Sons, New York, London, Sydney, Toronto 2003.
[15] Vanselow, R.U.: Giftpflanzen und Pferde, Ed. Schürer, Kirchheim 2002.
[16] Schier, W.: Drogenverfälschungen – ein (leider) aktuelles Thema. Dtsch. Apoth. Ztg. *121*(7), 323–329 (1981).
[17] Liebenow, H. und K. Liebenow: Giftpflanzen. Vademekum für Tierärzte, Landwirte und Tierhalter, Gustav Fischer Verlag, Jena, Stuttgart 1993.
[18] Mandl, A.: Identitätsprüfung einheimischer Arzneipflanzen. V. Equisetum arvense – Ackerschachtelhalm. Mikrokosmos *76*(4), 114–118 (1987).
[19] Veit, M.: Die Schachtelhalme (Equisetaceae). Dtsch. Apoth. Ztg. *127*(41), 2049–2056 (1987).
[20] Filippini, R., E.M. Cappelletti and R. Caniato: Botanical identification of powdered Herba equiseti. Intern. J. Pharmacognosy *33*(1), 47–57 (1995).
[21] Schier, W. und B. Lube: Die mikroskopische Unterscheidung der Equisetum-Arten. Dtsch. Apoth. Ztg. *124*(16), 797–799 (1984).
[22] Gerard, R.V. and D.B. MacLean: GC/MS examination of four Lycopodium species for alkaloid content. Phytochemistry *25*(5), 1143–1150 (1986).
[23] Felgenhauer, N., T. Zilker, F. Worek and P. Eyer: Intoxication with huperzine A, a potent anticholinesterase found in the fir club moss. J. Toxicol. Clin. Toxicol. *38*(7), 803–808 (2000).

Ericaceae

Die **Heidekrautgewächse** haben als Zierpflanzen (Azalee, Lavendelheide, Lorbeerrose, Rhododendron, Scheinbeere, Torfmyrte oder Wintergrün) für den Menschen eine erhebliche Bedeutung, andere sind Arzneipflanzen (Bärentraubenblätter Ph. Eur.; Heidelbeeren Ph. Eur.) oder liefern Wildfrüchte (Blaubeeren, Moosbeeren, Preiselbeeren). Allerdings sind viele ihrer Vertreter für Mensch und Tier ausgesprochen giftig. Die in dieser Hinsicht besonders interessierenden Gattungen gehören vor allem den beiden Unterfamilien Arbutoideae (*Andromeda, Chamaedaphne, Gaultheria, Leucothoe, Lyonia, Pieris*) und Rhododendroideae (*Kalmia, Ledum, Rhododendron*) an, während offensichtlich in den Vaccinioideae (u.a. *Vaccinium*), die z.T. auch als eigenständige Familie (Vacciniaceae) gelten, bisher keine toxischen Inhaltsstoffe aufgefunden wurden. Ähnlich den Rosengewächsen sind die Ericaceen typische Polyphenolpflanzen. Alle Organe dieser Gewächse akkumulieren in hoher Konzentration Gerbstoffe (unterschiedlicher Genese), flavonoide Verbindungen oder phenolische Heteroside (Arbutin, Pyrosid, Rhododendrin usw.) [1]. Sieht man einmal davon ab, dass nach Verzehr unreifer Früchte mit hohem Gerbstoffgehalt gelegentlich Beschwerden im Bereich des Magen-Darm-Kanals auftreten können, so sind diese **phenolischen Inhaltsstoffe** nur selten (s. *Gaultheria*) Anlass zu Intoxikationen.

Vielmehr haben die **toxischen Diterpene** vom Typ des Acetylandromedols seit der Antike (Massenvergiftung durch Pontischen Honig) immer wieder zu Vergiftungen geführt. Es handelt sich bei diesen Verbindungen um z.T. acetylierte C_{20}-Polyole, die eine gewisse strukturelle Ähnlichkeit zu anderen, ebenfalls giftigen Inhaltsstoffen der Wolfsmilch- (s.S. 183 und Seidelbastgewächse (s.S. 395) aufweisen. Erst 1955 erkannte man, dass eine ganze Reihe giftiger Prinzipien, die im Laufe der Jahrzehnte aus verschiedenen Heidekrautgewächsen isoliert worden waren, identische Strukturen besitzen. So verbirgt sich hinter den historisch bedingten Namen Andromedotoxin, Asebotoxin, Grayanotoxin I und Rhodotoxin die gleiche Substanz, nämlich Acetylandromedol [2]. Inzwischen sind über 30 weitere von diesem Grundkörper (Andromedan) ableitbare Verbindungen strukturell aufgeklärt worden.

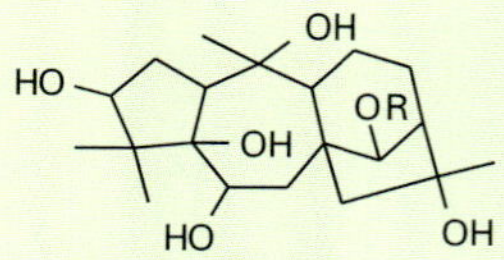

R = $OCCH_3$

Acetylandromedol

Die toxische Wirkung der Grayanotoxine ist vielschichtig und ähnelt in mancher Hinsicht der des Aconitins [3–5]. Sie werden an die Na^+-Kanäle der Membranen gebunden und verhindern deren Inaktivierung nach einem Aktionspotenzial, es kommt zu einer langdauernden Depolarisation und verstärktem Einstrom von Ca^{2+} in die Zelle. Sie besitzen deshalb eine positiv inotrope Herzwirkung [6] und haben in niedriger Dosierung einen lang anhaltenden blutdrucksenkenden Effekt. Nach Gabe letaler Dosen wird eine fortschreitende Paralyse der Extremitäten beobachtet, bis schließlich der Tod durch Lähmung des Atemzentrums eintritt. TRUNZLER [7] ermittelte für Ratten eine orale DL_{50} von 2–5 mg/kg. Bei präparativem Umgang mit konzentrierten Lösungen tritt fast immer eine Überempfindlichkeit gegen diese Substanz auf, die sich in starken Haut- und Schleimhautreizungen äußert [2].

Viele Heidekrautgewächse sind anatomisch gekennzeichnet durch das Vorkommen von Drüsenhaaren, die z.T. erhebliche Mengen von **ätherischem Öl** produzieren. Aufgrund der allgemeinen Zellgifteigenschaften und narkotischen Wirkungen dieser Substanzklasse sind früher Vergiftungserscheinungen beobachtet worden, vor allem bei missbräuchlicher Anwendung der Pflanzenextrakte (z.B. von *Ledum*) als Abortiva.

Literatur

[1] Thieme, H. und H.-J. Winkler: Die Phenolglykoside der Ericaceen. Pharmazie *26*(4), 235–243 (1971).

[2] Schindler, H.: Über Acetylandromedol (Andromedotoxin) in verschiedenen Ericaceen, insbesondere in Rhododendron, und seine annähernde Bestimmung. Planta Med. *10*, 232–237 (1962).

[3] Mager, P.P., A. Seese, H. Hikino, T. Ohta, M. Ogura, Y. Ohizumi, C. Konno and T. Takemoto: Quantitative structure-toxicity relationships applied to grayanotoxins. Pharmazie, *36*(10), 717 (1981).

[4] Pulewka, P., M. Bühler und B. Klumpp: Sekundenverschluss der Bronchien durch Reizgifte, Arzneimittelforsch. *10*, 953–955 (1960).

[5] Teuscher, E. und U. Lindequist: Biogene Gifte, Gustav Fischer Verlag Stuttgart, Jena, New York 1994.

[6] Tolokneva, A.Z.: Cardiac action of various Rhododendron species. Farmakol. i. Toksikol. *19*(1), 39–43 (1956).

[7] Trunzler, G.: Ein weiterer Beitrag zur Pharmakologie und Toxikologie des Andromedotoxins, einer neuen blutdrucksenkenden Substanz im pflanzlichen Antihypertonicum Rauwoplant®, Aus unserer Arbeit: Mitt. Aus Forsch. u. Praxis *2*(10), 1–8 (1958).

Gaultheria procumbens L.

Niederliegende Scheinbeere, Wintergrün – Creeping Wintergreen, Checkerberry – Gaulthérie du Canada

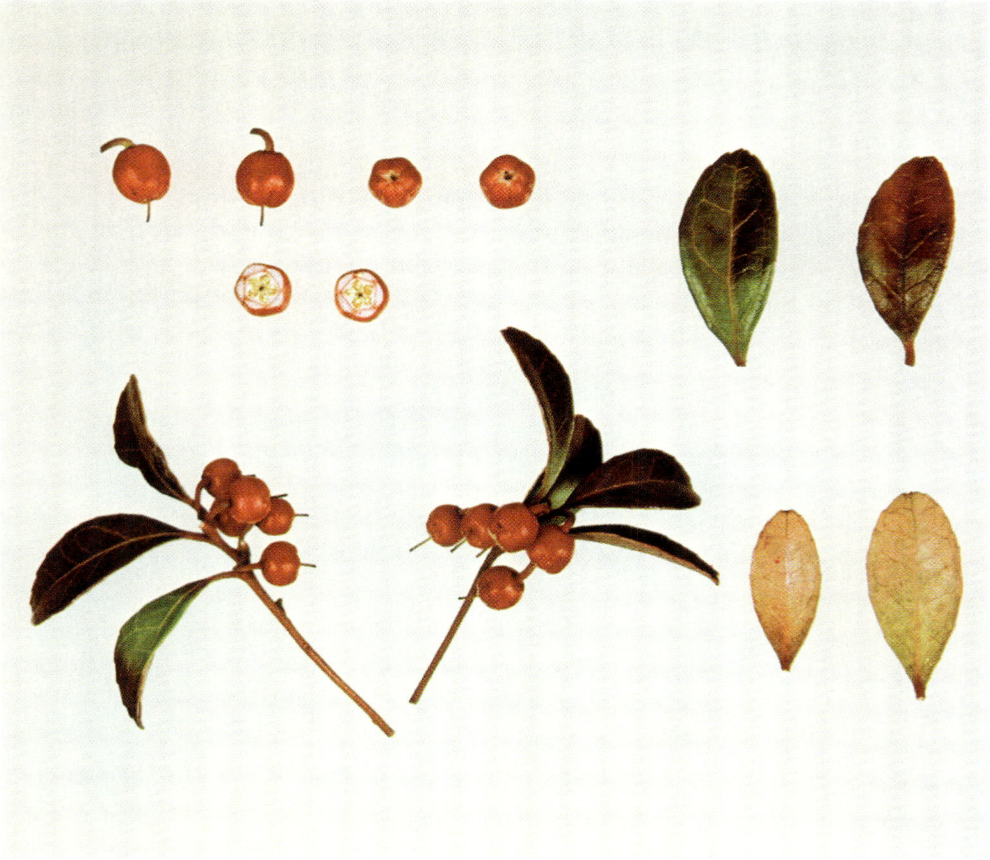

Abb. 109: Wintergrün

Kriechender, bis zu 15 cm hoher Zwergstrauch mit z. T. drüsig behaarten Zweigen, sich unterirdisch ausbreitend, mit der Zeit eine dichte Bodendecke bildend.
In Wäldern und Lichtungen, auf sandig-sterilen Böden.
Blätter wechselständig, immergrün, kurzgestielt, elliptisch, an den Zweigenden gehäuft; oberseits glänzend dunkelgrün, unterseits heller; im Herbst rötlich verfärbend.
Blüten einzel-achselständig, nickend; Krone weiß bis hellrosa, kegel- bis urnenförmig; VI–VIII.
Früchte kugelige, rote, 5-fächrige Kapseln, von den fleischig werdenden Kelchblättern beerenartig eingehüllt (Scheinbeere!), aromatisch riechend, mehlig; IX–IV.
Verbreitung: östliches N-Amerika. In Deutschland vielfach angepflanzt, wichtiger Bodenbegrüner, für Grabbepflanzungen, in Heide- und Steingärten.

Bereits zur Zeit des amerikanischen Unabhängigkeitskrieges fanden die immergrünen Blätter der Scheinbeere Verwendung als Genussmittel. Sie sind unter dem Namen „Salvadortee" oder „Mountain Tea" bekannt. Durch kurzfristiges Übergießen der frischen oder getrockneten Blätter mit kochendem Wasser soll ein wohlschmeckender und erfrischender Tee entstehen. Auch die bis weit in den Frühling am Strauch haftenden Beeren werden in Nordamerika auf Wochenmärkten angeboten und zur Herstellung von Fruchttorten verwendet [1].
Aus den frischen Pflanzenteilen wurde im 19. Jahrhundert durch Wasserdampfdestillation in großtechnischem Maßstab das so genannte **Wintergrünöl** gewonnen. Die Ausbeute beträgt je nach Jahreszeit 0,55–0,8%, und der Hauptbestandteil des Öles ist das Methylsalicylat (96–99%). Dieser Wirkstoff liegt nicht als solcher in der frischen Pflanze vor, sondern wird erst durch glykosidische Spaltung aus dem Monotropitosid (= Gaultherin) freigesetzt. Verantwortlich für den sehr durchdringenden, charakteristischen Geruch und Geschmack sind verschiedene Ester und Alkohole.
Noch heute dient in Amerika das Öl zur Aromatisierung von Zuckerwaren, Kaugummi, Zahnpasta und gewissen Getränken (z. B. root beer) [2].
Seine therapeutische Verwendung als Antirheumatikum ist allerdings in den Hintergrund getreten, da das Methylsalicylat jetzt viel billiger auf synthetischem Wege hergestellt wird.

Vergiftungen sind früher nach Einnahme oder perkutaner Resorption des reinen Wintergrünöles vorgekommen. Infolge der Toxizität des Methylsalicylats verliefen die Ingestionen nicht selten tödlich.
Wegen der weiten Verbreitung dieser Pflanze als Ziergewächs und weil die zwar harmlosen Beeren durch den strengen Geschmack und Geruch beim Laien giftverdächtig sind, erscheint uns die mikroskopische Kennzeichnung der Früchte als Identifizierungshilfe sinnvoll.

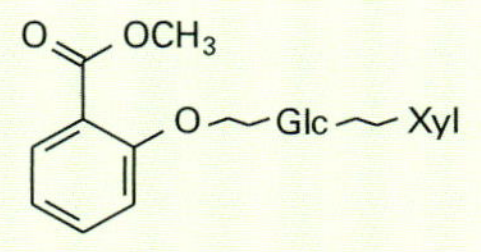

Monotropitosid

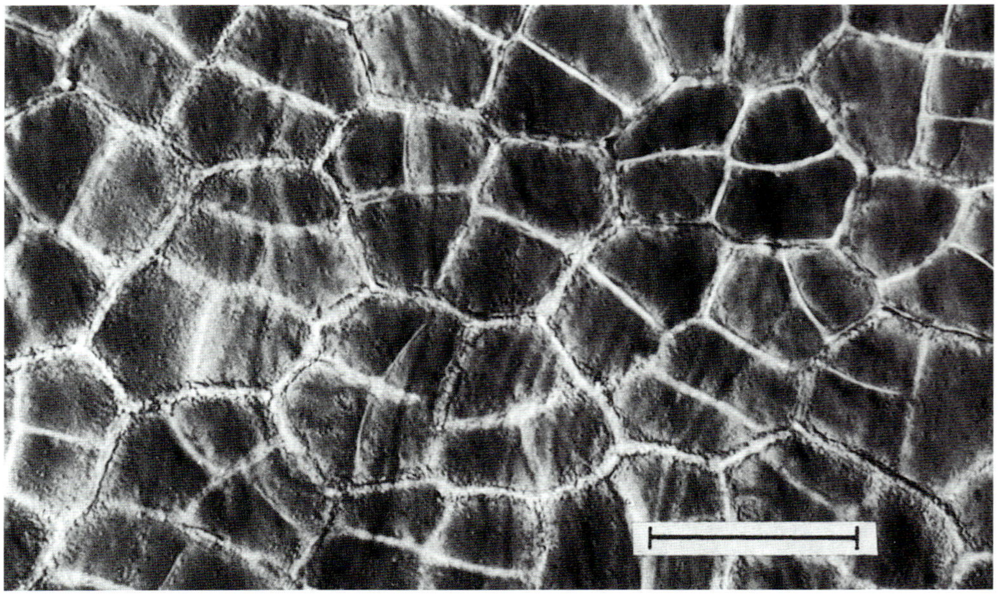

Abb. 110: Fruchtwandepidermis von Gaultheria procumbens.

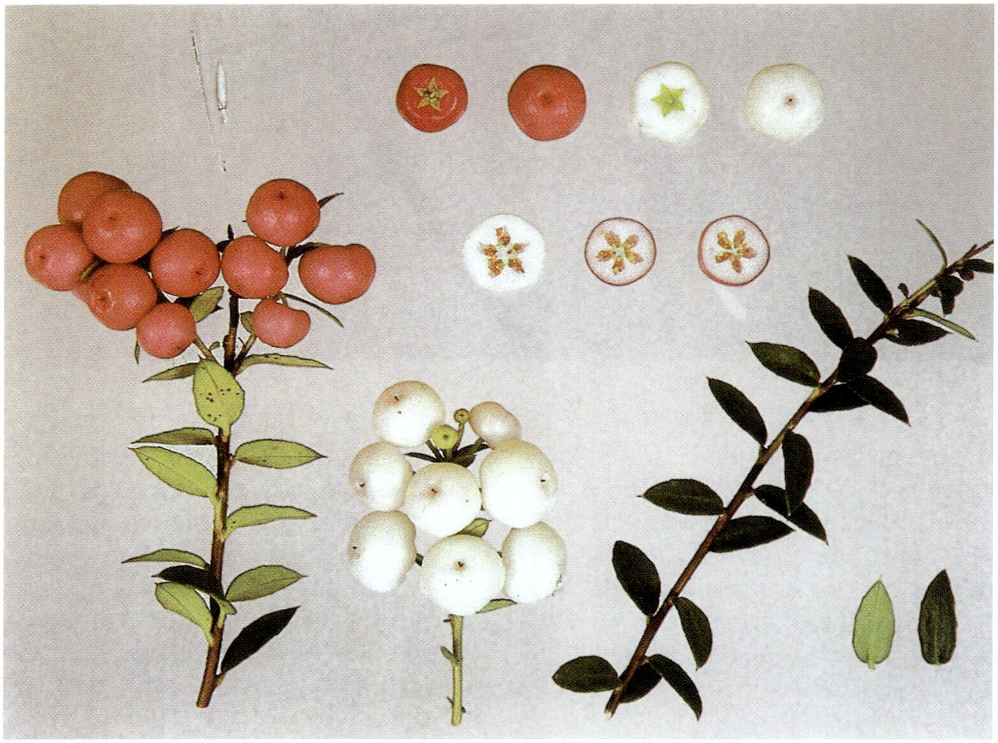

Abb. 111: Gaultheria mucronata (L.f.) HOOK. et ARN. Torfmyrte – Prickly Health – Pernettya mucronée

Mikroskopische Merkmale der Frucht. Die rot gefärbte Epidermis der „Fruchtschale" (fleischige Kelchblätter) dieser Scheinbeeren enthält nur wenige Spaltöffnungen, ihre Zellen sind z. T. „gefenstert" und tragen eine deutliche gefaltete Cuticula mit körnigen Wachsausscheidungen (Abb. 110). Im Fruchtfleisch (Mesophyll) kommen vereinzelt Calciumoxalatdrusen (< 25 µm) vor. Die äußere Schicht der Samenschale besteht aus wellig ineinander verzahnten, dickwandigen und reich getüpfelten Zellen.

Anhang. Ein der Scheinbeere nahe verwandter, immergrüner Zwergstrauch ist die Torfmyrte *Gaultheria* (= *Pernettya*) *mucronata*, Abb. 111, die auch bei uns wegen ihres auffälligen Fruchtschmuckes als Zierpflanze beliebt ist. Bislang sind in Mitteleuropa keine Intoxikationen mit Beeren dieser aus Feuerland stammenden Art bekannt geworden. Die Früchte von *G. insana* (*Pernettya furens;* „Hierba Loca"; Chile) gelten allerdings als giftig und sollen nach Verzehr Halluzinationen und andere psychische Alterationen hervorrufen [3]. HOSOZAWA et al. [4] fanden verschiedene Sesquiterpene in den Blättern und Zweigen dieser Pflanze.

Literatur

[1] Medsger, O.P.: Edible wild plants, Collier Macmillan Publishers, London 1974.

[2] Gildemeister, E. und Fr. Hoffmann: Die ätherischen Öle, Bd. VI+II, Akademie-Verl., Berlin 1961.

[3] Schultes, R.E. und A. Hofmann: Pflanzen der Götter, 5. A., AT Verlag, Aarau 2001.

[4] Hosozawa, S., I. Miura, M. Kido, O. Munoz and M. Castillo: Sesquiterpenes from Pernettya furens. Phytochemistry *24*(10), 2317–2323 (1985).

Ledum palustre L.

Sumpf-Porst, Wilder Rosmarin, Mottenkraut – Wild Rosemary – Lédum des marais

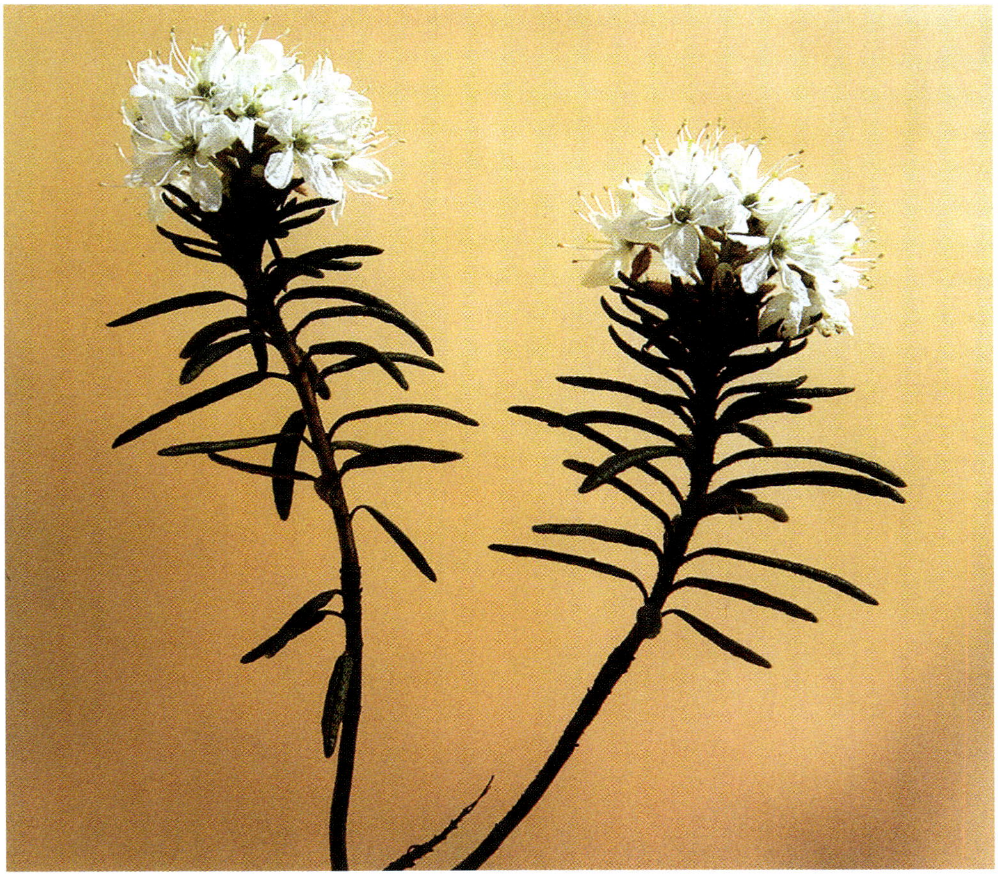

Abb. 112: Sumpf-Porst

0,5–1,5 m hohe, strauchförmige Pflanze mit aufrecht abstehenden, jung rostfilzigen Zweigen.
In Birken- u. Kiefernbruchwäldern und Hochmooren, auf meist nassen, kalkfreien, nährstoffarmen Torfböden.
Blätter immergrün, ganzrandig, lineal; oberseits kahl glänzend, unterseits dicht rostfilzig; Rand umgerollt.
Blüten in doldentraubigen Ständen an den Zweigenden; weiß, duftend, V–VI.
Früchte unscheinbare Kapseln, von unten aufspringend, überhängend.
Verbreitung: N-Europa, Asien; in Deutschland nur noch an wenigen Standorten.

Dieser in Bruchwäldern und Hochmooren des nördlichen Europas und Asiens vorkommende Strauch erinnert durch immergrüne, lineallanzettliche, eingerollte und unterseits filzig behaarte Blätter an den echten Rosmarin. Da er meist nur auf feuchten, nährstoffarmen Torfböden gedeiht, sind seine seltenen Standorte in M-Europa durch künstliche Trockenlegung vieler Moore stark gefährdet.
Die getrockneten Zweige waren früher wegen ihres durchdringenden, campherähnlichen Geruches als Motten- und Wanzenmittel geschätzt. Bis Mitte des 18. Jahrhunderts setzte man den aus Gerste und Malz hergestellten Getränken zur Verleihung eines bitteren Geschmacks zahlreiche Kräuter und Gewürze zu, u. a. auch Extrakte aus Sumpfporstkraut. Die gesundheitsschädigende Wirkung dieser „Gru(i)tbiere" muss unter der Bevölkerung des heutigen Niedersachsens so verbreitet gewesen sein, dass der hannoversche Kurfürst Georg III in einer Anordnung vom 26. Juni 1723 die Verwendung des „Porst" zum Brauen von Bier unter Androhung einer Strafe verbot [1]. Die berauschende Wirkung solcher Getränke soll auch Grundlage der viel zitierten Berserkerwut der Wikinger gewesen sein [2].
Im Gegensatz zu älteren Angaben scheint der Sumpf-Porst weder Arbutin [3] noch toxische Diterpene (Acetylandromedol) [4] zu enthalten. Die berauschende und narkotische Wirkung dieser Pflanze wird allein auf das ätherische Öl zurückgeführt, dessen Hauptbestandteile zwei **Sesquiterpenalkohole**, das Ledol (= Porstcampher) und Palustrol sind [2, 5]. Das Ledol bewirkt zunächst eine zentrale Erregung (rauschartige Aufregungszustände, z. T. auch Krämpfe) mit nachfolgender Lähmung. MACDONALD et al. [6] konnten bei Verwendung des Öles eine dosisabhängige Verminderung der Bewegungsaktivität und Balancefähigkeit sowie eine Verlängerung der Schlafzeit nach Barbiturat- oder Alkoholgaben nachweisen. Nach Untersuchungen von BELOUSOVA et al. [7] enthält das ätherische Öl von *L. hypoleucum* auch Ascaridol.
Ein besonderes toxikologisches Interesse an *Ledum*-Arten besteht allerdings gegenwärtig schon wegen ihrer entlegenen Standorte nicht mehr.

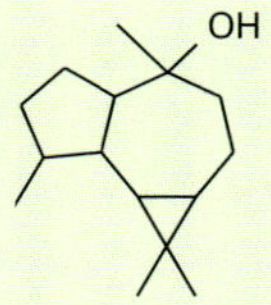

Ledol

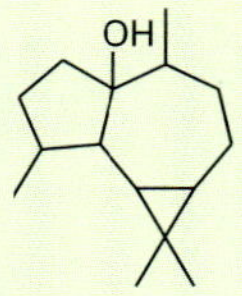

Palustrol

Literatur

[1] Seidemann, J.: Sumpfporstkraut als Hopfenersatz. Naturw. Rdsch. *46*(11), 448–449 (1993).

[2] Von Schantz, M.: Über die Zusammensetzung des ätherischen Öles von Ledum palustre L., Kurzfass. Vortr. 20. Tagung Gesellsch. Arzneipflanzenforsch., Juli 1972, Helsinki.

[3] Kraus, Lj. und D. Dupakova: Der derzeitige Stand der Bewertung von Arbutindrogen. Pharmazie *19*(1), 41–45 (1964).

[4] Hegnauer, R.: Chemotaxonomie der Pflanzen, 11 Bde., Birkhäuser Verlag, Basel, Stuttgart 1962 ff.

[5] Tattje, D.H.E. and R. Bos: Composition of essential oil of Ledum palustre. Planta Med. *41*, 303–307 (1981).

[6] MacDonald, E.J. and M.M. Airaksinen: Some pharmacological properties of the oil from Ledum palustre and some of its substituents in mice, Kurzfassung der Vorträge 20. Tagung der Gesellschaft für Arzneipflanzenforschung, S. 33, Juli 1972, Helsinki.

[7] Belousova, N.I., V.A. Khan, M.V. Klokova and T.P. Rezovskaya: Terpenoids from the essential oil of Ledum hypoleucum. Khim. Prir. Soedin (Tashk) *0*(1), 104–107 (1987).

Rhododendron L. Rhododendron, Azalee

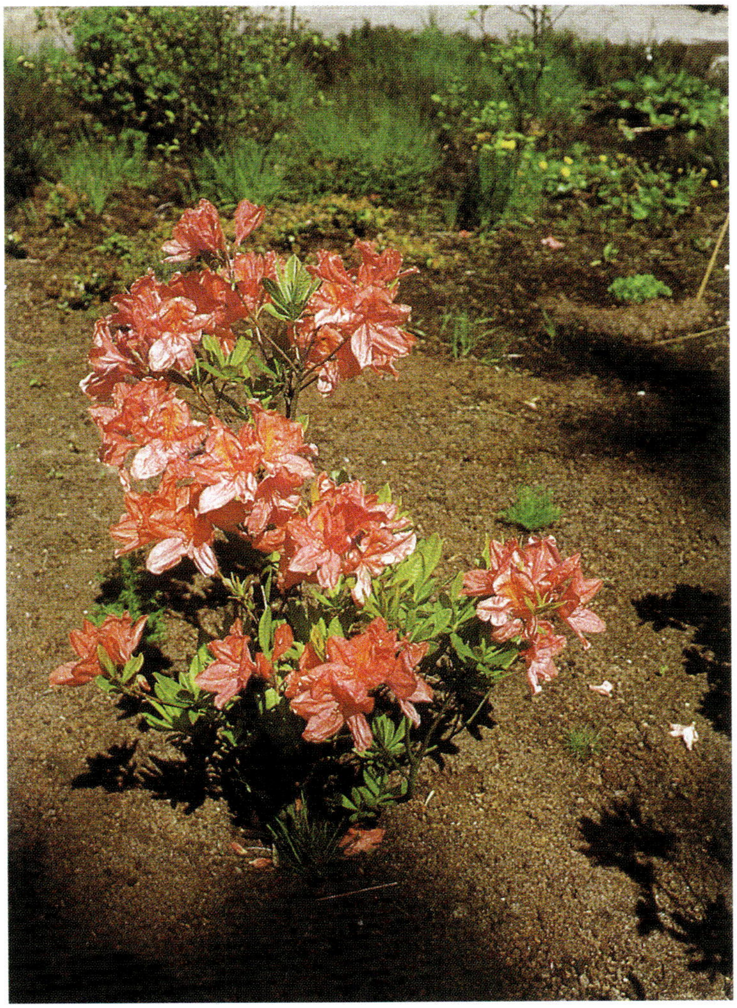

Abb. 113: Rhododendron (immergrün)

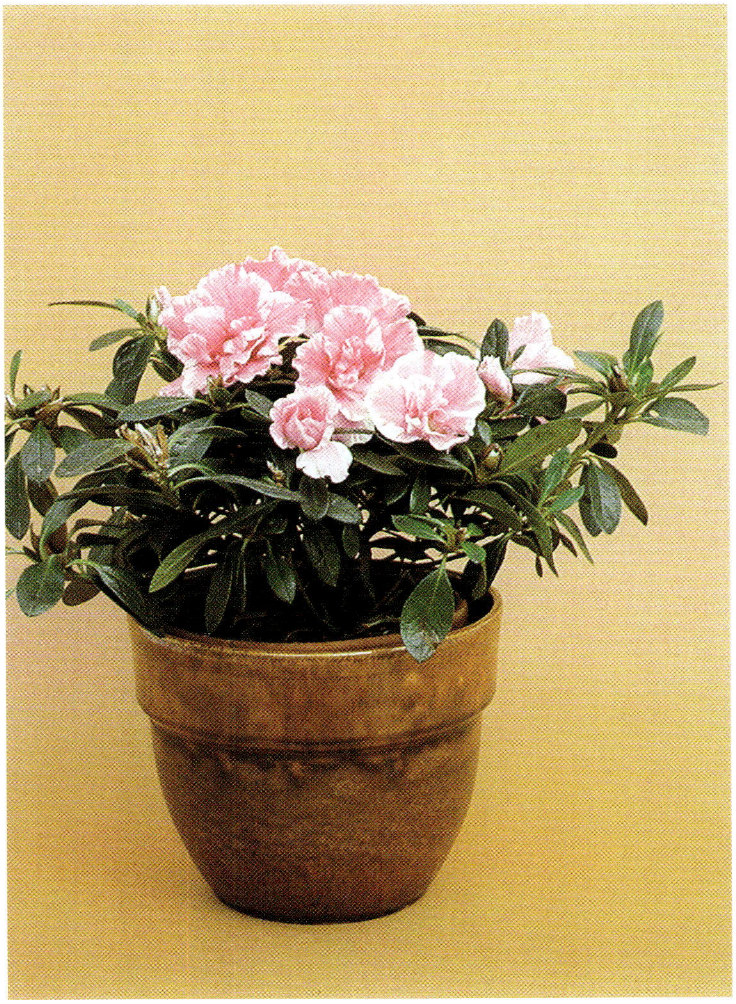

Abb. 114: Azalee (sommergrün)

Bäume oder (in Europa ausschließlich) Sträucher mit lorbeerartigen, immer- oder sommergrünen Blättern und meist ansehnlichen, prächtig gefärbten Blüten.
Blätter wechselständig, ganzrandig, ungeteilt.
Blüten meist in endständigen Doldentrauben, weniger oft achselständig, mitunter einzeln; Krone meist glockig, rad-, teller- oder trichterförmig mit im Allgemeinen 5-lappigem Saum.
Früchte holzige, längsaufspringende Kapseln mit zahlreichen, sehr kleinen Samen.
Verbreitung: Hauptverbreitungsgebiet ist O-Asien, temp. N-Amerika; nur 4 Arten im europäischen Hochgebirge.

Über die Anzahl der existierenden *Rhododendron*-Arten gehen die Meinungen sehr auseinander. Man schätzt, dass es 500–1000 natürliche Arten gibt und mehrere Tausend Bastarde und Zuchtformen, von denen zahlreiche Vertreter in den gemäßigten Klimazonen als Ziersträucher und Topfpflanzen (Azaleen) kultiviert werden. Viele dieser Arten enthalten in ihren Blüten (inkl. Nektar), Früchten, Blättern und Sprossachsen das giftige Acetylandromedol [1]. Allerdings fällt es schwer, im Einzelfall Aussagen über die Toxizität einer bestimmten Form zu machen, wenn nicht exakte Untersuchungen vorliegen. Dies wird am Beispiel eines 4fachen Bastards deutlich, der im Gegensatz zu drei seiner Elternteile keinen giftigen Nektar produziert [2]. Andererseits dürfte eine tabellarische Auflistung der bisher untersuchten *Rhododendron*-Arten vielen Lesern dieses Buches kaum von Nutzen sein, da wohl nur wenige Spezialisten in der Lage sind, diese Arten zweifelsfrei zu identifizieren. Wir müssen deshalb Interessenten auf die zusammenfassende Darstellung von HEGNAUER [3] verweisen.

Tiervergiftungen. Intoxikationen mit Rhododendron sind vorwiegend bei wiederkäuenden Säugetieren (Schaf [4–8], Ziege [8, 9], Rind [10]), seltener bei Esel [11], Hund [12] und Känguru [13] beobachtet worden. BOLTON [14] weist darauf hin, dass alljährlich in den Wintermonaten, wenn die Tiere durch Frost und Schnee in ihrer Futterwahl eingeschränkt sind, zahlreiche Vergiftungen vorkommen. Zu besonderen Problemen führen die Acetylandromedol-haltigen Pflanzen auch in zoologischen Gärten, wo Besucher vielfach die Tiere mit Blattwerk nahe stehender Ziersträucher füttern [15–17].

Humanintoxikationen. Auch Menschen, insbesondere Kleinkinder, die bevorzugt auffällig gefärbte Pflanzenteile „probieren", sind durch den giftigen Nektar gefährdet. So berichten mehrere Autoren über Vergiftungserscheinungen bei Kindern, die Blüten aussaugten oder sich von den Blättern einen „Tee" zubereiteten [18, 19]. Eine unter Azaleen-Züchtern gelegentlich auftretende und als „nettle rash" bezeichnete Dermatitis wird ebenfalls mit Grayanotoxin-haltigen Arten (z. B. Hybriden aus *R. fortunei* x *R. thomsonii*) in Verbindung gebracht [20].
Die Wirkung giftiger **Ericaceen-Honige** ist seit der Antike (Xenophon, Plinius, Strabo) oft beschrieben worden [2, 21]. Auch heute noch kommen in der Türkei (Trapezunt), den USA (Oregon, Washington) und Griechenland (Lesbos) regelmäßig Honigintoxikationen vor [22–24].

Eine 27-jährige Dolmetscherin klagte kurz nach Einnahme von etwa 75 ml Honig ... über Übelkeit und Erbrechen. Wegen einer kurzzeitigen Bewusstlosigkeit sowie eines generalisierten Krampfanfalls wurde sie in das nächstliegende Krankenhaus gebracht.
Ein 34-jähriger türkischer Gastarbeiter bemerkte 1½ Stunden nach Einnahme von etwa 20 ml Honig zunehmenden ungerichteten Schwindel, kollabierte daraufhin ... und kam zur stationären Aufnahme. Der Händler, ein Landsmann des Patienten, hatte ihm geraten, nicht zu viel von dem Honig zu essen, da ihm sonst schwindlig würde.
Der 49-jährige Patient hatte 2 Stunden vor der stationären Aufnahme bei völligem Wohlbefinden zwei Scheiben Weißbrot mit drei Esslöffel türkischen Waldhonigs verzehrt. Eine Stunde später traten eine starke Übelkeit mit mehrfachem, sehr heftigem Erbrechen und krampfartigen Oberbauchschmerzen auf. Im weiteren Verlauf verspürte der Patient eine zunehmende körperliche Schwäche mit Kol-

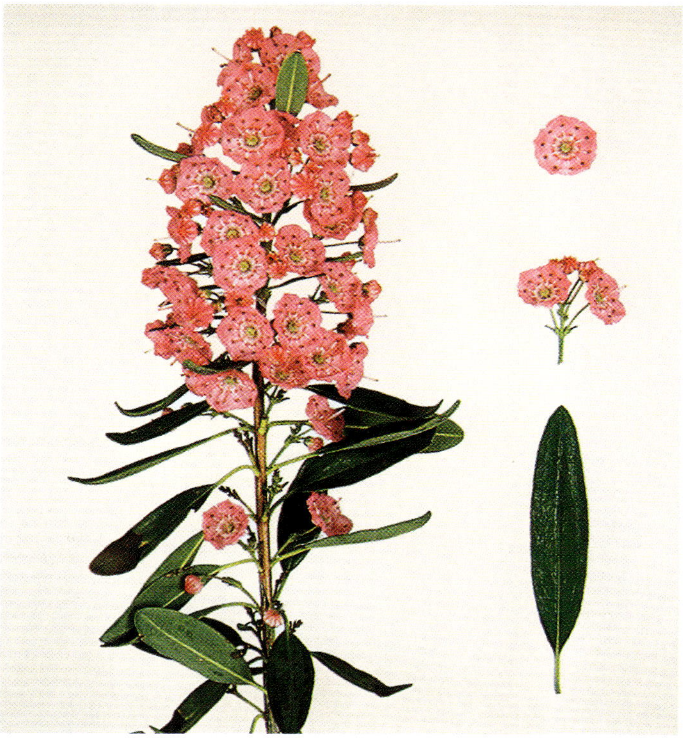

Abb. 115: Kalmia angustifolia L. Lorbeerrose – Sheep Laurel – Laurier de moutons

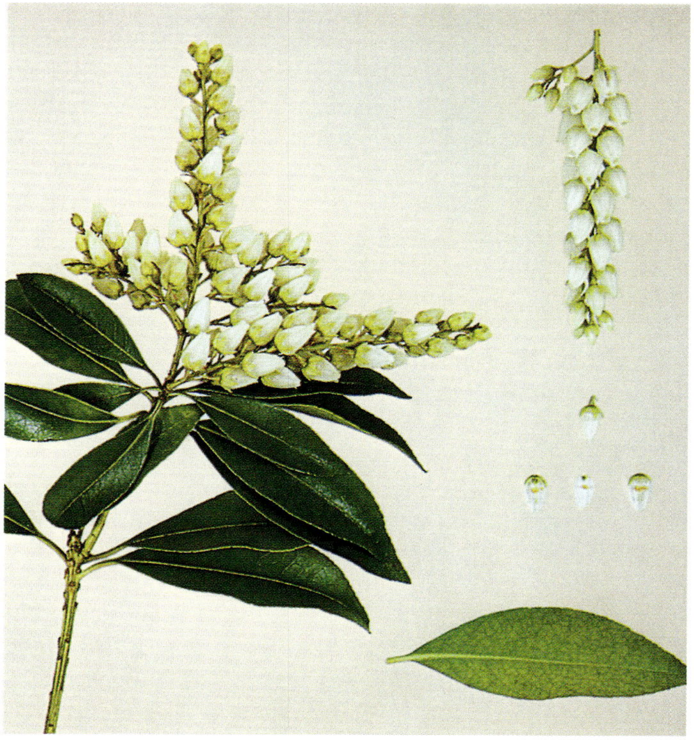

Abb. 116: Pieris japonica D. DON ex. G. DON Japanische Lavendelheide – Japanese Pieris – Piéride du Japon

lapsneigung, Schwindel und einem retrosternalen Engegefühl [25].

In den von GÖSSINGER und Mitarb. [26, 27] beobachteten Fällen war der Honig im türkischen Schwarzmeergebiet erworben worden. Sie kommen zu der Schlussfolgerung, dass bei entsprechender Anamnese und den typischen Vergiftungserscheinungen auch heute noch in Mitteleuropa an die Möglichkeit einer Intoxikation mit Andromedotoxin-haltigem Honig gedacht werden sollte.

Die von DESEL und NEURATH [46] beobachteten Vergiftungen mit „pontischem“ Honig in Norddeutschland bestätigen diese Überlegung:

Im Rahmen der Giftberatung wurden wir im vergangenen Jahr mehrfach bei Behandlungen von älteren männlichen Patienten türkischer Abstammung konsultiert, bei denen ohne bekannte Vorerkrankung akute Episoden von hypotonen Kreislaufstörungen auftraten. Nach wiederholter Befragung gaben die Patienten zu, größere Mengen „Türkischen Honigs“ verspeist zu haben. Diesem Honig wird im Lebenskreis der Patienten eine aphrodisierende Wirkung zugeschrieben.

Biologisch interessant ist auch der Nachweis, dass selbst die Produzenten dieser Honige, nämlich die Bienen, keineswegs unempfindlich gegenüber dem Gift Acetylandromedol sind [2].

Neben Rhododendron enthalten unter den Ziersträuchern der Heidekrautgewächse noch die Schmalblättrige Lorbeerrose (*Kalmia angustifolia*; Abb. 115), die Berglorbeerrose (*K. latifolia*) und die Japanische Lavendelheide (*Pieris japonica* [japan. „Asebi“]; Abb. 116) Andromedanderivate und waren Anlass von Vergiftungen [16, 18, 28–34]. Überraschenderweise sind aber in *Andromeda polifolia*, der Polei-Gränke oder dem Sumpf-Rosmarin, entgegen dem früheren, bis in die jüngere Zeit immer wieder zitierten Postulat keine toxischen Diterpene aufzufinden [35–37]. Ebenso interessant ist der Hinweis von SCHINDLER [38], dass die Blätter von *Kalmia latifolia*, sofern sie mitteleuropäischer Herkunft sind, also aus Kulturen stammen, nur noch Spuren oder gar kein Acetylandromedol mehr enthalten. Eine derartige Umstimmung des pflanzlichen Stoffwechsels ist von den *Rhododendron*-Arten nicht bekannt.

Therapie

Bei Ingestion von mehr als einem Blatt oder mehreren Blüten vorsorglich Magenentleerung, danach Aktivkohle [42]. Da ein spezifisches Antidot für Acetylandromedol nicht bekannt ist, können nur symptomatische Maßnahmen empfohlen werden. SMITH [16] schlägt bei Tiervergiftungen Abführmittel, Ca^{++}-Injektionen und Antibiotika zur Behandlung einer sich oftmals anschließenden Lungenentzündung vor.

Vergiftungssymptome. Zu den Symptomen einer Vergiftung mit Acetylandromedol-haltigen Pflanzenteilen oder -produkten gehören nach TRUNZLER [39] starke Speichelsekretion, Übelkeit, Erbrechen, Durchfall, Schmerzen und Krämpfe im Intestinalbereich, Schwindel- und Erregungszustände sowie Brennen und Juckreiz auf Haut und Schleimhäuten. SMITH [16] konnte durch experimentelle Verfütterung nachweisen, dass bereits 1 g frischen Blattmaterials (von *Pieris*) pro kg Körpergewicht bei Ziegen zu schweren Intoxikationen führt. Die Symptome können innerhalb weniger Minuten, z.T. aber erst 4–6 Stunden nach Ingestion auftreten und dauern u.U. bis zu mehreren Tagen an. Offensichtlich neigen die Grayanotoxine aber nicht zur Kumulation im tierischen Organismus, denn HIKINO et al. [40] beobachteten nach mehrwöchiger Verfütterung subletaler Mengen (1/5 der p.o. DL_{50}) nur eine sehr schwache Toxizität (Gewichtsverlust, Anstieg der Serum-GOT- und GPT-Werte). Untersuchungen zur Struktur-Wirkungsbeziehung unterschiedlich substituierter Grayanotoxine liegen von MAGER et al. vor [41].

Zum Nachweis des Acetylandromedols und verwandter Verbindungen kann eine gesättigte Antimontrichloridlösung (in Chloroform) verwendet werden. Mit diesem Reagenz lassen sich noch 2 µg einwandfrei im Dünnschichtchromatogramm durch intensive rote Fluoreszenz (UV-Licht) erkennen [38]. Über den Nachweis von Acetylandromedol in Pflanzenextrakten, Honigen bzw. tierischen Organen und Körperflüssigkeiten siehe bei [43–45].

Literatur

[1] Mack, R.B.: Rhododendron toxicity. N.C.M.J. *49*(7), 363–364 (1988).
[2] Carey, F.M., J.J. Lewis, J.L. MacGregor and M. Martin-Smith: Pharmacological and chemical observations on some toxic nectars. J. Pharm. Pharmacol. *11*, 269T–274T (1959).
[3] Hegnauer, R.: Chemotaxonomie der Pflanzen, 11 Bde., Birkhäuser Verlag, Basel, Stuttgart 1962 ff.
[4] Black, D.H.: Rhododendron poisoning in sheep. Vet. Rec. *128*(15), 363–364 (1991).
[5] Hosie, B.D., C.M. Mullen, I.D. Gillespie and G.W. Cochrane: Rhododendron poisoning in lambs. Vet. Rec. *118*(4), 110 (1986).
[6] Shannon, D.: Rhododendron poisoning in sheep. Vet. Rec. *116*(16), 451 (1985).
[7] Van Leengoed, L.A.M.G. and J.J. van Amerongen: Rhododendron intoxicatie: klinische verschijnselen, behandeling en verloop binen een koppel schapen. Tijdschr. Diergeneesk. *108*(1), 41–42 (1983).
[8] Casteel, S. and J. Wagstaff: Rhododendron macrophyllum poisoning in a group of goats and sheep. Vet. Hum. Toxicol. *31*(2), 176–177 (1989).
[9] Humphreys, D.J., J.B.J. Stodulski and J.G. Stocker: Rhododendron poisoning in goats. Vet. Rec. *113*(21), 503–504 (1983).
[10] Bentz, H.: Nutztiervergiftungen, Erkennung und Verhütung. Gustav Fischer, Jena 1969.
[11] Thiemann, A.K.: Rhododendron poisoning. Vet. Rec. *128*(17), 411 (1991).
[12] Frape, D. and A. Ward: Suspected rhododendron poisoning in dogs. Vet. Rec. *132*(20), 515–516 (1993).
[13] Hough, I.: Rhododendron poisoning in a western grey kangaroo. Aust. Vet. J. *75*(3), 174–175 (1997).
[14] Bolton, J.F.: Rhododendron poisoning. Vet. Rec. *67*, 138–139 (1955).
[15] Puschner, B., D.M. Holstege and N. Lamberski: Grayanotoxin poisoning in three goats. J. Am. Vet. Med. Assoc. *218*(4), 527–28, 573–75 (2001).
[16] Smith, M.C.: Japanese pieris poisoning in the goat. J. Am. Vet. Med. Assoc. *173*(1), 78–79 (1978).
[17] Johann, A.: Rhododendron-Vergiftung bei Varis. Zool. Garten N.F. *68*(6), 399–403 (1998).
[18] Hardin, J.W. and J.M. Arena: Human poisoning from native and cultivated plants, Duke University Press, Durham, North Carolina 1977.

[19] Klein-Schwartz, W. and T. Litovitz: Azalea toxicity: An overrated problem? Clin. Toxicol. *23*(2–3), 91–101 (1985).
[20] Spoerke, D.G. and S.C. Smolinske: Toxicity of Houseplants. CRC Press, Boca Raton, Ann Arbor, Boston 1990.
[21] Kerkvliet, J.D.: Analysis of a toxic Rhododendron honey. J. Apic. Res. *20*(4), 249–253 (1981).
[22] Geroulanos, S., B. Attinger und M. Cakmakci: Honig bedingte Intoxikationen. Schweiz. Rundschau Med. (PRAXIS) *81*(17), 535–540 (1992).
[23] Onat, F., B.C. Yegen, R. Lawrence, A. Oktay and S. Oktay: Site of action of grayanotoxins in mad honey in rats. J. Appl. Toxicol. *11*(3), 199–201 (1991).
[24] Sütlüpmar, N., A. Mat and Y. Satganoglu: Poisoning by toxic honey in Turkey. Arch. Toxicol. *67*, 148–150 (1993).
[25] Malottki, V.K. und H.W. Wiechmann: Akute lebensbedrohliche Bradykardie: Nahrungsmittelintoxikation durch türkischen Waldhonig. Dtsch. Med. Wschr. *121*(30), 936–938 (1996).
[26] Gössinger, H., K. Hruby and A. Haubenstock: Cardiac arrhythmias in a patient with grayanotoxin-honey poisoning. Vet. Hum. Toxicol. *25*, 328–329 (1983).
[27] Gössinger, H., K. Hruby, A. Pohl, S. Davogg, G. Sutterlütti und G. Mathis: Vergiftungen mit andromedotoxinhaltigem Honig. Dtsch. med. Wschr. *108*, 1555–1558 (1983).
[28] Burke, J.W. and R.W. Doskotch: High field 1H- and 13C-NMR assignments of grayanotoxins I, IV and XIV isolated from Kalmia angustifolia. J. Nat. Prod. *53*(1), 131–137 (1990).
[29] Hollands, R.D. and M.-C. Hughes: Pieris formosanum poisoning in the goat. Vet. Rec. *118*(14), 407–408 (1986).
[30] Mancini, S.D. and J.M. Edwards: Cytotoxic principles from the sap of Kalmia latifolia. J. Nat. Prod. (Lloydia) *42*(5), 483–488 (1979).
[31] Power, S.B., P.G. O'Donnell and E.G. Quirk: Pieris poisoning in sheep. Vet. Rec. *128*(25), 599–600 (1991).
[32] Zhang, E.L., M.J. Guan et al.: Study on the mechanism of action of Pieris formosa. Ind. Vet. J. *78*(12), 1098–1101 (2001).
[33] Ajito, T., H. Anzai, T. Morikawa and S. Terui: A case report of Japanese Pieris poisoning in sheep. Jap. J. Large Anim. Clin. *24*(1), 19–22 (2001).
[34] Zhang, E.L., M.J. Guan et al.: Study on toxicity of Pieris formosa. Ind. Vet. J. *78*(8), 686–688 (2001).
[35] Chung, S.G., B.Z. Ahn und P. Pachaly: Inhaltsstoffe von Andromeda polifolia. Planta Med. *38*, 269–270 (1980).
[36] Pachaly, P.: Terpenoide toxischer Ericaceen Europas. Dtsch. Apoth. Ztg. *120*(9), 429 (1980), u. Pharm. Ztg. *125*(9), 480–481 (1980).
[37] Pachaly, P. und M. Klein: Inhaltsstoffe von Andromeda polifolia. Planta Med. *53*(5), 442–444 (1987).
[38] Schindler, H.: Über Acetylandromedol (Andromedotoxin) in verschiedenen Ericaceen, insbesondere in Rhododendron, und seine annähernde Bestimmung. Planta. Med. *10*, 232–237 (1962).
[39] Trunzler, G.: Ein weiterer Beitrag zur Pharmakologie und Toxikologie des Andromedotoxins, einer neuen blutdrucksenkenden Substanz im pflanzlichen Antihypertonicum Rauwoplant®, Aus unserer Arbeit: Mitt. Aus Forsch. u. Praxis *2*(10), 1–8 (1958).
[40] Hikino, H., Y. Ohizumi, C. Konno, K. Hashimoto and H. Wakasa: Subchronic toxicity of Ericaceous toxins and Rhododendron leaves. Chem. Pharm. Bull. *27*(4), 874–879 (1979).
[41] Mager, P.P., A. Seese and K. Takeya: Structure-toxicity relationship applied to grayanotoxins. Pharmazie *36*(5), 381–382 (1981).
[42] Ritter-Franke, S. und R. Bunjes: Vergiftungsunfälle mit Pflanzen, in: K.E. von Mühlendahl, U. Oberdisse, R. Bunjes und M. Brockstedt (Hrsg.), Vergiftungen im Kindesalter, 4. Auflage, Georg Thieme Verlag, Stuttgart-New York 2003.
[43] Humphreys, D.J. and J.B.J. Stodulski: Detection of andromedotoxin for the diagnosis of Rhododendron poisoning in animals. J. Appl. Toxicol. *6*(2), 121–122 (1986).
[44] Scott, P.M., B.B. Coldwell and G.S. Wiberg: Grayanotoxins. Occurrence and analysis in honey and a comparison of toxicities in mice. Food Cosmet. Toxicol. *9*, 179–184 (1971).
[45] Zymalkowski, F., P. Pachaly und S. auf dem Keller: Die Bestimmung von Acetylandromedol (Grayanotoxin I) in Extrakten von Rhododendron ponticum. Planta Med. *17*, 8–13 (1969).
[46] Desel, H. und H. Neurath: Vergiftungen mit „Pontischem Honig“. Toxichem. + Krimtech. *65*(2), 63–64 (1998).

Vaccinium uliginosum L. Rauschbeere, Moorbeere – Bog Bilberry – Orcette

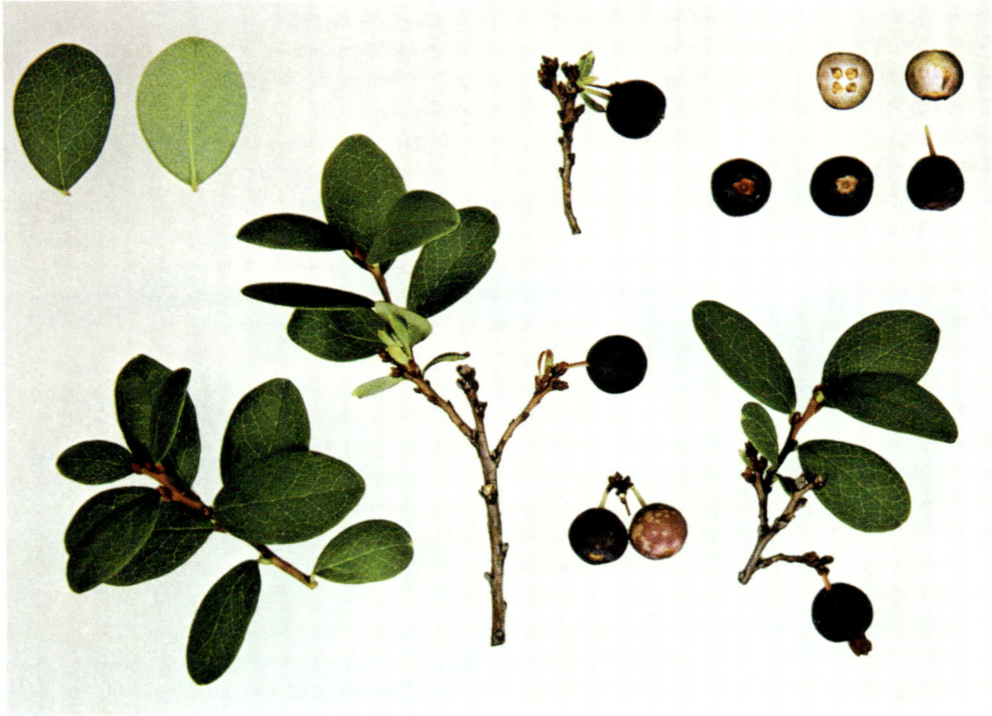

Abb. 117: Rauschbeere

0,5–1 m hoher Zwergstrauch mit stielrunden, kahlen, aufstrebenden Zweigen und weit kriechendem Wurzelstock.
In moorigen Wäldern, auf Hochmooren und Hochgebirgsheiden, verlangt saure, nährstoffarme Torf- und Rohhumusböden.
Blätter sommergrün, kurzgestielt, verkehrt eiförmig bis elliptisch, kahl, Rand oft etwas umgebogen, besonders unterseits bläulich grün.
Blüten in wenigblütigen (1–4) Trauben endständig an kurzen Seitenzweigen; krugförmig, rosa bis weiße Krone; V–VI.
Früchte blaubereifte, vielsamige Beeren mit farblosem Saft und von säuerlichem Geschmack; VIII–IX.
Verbreitung: Europa, N-Amerika, N-Asien.

Die Beeren verschiedener *Vaccinium*-Arten (*V. corymbosum, V. macrocarpon, V. myrtillus, V. oxycoccos, V. vitis-idaea*) gehören zu den beliebtesten Wildfrüchten in vielen Teilen der Welt. Aufgrund ihres Gehaltes an Fruchtsäuren, Zuckern und Vitaminen werden erfrischende Getränke, wohlschmeckende Kompotte und Marmeladen hergestellt, oder sie werden auch im rohen Zustand verzehrt. Als Einzige steht die Rausch- und Moorbeere (*V. uliginosum*) im Verdacht, giftig zu sein. Es sind zweifellos nach Verzehr dieser Beeren (die Pflanzen wurden einwandfrei identifiziert) gelegentlich Vergiftungserscheinungen wie rauschartige Erregung, Erbrechen, Pupillenerweiterung, Schwindelgefühl beobachtet worden [1–2]. Andererseits kommen Selbstversuche zweier Autoren zu völlig gegensätzlichen Ergebnissen. Während KREUDER nach Aufnahme von etwa 300 g Rauschbeeren „Schwindel, Hitzegefühl im Kopf, Müdigkeit, Sehstörungen, Schlucklähmung usw." registriert [2], berichtet MOESCHLIN [3]: „Wir selbst haben in Schweden und der Schweiz die Moorbeeren in größeren Quantitäten genossen, ohne je irgendwelche Nebenerscheinungen zu verspüren." Man hat trotz intensiver Suche in den Früchten von *V. uliginosum* weder toxische Diterpene [4] noch andere, derartige Symptome auslösende Inhaltsstoffe aufgefunden. So gibt ZIPF [2] zu bedenken, ob nicht möglicherweise ein in den Beeren gelegentlich schmarotzender Pilz (*Sclerotinia megalospora*) für die Vergiftungen verantwortlich zu machen ist. Die Früchte dürften also wohl harmlos sein, nur in seltenen Fällen müssen bei Verzehr größerer Mengen Intoxikationen befürchtet werden.

Zur makroskopischen **Identifizierung** kann die Abbildung 118 nützlich sein, in der die Beeren und Blätter einiger *Vaccinium*-Arten gegenübergestellt sind. Die sehr ähnlichen Beeren von *V. myrtillus* und *V. uliginosum* unterscheiden sich im Fruchtsaft (*myrtillus* = dunkelblau/violett, *uliginosum* = farblos).

Mikroskopische Merkmale einiger *Vaccinium*-Früchte. Als gemeinsames Merkmal der abgebildeten *Vaccinium*-Beeren ist eine mehr oder weniger deutlich „gefensterte" Fruchtwandepidermis (Abb. 119 a u. b) zu nennen, an die sich eine großzellige Hypodermis aus dünnwandigem Parenchym anschließt.
Die äußerlich sehr ähnlichen Früchte von *V. uliginosum* und *V. myrtillus* unterscheiden sich außer in der Verteilung der Farbstoffe durch eine unterschiedliche Ausprägung der inneren Fruchtwand (Endokarp). Sie besteht bei beiden Früchten z. T. aus sklerenchymatischen Zellen, diese sind aber bei *V. myrtillus* deutlich kleiner und dickwandiger (Breite bis 45 µm, Länge bis 140 µm). Derartige Zellen kommen auch

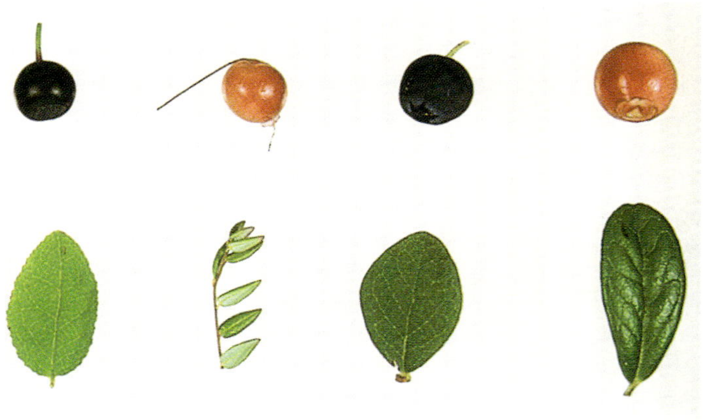

Abb. 118: Blätter und Früchte verschiedener Vaccinium-Arten. V. myrtillus; V. oxycoccus; V. uliginosum; V. vitis-idaea (v. l. n. r.)

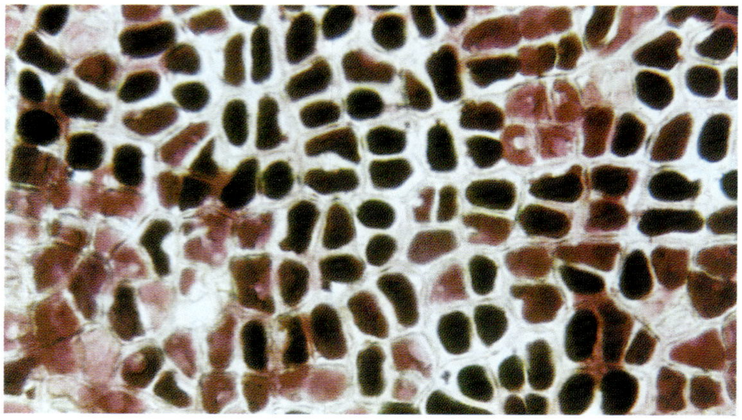

a

Abb. 119: Fruchtwandepidermen von Vaccinium uliginosum (a), V. myrtillus (b), V. vitis-idaea (c) und V. oxycoccus (d).

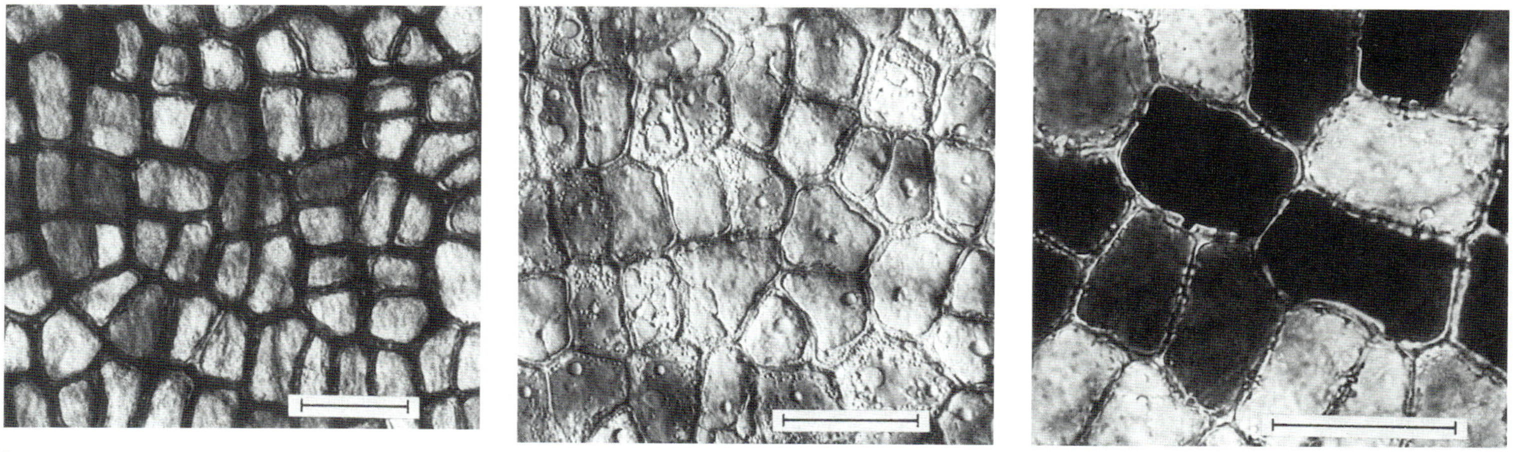

b c d

regelmäßig in den mittleren Bereichen des Fruchtfleisches vor, ebenso wie Calciumoxalatdrusen (< 18 µm); beide Merkmale fehlen im Mesokarp von *V. uliginosum*.

Die kleinzellige Epidermis der Preiselbeeren (Abb. 119c) ist weitgehend farblos (vor allem in der Hypodermis sind Farbstoffe angereichert) und enthält nur selten Spaltöffnungen (Schließzellen emporgewölbt, 5–6 Nebenzellen). Das Fruchtfleisch ist gekennzeichnet durch das Vorkommen zahlreicher bis 25 µm großer Calciumoxalatdrusen. Bei den zumeist gefleckten Früchten der Moosbeere (*V. oxycoccos*) sind farbstoffhaltige Zellen sowohl in der Epidermis, deren Wände eine deutliche Tüpfelung zeigen (Abb. 119d), als auch in tiefer gelegenen Schichten aufzufinden. Ihr Fruchtfleisch ist frei von Sklereiden und Calciumoxalat.

Ausführliche Darstellung der Anatomie der Früchte und Blattmerkmale haben mehrere Autoren gegeben [5–10].

Literatur

[1] Czygan, F.-C.: Persönl. Mitteilung 1982.

[2] Zipf, K.: Vergiftungen durch Rauschbeeren. Sammlung von Vergiftungsunfällen, (Arch. Toxikol.) *13*, 139–140 (1943/44).

[3] Moeschlin, S.: Klinik und Therapie der Vergiftungen, Georg Thieme Verlag Stuttgart, New York 1980.

[4] Pachaly, P.: Terpenoide toxischer Ericaceen Europas. Dtsch. Apoth. Ztg. *120*(9), 429 (1980), u. Pharm. Ztg. *125*(9), 480–481 (1980).

[5] Czaja, A. Th.: Mikroskopische Untersuchung von Obst und Obsterzeugnissen, in: J. Schormüller, Hdb. d. Lebensmittelchemie V/2, S. 259–310, Springer-Verlag, Berlin, Heidelberg, New York 1968.

[6] Gassner, G., B. Hohmann und F. Deutschmann: Mikroskopische Untersuchung pflanzlicher Lebensmittel, Gustav Fischer Verlag, Stuttgart 1989.

[7] Griebel, C.: Zur Mikroskopie der Heidelbeerfrüchte. Z. Lebensm.-Unters.-Forschg. *92*(5), 331–337 (1951).

[8] Kaminsky-Kröger, C.: Die Heidelbeere, Vaccinium myrtillus L. (III). Pharmazie *6*(11), 603–613 (1951).

[9] Mandl, A.: Identitätsprüfung von einheimischen Arzneipflanzen, 1. Teil. Mikrokosmos *74*(4), 122–127 (1985).

[10] Moeller, J. und C. Griebel: Mikroskopie der Nahrungs- und Genussmittel aus dem Pflanzenreiche, Verlag Julius Springer, Berlin 1928.

Euphorbiaceae

Aufgrund ihres Gehaltes an Kautschuk (*Hevea*), fettem Öl (*Ricinus, Aleurites*) oder Kohlenhydraten (*Manihot*) sind verschiedene Gattungen der **Wolfsmilchgewächse** von erheblicher wirtschaftlicher Bedeutung. Neben ihrer morphologischen Heterogenität zeichnet sich diese Familie durch eine Vielfalt chemischer Inhaltsstoffe aus. So sind Alkaloide unterschiedlichster Genese, Gerbstoffe und Polyphenole weit verbreitet. Andere Arten akkumulieren ätherisches Öl, Saponine oder Senfölglykoside [1–2]. Allerdings spielen die oben genannten Inhaltsstoffe aus toxikologischer Sicht eine unbedeutende Rolle. Verantwortlich für die Giftigkeit sind vor allem cyanogene Glykoside, Lectine und die Ester einiger Diterpenalkohole.

Cyanogene Glykoside. Von den cyanophoren Euphorbiaceen hat nur der Maniok (= Cassava, Tapioka, Mandioka, Yuca; *Manihot esculenta*) wegen seiner umfangreichen Verwendung eine erhebliche toxikologische Bedeutung. Ursprünglich in Südamerika beheimatet, wird diese Pflanze heute in vielen tropischen und subtropischen Gebieten als Stärkelieferant (in der Knolle bis zu 30% d. TGW) kultiviert. Bei relativ einfacher Kultur mit geringem Pflegeaufwand liefert sie die höchsten Flächenerträge aller Knollenpflanzen. Außerdem können die Knollen auch nach erreichter Vollreife ohne Verluste über längere Zeiträume im Boden verbleiben und bilden so einen natürlichen „Lagervorrat". Damit stellen sie für mehr als 500 Millionen Menschen in den Entwicklungsländern ein gut verfügbares, wichtiges Grundnahrungsmittel dar. Allerdings enthalten alle Organe der *Manihot*-Pflanze je nach Varietät und Standort bitterschmeckende cyanogene Glykoside (u. a. Linamarin). Nach enzymatischer Hydrolyse können daraus 2–60 mg HCN/100 g FGW freigesetzt werden [3–5]. Die Knollen und auch die Blätter dürfen also erst nach gründlicher Zerkleinerung, Auswaschen, Kochen, Rösten oder Dämpfen, aber keineswegs roh als Nahrungsmittel Verwendung finden [6–10]. Da aber diese Entgiftung offensichtlich nicht immer mit der nötigen Sorgfalt durchgeführt wird, stellen vor allem die chronischen Vergiftungen, die sich als Neuropathien (Taubheit, Lähmungserscheinungen, Myelopathie), Hyperglykämie oder Kretinismus äußern, ein schwerwiegendes Problem in den Anbaugebieten dar [11–18]. Von diesen im Kongo als „konzo" bezeichneten Intoxikationen waren ca. 10 000 Frauen und Kinder betroffen.
Im Bemühen den Toxingehalt zu senken sind so genannte „süße" (Linamarin-Gehalt unter 0,005%) und gentechnisch veränderte Kultivare entwickelt worden, aber vollkommen HCN-freie Manioksorten scheint es nicht zu geben [19].
In Brasilien haben Tierversuche gezeigt, dass neben *Manihot* auch *Piptadenia*- und *Holocalyx*-Arten aufgrund ihrer cyanogenen Inhaltsstoffe zu schweren Intoxikationen führen [20]. In Nigeria verendeten 2/3 einer Herde von Mastschweinen nach Verfütterung von Manihot-Knollen einer bitteren Varietät [69].

Toxische Lectine. Lectine sind Proteine mit einem spezifischen Bindungsvermögen für Kohlenhydrate. Einige ihrer Vertreter besitzen eine hohe Toxizität für Mensch und Tier [21–23], sie hemmen die ribosomale Proteinsynthese. Bei den Wolfsmilchgewächsen hat man u. a. toxische Lectine in den Samen von *Jatropha curcas* (Curcin), *Hura crepitans* (Hurin), *Croton tiglium* (Crotin) und *Ricinus communis* (Ricin) gefunden. Das Ricin ähnelt in der Zusammensetzung und Wirkung sehr stark dem Abrin der Paternostererbse (*Abrus precatorius*; s. S. 205), sodass an dieser Stelle auf eine Beschreibung des Wirkungsmechanismus verzichtet werden kann. Für die Giftwirkung der Toxine nach peroraler Applikation ist deren auffällige Stabilität gegenüber proteolytischen Enzymen von Bedeutung. Umfangreiche Zusammenfassungen über das Vorkommen, die Gewinnung, Wirkung und physiologische Bedeutung der pflanzlichen Lectine finden sich bei [15, 24–27].

Hautreizende Diterpenester. Das Samenöl von *Croton tiglium* ist seit langem als drastisches Abführmittel bekannt, findet aber wegen seiner hohen Toxizität (20 Tropfen wirken bereits tödlich) keine medizinische Verwendung mehr. Als wirksames Prinzip wurden aus dem Öl mehr als 14 verschiedene Fettsäureester eines tetracyclischen Diterpenalkohols (Phorbol) isoliert [28–31]. Ähnliche Stoffe, auch mit strukturell verwandten Grundgerüsten wie Daphnan und Ingenan, kommen in den Milchsäften und Samenölen vieler Wolfsmilchgewächse vor: *Hura crepitans* (Huratoxin), *Jatropha* [32], *Sapium* [33–35], *Synadenium* [36–38], *Hippomane* („manzanillo tree") [39–43].
Diese toxischen Diterpenester rufen auf der Haut Entzündungen unter starker Rötung und Bildung ödemartiger Schwellungen und Bläschen hervor. Der Kontakt giftiger Milchsäfte mit den Augen kann zu Horn- und Bindehautentzündungen mit zeitweiliger Blindheit führen [44–46]. Bei innerlicher Applikation sind Intoxikationen mit schweren Magen-Darmstörungen, Erbrechen und kolikartigen Durchfällen regelmäßig beobachtet worden.
Aus den Nachrichten der Pharmazeutischen Zeitung [47]: „*Gesundheitsschädigung durch Holzöl. Ein Hamburger Drogist erstand auf einer Strandgutauktion ein Fass mit Öl. Ohne sich über den Charakter des in dem Fass befindlichen Öls zu vergewissern, verkaufte er es an einen Hamburger Bäckermeister für einen unter der Notierung von Rüböl liegenden Preis zu Nahrungszwecken. Der Bäcker verwendete das Öl zur Herstellung von Pfannkuchen und verhalf damit 190 seiner Kunden zum Brechdurchfall.*"

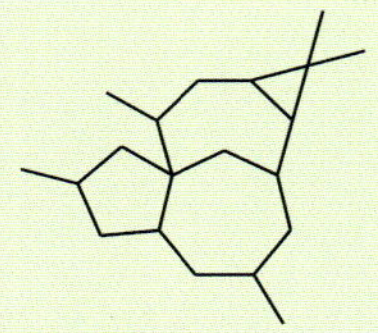

Ingenan

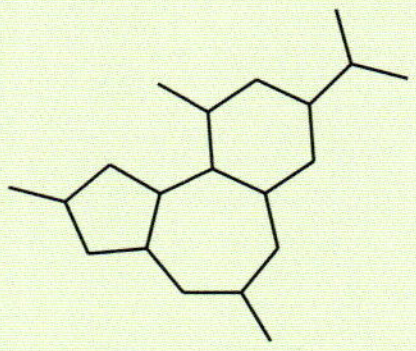

Daphnan

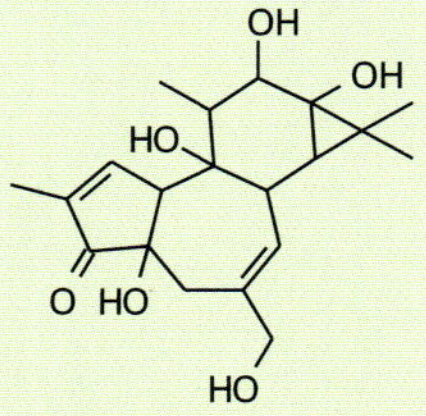

Phorbol
(Tiglian-Grundgerüst)

Tung- oder Holzöl wurde durch warme Pressung aus den Samen verschiedener *Aleurites*-Arten gewonnen und zur Herstellung wasserbeständiger Bootslacke, für wasserdichte Tuche und Papiere verwendet. Das toxische Prinzip der Tung-Samen sind Ester des 16-Hydroxyphorbols [48–50]. Ein besonderes Interesse hat diese Substanzklasse auch wegen ihrer cocarcinogenen Eigenschaften erlangt [31, 51–55].
In Indien, aber auch in Malaysia und Afrika, sollen Extrakte und Dekokte aus Blättern von *Cleistanthus collinus* als herzwirksame Gifte („oduvanthalai poisoning" [56–58, 70]) für Mensch und Tier keineswegs ungebräuchlich sein. Die Pflanze enthält nach RAGUPATHI et al. [59] hoch toxische Lignanglykoside (Cleistanthin A und B), deren Wirkung in einer Hemmung körpereigener [thiol-dependent] Enzyme (LDH, Cholinesterase) besteht [60]. Im Falle einer akuten Intoxikation wird als Antidot L-Cystein [61] empfohlen. Eine ausführliche pharmakognostische Beschreibung der Pflanze findet man bei AMERJOTHY et al. [62].
Bei einer Reihe von Vergiftungen mit *Ditaxis-, Jatropha-, Joannesia-* und *Sauropus*-Arten bleibt der ursächliche Zusammenhang mit einer der oben genannten Inhaltsstoffgruppen zunächst noch ungeklärt [63–67], ebenso wie bei Intoxikationen durch Extrakte aus *Breynia officinalis*, die in der traditionellen Chinesischen Medizin (TCM) Anwendung finden [68].

Literatur

[1] Jury, S.L., T. Reynolds, D.F. Cutler and F.J. Evans (eds.): The Euphorbiales. Academic Press, London, Orlando, San Diego, New York 1987.

[2] Schneider, E.: Von der Teufelsmilch zum Antitumorwirkstoff. Dtsch. Apoth. Ztg. *119*(37), 1436–1439 (1979).

[3] Cooke, R.D. and D.G. Coursey: Cassava: A major cyanide-containing food crop; in: Cyanide in Biology. Vennesland. B., E.E. Conn, C.J. Knowles, J. Westley and F. Wissing (eds.), Academic Press, London, New York, Toronto, Sydney, San Francisco 1981.

[4] Dufour, D.L.: Cyanide content of Cassava (Manihot esculenta, Euphorbiaceae) cultivars used by Tukanoan Indians in Northwest Amazonia. Econ. Bot. *42*(2), 255–266 (1988).

[5] Yeoh, H.H. and Y.Y. Oh: Cyanide content of cassava (Manihot esculenta). Malays. Agric. J. *52*(1), 24–28 (1979).

[6] Lancaster, P.A., J.S. Ingram, M.Y. Lim and D.G. Coursey: Traditional cassavabased foods: Survey of processing techniques. Econ. Bot. *36*(1), 12–45 (1982).

[7] Lancaster, P.A. and J.E. Brooks: Cassava leaves as human food. Econ. Bot. *37*(3), 331–348 (1983).

[8] Maduagwu, E.N. and I.B. Umoh: Detoxification of cassava leaves by simple traditional methods. Toxicol. Letters *10*, 245–248 (1982).

[9] Seigler, D.S. and J.F. Pereira: Modernized preparation of Casave in the Llanos Orientales of Venezuela. Econ. Bot. *35*(3), 356–362 (1981).

[10] Tan, S.L.: Factors affecting cyanide content in cassava (Manihot esculenta Crantz). MARDI Res. J. *23*(2), 121–131 (1996).

[11] Ariffin, W.A., K.E. Choo and S. Karnaneedi: Cassava (Ubi Kayu) poisoning in children. Med. J. Malaysia *47*(3), 231–234 (1992).

[12] Teles, F.F.F.: Chronic poisoning by hydrogen cyanide in cassava and its prevention in Africa and Latin America. Food Nutr. Bull. *23*(4), 407–412 (2002).

[13] Hohnholz, J.H. und R. Schmid: Maniok. Bedeutung für Wirtschaft und Ernährung in Südostasien. Naturw. Rundsch. *35*(3), 95–102 (1982).

[14] Okafor, P.N., C.O. Okorowkwo and E.N. Maduagwu: Occupational and dietary exposures of humans to cyanide poisoning from large-scale cassava processing and ingestion of cassava foods. Food chem. Toxicol. *40*(7), 1001–1005 (2002).

[15] Teuscher, E. und U. Lindequist: Biogene Gifte, 2. Auflage, Gustav Fischer, Stuttgart, Jena, New York 1994.

[16] Adindu, M.N., F.F. Olayemi and O.U. Nze-Dike: Cyanogenic potential of some cassava products in Port Harcourt markets in Nigeria. J. Food Comp. Analysis *16*(1), 21–24 (2003).

[17] Carod, A.F.J., A.P. Vargas, C. del Negro: Spastic paraparesis due to long term consumption of wild cassava (Manihot esculenta): a neurotoxic model of motor neuron disease. Rev. Neurol. *29*(7), 610–613 (1999).

[18] Banea, M.J.P., T. Tylleskar, K. Tylleskar, M.M. Gebre and H. Rosling: Dietary cyanide from insufficiently processed cassava and growth retardation in children in the Democratic Republic of Congo (formerly Zaire). Ann. Trop. Paediatr. *20*(1), 34–40 (2000).

[19] Pickl, S.: Gentechnik: Neue Wege bei der Entgiftung von Maniok. Z. Phytother. *17*(3), 141–143 (1996).

[20] Hubinger, T.C., P.P. Vargas, M.F. Brito, M.D. Duarte and L.A.C. Brust: Experimental studies in cattle with cyanogenic plants. Pesq. Vet. Brasil. *19*(2), 84–90 (1990).

[21] Abdu-Aguye, I., A. Sannusi, R.A. Alafiya-Tayo and S.R. Bhunurmath: Acute toxicity studies with Jatropha curcas L. Human. Toxicol. *5*, 269–274 (1986).

[22] Adam, S.E.I. and M. Magzoub: Toxicity of Jatropha curcas for goats. Toxicol. *4*, 347–354 (1975).

[23] Joubert, P.H., J.M.M. Brown, I.T. Hay and P.D.B. Sebata: Acute poisoning with Jatropha curcas (Purging nut tree) in children. S. Afr. Med. J. *65*(18), 729–730 (1984).

[24] Franz, H. (ed.): Advances in Lectin Research, Vol. 1–5, Ullstein Mosby, Berlin 1988–92.

[25] Liener, J.E.: Phytohemagglutinins (Phytolectins). Ann. Rev. Pl. Physiol. *27*, 291–319 (1976).

[26] Kauss, H.: Plant lectins (Phytohemagglutinins). Progr. Bot. *38*, 58–70 (1976).

[27] Hänsel, R., O. Sticher und E. Steinegger (Hrsg.): Pharmakognosie, Phytopharmazie, 6. Auflage, Springer-Verlag, Berlin-Heidelberg-New York 1999.

[28] Bauer, R., G. Tittel und H. Wagner: HPLC-Nachweis und Isolierung von Phorbolestern aus Crotonöl. Planta Med. *48*, 10–16 (1983).

[29] Chavez, P.I., S.D. Jolad, J.J. Hoffmann and J.R. Cole: Four new 12-deoxyphorbol diesters from Croton californicus. J. Nat. Prod. *45*(6), 745–748 (1982).

[30] Evans, F.J. (ed.): Naturally occurring phorbol esters. CRC Press, Boca Raton, Florida 1986.

[31] Hecker, E. and R. Schmidt: Phorbolesters, the irritants and cocarcinogens of Croton tiglium L. Fortschr. Chem. Org. Naturst. *31*, 377–467 (1974).

[32] Gandhi, V.M., K.M. Cherian and M.J. Mulky: Toxicological studies on Ratanjyot Oil. Fd. Chem. Toxic. *33*(1), 39–42 (1995).

[33] Liu, S.-Q., J.M. Pezzuto, A.D. Kinghorn: Additional biologically active constituents of the chinese tallow tree (Sapium sebiferum). J. Nat. Prod. *51*(3), 619–620 (1988).

[34] Seip, E.H., H.H. Ott and E. Hecker: Skin irritant and tumor promoting diterpene esters of the tigliane type from the chinese tallow tree (Sapium sebiferum). Planta Med. *49*, 199–203 (1983).

[35] Taylor, S.E., E.M. Williamson and F.J. Evans: Phorbol derivatives from Sapium insigne. Phytochemistry *22*(5), 1231–1233 (1983).

[36] Kinghorn, A.D.: Major skin-irritant principle from Synadenium grantii. J. Pharm. Sci. *69*(12), 1446–1447 (1980).

[37] Rook, A.J.: An unrecorded irritant plant Synadenium grantii. Brit. J. Dermatol. *77*, 284 (1965).

[38] Spoerke, D.G., C.D. Montanio and B.H. Rumack: Pediatric exposure to the houseplant Synadenium grantii. Vet. Hum. Toxicol. *28*(4), 283–284 (1985).

[39] Adolf, W. and E. Hecker: On the active principles of the spurge family, X. Skin irritants, cocarcinogens, and cryptic cocarcinogens from the latex of the manchineel tree. J. Nat. Prod. *47*(3), 482–496 (1984).

[40] Bygbjerg, I.C. and H.K. Johansen: Manchineel poisoning complicated by streptococcal pharyngitis and impetigo. Ugeskr. Laeger *154*(1), 27–28 (1991).

[41] Chareyre, S., D. Meram and J. Descotes: Intoxication par le mancenillier. A propos d'un cas. J. Toxicol. Clin. Experiment. *11*(1), 59–61 (1991).

[42] Guillet, G., R. Helenon and M.-H. Guillet: La dermite du mancenillier. Ann. Dermatol. Venereol. *112*(1), 51–56 (1985).

[43] Harley, R.D.: Keratoconjunctivitis caused by the manzanillo tree. Am. J. Ophthalmol. *27*, 628–631 (1944).

[44] Dietze U. und A. Heydenreich: Augenschädigung durch eine zur Wühlmausbekämpfung eingesetzte Wolfsmilchpflanze (Euphorbia lathyris). Folia ophthal. *7*, 261–264 (1982).

[45] Lim, T.K. and E. Soepadmo: Eye injury from plant sap of Pedilanthus tithymaloides Poit. Singapore Med. J. *25*(6), 412–419 (1984).

[46] Lisch, K.: Die Wirkung des Milchsaftes von Euphorbiazeen auf das Auge. Klin. Monatsbl. Augenheilkd. *176*, 469–471 (1980).

[47] N.N. (Nachrichten): Gesundheitsschädigung durch Holzöl. Pharm. Ztg. *82*, 725 (1937).

[48] Hecker, E.: Diterpene der Wolfsmilch- und Seidelbastgewächse. Dtsch. Apoth. Ztg. *126*(47), 2599 (1986).

[49] Lin, T.J., H.J. Liao, W.L. Lin, J.H. Sa, D.Z. Hung and J.F. Deng: An outbreak of Aleuritis fordii poisoning. Toxicon *32*(5), 545 (1994).

[50] Okuda, T., T. Yoshida, S. Koike and N. Toh: New diterpene esters from Aleurites fordii fruits. Phytochemistry *14*, 509–515 (1975).

[51] Evans, F.J. and C.J. Soper: The tigliane, daphnane and ingenane diterpenes, their chemistry, distribution and biological activities. A review. J. Nat. Prod. (Lloydia) *41*(3), 193–233 (1978).

[52] Evans, F.J. and S.E. Taylor: Pro-Inflammatory, Tumor-Promoting and Anti-Tumor Diterpenes of the Plant Families Euphorbiaceae and Thymelaeaceae, in: Prog. Chem. Org. Nat. Prod., W. Herz, H. Grisebach and G.W. Kirby (eds.), S. 1–100, Springer-Verlag, Wien, New York 1983.

[53] Hecker, E.: Diterpene der Wolfsmilch- und Seidelbastgewächse – Krebsrisikofaktoren und neue antineoplastische Wirkprinzipien. Pharm. Ztg. *132*(6), 330–331 (1987).

[54] Kinghorn, A.D.: Cocarcinogenic irritant Euphorbiaceae, in: Kinghorn, A.D. (ed.), Toxic plants, Columbia University Press, New York 1979.

[55] Wu, D., W. Adolf and E. Hecker: Irritants and tumor promoters from several chinese medicinal plants of the Euphorbiaceae and Thymelaeaceae. Farm. Tijdschr. Belgie *61*(3), 384 (1984).

[56] Nagaraj, S.: Oduvanthalai poisoning. J.A.P.I. *37*(4), 294 (1989).

[57] Sarathchandra, G. and P. Balakrishnamurthy: Acute toxicity of Cleistanthus collinus: an indigenous poisonous plant in Cavia procellus. J. Environ. Biol. *19*(2), 145–148 (1998).

[58] Vijayalaksmi, K.M. and N.V.N. Kumar: Electrocardiac and electromyographic studies on the effects of Cleistanthus collinus leaf extract in rat. J. Med. Arom. Plant Sci. *20*(4), 1009–1012 (1998).

[59] Ragupathi, G., P. Prabhasankar, P.C. Sekharan, K.S. Annapoorani and C. Damodaran: Enzyme-linked immunosorbent assay (Elisa) for the determination of the toxic glycoside cleistanthin B. Foren. Sci. Int. *56*, 127–136 (1992).

[60] Sarathchandra, G., J. Chandra, S. Jayasundar and P.B. Murthy: Toxicology of Cleistanthus collinus, an indigenous plant: acute toxicity study. Ind. J. Toxicology *3*(2), 9–17 (1996).

[61] Sarathchandra, G. and P.B.K. Murthy: Efficacy of L-cysteine in countering cleistanthus collinus poisoning: an indigenous phytotoxin. Ind. Vet. J. *77*(3), 209–211 (2000).

[62] Amerjothy, S., P. Jayaraman, P. Brindha et al.: Pharmacognostic investigations of „Oduvan", a plant drug of forensic interest. J. Med. Arom. Plant Sci. *22–23*(4A-1A), 668–671 (2001).

[63] Tokarnia, C.H., B.R. das Chagas et al.: Anemia hemolitica causada por Ditaxis desertorum (Euphorbiaceae) em bovinos. Pesq. Vet. Brasil. *17*(3–4), 112–116 (1997).

[64] Levin, Y., Y. Sherer, H. Bibi, M. Schlesinger and E. Hay: Rare Jatropha multifida intoxication in two children. J. Emerg. Med. *19*(2), 173–175 (2000).

[65] Nishioka, A.S. de and R.D. Escalante: Poisoning by the ingestion of seeds of the fruit of the „cotieira" (Joannesia princeps). Rev. Paul. Med. *115*(1), 1366–1367 (1997).

[66] Hsiue, T.R., Y.L. Guo, K.W. Chen et al.: Dose-response relationship and irreversible obstructive ventilatory defect in patients with consumption of Sauropus androgynus. Chest *113*(1), 71–76 (1998).

[67] Chang, Y.L., Y.T. Yao, N.S. Wang and Y.C. Lee: Segmental necrosis of small bronchi after prolonged intakes of Sauropus androgynus in Taiwan. Am. J. Respir. Crit. Care Med. *157*(2), 594–598 (1998).

[68] Lin, T.J., M.S. Tsai et al.: Hepatotoxicity caused by Breynia officinalis. Vet. Hum. Toxicol. *44*(2), 87–88 (2002).

[69] Sackey, A.K.: Fatal effect due to the consumption of peels from overmatured cassava of the bitter variety in a herd of pigs. Ag. Vet. Intern. *3*(1), 24 (2002)

[70] Eswarappa, S., A.R. Chakraborty, B.U. Palatty and M. Vasnaik: Cleistanthus collinus poisoning: Case reports and review of the literature. J. Toxicol. Clin. Toxicol. *41*(4), 369–372 (2003).

Ricinus communis L. Wunderbaum, Christuspalme – Castor Oil Plant – Ricin

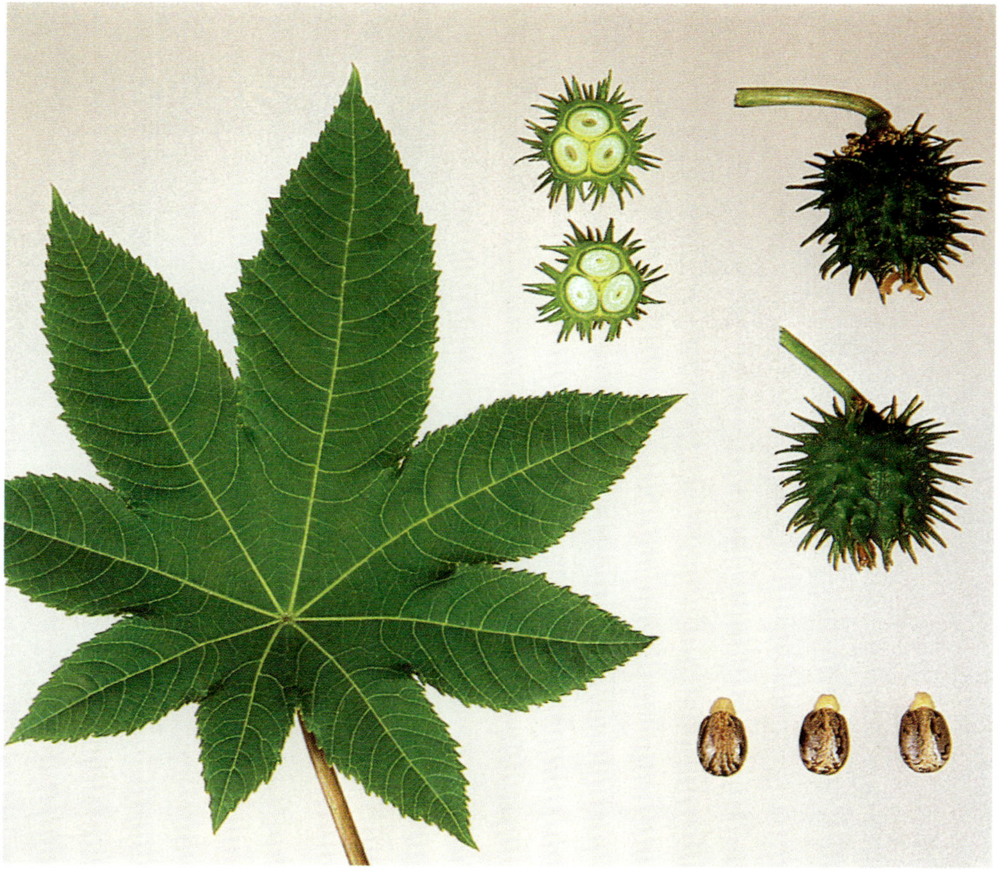

Abb. 120: Wunderbaum

1–4 m hohe, einjährige, buschig-krautige Pflanze mit aufrechtem, kahlem Stängel und stark verzweigter Wurzel (in den Tropen bis zu 13 m hoch, ausdauernd, baumförmig).
Blätter spiralig angeordnet, langgestielt (exzentrisch schildförmig) mit handförmig geteilter Spreite.
Blüten in endständigen, meist durch Seitensprosse übergipfelte Rispen; unterwärts die büschelig gehäuften ♂, oben die gestielten ♀, mit unscheinbarem, hinfälligem Perianth.
Früchte kugelige, dreifächrige, weichstachelige oder glatte Kapseln mit drei fast ovalen Samen, die von einer harten, rotbräunlich marmorierten Schale umgeben sind, einen warzigen Anhang (Caruncula) tragen und deren Größe je nach Kulturvarietät zwischen 0,8–2,2 cm schwanken kann; VIII–X.
Verbreitung: Als Heimat wird das tropische Afrika angesehen; heute ist die Pflanze weltweit verbreitet, in den Tropen und Subtropen wird sie kultiviert, in den gemäßigten Zonen vielfach als Zierpflanze in Gärten gehalten.

Der Wunderbaum oder „Palma Christi" ist eine uralte Ölpflanze Ägyptens. Ihre Samen wurden in Gräbern aus der Zeit um 4000 v. Chr. gefunden [1]. Heute kultiviert man sie in vielen Ländern der Erde zur Gewinnung des Castor- oder Rizinusöles (Weltjahresproduktion etwa 800 000 t), das vorwiegend für technische Zwecke, aber auch medizinisch als Abführmittel genutzt wird. Neben fettem Öl (45–55%) enthalten die *Ricinus*-Samen bis zu 25% Eiweiß, sodass die Pressrückstände, z. T. nach weitergehender Extraktion des Restöles und Entgiftung durch Hitzebehandlung vielfach als Futter- und Düngemittel verwendet werden. Zu den Proteinen des Samens gehört nämlich ein hochtoxisches Lectin, das Ricin, ferner sollen niedermolekulare Glykoproteine mit allergener Wirkung vorhanden sein [2–3]. Beide Komponenten sind immer wieder Anlass zu schweren Intoxikationen gewesen [4–10].

„Im Jahre 1955 wurden 120 Fälle von Vergiftungen mit dem Samen des Ricinus communis beobachtet. Von den 120 Patienten ... wurden 113 in die Klinik eingewiesen. Die stationäre Behandlung dauerte 4–7 Tage, bei manchen war eine Behandlung bis zu 29 Tagen nötig. Morphologisch-pathologische Veränderungen des Magen-Darmtrakts konnten an einem verstorbenen Patienten histologisch nachgewiesen werden" [11].
„Ein dreijähriges Kind verzehrte aus einer Samentüte 5–6 Rizinus-Samen und musste mit schweren Vergiftungserscheinungen in die Universitätsklinik Homburg/Saar eingeliefert werden" [12].
Im September 1974 wurden 4 Patienten, die 2–10 Samen gegessen hatten, in die Poliklinik Umberto I zu Rom eingewiesen. Durch eine intensive 13-tägige Behandlung konnte das Leben aller gerettet werden. „Aber selbst ein einziger Samen kann eine tödliche Vergiftung verursachen, wie es einem Kind erst kürzlich in Italien passierte" [13].

Aber auch Tiere sind gefährdet [14–20]:
„In den Jahren 1977–79 wurden in meiner Praxis 5 Fälle von schwersten Vergiftungen bei Hunden nach Aufnahme des biologischen Düngemittel ‚Oscorna ani-

malin' bekannt, 3 davon mit tödlichem Ausgang." Das für Hunde wegen seines Hornanteils sehr schmackhafte Düngemittel enthielt u.a. auch 25% Rizinusschrot [21].
In Norddeutschland häuften sich in jüngster Zeit wieder Vergiftungsfälle bei Hunden durch Verwendung von „Oscorna animalin" oder anderer Sorten dieses Pflanzendüngers. Mindestens 14 Tiere erkrankten schwer, drei von ihnen starben qualvoll [22].

Vor allem drei Faktoren lassen den *Ricinus*-Samen so gefährlich werden:

- Das attraktive Erscheinungsbild und sein angeblich haselnussartiger Geschmack [23, 24] verleiten selbst Erwachsene zum Verzehr.
- Der in Bezug zur Toxizität hohe Gehalt an Ricin. Aus 1 g Samen kann 1 mg reinstes Toxin isoliert werden [25]. Das bedeutet, dass bereits in einem Samen (von ca. 0,25 g) die tödliche Dosis für Erwachsene enthalten ist.
- Die hohe Stabilität des Ricins gegenüber eiweißspaltenden Enzymen des Magen-Darm-Traktes, sodass auch bei peroraler Applikation relativ viel Toxin resorbiert und wirksam werden kann. Die Angaben in der Literatur über letale Dosen schwanken begreiflicherweise sehr, weil das eigentliche Toxin häufig noch mit weniger wirksamen Proteinfraktionen (z.B. *Ricinus*-Agglutinin, MG 120000) verunreinigt ist. Olsnes und Pihl [25] kommen für hochgereinigtes Ricin bei parenteraler Applikation zu einer tödlichen Dosis von 1 µg Toxin/kg Körpergewicht Maus, Ratte oder Hund, während Kaninchen noch 10fach empfindlicher reagieren.

Dass auch für den menschlichen Organismus ähnliche Größenordnungen zutreffen, zeigte der Aufsehen erregende Mord an dem 49-jährigen Exil-Bulgaren und Journalisten Georgij Markov [26]:
Nach Aussage von Frau Markov stand ihr Ehemann an einer Bushaltestelle, als er plötzlich einen leichten Stich am rechten, hinteren Oberschenkel verspürte. Während er sich umsah, bemerkte er einen Fremden, der seinen Regenschirm senkte, sich entschuldigte und unverzüglich in einem Taxi verschwand. Wenige Stunden danach wurde er krank und bekam hohes Fieber. Am dritten Tag nach diesem „Unfall" verstarb Georgij Markov im St. Jame's Hospital. Bei der Autopsie fand man unterhalb der Wunde im rechten Schenkel eine metallene Kugel von der Größe eines Stecknadelkopfes. Sie bestand aus Platin/Iridium, hatte einen Durchmesser von 1,52 mm, besaß zwei winzige Hohlräume von insgesamt 0,28 mm³ zur Aufnahme des Giftes. Das bedeutete, dass dem Ermordeten bestenfalls eine Menge von ca. 250 µg appliziert worden sein konnte. Eine derartig geringe Menge ist natürlich im Körper nicht mehr nachzuweisen, aber bei Beurteilung aller Umstände (Verlauf und Symptomatik der Intoxikation, nachfolgende Tierversuche, hohe Toxizität) kam nach Auffassung der Experten nur Ricin als Gift in Frage.
Bei peroraler Aufnahme der Samen hängt die Toxizität zweifellos davon ab, wie gut die Kerne zerkaut werden. So ist es verständlich, dass Erwachsene und auch Kinder ein Vielfaches (teilweise bis zu 15 Samen) der tödlichen Menge überlebt haben, zumal wenn rechtzeitig, möglichst vor Auftreten der ersten Symptome eine klinische Behandlung einsetzen konnte; vgl. auch [27, 28].
Aber nicht nur der Verzehr einzelner Samen, sondern auch das Tragen oder Spielen mit so genannten „Exotischen Schmuckketten" kann für den Menschen gefährlich werden [12, 29]. In diesen Halsketten sind häufig dekorative, aber toxische Samen und Früchte exotischer Pflanzen (u.a. von *Ricinus communis*) aufgereiht [30]. Da zu diesem Zweck die im Allgemeinen feste Samenschale durchbohrt werden musste, können ohne weiteres giftige Wirkstoffe aus dem Inneren auf die menschliche Haut gelangen und über an sich unbedeutende Verletzungen (z.B. Kratzspuren) oder die Mundschleimhaut resorbiert werden. Lokkey und Dunkelberger beobachteten an einer 21-jährigen Studentin eine schwere anaphylaktische Reaktion, die ausgelöst wurde durch das Tragen einer mexikanischen Halskette, zusammengesetzt aus *Ricinus*-Samen und solchen von *Canna indica*, einer harmlosen Zierpflanze.

Therapie

Die symptomatische Behandlung konzentriert sich nach Malizia et al. [13] auf folgende drei Aspekte: 1. Entfernung des Toxins aus dem Magen-Darm-Trakt durch Magenspülung, Abführmittel wie z.B. Natriumsulfat, Adsorption an schleimhaltige Suspensionen von Medizinkohle. 2. Kreislaufkontrolle; Infusion von Blut oder Plasmaexpandern. Ausreichende Flüssigkeitszufuhr verhindert Dehydrationserscheinungen und begünstigt die renale Ausscheidung des Giftes. Bei verminderter Harnabsonderung kann eine Mannitol-Diurese nützlich sein. Um die Präzipitation von Hämoglobin in den Nierentubuli zu verhindern, ist eine Alkalisierung des Urins durch Verabreichung von Natriumhydrogencarbonat wichtig. Kontrolle der Elektrolytbilanz. 3. Eventuell Behandlung der hämolytischen Anaemie und Erythrocytenagglutination.

„The patient had marked periorbital edema with complete closure of the left eye and partial closure of the right eye. The rest of her face was also swollen with marked erythema and numerous urticarial wheals" [31].
Auch der häufige Kontakt mit *Ricinus*-Samen, ihren trockenmehligen Pressrückständen oder schon der Umgang mit Jutesäcken, in denen solche zuvor transportiert worden waren, haben in vielen Fällen zu allergischen Reaktionen geführt [32–34].
Bei einer akuten Intoxikation treten die Symptome erst nach Ablauf einer gewissen Zeit auf. Diese Latenzzeit kann 2–24 Stunden betragen, selten weniger, u.U. aber auch 3 Tage. Sie ist bedingt durch die Höhe der Dosis [35] und den Wirkungsmechanismus des Ricins selbst. Die Hemmung der Proteinsynthese wirkt sich erst dann aus, wenn die in der Zelle vorhandenen, lebenswichtigen Enzyme verbraucht sind [36]. Als Symptome werden genannt Unwohlsein, Erbrechen, Bauchschmerzen, blutiger Durchfall, schmerzhafter Stuhl- und Harndrang, Schläfrigkeit, Zyanose, Krämpfe, Kreislaufkollaps und eventuell bei Anurie Tod durch Harnvergiftung. In der Enzymdiagnostik

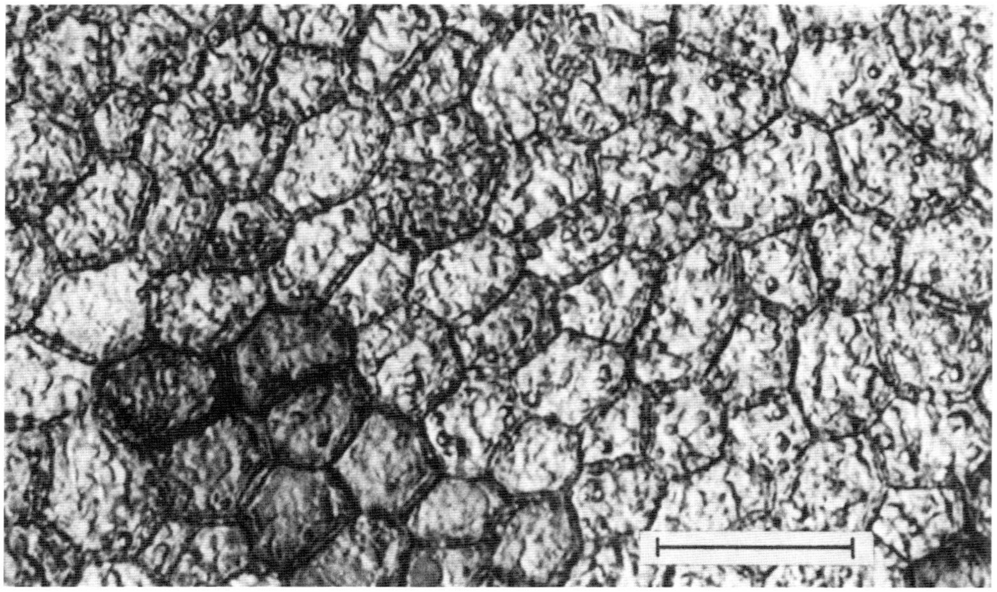

Abb. 121: Samenschalenepidermis von Ricinus communis.

lassen sich deutlich steigende Werte für die SGPT, SGOT und LDH im extrazellulären Raum feststellen sowie ein erhöhter Gesamtbilirubin- und verminderter Blutzuckerwert [37]. Die pathologischen Veränderungen, wie sie bei Todesfällen beobachtet wurden, sind charakterisiert durch eine schwere Gastroenteritis mit Erosionen, Nekrose der Leber, Niere, Milz und des lymphatischen Gewebes [13].
Zur Bestimmung von Ricin und Ricinin in Extrakten, die nach Anleitung terroristischer Handbücher gefertigt wurden, haben DARBY et al. [41] Methoden der Flüssigkeitschromatografie und Massenspektrometrie entwickelt. Auch wenn nach Meinung von Experten Ricin als Kampfstoff und Massenvernichtungsmittel kaum tauge, scheinen sich Terroristen unterschiedlichster Herkunft mit der Gewinnung von Ricin zu beschäftigen, wie Dokumentenfunde in London zeigen [42, 43].

Mikroskopische Merkmale der Samenschale. Über den anatomischen Aufbau von Samenschale und Nährgewebe gibt es ausführliche Darstellungen von MOELLER/GRIEBEL [38], GASSNER [39] und HUMMEL [40], sodass wir uns auf die Beschreibung der Epidermis beschränken können. Sie besteht aus polygonalen, an der periklinen Außenwand unregelmäßig verdickten und dadurch in der Flächenansicht (Abb. 121) netzig-grubig erscheinenden Zellen, teils farblos, teils braun gefärbt.

Literatur

[1] Hegi, G.: Illustrierte Flora von Mitteleuropa, 6 Bde., Verlag Paul Parey, Berlin, Hamburg 1966 ff.
[2] dpa: Rizinusschrot in Blumenerde kann Allergien auslösen. Z. Phytother. *8*(6), 9 (1987).
[3] Hegnauer, R.: Chemotaxonomie der Pflanzen, 11 Bde., Birkhäuser Verlag, Basel, Stuttgart 1962 ff.
[4] Challoner, K.R. and M.M. McCarron: Castor bean intoxication. Ann. Emerg. Med. *19*(10), 1177–1183 (1990).
[5] Kaszäs, T. und G. Papp: Ricinussamen-Vergiftung von Schulkindern. Arch. Toxicol. *18*, 145–150 (1960).
[6] Kopferschmitt, J., F. Flesch, A. Lugnier, Ph. Sauder, A. Jaeger and J.M. Mantz: Acute voluntary intoxication by ricin. Human Toxicol. *2*, 239–242 (1983).
[7] Spyker, D.A., K. Sauer, S.O. Kell and R.L. Guerrant: A Castor Bean poisoning and a widely available bioassay for ricin. Vet. Hum. Toxicol. *24*, 293 (1982).
[8] Vinther, S. and P. Matzen: Forgiftnig med Ricinus communis. Ugeskr. Laeger *145*(20), 1546–1547 (1983).
[9] Zifroni, A.: Castor bean poisoning. Harefuah *108*(2), 102–103 (1985).
[10] Wedin, G.P., J.S. Neal, G.W. Everson and E.P. Krenzelok: Castor bean poisoning. Am. J. Em. Med. *4*(3), 259–261 (1986).
[11] Kaznelson, I.B., W.L. Besser, I.T. Ionow, M. P. Gorjatschin, I.I. Iofin und N.A. Tschartorizhskij: Vergiftungen mit den Samen der Rizinuspflanze (klinisch-experimentelle Beobachtungen). Sowjetskaja Medizina *2*, 131 (1960): Ref. in Ärztl. Praxis *12*, 2582 (1960).
[12] Stahl, E.: Vergiftungen mit Rizinus-Samen – eine aktuelle Warnung. Dtsch. Apoth. Ztg. *117*(13), 465–467 (1977).
[13] Malizia, E., L. Sarcinelli, G. Andreucci: Ricinus poisoning: A familiar epidemy. Act. Pharmacol. Toxicol. *41*, suppl. I, 351–361 (1977).
[14] El-Badwi, S.M.A., S.E.I. Adam and H.J. Hapke: Experimental Ricinus communis poisoning in chicks. Phytother. Res. *6*(4), 205–208 (1992).
[15] Armien, A.G., F.H. Angelis and C.H. Tokarnia: Intoxicacao experimental pelas sementes de Ricinus communis (Euphorbiaceae) em ovinos. Pesq. Vet. Brasil. *16*(4), 99–106 (1996).
[16] Jensen, W.I. and J.P. Allen: Naturally occurring and experimentally induced Castor Bean (Ricinus communis) poisoning in ducks. Avian Dis. *25*(1), 184–194 (1981).
[17] Wilhelmsen, C.L. and M.L.M. Pitt: Lesions of acute inhaled lethal ricin intoxication in rhesus monkeys. Vet. Pathol. *33*(3), 296–302 (1996).
[18] Brito, M.F. and C.H. Tokarnia: Intoxicacao experimental pelas sementes trituradas de Ricinus communis (Euphorbiaceae) em coelhos. Pesq. Vet. Brasil. *17*(1), 1–7 (1997).
[19] Albretsen, J.C., B.S.M. Gwaltney and S.A. Khan: Evaluation of castor bean toxicosis in dogs: 98 cases. J. Amer. Animal Hosp. Assoc. *36*(3), 229–233 (2000).
[20] Soto, B.B., I.L. Sinhorini, S.L. Gorniak and H.B. Schumaher: Ricinus communis cake poisoning in a dog. Vet. Hum. Toxicol. *44*(3), 155–156 (2002).
[21] Krieger-Huber, S.: Rizin-Vergiftungen mit tödlichem Ausgang bei Hunden nach Aufnahme des biologischen Naturdüngers „Oscorna animalin". Kleintierpraxis *25*, 281–286 (1980).
[22] Kieler Nachrichten v. 19.06.2001 (Nr. 140): Hunde durch Dünger vergiftet. Mediziner warnen vor Verwendung von „Oscorna animalin" – Gefahr auch für Menschen.
[23] Brugsch, H. und O.R. Klimmer: Vergiftungen im Kindesalter, Ferdinand Enke Verlag, Stuttgart 1966.

[24] Maretić, Z.: Poisoning by castor beans (Ricinus communis). Arh. Hig. Rad. Toksikol. *31*(3), 251–257 (1980). – Ref. in BA *71*(12), 84712 (1981).

[25] Olsnes, S. and A. Pihl: Abrin and ricin – two toxic lectins. Trends Biochem. Sci. *3*(1), 7–10 (1978).

[26] Knight, B.: Ricin – a potent homicidal poison. Br. Med. J. *1*, 350–351 (1979).

[27] Rauber, A. and J. Heard: Castor bean toxicity re-examined: A new perspective. Vet. Hum. Toxicol. *27*(6), 498–502 (1985).

[28] Aplin, P.J. and T. Eliseo: Ingestion of castor oil plant seeds. Med. J. Australia *167*, 260–261 (1997).

[29] Jaspersen-Schib, R.: Exotische Halsketten aus toxischen Samen und Früchten. Schweiz. Apoth. Ztg. *114*(17), 391–393 (1976).

[30] Kinamore, P.A., R.W. Jaeger, F.J. de Castro and K.O. Peck: Abrus and Ricinus ingestion: Management of three cases. Clin. Toxicol. *17*(3), 401–405 (1980).

[31] Lockey, S.D. and L. Dunkelberger: Anaphylaxis from an Indian necklace. J. Am. Med. Assoc. *206*(13), 2900–2901 (1968).

[32] Brugsch, H.G.: Toxic hazards: The castor bean. N. Engl. J. Med. *262*(20), 1039–1040 (1960).

[33] Davison, A.G., M.G. Britton, J.A. Forrester, R.J. Davies and D.T.D. Hughes: Asthma in merchant seamen and laboratory workers caused by allergy to castor beans (Ricinus communis): Analysis of allergens. Clin. Allergy *13*(6), 553–562 (1983).

[34] Topping, M.D., R.T.S. Henderson, C.M. Luczynska and A. Woodmass: Castor bean (Ricinus communis) allergy among workers in the felt industry. Allergy *37*(8), 603–608 (1982).

[35] Waldschmidt-Leitz, E. und L. Keller: Über Ricin: Reinigung und Differenzierung der Wirkungen. Hoppe-Seyler's Z. Physiol. Chem. *350*, 503–509 (1969).

[36] Schneider, G.: Pflanzliche Lectine. Pharmazie heute *2*, 5/6 und 7, 1977, (Beilage z. Dtsch. Apoth. Ztg.).

[37] Lampe, K.F.: Changes in therapy in Abrus and Ricinus poisoning suggested by recent studies in their mechanism of toxicity. Clin. Toxicol. *9*(1), 21 (1976).

[38] Moeller, J. und C. Griebel: Mikroskopie der Nahrungs- und Genussmittel aus dem Pflanzenreiche, Verlag Julius Springer, Berlin 1928.

[39] Gassner, G., B. Hohmann und F. Deutschmann: Mikroskopische Untersuchung pflanzlicher Lebensmittel, Gustav Fischer Verlag, Stuttgart 1989.

[40] Hummel, K.: Mikroskopische Untersuchung der ölliefernden Früchte und Samen, in: J. Schormüller (Hrsg.): Hdb. d. Lebensmittelchemie IV, 356–401, Springer-Verlag, Berlin, Heidelberg, New York 1969.

[41] Darby, S.M., M.L. Miller and R.O. Allen: Forensic determination of ricin and the alkaloid marker ricinine from castor bean extracts. J. Forensic Sci. *46*(5), 1033–1042 (2001).

[42] Kielinger, Th.: Die Giftmischer von London. Die Welt v. 09.01.2003.

[43] Poelchen, W. und K. Wirkner: Ricin. Ein potenzieller biologischer Kampfstoff. Pharm. Ztg. *148*(6), 466–468 (2003).

Euphorbia L. Wolfsmilch – Spurge – Euphorbe

Zu den artenreichsten Gattungen der Familie zählt *Euphorbia*. Sie ist mit etwa 1600 Arten über die ganze Erde verbreitet. Es sind ein- bis mehrjährige Kräuter, Stauden oder Sträucher mit reichlichem Milchsaft, ihr Habitus ist zuweilen auch kaktusähnlich.

Die **Laubblätter** stehen meist wechselständig, seltener quirlig oder kreuzweise gegenständig. Die **Blüten** sind stark reduziert und zu Pseudanthien (Cyathien) vereinigt. Die einer Einzelblüte gleichenden Cyathien bestehen aus einer Vielzahl männlicher Blüten (reduziert auf ein einziges Staubblatt) und einer ebenfalls perianthlosen weiblichen Gipfelblüte. Aus dem oberständigen, 3-fächrigen Fruchtknoten entwickeln sich drei 2-klappig aufspringende **Teilfrüchte**. Die überwiegende Mehrzahl dieser Arten bevorzugt trockene Standorte, und viele von den in Deutschland wild wachsenden Wolfsmilcharten sind in Acker- und Schuttunkrautgesellschaften anzutreffen.

In der Regel werden diese Pflanzen von Weidetieren gemieden, indessen besteht bei Verfütterung von stark wolfsmilchhaltigem Heu die Gefahr einer Tiervergiftung, zumal die im Milchsaft und Samen enthaltenen Giftstoffe trotz Trocknung und Lagerung nicht an Wirkung verlieren [1].

Für den Menschen ist vor allem der weißliche, frische Milchsaft vieler *Euphorbia*-Arten eine Gefahrenquelle, sei es, dass Kinder mit diesen Pflanzen spielen (*E. helioscopia* [2]; *E. myrsinites* [3]; *E. marginata* [4]; *E. hermentiana, leuconosa, trigona* [5]), Erwachsene bei der gärtnerischen Pflege mit ihnen in Berührung kommen (*E. biglandulosa* [6], *E. lathyris* [6–7], *E. peplus* [8]) oder gar der Milchsaft nach alten, überlieferten Rezepten therapeutisch verwendet wird (als Haarwuchsmittel oder zur Entfernung von Warzen u. Sommersprossen). Gelangt der reichlich ausfließende Milchsaft, beabsichtigt oder nicht, auf die Haut oder Schleimhäute, so können entzündliche Reaktionen die Folge sein. Verantwortlich dafür sind die hautreizenden und auch cocarcinogenen Diterpenester. Auch in Honigen, die von Euphorbiaceen stammen, sind irritierende Ester nachgewiesen worden [9–11], aber verglichen mit dem Milchsaft in deutlich geringerer Menge [9]. Weit über 60 Arten der Gattung *Euphorbia* wurden bisher untersucht [12–26] und nur in wenigen (*E. pulcherrima, geniculata*) fand man keine hautreizenden Aktivitäten. In Tabelle 8 sind einige auch bei uns heimische oder als Zierpflanzen gebräuchliche Arten zusammengestellt.

Eine gewisse Unsicherheit besteht allerdings noch hinsichtlich der Wirkungsintensität. So konnte NESTLER bereits 1926 in zahlreichen Selbstversuchen jahreszeitlich bedingte Wirkungsunterschiede beobachten. Während der Milchsaft von *E. cyparissias* im August und September hautreizende Eigenschaften besaß, war er im April und Mai wirkungslos. Bei *E. lathyris* sind Milchsaftextrakte von 2-jährigen Exemplaren 5fach so wirksam wie jene aus der ersten Vegetationsperiode [16]. Und schließlich sollte auch bei der Bewertung von tierexperimentellen Ergebnissen die unterschiedliche Empfindlichkeit einzelner Tierarten berücksichtigt werden. GEIDEL [7] stellte fest, dass der Milchsaft von *E. lathyris* zwar am Kaninchen- und Hundeauge ohne Wirkung bleibt, beim Meerschweinchen aber wie

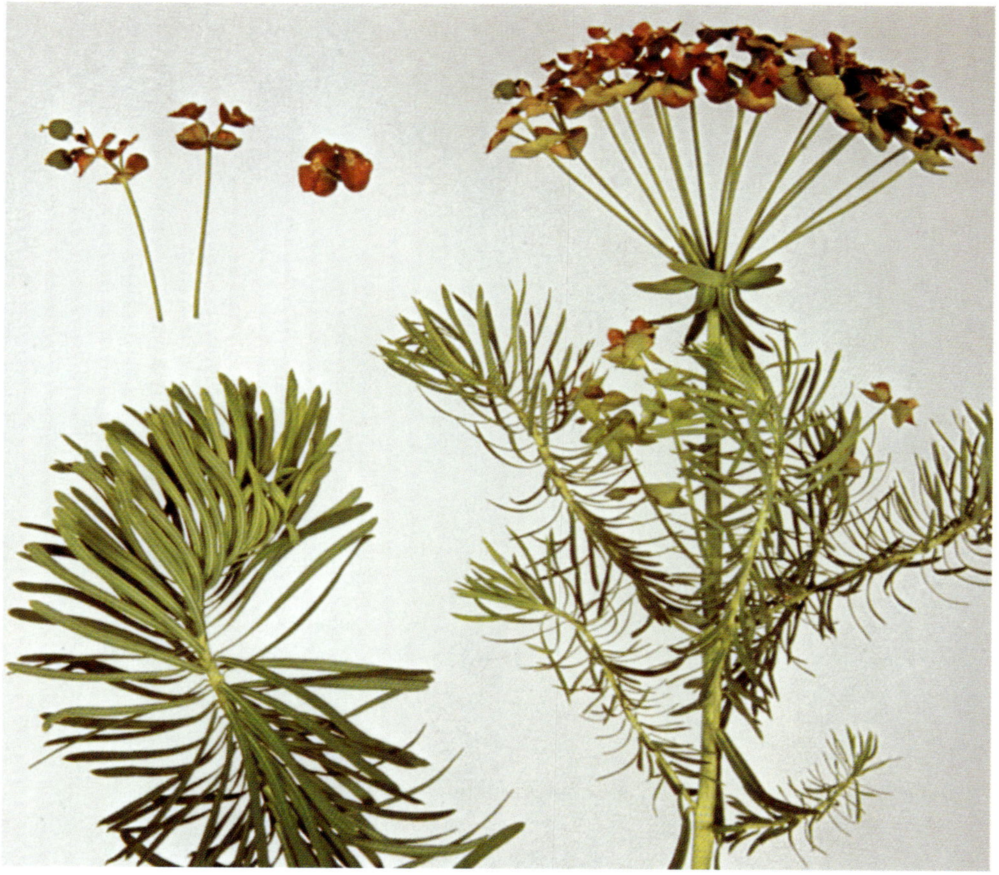

Abb. 122: Euphorbia cyparissias L. Zypressen-Wolfsmilch – Cypress-Spurge – Euphorbe petit cyprès

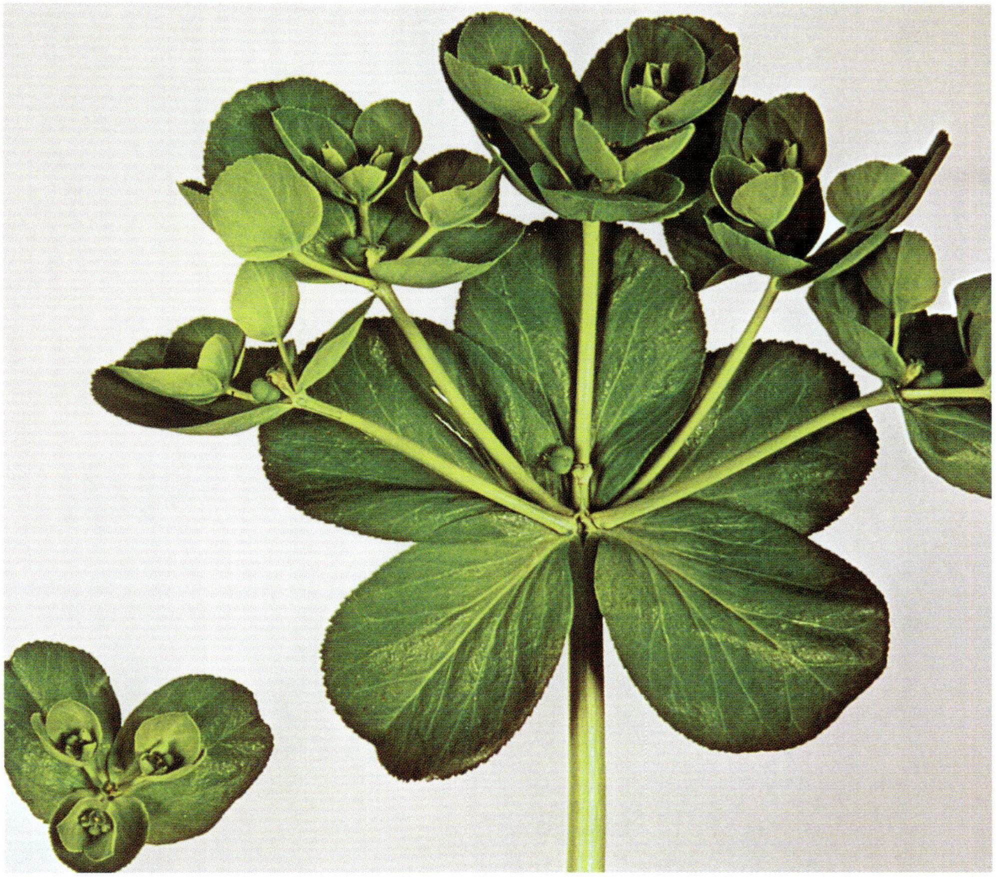

Abb. 123: Euphorbia helioscopia L. Sonnenwendige Wolfsmilch – Sun Spurge – Réveille-matin

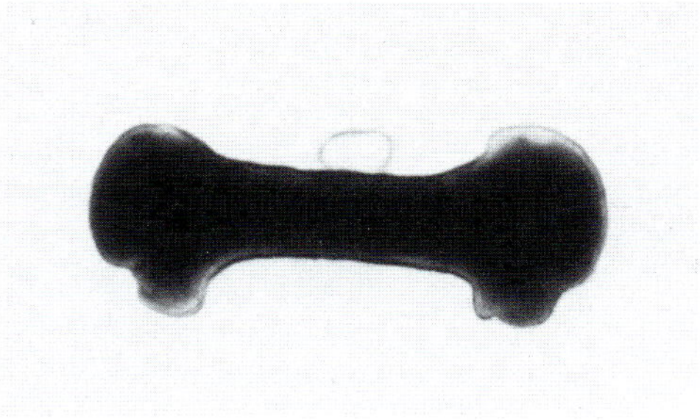

Abb. 124: Knochenförmiges Stärkekorn (Jod Anfärbung).

beim Menschen zu starken Verätzungen in Form von Lidschwellung, Bindehautentzündung und oberflächlichen Hornhautdefekten führt. Die Entwicklung der einzelnen Symptome ist jedoch mit Sicherheit abhängig von der Menge des Milchsaftes und der Dauer seines Kontaktes mit der Haut.

Die ersten **Symptome**, Rötung und Schwellung der betroffenen Hautstellen, treten in der Regel nach 2–8 Stunden auf und nehmen im Verlauf der nächsten 12 Stunden an Intensität zu (Blasen- und Pustelbildung). Innerhalb von 3–4 Tagen klingen diese entzündlichen Reaktionen ab und es erfolgt Heilung meist ohne ausdauernde Narbenbildung. Bei innerlicher Applikation kann es zu schmerzhaften Entzündungen der Mund- und Rachenschleimhäute, einer schweren Gastroenteritis, Erbrechen und heftigen Durchfällen kommen. Als resorptive Folgen sollen Pupillenerweiterung, Schwindel, Delirium, u.U. mit Krämpfen und Kreislaufkollaps zu beobachten sein [27]. Allerdings werden selten größere Mengen an Milchsaft oder Pflanzenteilen wegen ihres unangenehm brennenden Geschmacks aufgenommen.

Tab. 8: Einheimische oder als Zierpflanzen genutzte *Euphorbia-Arten.*

E. abyssinica	Abessinische Wolfsmilch
E. cyparissias	Zypressen-Wolfsmilch (Abb. 122)
E. esula	Scharfe oder Esels-Wolfsmilch
E. helioscopia	Sonnenwendige Wolfsmilch (Abb. 123)
E. lathyris	Kreuzblättrige oder Spring-Wolfsmilch
E. milii var. milii	Christusdorn (Abb. 125)
E. myrsinites	Walzen-Wolfsmilch
E. palustris	Sumpf-Wolfsmilch
E. peplus	Garten-Wolfsmilch
E. polychroma	Vielfarbige Wolfsmilch
E. pulcherrima	Poinsettie oder Weihnachtsstern (Abb. 126)
E. stricta	Steife Wolfsmilch
E. tirucalli	Latex-Wolfsmilch

Mikroskopische Merkmale des Milchsaftes. Alle *Euphorbia*-Arten zeichnen sich durch den Besitz weißlicher Milchsäfte aus. Diese sind insbesondere durch das Vorkommen merkwürdig gestalteter Stärkekörner (stäbchen-, spindel- oder knochenförmig) mikroskopisch gekennzeichnet (s. Abb. 124).

Ein besonderes Interesse hat in den vergangenen Jahren die aus S-Brasilien stammende *Euphorbia heterodoxa* („Aveloz“) wieder erlangt. Der aus dieser Pflanze gewonnene Milchsaft („Aveloz-Balsam“) soll alten Berichten zufolge den Indios als vorzügliches Ätzmittel zur Behandlung von Epithelgeschwüren gedient haben. Daraufhin sind in der Laienpresse zahlreiche Berichte über wundersame Heilungen von allerlei Krebsgeschwüren nach Einnahme dieses „hochwirksamen Naturheilmittels“ erschienen. In Kenntnis der Tatsache, dass der Milchsaft der meisten *Euphorbia*-Arten cocarcinogene und stark hautreizende Diterpenester enthält,

Therapie

Im Wesentlichen symptomatisch. 1. Bei rechtzeitiger und gründlicher Reinigung der betroffenen Hautstellen sind keine Symptome zu erwarten. 2. Gelangt der Milchsaft ins Auge, sollte nach sofortiger Spülung mit Wasser in jedem Falle ärztliche Hilfe in Anspruch genommen werden. Die Prognose solcher Intoxikationen ist allerdings günstig, auch schwere Entzündungen der Binde- und Aderhaut [7, 28, 29] heilten nach mehrwöchiger ärztlicher Versorgung ohne Spätfolgen. 3. Nur bei innerlicher Aufnahme größerer Mengen primäre Giftentfernung, danach Kohle.

kann eine derartige Therapieempfehlung nur als unseriös und gefährlich bezeichnet werden.

Wolfsmilchgewächse als Zimmerpflanzen. Eine ganze Reihe von Euphorbien und anderen Gattungen der Wolfsmilchgewächse sind als dekorativer Zimmerschmuck (sukkulenter Habitus oder auffällig gefärbte Blätter und Blütenstände) weit verbreitet und häufig Anlass zu toxikologischer Beratung. Sicherlich kann allgemein empfohlen werden, eine gewisse Vorsicht im Umgang mit diesen Gewächsen walten zu lassen und sie vor allem dem Zugriff kleiner Kinder zu entziehen. Allerdings scheinen gerade durch die Kultivierung einige der Arten weniger gefährlich zu sein, als zunächst vermutet wurde [30]. Der zur Adventszeit in vielen Haushalten anzutreffende Weihnachtsstern (Poinsettie; *Euphorbia pulcherrima* [s. Abb. 126]) ist hierfür ein gutes Beispiel. Die Mehrzahl der in der Literatur aufzufindenden Angaben zur Toxizität dieser Pflanze geht auf ein Gerücht („This case was hearsay") zurück, dass im Jahre 1919 das 2-jährige Kind eines Armeeoffiziers in Fort Shafter, Hawaii, nach Verzehr einiger Blätter verstarb [31]. Darüber hinaus gibt es nur zwei Berichte von Vergiftungen, die durch Untersuchungen belegt wurden.

Fall 1. 1973 begab sich ein 66-jähriger Mann mit großflächigen, entzündlichen Stellen an Armen und Brust in ärztliche Beratung. Die Anamnese ergab, dass dieser Patient 10 Tage zuvor bei großer Hitze mit entblößtem Oberkörper 1½ Stunden lang in einem Gewächshaus große Poinsettien (weiße und rote Formen) beschnitten und zusammengepackt hatte. Unter Berücksichtigung des ausführlich dokumentierten Verlaufs dieser Dermatitis handelte es sich nach Meinung des Arztes um eine allergische Überempfindlichkeit [32].

Fall 2. Aus dem Schweiz. Toxikolog. Informationszentrum. „Nach dem Fressen einiger Blätter eines Weihnachtssterns kam es bei einem allein zuhausegelassenen Dackel zu schwerer Gastroenteritis mit progressiver Apathie, hohem Fieber

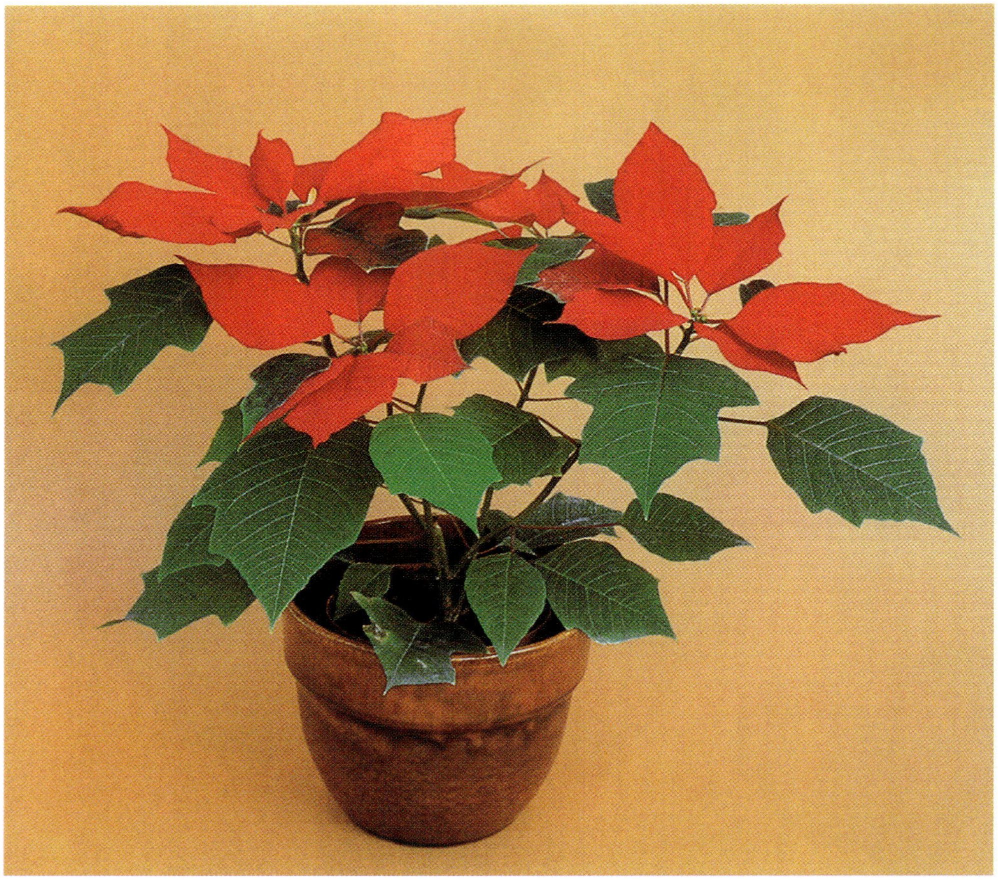

Abb. 126: Euphorbia pulcherrima WILLD. ex KLOTZSCH Weihnachtsstern, Poinsettie – Christmas Star, Mexican Flameleaf

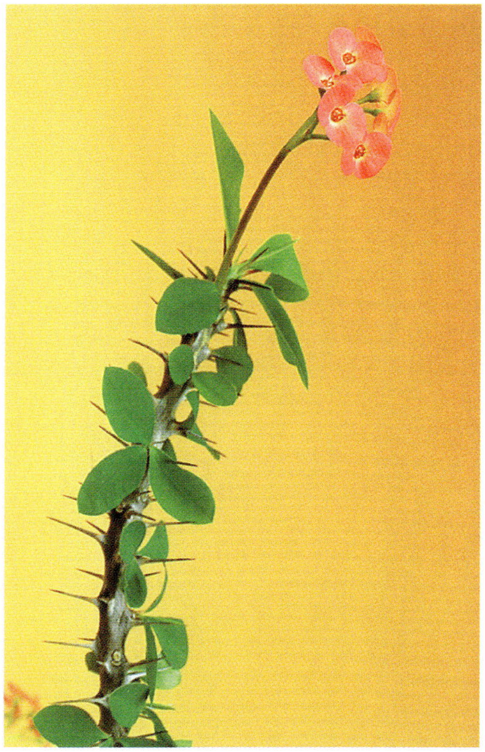

Abb. 125: Euphorbia milii DES MOUL. Christusdorn – Christ's Thorn, Crown of Thorns

und nach 10–12 Stunden trotz Infusionen und Kreislaufmittel zum Exitus. Die Sektion des vergifteten Tieres ergab hochgradiges, akutes Lungenödem und -stauungen, akutes Magenödem und Stauungen der inneren Organe; der Tod war im Kreislaufkollaps erfolgt" [33].

Demgegenüber stehen ausführliche Untersuchungen mehrerer Arbeitsgruppen [16, 31, 34–38], aus denen sich zusammenfassend folgendes Bild ergibt:

- In der Pflanze konnten weder toxische Diterpene noch andere Verbindungen nachgewiesen werden, die für eine starke Giftwirkung in Frage kämen.
- Bei Verfütterung der frischen oder getrockneten Pflanzenteile (Blüten, Blätter, Milchsaft, Stängel) an Ratten und Mäuse traten weder irgendwelche Symptome noch Veränderungen im Verhalten oder Gewicht der Versuchstiere auf, selbst bei maximalen Dosen von 25 g Frischmaterial pro kg Körpergewicht.
- Bei wiederholter Behandlung mit wässrigen Suspensionen der Pflanze zeigten Albino-Kaninchen eine leichte Hautirritation, rasierte Meerschweinchen dagegen erst bei nachfolgender UV-Bestrahlung (Fotosensibilität).
- Kaninchenaugen wurden durch Einträufelung von Milchsaft weder anästhesiert, noch kam es zu irgendwelchen Schädigungen.

Auch die Erfahrungen der Tox.-Info.-Zentren sprechen eher für die Harmlosigkeit der Pflanze. Das National Clearinghouse for Poison Control Centers, Bethesda, registrierte 1973 insgesamt 228 Ingestionsfälle mit Poinsettien. Nur 14 davon zeigten Symptome, von denen Unwohlsein und Erbrechen zu den „schwersten" gehörten. Das Hennepin Regional Center in Minneapolis wurde im Dezember 1988 mit 27 Fällen (4 Hunde, 23 Katzen) befasst. Unter Berücksichtigung auch der Erfahrungen aus den zurückliegenden 3 Jahren kommt man zu folgendem Ergebnis:

„*... poinsettia is only a gastrointestinal irritant and aggressive treatment of suspected poisoning usually is unnecessary. The prevalence of gastrointestinal illness after poinsettia ingestion in cats and dogs appears to be similar to that associated with ingestion of plants considered non toxic* [39]".

Der Berliner Giftnotruf [40] verzeichnete über 1000 Beratungsfälle mit Poinsettia. Nur selten traten Bauchschmerzen, Erbrechen oder/und Durchfall auf. Und schließlich werteten KRENZELOK et al. [41] im Pittsburgh Poison Center 22 793 Beratungsfälle mit Poinsettia aus; in 92,4% der Fälle waren überhaupt keine Reaktionen zu beobachten, ansonsten nur minimale Effekte, die kaum einer Behandlung bedurften.

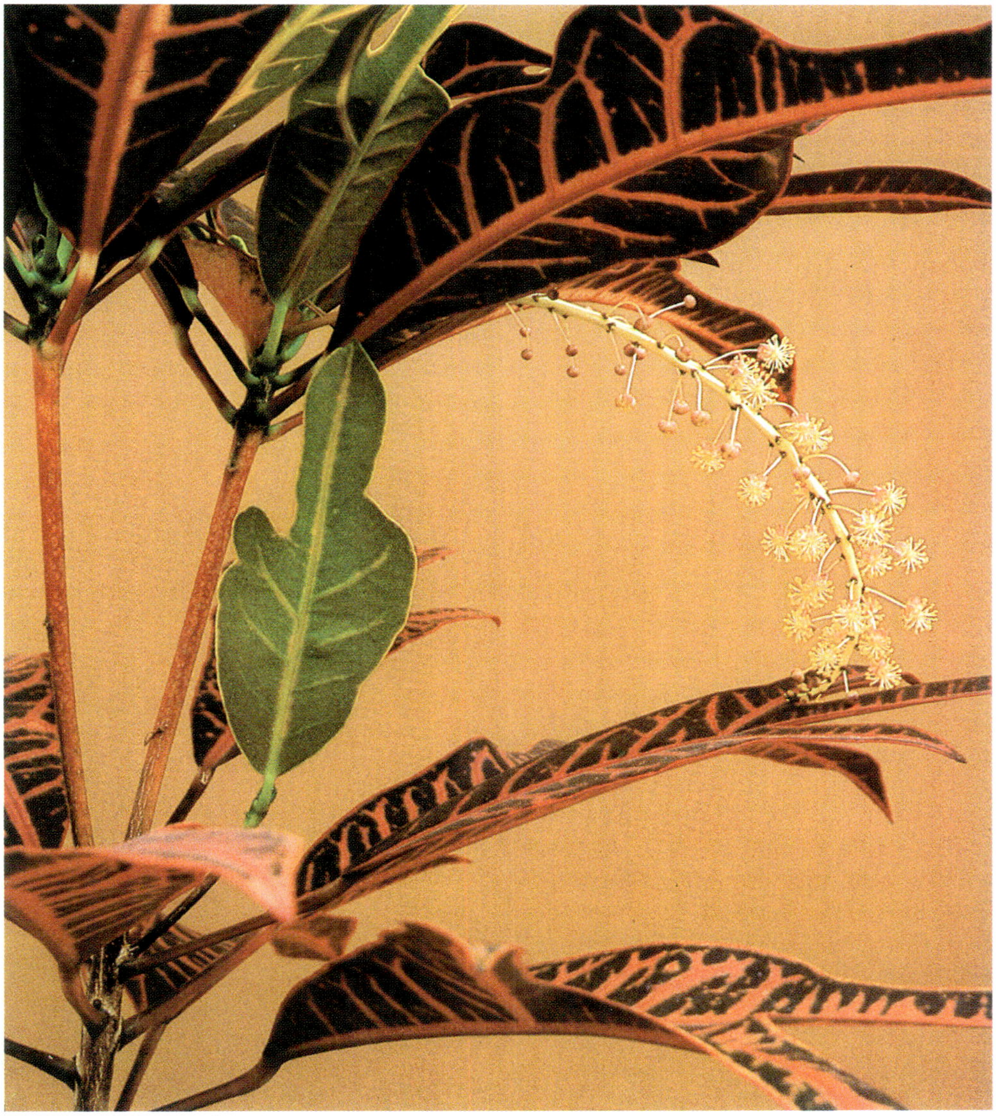

Abb. 127: Codiaeum variegatum (L.) BLUME „Crotonpflanze", Wunderstrauch – Croton

Ein ebenfalls weit verbreitetes Ziergewächs ist die sogenannte Croton-Pflanze oder Wunderstrauch (*Codiaeum variegatum*, s. Abb. 127; nicht zu verwechseln mit *Croton tiglium*!), von der allein in Deutschland 1976 mehr als 300 000 Exemplare verkauft wurden [42]. Ihr farbloser Milchsaft hat in mehreren Fällen, vor allem bei Gärtnern im häufigen Umgang mit solchen Pflanzen, zur Bildung von Kontaktekzemen geführt [42–45]. Nach MORTON [46] rufen zerkaute Rinde und Wurzeln ein Brennen hervor, desgleichen zeigten drei Kinder, die Blüten gekaut hatten, leichte Irritationen im

Mund. HOCHLEITHNER [47] beschreibt die Intoxikation einer Mülleramazone (Papageienvogel) nach Aufnahme von 0,6 g Blattmaterial des Wunderstrauchs. In *Codiaeum*-Extrakten sollen den Phorbolestern ähnliche Verbindungen enthalten sein [42].

Das Nesselschön (*Acalypha hispida*) ist eine hübsche Topfpflanze, die aus Australien stammt und im Volksmund auch Katzen- oder Fuchsschwanz genannt wird. Der weißliche Milchsaft dieser und anderer *Acalypha*-Arten soll ebenfalls Haut- und gastrointestinale Entzündungen verursachen [2].

Anhang. Ebenfalls einheimische, aber nicht zur Gattung *Euphorbia* gehörende Wolfsmilchgewächse sind die Bingelkräuter (*Mercurialis annua* und *M. perennis*). Sie enthalten keinen weißlichen Milchsaft, werden aber als giftig angesehen [48–50] und gelegentlich sogar für Todesfälle beim Weidevieh verantwortlich gemacht [51–55]. Die toxische Wirkung soll sich in heftigen Durchfällen, Nervenlähmung, Leberschädigung und Schiefhals äußern. JARETZKY und RISSE [56] wiesen allerdings nach, dass nur frische, bis zur Blütezeit geerntete Pflanzenteile, im Vergleich zu gebräuchlichen Abführdrogen eine eher mäßige laxierende Wirkung entfalten. Getrocknetes oder später geerntetes Kraut ist nahezu wirkungslos. Eine Rotfärbung des Urins kann auch durch einen harnpflichtigen Farbstoff der Pflanze verursacht werden.

Literatur

[1] Bentz, H.: Nutztiervergiftungen, Erkennung und Verhütung. Gustav Fischer Verlag, Jena 1969.
[2] Mitchell, J. and A. Rook: Botanical Dermatology – Plants and plant products injurious to the skin, Greengrass Ltd. Vancouver, Canada 1979.
[3] Spoerke, D.G. and A.R. Temple: Dermatitis after exposure to a garden plant (Euphorbia myrsinites). Am. J. Dis. Child. *133*(1), 28–29, 1979.
[4] Pinedo, J.M., V. Saavedra, F. Gonzales-de-Canales and P. Llamas: Irritant dermatitis due to Euphorbia marginata. Contact Derm. *13*(1), 44 (1985).
[5] Hallen, L.: Sprättivägplanta och High chapparall – modekrukväxter med risker. Läkartidningen *83*(34), 2756 (1986).
[6] Frohn, A., C. Frohn, K.P. Steuhl und H.-J. Thiel: Wolfsmilchverätzung. Ophthalmologe *90*, 58–61 (1993).
[7] Geidel, K.: Klinische Beobachtung und tierexperimentelle Untersuchungen über die Wirkung von Saft der Euphorbia lathyris (Springwolfsmilch) am Auge. Klin. Mbl. Augenheilk. *141*, 374–379 (1962).
[8] Calnan, C.D.: Petty spurge (Euphorbia peplus L.). Contact Dermatitis *1*, 128 (1975).
[9] Sosath, S.: Honige von Euphorbiaceen als Nahrungs- und Genussmittel. Dissertation, Heidelberg 1984.
[10] Sosath, S., H.H. Ott and E. Hecker: Irritant principles of the spurge family (Euphorbiaceae). XIII. Oligocyclic and macrocyclic diterpene esters from the latices of some Euphorbia species utilized as source plants of honey. J. Nat. Prod. *51*(6), 1062–1074 (1988).
[11] Upadhyay, R.R., S. Istampanah and A. Davoodi: Presence of a tumorpromoting factor in honey. Gann. *71*(4), 557–559 (1980).
[12] Abo, K.A. and F.J. Evans: A tri-ester of ingol from the latex of Euphorbia kamerunica. J. Nat. Prod. *45*(3), 365–366 (1982).
[13] Gundidza, M., B. Sorg, and E. Hecker: A skin irritant phorbol ester from Euphorbia cooperi N. E. Br. Cent. Afr. J. Med. *38*(12), 444–447 (1992).
[14] Gundidza, M., B. Sorg, and E. Hecker: A skin irritant principle from Euphorbia matabelensis Pax. J. Ethnopharmacol. *39*(3), 209–212 (1993).
[15] Fürstenberger, G. and E. Hecker: On the active principles of the Euphorbiaceae, XII. Highly unsaturated irritant diterpene esters from Euphorbia tirucalli originating from Madagascar. J. Nat. Prod. *49*(3), 386–397 (1986).
[16] Kinghorn, A.D. and F.J. Evans: A biological screen of selected species of the genus euphorbia for skin irritant effects. Planta Med. *28*, 325–335 (1975).
[17] Kinghorn, A.D. and F.J. Evans: Skin irritants of Euphorbia fortissima. J. Pharm. Pharmacol. *27*, 329–333 (1975).
[18] Lin, L.-J. and A.D. Kinghorn: 3 new ingenane derivatives from the latex of Euphorbia canariensis. J. Agric. Food Chem. *31*(2), 396–400 (1983).
[19] Marston, A. and E. Hecker: Active principles of the Euphorbiaceae. VII. Milliamines H and I, peptide esters of 20-deoxy-5-hydroxyphorbol from Euphorbia milii. Planta Med. *51*(4), 319–322 (1984).
[20] Öksüz, S., R.R. Gil, H. Chai, J.M. Pezzuto, G.A. Cordell and A. Ulubelen: Biologically Active Compounds from the Euphorbiaceae; 2. Two Triterpenoids of Euphorbia cyparissias. Planta Med. *60*, 594–596 (1994).
[21] Opferkuch, H.J. and E. Hecker: The active principles of the spurge family (Euphorbiaceae): 4. Skin irritant and tumor promoting diterpene esters from Euphorbia ingens. J. Cancer. Res. Clin. Oncol. *103*(3), 255–268 (1982).
[22] Rizk, A.M., F.M. Hamouda, M.M. El-Missiry, H.M. Radwan and F.J. Evans: Biologically active diterpene esters from Euphorbia peplus. Phytochemistry *24*(7), 1605–1606 (1985).
[23] Seip, E.H. and E. Hecker: Skin irritant ingenol esters from Euphorbia esula. Planta Med. *46*, 215–218 (1982).
[24] Upadhyay, R.R., F. Bakhtavar, H. Mohseni, A.M. Sater, N. Saleh, A. Tafazuli, F.N. Dizaji and G. Mohaddes: Screening of Euphorbia from Azarbaijan for skin irritant activity and for Diterpenes. Planta Med. *38*, 151–154 (1980).
[25] Worobec, S.M., T.A. Hickey, A.D. Kinghorn, D.D. Soejarto and D. West: Irritant contact dermatitis from an ornamental Euphorbia. Contact Dermatitis *7*, 19–22 (1981).
[26] Zayed, S.M., M. Farghaly, S.M. Soliman, H. Gotta, B. Sorg and E. Hecker: Dietary cancer risk from conditional cancerogens (tumor promoters) in produce of livestock fed on species of spurge (Euphorbiaceae). V. Skin irritant and tumor-promoting diterpene ester toxins of tigliane and ingenane type in the herbs Euphorbia nubica and Euphorbia helioscopia contaminating fodder liverstock. J. Cancer Res. Clin. Oncol. *127*(1), 40–47 (2001).
[27] Moeschlin, S.: Klinik und Therapie der Vergiftungen, Georg Thieme Verlag, Stuttgart, New York 1980.
[28] Hartmann, K.: Augenschädigung durch den Saft der Euphorbia peplus (Wolfsmilch). Klin. Monatsbl. Augenheilkd. *104*, 324–326 (1940).
[29] Eke, T., S. Al Husainy and M.K. Raynor: The spectrum of ocular inflammation caused by euphorbia plant sap. Arch. Ophthalmol. *118*(1), 13–16 (2000).
[30] Santucci, B., M. Picardo and A. Cristaudo: Contact dermatitis from Euphorbia pulcherrima. Contact Dermatitis *12*(5), 285–286 (1985).
[31] Winek, C.L., J. Butala, S.P. Shanor and F. W. Fochtman: Toxicology of Poinsettia. Clin. Toxicol. *13*(1), 27–45 (1978).
[32] D'Arcy, W.G.: Severe contact dermatitis

from Poinsettia – Status of Poinsettia as a toxic agent. Arch. Dermatol. *109*(6), 909–910 (1974).

[33] Jaspersen-Schib, R.: Pflanzenvergiftungen während 10 Jahren. Schweiz. Apoth. Ztg. *114*(12), 265–267 (1976).

[34] Dominguez, X.A., J.G. Gareia, Ma. de Lourdes Maffey, J.G. Mares and C. Romboldt: Chemical study of the latex, stems, bracts and flowers of „Christmas Flower“ (Euphorbia pulcherrima). J. Pharm. Sci. *56*(9), 1184–1185 (1967).

[35] Der Marderosian, A. and F.C. Roia jr.: Literature review and household ornamental plants potentially toxic to humans, in: A.D. Kinghorn (ed.): Toxic plants, S. 103–135, Columbia University Press, New York 1979.

[36] Ponsinet, G. and G. Ourisson: Etudes chimiotaxonomiques dans la familie des Euphorbiacées, 3. Repartition des triterpénes dans les latex d'Euphorbia. Phytochemistry 7, 89–98 (1968).

[37] Runyon, R.: Toxicity of fresh Poinsettia (Euphorbia pulcherrima) to Sprague-Dawley rats. Clin. Toxicol. *16*(2), 167–173 (1980).

[38] Stone, R.P. and W.J. Collins: Euphorbia pulcherrima: Toxicity to rats. Toxicon *9*, 301–302 (1971).

[39] Hornfeldt, C.S.: Confusion over toxicity of poinsettia. J. Am. Vet. med. Assoc. *194*(8), 1004 (1989).

[40] Ritter-Franke, S. und R. Bunjes: Vergiftungsunfälle mit Pflanzen, in: K.E. von Mühlendahl, U. Oberdisse, R. Bunjes und M. Brockstedt (Hrsg.), Vergiftungen im Kindesalter, 4. Auflage, Georg Thieme Verlag, Stuttgart-New York 2003.

[41] Krenzelok, E.P., T.D. Jacobsen and J.M. Aronis: Poinsettia exposures have good outcomes ... just as we thought. Am. J. Emerg. Med. *14*(7), 671–674 (1996).

[42] Hausen, B.M. and K.H. Schulz: Occupational contact dermatitis due to Croton (Codiaeum variegatum [L.] A. Juss var. pictum [Lodd] Muell. Arg.), Sensitation by plants of the Euphorbiaceae. Contact Dermatitis *3*, 289–292 (1977).

[43] Van Ketel, W.G.: Occupational contact dermatitis due to Codiaeum variegatum and possibly to Aeschynantus pulcher. Dermatosen in Beruf und Umwelt *27*(5), 141–142 (1979).

[44] Schmidt, H. and P. Ølholm-Larsen: Allergic contact dermatitis from croton (Codiaeum). Contact Dermatitis *3*, 100 (1997).

[45] Tafelkruyer, J. and W.G. van Ketel: Sensitivity to Codiaeum variegatum. Contact Dermatitis 2, 288–296 (1976).

[46] Morton, J.F.: Ornamental plants with poisonous properties II. Proc. Fla. State Hortic. Soc. *75*, 484–491 (1962).

[47] Hochleithner, M.: Vergiftung durch Aufnahme von Blättern des Wunderstrauches (Krotonpflanze – Codiaeum variegatum pictum) bei einer Mülleramazone (Amazona farinosa). Wien. Tierärztl. Mschr. *78*(2), 68–70 (1991).

[48] Geßner, O.: Gift- und Arzneipflanzen von Mitteleuropa, herausgegeben und neu bearbeitet von G. Orzechowsky, Carl Winter-Verlag, Heidelberg 1974.

[49] Liebenow, H. und K. Liebenow: Giftpflanzen. Vademekum für Tierärzte, Landwirte und Tierhalter, Gustav Fischer Verlag, Jena, Stuttgart 1993.

[50] Rugman, F., J. Meecham and J. Edmondson: Mercurialis perennis (dog's mercury) poisoning: a case of mistaken identity. Br. Med. J. *287*(6409), 1924 (1983).

[51] Deprez, P., B. Sustronck, P. Mijten, B. Vande Vyvere and E. Muylle: Twee Gevallen van Bingelkruidintoxicatie bij Runderen. Vlaams Diergeneeskd. Tijdschr. *65*, 92–96 (1996).

[52] Bismarck, R. und W. Floehr: Über Bingelkrautvergiftungen in einer weidenden Kuhherde. Dtsch. Tierärztl. Wschr. *81*(18), 433–434 (1974).

[53] Watson, P.J.: Suspected dog's mercury (Mercurialis perennis) poisoning in cattle. Vet. Record *142*, 116–117 (1998).

[54] Hollberg, W. und J. Winkelmann: Enzootische Hämoglobinurie in einer Milchviehherde infolge Bingelkraut-Vergiftung. Tierärztl. Umschau *44*(3), 162–164 (1989).

[55] Welchmann, D.B., J.C. Gibbens, N. Giles, D.W.T. Piercy and P.H. Skinner: Suspected annual mercury (Mercurialis annua) poisoning of lambs grazing fallow arable land. Vet. Record *137*, 592–593 (1995).

[56] Jaretzky, R. und E. Risse: Über die Abführwirkung des Bingelkrautes. Arch. Pharm. *280*, 125–131 (1942).

Fabaceae

Eine große Familie mit kosmopolitischer Verbreitung, die in Mitteleuropa mit zahlreichen, vornehmlich krautigen Arten vertreten ist, sind die **Schmetterlingsblütler**. Sie werden oft mit dem alten Ordnungsnamen der Leguminosae (Hülsenfrüchtler) benannt. Unter den nicht einheimischen, angepflanzten Zier- und Gartengewächsen finden wir ebenfalls eine Reihe von Fabaceen, darunter auch Bäume und Sträucher. Außer den typischen, dorsiventralen Schmetterlingsblüten sind die in der Regel wechselständigen, häufig gefiederten Blätter mit Nebenblättern sowie die aus einem Fruchtblatt entstehende Fruchtform der Hülse (auch die Erbsenschoten sind Hülsen!) charakteristische Merkmale der Familie. Ihre ökonomische Bedeutung ist groß. Neben wichtigen Nahrungs- und Futterpflanzen (Erdnuss, Sojabohne, Linse, Erbse, Bohne, Lupine, Klee u.a.) finden wir tropische Nutzhölzer, Farbstoff- und Gerbstofflieferanten oder Pflanzen, die arzneilich verwendete Drogen liefern (Traganth, Perubalsam, Süßholz).

Toxikologische Bedeutung. Nicht gering ist die Zahl derjenigen Vertreter der Familie, die bei Mensch und Tier zu Vergiftungen führen können. Ursache der Giftigkeit sind starkwirkende Inhaltsstoffe sehr verschiedener Struktur und Wirkung. Drei Stoffklassen sollen besonders hervorgehoben werden: Toxische Proteine, toxische Aminosäuren sowie Alkaloide, insbesondere Chinolizidinabkömmlinge.

Toxische Proteine. In den Samen, aber auch in anderen Organen vieler Schmetterlingsblütler sind **Lectine** enthalten (zur allgemeinen Charakteristik vgl. S. 25). Sie agglutinieren – z.T. blutgruppenspezifisch – Erythrocyten, kommen aber nur bei parenteraler Applikation zur Wirkung. Gefährliche Gifte sind dagegen einige Proteine, die außer der Haftung an Membranen in der Zelle selbst toxische Wirkungen entfalten und bei peroraler Aufnahme nicht oder nur unwesentlich von den Verdauungsenzymen angegriffen werden. Zu ihnen zählen das Abrin [1] der Samen von *Abrus precatorius*, das Phasin der Gartenbohne, *Phaseolus vulgaris*, das Robin von *Robinia pseudoacacia* und (mit schwächerer Wirkung) einige in Tabelle 9 genannte Lectine. Sowohl Abrin als auch Phasin und Robin sind keine Monosubstanzen, sondern Gemische verschiedener Lectine, Agglutinine oder Isolectine; nähere Angaben dazu bei *Abrus, Phaseolus* und *Robinia*.
Von den Abrinen ist ebenso wie von dem gleich wirksamen Ricin (vgl. Euphorbiaceae S. 187) und dem Modeccin von *Adenia digitata* (Passifloraceae [2]) bekannt, dass sie aus zwei Peptidketten bestehen, die durch eine Disulfidbrücke verbunden sind. Während die B-Kette, das Haptomer, für die Verankerung des Toxins an der Zelloberfläche verantwortlich ist, stellt die A-Kette das toxische Agens dar (Effectomer), das nach Aufnahme des Abrins durch Endocytose intrazellulär seine Wirkung entfaltet. Es ist eine Ribosomen inaktivierende N-Glykosidase, die an der 60S-Untereinheit der Ribosomen angreift; durch Ausschaltung der Elongationsfaktoren EF 1 und 2 kommt die Proteinsynthese zum Stillstand [3].
Zu der Frage, an welchen Organen das Abrin bevorzugt angreift, werden unterschiedliche Angaben gemacht. NIYOGI [4] hat bei verschiedenen Versuchstieren Veränderungen der Serumenzymwerte (SGOT, SGPT, ICD) ermittelt und schließt daraus, dass Lebernekrosen bei der Abrinintoxikation eine wichtige Rolle spielen. BARBIERI et al. [5] haben dagegen durch licht- und elektronenoptische Untersuchungen bei Ratten schwere nekrotische Läsionen des Pankreas nach Abrininjektionen festgestellt, jedoch keine Schädigungen von Leber- und Milzzellen (wie beim Ricin) beobachtet.

Toxische Aminosäuren. Von den in Kapitel 2 genannten, nichtproteinogenen Aminosäuren kommt eine erhebliche Zahl in den Samen, aber auch in anderen Organen von Fabaceen vor. Von toxikologischem Interesse sind vor allem die lathyrogenen Aminosäuren.

Lathyrogene Aminosäuren [6]	
Lathyrus sylvestris, L. latifolius	L-β-Cyanoalanin L-α,γ-Diaminobuttersäure
L. sativus	α-Amino-β-oxalylaminopropionsäure α-Amino-α-oxalylaminopropionsäure
L. odoratus	β-N-(γ-L-glutamyl)-aminopropionitril

Sie können z.B. beim Verzehr größerer Mengen an „Wolfsbohnen" (Indien) zu einer als „Neurolathyrismus" bekannten Nervenerkrankung führen. „Osteolathyrismus" ist dagegen eine durch Samen von *L. odoratus* („Edelwicke") hervorgerufenene Knochenerkrankung. Derartige lathyrogene Verbindungen finden sich auch bei einigen *Vicia*-Arten.
Weitere nichtproteinogene Aminosäuren von toxikologischem Interesse (vgl. Tab. 9) sind: Die aliphatischen AS L-Canavanin aus der Jackbohne, *Canavalia ensiformis* und anderen Fabaceen sowie L-Indospicin aus *Indigofera spicata*; das Mimosin mit heterocyclischem Ringsystem aus *Leucaena leucocephala*, auch in Mimosaceen vorkommend, sowie die selenhaltigen Aminosäuren einiger *Astragalus*- und *Oxytropis*-Arten.

Alkaloide. Wie schon erwähnt, gehören die Alkaloide der Familie nicht einheitlich einer bestimmten Strukturklasse an.

- Physostigmin, das Alkaloid der (tropischen) Kalabarbohne, ist ein Cholinesterasehemmer, als Antidot bei Atropinvergiftungen bekannt, aber auch als Arzneimittel in der Augenheilkunde (indirektes Parasympathomimetikum) gebräuchlich.

Tab. 9: Schmetterlingsblütler als Ursache von Tiervergiftungen (soweit nicht an anderer Stelle genannt)

Pflanzen	Inhaltsstoffe	Vergiftungssymptome	Literatur (außer [21–22])
Astragalus-Arten auf selenhaltigen Böden (N-Am.)	Toxische Aminosäuren, z. B. selenhaltige AS	Haarausfall, Leukopenie, Infertilität	[23–25]
N-amerik. u. austral. *Astragalus*-Arten	Aliphat. Nitroverbindungen, z. B. 3-Nitropropionsäure, 3-Nitropropanol (als Glykosid: Miserotoxin)	Anorexie, Abmagerung, Diarrhoe, Speichelfluss, Dyskoordination der Hinterbeine	[26–32]
Astragalus spec., *Oxytropis* spec. (locoweeds; N-Am.) *Swainsona* spec. (Australien) auch in Argentinien	Swainsonin (Indolizidin-Alkaloid); α-Mannosidasehemmer	Neurologische Störungen, Herzschädigungen, high mountain disease, Schwäche, Kopftremor, schwerfälliger Gang, Augentränen	[33–40] [41–43] [44]
Canavalia ensiformis, Glycine max, Arachis hypogaea; Phaseolus lunatus	Lectine (außer den bereits genannten) z. B. Concanavalin A, in *Canavalia* auch L-Canavalin	Hämorrhagische Enteropathien	[45–46]
Glycine max	Protease-Inhibitoren	Pankreas-Hypertrophie	[47]
Medicago sativa (Alfalfa), *Glycine max*	Saponine	Wachstumshemmung; „Bloat" (Gasansammlung im Magen), Atmungsdepression	[48]
Medicago sativa, Trifolium spec.	Isoflavone (Genistein, Formononetin) und Benzofuranocumarine (Cumoestrolderivate) als Phytooestrogene	Infertilität, Wachstumsstörungen	[49–52]
Psoralea spec.	Fotosensibilisierende Furanocumarine	Fotodermatitis	[53]
Lotus corniculatus, Phaseolus lunatus, Trifolium repens	Cyanogene Glykoside	Dyspnoe, Keuchen, Taumeln, Krämpfe	[54]
Galega officinalis (N-Am.) *Verbesina encelioides* (Austr.)	Galegin, unbekannte Toxine (?)	Hydrothorax, Dyspnoe	[55–58]
Sesbania drummondii	Sesbanimid A (Glutarimid-Derivat)	Durchfall, Schwäche, Kachexie, ZNS-Depression	[59–60]
Leucaena leucocephala	L-Mimosin	Gewichtsverlust, Anorexie, fetale Missbildungen	[61–63]
Indigofera spicata (trop. Futterpflanze)	Indospicin; tox. Nitroverbindungen	Leberzirrhose, teratogene Wirkung	[64]
Isotropis forrestii (Austr.)	unbekannte Toxine	Nierenschädigungen	[65]
Thephrosia apollinea	unbekannte Toxine	Dyspnoe, Fressunlust, Diarrhoe, Dyskoordination der Bewegung	[66]

- Pyrrolizidin-Alkaloide (vgl. S. 22 und 103) mit hepatotoxischen und cancerogenen Wirkungen kommen in der tropischen Gattung *Crotalaria* vor. Vor allem in den Samen, aber auch in den Blättern sind Monocrotalin, Dicrotalin, Retusin, Integerrimin u. a. toxische PA gefunden worden [7–12]. Beimengungen von *Crotalaria*-Samen zum Nahrungsgetreide haben im Sarguja-Bezirk (Zentralindien) 1975 zu einer schweren Vergiftungsepidemie geführt [13]. Von 67 Patienten, die unter den typischen Erscheinungen einer Pyrrolizidinalkaloid-Intoxikation erkrankten (Lebernekrose), starben 28. Auch über akzidentelle oder experimentelle Tiervergiftungen durch *Crotalaria*-Samen liegen eine Reihe von Berichten vor: Schweine und Geflügel [14], Kälber und Ziegen [15–16], Hühner und Gänse in Kuba [17] und Pferde [18]. Als Vergiftungssymptome wurden Pneumonien sowie Nieren- und Leberschädigungen beobachtet. Auch einige der in der traditionellen chinesischen Medizin (TCM) von *Crotalaria*-Arten stammenden Arzneidrogen enthalten toxische PA [19].
- *Erythrina*-Alkaloide: Die biogenetisch vom Benzylisochinolintyp ableitbaren Alkaloide der Gattung *Erythrina* haben neuromuskulär lähmende, curareähnliche Wirkungen. *Erythrina crista-galli*, der Korallenstrauch oder Hahnenkamm, der in M-Europa gelegentlich als Zierpflanze an geschützten Stellen

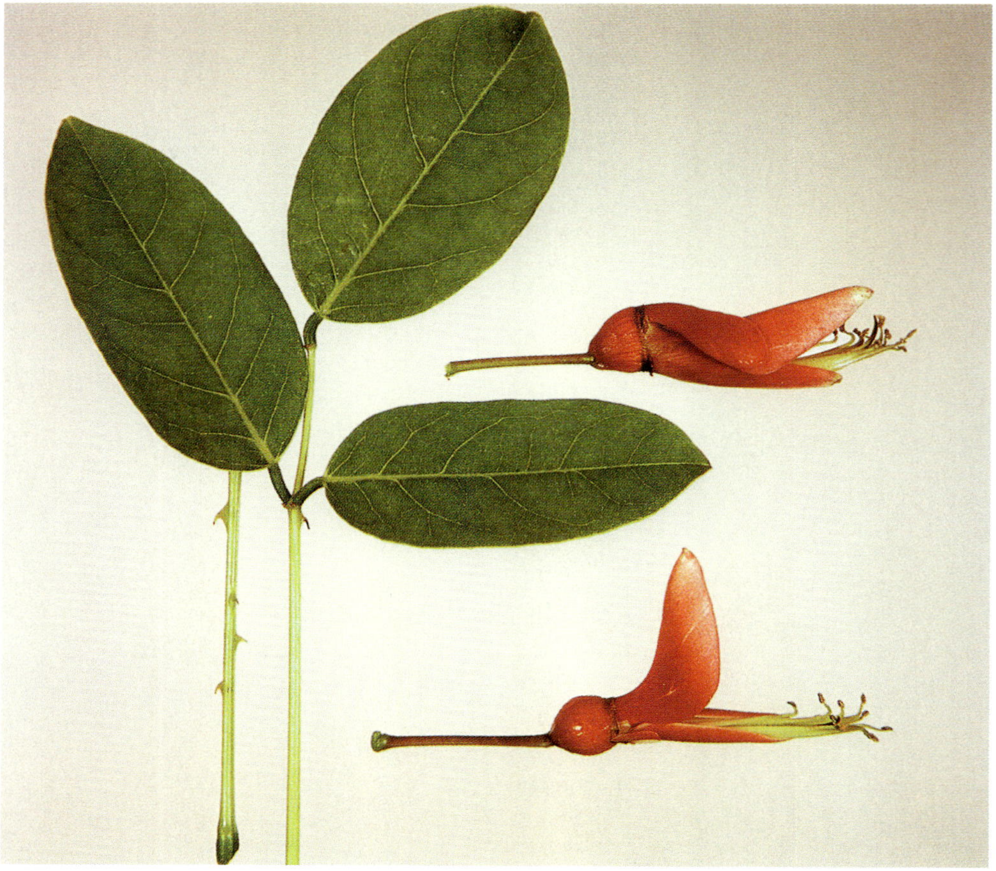

Abb. 128: Erythrina crista-galli L. Korallenstrauch – Cockspur Coral Tree – Erythrine crêtede-coq

zu finden ist, gilt als giftig; es ist allerdings unklar, ob die Alkaloide peroral wirksam sind oder nicht. Über *Erythrina*-Alkaloide aus den Samen von sieben *Erythrina*-Arten berichteten Soto-Hernandez und Jackson [20].

- **Chinolizidin-Alkaloide.** Die toxikologisch bedeutsamen Verbindungen mitteleuropäischer Fabaceen gehören zu dieser Gruppe mit den beiden wichtigsten Substanzen **Cytisin**, vor allem im Goldregen (*Laburnum anagyroides*) und **Spartein** u. a. in Ginsterarten und der Gelben Lupine. Weitere, sich vom Grundgerüst des Nor-Lupinans ableitende Alkaloide kommen auch in anderen Fabaceen vor. Während das Spartein chinidinähnliche Wirkungen zeigt und deshalb arzneilich bei Herzrhythmusstörungen eingesetzt werden kann, kommen dem Cytisin überwiegend nicotinähnliche Wirkungen zu, wobei die ganglienerregende Wirkung stärker ausgeprägt ist als die blockierende.

Viele Schmetterlingsblütler sind für das Vieh giftige Futterpflanzen, wenn sie in größeren Mengen gefressen werden. Wir

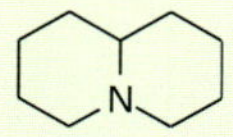

Norlupinan
(Chinolizidin-Grundgerüst)

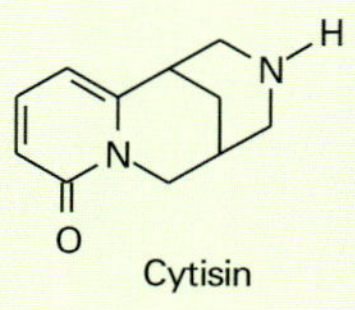

Cytisin

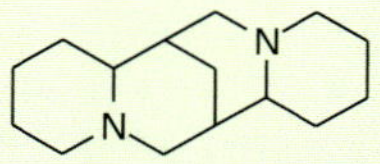

Spartein

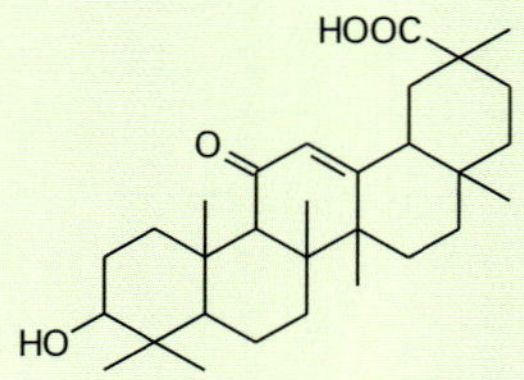

Glycyrrhetinsäure

verweisen auf die ausführliche Arbeit von Smolenski et al. [21] und das Buch von Keeler et al. [22] und beschränken uns auf eine tabellarische Übersicht.

Wie in Tabelle 9 schon erwähnt, werden bei einigen Fabaceen auch **Saponine** als Ursache von Tiervergiftungen diskutiert. Arzneilich genutzt wird der saponinhaltige Extrakt der Wurzeln und Rhizome von *Glycyrrhiza glabra*, dem Süßholz; über weitere phenolische Inhaltsstoffe von *Glycyrrhiza* vgl. [67]. Das Triterpensaponin Glycyrrhizin bzw. das Aglykon Glycyrrhetinsäure lässt strukturell eine gewisse Ähnlichkeit mit Corticosteroiden erkennen. Dadurch kommt es zu Wechselwirkungen mit Steroidhormonrezeptoren, insbesondere zu einer Hemmung der Δ-5β-Reduktase, die für den Abbau von Aldosteron (und Hydrocortison) verantwortlich ist; eine dem primären Hyperaldosteronismus ähnliche Symptomatik ist die Folge. Bei hoher Überdosierung von „Lakritz", etwa zur Selbstmedikation bei Magengeschwüren, kann es zur Ausbildung von Ödemen infolge starker Wasserretention, zu gefährlichem Bluthochdruck, massiver Hypokaliämie und zu einer Stauungs-Herzinsuffizienz kommen [68–69].

Auch nach 2-monatigem Genuss eines alkoholfreien Pastis (südfranzösischer Aperitif) mit einem Gehalt von 1,13 g/l an Glycyrrhizin [70–71] oder der exzessiven Konsumption eines glycyrrhizinsäurereichen Kaugummis [72] traten die Symptome einer Süßholzintoxikation auf. Weitere Fälle von Pseudohyperaldosteronismus durch Lakritz-Abusus sind durch Quinke [73] und Bielenberg [74] referiert.

In einigen Gattungen der Familie kommt Melilotosid, ein β-Glucopyranosid der o-Hydroxyzimtsäure als geruchlose Vorstufe des Cumarins vor. **Cumarin**, das Lacton der cis-o-Hydroxyzimtsäure entsteht postmortal aus Melilotosid durch Glykosidspaltung und trans → cis-Umlagerung der o-Hydroxyzimtsäure. Entgegen älteren Angaben wirkt Cumarin beim Menschen nicht carcinogen, kann aber bei höherer Dosierung Kopfschmerzen hervorrufen. Es ist als Aromatisierungsmittel nicht mehr zugelassen. Daher ist auch die neuerdings wieder propagierte Verwendung von **Tonkabohnen** (Abb. 129) zum Würzen von Speisen nicht zu empfehlen. Tonkabohnen sind die Samen von *Dipteryx odorata* (*Coumarouna odorata*), eines in S-Amerika wachsenden tropischen Baumes; der Cumaringehalt kann bis zu 3% betragen. Eine Cumarindroge ist auch das **Steinkleekraut** von *Melilotus officinalis* oder *M. altissimus* (Abb. 130). Durch *Aspergillus*- oder *Penicillium*-Arten kann in feuchtem (verschimmeltem) Heu mit hohem Anteil an *Melilotus* (auch *M. albus*) aus Melilotsäue (Dihydro-o-cumarsäure) **Dicumarol** gebildet werden. Die Substanz hemmt als Vitamin-K-Antagonist die Blutgerinnung und führt bei Tieren zur so genannten Süßkleekrankheit (sweet clover disease), durch die sie an inneren Blutungen zu Grunde gehen [75, 76].

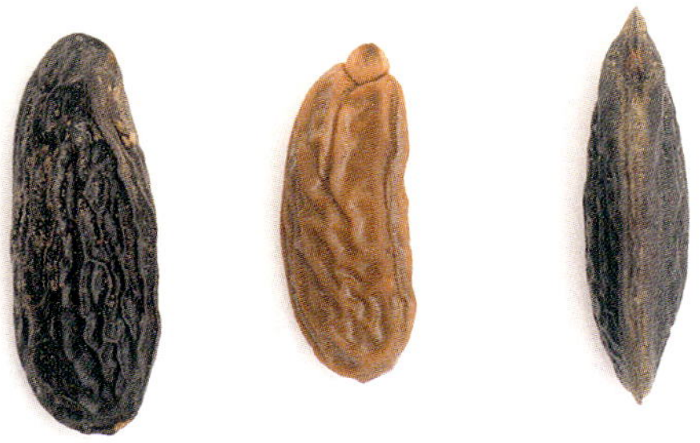

Abb. 129: Tonkabohnen, Samen von Dipteryx odorata

Literatur

[1] McPherson, A.: Abrus lectin and abrin, in: Kinghorn, A.D. (ed.): Toxic plants, Columbia University Press, New York 1979.

[2] Gasperi-Campani, A., L. Barbieri, E. Lorenzoni, S. Sperti, E. Bonetti and F. Stirpe: Modeccin, the toxin of Adenia digitata. Biochem. J. *174*, 491–496 (1978).

[3] Olsnes, S. and A. Pihl: Abrin and ricin – two toxic lectins. Trends Biochem. Sci. *3*(1), 7 – 10 (1978).

[4] Niyogi, S.K.: Elevation of enzyme levels in serum due to Abrus precatorius (Jequiriti bean) poisoning. Toxicon *15*, 577–580 (1977).

[5] Barbieri, L., A. Gasperi-Campani, M. Derenzine, C.M. Betts and F. Stirpe: Selective lesions of acinar pancreatic cells in rats poisoned with abrin. Virchows Arch. Abt. B. Zellpathol. *30*(1), 15–24 (1979).

[6] Briggs, C.J., N. Parieno and C.G. Campbell: Phytochemical assessment of Lathyrus species for the neurotoxic agent β-N-oxalyl-L-β-diaminopropionic acid. Planta Med. *47*, 188–190 (1983).

[7] Pilbeam, D.J., A.J. Lyon-Joyce and E.A. Bell: Occurrence of the pyrrolizidine alkaloid monocrotaline in Crotalaria seeds. J. Nat. Prod. *46*(5), 601–605 (1983).

[8] Bhakuni, D.S. and R. Chaturvedi: Chemical constituents of Crotalaria madurensis. J. Nat. Prod. *47*(4), 585–591 (1984).

[9] Wiedenfeld, H., E. Röder and E. Anders: Pyrrolizidine alkaloids from seeds of Crotalaria scassellatii. Phytochemistry *24*(2), 376–378 (1985).

[10] Williams, M.C. and R.J. Molyneux: Occurrence, concentration, and toxicity of pyrrolizidine alkaloids in Crotalaria seeds. Weed Sci. *35*(4), 476–481 (1987).

[11] Mattocks, A.R. and N. Nwude: Pyrrolizidine alkaloids from Crotalaria lachnosema and C. naragutensis. Phytochemistry *27*(10), 3289 – 3291 (1988).

[12] Röder, E., X.T. Liang and K.J. Kabus: Pyrrolizidine alkaloids from the seeds of Crotalaria sessiliflora. Planta Med. *58*, 283 (1992).

[13] Tandon, B.N., H.D. Tandon, R.K. Tandon, N. Narndrananthan and Y.K. Yoshi: An epidemic of veno-occlusive disease of liver in Central India. Lancet, 271–272 (1976).

[14] Hooper, P.T. and W.A. Scanlan: Crotalaria retusa poisoning of pigs and poultry. Aust. Vet. J. *53*, 109–114 (1977).

[15] Barri, M.E.S. and S.E.I. Adam: The toxicity of Crotalaria saltiana to calves. J. Comp. Pathol. *91*, 621–627 (1981).

[16] Barri, M.E.S., S.E.I. Adam and O.H. Omer: Effects of Crotalaria saltiana on Nubian goats. Vet. Hum. Toxicol. *26*, 476–480 (1984).

[17] Alfonso, H.A., J. Rodriguez, B.C. Gomez, J.M. Figueredo, E. Marrero and N. Perez: Intoxication due to Crotalaria retusa and C. spectabilis in chickens and geese: First report in Cuba. Rev. Salud Anim. *8*(2), 201–202 (1986).

[18] Nobre, D., M.L. Dagli and M. Haraguchi: Crotalaria juncea intoxication in horses. Vet. Hum. Toxicol. *36*(5), 445–448 (1994).

[19] Roeder, E.: Medicinal plants in China containing pyrrolizidine alkaloids. Pharmazie *55*, 711–726 (2000).

[20] Soto-Hernandez, M. and A.H. Jackson: Erythrina alkaloids: Isolation and characterisation of alkaloids from seven Erythrina species. Planta Med. *60*, 175–177 (1994).

[21] Smolenski, S.J., A.D. Kinghorn and M.F. Balandrin: Toxic constituents of legume forage plants. Econ. Bot. *35*(3), 321–355 (1981).

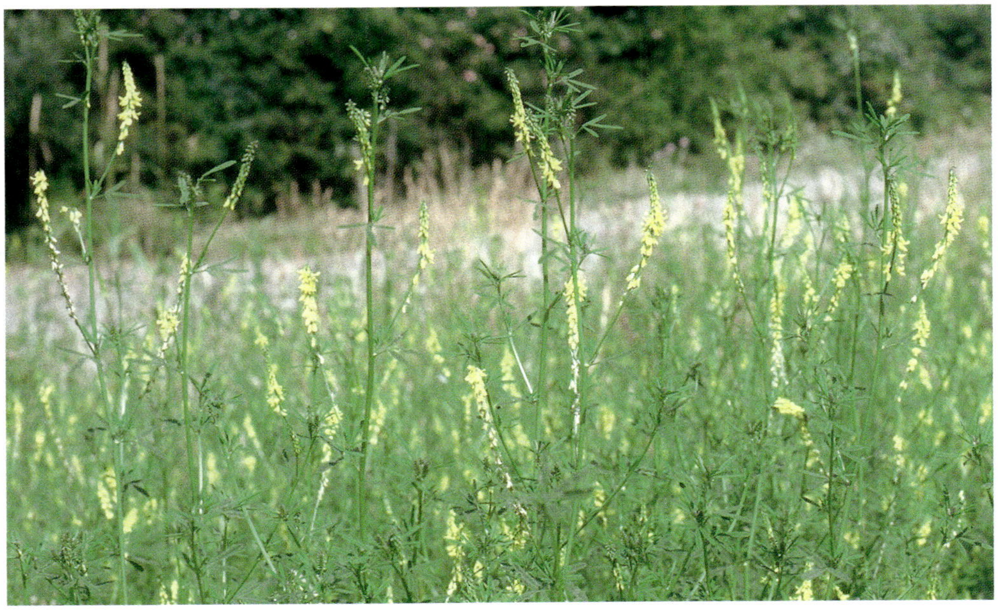

Abb. 130: Melilotus officinalis (L.) Lam. Echter Steinklee, Gelber Steinklee – Sweet Clover – Mélilot

[22] Keeler, R.F., K.R. van Kampen and L.F. James (eds.): Effects of poisonous plants on livestock, Acad. Press, New York, San Francisco, London 1978.
[23] Harr, J.R. and O.H. Muth: Selenium poisoning in domestic animals and its relationship to man. Clin. Toxicol. *5*, 175–186 (1972).
[24] Hegarty, M.P.: Toxic amino acids of plant origin, in: R.F. Keeler, K.R. van Kampen and L.F. James (eds.): Effects of poisonous plants on livestock, S. 575–585, Acad. Press, New York, San Francisco, London 1978.
[25] James, L.F., K.V. van Kampen and W.J. Hartley: Astragalus bisulcatus – a cause of selenium or locoweed poisoning? Vet. Hum. Toxicol. *25*(2), 86–89 (1983).
[26] James, L.F., W.J. Hartley, M.C. Williams and K.R. van Kampen: Field and experimental studies in cattle and sheep poisoned by nitrobearing Astragalus or their toxins. Am. J. Vet. Res. *41*(3), 377–382 (1980).
[27] Stermitz, F.R. and G.S. Yost: Analysis and characterization of nitro compounds from Astragalus species, in: R.F. Keeler, K.R. van Kampen and L.F. James (eds.): Effects of poisonous plants on livestock, S. 371–389, Acad. Press, New York, San Francisco, London 1978.
[28] Vahid, N., H. Ebrahimzadeh and A.A. Maassoumi: Toxic nitro compounds in Astragalus species. Biochem. Syst. Ecol. *31*(6), 557–562 (2003).
[29] Majak, W., L. Stroesser, T. Lysyk and J.W. Hall: Toxicity and development of tolerance in cattle to timber milkvetch. J. Range Management *56*(3), 266–272 (2003).
[30] Williams, M.C. and R.C. Barneby: The occurrence of nitro-toxins in old world and south american Astragalus (Fabaceae). Brittonia *29*, 327–331 (1977).
[31] Williams, M.C., L.F. James and B.O. Bond: Emory milkvetch (Astragalus emoryanus, var. emoryanus) poisoning in chicks, sheep and cattle. Am. J. Vet. Res. *40*(3), 403–406 (1979).
[32] Williams, M.C. and E. Gomez-Sosa: Toxic nitro compounds in species of Astragalus (Fabaceae) in Argentina. J. Range Manag. *39*(4), 341–344 (1986).
[33] Hartley, W.J.: A comparative study of darling pea (Swainsona ssp.) poisoning in Australia with locoweed (Astragalus and Oxytropis ssp.) poisoning in North America, in: R.F. Keeler, K.R. van Kampen and L.F. James (eds.): Effects of poisonous plants on livestock, S. 363–369, Acad. Press, New York, San Francisco, London 1978.
[34] Panter, K.E., L.F. James, D. Nielson, R.J. Molyneux, M.H. Ralphs and J.D. Olsen: The relationship of Oxytropis sericea (green + dry) and Astragalus lentiginosus with high mountain disease in cattle. Vet. Hum. Toxicol. *30*(4), 318–323 (1988).
[35] Abdennebi, E.H., N. Quazzani, A. Jossang et al.: Inhibition of glycosidases by Astragalus lusitanicus and correlation with toxicity. Vet. Hum. Toxicol. *43*(5), 266–269 (2001).
[36] James, L.F., R.J. Molyneux and K.E. Panter: The potential for the toxic principles of Astragalus and related plants to appear in meat and milk. Vet. Hum. Toxicol. *32*(Suppl.), 104–109 (1990).
[37] James, L.F., K.E. Panter, H.P. Broquist and W.J. Hartley: Swainsonine-induced high mountain disease in calves. Vet. Hum. Toxicol. *33*(3), 217–219 (1991).
[38] Stegelmeier, B.L., L.F. James, K.E. Panter and R.J. Molyneux: Serum swainsonine concentration and alphamannosidase activity in cattle and sheep ingesting Oxytropis sericea and Astragalus lentiginosus (locoweeds). Am. J. Vet. Res. *56*(2), 149–154 (1995).
[39] Ralphs, M.H. and L.F. James: Locoweed grazing. J. Nat. Toxins *8*(1), 47–51 (1999).
[40] Stegelmeier, B.L., L.F. James, K.E. Panter et al.: The pathogenesis and toxicokinetics of lokoweed (Astragalus and Oxytropis spp.) poisoning in livestock. J. Nat. Toxins *8*(1), 35–45 (1999).
[41] Dorling, P.R., C.R. Huxtable and P. Vogel: Lysosomal storage in Swainsona ssp. toxicosis: An induced mannosidosis. Neuropathol. Appl. Neurobiol. *4*(4), 285–296 (1978).
[42] Hooper, P.T. and K.B. Locke: Swainsona poisoning in the northern territory. Aust. Vet. J. *55*, 249 (1979).
[43] Huxtable, C.R. and P.R. Dorling: Poisoning of livestock by Swainsona ssp.: Current status. Aust. Vet. J. *59*(2), 50–53 (1982).
[44] Robles, C.A., C. Saber and M. Jeffey: Intoxication por Astragalus pehuenches (locoismo) en ovinos Merino de la Patagonia, Argentina. Rev. Med. Vet. Buenos Aieres *81*(5), 380–384 (2000).
[45] Duke, J.A.: Handbook of legumes of world economic importance, Plenum, New York 1981.
[46] D'Mello, J.P.F. and A.G. Walker: Detoxification of jack beans (Canavalia ensiformis): Studies with young chicks. Anim. Feed Sci. Technol. *33*(1/2), 117–128 (1991).
[47] Liener, J.E.: Significance for humans of biologically active factors in soybeans and other food legumes. J. Am. Oil Chem. Soc. *56*, 121–129 (1979).
[48] Birk, Y.: Saponins, in: Liener, J.E.: Toxic constituents in food stuffs, 1969.
[49] Bickoff, E.M., S.C. Witt and B.E. Knuckles: Studies on the chemical and biological properties of coumestrol and related compounds. Technic. Bull. *1408*, Agric. Res. Serv., U.S.D.A., Washington DC (1969).
[50] Shutt, D.A.: The effects of plant oestrogens on animal reproduction. Endeavour *35*, 110–113 (1976).
[51] Kell, R.W., R.J.M. Hay and G.H. Shackell: Formononetin content of grassland pawera red clover (Trifolium pratense) and its estrogenic activity to sheep. N.Z.J. Exp. Agric. *7*(2), 131–134 (1979).
[52] Donaldson, L.E.: Clover disease in two mississippi cattle herds. J. Am. Vet. Med. Assoc. *182*(4), 412–413 (1983).
[53] Turdiev, I.: Poisoning of pigs by Psoralea drupacea seeds. Svinovodstvo (USSR) *4*, 35 (1974).
[54] Kingsbury, J.M.: Poisonous plants of the United States and Canada, Prentice-Hall, Englewood Cliffs, New Jersey 1964.
[55] Faliu, L., J.D. Puyt and D. Tainturier: Galega (Galega officinalis): A very dangerous leguminous plant for sheep. Recl. Med. Vet. Ec. Alfort *157*(5), 419–426 (1981).
[56] Bezard, M., D. Grancher, J. Vialard and P. Debarnot: Un troupeau ovin intoxique par la galega officinal (A flock of sheep poisoned by Galega officinalis). Point Veterinaire *33*(227), 66–67 (2002).
[57] Keeler, R.F., A.E. Johnson, L.D. Stuart and J.O. Evans: Toxicosis from and possible adaptation to Galega officinalis in sheep and the relationship to Verbesina encelioides toxicosis. Vet. Hum. Toxicol. *28*(4), 309–315 (1986).
[58] Keeler, R.F., D.C. Baker and K.E. Panter: Concentration of galegine in Verbesina encelioides and Galega officinalis and the toxic and pathologic effects induced by the plants. J. Environ Pathol. Toxicol. Oncol. *11*(2), 75–81 (1992).
[59] Flory, W. and C.D. Hebert: Determination of the oral toxicity of Sesbania drummondii seeds in chickens. Am. J. Vet. Res. *45*(5), 955–958 (1984).
[60] Powell, R.G., R.D. Plattner and M. Suffness: Occurrence of sesbanimide in seeds of toxic Sesbania species. Weed Sci. *38*(2), 148–152 (1990).
[61] Hammond, A.C., M.J. Allison, M.J. Williams, G.M. Prine and D.G. Bates: Prevention of Leucaena toxicosis of cattle in Florida by ruminal inoculation with 3-hydroxy-4-(1H)-pyridone-degrading bacteria. Am. J. Vet. Res. *50*(12), 2176–2180 (1989).
[62] De Carvalho, O.M. and P.H. Languidey: Toxicity of Leucaena leucocephala in St.-Ines sheep. Rev. Soc. Bras. Zootec. *21*(1), 1–9 (1992).

[63] Anderson, R.C., T.J. Anderson, D.J. Nisbet et al.: Drought associated poisoning of cattle in South Texas by the high quality forage legume Leucaena leucocephala. Vet. Hum. Toxicol. *43*(2), 95–96 (2001).
[64] Morton, J.F.: Creeping indigo (Indigofera spicata FORSK.) (Fabaceae) – a hazard to herbivores in Florida. Econ. Bot. *43*(3), 314–327 (1989).
[65] Cooper, T.B., C.R. Huxtable and P. Vogel: The nephrotoxicity of Isotropis forrestii in sheep. Aust. Vet. J. *63*(6), 178–182 (1986).
[66] Suliman, H.B., I.A. Wasfi and S.E.I. Adam: The toxic effects of Tephrosia apollinea on goats. J. Compt. Pathol. *92*(2), 309–315 (1982).
[67] Nomura, T. and T. Fukai: Phenolic constituents of Licorice (Glycyrrhiza species). Progr. Chem. Org. Nat. Prod. *73*, 2–110, Springer, Wien, New York 1998.
[68] Koster, M. and G.K. David: Reversible severe hypertension due licorice ingestion. N. Engl. J. Med. *278*(25), 1381–1383 (1968).
[69] Chamberlain, T.J.: Licorice poisoning, pseudoaldosteronism, and heart failure. J. Am. Med. Assoc. *213*(8), 1343 (1970).
[70] Cereda, J.M., D. Trono and J. Schifferli: Liquorice intoxication caused by alcohol free pastis. Lancet *I* (8339), 1442 (1983).
[71] Trono, D., J.M. Cereda and L. Favre: Pseudo-syndrome de Conn par intoxication au pastis sans alcool. Schweiz. Med. Wschr. *113*(31–32), 1092–1095 (1983).
[72] Rosseel, M. and D. Schoors: Chewing gum and hypokalaemia. Lancet *341*, 175 (1993).
[73] Quinke, S.: Lakritz-induzierter Bluthochdruck. Med. Mo. Pharm. *15*(12), 220–221 (1992) (Ref.).
[74] Bielenberg, J.: Vergiftung durch Lakritze. Dtsch. Apoth. Ztg. *139*, 3282–3289 (1999); vgl. auch dazu: N.N.: Vorsicht beim Verzehr von Lakritze. Dtsch. Apoth. Ztg. *139*, *596 – 597* (1999).
[75] Puschner, B., F.D. Galey, D.M. Holstege and M. Palazoglu: Sweet clover poisoning in dairy cattle in California. J. Am. Vet. Med. Assoc. *212*(6), 857–859 (1998).
[76] Schrader, A., O. Schulz, H. Volker und H. Puls: Aktuelle Vergiftungen durch Pflanzen bei Wiederkäuern in Nord- und Ostdeutschland. Berl.-Münchn. Tierärztl. Wschr. *114*, 218–221 (2001).

Laburnum anagyroides Medik. Gemeiner Goldregen – Golden Chain – Aubour

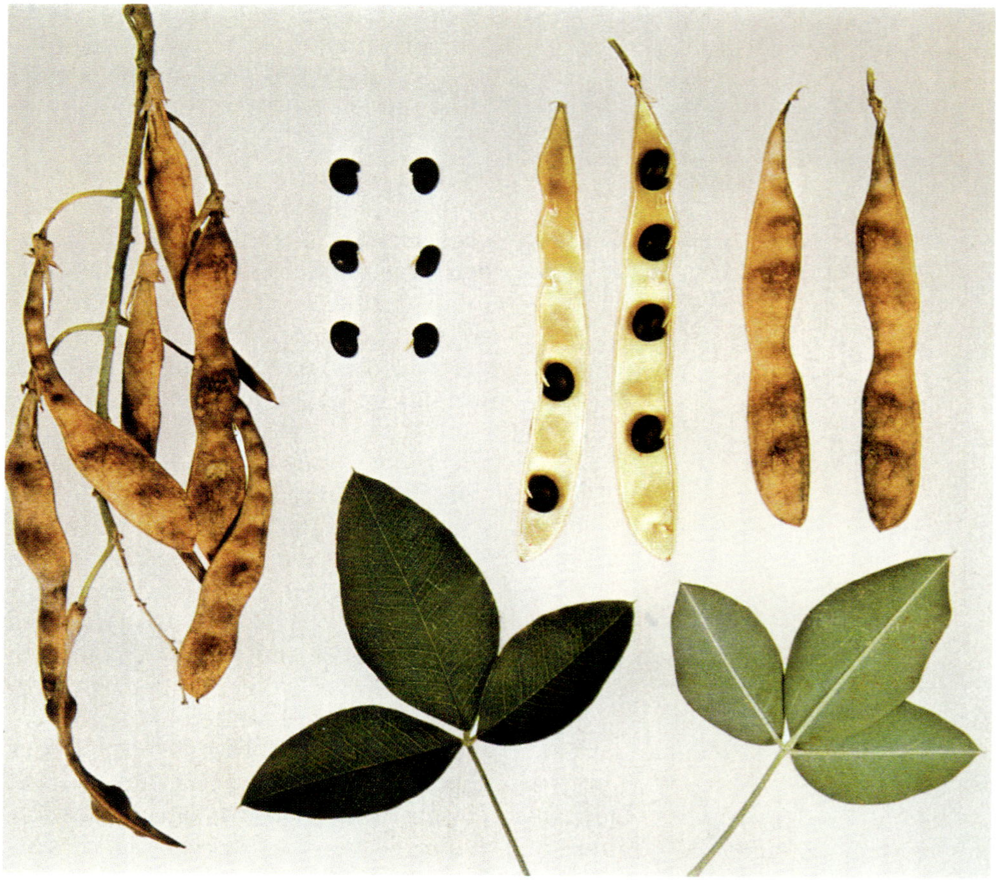

Abb. 131: Goldregen

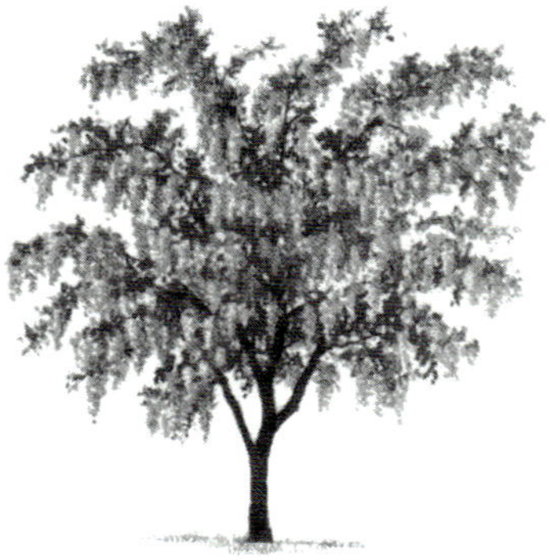

Bis zu 7 (10) m hoher Strauch oder kleiner Baum mit hellgrauen Ästen und meist überhängenden Zweigen.
Blätter wechselständig, an Kurztrieben gehäuft; langgestielt mit drei Blättchen, diese elliptisch, unterseits hellgrau (Behaarung!).
Blüten gelb, zu 10–20 in traubigen, bogig überhängenden Blütenständen; IV–VI.
Früchte seidig behaarte Hülsen mit flachen, dunkelbraunen Samen; VII; lange an der Pflanze hängen bleibend und dann braun werdend.
Verbreitung: Nordmediterrane Art; in Deutschland als Ziergewächs vielfach angepflanzt (meist als Hybride L. x. watereri) und z.T. verwildert; ähnlich auch Laburnum alpinum, der Alpengoldregen.

Der Goldregen oder Bohnenbaum (Aussehen der Früchte!) erfreut sich als winterhartes, an den Boden nur geringe Ansprüche stellendes Ziergehölz großer Beliebtheit und ist in Gärten, Parks und Anlagen häufig zu finden. Er ist andererseits als Giftpflanze bekannt, vor deren Anpflanzung vor allem in der Nähe von Kinderspielplätzen immer wieder gewarnt wird.

Toxische Inhaltsstoffe. Die Giftigkeit des Goldregens beruht auf dem Gehalt an Chinolizidin-Alkaloiden, die in allen Organen vorkommen:

Alkaloidgehalt bez. auf TGW	
Blätter	ca. 0,3–0,4%
Blüten	ca. 0,9%
reife Samen	< 2%

Auch in der Wurzelrinde sind Alkaloide nachgewiesen. Hauptalkaloid der reifen Samen ist **Cytisin** neben wenig N-Methylcytisin. Dieses Nebenalkaloid, das weniger toxisch ist als Cytisin, kommt bevorzugt in meristematisch aktiven Geweben vor und kann z.B. in jungen Schösslingen das Hauptalkaloid sein [1]. Im noch grünen Perikarp ist auch Hydroxy-norcytisin nachgewiesen [2]. In *L. x watereri* finden sich weitere Chinolizidin-Alkaloide, darunter epi-Baptifolin und das (aus dem Elter *L. alpinum* stammende) Dipiperidinalkaloid Ammodendrin als Hauptalkaloid der Blätter [3]. Chinolizidin-Alkaloide sind keine Endprodukte des Sekundärstoffwechsels und können z.B. bei der Samenkeimung als Stickstoffquelle dienen.

Über den Alkaloidmetabolismus und die Veränderungen während des Reifens verschiedener Organe liegen Untersuchungen von Greinwald, Schultze und Czygan am Untersuchungsobjekt *L. x watereri* vor [3]. Während der Fruchtreife steigt der Cytisingehalt der Hülsen kontinuierlich an, nach [4] z.B. bis auf 0,8% bezogen auf TGW. Ein schneller DC-Nachweis von Cytisin und die quantitative Bestimmung nach DC-Trennung sind von Tschirch und Kraus entwickelt worden [5].

In geringer Menge sind im Goldregen auch Pyrrolizidin-Alkaloide (Laburnin, Laburnamin) gefunden worden [1]; für die akute Toxizität der Pflanze dürften sie allerdings ohne Bedeutung sein.

Goldregen-Vergiftungen. Der Goldregen nimmt, wie Tab. 1 zeigt, in der toxikologischen Beratungspraxis einen vorderen Platz ein. Gefährdet sind vor allem Kinder, wenn sie mit den Früchten und insbesondere den erbsenähnlichen Samen spielen, sie zerkauen und verschlucken. Auch das Lutschen an den auffälligen Blüten (oder ihre Verwendung als Würzmittel an Stelle von Robinienblüten [6]) bedeutet bereits Gefahr. Bei über 4000 Beratungsfällen beim Giftnotruf Berlin (seit 1963) [7] gab es nicht selten (vor allem, wenn spontanes Erbrechen ausblieb) deutlichere Vergiftungssymptome bei Kindern, die Früchte und/oder Samen (in unterschiedlicher, z. T. unbekannter Menge) gegessen hatten. Nur sehr selten wurden auch Blüten oder Blätter probiert. Als Vergiftungssymptome traten, abgesehen von dem meist spontan einsetzenden, oft länger andauernden Erbrechen, Leibschmerzen, Übelkeit, Blässe, Mydriasis und Sehstörungen, Tachykardie und Abgeschlagenheit auf; gelegentlich wurden auch Bewusstlosigkeit, Somnolenz, Muskelschwäche mit Gangunsicherheit und Krämpfe beobachtet.

Zweifellos sind die Vergiftungssymptome, wenn sie sich dann tatsächlich bei Kindern manifestieren, für die betroffenen Eltern Besorgnis erregend, bedeuten jedoch keine „tödliche Gefahr". Denn Verlauf und Prognose der Intoxikation sind günstig, der Klinikaufenthalt dauert, falls überhaupt erforderlich, allenfalls 1–2 Tage und Vergiftungen mit tödlichem Ausgang sind in neuerer Zeit auch in anderen Ländern nicht bekannt geworden [8–11].

Ungeachtet dieser Tatsache wird in der Tagespresse mit schöner Regelmäßigkeit über „Tödliche Gefahren" durch „Giftige Bohnen" des Goldregens berichtet, von denen meist Gruppen von Kindern betroffen sind [12]. Beim genauen Lesen dieser Meldungen sind es dann neben heftigem Erbrechen oftmals nur noch gastrointestinale Beschwerden, die „zum Ruf nach dem Notarzt" und zur „schnellen Einweisung in die Klinik" oder „zur Warnung über den Rundfunk" vor dem giftigen Goldregen führen.

Wenn auch die Gefährlichkeit der Goldregenvergiftung nicht bagatellisiert werden soll, so sind diese Berichte doch geeignet, die Angst vor giftigen Pflanzen im Allgemeinen und vor dem Goldregen im Besonderen zu schüren. Normalerweise verhindert nach der Ingestion von Pflanzenteilen schnell einsetzendes Erbrechen die Resorption größerer Cytisinmengen. Dies erklärt auch die Tatsache, dass in der Mehrzahl der Beratungsfälle nur leichtere Vergiftungssymptome beobachtet wurden. In einem von RICHARDS et al. dokumentierten Todesfall [13] kann möglicherweise eine vorangegangene massive Behandlung mit einem zentral dämpfenden Arzneimittel (Largactil) diese Schutzmaßnahme des Körpers verhindert haben. Im Magen des Toten (50 J.) wurden 23 Goldregenhülsen gefunden und ein Cytisingehalt von 3 mg ermittelt, während im Blut 0,68 mg%, entsprechend etwa 35 mg Cytisin im Körper, gefunden wurden.

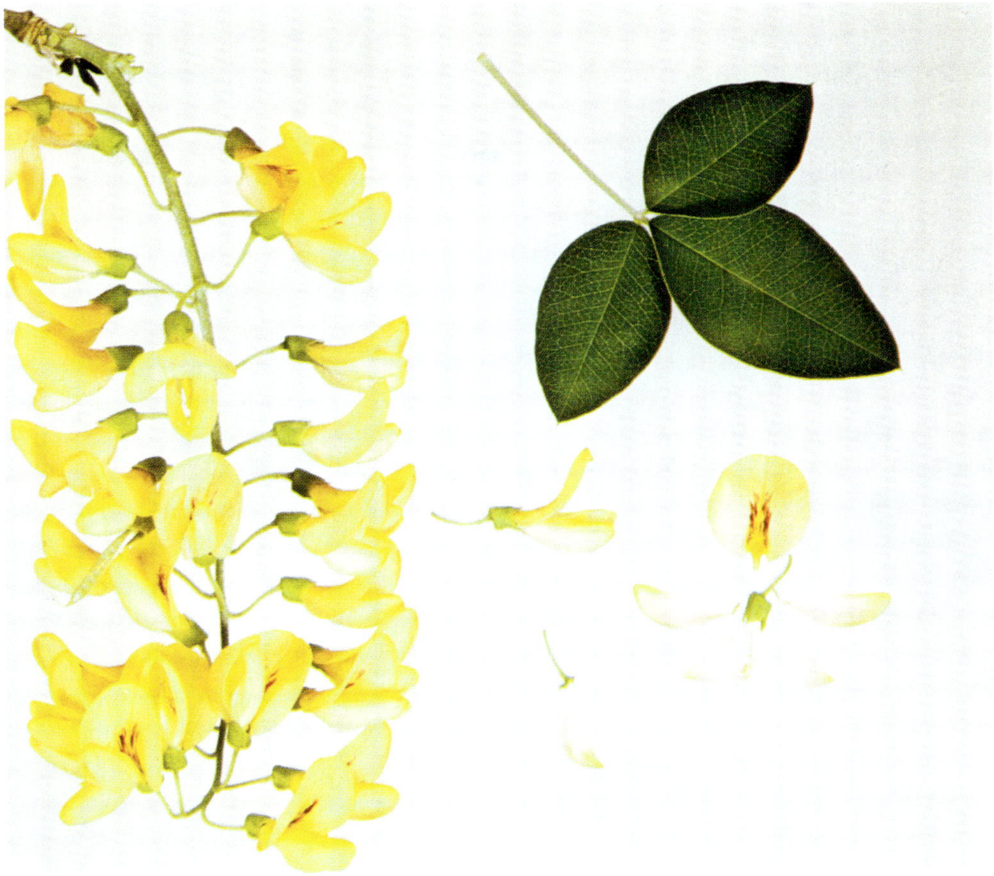

Abb. 132: Blüten des Goldregens.

Vergiftungssymptome. Ähnlich einer Nicotinvergiftung; außer den oben beschriebenen können bei schweren Intoxikationen infolge zentralerregender Wirkungen des Cytisins Delirien, Erregungszustände und klonisch-tonische Krämpfe auftreten; Tod durch Atemlähmung oder Kreislaufversagen. Zur Toxikologie des Cytisins vgl. die Zusammenfassung von SEEGER [14].

Tiere reagieren sehr unterschiedlich auf Goldregen: Während Pferde, Rinder und Schweine sehr empfindlich sind, erweisen sich Schafe und Ziegen als widerstandsfähiger, Kaninchen und Geflügel als un-

Therapie

Wenn kein spontanes Erbrechen auftritt: Ab 3 Samen primäre Giftentfernung und Gabe von Aktivkohle. Bei schweren Intoxikationen mit Krämpfen Diazepam und andere symptomorientierte Maßnahmen, bei drohender Atemlähmung rechtzeitig künstliche Atmung.

empfindlich [15]. Über eine mögliche Vergiftung von zwei Hunden durch Goldregen berichtete LEYLAND [16].

Anhang. In den Samen von *Sophora*-Arten wurden neben Alkaloiden vom Matrintyp auch Chinolizidin-Alkaloide, darunter Cytisin und 11-Oxocytisin [17–18] gefunden. *Sophora japonica*, der Japanische **Schnurbaum**, wird in Europa als Zierbaum gepflanzt. Vergiftungsfälle sind uns, abgesehen von der Intoxikation eines Hundes durch Samen von *S. secundiflora* (mescalbean [19]), nicht bekannt geworden.
Aus den USA wird über Intoxikationen durch *Thermopsis*-Arten (*Th. divaricata, rhombifolia* u.a.) berichtet. *Thermopsis* (Golden Banner, False Lupine, Buffalo Pea) wächst in den Prärien und den Vorgebirgen der Rocky Mountains und enthält eine Reihe von Chinolizidin-Alkaloiden. In *Thermopsis rhombifolia* wurden neben den Hauptalkaloiden Anagyrin und Thermopsin auch Cytisin, N-Methylcytisin, Lupanin und weitere Alkaloide nachgewiesen. Über Vergiftungsfälle von Kindern, die mehr als sechs Samen oder Blüten gegessen hatten, berichteten SPOERKE et al. [20]; vgl. ferner auch MCGRATH-HILL [21]. Ähnlich der Goldregenvergiftung traten Kopfschmerzen, gastrointestinale Beschwerden und meist länger anhaltendes Erbrechen auf. Durch diese spontane „primäre Giftentfernung“ wurde zweifellos die Gefahr einer schwereren Intoxikation verringert. *Thermopsis rhombifolia* (= *montana*) ist auch Ursache von Weidetiervergiftungen [22–23]. Ein Extrakt der Pflanze führte zu einer Myopathie bei Rindern und war toxischer als vergleichbare Extrakte von *Laburnum anagyroides* oder einer *Lupinus* spec. [24].

Literatur

[1] Jurenitsch, J., M. Pöhm und G. Weilguny: Cytisin und N-Methylcytisin in Zellkulturen von Laburnum anagyroides Med. Pharmazie *36*(5), 370–373 (1981).
[2] Hayman, A.R. and D.O. Gray: Hydroxynorcytisine, a quinolizidone alkaloid from Laburnum anagyroides. Phytochemistry *28*(2), 673–675 (1989).
[3] Greinwald, R., W. Schultze and F.-C. Czygan: Alkaloid patterns of the overground parts of Laburnum watereri (Kirchn.) Dipp. Biochem. Physiol. Pflanz. *186*(1), 1–10 (1990).
[4] Moll, F., A. Koggel und M. Moll: Vergiftungen mit Goldregen. Dtsch. Apoth. Ztg. *141*, 2630–2632 (2001).
[5] Tschirch, C. und Lj. Kraus: Goldregen-Alkaloid Cytisin – Schneller DC-Nachweis. Dtsch. Apoth. Ztg. *131*(37), 1876–1878 (1991); und: Quantitative In-situ-Bestimmung nach der DC-Trennung. Dtsch. Apoth. Ztg. *132*(47), 2560–2561 (1992).
[6] Furet, Y., D. Ernouf, J.F. Brechot, E. Autret e M. Breteau: Intoxication collective aux fleurs de cytise. Press. Medic. *15*(23), 1103–1104 (1986).
[7] Ritter-Franke, S. und R. Bunjes: Vergiftungsunfälle mit Pflanzen, in: K.E. von Mühlendahl, U. Oberdisse, R. Bunjes und M. Brockstedt (Hrsg.): Vergiftungen im Kindesalter, Thieme Verlag, Stuttgart, New York 2003.
[8] Forrester, R.M.: „Have you eaten Laburnum?“ Lancet, 1033 (1979).
[9] Moffit, J.M.: Laburnum poisoning. Lancet, 1195 (1979).
[10] Chin, K.C. and D.J. Beatti: Laburnum poisoning. Lancet, 1299 (1979).
[11] Bramley, A. and R. Goulding: Laburnum „poisoning“. Br. Med. J. *283*(6301), 1220–1221 (1981).
[12] Z.B. Kieler Nachrichten vom 3.7.1989: Samenkapseln von Goldregenbaum gegessen – 15 Kinder vergiftet (in St. Wendel/Saar); Kieler Nachrichten vom 25.7.1990 (auch Hmb. Abendblatt und Bildzeitung): Die „Bohnen“ waren giftig: Acht Kinder in Lebensgefahr („knapp dem Tod entgangen“); Hamburger Abendblatt vom 7.7.1994: Der Tod aus dem Garten – Elf Kinder aßen giftigen Goldregen.
[13] Richards, H.G.H. and A. Stephens: A fatal case of Laburnum seed poisoning. Med. Sci Law *10*, 260–266 (1970).
[14] Seeger, R.: Cytisin (DAZ-Giftlexikon). Dtsch. Apoth. Ztg. *132*(7), 303–306 (1992).
[15] Liebenow, H. und K. Liebenow: Giftpflanzen – Vademekum für Tierärzte, Landwirte und Tierhalter, Gustav Fischer Verlag, Jena, Stuttgart 1993.
[16] Leyland, A.: Laburnum (Cytisus laburnum) poisoning in two dogs. Vet. Rec. *109*(13), 287 (1981).
[17] Murakoshi, I., H. Kubo, M. Ikram, M. Israr, N. Shafi, S. Ohmiya and H. Otomasu: (+)-11-Oxocytisine, a lupin alkaloid from leaves of Sophora secundiflora. Phytochemistry *25*(8), 2000–2002 (1986).
[18] Asres, K., W.A. Gibbons, J.D. Phillipson and P. Mascagni: The alkaloids of Sophora velutina. J. Nat. Prod. *49*(1), 117–121 (1986).
[19] Knauer, K.W., J.C. Reagor, E.M. Bailey and L. Carriker: Mescalbean (Sophora secundiflora) toxicity in a dog. Vet. Hum. Toxicol. *37*(3), 237–239 (1995).
[20] Spoerke, D.G., M.M. Murphy, K.M. Wruk and B.H. Rumack: Five cases of Thermopsis poisoning. Clin. Toxicol. *26*(5/6), 397–406 (1988).
[21] McGrath-Hill and I.M. Vicas: Case series of Thermopsis exposures. Clin. Toxicol. *35*(6), 659–665 (1997).
[22] Chase, R.L. and R.F. Keeler: Mountain Thermopsis toxicity in cattle. Utah Sci. *44*, 28–31 (1983).
[23] Keeler, R.F., E. Johnson and R.L. Chase: Toxicity of Thermopsis montana in cattle. Cornell. Vet. *76*(2), 115–127 (1986).
[24] Keeler, R.F. and D.C. Baker: Myopathy in cattle induced by alkaloid extracts from Thermopsis montana, Laburnum anagyroides and a Lupinus sp. J. Comp. Pathol. *103*(2), 169–182 (1990).

Abrus precatorius L. Paternostererbse – Jequiriti, Rosary Pea, Crab's Eyes – Pois à chapelet

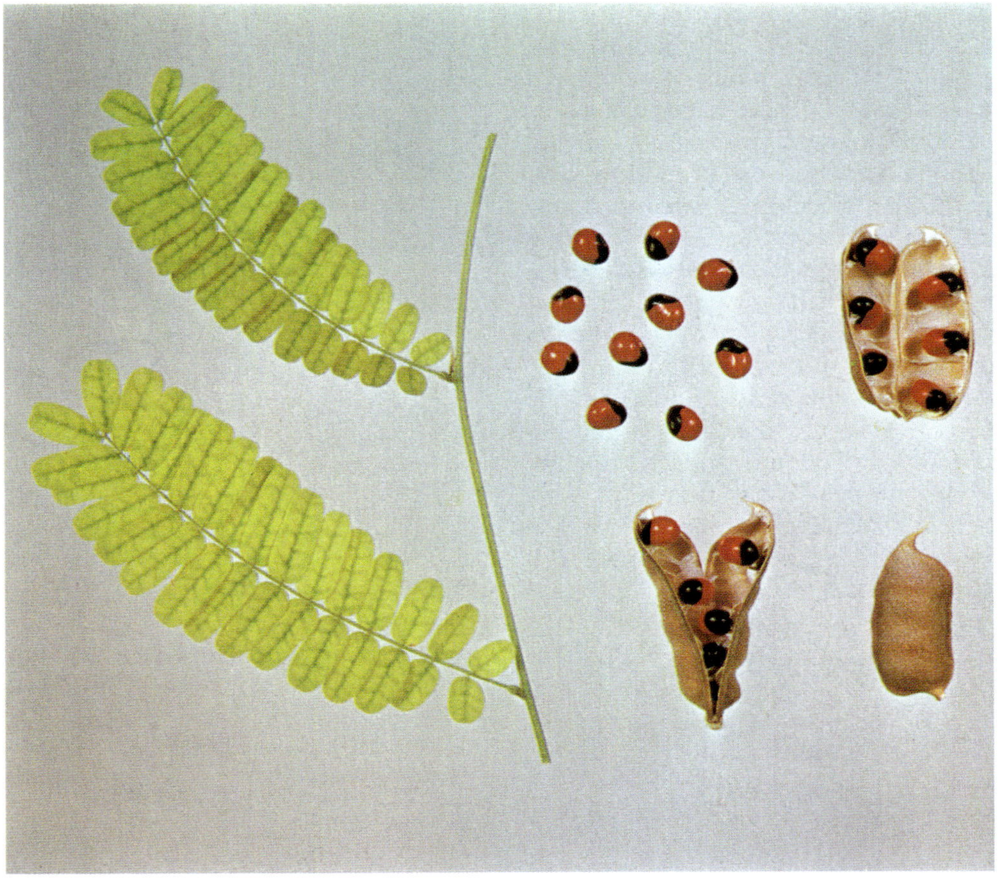

Abb. 133: Paternostererbse, Blätter, Samen und Früchte.

Die Paternostererbse ist eine mit Blattranken klimmende, ursprünglich in Indien heimische Pflanze von pantropischer Verbreitung. Ihre Wurzeln schmecken süß und wurden früher als Süßholz-Ersatz verwendet. Aus den Blättern, die ebenfalls einen deutlichen Süßgeschmack haben, wurden Triterpenglykoside mit einem Cycloartangrundgerüst isoliert [1]. Diese Abrusoside haben eine 30–100-mal stärkere Süßkraft als Rohrzucker.

Die Samen haben in der Heilkunde als Semen Jequiriti eine gewisse Rolle gespielt. Extrakte wurden früher zur Erzeugung von Entzündungen auf Schleimhäuten, vor allem in der Augenheilkunde, verwendet. Wegen ihres dekorativen Aussehens sind die „Paternostererbsen" seit langem in tropischen Gebieten auch zur Herstellung von Schmuck oder Spielzeug in Gebrauch. Während Rosenkränze aus den Samen wohl nur noch historisch von Interesse und eine Erklärung für den deutschen Namen der Pflanze sind, haben die Samen ebenso wie diejenigen von *Ricinus* auch als Bestandteil von exotischen Schmuckketten toxikologische Bedeutung bei uns erlangt. Zwar ist ihr Vorkommen in derartigen Ketten bisher nur gelegentlich beobachtet worden [2–3], doch stellen sie wegen ihres Gehalts an Abrin eine erhebliche Gefahrenquelle dar. Dies gilt vor allem deshalb, weil sie zum Auffädeln notwendigerweise durchbohrt worden sind, sodass beim Kauen oder Lutschen Bestandteile aus dem Inneren der Samen extrahiert werden können. Intakte reife Samen mit ihrer sehr harten, widerstandsfähigen Schale aus sklerenchymatischen Palisadenzellen [4] sind dagegen harmlos, da sie durch Kauen kaum zu „knacken" sind und den Magen-Darm-Trakt unverändert passieren. Trotzdem ist die Verwendung von Paternostererbsen als Zierrat abzulehnen. Dies gilt für die Verzierung afrikanischer Musikinstrumente [5] ebenso wie für den Zusatz zu Trockengestecken [4]. Derartige Gebilde, die im Blumen-Dekorationshandel angeboten wurden („fuegobola"), können aus immerhin 150–300 Samen bestehen (Abb. 134).

Über schwere Vergiftungen von Erwachsenen, die $\frac{1}{2}$ bis 2 Samen gegessen hatten, und Todesfälle von Kindern nach dem Kauen von 1 bis 2 Paternostererbsen ist aus Florida berichtet worden [6–8]. Möglicherweise sind hier, wo die Pflanze wächst, unreife Samen mit noch weicher Samenschale die Ursache der Intoxikationen gewesen.

Aus dem mitteleuropäischen Raum gab es bisher nur eine reißerisch aufgemachte Meldung in der Tagespresse, als Paternostererbsen in Schmuckketten auftauchten [9]. 1984 ist dann über eine schwere Erkrankung nach der Einnahme eines indischen „Gesundheitspulvers" berichtet worden, die als *Abrus*-Vergiftung erkannt werden konnte. Sie stellt wohl die bisher schwerste überlebte Intoxikation dar [4, 10]:

Ein von einem Heimaturlaub zurückgekehrter Inder wurde mit einer hämorrhagischen Diarrhoe in ein Hamburger Krankenhaus eingeliefert, nachdem er schon zwei Tage an einer heftigen Gastroenteritis gelitten hatte. Nach zwei Tagen kam es zusätzlich zu einer schweren Pankreatitis und im weiteren Verlaufe zu einem Subileus und schließlich auch einem Diabetes mellitus als Folge der Pankreatitis. Zwei Tage nach Beginn der

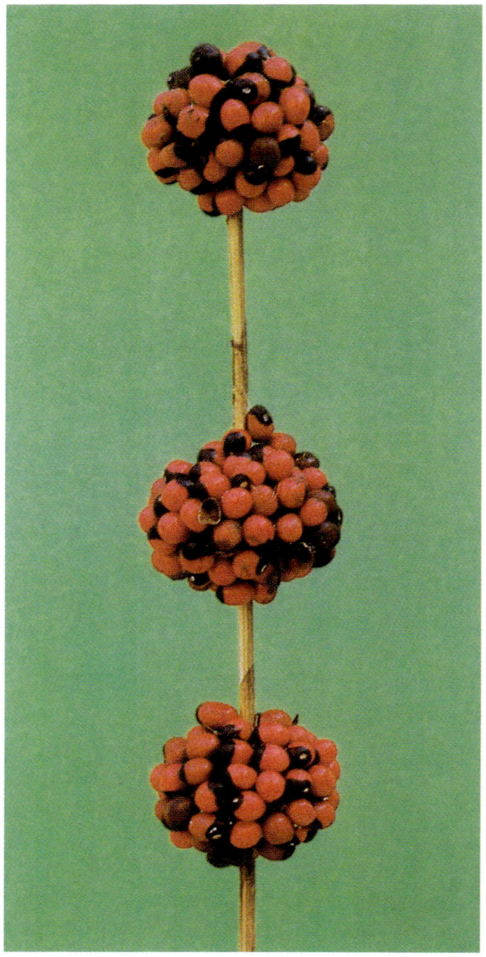

Abb. 134: Zierrat für Pflanzengestecke, hergestellt aus 150–300 Paternostererbsen

Pankreatitis entwickelte sich eine dramatische neurologische Symptomatik: Der Patient wurde delirant, war bewusstseinseingeschränkt und halluzinierte. Am darauf folgenden Tag trat eine mittelgradig ausgeprägte Halbseitenlähmung auf, die auch auf die Gegenseite überzugreifen drohte und in ihrer Schwere deutlich progredient war. Der Patient wurde zunehmend somnolent und erlitt schwerste generalisierte zerebrale Krampfanfälle, die durch hohe Dosen an Antiepileptika zunächst kaum beherrscht werden konnten. Der Patient war tief bewusstlos und musste wegen beginnender Atemlähmung maschinell beatmet werden. Dieses Zustandsbild hielt etwa bis zum 18. Krankheitstag an, danach klarte er langsam auf, und im Verlaufe der nächsten drei Wochen gingen die Lähmungserscheinungen zurück. Auch die Pankreatitis besserte sich rasch. Nach 40 Tagen konnte der Patient mit einem geringgradigem Diabetes und leicht pathologischen Leberwerten entlassen werden; zum Krankheitsverlauf vgl. auch das Schaubild.

Ursache des Krankheitsbildes war das von dem Patienten eingenommene „Gesundheitspulver“, bei dem es sich um gemahlene Samen von *Abrus precatorius* nach weitgehender Entfernung der Samenschale handelte [4]. Der wässrige Auszug aus dem Drogenpulver rief noch in einer Verdünnung von 1:10 000 eine komplette Hämolyse der Erythrozyten aller Blutgruppen hervor. Entgegen der bisherigen Meinung, die neurologische Symptomatik einer *Abrus*-Intoxikation sei Folge der schweren Gastroenteritis und/oder der Pankreatitis, zeigt dieser Fall, dass dem Lectingemisch Abrin offensichtlich auch eine eigenständige neurotoxische Wirkung zukommt [10]. Über die Zusammensetzung und Toxizität dieses Lectingemisches informiert Tabelle 10.

Vergiftungssymptome. Außer den im vorhergehenden Fallbericht geschilderten Symptomen einer schweren *Abrus*-Intoxikation sind auch Blutungen der Retina und seröser Häute typisch.

Tab. 10: Zusammensetzung und Toxizität des Lectingemisches aus den Samen von *Abrus precatorius* [19].

	Hämagglutination µg/ml	**LD$_{50}$ (Mäuse) µg/kg**
Abrin a	1	10
Abrin b	> 2000	25
Abrin c	200	16
Abrin d	1	31
Abrus-Agglutinin	0,03	> 1000

Auch für Tiere sind die Samen eine potenzielle Gefahrenquelle. Über Intoxikationen bzw. experimentelle Vergiftungen von Hühnern [11], Rindern [12–13], einem Hund [14] oder Ziegen [15] liegen eine Reihe von Berichten vor.

Therapie

Sofortige Giftentfernung durch Erbrechenlassen oder Magenspülung; wegen der nekrotisierenden Wirkung des Abrins ist ein schonendes Vorgehen geboten. Ansonsten symptomatische Maßnahmen unter stationärer Überwachung, wie sie auch für die Ricin-Vergiftung vorgeschlagen werden, vgl. S. 187; ferner, wie oben erwähnt, bei schweren Intoxikationen hohe Dosen an Antiepileptika und evtl. maschinelle Beatmung.

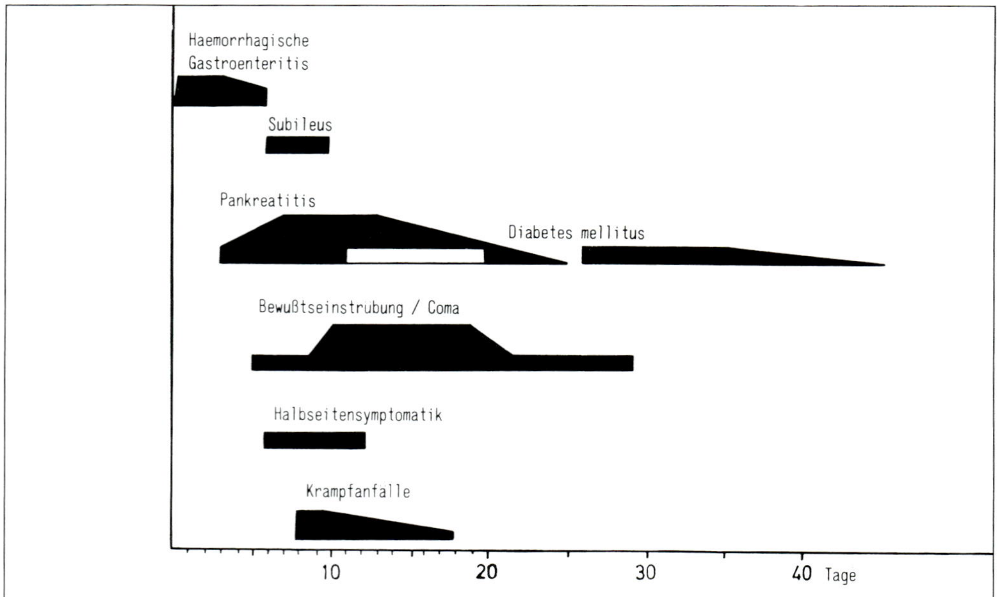

Krankheitsverlauf einer Intoxikation mit gepulverten Paternostererbsen (nach [4])

Anhang. In gleicher Weise wie die Paternostererbsen werden auch andere, ähnlich aussehende Fabaceen-Samen für Schmuckzwecke verwendet [2, 16]. Etwas größer sind die Samen verschiedener *Erythrina*-Arten, die Alkaloide mit curareähnlicher Wirkung enthalten s. S. 197; ferner die Samen von *Ormosia dasycarpa* mit Alkaloiden vom Lupinintyp. Über die für die Gattung *Ormosia* charakteristischen Chinolizidin-Alkaloide haben KINGHORN et al. berichtet [17]. Nach vergleichenden Untersuchungen von GENEST et al. [18] ist die Toxizität der *Ormosia*-Samen bei verschiedenen Tieren deutlich geringer als diejenige der *Abrus*-Samen. Auch Samen von *Rhynchosia phaseoloides* sehen wie Paternostererbsen aus, sind aber etwas kleiner. Sie enthalten noch nicht näher charakterisierte Alkaloide; über ihre Toxizität sind uns keine Angaben bekannt geworden. Zur Mikroskopie der Samenschale vgl. v. LINGELSHEIM [16]. Eine Abbildung (im Vergleich mit *Abrus*-Samen) findet sich bei [4].

Literatur

[1] Choi, Y.-H., R. A. Hussain, J. M. Pezzuto, A. D. Kinghorn and J. F. Morton: Abrusosides A-D, four novel sweet-tasting triterpene glycosides from the leaves of Abrus precatorius. J. Nat. Prod. *52*(5), 1118–1127 (1989).

[2] Jaspersen-Schib, R.: Exotische Halsketten aus toxischen Samen und Früchten. Schweiz. Apoth. Ztg. *114*(17), 391–393 (1976).

[3] Stahl, E.: Strychnin in indischen und afrikanischen Schmuckketten. Pharm. Ztg. *117*(30), 1107–1111 (1972).

[4] Frohne, D., A. Schmoldt und H. J. Pfänder: Die Paternostererbse – keineswegs harmlos. Dtsch. Apoth. Ztg. *124*(43), 2109–2113 (1984).

[5] Ritter, S.: Persönl. Mitt. 1984.

[6] Davis, J. H.: Abrus precatorius (Rosary pea). The most common lethal plant poison. J. Fla. Med. Assoc. *65*(3), 189–191 (1978).

[7] Fawcett, N. P.: Pediatric facets of poisonous plants. J. Fla. Med. Assoc. *65*(3), 199–204 (1978).

[8] Kinamore, P. A., R. W. Jaeger, F. J. de Castro and K. O. Peck: Abrus and Ricinus ingestion: Management of three cases. Clin. Toxicol. *17*(3), 401–405 (1980).

[9] N. N.: Giftketten jetzt auch im Bundesgebiet. Bildzeitung vom 31. 5. 1972.

[10] Schmoldt, A., A. Dönhardt, C. J. Prinz, M. Lucko, H. J. Pfänder und D. Frohne: 15. Arbeitstagung Norddeutsch. Rechtsmed., Münster 1984.

[11] Jacob, D. P. and C. T. Peter: Toxicity of Abrus precatorius seeds in domestic fowl. Kerala J. Vet. Sci. *1*, 125–127 (1970).

[12] Rahman, A. and A. S. Mia: Abrus precatorius poisoning in cattle. Ind. Vet. J. *49*, 1045–1049 (1972).

[13] Tokarnia, C. H., J. Döbereiner and M. C. Monteiro: Experimental poisoning of cattle by the seeds of Abrus precatorius. Pesqu. Vet. Bras. *5*, 441–452 (1970).

[14] Moraillon, R., M. Mutel, N. Henry, G. Raud and D. Fromageot: Fatal poisoning of a dog by Abrus precatorius (Jequiriti) seeds. Rec. Med. Vet. *154*, 223–225 (1978).

[15] Barri, M. E. S., N. E. Dirdiri, H. Abu Damir and O. F. Idris: Toxicity of Abrus precatorius in Nubian goats. Vet. Hum. Toxicol. *32*(6), 541–545 (1990).

[16] V. Lingelsheim, A.: Pharmakognostische Studien, insbesondere über Drogen des 6. Deutschen Arzneibuchs. Arch. Pharm. *266*, 218–231 (1928).

[17] Kinghorn, A. D., R. A. Hussain, E. F. Robbins, M. F. Balandrin, C. H. Stirton and S. V. Evans: Alkaloid distribution in seeds of Ormosia, Pericopsis and Haplomorsia. Phytochemistry, *27*(2), 439–444 (1988).

[18] Genest, K., A. Lavalle and E. Nera: Comparative acute toxicity of Abrus precatorius and Ormosia seeds in animals. Arzneimittel-Forschg. *21*(6), 888–889 (1971).

[19] Lin, J.-Y., T.-C. Lee, S.-T. Hu and T.-C. Tung: Isolation of four isotoxic proteins and one agglutinin from Jequiriti bean (Abrus precatorius). Toxicon *19*, 41–51 (1981).

Phaseolus vulgaris L. Gartenbohne – French Bean – Haricot

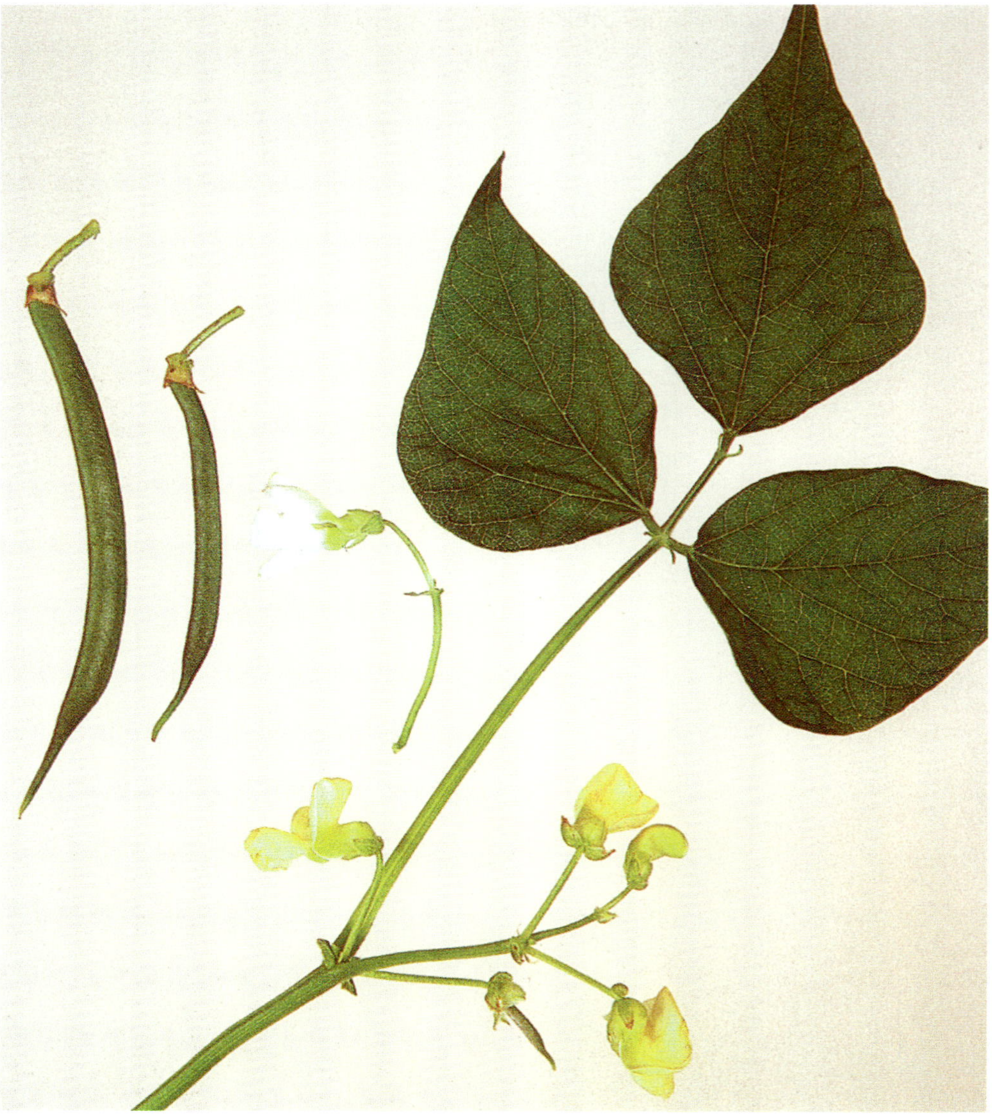

Abb. 135: Gartenbohne

Einjährige Pflanze, entweder mit windendem Stängel 3–4 m hoch (var. vulgaris, Stangenbohne) oder strauchig wachsend nur ca. $\frac{1}{2}$ m hoch (var. nanus, Buschbohne); Kulturpflanze.
Blätter mit langem Blattstiel und drei meist eiförmigen, ± zugespitzten Blättchen, durch kurze Behaarung etwas rau.
Blüten ziemlich lang gestielt, meist 2–6 paarweise in aufrechten Blütenständen; Krone weißlich, seltener rosa oder violett; VI–VIII.
Früchte hängend; mehrsamige, vorwiegend grüne, etwas gebogene Hülsen. Samen in Größe, Form und Farbe sehr variabel, meist weiß bis gelblich.
Verbreitung: Aus S-Amerika stammende, seit dem 16. Jahrhundert in Europa, aber auch sonst weltweit in zahlreichen Sorten angebaute Kulturpflanze.

Die Gartenbohne wird vor allem wegen ihrer eiweißreichen Samen angebaut. In Mitteleuropa spielen auch die grünen, unreifen Hülsen, die hier im gemäßigten Klima länger weich und genießbar bleiben, als Nahrungsmittel eine beachtliche Rolle. Die getrockneten Bohnenschalen (Phaseoli pericarpium; Fructus Phaseoli sine semine) gelten in der Volksmedizin als diuretisch wirksame Droge.

In den Samen, aber auch im Perikarp der Gartenbohne sind ebenso wie in zahlreichen anderen Bohnenarten **Lectine** enthalten, über deren agglutinierende Eigenschaften und ihre molekulare Struktur eine Reihe von Arbeiten vorliegen [1–2]. Die fünf bisher bekannten Isolectine sind Tetramere, bei denen 2 Untereinheiten in wechselnder Kombination verknüpft sind. Diese unterscheiden sich durch ihre entweder agglutinierende Wirkung (E) auf Erythrocyten oder cytokinetische Wirkung (L) auf Lymphocyten. Bei peroraler Aufnahme entfaltet das Phasin (Phythämagglutinin, PHA) bezeichnete Gemisch seine toxischen Wirkungen vor allem im Dünndarm und führt zu schweren intestinalen Schädigungen. Die Vergiftung durch rohe Bohnen ähnelt damit z.T. einer Ricin- oder Abrin-Intoxika-

tion, jedoch scheinen die Bohnenlectine insgesamt weniger gefährlich zu sein; zur Toxizität vgl. [3–4]. Im Tierversuch führt die Verfütterung roher Bohnen bei der Ratte zu einer Atrophie von Milz und Thymus [5].
Als Eiweißkörper werden die Lectine durch Erhitzen denaturiert und damit unwirksam. Obwohl es allgemein bekannt ist, dass Bohnen nur im gekochten Zustand genossen werden sollen, sind Vergiftungen durch rohe Bohnen nicht selten. Betroffen sind vor allem Kinder, die aus Unkenntnis Bohnen ungekocht essen [6], aber auch bei erwachsenen Rohkostanhängern sind schwere Intoxikationen vorgekommen [7].

Vergiftungssymptome. Sowohl nach dem Verzehr weniger Samen als auch einiger grüner Fruchtschalen können Symptome einer schweren hämorrhagischen Gastroenteropathie auftreten, wobei allerdings die individuelle Unverträglichkeit recht groß sein kann. Nach RITTER [8] traten bei 815 Beratungsfällen in 25 Jahren immerhin in 28% der Fälle bei Kindern gastrointestinale Beschwerden auf; bei 6% der Fälle kam es zu noch schwereren Symptomen wie z.T. blutiges Erbrechen, Schweißausbrüchen, Schüttelfrost, Koliken, Tachykardie, Blutdruckabfall bis hin zu Kollaps, Krampfanfällen und Schock.
Extrakte aus Bohnen (Kidney-Bohnen; Sojabohnen) wurden vor einiger Zeit als so genannte „Kalorienblocker", d.h. als Diätetika (Arzneimittel?) zur Gewichtsreduzierung angeboten. Sie enthielten α-Amylasehemmstoffe, die eine Verwertung der in Nahrungsmitteln enthaltenen Stärke vermindern sollten. Wegen der Intoxikationsgefahr durch die in den rohen Extrakten ebenfalls enthaltenen Lectine wurde ihre Verwendung vom früheren Bundesgesundheitsamt untersagt [9].
Von weiteren *Phaseolus*-Arten sei die Feuerbohne (*Ph. coccineus*) erwähnt mit größeren Hülsen und rötlichen, schwarz gesprenkelten Samen, die wie *Ph. vulgaris* zu Intoxikationen führen können [6]. Therapie wie bei der Gartenbohne.
Andere Arten, deren Samen auch Blausäureglykoside enthalten, wie z.B. *Ph. lunatus*, die Mondbohne (Lima bean), spielen bei uns als Nahrungsmittel keine Rolle [10].

Therapie

Bei 4–6 rohen Samen oder 1 Bohnenhülse reichlich Flüssigkeits- und Kohlegabe, bei größeren Mengen vorsorglich auch primäre Giftentfernung [8]; im Übrigen symptomatische Maßnahmen, wobei die Schockbehandlung mit Flüssigkeits- und Elektrolytzufuhr im Vordergrund steht. Prognose günstig.

Literatur

[1] Kauss, H.: Plant lectins (Phytohemagglutinins). Progr. Bot. *38*, 58–70 (1976).
[2] Driesche, E.V., in: Franz, H. (ed.): Advances in lectin research, Verlag Volk und Gesundheit, Berlin 1988.
[3] Miyoshi, M., J. Nakabayashi, T. Hara, T. Yawata, I. Tsukamoto and Y. Hamaguchi: The lethal protein from Kintoki beans (Phaseolus vulgaris) identified as a lectin. J. Nutr. Sci. Vitaminol. *28*(3), 255–264 (1982).
[4] Pusztai, A., T.P. King and E.M.W. Clarke: Recent advances in the study of the nutritional toxicity of kidney bean (Phaseolus vulgaris) lectins in rats. Toxicon *20*(1), 195–197 (1982).
[5] Tor, F., A.L. Benshimol, M. Gonzalez-Elorriaga and A. Soyano: Spleen and thymus histology and proliferative response of splenic cells in rats fed raw and cooked Phaseolus vulgaris beans. Arch. Latinoam. Nutr. *42*(4), 395–402 (1992).
[6] Haidvogl, M., G. Fritsch und H.M. Grubbauer: Vergiftung durch rohe Gartenbohnen (Phaseolus vulgaris und Ph. coccineus) im Kindesalter. Paediatr. Paedol. *14*, 293–296 (1979).
[7] Rainer, O.: Zur Vergiftung mit rohen, grünen Bohnen (Phasinvergiftung). Med. Klinik *57*, 270–272 (1962).
[8] Ritter-Franke, S. und R. Bunjes: Vergiftungsunfälle mit Pflanzen, in: Von Mühlendahl, K.E., U. Oberdisse, R. Bunjes und M. Brockstedt (Hrsg.): Vergiftungen im Kindesalter, Georg Thieme Verlag, Stuttgart, New York 2003.
[9] N.N.: Pharm. Ztg. *127*(48), 2654 und *127*(52), 2873–2874 (1982).
[10] Aletor, V.A.: Nutritional studies in the rat fed a lima bean (Phaseolus lunatus) hemagglutinin extract. J. Anim. Physiol. Anim. Nutr. *57*(1), 32–41 (1987).

Robinia pseudoacacia L.

Robinie, Falsche Akazie – Black Locust, (False) Acacia – Robinier, Faux-Acacia

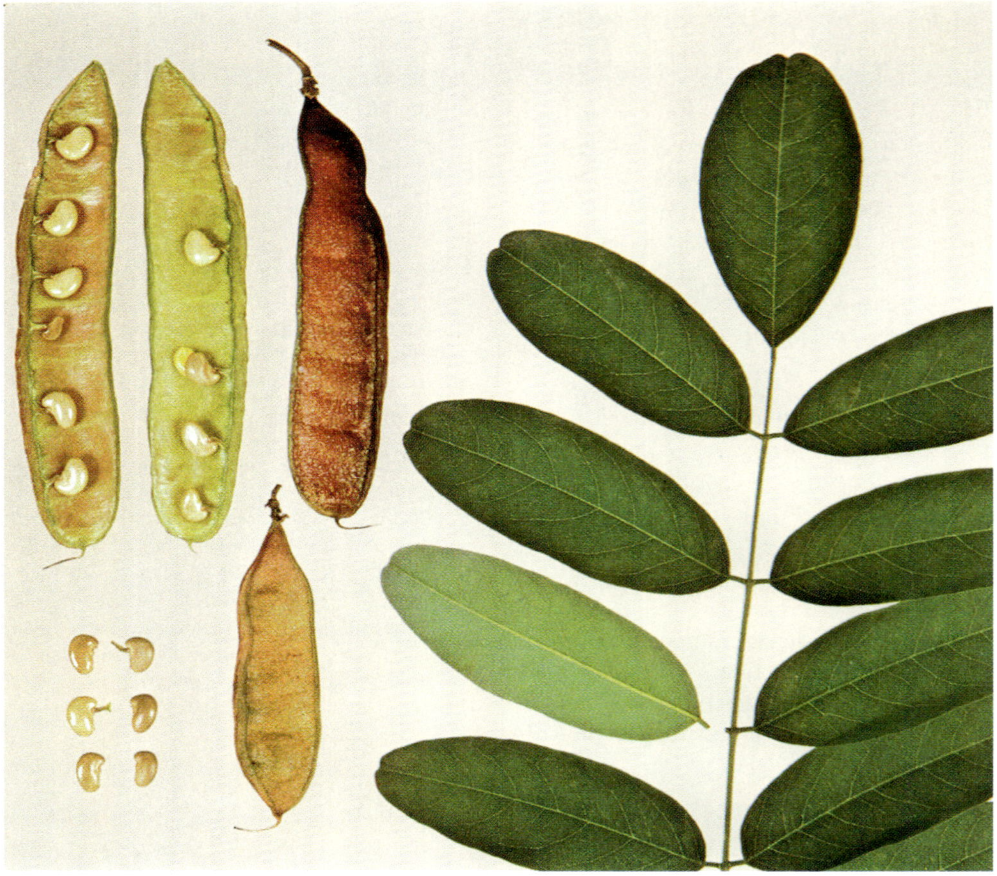

Abb. 136: Robinie

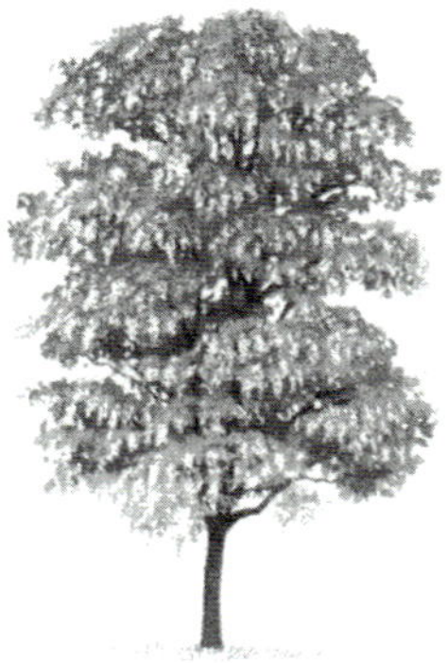

Bis 20 m hoher Baum mit glatten, sparrig wachsenden Ästen und Zweigen; Stamm oft frühzeitig verzweigend.
Blätter bis 30 cm lang, unpaarig gefiedert mit eiförmig-elliptischen Fiederblättchen. Nebenblätter im unteren Teil der Baumkrone zu Dornen ausgebildet.
Blüten weiß, zu 15–25 in gestielten, anfangs aufgerichteten, später hängenden Blütenständen; V–VI.
Früchte pergamentartig-lederige, glatte Hülsen, braun bis purpurn, mit 4–10 olivgrünen bis braunen Samen (reif ab X); erst im Winter aufspringend.
Verbreitung: Aus N-Amerika stammend, ist die Robinie in ganz Europa eingebürgert; vielfach angepflanzt.

Robinia pseudoacacia enthält vor allem in der Rinde, aber auch in den Samen Lectine, früher in ihrer Gesamtheit als Robin bezeichnet. Bei einem aus zwei Untereinheiten bestehenden Lectin sind die Peptidketten nicht wie beim Abrin oder Ricin durch Disulfidbrücken verknüpft [1–2]; ein aus 4 Untereinheiten aufgebautes Tetramer bindet an komplexe Polysaccharide. Neben einem Ribosomen-inaktivierenden Protein kommt in den Samen auch L-Canavanin vor. Lectinhaltige Extrakte der Robinie haben hämagglutinierende und mitogene Eigenschaften und führen zu Störungen im Glykogenhaushalt von Leber- und Muskelzellen [3]. Die Toxizität ist im Vergleich zu Abrin, Ricin oder den *Phaseolus*-Lectinen wesentlich geringer. Intoxikationen mit leichter Symptomatik kommen nach Verzehr der Samen durch Kinder vor [7]. Beim Giftnotruf Berlin wurden in über 150 Beratungsfällen (ab 1964) häufig gastointestinale Beschwerden registriert [4]. Die Kinder hatten wenige, aber auch bis zu 30 Samen gegessen. Über Intoxikationen wurde auch aus Spanien berichtet [5]. Nachdem 10-jährige Schüler in Berlin *giftgrüne, bohnenförmige Schoten* gegessen hatten, berichtete 1996 die Boulevardpresse in gewohnter Manier über den Fall [6]:

Mit heulenden Sirenen rasten Rettungswagen und Feuerwehrautos gestern vormittag zur 13. Grundschule Prenzlauer Berg. ... 50 Kinder wurden untersucht, ... Sie hatten gifthaltige Robinien gegessen, die sie für grüne Bohnen gehalten hatten. ... Sieben mussten sogar ins Krankenhaus. ... Sie wurden vorsorglich einer Entgiftung unterzogen, sie mussten sich erbrechen und Kohletabletten essen ... .

Passiert war also, abgesehen von spontanem Erbrechen, offensichtlich nichts, wobei angemerkt werden muss: Wenn es tatsächliche rohe Bohnen gewesen wären, hätte die Sache viel schlimmer ausgehen können (vgl. → *Phaseolus vulgaris*, S. 208).

Therapie

Bis 5 Samen reichlich Flüssigkeits- und Kohlegabe; darüber hinaus primäre Giftentfernung und Kohlegabe [4]; symptomatische Maßnahmen.

Bei Pferden kam es nach dem Fressen von Rinde, Laub bzw. Holzspaneinstreu zu Koliken, Durchfall und Lähmungserscheinungen [8–9].

Literatur

[1] McPherson, A.: Pokeweed and other lymphocyte mitogens, in: Kinghorn, A.D. (ed.): Toxic plants, Columbia University Press, New York 1979.

[2] McPherson, A. and S. Hoover: Purification of mitogenic proteins from Hura crepitans and Robinia pseudacacia. Biochem. Biophys. Res. Commun. *89*(2), 713–720 (1979).

[3] Banach, M., S. Zarmeba and M. Sadowska: Disturbances of liver and muscle glycogen level as well as blood glucose in level in mice following administration of lectin extracted from Robinia pseudoacacia. Fol. Biol. *31*(2), 177–186 (1983).

[4] Ritter-Franke, S. und R. Bunjes: Vergiftungsunfälle mit Pflanzen, in: K.E. von Mühlendahl, U. Oberdisse, R. Bunjes und M. Brockstedt (Hrsg.): Vergiftungen im Kindesalter, Georg Thieme Verlag, Stuttgart, New York 2003.

[5] Bou, X.C., J.M.S.I. Ros y J.L.S. Palcios: Intoxicacion por Robinia pseudoacacia. An. Esp. Pediatr. *32*(1), 68–69 (1990).

[6] N.N.: Schüler aßen Giftbohnen: 50 beim Arzt. Berliner Kurier 13. Juni 1996.

[7] Hui, A., J.M. Marraffa and C.M. Stork: A rare ingestion of the Black Locust tree. J. Toxicol. Clin. Toxicol. *42*(1), 93–95 (2004).

[8] Zeitelhack, M.: Vergiftung durch Sägespäne-Einstreu in einem Pferdestall. Prakt. Tierarzt *75*(5), 437–438 (1994).

[9] Landolt, G., K. Feige und M. Schoberl: Vergiftung bei Pferden durch die Rinde der „Falschen Akazie" (Robinia pseudoacacia). Schweiz. Arch. Tierheilk. *139*(8), 363–366 (1997).

Außer den bisher besprochenen Fabaceen gibt es weitere Vertreter dieser Familie, die häufig als Giftpflanzen genannt werden oder zumindest als giftverdächtig gelten. Über ernsthafte Intoxikationen durch diese Pflanzen gibt es nur vereinzelt Berichte. Wir haben im Folgenden kurz zusammengefasst, was an zuverlässiger Information bekannt ist; es schließen sich einige Abbildungen an, um Möglichkeiten der Identifizierung im Beratungsfalle zu geben. Dies erscheint uns notwendig, da sie in Mitteleuropa wachsen oder angepflanzt werden und gelegentlich (z.T. auch häufiger) zu Anfragen führen.

Kräuter und Stauden

Bunte Kronwicke (*Securigera varia* [= *Coronilla varia*]).

Die bunte Kronwicke ist eine Staude mit langen, meist niederliegenden Stängeln und unpaarig gefiederten Blättern, die in Süd- und Mitteldeutschland verbreitet vorkommt, aber auch in Nordamerika eingebürgert ist.

Für ihre Giftigkeit können zwei verschiedene Inhaltsstoffgruppen verantwortlich sein: Digitaloide und Nitropropionsäurederivate. **Herzwirksame Steroidglykoside** wie Hyrcanosid und Desglucohyrcanosid, deren Vorkommen in der Pflanze, vor allem in den Samen, seit langem bekannt ist, werden peroral nur in geringem Maße resorbiert und kumulieren wenig. Sie dürften daher als Giftstoffe kaum infrage kommen, besitzen aber auch eine cytotoxische Wirkung [1]. Zur Inhibition der Na^+/K^+-ATPase durch *Coronilla*-Digitaloide vgl. [2].

Die **aliphatischen Nitroverbindungen**, bei denen Nitropropionsäure esterartig mit Glukose verknüpft ist, kommen in den vegetativen Organen der Pflanze vor, fehlen aber in den Samen [3–4]. Diese Verbindungen sind als Ursache von **Tiervergiftungen** anzusehen, über die verschiedentlich berichtet worden ist [5–6]. Als toxischer Metabolit gilt die freie 3-Nitropropionsäure, die Enzyme des Citratcyclus hemmt und ihn dadurch irreversibel blockiert. Wiederkäuer scheinen weniger betroffen zu sein, da sie in der Lage sind, diese Verbindungen zu entgiften [7–8]. Bei Kindern, die wenige Samen bzw. Hülsen aßen, traten bei insgesamt 41 Beratungsfällen in 22 Jahren in 7% der Fälle Erbrechen und Bauchschmerzen auf [9].

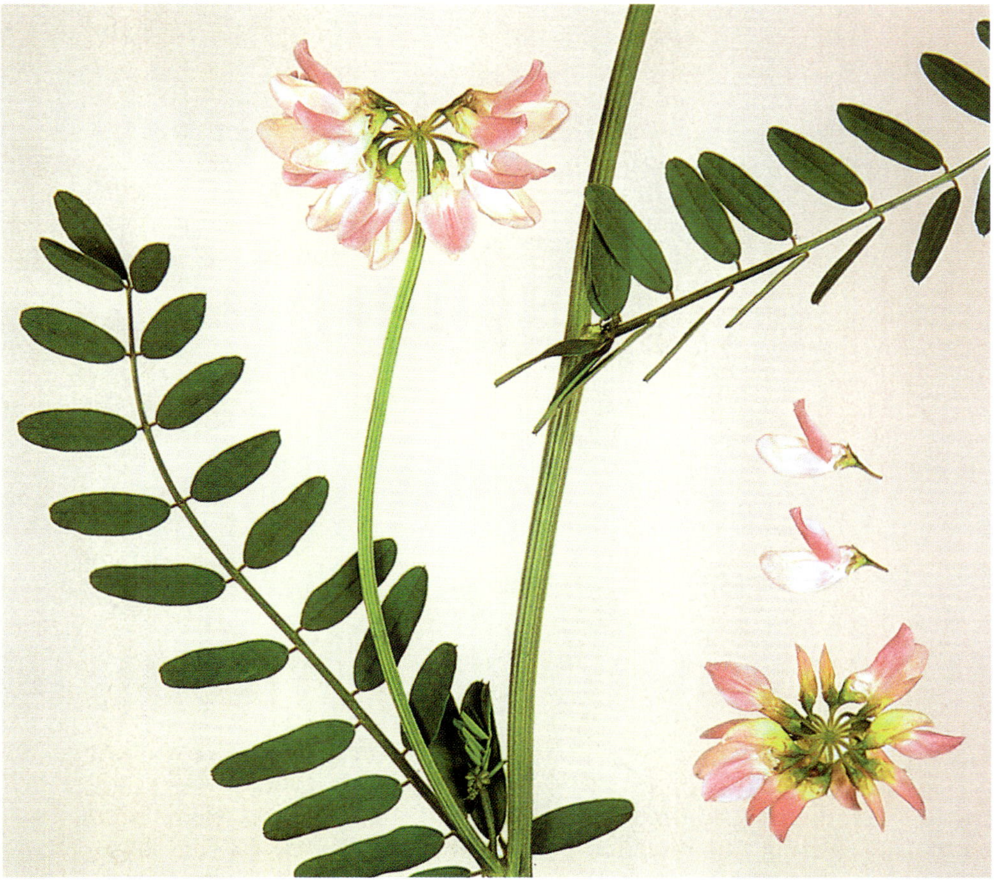

Abb. 137: Securigera varia (L.) LASSEN. Bunte Kronwicke, Giftwicke – Crown Vetch – Sécurigéra

Lupine (*Lupinus*).
Lupinen sind meist stattliche, ursprünglich in N-Amerika beheimatete Kräuter, die zur Gründüngung (Stickstoffbindung!) und als Futterpflanzen, in einigen Ländern aber auch zur Gewinnung der Samen als Nahrungsmittel angebaut werden; auch als Gartenziergewächse sind Lupinen beliebt. Von den zahlreichen Arten seien hier lediglich erwähnt: *Lupinus albus, L. angustifolius* und *L. luteus* – weiße, blaue und gelbe Lupine als Futterpflanzen sowie *Lupinus polyphyllus*, die vielblättrige Lupine neben weiteren Arten und Hybriden als Garten-Zierpflanzen. Für Nahrungszwecke werden vor allem Samen der Weißlupine verwendet.

Toxische Inhaltsstoffe. Lupinen enthalten in den Samen, aber auch im Kraut Chinolizidin-Alkaloide. Hauptalkaloid ist vielfach das tetracyclische **Lupanin**, begleitet von Hydroxylupaninen u.a. Chinolizidinalkaloiden. Die Ausnahme macht *Lupinus luteus* mit Spartein als Hauptalkaloid (über Spartein s. S. 198). „Süßlupinen“ sind Mutanten mit sehr niedrigem Alkaloidgehalt, die seit den 30er Jahren für Futterzwecke angebaut werden. In einigen *Lupinus*-Arten, z.B. *L. sericeus* und *L. caudatus* in N-Amerika, ist das ebenfalls tetracyclische, teratogene **Anagyrin** vom α-Pyridontyp das Hauptalkaloid. Zur Toxikologie von Lupanin und Anagyrin kann auf die Übersicht von SEEGER verwiesen werden [10], ferner auch [11]. Teratogen wirkt auch das Dipiperidinalkaloid Ammodendrin, das in nordamerikanischen Lupinen, z.B. *L. formosus* oder *L. argenteus* vorkommt.

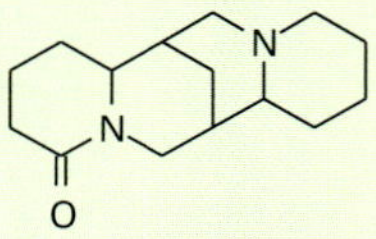

Lupanin

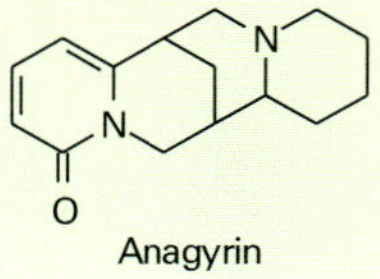

Anagyrin

Vergiftungen durch Lupinen. Humanintoxikationen sind relativ selten. Akzidentelle Vergiftungen von Kindern, die Samen oder Hülsen aßen, führten in 6% der Beratungsfälle zu Erbrechen und gastrointestinalen Beschwerden. Wenn sich feststellen lässt, dass mehr als 1 Hülse gegessen wurde und kein spontanes Erbrechen erfolgt ist, sollte primäre Giftentfernung und Kohlegabe erfolgen [9]. Lupinensamen als Nahrungsmittel können dann zu Intoxikationen führen, wenn die vorgeschriebene Prozedur zur „Entbitterung“, d.h. Alkaloidreduzierung durch wiederholtes Wässern der Samen, nicht oder nur unvollständig durchgeführt wird [12].

Tiervergiftungen durch Lupinen treten mit unterschiedlichen Symptomen auf. Fressen von lupaninreichen Lupinen führt zu ZNS- und Kreislaufstörungen, Atemlähmung, Krämpfen und Koma bis hin zum Exitus [13–14]. Auch *L. argenteus* (silvery lupine) mit Ammodendrin und N-Methylammodendrin als Hauptalkaloiden führte zu Tierverlusten, nachdem junge Ochsen Pflanzen mit noch unreifen Samenhülsen gefressen hatten [15].
Die durch Lupinen mit hohem Anagyringehalt hervorgerufenen Missbildungen bei neugeborenen Kälbern („crooked calf disease“) beruhen auf der teratogenen Wirkung dieses Alkaloids [16–17]. Eine weitere, als Lupinose bezeichnete chronische Erkrankung, die bei Schafen, Rindern und Pferden auftritt, ist durch Anorexie, Ikterus, Lebernekrosen und Myopathie charakterisiert. Sie wird durch den Befall von Lupinen bzw. Lupinenschrot mit dem Pilz *Phomopsis leptostromiformis* (*Ph. rossiana*) hervorgerufen [18–19]. Er produziert als Phomopsine bezeichnete Mycotoxine, cyclische Hexapeptide mit hepatotoxischer Wirkung.

Vogelerbse, Wicke (*Vicia*).
Die Gattung umfasst etwa 150 Arten, die vornehmlich in der nördlichen gemäßigten Zone wachsen. Eine Reihe von ihnen sind als Futter- und Nahrungspflanzen (so z.B. *V. faba*) oder als Gartenzierpflanzen von Bedeutung.

Die **Pferde-** oder **Saubohne**, *Vicia faba*, ist Ursache des **Favismus**, einer Erkrankung, die sich als akute hämolytische Anämie manifestiert. Sie tritt in Südeuropa häufiger auf, da bei der dortigen Bevölkerung eine erblich bedingte Voraussetzung, ein Mangel an Glukose-6-phosphat-Dehydrogenase (G6PD) in den Erythrocyten, öfters gegeben ist [20]. Toxische Inhaltsstoffe sind die Pyrimidinderivate Divicin und Isouramil, die als Glykoside Viciosid und Convicin in den Samen akkumuliert werden. Die nach Glykosidspaltung resorbierten Aglyka oxidieren u.a. Glutathion, sodass bei gleichzeitigem G6PD-Mangel nicht ausreichend reduziertes Glutathion in den Erythrocyten zur Verfügung steht. Bezüglich weiterer Einzelheiten des eingehend erforschten biochemischen Wirkungsmechanismus, der zum Ausbruch dieser u.U. tödlich verlaufenden Erkrankung führt, sei auf [20–21] verwiesen. Die Symptome der Erkrankung können auch nach dem Einatmen des Blütenstaubs von *Vicia faba* auftreten; in Italien werden die meisten Fälle von Favismus im April/Mai (während der Blüte) und im Juli/August (während der Ernte der reifen Bohnen) festgestellt [21]. Bei einem 17-jährigen, in Deutschland lebenden Griechen trat ein Ikterus auf, nachdem er an mehreren Tagen jeweils 300 g tiefgefrorene, in Wasser erhitzte „grüne Bohnen“ gegessen hatte. Laut Packungsaufschrift handelte es sich um „Dicke Bohnen“, die in einem „Kochbuch für Vollwertküche“ empfohlen worden waren. Offenbar mit Rücksicht auf den Verbraucher wurden die Namen Pferdebohnen oder Saubohnen vermieden. Der Nachweis der fehlenden G6PD-Aktivität in den Erythrocyten des Patienten sicherte die Diagnose Favismus [22].
Auch für Tiervergiftungen durch *Vicia*-Arten dürften die Pyrimidinderivate Verursacher sein. Beschrieben sind eine „Lichtempfindlichkeitskrankheit“ durch *V. cracca* oder *V. ervilia* und Weidetiervergiftungen in Argentinien durch *V. villosa*, die Zottelwicke (hairy vetch). „Hairy vetch poisoning“ ist charakterisiert durch Haarverlust, eine juckende Dermatitis, Konjunktivitis, oftmals Diarrhoe, meist mit einer hohen Mortalitätsrate [23]. Die pathologische Untersu-

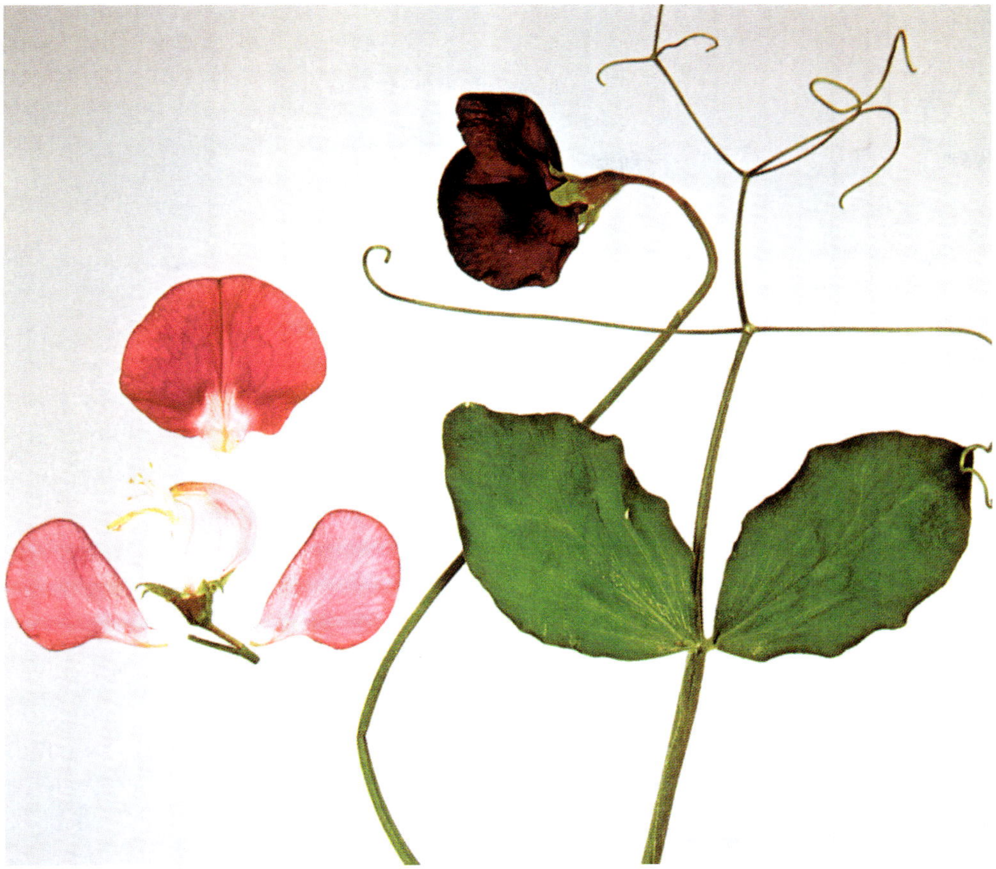

Abb. 138: Lathyrus odoratus L. Wohlriechende Platterbse – Sweet Pea – Gesse, Pois de senteur

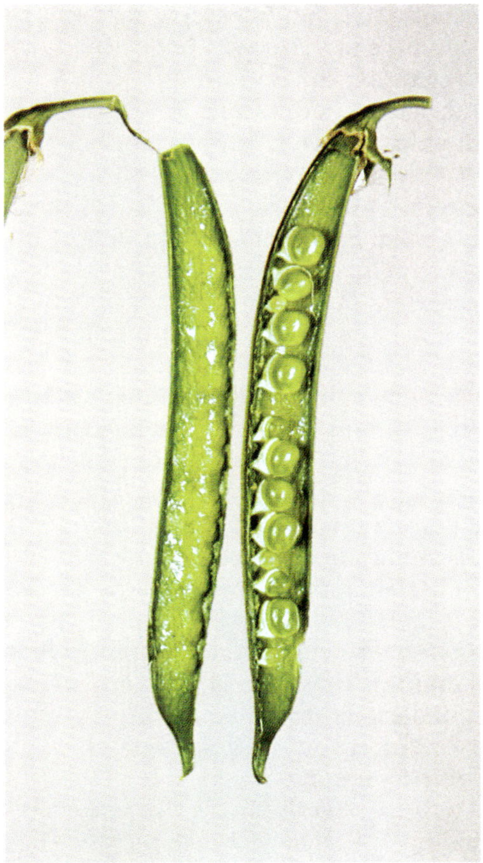

Abb. 139: Unreife Frucht der „Wicke".

chung zeigt eine Infiltration der Haut und innerer Organe durch Mono- und Lymphocyten, Plasmazellen und auch durch eosinophile und vielkernige Riesenzellen [24]. Ähnliche Symptome einschließlich einer granulomatösen Myocarditis und einer Nephritis wurden auch bei einer Tiervergiftung durch *V. benghalensis* in S-Afrika beobachtet [25].
In den Samen der Saatwicke, *Vicia sativa*, kommen auch die lathyrogenen Verbindungen L-β-Cyanoalanin und β-Aminopropionitril vor (vgl. den nachfolgenden Abschnitt über *Lathyrus*).

Platterbse (*Lathyrus*).
Von den über 100 Arten sollen aus toxikologischer Sicht nur *Lathyrus odoratus* und *L. sativus* genannt werden, obwohl bei vielen Arten toxische Aminosäuren (Lathyrogene, s. S. 196) vorkommen.
Die **Wohlriechende Platterbse** oder „Edelwicke", *Lathyrus odoratus*, ist als Zierpflanze häufig an Gartenzäunen, Lauben oder auf Balkonen zu finden. „Wicken" sind nicht selten Gegenstand von Anfragen an und Beratungen durch Tox.-Info.-Zentren, wenn Kinder Hülsen oder Samen gegessen haben. Die Samen enthalten als Osteolathyrogene β-Aminopropionitril und dessen γ-L-Glutamylderivat. Bei akzidentellen Ingestionen ist jedoch nicht mit dem Auftreten eines Lathyrismus zu rechnen. Bei über 1000 Beratungsfällen (ab 1972) wurden beim Berliner Giftnotruf nur gelegentlich gastrointestinale Beschwerden registriert [9]. Selbst nach einem Verzehr von 70–80 Samen zeigte ein Neunjähriger keine Vergiftungssymptome. Als Therapie genügt es daher, reichlich trinken zu lassen, bei einer größeren Zahl von Samen evtl. zusätzliche Kohlegabe.
Die **Saatwicke** (flatpea), *Lathyrus sativus*, mit weißen Blüten und geflügeltem Stängel, wird als Futterpflanze angebaut; die Samen sind vor allem im indischen Subkontinent auch ein billiges Nahrungsmittel der ärmeren Bevölkerung. Sie enthalten Neurolathyrogene, darunter bis zu 2,5% β-Oxalyl-L-α-β-diaminopropionsäure (ODAP) [26], daneben auch in hoher Konzentration Homoarginin [27]. Wenn die Samen nicht durch Auslaugen mit Wasser „entgiftet" werden, führt regelmäßiger Verzehr zu dem als Neurolathyrismus bekannten Erkrankungsbild. Es ist durch Muskelschwäche, insbesondere Gehstörungen durch Schwäche in den Beinen, bis hin zu irreversibler Paralyse, Krämpfe und psychische Störungen gekennzeichnet und kann zum Tode führen [28–29].
Über Tiervergiftungen durch *L. sativus* im Stadium der Samenreife liegen einige Berichte vor [30–31]. Schafe können sich möglicherweise durch eine Änderung der mikrobiellen Rumenflora auf die Giftigkeit der Saatwicke einstellen [31]. Bei zwei Pferden trat Neurolathyrismus nach

dem Fressen der Samen von *L. latifolius* auf [32]. Eine kausale Therapie der Erkrankung ist nicht bekannt.

Literatur

[1] Hembree, J.A., C.-J. Chang, J.L. McLaughlin, G. Peck and J.M. Cassady: Potential antitumor agents: a cytotoxic cardenolide from Coronilla varia. J. Nat. Prod. *42*(3), 293–298 (1979).

[2] Mraz, M., L. Obletal, M. Sovova, P. Drasar and M. Havel: Inhibition of Na^+, K^+-ATPase by the glycosides from Coronilla varia. Planta Med. *58*, 467–468 (1992).

[3] Majak, W. and R.J. Bose: Nitropropanylglucopyranoses in Coronilla varia. Phytochemistry *15*(3), 415–417 (1976).

[4] Gold, K. and B.W. Brodman: Studies on the distribution of a naturally occurring nitroaliphatic acid in crownvetch (Coronilla varia, Fabaceae). Econ. Botany *45*(3), 334–338 (1991).

[5] Smolenski, S.J., A.D. Kinghorn and M.F. Balandrin: Toxic constituents of legume forage plants. Econ. Botany *35*(3), 321–355 (1981).

[6] Salyi, G., V. Sztojkov and M.H. Miklovics: Crown vetch (Coronilla varia L.) poisoning in the coypu. Magy. Allatorv. Lapja. *43*(5), 313–316 (1988).

[7] Gustine, J., L. Gobble and R.F. Barnes: Relationship between β-Nitropropionic acid content of crownvetch and toxicity in nonruminant animals. J. Anim. Sci. *42*(3), 616–621 (1976).

[8] Gustine, D.L., B.G. Moyer, P.J. Wangsness and J.S. Shenk: Ruminal metabolism of 3-nitropropanoyl-D-glucopyranoses from crownvetch. J. Anim. Sci. *44*(6), 1107–1111 (1977).

[9] Ritter-Franke, S. und R. Bunjes: Vergiftungsunfälle mit Pflanzen, in: K.E. von Mühlendahl, U. Oberdisse, R. Bunjes und M. Brockstedt (Hrsg.): Vergiftungen im Kindesalter, Georg Thieme Verlag, Stuttgart, New York 2003.

[10] Seeger, R.: Lupanin und Anagyrin – Lupinenalkaloide (Giftlexikon). Dtsch. Apoth. Ztg. *133*(17), 1529–1531 (1993).

[11] Petterson, D.S., Z.L. Ellis, D.J. Harris and Z.E. Spadek: Acute toxicity of the major alkaloids of cultivated Lupinus angustifolius seed to rats. J. Appl. Toxicol. *7*, 51–53 (1987).

[12] Smith, R.A.: Potential edible Lupine poisonings in humans. Vet. Hum. Toxicol. *29*(6), 444–445 (1987).

[13] Banhidi, G., I. Eperjesi and G. Salyi: Occurrence of an acute poisoning due to bitter lupines in a pig herd. Magy. Allatorv. Lapja. *46*(9), 540–541 (1991).

[14] Lowen, R.J., F.K. Alam and J.A. Edgar: Lupin bean toxicity. Med. J. Aust. *162*(5), 256–257 (1995).

[15] Panter, K.E., H.F. Mayland, D.R. Gardner and G. Shewmaker: Beef cattle losses after grazing Lupinus argenteus (silvery lupine). Vet. Hum. Toxicol. *43*(5), 279–282 (2001).

[16] Panter, K.E., D.R. Gardner, C.C. Gay et al.: Observations of Lupinus sulphureus-induced „crooked calf disease". J. Range Management *50*(6), 587–592 (1997).

[17] Panter, K.E., L.F. James and D.R. Gardner: Lupines, poison-hemlock and Nicotiana spp.: toxicity and teratogenicity in livestock. J. Nat. Toxins *8*(1), 117–134 (1999).

[18] Allen, J.G.: The emergence of a lupinosis-associated myopathy in sheep in Western Australia. Aust. Vet. J. *54*, 548–549 (1978).

[19] Allen, J.G. and A.G. Randall: The clinical biochemistry of experimentally produced lupinosis in the sheep. Aust. Vet. J. *70*(8), 283–288 (1993).

[20] Gaetani, G.F., C. Mareni, S. Galiano and P. Arese: Favism: Erythrocyte metabolism during hemolysis and reticulocytosis. Br. J. Haematol. *43*(1), 39–48 (1979).

[21] Askar, A. und H. Treptow: Favismus. Akt. Ernähr. *7*, 22–27 (1982).

[22] Riepl, R.L., J. Schreiner, B. Müller, S. Hildemann und K. Loeschke: „Dicke Bohnen" als Auslöser einer akuten hämolytischen Anämie. Dtsch. Med. Wschr. *118*(25), 932–935 (1993).

[23] Odriozola, E., E. Paloma, T. Lopez and C. Campero: An outbreak of Vicia villosa (hairy vetch) poisoning in grazing Aberdeen Angus bulls in Argentina. Vet. Hum. Toxicol. *33*(3), 278–280 (1991).

[24] Panciera, R.J., D.A. Mosier and J.W. Ritchey: Hairy vetch (Vicia villosa Roth) poisoning in cattle: update and experimental induction of disease. J. Vet. Diagn. Invest. *4*(3), 318–325 (1992).

[25] Green, J. and J.A. Kleynhans: Suspected vetch (Vicia benghalensis L.) poisoning in a Friesland cow in the Republic of South Africa. J. S. Afr. Vet. Assoc. *60*(2), 109–110 (1989).

[26] Davis, A.J., M.B. Hursthouse, M. Motevalli, P. O'Brian and P.B. Nunn: Te crystal structures of two plant non-protein neurotoxic amino acids. Phytochemistry *30*(11), 3635–3638 (1991).

[27] Lambein, F., J.K. Khan and Y.-H. Kuo: Free amino acids and toxins in Lathyrus sativus seedlings. Planta Med. *58*, 380–381 (1992).

[28] Spencer, P.S. and H.H. Schaumburg: Lathyrism: A neurotoxic disease. Neurobehav. Toxicol. Teratol. *5*, 625–629 (1983).

[29] Vogt, H.H.: Lathyrismus in Indien. Naturwiss. Rdsch. *38*, 109–110 (1985).

[30] Rowe, L.D., G.W. Ivie, J.R. DeLoach and J.G. Foster: The toxic effects of mature flatpea (Lathyrus sylvestris L. cv. Lathco) on sheep. Vet. Hum. Toxicol. *35*(2), 127–133 (1993).

[31] Rassmussen, M.A., M.J. Allison and J.G. Foster: Flatpea intoxication in sheep and indications of ruminal adaption. Vet. Hum. Toxicol. *35*(2), 123–127 (1993).

[32] Lippegaus, K., B. Kahn und H.A. Schon: Neurolathyrism in two horses after ingesting seeds of Lathyrus latifolius (everlasting pea). Pferdeheilkunde *8*(3), 181–186 (1992).

Sträucher

Besenginster (*Cytisus scoparius*).
Der Besenginster wird bis 2 m hoch und wächst verbreitet, meist gesellig auf Silikatböden in ganz Mitteleuropa (in den Alpen fehlend). Die rutenförmigen Zweige sind lebhaft grün, kantig, mit kleinen, 3-zähligen, weichbehaarten Blättchen; diese meist hinfällig, z.T. aber auch postfloral auswachsend und dann bis zum Winter assimilierend. Gelbe Schmetterlingsblüten (V bis VI), die Hülsen zusammengedrückt und stark behaart.
Das Kraut spielt als Herba Spartii scoparii in der Heilkunde nur noch eine bescheidene Rolle. Wichtigster Inhaltsstoff ist das **Spartein**, daneben 17-Oxospartein und weitere Alkaloide vom Chinolizidintyp. Spartein wirkt, wie schon erwähnt, chinidinähnlich, d.h. es hemmt Reizbildung und Reizleitung am Herzen; peripher hat es auch nicotinähnliche Wirkung und führt wie Coniin aufsteigend zur Lähmung; zur Toxikologie des Sparteins vgl. [1]. Über Vergiftungen durch sparteinhaltige Arzneimittel (auch tödliche, z.B. bei einem Kleinkind [2]) gibt es ältere Berichte, kaum jedoch solche, die sich durch Ingestion von Pflanzenteilen ereignet haben. Der in der Literatur beschriebene Fall einer Humanintoxikation durch Besenginster ist wenig beweiskräftig. Nachdem über den Tod eines 45-jährigen Landwirts berichtet wurde, heißt es weiter:
„Lange Zeit nach dem Tode (!) wurde mir berichtet, dass der Kranke, dessen Hof an einer reich mit Besenginster bestandenen Straße lag, sich grünen Ginster gesammelt hatte. Aus den z.T. getrockneten Reisern hatte er sich nach Gutdünken eine starke Abkochung hergestellt und hiervon täglich mehrere Tassen getrunken. Mit dieser Kur hatte er etwa 6 Tage vor Eintreten des Ileus und der schweren peripheren

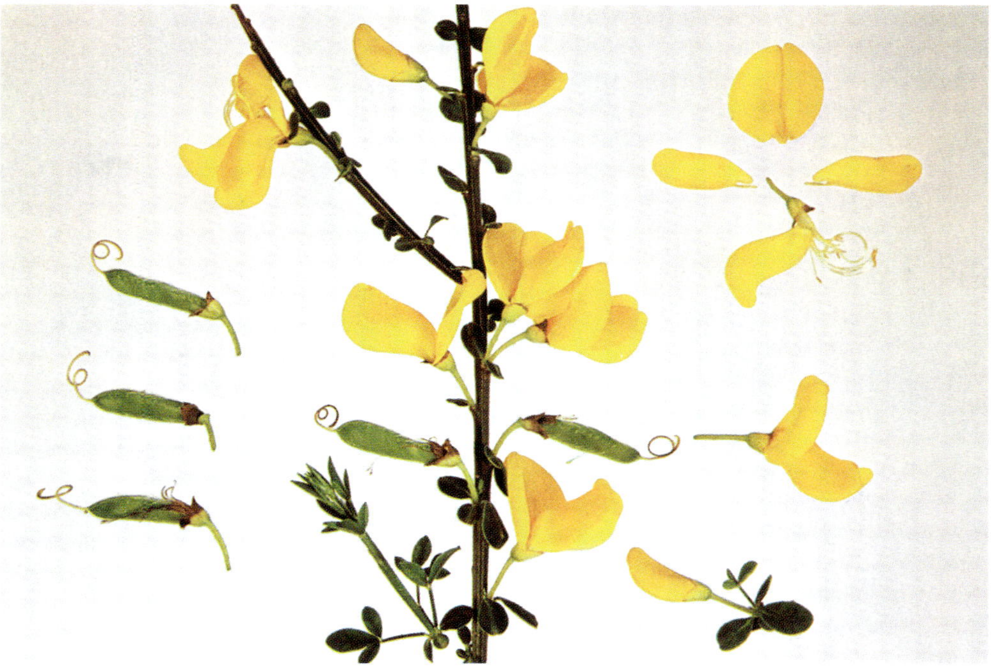

Abb. 140: Cytisus scoparius (L.) LINK. Besenginster – Broom – Genêt à balais

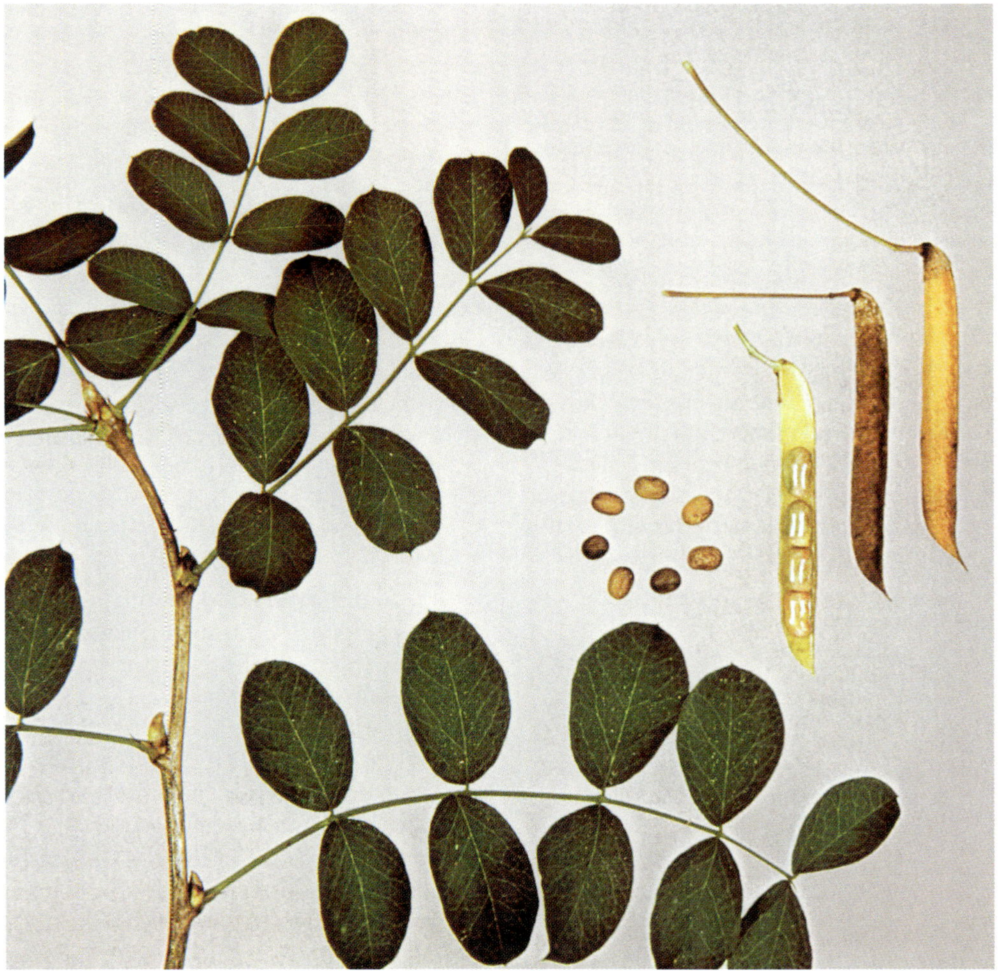

Abb. 141: Caragana arborescens LAM. Erbsenstrauch – Pea Tree – Caragan arborescent

Kreislauflähmung begonnen. Es besteht kein Zweifel, dass der zum Tode führende ernste Zustand als Vergiftung mit Besenginsterinfus anzusehen ist“ [3].
Chinolizidin-Alkaloide kommen auch in anderen Ginster- oder Stechginsterarten vor: Spartein als Hauptalkaloid in *Genista pilosa*, *G. germanica* (Kraut; in den Samen Cytisin); Cytisin als Hauptalkaloid in *Ulex europaeus* (Stechginster) und im Binsenginster, *Spartium junceum*.

Erbsenstrauch (*Caragana arborescens*).
Der bis 5 m hohe, aus Sibirien stammende Erbsenstrauch findet sich nicht selten angepflanzt in Gärten, Parks und Anlagen. Seine Hülsen sind – im Gegensatz zu *Laburnum* – stachelspitzig und vielsamig und springen im Reifezustand bei Berührung auf. Die Pflanze gilt als giftig; in den Samen sind zwei **Lectine**, darunter eines mit einer Bindungsfähigkeit für N-Acetylgalactosamin [4], sowie L-Canavanin (ca. 6%) nachgewiesen, die für toxische Effekte verantwortlich sein könnten. In älterer Literatur heißt es aber auch: „Die fetthaltigen Samen geben ein gutes Geflügelfutter und sind auch schon als menschliche Notnahrung empfohlen worden [5].“

Blasenstrauch (*Colutea arborescens*).
Der in Mitteleuropa viel angepflanzte Blasenstrauch wird 2 bis 3 m hoch. Er fällt durch die zur Fruchtreife aufgeblasenen Hülsen mit ihrem pergamentartigen Perikarp auf. Die kleinen, schwarzen Samen enthalten Lectine und ca. 5% L-Canavanin; Angaben über das Vorkommen von Cytisin sind zweifelhaft. Berichte über Intoxikationen liegen uns nicht vor.

Glyzine, Blauregen (*Wisteria sinensis*).
Die Glyzine ist eine Holzliane, die bis zu 20 m Höhe erreichen kann. Ihre hellblauvioletten, duftenden, in reichblütigen Trauben hängenden Blüten bieten ein auffälliges Bild. Die Glyzine blüht von April bis Juni, oft nochmals im Spätsommer, fruchtet aber nördlich der Alpen nur sehr selten.
Für die Rinde und Wurzeln wird in der älteren Literatur ein „giftiges Glykosid Wistarin“ als Inhaltsstoff angegeben,

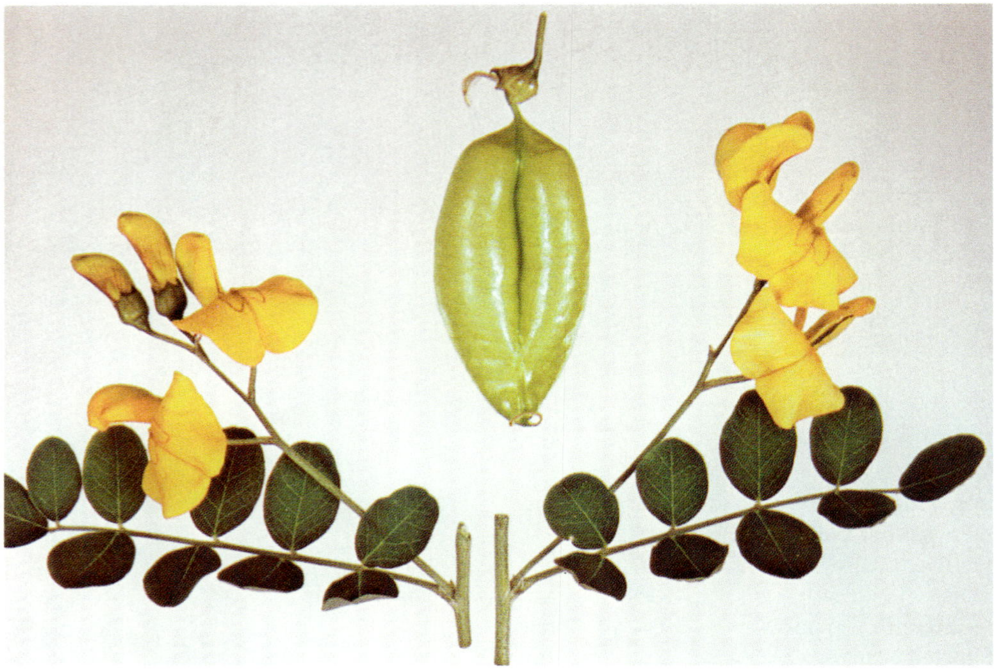

Abb. 142 a: Colutea arborescens L. Blasenstrauch – Bladder-Senna – Baguenaudier commun

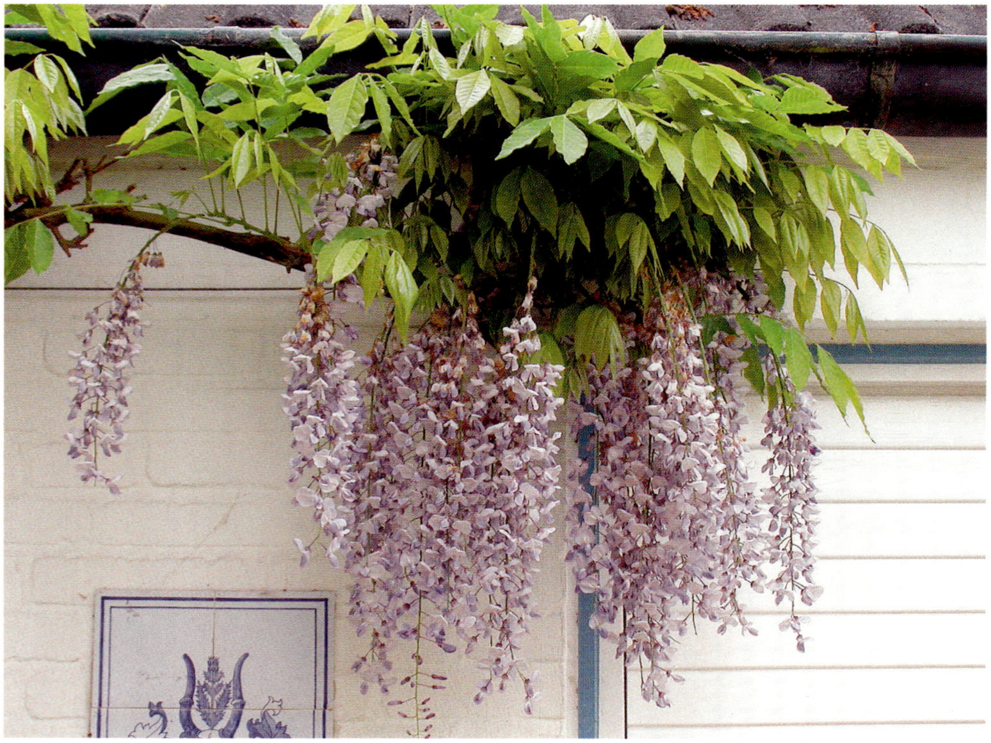

Abb. 142 b: Wisteria sinensis (SIMS) SWEET Blauregen, Glyzine – Wisteria – Glycine

nach [6] ein „Sapotoxin“. In der ganzen Pflanze (auch in anderen Arten wie z. B. *W. floribunda*) kommen ferner Lectine vor, über deren Struktur und ihre hämagglutinierenden oder mitogenen Wirkungen eine Reihe von Arbeiten vorliegen [7–9]. Ein aus Samen isoliertes Lectin bindet an 2-Acetamido-2-desoxy-D-Galactosereste. Auf die Giftigkeit der Samen ist wiederholt hingewiesen worden [10]. Bei ca. 50 Beratungsfällen wurden beim Giftnotruf Berlin, sofern kleinere Kinder mehr als 2 Samen oder Hülsen gegessen hatten, nicht selten ernsthaftere gastrointestinale Beschwerden registriert; es wird Magenentleerung durch Ipecacsirup und Gabe von Kohle empfohlen [11].

Bei einer 50-jährigen Frau führte der Verzehr von 10 Samen (von *W. floribunda*) zu häufigem Erbrechen, gastrointestinalen Beschwerden, Kopfschmerzen sowie Benommenheit, die auch nach symptomatischer Therapie noch 7 Tage anhielt [12]. Ähnliche Symptome wurden bei zwei Jugendlichen beobachtet, die 5–6 Samen von *W. sinensis* gegessen hatten [13]. Nur leichte gastrointestinale Beschwerden zeigten 2 Erwachsene, die *einen* Samen probiert hatten, während bei drei weiteren Personen nach dem Verzehr von 4–6 Samen bereits nach kurzer Latenzzeit (30 Min.) ernsthaftere Vergiftungssymptome auftraten, die die Einlieferung in ein Krankenhaus erforderlich machten [14]. Auch einem jungen Gorilla bekam das Fressen (einer unbekannnten Menge) von Wisteria-Hülsen, die über Nacht von einer Glyzine heruntergefallen waren, nicht gut; er überlebte aber nach Kreislaufstützung die Intoxikation [15]. Konkrete Angaben darüber, ob die Lectine oder andere Inhaltsstoffe für die Giftigkeit der Samen verantwortlich sind, liegen unseres Wissens nicht vor.

Literatur

[1] Seeger, R.: Spartein (DAZ-Giftlexikon). Dtsch. Apoth. Ztg. *132*(30), 1557–1581 (1992).

[2] Schmidt, G.: Zur Frage des Nachweises und der Ausscheidung von Spartein – Tödliche Sparteinvergiftung bei einem Kleinkind. Arch. Toxicol. *19*, 244–253 (1961).

[3] Müller, A.H.: Über Vergiftung mit Besenginster. Dtsch. Med. Wschr. *76*, 1027 (1951).

[4] Driesche, E.V. in: Franz, H. (ed.): Advances in lectin research, Verl. Volk und Gesundheit, Berlin 1988.

[5] Hegi, G.: Illustrierte Flora von Mitteleuropa, 6 Bd., Verlag Paul Parey, Berlin, Hamburg 1966 ff.

[6] Tyler, V.E., L.R. Brady and J.E. Robbers: Pharmacognosy, Lea & Febiger, Philadelphia 1988.

[7] Kurokawa, T., M. Tsuda and Y. Sugino: Purification and characterisation of a lectin from Wisteria floribunda seeds. J. Biol. Chem. *251*(18), 5686–5693 (1976).

[8] Uchida, T., M. Yamaizumi, E. Mekada, Y. Okada, M. Tsuda, T. Kurokawa and Y. Sugino: Reconstitution of hybrid toxin from fragment A of diphtheria toxin and a subunit of Wisteria floribunda lectin. J. Biol. Chem. *253*(18), 6307–6310 (1978).

[9] Kaladas, P.M. and R.D. Poretz: Purification and properties of a mitogenic lectin from Wisteria floribunda seeds. Biochemistry *18*(22), 4806–4812 (1979).

[10] Lewis, W.H. and M.P.F. Elvin-Lewis: Medical botany – plants effecting man’s health, John Wiley and Sons, New York, London, Sydney, Toronto 2003.

[11] Ritter-Franke, S. und R. Bunjes: Vergiftungsunfälle mit Pflanzen, in: K.E. von Mühlendahl, U. Oberdisse, R. Bunjes und M. Brockstedt (Hrsg.): Vergiftungen im Kindesalter, Georg Thieme Verlag, Stuttgart, New York 2003.

[12] Rondeau, E.S.: Wisteria toxicity. J. Toxicol. Clin. Toxicol. *31*(1), 107–112 (1993).

[13] Piola, C., M. Ravaglia e M.P. Zoli: Intossicazione da semi di Wisteria sinensis. Boll. Soc. Ital. Farm. Osp. *29*, 333–337 (1983).

[14] Tubaro, P.G., G. Sacco, S. Sosa and A. Tubaro: Toxicity of Wisteria sinensis (Sims) Sweet seeds. Pharm. Pharmacol. Lett. *11*(2), 58–60 (2001).

[15] Wiesner, H. und J. Maltzan: Glyzinenvergiftung (Wisteria sinensis) bei einem jungen Gorilla. Fallbericht. Zool. Garten N.F. *71*(2), 104–106 (2002).

Fagaceae

Quercus robur L. Stiel- oder Sommereiche – English Oak – Chêne pédonculé

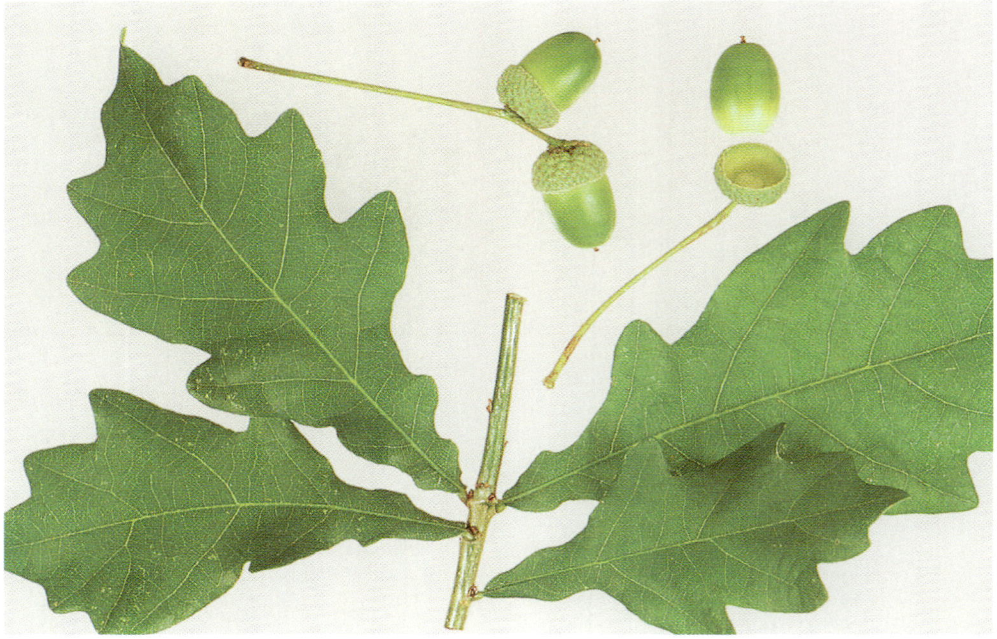

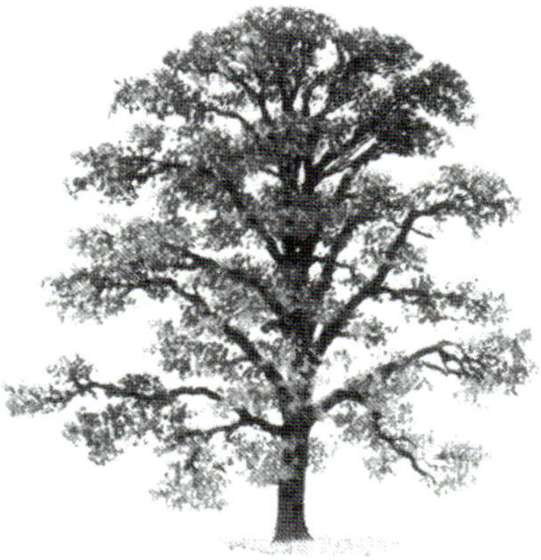

Abb. 143: Stiel- oder Sommer-Eiche

Die Familie der **Buchengewächse** bildet mit den Gattungen *Quercus, Fagus* (auf der Südhalbkugel: *Nothofagus*) und *Castanea* einen wichtigen Bestandteil der Laub- und Mischwälder der mittleren Breiten. Die laubabwerfenden, z.T. auch immergrünen Bäume (z.B. *Querus ilex* im mediterranen Raum) liefern wichtige Nutzhölzer (*Quercus, Fagus*), essbare und/oder ölhaltige Samen (*Castanea, Fagus*) und auch einige Gerbstoffdrogen: Eichenrinde, Gallae und Kastanienblätter; von *Quercus suber* stammt der Kork. Charakteristische Inhaltsstoffe der Familie und auch aus toxikologischer Sicht von Bedeutung sind die **Gerbstoffe**. Es sind überwiegend Ellagitannine und kondensierte Gerbstoffe (Proanthocyanidine), gelegentlich kommen auch Gallotannine vor.
Die Gattung *Quercus* ist in M-Europa mit der Stieleiche, *Quercus robur* und der Traubeneiche *Quercus petraea* vertreten. Von deren Zweigen und jüngeren Stämmen stammt die Arzneidroge Eichenrinde (Quercus cortex). Die in einem Fruchtbecher (Cupula) stehenden Früchte, die **Eicheln**, dienten früher in Notzeiten als stärkereiches Nahrungsmittel. Intoxikationen von Kindern durch das Kauen weniger Eicheln sind kaum zu befürchten [1]. Wenn gastrointestinale Beschwerden auftreten, sind sie auf den Gerbstoffgehalt der Früchte zurückzuführen; bei größeren Mengen ggf. Gabe von Med. Kohle, ansonsten reichlich Flüssigkeit trinken lassen [2]. Eicheln wurden auch zur Schweinemast verfüttert, können aber im unreifen Zustand oder im Übermaß von den Tieren gefressen zu Vergiftungen führen. Dies gilt auch für das Fressen von (insbesondere jungen) Eichenblättern oder Knospen. Das als „oak leaf poisoning", „oak toxicosis"

Bis über 30 m hoher Baum mit mächtiger, unregelmäßiger Krone und knorrigen, vielfach gewundenen Ästen.
Blätter bis 14 cm lang, verkehrt-eiförmig, buchtig-fiederlappig, zum Grunde schmaler, mit kurzem Stiel. (Quercus petraea: mit deutlichem, auffallend gelbem Stiel).
Blüten ♂ Kätzchen lockerblütig, hängend, mit gelblich grünem Perigon; ♀ einzeln oder zu 2–5 auf gemeinsamen Stielen sitzend, Narben gelblich oder rot; V.
Früchte (Eicheln) bis 2,5 cm lang, im unteren Drittel vom Fruchtbecher (Cupula) umschlossen, Fruchtstiel 3–8 cm lang, länger als der Blattstiel. (Quercus petraea: Früchte sitzend).
Verbreitung: Fast ganz Europa, mit Ausnahme des hohen Nordens; Kaukasusländer, Kleinasien, N-Afrika; meist kleine Bestände, in Laub- und Nadelwäldern eingestreut, auf Heidewiesen; vielfach angepflanzt.

oder **acorn poisoning** in der veterinärmedizinischen Literatur beschriebene Krankheitsbild zeichnet sich durch Fressunlust der Tiere, Durchfall, Koliken und Nierenschädigungen aus; die Verluste können u.U. hoch sein [17]. Die Therapie beschränkt sich auf Verabreichung von Diuretika und Laxantien. Als toxisches Prinzip werden übereinstimmend Gerbstoffe und deren phenolische Abbauprodukte (oder Bausteine?) wie z.B. Gallussäure oder Pyrogallol angesehen [3]
Über acorn poisoning gibt es eine umfangreiche Literatur, von der im Folgenden nur eine Auswahl genannt werden kann: Eine ausführliche (ältere) Zusammenfassung stammt von PANCIERA [4]. Berichte über Vergiftungsfälle gibt es aus Schweden [5], Deutschland [6], England [7–8] und Schottland [9], aus Südafrika [10], Kalifornien [11, 17], Ohio [12], Israel [13] und Norwegen [14].

Neben *Quercus robur* oder *Qu. petraea* werden auch junge Blätter von *Quercus incana* [15], Knospen und Blätter von *Qu. glauca* (Japanese oak) [16], von *Qu. douglesii* [17], *Qu. calliprinos* [13] oder *Qu. havardii* (shinnery oak) [18] als Ursache von Vergiftungen genannt.
Blätter von *Quercus agrifolia* waren Ursache des Todes eines Kasuars, womit erstmals auch über die Intoxikation eines Vogels berichtet wurde [19]. Über Unterschiede im Gesamtphenolgehalt von *Quercus alba, velutina* und *rubra* vgl. [20]; zur Identifizierung phenolischer Substanzen im Urin vergifteter Tiere vgl. [21]. Nach experimentellen Untersuchungen an Ratten waren Eichelextrakte für ältere Tiere toxischer als für jüngere [22].

Literatur

[1] Sprecher, E.: Vergiftung durch Eicheln? Dtsch. Med. Wschr. *104*(42), 1470 (1979).
[2] Ritter-Franke, S. und R. Bunjes: Vergiftungsunfälle mit Pflanzen, in: K.E. von Mühlendahl, U. Oberdisse, R. Bunjes und M. Brockstedt (Hrsg.): Vergiftungen im Kindesalter, Georg Thieme Verlag, Stuttgart, New York 2003.
[3] Meiser, H., W. Hagedorn und R. Schulz: Pyrogallokonzentrationen in Panseninhalt, Leber und Niere von Weidekühen. Berl. Münchn. Tierärztl. Wschr. *113*(3), 108–111 (2000).
[4] Panciera, R.J.: Oak poisoning in cattle. in: R.F. Keeler, K.R. van Kampen and L.F. James (eds.): Effects of poisonous plants on livestock, Acad. Press, New York, San Francisco, London 1978.
[5] Cedervall, A., H.E. Johansson and L. Jonsson: Acorn poisoning in cattle. Nord. Med. Vet. *25*, 639–644 (1973).
[6] Stöber, M., H.P. Ziegler und K. von Benten: Beitrag zur Eichelvergiftung des Rindes. Krankheitsfälle im Herbst 1973. Dtsch. Tierärztl. Wschr. *81*, 155–161 (1974).
[7] Wiseman, A. and H. Thompson: Acorn poisoning. Vet. Rec. *115*(23), 605 (1984).
[8] Warren, C.G.B. and S.M. Vaughan: Acorn poisoning. Vet. Rec. *116*(3), 82 (1985).
[9] Hollimann, A.: Acorn poisoning in ruminants. Vet. Rec. *116*, 546 (1985).
[10] Neser, J.A., J.A.W. Coetzer, J. Boomker and H. Cable: Oak (Quercus robur) poisoning in cattle. J.S. Afr. Vet. Assoc. *53*(3), 151–155 (1982).
[11] Anderson, G.A., M.E. Mount, A. Vrins and E.L. Ziemer: Fatal acorn poisoning in a horse: Pathologic findings and diagnostic considerations. J. Am. Vet. Med. Assoc. *182*(10), 1105–1110 (1983).
[12] Sandusky, G.E., C.J. Fosnaught, J.B. Smith and R. Mohan: Oak poisoning of cattle in Ohio. J. Am. Vet. Med. Assoc. *171*(7), 627–629 (1977).
[13] Yeruham, I., Y. Avidar, S. Perl et al.: Probable toxicosis in cattle in Israel caused by oak Quercus calliprinos. Vet. Hum. Toxicol. *40*(6), 336–340 (1998).
[14] Sorby, R. and A. Flaoyen: Acorn poisoning of cattle in Sorlandet. Norsk. Vet. Tidsskrift *111*(10), 648–649 (1999).
[15] Garg, S.K., H.P. Makkar, K.B. Nagal, S.K. Sharma, D.R. Wadhwa and B. Singh: Oak (Quercus incana) leaf poisoning in cattle. Vet. Hum. Toxicol. *34*(2), 161–164 (1992).
[16] Hwang, E.K., Y.B. Kwon, H.U. Im, K.J. Hyun and Y.K. Bak: Experimental studies on blue Japanese oak (Quercus glauca) poisoning in mixed beef cattle. Res. Rep. Rural Dev. Adm. *32*(2 Vet.), 27–34, 35–40 (1991); Ref. BA *93*(6): AB-1264, 72057, 72058.
[17] Spier, S.J., B.P. Smith, A.A. Seawright et al.: Oak toxicosis in cattle in northern California: Clinical and pathological findings. J. Am. Vet. Med. Assoc. *191*(8), 958–964 (1987).
[18] Vermeire, L.T. and D.B. Wester: Shinnery oak poisoning of rangeland cattle: causes, effects and solutions. Rangelands *23*(2), 19–21 (2001).
[19] Kinde, H.: A fatal case of oak poisoning in a double-wattled Cassowary (Casuarius casuarius). Avian Diseas. *32*, 849–851 (1988).
[20] Basden, K.W. and R.R. Dalvi: Determination of total phenolics in acorns from different species of oak trees in conjunction with acorn poisoning in cattle. Vet. Hum. Toxicol. *29*(4), 305–306 (1987).
[21] Shi, Z.C.: Identification of the phenolic substances in bovine urine associated with oak leaf poisoning. Res. Vet. Sci. *45*, 152–155 (1988).
[22] Govindwar, S.P. and R.R. Dalvi: Age-dependent toxicity of acorn extract in young and old male rats. Vet. Hum. Toxicol. *32*(1), 23–26 (1990).

Fagus sylvatica L. Rotbuche – Beech – Hêtre commun

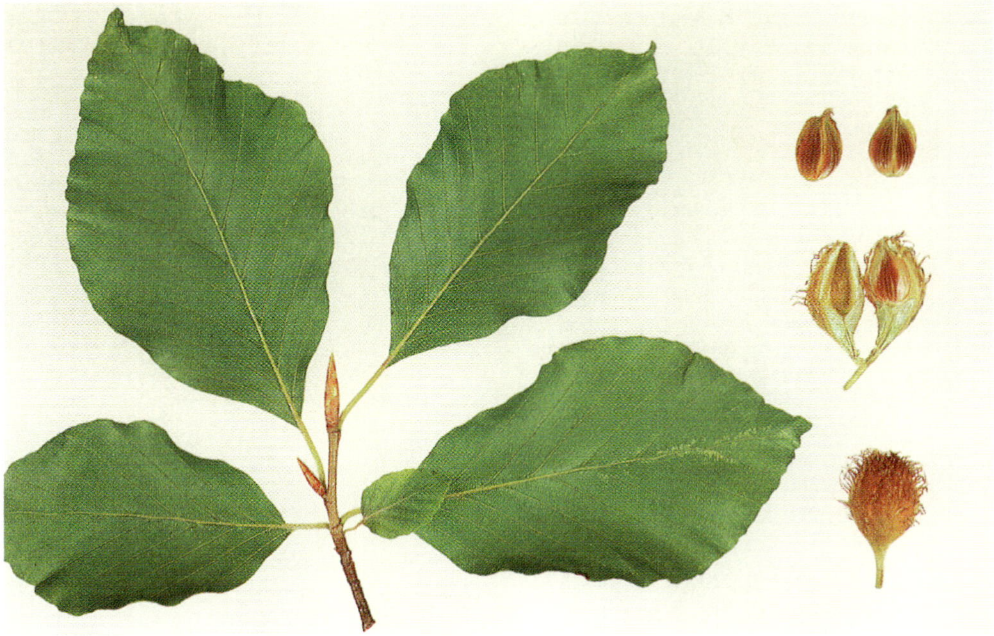

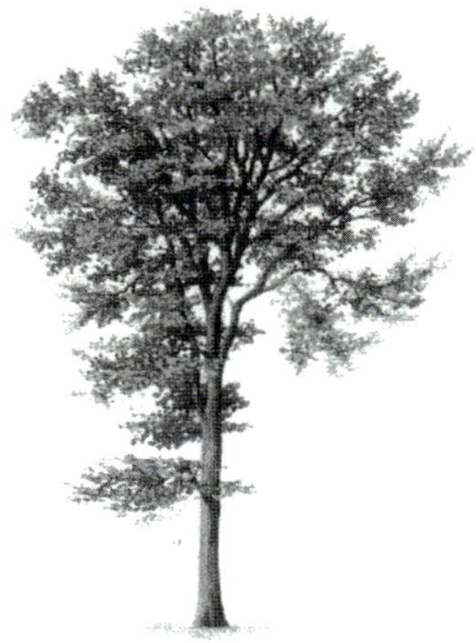

Abb. 144: Rotbuche

Auch die Früchte der Rotbuche, *Fagus sylvatica*, die **Bucheckern** (Abb. 144), gelten in größeren Mengen genossen als giftig. Über die dafür verantwortlichen Inhaltsstoffe scheint immer noch Unklarheit zu herrschen: Außer Saponinen wird auch ein relativ hoher Gehalt an Oxalsäure (0,54% lösliche und 2,41% unlösliche [1]) genannt. Eine schon länger zurückliegende Zusammenfassung dieser Problematik stammt von Hotovy [2]. Neuere toxikologische Untersuchungen sind uns nicht bekannt geworden. Möglicherweise könnten auch nichtproteinogene Aminosäuren, darunter das Uracilderivat L-Willardiin, für die Toxizität mit verantwortlich sein [3]. Zwei Veröffentlichungen aus dem veterinärmedizinischen Bereich zeigen, dass auch das Fressen größerer Mengen von Bucheckern zu Intoxikationen führen kann (beechnut-poisoning) [4–5].

Literatur

[1] Krauze, S. und W. Dziedzianowicz: Untersuchungen über die Giftigkeit von Buchensamen (Fagus silvatica L.). Die Nahrung *3*, 213–227 (1959).

[2] Hotovy, R.: Fagus silvatica L., Rotbuche. Pharmazie *3*, 513–523 (1948).

[3] Teuscher, E. und U. Lindequist: Biogene Gifte, Gustav Fischer Verlag, Stuttgart, New York 1994.

[4] Wilkens, W.M. and M.P. Cranwell: Beechmast poisoning in ponies. Vet. Rec. *127*(17), 435 (1990).

[5] Hayes, M.J. and M. Turner: Beechmast poisoning. Vet. Rec. *127*(20), 508 (1990).

Bis 30 m hoher Baum mit schlankem, geradem Stamm und domartiger, dichter Krone.
Blätter bis 10 cm lang, eiförmig mit schwach welligem Rand, kurzgestielt, anfangs behaart, später auf den Flächen kahl.
Blüten ♂ langgestielt in kugeligen Büscheln mit rötlichbrauner Blütenhülle; ♀ in aufrechten Blütenständen, 2-blütig, Blütenhülle zerschlitzt und behaart.
Früchte (Bucheckern) dreikantige, rotbraune Nüsse, zu zweit im vierspaltigen, holzigen, außen weichstacheligen Fruchtbecher sitzend.
Verbreitung: Fast ganz Europa, im südlichen Griechenland und Spanien fehlend, in Wäldern oft große Bestände bildend.

Filices

Die heute lebenden **Farngewächse** gehören zu den Filices (=Pteridopsida), neben den Bärlapp- und Schachtelhalmgewächsen, einer weiteren Klasse der Abteilung Pteridophyta. Der enorme Zuwachs an Kenntnissen über Inhaltsstoffe und phylogenetische Zusammenhänge dieser Gewächse hat in der Systematik zu einer neuen und noch keineswegs einheitlichen Klassifizierung geführt. So sind die früher unter dem Familiennamen Polypodiaceae (Tüpfelfarne) zusammengefassten Gattungen (*Asplenium, Dryopteris, Polypodium, Pteridium* u. a.) in zahlreiche weitere Familien aufgegliedert worden.
Das Spektrum der **Inhaltsstoffe** ist mannigfaltig [1], außer Kohlenhydraten (z. T. als reichliches Stärkevorkommen), phenolischen Verbindungen (kondensierte Gerbstoffe [< 10%], Flavonoide, Phenolcarbonsäuren) und Steroidsaponinen mit hohem Süßwert (Osladin) findet man auch toxikologisch relevante Stoffe wie Acylphloroglucinol- und Sesquiterpenderivate, insbesondere in den Gattungen *Dryopteris* und *Pteridium*.

Farne als Zimmerpflanzen und Nahrungsmittel. Aufgrund ihres Formenreichtums erfreuen sich Farne als Zimmerpflanzen einer immer größeren Beliebtheit und gelangen somit in die greifbare und „erprobungswürdige" Umwelt von Kleinkindern. Zu den häufigsten, in Wohn- und Büroräumen gehaltenen Gattungen gehören u. a. *Adiantum* (Frauenhaarfarn; Abb. 145), *Asplenium* (Streifenfarn), *Nephrolepis* (Schwertfarn), *Platycerium* (Geweihfarn) und *Pteris* (Saumfarn). In Europa sind uns außer vereinzelten Ingestionsfällen mit leichteren gastroenteritischen Beschwerden keine Berichte über Vergiftungen mit diesen Farngewächsen bekannt geworden. Dagegen gibt es aus Nordamerika eine Reihe von Beobachtungen, wo nach Verzehr junger Wedelspitzen des Straußenfarns (Fiddleheads of ostrich fern [*Matteuccia stru-*

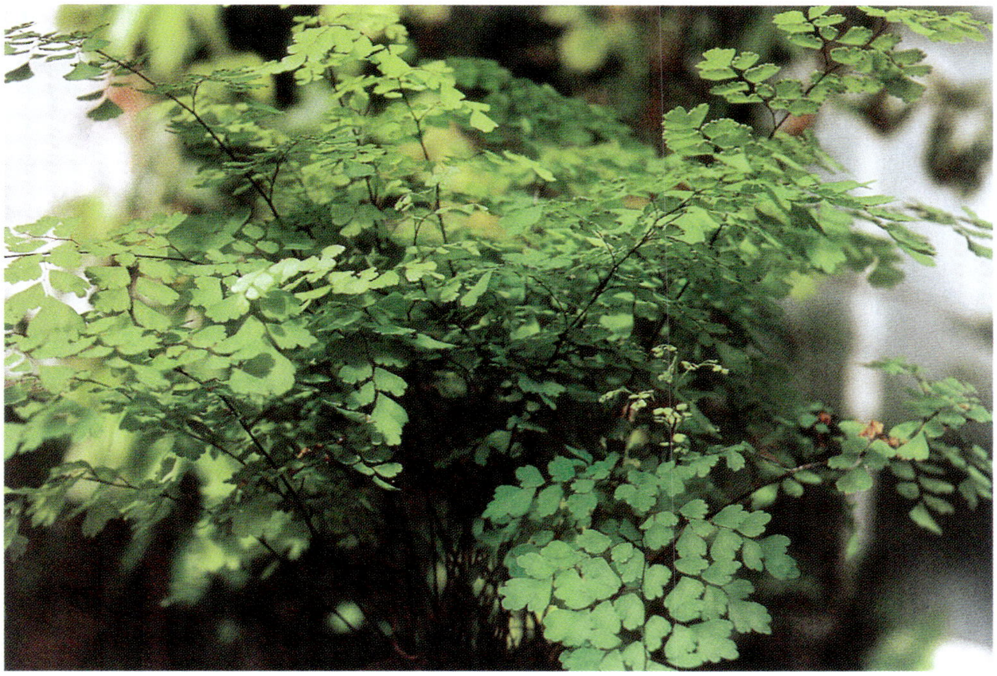

Abb. 145 a: Adiantum capillus-veneris L. Frauenhaarfarn – Maidenhair Fern – Capillaire de Montpellier

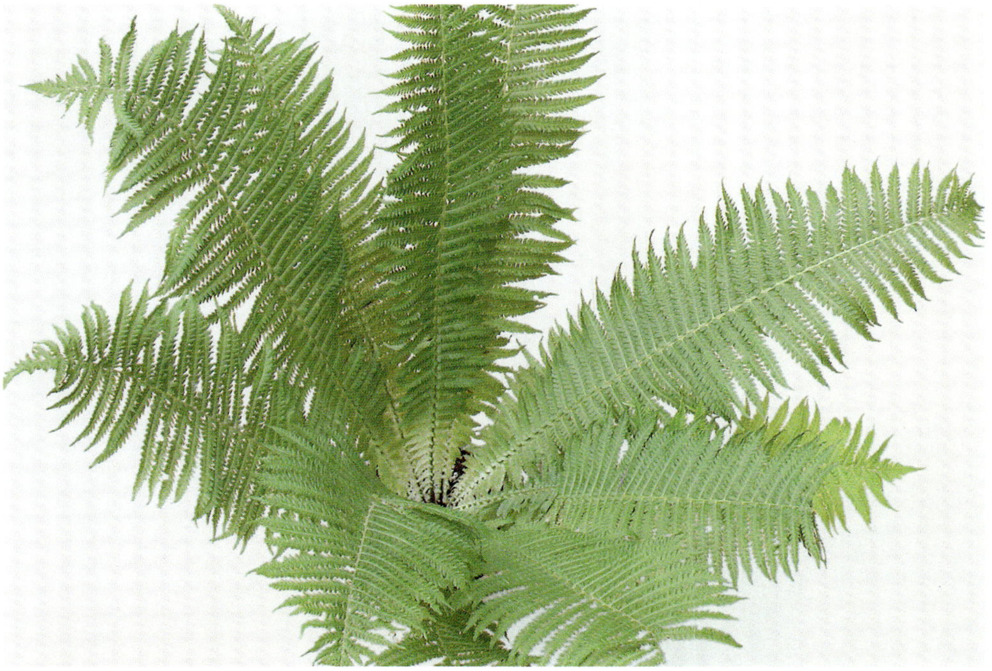

Abb. 145 b: Mateuccia struthiopteris (L.) TOD. Straußenfarn, Trichterfarn – Ostrich Fern – Fougère d'Allemagne

thiopteris]) zahlreiche Gäste verschiedener Restaurants unter erheblichen Vergiftungserscheinungen (Magenkrämpfe, Erbrechen, starke Diarrhoe) litten [2].

Mikroskopische Merkmale. Ein wesentliches mikroskopisches Merkmal aller Farngewächse ist die Anordnung ihres Leitgewebes in hadrozentrischen Bündeln (s. Abb. 146). Zudem hat BRAUN [3] in einer umfangreichen Arbeit die makroskopischen und mikroskopischen Kennzeichen pharmazeutisch interessanter Farne mit Abbildungen und in der Form eines Bestimmungsschlüssels zusammengestellt.

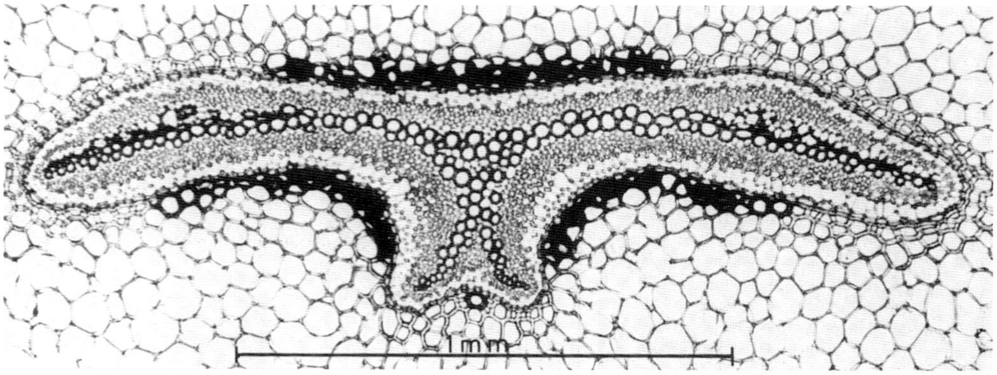

Abb. 146: Typisches Farnleitbündel mit Innenxylem (Asplenium nidus).

Literatur

[1] Murakami, T. and N. Tanaka: Occurrence, structure and taxonomie implications of fern constituents. Prog. Chem. Organic Nat. Prod. *54*, 1–335 (1988).

[2] Morgan, P., T. Morton, F. Iverson et al.: Ostrich fern poisoning – western Canada and New York, 1994. Can. Commun. Dis. Rep. *20*(18), 160–163 (1994).

[3] Braun, E.: Anatomische Untersuchungen über die Blätter einiger pharmazeutisch interessanter Polypodiaceen. Arch. Pharm. *273*, 201–222 (1935).

Pteridium aquilinum (L.) KUHN Adlerfarn – Bracken fern – Fougère aigle

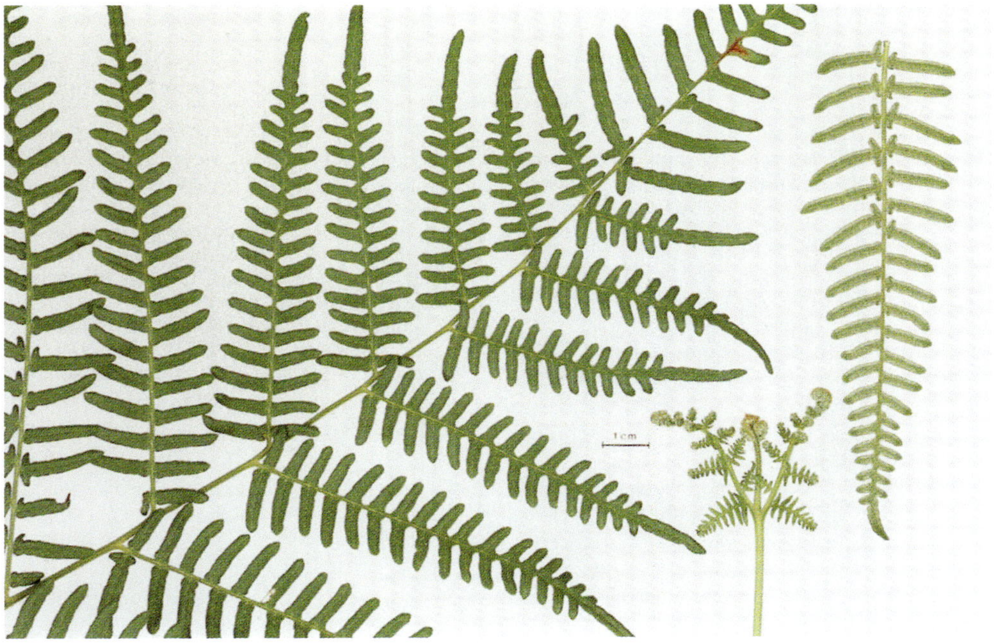

Abb. 147: Adlerfarn – Dennstaedtiaceae –

0,5–2 m hohe, ausdauernd-krautige Farnpflanze mit kriechendem Wurzelstock.
In lichteren Wäldern, auf Sandböden und offenen Heiden.
Blätter sommergrün, im Umriss breit 3-eckige, 3–4fach gefiederte Wedel; auf dem Querschnitt durch den unteren Bereich des Wedelstiels eine adlerähnliche Figur von schwärzlichen Leitbündeln gebildet; Sporangien auf der Unterseite der Fiederchen in zusammenhängender Linie längs des umgeschlagenen, sie bedeckenden Randes; Sporenreife VII–X (in einigen Gegenden selten Ausbildung fruchtbarer Wedel).
Verbreitung: Besonders im atlantischen Bereich Europas, aber auch in anderen Erdteilen anzutreffen.

Farnpflanzen, darunter vor allem der weitverbreitete Adlerfarn (*Pteridium aquilinum*, bracken fern) haben seit 1952 wegen karzinogener Inhaltsstoffe ein besonderes toxikologisches Interesse erregt. Da bei Mangel an anderen stärkeliefernden pflanzlichen Produkten in einigen Ländern „Farnwurzeln“ als Nahrungs- und Futtermittel verwendet werden [1], ist die Gefahr einer chronischen Intoxikation für Tiere und Menschen gegeben [2–10, 27, 28]. Auch dienen z. B. junge Blattwedel einer Varietät des Adlerfarns in Japan als beliebtes Gemüse und werden in großer Menge importiert. Außerdem gibt es Hinweise darauf, dass die karzinogenen Inhaltsstoffe des Adlerfarns über die Milch des Weideviehs in die Nahrungskette des Menschen gelangen können [11]. Inzwischen haben epidemiologische Untersuchungen gezeigt, dass eine direkte Korrelation zwischen Häufigkeit der Tumorbildung (insbesondere bei Speiseröhren- u. Magenkrebs) und Aufnahme von Adlerfarn besteht. Ob die Inhalation von Farnsporen [5] das Krebsrisiko erhöht, ist noch umstritten, allerdings wird Waldarbeitern in Gebieten mit starkem Farnbewuchs empfohlen, Schutzmasken zu tragen. Häufiger Kontakt mit Farnsporen kann zumindest zu Hautirritationen führen [12, 13]. Einen zusammenfassenden Überblick zu den Risiken für die menschliche Gesundheit durch den Adlerfarn geben WILSON et al. [14].

Toxische Inhaltsstoffe. Verantwortlich für die karzinogene Wirkung ist ein relativ instabiles Norsesquiterpenglykosid, das **Ptaquilosid** [15–19]. In alkalischem Milieu geht es leicht in ein konjugiertes Dienon über mit stark alkylierenden Eigenschaften gegenüber nucleophilen Verbindungen. Diese Umwandlung führt dann letztendlich zu einem nicht mehr toxischen Produkt, dem Pterosin B. Auch in anderen Farnen (*Cheilanthes, Dennstaedtia, Histiopteris, Hypolepis, Pteris*) wurde das Ptaquilosid und verwandte Stoffe inzwischen nachgewiesen, die alle mutagen sind [16, 21]. Langzeitversuche an Meerschweinchen zeigten, dass durch Beimengungen von Klauenfarn (*Onychium contiguum*) zum Futter vergleichbare karzinogene Effekte wie durch *Pteridium* erzielt werden [22].
Ist der Anteil des Farnkrautes im Futter von Tieren sehr hoch, kommt es auch zu akuten, letal verlaufenden Intoxikationen. Die bei Nichtwiederkäuern beobachteten Vergiftungssymptome wie Anorexie und neuromuskuläre Störungen können durch Verabreichung von Thiamin behoben werden und sind durch das Vorkommen von Antithiaminfaktoren im Adlerfarn zu erklären [23–25]. Für die bei Wiederkäuern auftretenden Intoxikationen, die ja nicht auf eine Thiaminzuführ angewiesen sind, werden nach wie vor Sesquiterpene, gelegentlich aber auch Verunreinigungen des Futters durch Mycotoxine [26], verantwortlich gemacht.

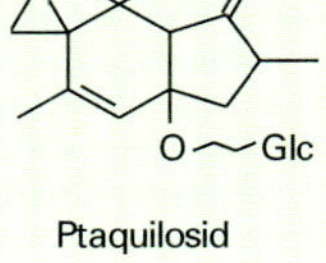

Ptaquilosid

Literatur
[1] Müller-Stoll, W.R.: Die Wurzelstöcke des Adlerfarns, Pteridium aquilinum (L.) Kuhn, und ihre Verwertung als Nahrungs- und Futtermittel. Pharmazie *4*(3), 122–137 (1949).
[2] Caldwell, M.E. and W.R. Brewer: Possible hazards of eating bracken fern. N. Engl. J. Med. *303*(3), 164 (1980).
[3] Tjatur-Rasa, F.S., T. Saito and H. Satoh: The hemolytic activity of bracken extracts in guinea pigs. J. Vet. Med. Sci. *61*(2), 129–133 (1999).
[4] Edwards, B.L.: Poisoning by Pteridium aquilinum in pregnant sows. Vet. Rec. *112*(19), 459–460 (1983).
[5] Evans, I.A. and O.P. Galpin: Bracken and leukaemia. Lancet *335*(8683), 231 (1989).
[6] Sunderman, F.M.: Bracken poisoning in sheep. Aust. Vet. J. *64*(1), 25–26 (1987).
[7] Trotter, W.R.: Is bracken a health hazard? Lancet *336*(8730), 1563–1565 (1990).
[8] Marrero, E., C. Bulnes, L.M. Sanchez, I. Palenzuela, R. Stuart, F. Jacobs and J. Romero: Pteridium aquilinum (bracken fern) toxicity in cattle in the humid Chaco of Tarija, Bolivia. Vet. Hum. Toxicol. *43*(3), 156–158 (2001).
[9] Schrader, A., O. Schulz, H. Volker und H. Puls: Aktuelle Vergiftungen durch Pflanzen bei Wiederkäuern in Nord- und Ostdeutschland. Mitteilung aus der Praxis für die Praxis. Berl. Münch. Tierärztl. Wochenschr. *114*(5–6), 218–221 (2001).
[10] Saito, T., M. Kimura, H. Osaka and K. Sitizyo: Studies on the outbreak of the cattle bracken fern poisoning: toxicity of the indigenous bracken in a cattle pasture. Bull. Fac. Agricult. Tott. Univers. *53*, 95–101 (2000).
[11] Alonso-Amelot, M.E.: The link between bracken fern and stomach cancer: milk. Nutrition *13*(7/8), 694–695 (1997).
[12] Devi, S., V. Misra and R. Shanker: Dermal reactions of rats to fern spores. Kalikasan *11*(2/3), 227–234 (1982).
[13] Geller-Bernstein, C., N. Keynan, A. Bejerano, A. Shomer-Ilan and Y. Waisel: Positive skin tests to fern spore extracts in atopic patients. Ann. Allergy *58*(2), 125–127 (1987).
[14] Wilson, D., L.J. Donaldson and O. Sepai: Should we be frightened of bracken? A review of the evidence. J. Epidemiol. Community Health *52*(12), 812–817 (1998).
[15] Evans, I.A., A.M.H. Al-Samarrai and R.M.M. Smith: Bracken toxicology: identification of some water soluble compounds from crozier and rhizome. Res. Vet. Sci. *37*, 261–265 (1984).
[16] Saito, K., T. Nagao, S. Takatsuki, K. Koyama and S. Natori: The sesquiterpenoid carcinogen of bracken fern, and some analogues, from the Pteridaceae. Phytochemistry *29*(5), 1475–1479 (1990).
[17] Saito, K., T. Nagao, M. Matoba, K. Koyama, S. Natori, T. Murakami and Y. Saiki: Chemical assay of ptaquiloside, the carcinogen of Pteridium aquilinum, and the distribution of related compounds in the Pteridaceae. Phytochemistry *28*(6), 1605–1611 (1989).
[18] Smith, B.L., A.A. Seawright, J.C. Ng, A.T. Hertle, J.A. Thomson and P.D. Bostock: Concentration of ptaquiloside, a major carcinogen in bracken fern (Pteridium spp.), from eastern Australia and from a cultivated wordwide collection held in Sydney, Australia. Nat. Toxins *2*(6), 347–353 (1994).
[19] Hirono, I., Y. Kono, K. Takahashi, K. Yamada, H. Niwa, M. Ojika, H. Kigoshi, K. Niiyama and Y. Uosaki: Reproduction of acute bracken poisoning in a calf with ptaquiloside, a bracken constituent. Vet. Rec. *115*(15), 375–378 (1984).
[20] Castillo, U.F., M. Ojika, M. Alonso-Amelot and Y. Sakagami: Ptaquiloside Z, a new toxic unstable sesquiterpene glucoside from the neotropical bracken fern Pteridium aquilinum var. caudatum. Bioorg. Med. Chem. *6*(11), 2229–2233 (1998).
[21] Smith, B.L., P.P. Embling, D.R. Lauren, M.P. Agnew, A.D. Ross and P.L. Greentree: Carcinogen in rock fern (Cheilanthes sieberi) from New Zealand and Australia. Aust. Vet. J. *66*(7), 230–231 (1989).
[22] Dawra, R.K., O.P. Sharma and R. Somvanshi: A preliminary study on the carcinogenicity of the common fern Onychium contiguum. Vet. Res. Comm. *25*(5), 413–420 (2001).
[23] Smith, B.L. and A.A. Seawright: Bracken fern (Pteridium spp.) carcinogenicity and human health – a brief review. Nat. Toxins *3*(1), 1–5 (1995).
[24] Kenten, R.H.: The partial purification and properties of a thiaminase from Bracken [Pteridium aquilinum (L.) Kuhn]. Biochem. J. *67*, 25–33 (1957).
[25] Somogyi, J.C.: On antithiamine factors of fern. J. Vitaminol. *17*, 165–174 (1971).
[26] Schoental, R.: Bracken toxicity and soil mycotoxins. Vet. Rec. *115*(19), 500 (1984).
[27] Gava, A., D. da Silva Neves, D. Gava, S.T. de Moura, A.L. Schild and C.F. Riet: Bracken fern (Pteridium aquilinum) poisoning in cattle in Southern Brazil. Vet. Hum. Toxicol. *44*(6), 362–365 (2003).
[28] Briemle, G. und K. Ruck: Giftpflanzen auf der Pferdeweide ... sollte man im Auge behalten. Fachpraxis No. 43, 14–18 (2003).

Dryopteris filix-mas SCHOTT Gemeiner Wurmfarn – Male-fern – Fougère mâle

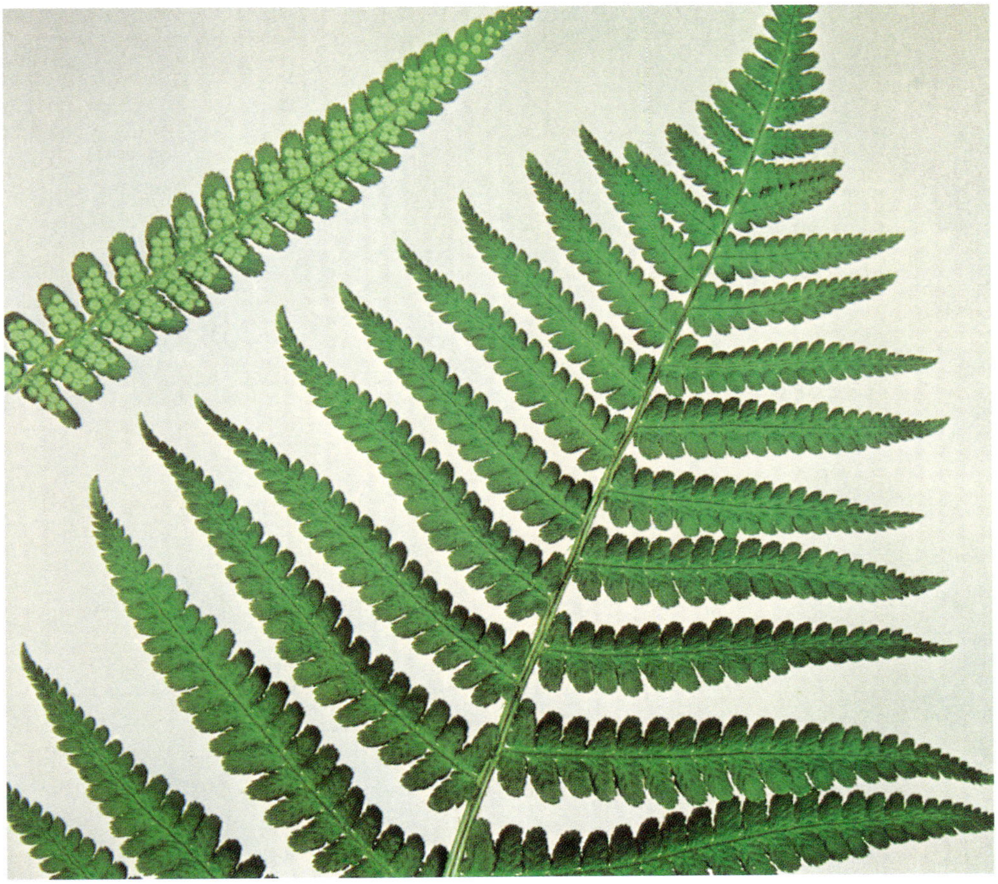

Abb. 148: Wurmfarn – Dryopteridaceae –

0,3–1,4 m hohe, ausdauernd-krautige Farnpflanze mit ein- bis wenigköpfigem Rhizom. In Laub- und Nadelwäldern, auf frischen bis feuchten, nährstoffreichen Böden.
Blätter sommergrün, elliptisch-längliche Wedel; Fieder untereinander abwechselnd, oberseits dunkelgrün, unterseits heller und mit nierenförmigen Sori; Sporenreife VI–IX.
Verbreitung: Fast kosmopolitisch; in der arktischen Zone, in Afrika und Australien scheint diese in einer Vielzahl von Formen auftretende Waldpflanze zu fehlen.

Als eines der wirksamsten Mittel gegen Bandwürmer war der Gemeine Wurmfarn (*D. filix-mas*) bereits den Ärzten des Altertums bekannt. Heute sind die Droge Rhizoma Filicis und die aus den Wurzelstöcken gewonnenen Extrakte wegen ihrer geringen therapeutischen Breite ganz durch synthetische Arzneimittel ersetzt worden; denn es kam bei ihrer Verwendung teils durch Überdosierung, teils durch Überempfindlichkeit des Patienten zu schwersten Vergiftungen, die nicht selten tödlich verliefen [1–2]. Lediglich im veterinärmedizinischen Bereich wird zuweilen noch über akzidentelle Intoxikationen nach Verfütterung von *Dryopteris*-Arten berichtet [3–7].

Toxische Inhaltsstoffe. Das wurmwirksame und toxische Prinzip fast aller Wurmfarne ist ein Gemisch (Rohfilicin) dimerer, trimerer und tetramerer Butanonphloroglucide, mehr oder weniger instabiler Verbindungen der Butter- oder Isobuttersäure mit Phloroglucin bzw. seinen Homologen. Es ist lokalisiert in den haarartigen Exkretzellen („innere Drüsenhaare“) der Rhizome und Blattstielbasen [8];

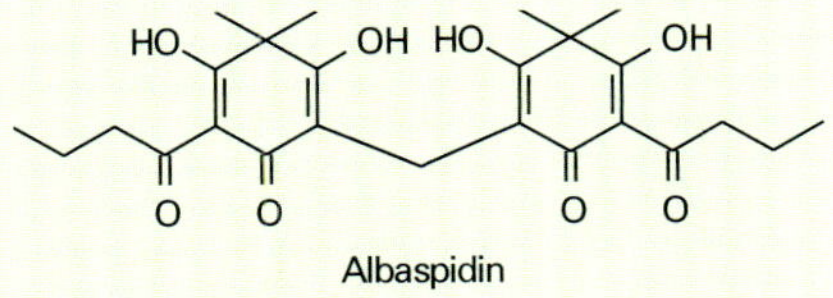

Albaspidin

außerhalb des Genus *Dryopteris* sind sie nur selten zu finden [9].
Unter den mannigfaltigen **Symptomen** einer Filixvergiftung treten neben den lokalen Reizwirkungen im Magen-Darm-Trakt, insbesondere bei schweren Intoxikationen Krämpfe und Sehstörungen auf, die bis zur Erblindung führen können. Angesichts der geringen Rolle, die derartige Vergiftungen heute noch spielen, sei auf eine ausführlichere Darstellungen ihrer Symptome und Therapie an anderer Stelle verwiesen [10].

Literatur

[1] Greiner, H.: Wurmfarnvergiftung. Sammlung von Vergiftungsfällen (Arch. Toxikol.) *14*, 124–125 (1952/54).

[2] Heyndrickx, A., V. Coulier and J. Ureel: An acute fatal poisoning of a child due to the anthelmintic, aspidinolfilicin (Filmaron). J. Pharm. Belg. *21*, 387–396 (1966).

[3] Somvanshi, R., S. Dash, D. Vimla and V. Devi: Evaluation of pathological changes occuring in rats and rabbits while feeding on Dryopteris juxtaposita fern. Ind. J. Vet. Pathol. *21*(2), 142–144 (1997).

[4] Macleod, N. S. M., A. Greig, J. M. Bonn and K. W. Angus: Poisoning in cattle associated with Dryopteris filix-max and D. borreri. Vet. Rec. *102*(11), 239–240 (1978).

[5] Mitchelt, G. B. B. and E. B. Wain: Suspected male fern poisoning in cattle. Vet. Rec. *113*(8), 188 (1983).

[6] Kataria, M., R. Somvanshi and S. Dash: Biochemical and histological changes in blood, erythrocytes and tissue of rats on feeding Dryopteris juxtaposita fern. Ind. J. Exper. Biol. *36*(5), 510–513 (1998).

[7] Gounalan, S., R. Somvanshi, M. Kataria, G. S. Bisht, B. L. Smith and D. R. Lauren: Effect of bracken (Pteridium aquilinum) and dryopteris (Dryopteris juxtaposita) fern toxicity in laboratory rabbits. Ind. J. Exper. Biol. *37*(10), 980–985 (1999).

[8] Mehra, P. N. and T. C. Mittal: Significance of internal secretory glands in relation to filicin. Planta Med. *9*(2), 189–199 (1961).

[9] Hegnauer, R.: Chemotaxonomie der Pflanzen, 11 Bde., Birkhäuser Verlag, Basel, Stuttgart 1962 ff.

[10] Hänsel, R., K. Keller, H. Rimpler und G. Schneider: Hagers Handbuch der Pharmazeutischen Praxis, Bd. 4, Springer-Verlag Berlin, Heidelberg, New York, London 1992.

Grossulariaceae

Die nur eine Gattung (*Ribes*) umfassende Familie der **Stachelbeergewächse** ist mit etwa 150 Arten vor allem in der nördlichen gemäßigten Zone verbreitet. Zu diesen Arten gehören die verschiedenen, Beerenobst liefernden und darum schon früh in Kultur genommenen Stachel- und Johannisbeersträucher, aber auch zahlreiche Ziergewächse, die wegen ihrer Anspruchslosigkeit in Bezug auf Boden und Lage als Einzel- oder Heckenpflanzen an Wegen, in Gärten und Parkanlagen vielfach angepflanzt werden. Es sind niedrige bis mittelhohe Sträucher, niemals Bäume, die an Kurztrieben meist traubige Blütenstände ausbilden, während die z. T. bestachelten Langtriebe den vegetativen Funktionen dienen. Aus den unterständigen Fruchtknoten entwickeln sich saftige Beeren, je nach Art unterschiedlich gefärbt. Nur wenige von ihnen sind wohlschmeckend, die meisten kaum essbar, **aber keineswegs giftig.**

***Ribes*-Arten**	**Fruchtfarbe**
Alpen-Johannisbeere (*R. alpinum*)	dunkelrot (fade-schleimig)
Gold-Johannisbeere (*R. odoratum*)	purpurbraun bis schwarz
Schwarze Johannisbeere, Ahlbeere (*R. nigrum*)	schwarz
Schnee-Stachelbeere (*R. niveum*)	blauschwarz
Rote Johannisbeere (*R. rubrum*)	durchscheinend rot
Blut-Johannisbeere (*R. sanguineum*)	schwarz mit blauweißen Reif
Stachelbeere (*R. uva-crispa* var. *sativum*)	gelbgrün oder rötlich

Häufig angepflanzte Arten. Die obige Zusammenstellung nennt einige der in städtischen Gebieten verwildert oder angepflanzt vorkommenden Arten und ihre Fruchtfarbe.
Als auffälliges Merkmal tragen viele dieser Beeren am Fruchtrand noch lange anhaftend die vertrockneten Kelchblattreste.

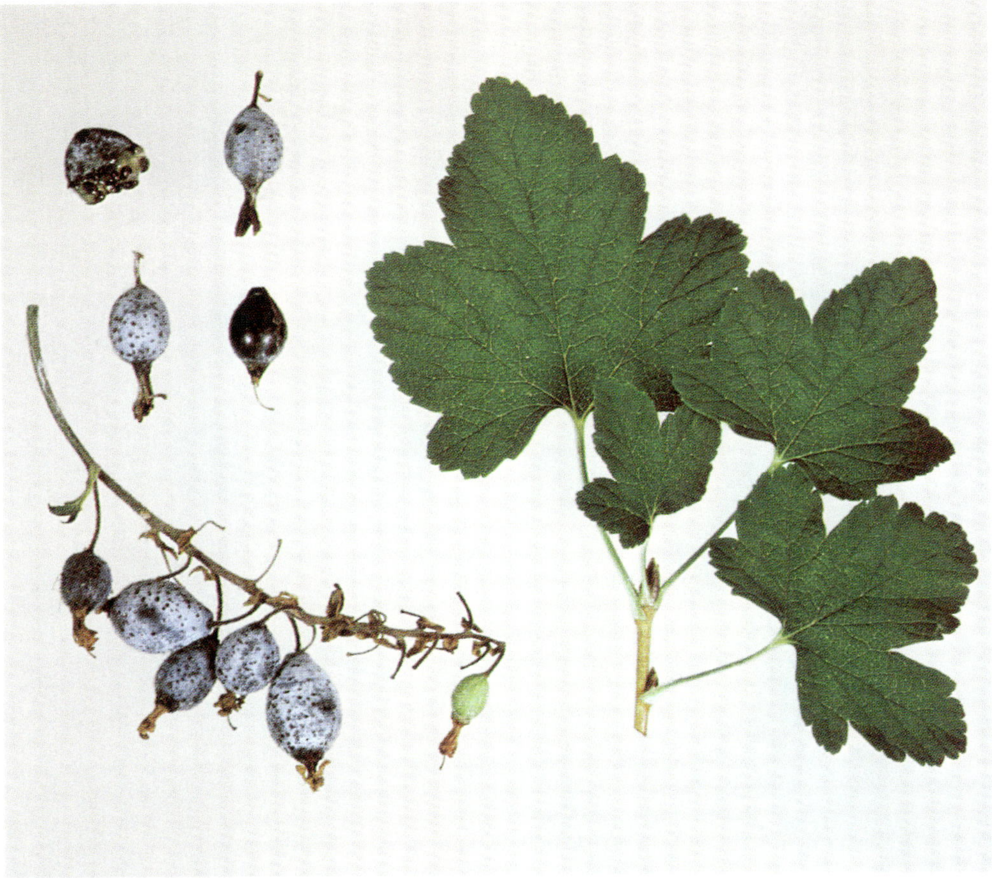

Abb. 149: Ribes sanguineum PURSH Blut-Johannisbeere – Flowering Currant – Groseillier sanguin

Inhaltsstoffe. Neben polyphenolischen Substanzen (Gerb- und Farbstoffe) zeichnen sich die *Ribes*-Arten vor allem durch einen hohen Gehalt an Fruchtsäuren (Äpfel- und Zitronensäure u. a.) und Vitamin C aus. Daneben kommen Spuren von cyanogenen Verbindungen und ätherisches Öl vor. Das Letztere ist verantwortlich für das z. T. strenge Aroma der Blätter und Früchte (z. B. Wanzengeruch der Ahlbeere). Möglicherweise kommt es deshalb, aber sicherlich auch wegen der weiten Verbreitung dieser Sträucher und der auffälligen Färbung ihrer Früchte, immer wieder zu besorgten Anfragen bei den toxikologischen Beratungsstellen. Aus diesem Grund haben wir uns entschlossen, **die im Wesentlichen harmlosen Früchte** der Grossulariaceen mit aufzunehmen und durch Abbildung einiger mikroskopischer Merkmale zu kennzeichnen. Werden sie im unreifen Zustand oder im Übermaß genossen, können bei empfindlichen Personen Magen-Darm-Beschwerden auftreten, die aber kaum einer therapeutischen Behandlung bedürfen.

Mikroskopische Merkmale der Früchte. Typisch für die Beeren einiger *Ribes*-Ar-

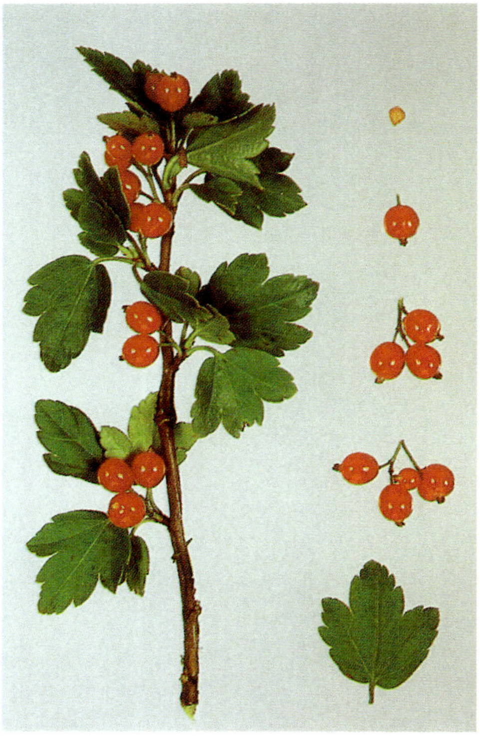

Abb. 150: Ribes alpinum L. Alpen-Johannisbeere – Mountain Currant – Grosseillier des Alpes

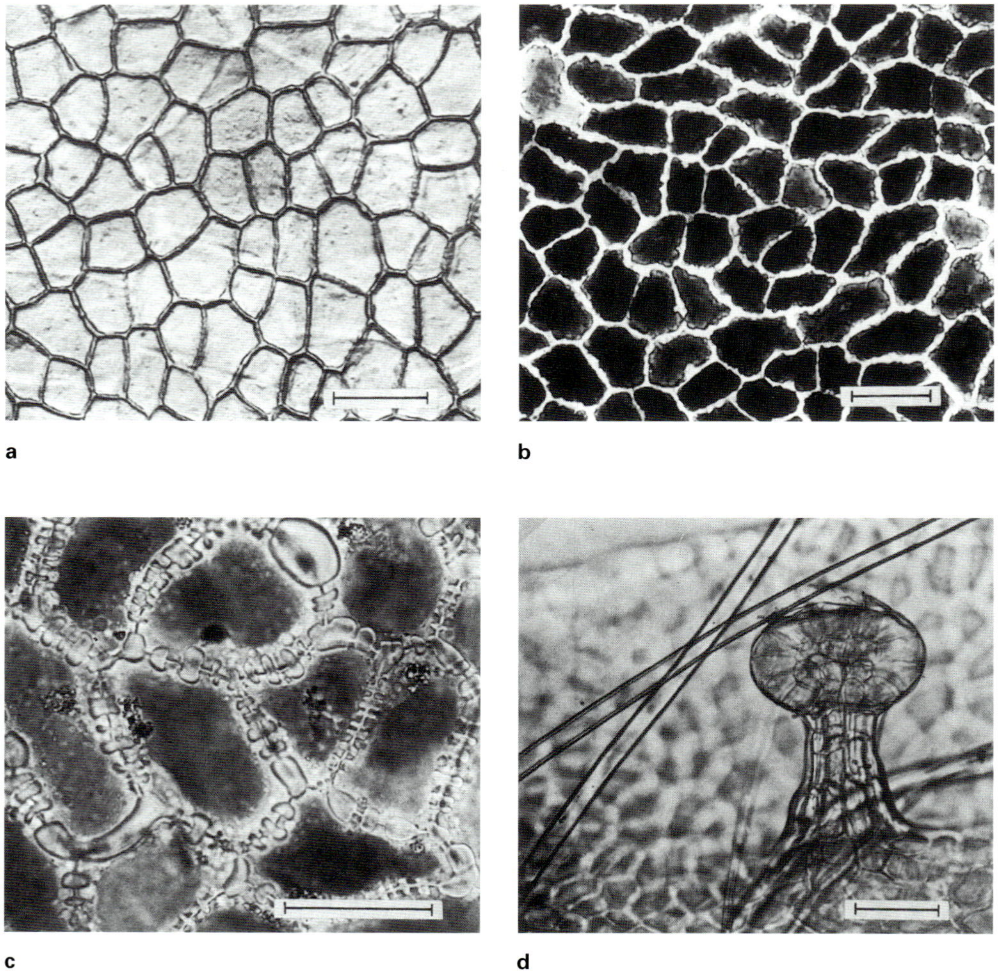

Abb. 151: Fruchtwandepidermen von Ribes rubrum (a), R. nigrum (b), R. alpinum (c) und verschiedene Haarformen von R. sanguineum (d).

ten (*R. uva-crispa, R. nigrum, R. sanguineum*) ist ein vielförmiges Haarkleid, darunter kopfige oder stumpf endende Emergenzen, lange, dünnwandige, gekrümmte Haare sowie scheiben- oder pilzförmige Drüsenschuppen (Abb. 151 d). Das Fruchtfleisch enthält zumeist zahlreiche Calciumoxalatdrusen (~ 20 µm), gelegentlich auch kleine Oxalatprismen in hypodermalen Schichten (*R. nigrum*). Ausführliche Beschreibungen der Anatomie essbarer *Ribes*-Beeren finden sich bei [1–3], sodass wir uns auf die Darstellung einiger unterschiedlicher Fruchtwandepidermen beschränken können.

Die Fruchtwand besteht bei *R. rubrum* (Abb. 151 a) und *R. aureum* aus relativ dünnwandigen, polygonalen Zellen, unter denen das großzellige Hypoderm sichtbar wird. Die Epidermiszellen von *R. nigrum* (Abb. 151 b; ganz ähnlich auch bei *R. niveum*) sind knotig bis perlschnurartig verdickt, ein Merkmal, das in den Epidermiswänden von *R. alpinum* (Abb. 151 c) am deutlichsten ausgeprägt ist.

Literatur

[1] Czaja, A.Th.: Mikroskopische Untersuchung von Obst und Obsterzeugnissen, in: J. Schormüller (Hrsg.): Hdb. d. Lebensmittelchemie V/2, 259–310, Springer-Verlag, Berlin, Heidelberg, New York 1968.

[2] Gassner, G., B. Hohmann und F. Deutschmann: Mikroskopische Untersuchung pflanzlicher Lebensmittel, Gustav Fischer Verlag, Stuttgart 1989.

[3] Moeller, J. und C. Griebel: Mikroskopie der Nahrungs- und Genussmittel aus dem Pflanzenreiche, Verlag Julius Springer, Berlin 1928.

Hippocastanaceae

Aesculus hippocastanum L. Rosskastanie – Horse Chestnut – Marronnier d'Inde

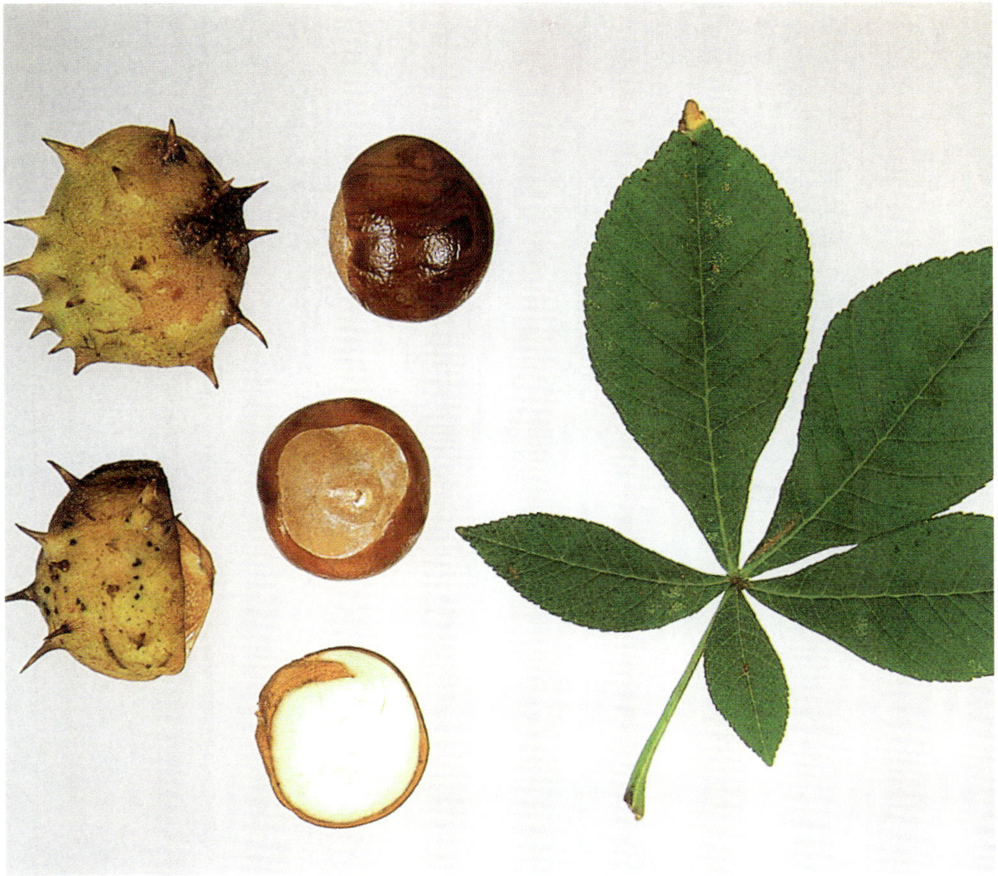

Abb. 152: Rosskastanie

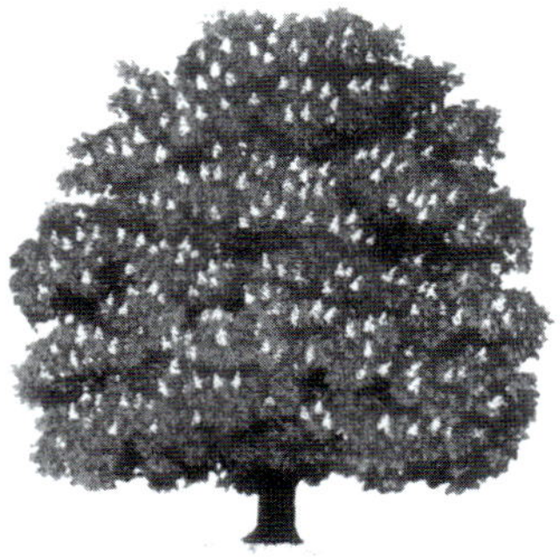

Bis 30 m hoher Baum mit dichter Krone und zuletzt überhängenden Außenzweigen; auffällig zu Beginn der Vegetationsperiode die großen, kegelförmigen und klebrigen Knospen.
Blätter groß, 5–7-zählig gefingert, an bis zu 20 cm langen, rinnigen Stielen; Blättchen bis 20 cm lang, verkehrt-eiförmig.
Blüten weißlich, die Staubblätter länger als die Kronblätter; in reichblütigen, aufrecht stehenden Rispen; V.
Früchte weichstachelige, kugelige Kapseln mit flachkugeligen, derbschaligen Samen; VIII–X.
Verbreitung: Fast in ganz Europa angepflanzt und z. T. verwildert; in N-Griechenland und Bulgarien auch ursprünglich vorkommend.

Die Rosskastanie stammt aus SO-Europa. Sie wird wegen der auffälligen Winterknospen, der großen Blätter und der dekorativen Blütenstände in ganz Europa angepflanzt und kommt auch verwildert vor.
Im Gegensatz zu den Samen der echten Kastanie (von *Castanea sativa*) sind diejenigen der Rosskastanie ungenießbar und gelten als giftig. Der bittere Geschmack hält aber zweifellos vom „Genuss" größerer Mengen ab. In der älteren Literatur ist ein Vergiftungsfall mit tödlichem Ausgang beschrieben [1]. Da das betreffende Kind offenbar wiederholt Rosskastanien gegessen hatte, kann möglicherweise eine Vorschädigung der Intestinal-Schleimhäute durch Saponine die Resorption der darauf folgenden Dosis ermöglicht haben. In neuerer Zeit hat THEUS [2] über drei Fälle berichtet, in denen bereits kurze Zeit nach der Ingestion von $\frac{1}{4}$ bis 1 Samen heftige Reaktionen – Flush, Rötung der Haut, Ödeme – auftraten. Nachfolgendes Erbrechen und Absinken des Blutdrucks führte in zwei Fällen zu Bewusstseinsverlust bzw. Kollaps. Mit Antihistaminika und Corticoiden konnte eine rasche Besserung erzielt werden. Diese Fälle erinnern daran, dass auch bei der therapeutischen Anwendung von Rosskastanienextrakten bzw. Aescin Zwischenfälle mit anaphylaktischem Schock nach i. v. Injektion bekannt geworden sind [3–5]. Bei Ingestionen von meist nur $\frac{1}{2}$ bis 1 Rosskastanie können gastrointestinale Beschwerden auftreten, beim Verschlucken ganzer

Früchte kann es vorkommen, dass sie vor dem Pylorus liegen bleiben und obstruktive Symptome verursachen [6].

Toxische Inhaltsstoffe.
Die Samen der Rosskastanie enthalten neben viel Stärke 3–8% monodesmosidische **Saponine** („Aescin"), die aus Estern kurzkettiger Säuren mit verschiedenen Triterpenaglyka (u.a. Protoaescigenin) bestehen. Als „Aescin" wird das Gemisch von über 30 Rosskastaniensaponinen bezeichnet; α-Aescin ist das Gemisch aus dem wenig wasserlöslichen, hämolytisch aktiven β-Aescin und dem wasserlöslichen, hämolytisch inaktiven Kryptoaescin. Aescin und Rosskastanienextrakte werden

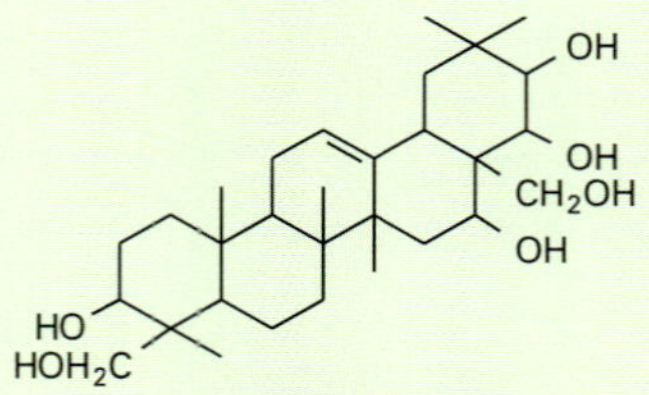

Protoaescigenin

wegen antiödematöser, exsudativer und „kapillarabdichtender" Wirkungen arzneilich verwendet [7]. Peroral ist die Toxizität bei intakter Magen-Darmschleimhaut infolge mangelnder Resorption der Saponine gering. Es ist lediglich mit schleimhautreizenden Wirkungen zu rechnen, die zu gastrointestinalen Beschwerden führen können. Die beschriebenen Fälle [1–2] mahnen allerdings zur Vorsicht.

Therapie

Reichlich Flüssigkeitsgabe, evtl. Kohle, ansonsten symptomatisch, bei allergischen Reaktionen Antihistaminika und Corticoide.

Literatur

[1] Schweitzer, H.: Tödliche Saponinvergiftung durch Genuss von Rosskastanien. Med. Klin. *47*(20), 683 (1952).

[2] Theus, L.: Schwere und tödliche Pflanzenvergiftungsfälle der Schweizer Bevölkerung von 1966–1992, Dissertation, Basel 1994.

[3] Von Sethe, C.H. und H. Berning: Akutes Nierenversagen nach Venostasinbehandlung. Dtsch. Med. Wschr. *89*, 1555–1558 (1964).

[4] Wagner, H.-J.: 3 Todesfälle durch Intoxikation (Invertseife) oder durch anaphylaktischen Schock (Rosskastanienextrakt). Arch. Toxicol. *21*, 83–88 (1965).

[5] Klose, P. und K. Pistor: Posttraumatisches Nierenversagen bei 2 Kindern nach Beta-Aescin-Therapie. Münch. Med. Wschr. *118*, 719–720 (1976).

[6] Ritter-Franke, S. und R. Bunjes: Vergiftungsunfälle mit Pflanzen, in: K.E. von Mühlendahl, U. Oberdisse, R. Bunjes und M. Brockstedt (Hrsg.): Vergiftungen im Kindesalter, Georg Thieme Verlag, Stuttgart, New York 2003.

[7] Bombardelli, E. und P. Morazzoni: Aesculus hippocastanum L. (Review). FITOTERAPIA LXVII(6), 483–511 (1996).

Hydrangeaceae

Früher eine Unterfamilie der Saxifragaceae, werden die **Hortensiengewächse** heute wegen des Vorkommens von Iridoiden als eigene Familie innerhalb der Cornales aufgefasst. Zu ihr gehören beliebte Zimmerpflanzen wie die Deutzie (*Deutzia*), der Falsche Jasmin (*Philadelphus*) und die **Hortensie** (*Hydrangea* spec.; Abb. 153). Über das Auftreten einer allergischen Dermatitis nach Kontakt mit Hortensien ist vereinzelt berichtet worden [1–6]. Als Allergen wurde das Isocumarinderivat Hydrangenol identifiziert [2, 7–8], das aber nicht in allen Varietäten enthalten ist [9]. Neben weiteren Cumarinderivaten wurden aus den Wurzeln von *Hydrangea chinesis* die Chinazolinalkaloide Febrifugin und Isofebrifugin isoliert [10].

Personen, die beruflich über längere Zeit bei der Anzucht von Hortensien, insbesondere mit Sämlingen Kontakt haben, entwickeln nicht selten Allergien, die sich vor allem an den Fingern als Entzündungen, Fissuren und Ekzemen manifestieren [11, 12].

Seit einiger Zeit werden in der Drogenszene offensichtlich Hortensien als Rauschdroge und das Rauchen getrockneter Blätter, Blüten oder Triebe propagiert (daher „Hortensienklau" in einigen Bundesländern?). Trotz intensiver Literatursuche sind uns keine wissenschaftlich fundierten Veröffentlichungen zu diesem Thema bekannt geworden. „Hortensientriebe als Cannabis-Ersatz" [13] entsprechen also eher einem Wunschdenken als der Realität. Auch der Hinweis auf Blausäureverbindungen, aus denen beim Rauchen Blausäure freigesetzt werden kann und die dadurch bedingte Vergiftungsgefahr durch Hortensien entspricht nicht den tatsächlichen Gegebenheiten. Der Nachweis eines cyanogenen Glykosids in sehr geringer Menge rechtfertigt derartige Aussagen nicht.

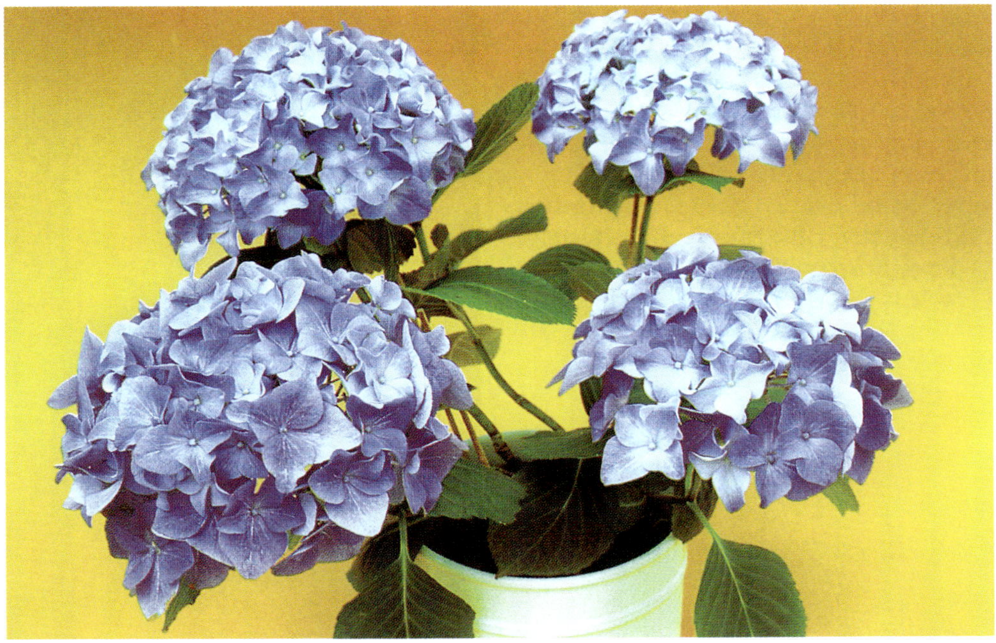

Abb. 153: Hydrangea-Hybriden Hortensie – Hydrangea – French Hydrangea

Literatur

[1] Apted, J.H.: Phytodermatitis from hydrangeas. Arch. Dermatol. *108*, 427 (1973).

[2] Hausen, B.M., G. Bäuerle und H.W. Schmalle: Hortensien-Allergie. Akt. Dermatol. *8*, 141–145 (1982).

[3] Bruynzeel, D.P.: Allergic contact dermatitis to hydrangea. Contact Dermatitis *14*(2), 128 (1986).

[4] Meijer, P., P.J. Coenrads and B.M. Hausen: Allergic contact dermatitis from hydrangea. Contact Dermatitis *23*, 59–60 (1990).

[5] Bruynzeel, D.P.: Contact dermatitis from hydrangea. Contact Dermatitis *24*, 78 (1991).

[6] Kuligowski, M.E., A. Chang and J. Leemreize: Allergic contact hand dermatitis from Hydrangea: report of the 10th case. Contact Dermatitis *26*, 269–270 (1992).

[7] Schmalle, H., O. Jarchon, B.M. Hausen and K. Schulz: 3,4-Dihydro-8-hydroxy-3-(4-hydroxyphenyl)-isocoumarin, hydrangenol. Acta Chryst. *38*, 2938–2941 (1982).

[8] Hausen, B.M.: Hydrangenol, a strong contact sensitizer found in hydrangea (Hydrangea sp.; Hydrangeaceae). Contact Dermatitis *24*, 233–235 (1991).

[9] Bruynzeel, D.P. and B.M. Hausen: Letter to the editor. Contact Dermatitis *16*, 181 (1987).

[10] Khalil, A.T., F.R. Chang, Y.H. Lee et al.: Chemical constituents from the Hydrangea chinensis. Arch. Pharm. Res. *26*(1), 15–20 (2003).

[11] Avenel-Audran, M., B.M. Hausen, J. Le Selling et al.: Allergic contact dermatitis from hydrangea – is it so rare? Contact Dermatitis *43*, 189–191 (2000).

[12] Rademaker, M.: Occupational contact dermatitis to hydrangea. Australas J. Dermatol. *44*(3), 220–221 (2003).

[13] Seidemann, J.: Hortensientriebe als Cannabis-Ersatz. Pharm Ztg. *149*(5), 290 (2004).

Hydrophyllaceae

Viele Kräuter und kleine Sträucher der weit verbreiteten, in Europa ursprünglich fehlenden **Wasserblattgewächse** sind mit Drüsenhaaren besetzt, die prenylierte Phenolderivate und/oder lipophile Flavonoide enthalten. Die unter der Bezeichnung **Phacelioide** [3] zusammengefassten Hydrochinon-, p-Benzochinon- oder p-Hydroxybenzoesäure-Derivate mit isoprenoider Seitenkette sind aus den Exkreten der Drüsenhaare von *Phacelia-, Wigandia-* und *Turricula*-Arten isoliert worden [1–4]. Verschiedene Arten dieser drei Gattungen wachsen im Südwesten der USA und in Mexiko und sind dort als Verursacher von Kontaktdermatitiden bekannt [3]. Die dafür verantwortlichen Phacelioide, die den poison-ivy-Urushiolen ähneln, tragen Geranyl-, Farnesyl- oder Geranylgeranyl-Seitenketten (C_{10}–C_{20}). Von den an Meerschweinchen getesteten Verbindungen erwies sich das Geranylbenzochinon als besonders wirksames Kontaktallergen [3]; wahrscheinlich erfolgt bei den Hydrochinonderivaten in situ zunächst eine Oxidation zum p-Benzochinon, das dann mit Proteinen der Haut zum allergen wirksamen Komplex koppelt.

Die in Europa als Bienenfutterpflanze (und verwilderte), neuerdings als Gründüngung auf Brachflächen angebaute *Phacelia congesta* (*Ph. tanacetifolia*) (Abb. 154), das rainfarnblättrige Büschelschön, scheint nicht allergen wirksam zu sein. Jedenfalls sind uns keine Berichte über Kontakt-Dermatitiden im Umgang mit dem Büschelschön bekannt geworden. HAUSEN [5] fand in dc-Untersuchungen lediglich in den Samen, nicht jedoch in den übrigen oberirdischen Teilen der Pflanze, geringe Mengen an Geranylhydrochinon.

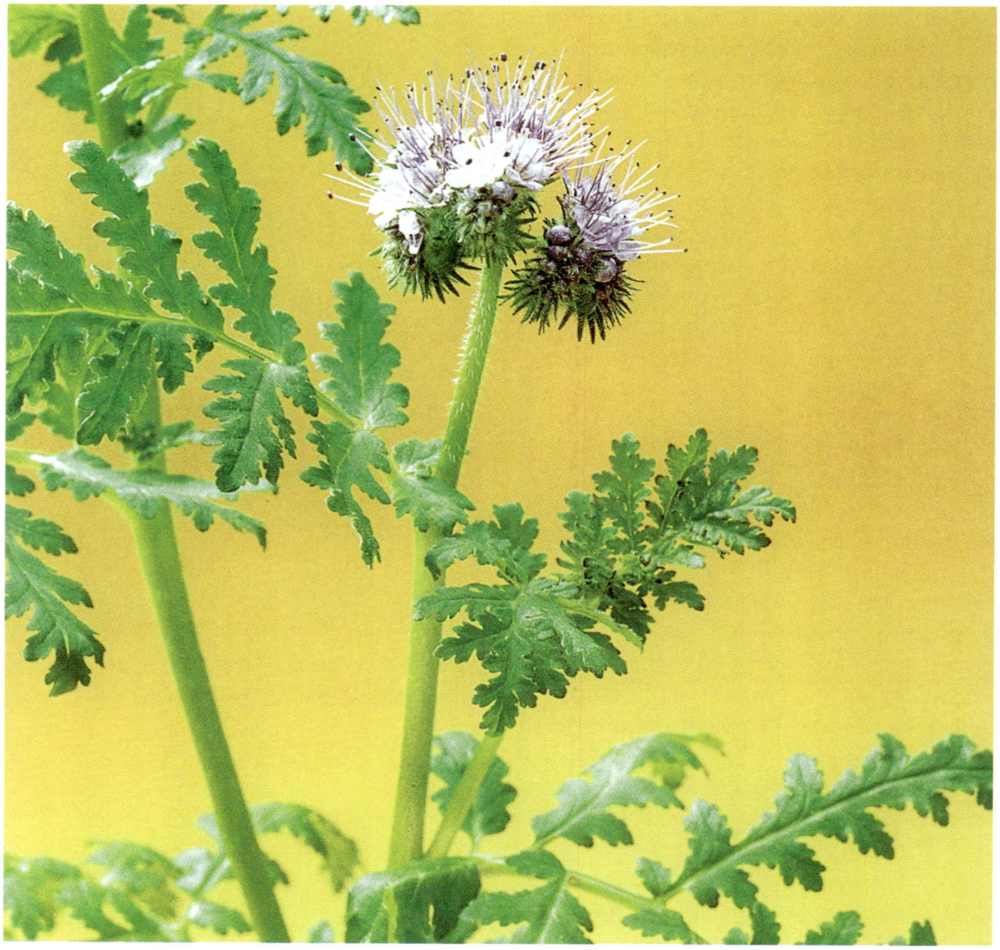

Abb. 154: Phacelia congesta HOOK. Büschelschön, Phacelie – Tansy Phacelia – Phacélie à feuilles de tanaisie

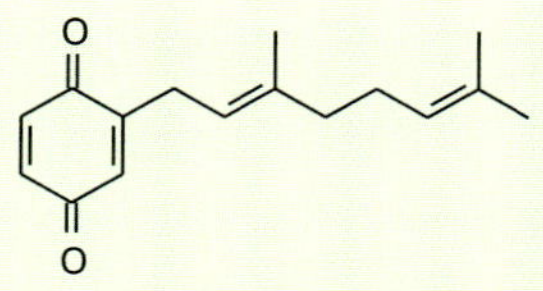

Geranylbenzochinon

Literatur

[1] Reynolds, G.W. and E. Rodriguez: Prenylated hydroquinones: Contact allergens from trichomes of Phacelia minor and P. parryi. Phytochemistry *20*(6), 1365–1366 (1981).

[2] Reynolds, G.W., P. Proksch and E. Rodriguez: Prenylated phenolics that cause contact dermatitis from glandular trichomes of Turricula parryi. Planta Med. *51*(6), 494–498 (1985).

[3] Reynolds, G.W., W.L. Epstein and E. Rodriguez: Unusual contact allergens from plants in the family Hydrophyllaceae. Contact Dermatitis *14*, 39–44 (1986).

[4] Reynolds, G.W. and E. Rodriguez: Dermatotoxic phenolics from glandular trichomes of Phacelia campanularia and Ph. pedicellata. Phytochemistry *25*(7), 1617–1620 (1986).

[5] Hausen, B.M. und K. Vieluf: Allergiepflanzen – Pflanzenallergene, 2. A., ecomed, Landsberg/Lech 1997.

Hypericaceae

Hypericum ist die einzige Gattung der Familie mit außertropischen und krautigen Vertretern. Eine der ca. 20 in M-Europa vorkommenden Arten ist das Johanniskraut oder Tüpfelhartheu (Abb. 155), *H. perforatum* (St. John's wort) mit schizogenen kugeligen Exkretbehältern, die die Blätter „perforiert" erscheinen lassen. Die Pflanze enthält ätherisches Öl, Flavonoide, darunter auch Biflavonoide, Gerbstoffe (oligomere Procyanidine), Phenolcarbonsäuren, Xanthone, Phloroglucinderivate, darunter Hyperforin und etwa 0,1% **Naphthodianthronderivate** (Hypericin u. ä. rote Pigmente) mit fotosensibilisierenden Eigenschaften. Das getrocknete Kraut und daraus hergestellte Extrakte werden arzneilich bei leichteren Formen psychovegetativer Störungen, depressiven Verstimmungen und nervöser

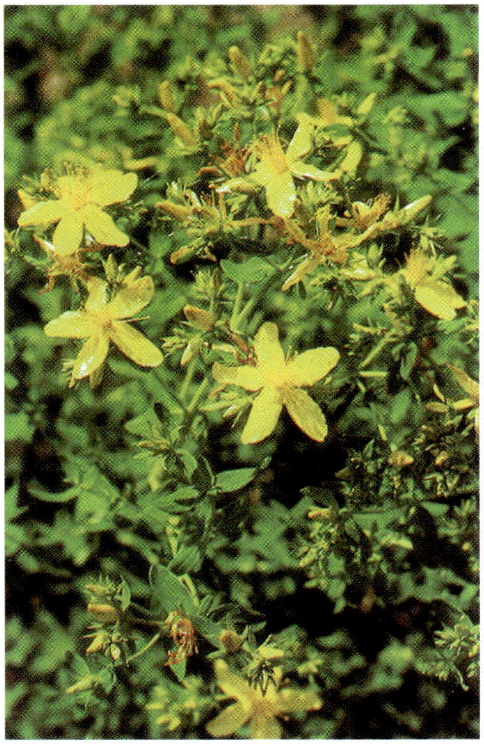

Abb. 155: Hypericum perforatum L. Johanniskraut – St. John's Wort – Millepertius

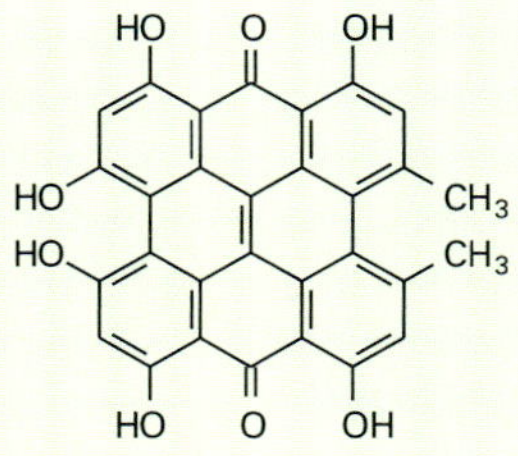

Hypericin

Unruhe eingesetzt [1]; das mit fettem Öl durch Mazeration der ganzen blühenden Frischpflanze hergestellte Johanniskrautöl („Rotöl"), dient äußerlich zur Wundbehandlung. Es enthält neben den Gerbstoffen und Hypericinen in relativ hoher Konzentration auch das antibakteriell wirksame Hyperforin.

Für **Intoxikationen** durch Trinken von Johanniskrauttee, Einnahme entsprechender *Hypericum*-Extrakte als Fertigarzneimittel oder äußerliche Anwendung von Rotöl gibt es keine konkreten Hinweise, auch wenn theoretisch eine Fotosensibilisierung durch die Hypericine möglich erscheint [2]. Ob die (im Ames-Test erwiesene) mutagene Wirkung des in Johanniskrautextrakten enthaltenen Flavonoidaglykons Quercetin toxikologische Relevanz hat, wird unterschiedlich bewertet und kann sicherlich kein eindeutiger Hinweis auf eine cancerogene Wirkung des Johanniskrauts sein [3–5]. Nach der Einnahme von Extraktpräparaten sind Wechselwirkungen mit einer Reihe von Arzneimitteln beobachtet worden, die zur Abschwächung der therapeutischen Wirksamkeit u. a. von Antikoagulantia vom Dicumaroltyp, trizyklischen Antidepressiva, oralen Kontrazeptiva führen können [6].

Tiervergiftungen. Eine andere toxikologische Bewertung ergibt sich im Veterinärbereich. Nach Verfütterung von Johanniskraut-enthaltendem Heu oder durch Fressen der Pflanzen auf der Weide entwickelt sich insbesondere bei hellhäutigen Tieren nach Sonneneinstrahlung eine primäre Fotosensibilisierung (Hypericismus [7]). Die mit der Schwere der Erkrankung korrelierenden Veränderungen biochemischer Parameter wurden in experimentellen Untersuchungen an Schafen ermittelt [8]. Als Symptome der Intoxikation zeigen sich Ödeme und Erytheme an den unbehaarten Stellen der Haut, insbesondere im Kopfbereich (z. B. Augenlider und Ohren) der betroffenen Tiere. Innerlich können zentralnervöse Effekte, aber auch eine Beeinflussung des peripheren Nervensystems beobachtet werden [9]; auffällig ist ein Anstieg der Körpertemperatur [10]. Bei Deutschen Schwarzköpfigen Fleischschafen (DSK-Schafe) wurden nach dem Fressen von Tüpfelhartheu (im Heu enthalten und auf der Weide) die schwach pigmentierten und schwach behaarten Hautbezirke fotosensibilisiert und entzündliche Hautveränderungen während des Sommers beobachtet. Als Therapie wird eine Vermeidung von Johanniskraut im Futter und Lichtschutz der Tiere bis zur Abheilung der erkrankten Hautpartien empfohlen; durch Zink-Lebertransalbe kann die Wundheilung beschleunigt werden.

In N-Amerika, wo das Johanniskraut ursprünglich als Arzneipflanze eingeführt worden ist, hat es sich zu einem gefährlichen Weideunkraut entwickelt. Wegen seiner Giftigkeit für das Vieh mussten bis 1940 ca. 2 Mio. Hektar Weideland aufgegeben werden [11]. Aus Neuseeland sind ebenso wie aus Australien oder Indien Weidetiervergiftungen bekannt [9, 12–14]. Auch andere *Hypericum*-Arten, z. B. *H. aethiopicum, H. revolutum, H. japonicum* oder *H. hyssopifolium* (arank) führen infolge Fotosensibilisierung zu Tiervergiftungen [12, 15–17]. Betroffen sind Schafe, Rinder, aber auch Pferde, die besonders empfindlich reagieren.

Als Zierpflanze häufig zu finden ist *Hypericum androsaemum*, das Mannsblut. Die bei der Reife dunkel werdenden

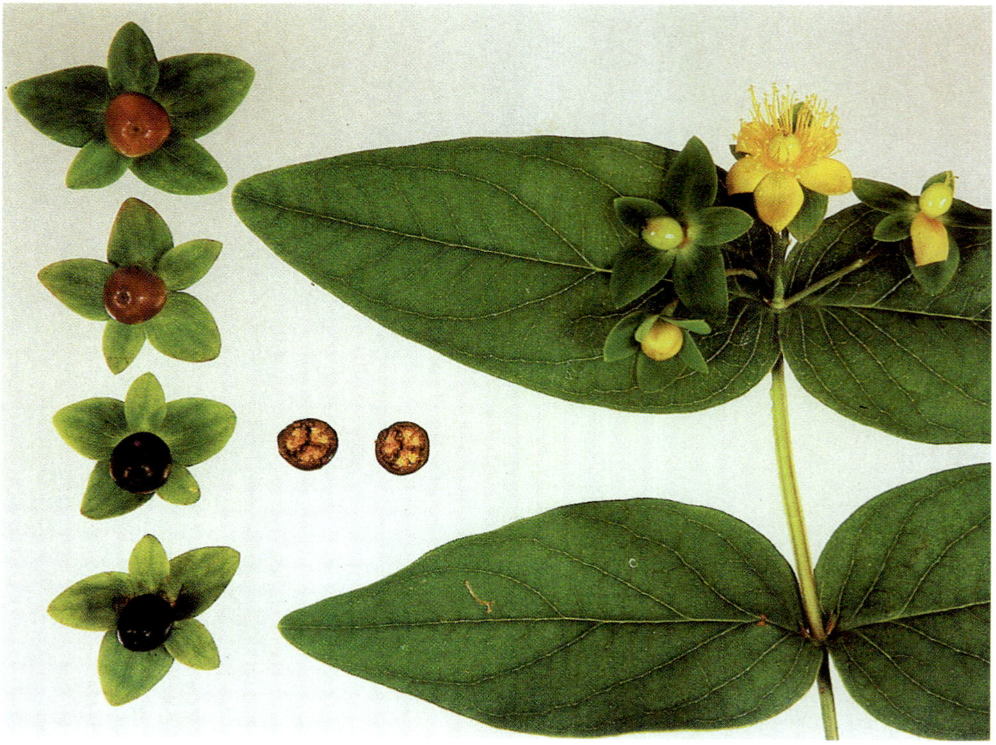

Abb. 156: Hypericum androsaemum L. Mannsblut – Tutsan – Androsème, Toute-saine

Früchte (Abb. 156) erinnern äußerlich stark an die Beeren der Tollkirsche, sind jedoch, wie ein Querschnitt zeigt, leicht als dreifächerige Kapseln zu erkennen. Die Pflanze gehört zu den hypericinfreien Arten, die Früchte scheinen harmlos zu sein. Über Intoxikationen ist bisher jedenfalls – abgesehen von Weidetiervergiftungen mit der ganzen Pflanze [18] – nichts bekannt geworden.

Literatur

[1] Kaul, R.: Johanniskraut – Botanik, Inhaltsstoffe, Qualitätskontrolle, Pharmakologie, Toxikologie und Klinik. 187 S., Wiss. Verlagsgesellsch., Stuttgart 2000.

[2] Hölzl, J. und S. Stock: Ist Johanniskraut phototoxisch? Med. Mo. Pharm. *14*(10), 304–306 (1991).

[3] Schimmer, O. und F. Häfele: Mutagene Potenz von Hypericum perforatum L. Farm. Tijdschr. v. Belgie *61*(3), 256 (1984).

[4] Poginsky, B., J. Westendorf, N. Prosenc, M. Kuppe und H. Marquardt: Johanniskraut (Hypericum perforatum L.) – Genotoxizität bedingt durch den Quercetingehalt. Dtsch. Apoth. Ztg. *128*(26), 1364–1366 (1988).

[5] Fintelmann, V. und C.-P. Siegers: Johanniskraut weiterhin unbedenklich. Dtsch. Apoth. Ztg. *128*(28), 1499–1500 (1988).

[6] Schulz, V.: Häufigkeit und klinische Relevanz der Interaktionen und Nebenwirkungen von Hypericumpräparaten, in: Rietbrock, N. (Hrsg.): Phytopharmaka VI, Forschung und klinische Anwendung, 41–53, Steinkopff Verlag, Darmstadt 2000.

[7] Araya, O.S. and E.J.H. Ford: An investigation of the type of photosensitization caused by the ingestion of St. John's Wort (Hypericum perforatum) by calves. J. Comp. Path. *91*(1), 135–141 (1981).

[8] Kako, M.D.S., I.I. Al-Sultan and A.N. Saleem: Studies of sheep experimentally poisoned with Hypericum perforatum. Vet. Hum. Toxicol. *35*(4), 298–300 (1993).

[9] Bourke, C.A., P.W. Jupp, D.T. Briese, R.H. Groves: Effects of Hypericum perforatum (St. John's wort) on animal health and production. Plant Protection Quarterly *12*(2), 91–92 (1997).

[10] Bourke, C.A.: Sunlight associated hyperthermia as a consistant and rapidly developing clinical sign in sheep intoxicated by St. John's wort (Hypericum perforatum). Austr. Vet. J. *78*(7), 483–488 (2000).

[11] Langerfeldt, J.: Hypericum perforatum als lästiges Weideunkraut. Hgk-Mitt. *24*(2), 24 (1981).

[12] Connor, H.E.: The poisonous plants in New Zealand, E.C. Keating Government Printer, Wellington, New Zealand 1977.

[13] Everist, S.L.: Poisonous plants of Australia, Angus & Robertson Publishers, London, Sydney, Melbourne, Singapore, Manila 1981.

[14] Muslih, N.J., N.A.H. Al-Kassim and S.H. Arsalan: Aran poisoning and ist treatment in sheep. Ind. J. Vet. Med. *7*, 52–55 (1987).

[15] McBarron, E.J.: Poisonous plants, handbook for farmers and graziers, Inkata Press Proprietary limited, Melbourne, Sydney, London 1983.

[16] Vahrmeijer, J.: Poisonous plants of Southern Africa that cause stock losses, Tafelberg Publishers, Cape Town 1981.

[17] Al Khafaji and M.I. Al Farwachi: Experimental intoxication with arank (Hypericum hyssopifolium) in rabbits. Iraqui J. Vet. Sci. *12*(2), 301–315 (1999).

[18] Cooper, M.R. and A.W. Johnson: Poisonous plants and Fungi in Britain, Animal and human poisoning HMSO, London 1998.

Illiciaceae

Die aus den Magnoliaceae ausgegliederte Gattung *Illicium* bildet mit ca. 40 Arten die Famile der **Sternanisgewächse**. *Illicium verum* liefert den als Gewürz geschätzten Sternanis, dessen im Perikarp der Balgfrüchte (Abb. 157) lokalisiertes ätherisches Öl auch als „Anisöl“ im Handel ist. Die dem Sternanis ähnlichen Shikimifrüchte von *Illicium anisatum* enthalten das toxische Sesquiterpen-Dilacton **Anisatin** und ähnliche Verbindungen. Sesquiterpen-Dilactone wie das Anisatin oder auch das Pikrotoxinin der Kokkelskörner (von *Anamirta paniculata*, Menispermaceae) sind nichtkompetitive GABA-Antagonisten [1–3]. Sie binden vornehmlich am GABA$_A$-Rezeptor und führen als Neurotoxine in toxischen Dosen zu gastrointestinalen Beschwerden, Tremor und klonisch-tonischen Krämpfen bis hin zu gelegentlichem status epilepticus.
Nachdem Verwechselungen von Sternanis mit Shikimifrüchten im europäischen Gewürzmarkt lange Zeit nicht beobachtet worden sind (zur Unterscheidung vgl. [4–5]), wurde 2001 über Vergiftungen in Holland berichtet, die offensichtlich durch Verwechselung oder Verunreinigung von Sternanis mit Shikimifrüchten (Japanischer Sternanis) hervorgerufen worden sind. Nach dem Trinken von

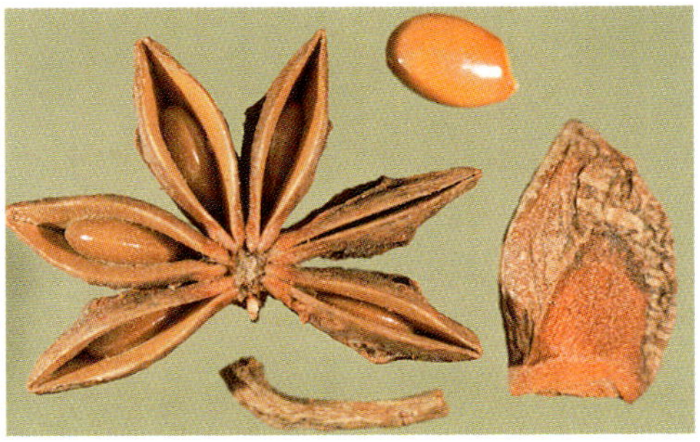

Abb. 157: Sammelbalgfrucht des Sternanis von Illicium verum

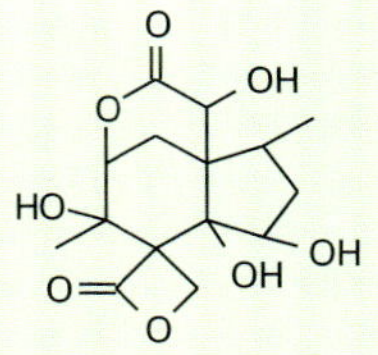

Anisatin

Tee, der aus einer verunreinigten Sternanischarge zubereitet war, erkrankten insgesamt 63 Personen, von denen 16 mit klonisch-tonischen Krämpfen ins Krankenhaus eingeliefert werden mussten [6, 7]. Obwohl die Abgabe von Sternanis (-produkten) seit November 2001 in Frankreich verboten ist, wurde 2003 über eine Intoxikation von zwei Säuglingen berichtet, denen von den Eltern Sternanistee als Hausmittel gegen Kolikschmerzen verabreicht worden war [8].

Aus Mexiko liegt ein älterer Bericht vor, nach dem Kinder erkrankten, denen Sternanistee (anis estrella) als Stomachikum und Karminativum gegeben worden war. Typische Symptome wie starke Unruhe, Schreien und klonisch-tonische Krämpfe deuteten darauf hin, dass dem echten (chinesischem) Sternanis Shikimifrüchte beigemischt bzw. diese alleiniger Bestandteil des Tees waren [9]. Wegen der Gefahr möglicher Verwechselungen der Namen – Sternanis, Chinesischer Sternanis, Japanischer Sternanis – sollte immer auch der korrekte botanische Name angegeben werden [10].
Zu einer Tiervergiftung mit neurologischen Symptomen kam es in Japan, nachdem Rinder Blätter von *Illicium anisatum* (= *religiosum*) gefressen hatten. Der Gehalt an Anisatin in den Blättern betrug 0,5 mg/g FGW [11].

Literatur

[1] Kudo, J., J. Oka, and K. Yamada: Anisatin, a potent GABA antagonist, isolated from Illicium anisatum. Neurosci. Lett. *25*, 83–88 (1981).
[2] Ikeda, T., Y. Ozoe, E. Okuyama, et al.: Anisatin modulation of the gamma-aminobutyric acid receptorchannel in rat dorsal root ganglion neurons. Br. J. Pharmacol. *127*, 1567–1576 (1999).
[3] Kakemoto, K., E., Okuyama, K. Nagata, and Y. Ozoe: Interaction of anisatin with rat brain gamma-butyric acid A receptors: allosteric modulation by competitive antagonists. Biochem. Pharmacol. *58*, 617–621 (1999).
[4] Zänglein, A., W. Schultze und K.-H. Kubeczka: Sternanis und Shikimi. Zur Unterscheidung der Früchte von Illicium verum Hook.f. und Illicium anisatum L. Dtsch. Apoth. Ztg. *129*(51/52), 2819–2829 (1989).
[5] Schultze, W., A. Zänglein, G. Lange, und K.-H. Kubeczka: Sternanis und Shikimi, Teil 2: Phytochemische Unterscheidungsmerkmale. Dtsch. Apoth. Ztg. *130*(21), 1194–1201 (1990).
[6] Biessels, G.J., Vermeij, F.H. and F.S. Leijten: Epileptische aanval na drinken van Sterrenmixthee: intoxicatie met Japanse sternanijs. Ned. Tijdschr. Geneeskd. *146*, 808–811 (2002).
[7] Johanns, E.S.D., L.E. van der Kolk, H.M.A. van Gemert, et al.: En epidemie van epileptische aanvallen na drinken van kruidenthee. Ned. Tijdschr. Geneeskd. *146*, 813–816 (2002).
[8] Minodier, P., P. Pommier, E. Moulene et al.: Staranise poisoning in infants. Arch. Pediatr. *10*(7), 619–621 (2003).
[9] Montoya-Cabrera, M.A.: Envenenamiento por el te de anis estrella (Illicium verum). Gacet. Med. Mexico *126*, 341–342 (1990).
[10] Small, E.: Confusion of common names for toxic and edible „star anise“ (Illicium) species. Econ. Botany *50*, 337–339 (1996).
[11] Kobayashi, H., Y. Kubota, H. Yamada et al.: Illicium religiosum poisoning in Japanese black cattle. J. Jap. Vet. Med. Assoc. *56*(1), 15–20 (2003).

Iridaceae

Die Familie der **Schwertliliengewächse** ist in Mitteleuropa nur durch wenige, mit Rhizomen oder Knollen perennierende Arten vertreten. Während über Vergiftungen mit den im Frühjahr blühenden *Crocus*-Arten nichts bekannt ist, muss der im Herbst blühende, nur in Kulturen oder daraus verwildert vorkommende echte Safran, *Crocus sativus*, insofern erwähnt werden, als das von ihm stammende teure Gewürz und Färbemittel „Safran" auch toxikologische Bedeutung hat.

Safran – getrocknete, dunkel-orange-rot gefärbte, aromatisch riechende und würzig-bitter schmeckende Narbenschenkel von *Crocus sativus* (Abb. 158) – ist in geringen Mengen als Gewürz oder Färbemittel verwendet harmlos. Eine Einnahme von nur wenigen (5–10) Gramm ruft aber bereits schwere Vergiftungserscheinungen hervor und kann zum Tode führen. Eine derartige Menge gilt als „wirksame" Dosis bei der missbräuchlichen Anwendung von Safran als Abortivum. Über eine schwere Intoxikation mit auffallenden Hautblutungen und schwerem Kollaps mit Harnvergiftung bei artifiziellem Abort nach der Einnahme von 5 g Safranpulver berichtete zuletzt Frank [1]. Von den aus einer gemeinsamen Vorstufe, dem Tetraterpenglykosid Protocrocin hervorgehenden Farb-, Geschmacks- und Geruchsstoffen dürften am ehesten das Safranal, ein 4,5-Dehydro-β-cyclocitral oder andere Monoterpenkomponenten des ätherischen Öls für die toxischen Wirkungen verantwortlich sein.

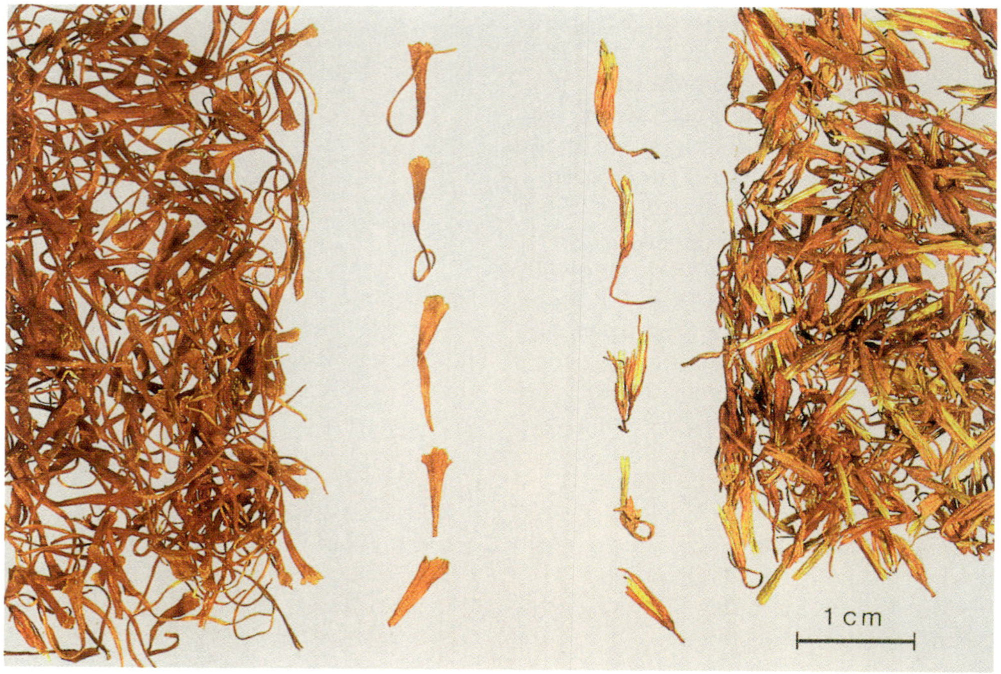

Abb. 158: Echter Safran (links), falscher Safran = Saflor (Blüten von Carthamus tinctorius, rechts).

Die **Wasserschwertlilie** oder Gelbe Schwertlilie (*Iris pseudacorus*) kommt in der Ebene an Gräben, Ufern, auf nährstoffreichen Schlammböden verbreitet vor. Sie enthält in den Stängeln und den schwertförmigen Laubblättern scharf schmeckende Giftstoffe, deren Wirkung auch nach dem Trocknen im Heu erhalten bleibt. Bei Tieren treten nach dem Fressen von Schwertlilienblättern schwere blutige Durchfälle auf; für den Menschen werden in der älteren Literatur ebenfalls heftige gastrointestinale Beschwerden beschrieben. Aus neuerer Zeit fehlen entsprechende Beobachtungen. Andere, seltener vorkommende *Iris*-Arten dürften toxikologisch ähnlich einzustufen sein.

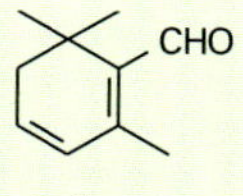

Safranal

In frischen Rhizomen von *Iris*-Arten sind Triterpenaldehyde nachgewiesen, aus denen sich bei der Lagerung die Veilchen-Riechstoffe α- und γ-Iron bilden. Ob diese Iridale und Cycloiridale in den oberirdischen Organen vorkommen und für die toxischen Wirkungen verantwortlich sein könnten, ist nicht bekannt. *I. pseudacorus* kann auch Kontaktdermatitiden hervorrufen, für die möglicherweise alkylierte p-Chinone verantwortlich sind. Allerdings sind diese sog. *Iris*-Chinone bisher nur von nichteuropäischen Arten bekannt und lediglich aus den Samenschalen isoliert worden [2].

Tiervergiftungen durch – bufadienolidhaltige – Iridaceen (*Homeria-, Moraea*-Arten) sind vor allem aus S-Afrika bekannt [3–7]. In Brasilien ist *Sisyrinchium platense* toxisch für Rinder und verursacht, wenn die Pflanzen im blühenden Zustand gefressen werden, blutige Durchfälle [8].

Literatur

[1] Frank, A.: Auffallende Purpurea bei artifiziellem Abort. Dtsch. Med. Wschr. *86*, 1618–1620 (1961).

[2] Teuscher, E. und U. Lindequist: Biogene Gifte, Gustav Fischer Verlag Stuttgart, Jena, New York 1994.

[3] Joubert, J.P.J. and R.A. Schultz: The treatment of Moraea polystachya (Thunb.) Ker-gawl. poisoning in sheep and cattle with ac-

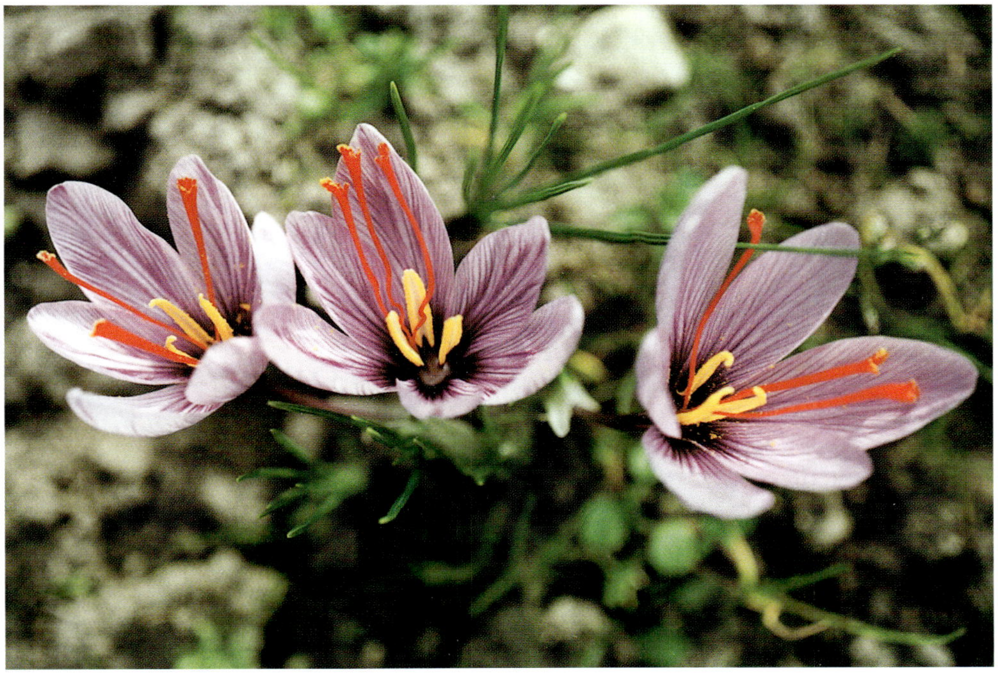

Abb. 159: Crocus sativus L. Echter Safran – Autumn Crocus – Crocus (Foto: M. BÖRNCHEN)

tivated charcoal and potassium chloride. J. S. Afr. Vet. *Assoc.* *53*(4), 249–253 (1982).

[4] Joubert, J. P. J. and R. A. Schultz: The minimal effective dose of activated charcoal in the treatment of sheep poisoned with the cardiac glycoside containing plant Moraea polystachya. J. S. Afr. Vet. Assoc. *53*(4), 265–266 (1982).

[5] Button, C. and M. S. G. Mulders: Further physiopathological features of experimental Homeria glauca poisoning in merino sheep. Onderstepoort J. Vet. Res. *51*(2), 95–96 (1984).

[6] Snyman, L. D., R. A. Schultz, J. P. J. Joubert et al.: Conditioned feed aversion as a means to prevent tulp (Homeria pallida) poisoning in cattle. Onderstepoort J. Vet. Res. *70*(1), 43–48 (2003).

[7] van Wyk, B.-E., F. van Heerden and B. van Oudtshoorn: Poisonous Plants of South Africa, Briza Publications, Pretoria 2002.

[8] Mendez, M. C., P. E. Delgado, R. Santos, A. Sechin and F. Riet-Correa: Experimental intoxication by Sisyrinchium platense (Iridaceae) in cattle. Pesqu. Vet. Bras. *13*(3–4), 77–81 (1993).

Juglandaceae

Die **Nussbaumgewächse** sind eine kleine Familie laubwerfender Bäume. Toxikologisch von Interesse ist neben der Akkumulation von Gerbstoffen das Vorkommen des Naphthochinonderivats **Juglon**. Genuin ist es in Blättern, Fruchtschalen und wohl auch im Holz als Hydrojuglonglukosid enthalten. Für Juglon sind phytotoxische („allelopathische"), fungitoxische und ichthyotoxische Wirkungen nachgewiesen.

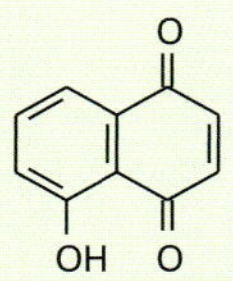

Juglon

Aus N-Amerika sind wiederholt Fälle einer als **black walnut toxicosis** bezeichneten Erkrankung bei Pferden bekannt geworden [1–3]. Sie wird in Verbindung gebracht mit dem Fressen von oder dem Kontakt von Sägemehl bzw. -spänen des Holzes von *Juglans nigra* (black walnut). Die Erkrankung ist charakterisiert durch eine akute Huf-Laminitis, verbunden mit Lahmheit, Koliken, Anorexie, Lethargie u.a. Symptomen. Die dafür verantwortlichen Faktoren sind bisher unbekannt. Versuche mit p.o. Applikation von synthetischem Juglon führten selbst bei hoher Dosierung nur bei einem Teil der Versuchstiere zu relativ schwachen Symptomen einer black walnut toxicosis; bei topischer Anwendung erwies sich Juglon lediglich als eine hautirritierende Substanz [4]. Durch wässrige Extrakte des Holzes von *J. nigra* konnte zwar ein der black walnut toxicosis ähnliches Vergiftungsbild hervorgerufen werden, die Extrakte zeigten jedoch an isolierten Gefäßen keine direkte vasokonstriktorische Wirkung. Es konnte jedoch die Wirkung von Epinephrin und Epinephrin + Hydrocortison verstärkt werden. Ein vergleichbarer Effekt wurde mit wässrigen Extrakten anderer gerbstoffhaltiger Organe (Holz von *Pinus strobus, Juniperus virginiana* oder *Quercus palustris*) nicht erzielt [6].
Hautirritationen beim Arbeiten mit dem Holz von *Juglans regia* treten relativ selten auf; Juglon scheint auch hier vor allem ein Hautirritans zu sein, die sensibilisierende Wirkung ist geringer, jedoch sind Kreuzreaktionen mit anderen Chinonen, z.B. denen des Teakholzes, möglich [7].

Literatur

[1] True, R.G., J.E. Lowe and J.E. Heissen: Black walnut shavings as a cause of acute laminitis. Proc. Am. Vet. Assoc. Equ. Pract. *24*, 511–516 (1978).
[2] Uhlinger, C.: Black walnut toxicosis in ten horses. J. Am. Vet. Med. Assoc. *195*(3), 343–344 (1989).
[3] McCue Thomsen, M.E., E.G. Davis and B.R. Rush: Black walnut induced laminitis. Vet. Hum. Toxicol. *42*(1), 8–11 (2000).
[4] True, R.G. and J.E. Lowe: Induced juglone toxicosis in ponies and horses. Am. J. Vet. Res. *41*(6), 944–945 (1980).
[5] Minnick, P.D., C.M. Brown and W.E. Braselton: The induction of equine laminitis with an aqueous extract of the heartwood of black walnut (Juglans nigra). Vet. Hum. Toxicol. *29*, 230–233 (1987).
[6] Galey, F.D., V.R. Beasley, D. Schaeffer and L.E. Davies: Effect of an aqueous extract of black walnut (Juglans nigra) on isolated equine digital vessels. Am. J. Vet. Res. *51*(1), 83–88 (1990).
[7] Hausen, B.M.: Wood injurious to human health, Walter de Gruyter, Berlin, New York 1981.

Lamiaceae

Die **Lippenblütler** (auch: Labiatae) sind eine große Familie überwiegend krautiger Pflanzen mit kosmopolitischer Verbreitung. Von den wegen ihres Gehalts an ätherischem Öl genutzten Gewürz- und Arzneipflanzen sind bei bestimmungsgemäßem Gebrauch keine Intoxikationen zu erwarten. Anders sieht es bei Verwendung der isolierten **ätherischen Öle** aus. Zunächst sind diese Gemische lipophiler flüchtiger Substanzen ganz allgemein Zellreizstoffe und bei unsachgemäßer Anwendung giftig.
Zum anderen zeichnen sich manche der meist terpenoiden Substanzen durch eine besondere Toxizität aus, durch welche die allgemeine Giftwirkung ätherischer Öle verstärkt werden kann. Dies gilt bei den Lamiaceen für Stoffe wie Thujon, Campher, Pulegon, Pinocamphon oder Perillaketon.

Thujon und Campher sind im ätherischen Öl von *Salvia officinalis*, dem Salbei, enthalten. Der Thujongehalt ist mit ca. 50 % im ätherischen Öl des Dalmatinischen Salbei (*S. officinalis* ssp. *major* und *minor*) recht hoch, während Campher im ätherischen Öl des Spanischen Salbei (*S. officinalis* ssp. *lavandulifolia*) mit ca. 30 % vorherrschende Komponente ist. Im Gegensatz zu den thujonreichen Ölen vom Absinth oder vom Lebensbaum gibt es über Intoxikationen durch Salbeiöl nur

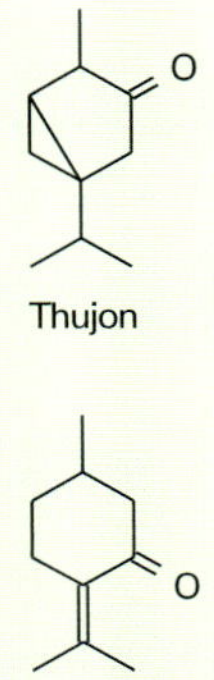

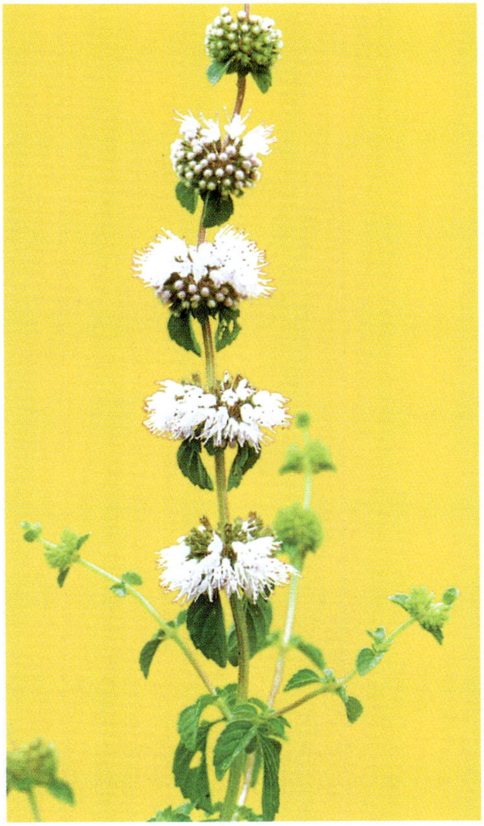

Abb. 160: Mentha pulegium L. Poleiminze – Pennyroyal – Menthe pouliot, Herbe-de-Saint-Laurent

vereinzelt Berichte [1]. Das Gleiche gilt für das Ysopöl von *Hyssopus officinalis* mit der toxischen Komponente Pinocamphon sowie Isopinocamphon. Überdosierungen des aus therapeutischen Gründen gegebenen Öls (z. B. $\frac{1}{2}$ Teelöffel Ysopöl bei einem sechsjährigen Kind [1]) führten zu Erbrechen, Hypersalivation und zu klonisch-tonischen Krämpfen.
Seit langem bekannt ist die Toxizität von **Pulegon**, der Hauptkomponente des ätherischen Öls von *Mentha pulegium*, der **Poleiminze** und von *Hedeoma pulegioides* (Pennyroyal oil) [2]. Über Vergiftungsfälle und hepatotoxische sowie pulmotoxische Wirkungen des Poleiminzenöls ist wiederholt berichtet worden [3–7]. Das Öl wurde in Zentigrammdosen als Abortivum versucht.
Im ätherischen Öl der **Schwarznessel** (purple mint), *Perilla frutescens*, sind neben Perillaaldehyd, aus dem nach Umwandlung zum L-anti-Aldoxim ein Süßstoff entsteht, die substituierten Furanderivate **Perillaketon**, Egomaketon und Isoegomaketon enthalten. Sie werden als Verursacher der AIP (atypical interstitial pneumonia) bei Tieren angesehen, die nach dem Fressen von *Perilla frutescens*, vornehmlich im blühenden und fruchtenden Zustand, auftreten kann [8–9]. AIP kann aber auch durch andere Ursachen ausgelöst werden [10]. Verantwortlich für die Pneumotoxizität dürfte ein aus dem Perillaketon unter der Einwirkung des Cytochrom-P450-Systems entstehendes Abbauprodukt sein [10].
Neben den flüchtigen Mono- und z. T. Sesquiterpenen als Bestandteilen ätherischer Öle kommen auch nichtflüchtige Diterpene, die sich oftmals durch einen ausgeprägten Bittergeschmack auszeichnen, in der Familie vor. **Bitterstoffe** wie das Marrubiin des Andorns oder das Carnosol (=Pikrosalvin) des Salbei sind Inhaltsstoffe von Arzneidrogen. Neben der Erregung der Geschmacksnerven können Bitterstoffe auch antibiotische und repellente Wirkungen zeigen. Diterpenoide von *Plectranthus* und *Solenostemon* (*Coleus*-Arten) sind einerseits pharmakologisch interessante Stoffe (z. B. Forskolin), können aber auch Kontaktdermatitiden verursachen. Für eine Kontaktdermatitis gegenüber *Solenostemon scutellarioides* (*Coleus blumei*) (Abb. 161) konnte als Diterpen mit Abietanstruktur das Coleon O verantwortlich gemacht werden, das in Drüsenschuppen der oberirdischen Organe lokalisiert ist [11].
Bicyclische Diterpene (Neoclerodan-Derivate) sind auch Inhaltsstoffe von *Salvia divinorum*, dem Aztekensalbei (Mexikanischer Salbei, Wahrsagesalbei, „magic mint"), dessen Blätter in der Drogenszene als psychoaktive Droge bekannt gewor-

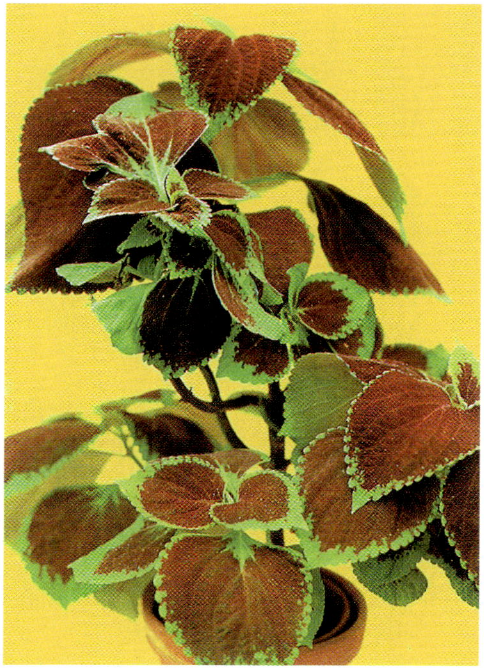

Abb. 161: Solenostemon scutellarioides (L.) CODD. Buntnessel – Painted Nettle – Coléus

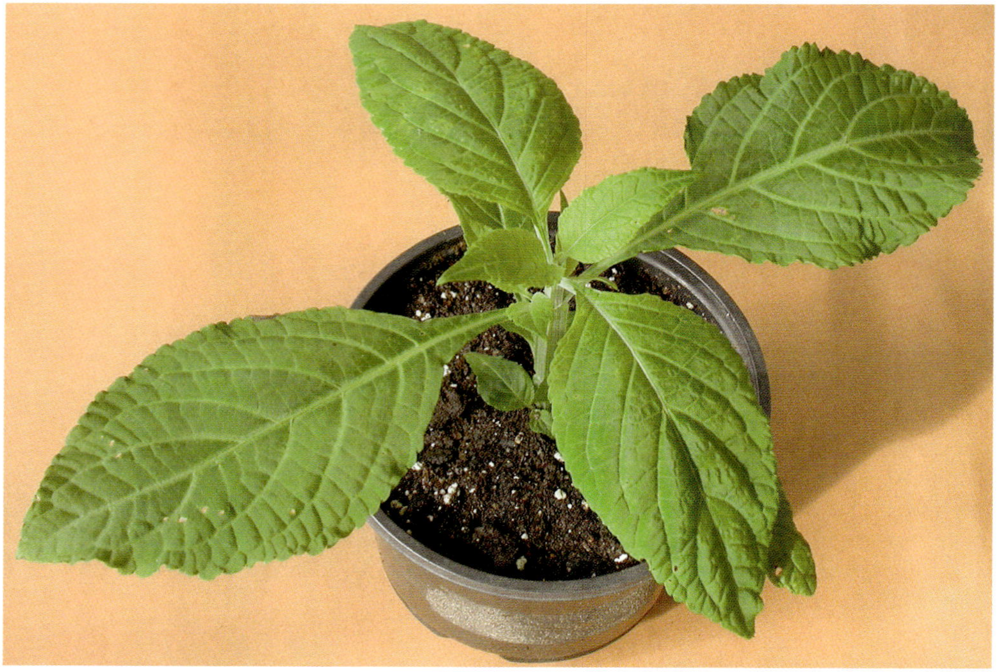

Abb. 162: Salvia divinorum EPLING et JÁTIVA Azteken-Salbei (junge Pflanze)

den sind und gekaut oder geraucht werden (Abb. 162). Die Pflanze kann nur vegetativ vermehrt werden und soll in Südmexiko von Indios zum rituellen Gebrauch angepflanzt werden. Auffällig sind die geflügelten Sprossachsen (Abb. 163 a) dieser Salbeiart, die nach eigenen Beobachtungen im Gewächshaus bis 2,50 m hoch werden und dann sogar blühen kann (Abb. 163 b).

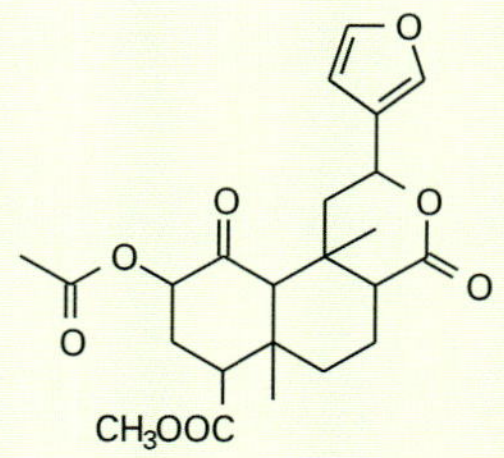

Salvinorin A

Verantwortlich für die halluzinogene Wirkung ist als Hauptinhaltsstoff das Salvinorin A mit einem Gehalt von bis zu 3,7 mg/g TGW [12]; daneben kommen als weitere Diterpene die Salvinorine B bis F vor. Salvinorin A ruft in Dosen von 150–500 µg psychedelische Effekte hervor [13–15], die schnell einsetzen, aber auch rasch wieder abklingen; mit unerwünschten Wirkungen bei Überdosierung ist zu rechnen. Die Substanz bindet an κ-Opioidrezeptoren (KOR) und ist die erste natürlich vorkommende stickstofffreie Verbindung mit einer derartigen Wirkung [15].

Als vermeintlich psychoaktive Pflanze gilt auch *Nepeta cataria*, die Katzenminze (Catnip) [16], deren Geruch auf Katzen [17], aber auch auf Mäuse [18] erregend wirkt. Hauptkomponente des ätherischen Öls ist das antiviral und antibakteriell wirksame, nichtglykosidische Iridoid Nepetalacton. Katzenminzeblätter sind vor allem in den USA als volkstümliches Heilmittel gegen Beschwerden unterschiedlichster Art beliebt [19]. Über die Intoxikation eines Säuglings, der einen Teeaufgussbeutel Katzenminzeblätter gekaut und geschluckt hatte, haben OSTERHOUDT et al. [20] berichtet. Zur möglichen Vergiftung zweier Katzen durch *Nepeta* vgl. [21].

Über das Auftreten einer Hepatitis nach dem Trinken von Wildgamandertee oder Zubereitungen von *Teucrium chamaedrys* ist in den letzten Jahren mehrfach aus Frankreich berichtet worden [22–25], wo die Droge offenbar in der Volksmedizin ein beliebtes „Entfettungsmittel" ist. Wegen der zahlreichen Fälle (1 Todesfall [22]) ist vom französischen Gesundheitsministerium ein Verkaufsverbot für die Droge erlassen worden; die deutschen Gesundheitsbehörden haben auf die Aktion hingewiesen. Nach monatelangem Trinken einer Teezubereitung von *Teucrium capitatum* [26] entwickelte sich ebenso eine Hepatitis wie nach der Einnahme eines Tees von *Teucrium polium* (golden gamander), den eine Frau über einen Zeitraum von 3 Monaten als Antidiabetesmittel getrunken hatte [27]. In *Teucrium*-Arten kommen eine Reihe von Clerodan-Diterpenen vor [28]; speziell in *Teucrium chamaedrys* sind es Furano-neo-Clerodane, die im Organismus offensichtlich durch das Cytochrom-P450-System in hepatotoxisch wirksame Metaboliten umgewandelt werden [29] und bei isolierten Ratten-Hepatozyten zur Apoptose führen [30].

Schwer zu beurteilen sind Angaben über eine mögliche Toxizität für Tiere von *Glechoma hederacea*, der Gundelrebe: In älteren Veröffentlichungen ist über Vergiftungen von Pferden berichtet worden [31–32]; ob im Kraut nachgewiesene Sesquiterpenoide [33] toxische Wirkungen

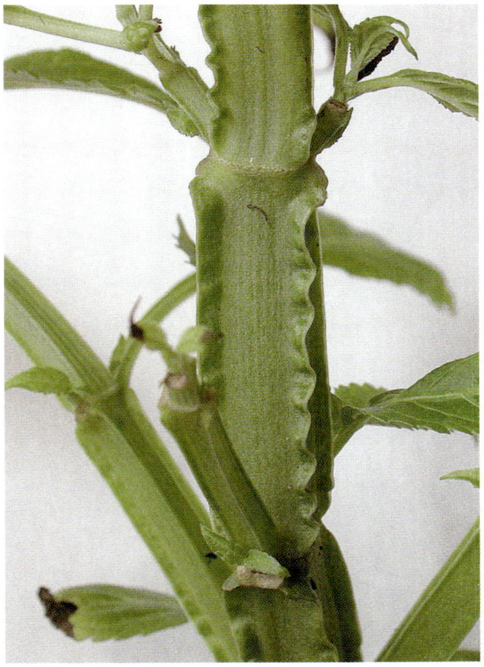

Abb. 163 a: Geflügelte Sprossachse von Salvia divinorum

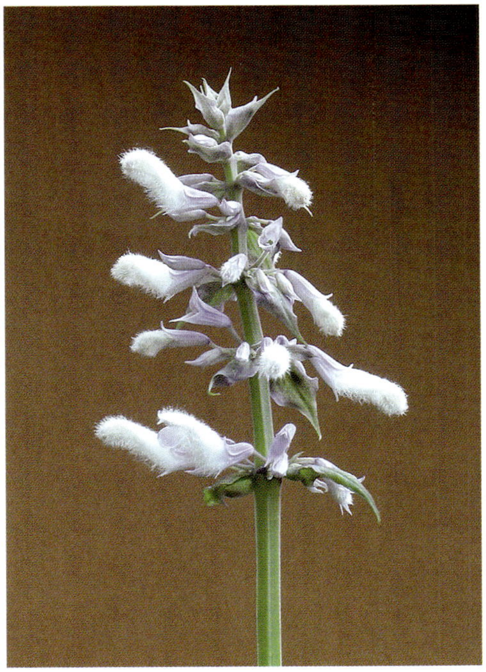

Abb. 163 b: Blütenstand von Salvia divinorum

haben, ist nicht untersucht. Neuere Arbeiten liegen nicht vor.

Literatur

[1] Millet, Y., J. Jouglard, M.D. Steinmetz, P. Tognetti, P. Joanny and J. Arditti: Toxicity of some essential plant oils. Clinical and experimental study. Clin. Toxicol. *18*(12), 1485–1498 (1981).

[2] Boyd, E.L.: Hedeoma pulegioides and Mentha pulegium, in: De Smet, P.A.G.M., K. Keller, R. Hänsel and R.F. Chandler (eds.): Adverse effects of herbal drugs, 151–156, Springer Verlag, Berlin, Heidelberg, New York 1992.

[3] Vallance, W.B.: Pennyroyal poisoning, a fatal case. Lancet, 850–851 (1955).

[4] Sullivan, J.B., B.H. Rumack, H. Thomas, R.G. Peterson and P. Bryson: Pennyroyal oil poisoning and hepatotoxicity. J. Am. Med. Assoc. *242*(26), 2873–2874 (1979).

[5] Gordon, W.P., A.J. Forte, R.J. McMurtry, J. Gal and S.D. Nelson: Hepatotoxicity and pulmonary toxicity of pennyroyal oil and its constituent terpenes in the mouse. Toxicol. Appl. Pharmacol. *65*, 413–424 (1982).

[6] Anderson, I.B., W.H. Mullen, J.E. Meeker and P.D. Blanc: Pennyroyal toxicity: measurement of toxic metabolite levels in two cases and review of th literature. Ann. Intern. Med. *124*(8), 726–734 (1996).

[7] Bakering, J.A., S.M. Gospe jr., R.J. Dimand and M.W. Elridge: Multiple organ failure after ingestion of pennyroyal oil from herbal tea in two infants. Pediatrics *98*(5), 944–947 (1996).

[8] Wilson, B.J., J.E. Garst, R.D. Linnebary and R.B. Channell: Perilla ketone: A potent lung toxin from the mint plant, Perilla frutescens Britt. Science *197*, 573–574 (1977).

[9] Wilson, W.C., J.E. Garst, N.C. Kristensen, J.R. Scabo, J. Simon and P.C. Harrison: Species susceptibility to pulmonary toxicity of 3-furyl-isoamyl ketone (Perilla ketone). J. An. Sci. *57*(Suppl.1), 313 (1983).

[10] Kerr, L.A., B.J. Johnson and G.E. Burrows: Intoxication of cattle by Perilla frutescens (purple mint). Vet. Hum. Toxicol. *28*(5), 412–416 (1986).

[11] Dooms-Goossens, A., A. Borghijs, H. Degreef, E.G. Devriese and J.M.C. Geuns: Airborne contact dermatitis by Coleus. Contact Dermatitis *17*, 109–110 (1987).

[12] Gruber, J.W., J. Siebert, A.H. der Marderosian et al.: High performance liquid chromatographic quantification of salvinorin A from tissues of Salvia divinorum Epling & Jativa M. Phytochem. Analysis *10*(1), 22–25 (1999).

[13] Siebert, D.J.: Salvia divinorum and salvinorin A: new pharmacological findings. J. Ethnopharmacol. *43*(1), 53–56 (1994).

[14] Valdes, L.J.: Salvia divinorum and the unique diterpene hallucinogen, Salvinorin (divinorin) A.J. Psychoactive Drugs *26*(3), 277–283 (1994).

[15] Benoni, H.: Salvinorin A – ein Halluzinogen aus dem Aztekensalbei. Naturw. Rdsch. *54*, 575–578 (2001); und: Salvinorin A – ein κ-Opioidrezeptor-Agonist. Naturw. Rdsch. *56*(11), 623 (2003).

[16] Jackson, B. and A. Reed: Catnip and the alteration of consciousness. J. Am. Med. Assoc. *207*, 1349–1350 (1968).

[17] Tucker, A.O. and S.S. Tucker: Catnip and the catnip response. Econ. Bot. *42*, 214 (1988).

[18] Massoco, C.O., M.R. Silva, S.L. Gorniak et al.: Behavioral effects of acute and long-term administration of catnip (Nepeta cataria) in mice. Vet. Hum. Toxicol. *37*(6), 530–533 (1995).

[19] Tyler, V.E.: The Honest Herbal. A sensible guide to the use of herbs and related remedies, 81–82, Pharm. Products Press, New York 1993.

[20] Osterhoudt, K.C., S.K. Lee, J.M. Callahan and F.M. Henretig: Catnip and the alteration of human consciousness. Vet. Hum. Toxicol. *39*(6), 373–375 (1997).

[21] Forslund, K. and S. Stieger: Suspected poisoning of cats by catmint (Nepeta cataria). Svensk. Veterinartidning *54*(1), 19–20 (2002).

[22] Mostefa-Kara, N., A. Pauwels, E. Pines, M. Biour and V.G. Levy: Fatal hepatitis after herbal tea. Lancet *340*, 674 (1992).

[23] Mattei, A., T. Bizollon, J.D. Charles, P. Debat, T. Fontanges, M. Chevallier and C. Trepo: Liver damage induced by the ingestion of a product of phytotherapy containing wild gamander, four cases. Gastroenterol. Clin. Biol. *16*(10), 798–800 (1992).

[24] Castot, A. and D. Larrey: Hepatitis observed during a treatment with a drug or tea containing wild gamander. Evaluation of 26 cases reported to the regional centers of pharmacovigilance. Gastroenterol. Clin. Biol. *16*(12), 916–922 (1992).

[25] Ben-Yahia, M., P. Mavier, J.M. Metreau, E.S. Zafrani, M. Fabre, C. Gatineau-Saillant, D. Dhumeaux and A. Mallat: Chronic active hepatitis induced by wild gamander, 3 cases. Gastroenterol. Clin. Biol. *17*(12), 959–962 (1993).

[26] Dourakis, S.P., I.S. Papanikolaou, E.N. Tzemanakis and S.J. Hadziyannis: Acute hepatitis associated with herb (Teucrium capitatum L.) administraion. Eur. J. Gastroenterol. Hepatol. *16*(6), 693–695 (2002).

[27] Polymeros, D., D. Kamberoglou and V.

Tzias: Acute cholestatic hepatitis caused by Teucrium polium (golden germander) with transient appearance of antimitochondrial antibody. J. Clin. Gastroenterol. *34*(1), 100–101 (2002).

[28] Rodriguez-Hahn, L., B. Esquirel and J. Cardenas: Clerodane diterpenes in Labiatae, in: Progr. Chem. Org. Nat. Prod. *63*, 107–196 (1994).

[29] Loeper, J., V. Descatoire, P. Letteron, C. Moulis, C. Degott, P. Dansette, D. Fau and D. Pessayre: Hepatotoxicity of Germander in mice. Gastroenterology *106*(2), 464–472 (1994).

[30] Fau, D., M. Lekehal and G. Farell et al.: Diterpenoids from germander, an herbal medicine, induce apoptosis in isolated rat hepatocytes. Gastroenterology *113*(4), 1334–1346 (1997).

[31] v. Haszlinsky, B.: Ueber Vergiftung bei Pferden durch Glechoma. Dtsch. Tierärztl. Wschr. *43*, 708–709 (1935).

[32] Nicolau, A., H. Barza, H. Duca, C. Creteanu, H. May and A. Popoviciu: Vergiftungen durch die Pflanze Glechoma hederacea beim Pferde. Mh. Vet. Med. *11*, 534–538 (1956).

[33] Stahl, E. und S. N. Datta: Neue sesquiterpenoide Inhaltsstoffe der Gundelrebe (Glechoma hederacea L.). Liebigs Ann. Chem. *757*, 23–32 (1972).

Lauraceae

Die **Lorbeergewächse** umfassen Holzpflanzen mit fast ausschließlich tropisch-subtropischer Verbreitung. Als einzigen Vertreter im europäisch-mediterranen Raum finden wir den Lorbeerbaum, *Laurus nobilis*, dessen Früchte und Blätter wegen des Gehalts an ätherischem Öl als Gewürz verwendet werden. Das Vorkommen ätherischen Öls (in Einzelölzellen) ist ein charakteristisches Merkmal der Familie. So werden auch andere Lauraceen als Gewürz- und Arzneipflanzen genutzt, z. B. *Cinnamomum*-Arten (Zimtrinden, Campher) oder der nordamerikanische Sassafrasbaum. Zur Familie gehört auch *Persea americana*, Lieferant der Avocadofrüchte. Aber die ätherischen Öle bzw. deren Komponenten aus der Gruppe der Terpene und/oder Phenylpropankörper können auch aus toxikologischer Sicht von Interesse sein:

Lorbeeröl, das früher zum Imprägnieren von Hutbändern verwendet wurde, war als Auslöser von Kontaktallergien bekannt [1–2]. Im Zeichen der Rückbesinnung auf „altbewährte" Naturheilmittel sind vor einiger Zeit wieder schwere Kontaktallergien gegen Lorbeeröl aufgetreten [3–4]. Angepriesen und verwendet wurde Oleum Lauri expressum gegen rheumatische Beschwerden oder als *„ideale Einreibung gegen Geschwüre und Geschwulste, mit der man ein Erweichen und die Zerteilung erreichen kann"*. Diese aus den Lorbeerfrüchten (Abb. 164) gepresste Zubereitung stellt ein Gemisch aus fettem und ätherischem Öl von salbenartiger Konsistenz dar. Sensibilisierende Komponenten des Lorbeeröls sind Sesquiterpenlactone.

Campher, das aus dem ätherischen Öl des Campherbaums, *Cinnamomum camphora*, stammende oder auch synthetisch gewonnene Monoterpen ist häufig Ursache von Vergiftungen gewesen. Dabei handelte es sich um versehentliche Einnahme campherhaltiger Einreibungen, z. B. des Oleum camphoratum [5] oder – vor allem bei Kleinkindern – um Intoxikationen durch perkutane Resorption nach äußerlicher Applikation von campherhaltigen Rheumasalben, Erkältungsbalsamen oder „Herzsalben" [6–8].

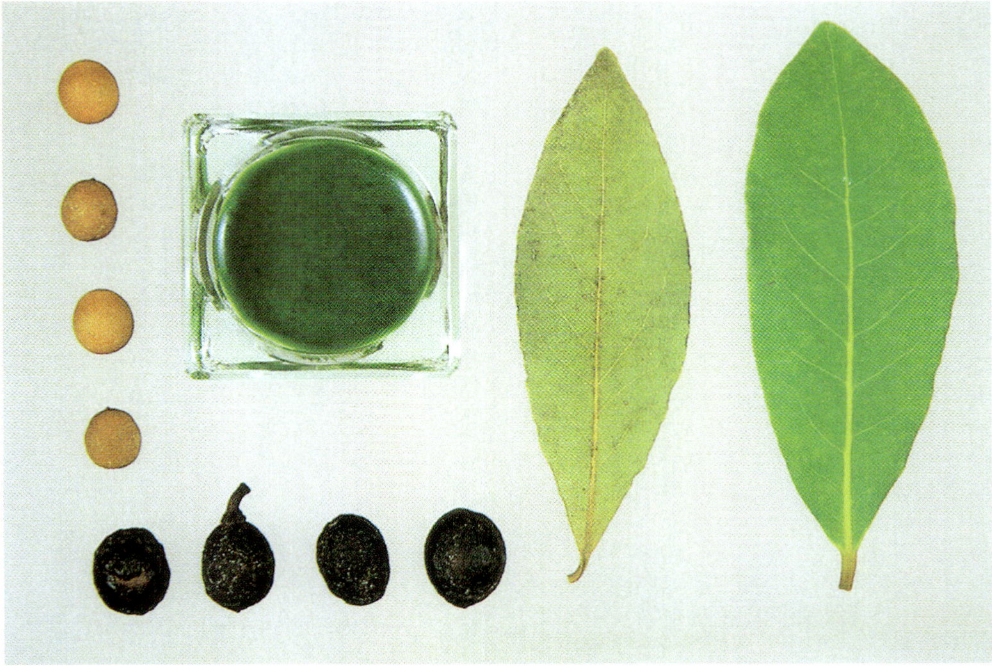

Abb. 164: Samen, Früchte (das hieraus gewonnene Lorbeeröl [Ol. Lauri expressum]) und Blätter von Laurus nobilis

KÖPPEL et al. [9] berichteten über Intoxikationen nach der Einnahme von 6–10 g Campher als „Stimulans und Haschischersatz". Die beiden 22-jährigen Patienten zeigten psychomotorische Unruhe und litten an Halluzinationen: Während der eine den Eindruck hatte, dass ihm „seine Beine und Füße nicht mehr gehörten", fühlte der andere sich „floating under the ceiling". Nach Sedierung durch Diazepam und Förderung der renalen Ausscheidung durch viel Trinken konnten die Patienten nach 24 Stunden entlassen werden.

Nach einer Übersicht von GOSSWEILER [10] wurden im Schweiz. Tox.-Info.-Zentrum zwischen 1966 und 1981 ca. 500 Anfragen zu Campheringestionen und Beschwerden durch externe Applikation registriert. In vier Fällen (2 Ingestionen, darunter 1 × Mottenkugeln; 2 Einreibungen) zeigten die Intoxikationen bei Kleinkindern einen schweren Verlauf. Nach den bisherigen Erfahrungen muss 1 g Campher als minimale Letaldosis für Kleinkinder und etwa 20 g für Erwachsene angesehen werden.

Therapie

Primäre Giftentfernung durch Auslösen von Erbrechen oder Magenspülung muss wegen der raschen Resorption des Camphers möglichst schnell durchgeführt werden. Später können in schweren Fällen durch Lipiddialyse oder Harz-Hämoperfusion toxische Camphermengen eliminiert werden. Ansonsten steht die Krampfbekämpfung mit Diazepam oder Barbituraten sowie die Unterstützung von Kreislauf und Atmung im Vordergrund [10].

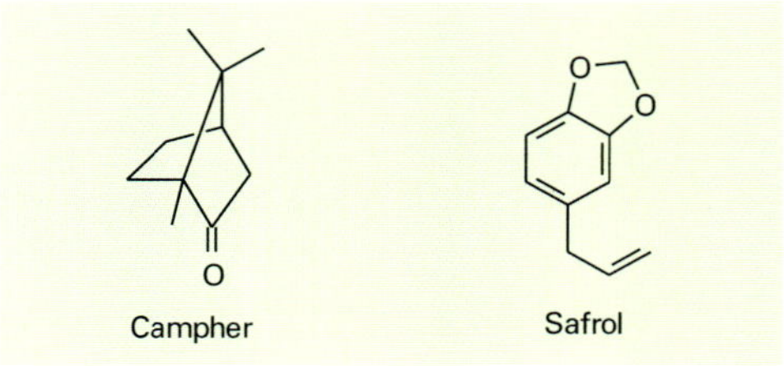

Sassafrasöl, das ätherische Öl des nordamerikanischen Sassafrasbaums, *Sassafras albidum*, besteht zu einem hohen Prozentsatz aus Safrol, einem Phenylpropankörper, dessen hepatotoxische Wirkung seit längerer Zeit bekannt ist. **Safrol** selbst ist als Procancerogen aufzufassen, aus dem durch Metabolisierung in der Leber über Hydroxy- bzw. Acetoxysafrol als eigentliches Cancerogen ein Schwefelsäureester des Safrols – 1-Sulpho-oxysafrol – entsteht. Da die Substanz nur wenig in andere Organe permeiert, treten in Versuchstieren überwiegend nur Leberzelltumoren auf. In Abwägung aller tierexperimentellen Befunde und unter Berücksichtigung eines toxikologischen Sachverständigengutachtens zur Bewertung von Sassafras als Arzneimittel [11], wird vom Bundesinstitut für Arzneimittel und Medizinprodukte der Widerruf der Zulassung aller *Sassafras*- und Safrol-haltigen Arzneimittel für notwendig gehalten [12]. Dies gilt auch für homöopathische Dilutionen bis D3 und entsprechend für die Verwendung der Droge Sassafrasholz (Lignum Sassafras, das Wurzelholz von *S. albidum*), die als Diuretikum heute obsolet ist. Safrol, das früher in den USA als Aromatisierungsmittel verwendet wurde, ist dort als Lebensmittelzusatzstoff nicht mehr zugelassen. In Deutschland gelten nach der Aromenverordnung von 1993 [13] gemäß Anlage 4 zzt. noch folgende Grenzwerte für Safrol:

Maximal	1 ppm für Getränke und Lebensmittel
Maximal	2 ppm für Alkoholika bis 25 Vol.%
Maximal	5 ppm für Alkoholika über 25 Vol.%
Maximal	15 ppm in Lebensmitteln mit Muskat.

Avocado. Der Avocadobaum, *Persea americana*, stammt aus Zentralamerika und wird heute zur Gewinnung der Avocadofrüchte in tropischen und subtropischen Gebieten angebaut. Aus dem fettreichen Fruchtfleisch gewinnt man ein als Bestandteil von Kosmetika geschätztes fettes Öl. Über eine Kontaktallergie gegenüber Avocadoöl als Komponente eines Sonnenöls berichteten GROOT et al. [14].

Tiervergiftungen. Relativ häufig sind Berichte über Tiervergiftungen durch Fressen von Avocadoblättern. Dies betrifft Vögel [15, 16] ebenso wie Ziegen [17–21], Pferde [22], Schafe [20] und Hunde [23]. Die Berichte stammen aus den USA [15–18], Australien [21, 22], S-Afrika [19], Namibia [20] und Kenia [23]. Als Vergiftungssymptome wurden Dyspnoe, Tachykardie und Herzrhythmusstörungen beobachtet und nach Sektion verendeter Tiere Lungenödeme, Hydrothorax und eine Myocard-Degeneration gefunden. Aufgrund der Vergiftungssymptome wird ein Cardiotoxin vermutet, über dessen chemische Struktur bisher nichts bekannt ist [21, 22].

Literatur

[1] Straub, W.: Kontaktdermatitis nach Tragen neuer Hüte. Münch. Med. Wschr. *94*(13), 598–599 (1952).

[2] Bandmann, H.J. und W. Dohn: Das Lorbeeröl als nicht seltene Ursache allergischer Kontaktekzeme. Münch. Med. Wschr. *102*, 680 (1960).

[3] Hausen, B.M.: Lorbeerallergie, Ursache, Wirkung und Folgen der äußerlichen Anwendung eines sogenannten Naturheilmittels. Dtsch. Med. Wschr. *110*(16), 634–638 (1985).

[4] Ott, A.: Kontaktallergie auf Lorbeeröl. Ärztl. Kosmetol. *14*, 35–38 (1984).

[5] Trestrail, J.H. and M.E. Spartz: Castor and camphorated oil confusion and its toxic results. Clin. Toxicol. *9*(1), 30 (1976).

[6] Aronow, R.: Camphor poisoning. J. Am. Med. Assoc. *235*(12), 1260 (1976).

[7] Phelan, W.J.: Camphor poisoning, over-the-counter dangers. Clin. Toxicol. *9*(1), 26 (1976).

[8] Rockoff, A.S.: Camphor dangers. Pediatrics *60*(5), 778 (1977).

[9] Köppel, C., J. Tenezer, T. Schirop and K. Ibe: Camphor poisoning, abuse of Camphor as a stimulant. Arch. Toxicol. *51*, 101–106 (1982).

[10] Gossweiler, B.: Kampfervergiftungen heute. Schweiz. Rdsch. Med. *71*(38), 1475–1478 (1982).

[11] Pentz, R.: Toxikologisches Sachverständigengutachten zur medizinischen Bewertung von Sassafras (vom 15.9.1994). Med. Univ. Lübeck.

[12] Bundesinstitut für Arzneimittel und Medizinprodukte: Vorinformation über Sassafras- und Safrol-haltige Arzneimittel, in: Dtsch. Apoth. Ztg. *135*, 366–368, 3458–3460 (1995).

[13] Lebensmittelrecht, Bd. II, 145, Aromenverordnung. C.H. Beck'sche Verlagsbuchhandlung, München 1993.

[14] De Groot, A.C., H.L.M. van der Meeren and J.W. Weyland: Contact allergy to avocado oil in a sunscreen. Contact Dermatitis *16*(2), 108–109 (1987).

[15] Hargis, A.M., E. Stauber, S. Casteel and D. Eitner: Avocado (Persea americana) intoxication in caged birds. J. Am. Vet. Med. Assoc. *194*(1), 64–66 (1989).

[16] Ryan, C.P.: Avocado poisoning. J. Am. Vet. Med. Assoc. *200*(12), 1780 (1992).

[17] Craigmill, A.L., R.N. Eide, T.A. Schultz and K. Hedrick: Toxicity of Avocado (Persea americana, Guatemalan var.) leaves. Vet. Hum. Toxicol. *26*(5), 381–383 (1984).

[18] Craigmill, A.L., A.A. Seawright, T. Mattila and A.J. Frost: Aust. Vet. J. *66*, 206 (1989).

[19] Stadler, P., I.B.J. van Rensburg and T.W. Naude: Suspected avocado (Persea americana) poisoning in goats. J.S. Afr. Vet. Assoc. *62*(4), 186–188 (1991).

[20] Grant, R., P.A. Basson, H.H. Booker, J.B. Hofherr and M. Anthonissen: Cardiomyopathy caused by Avocado (Persea americana Mill) leaves. Tydskr. S. Afr. Vet. Ver. *62*(1), 21–22 (1991).

[21] Sani, Y., R.B. Atwell and A.A. Seawright: The cardiotoxicity of avocado leaves. Aust. Vet. J. *68*(4), 150–151 (1991).

[22] McKenzie, R.A. and O.P. Brown: Avocado (Persea americana) poisoning of horses. Aust. Vet. J. *68*(2), 77–78 (1991).

[23] Buoro, I.B.J., S.B. Nyamwange, D. Chai and S.M. Munyua: Putative avocado toxicity in two dogs. Onderstepoort J. Vet. Res. *61*, 107–109 (1994).

Liliaceae s. l.

Anstelle der früher sehr weit gefassten Familie der **Liliengewächse** (Liliaceae sensu lato) mit ihren, im Habitus wie auch im Inhaltsstoffspektrum so verschiedenen Vertretern ist eine weitergehende Aufgliederung in drei Ordnungen mit zahlreichen Familien getreten. Wir haben bei den hier aufgenommenen Pflanzen den jeweiligen Familiennamen hinzugefügt und es ansonsten bei der alten Zusammenfassung belassen.
Von den über 3500 Arten der Liliaceae s. l. (heute also der Überordnung Lilianae entsprechend) wachsen die meisten im wärmeren Klima, doch sind viele auch charakteristische Vertreter der mitteleuropäischen Flora, die meist mit Knollen, Zwiebeln oder Rhizomen überwintern. Einige sind als Nutzpflanzen von Bedeutung (Spargel, Zwiebel, Schnittlauch, Knoblauch, Porree), andere Arten spielen als Zierpflanzen eine Rolle wie z. B. Tulpe, Hyazinthe, Kaiserkrone oder Türkenbundlilie; als Arzneipflanzen sind *Convallaria, Urginea* oder *Aloe* hervorzuheben.

Toxikologisches Interesse beanspruchen eine Reihe von Liliaceen, und zwar aufgrund sehr verschiedenartiger Inhaltsstoffe:

Saponine. Steroidsaponine sind bei den Liliaceae weit verbreitet. Obwohl Saponine bei peroraler Aufnahme in der Regel nur schlecht resorbiert werden, nimmt man an, dass die Giftigkeit einiger Liliaceen auf ihrer Anwesenheit beruht. Dies gilt vor allem für die Einbeere (*Paris quadrifolia*) mit ihren blauschwarzen Früchten, aber auch für Weißwurz und Salomonssiegel (*Polygonatum*), für die Früchte des Spargels (*Asparagus*) und einige weitere Gattungen.
Auch die in den Verwandtschaftskreis der Liliaceae s. l. einzuordnenden Agavaceae zeichnen sich durch reichliches Vorkommen von Steroidsaponinen aus. Hautkontakt mit dem saponin- und oxalathaltigen Saft der sukkulenten Blätter von *Agave picta* (century plant) und anderer Agaven kann zu einer Dermatitis mit brennend rotem, juckendem Hautausschlag führen [1].
Angoraziegen, die auf einer mit *Agave lecheguilla* besetzten trockenen Weide in Texas gegrast hatten, zeigten Vergiftungssymptome mit charakteristischen Hautveränderungen an Maul, Nase und Ohren sowie gelblich verfärbten Schleimhäuten [2]. Als Ursache wurde eine durch die Steroidsaponine hervorgerufene hepatogene Fotosensibilisierung angenommen. Aus der Gallenflüssigkeit eines mit *A. lecheguilla* gefütterten Schafes konnte ein Steroidsaponin isoliert werden [3]. Auch in der älteren Literatur findet sich ein Bericht über *lecheguilla*-Intoxikationen von Schafen und Ziegen [4].
Für *Narthecium ossifragum* (Melanthiaceae), den **Beinbrech** oder die **Ährenlilie** (Abb. 165), ist ebenfalls ein Saponin als Lebergift erkannt worden, das sekundär zur Fotosensibilisierung führt und Ursache einer Erkrankung weißer Schafe („Alveld") in Norwegen ist. Bei dem als Narthecin genannten Hauptsaponin handelt es sich um ein Steroidsaponin mit Sarsasapogenin als Aglykon und einer verzweigten Trisaccharidkette [5]; mit ihm konnten im Tierexperiment die Symptome der „Alveld"-Erkrankung hervorgerufen werden [6]. In anderen Versuchen gelang dies nicht [7], sodass auch ein nicht immer gegebener Pilzbefall als Ursache der Toxizität vermutet wird. Das Mycotoxin Sporodesmin von *Pithomyces chartarum* steht ebenso in der Diskussion wie auch ein Befall mit *Cladosporium magnusianum* [8].
Bei einem Vergiftungsfall von Kühen und in experimentellen Untersuchungen an Ziegen und Kälbern wurden Nekrosen der Nierentubuli festgestellt [9–11]. Neben den Tuliposid-ähnlichen Verbindungen Narthesid A und B kommen im

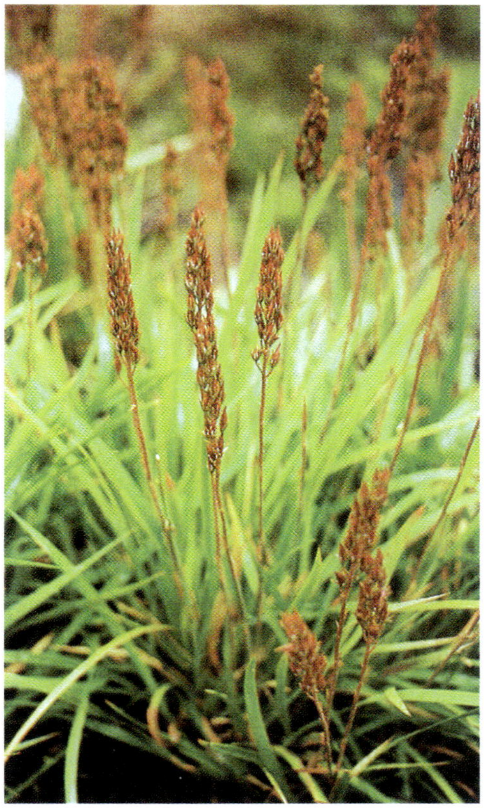

Abb. 165: Narthecium ossifragum (L.) HUDS.
Beinbrech – Bog Asphodel – Narthécie

Beinbrech auch Gerbstoffe vor, die Verursacher der renalen Läsionen sein könnten. Auch die in Japan beobachteten Weidetiervergiftungen durch *Narthecium asiaticum* ähneln in ihren Symptomen eher dem „acorn-poisoning" (Vergiftungen durch Eicheln oder Eichenblätter; s. S. 219). Der relativ hohe Gerbstoffgehalt von ca. 10 % wäre auch hier mögliche Ursache der Intoxikation [12], obwohl auch zwei Furostanol-Saponine bei oraler Gabe beim Meerschweinchen Intoxikationserscheinungen wie Diarrhoe, Proteinurie, Hämaturie auslösten und zum Tod führten [13]. Nephrotoxische Wirkungen wurden auch bei amerikanischen Elchen beobachtet [14] oder konnten experimentell durch wässrige Extrakte von 30 g

Pflanzenmaterial bei Rotwild und Rentieren hervorgerufen werden [15]. Ein spezielles Nephrotoxin, das sowohl in *N. ossifragum* als auch in *N. asiaticum* nachgewiesen werden konnte ist ein 3-Methoxy-2(5H)-furanon [16, 17].

Alkaloide. Die vor allem im Germer (Gattung *Veratrum*) nachgewiesenen Steroidalkaloide sind gefährliche Giftstoffe, einige von ihnen haben darüber hinaus teratogene Wirkungen [18]. Auch in der Gattung *Fritillaria* kommen derartige Alkaloide vor, so z.B. das Imperialin, ein Cevin-Alkaloid aus *Fritillaria imperialis*, der Kaiserkrone, die ebenso wie die in M-Europa sporadisch anzutreffende *F. meleagris* (Schachblume) als Gartenzierpflanze kultiviert wird. Die in der traditionellen chinesischen Medizin verwendeten Zwiebeln von *F. harelinii* enthalten mindestens 3 C-Nor-D-homosteroidalkaloide [19]. Desgleichen sind die in der Herbstzeitlose (*Colchicum autumnale*) und in der Ruhmesblume (*Gloriosa* spec.) vorkommenden Tropolon-Alkaloide vom Colchicintyp hochtoxische Substanzen (S. 252).

Cardiotoxische Substanzen. Während beim Maiglöckchen (*Convallaria majalis*) abgesehen von Saponinen Cardenolide Ursache der Giftigkeit sind, kommen bei *Urginea maritima* und einigen *Scilla*-Arten, aber auch bei der in Südafrika als Giftpflanze bekannten *Bowiea volubilis*, Bufadienolide vor.
Die höchste Konzentration an Bufadienoliden findet sich bei der **Meerzwiebel** (*Urginea maritima*) in der bis zu 2 kg schweren Zwiebel. Meerzwiebelextrakte werden bei Herzinsuffizienz therapeutisch genutzt und können bei Überdosierung zu Intoxikationen führen (vgl. *Digitalis*, S. 351). Über den seltenen Fall einer tödlichen Vergiftung wurde aus der Türkei berichtet [20]: Nach dem Verzehr einer (gekochten) Meerzwiebel als einem in der Volksmedizin bekannten Mittel gegen Arthritis-Schmerzen erkrankte eine Frau mit den typischen Symptomen einer Digitaloid-Intoxikation. Trotz intensiver Notfallmaßnahmen verstarb die Patientin 30 Stunden nach dem Verzehr der Zwiebel. Digitaloidbindende Fab-Fragmente (Präparat Digibind) standen nicht zur Verfügung.
Eine spezifische Giftwirkung gegenüber Nagern (wahrscheinlich bedingt durch die Tatsache, dass die Tiere nicht erbrechen, d.h. keine „primäre Giftentfernung“ des toxischen Glykosids vornehmen können) besitzt das Scillirosid der roten Meerzwiebel-Varietät. Die im Mittelmeerraum beheimatete Pflanze wird daher seit den 40er-Jahren in Südkalifornien zur Rodenticidgewinnung angebaut [21].

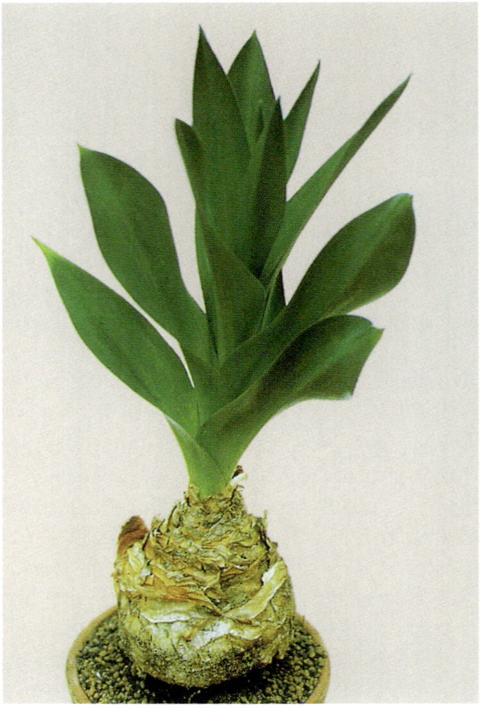

a

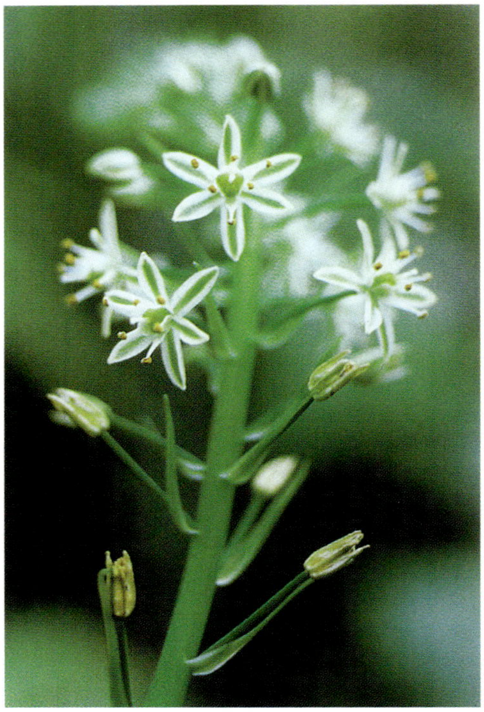

b

Abb. 166: Urginea maritima (L.) BAKER Meerzwiebel – Sea Squill – Urginée fausse-scille, Urginée maritime (a) Zwiebel (b) Blüte

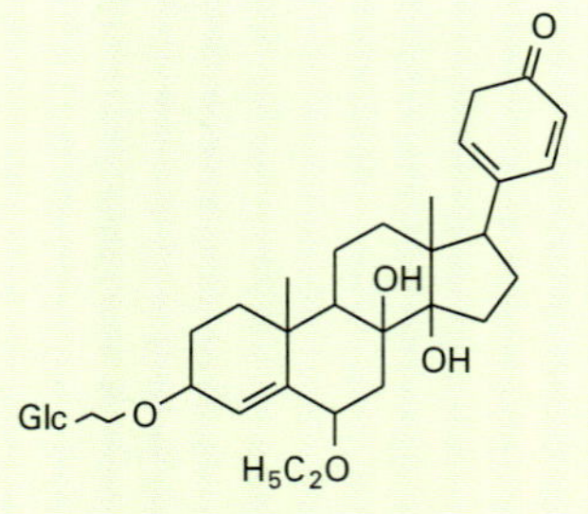

Scillirosid

Bufadienolide kommen auch in anderen *Urginea*-Arten vor, z.B. in *Urginea physodes* [22], *U. altissima* oder *U. sanguinea* die in S-Afrika als Ursache von Weidetiervergiftungen, insbesondere von Schafen, bekannt sind: „slangkop poisoning“ [23]. Über die Therapie von Tiervergiftungen durch *Urginea sanguinea* mit Aktivkohle und KCl vgl. [24].
Auch die Gattung *Ornithogalum*, **Milchstern**, enthält herzwirksame Glykoside, allerdings vom Cardenolidtyp. In *Ornithogalum umbellatum*, dem Dolden-Milchstern („Stern von Bethlehem“) sind mindestens 8 Cardenolide im Rhizom nachgewiesen; aus Blättern und Zwiebeln von *O. boucheanum* wurden ebenfalls 8 Cardenolide isoliert und charakterisiert [25]. Auch der als Zimmerpflanze gebräuchliche *O. longibracteatum* (Geschwänzter Milchstern) und der Schnittblumen liefernde *O. thyrsoides* gelten als giftig und dürften Cardenolide enthalten. Unter den Anzeichen einer Herzglykosidintoxikation kam es in Namibia zu Tiervergiftungen durch *O. nanodes* [26]; auch

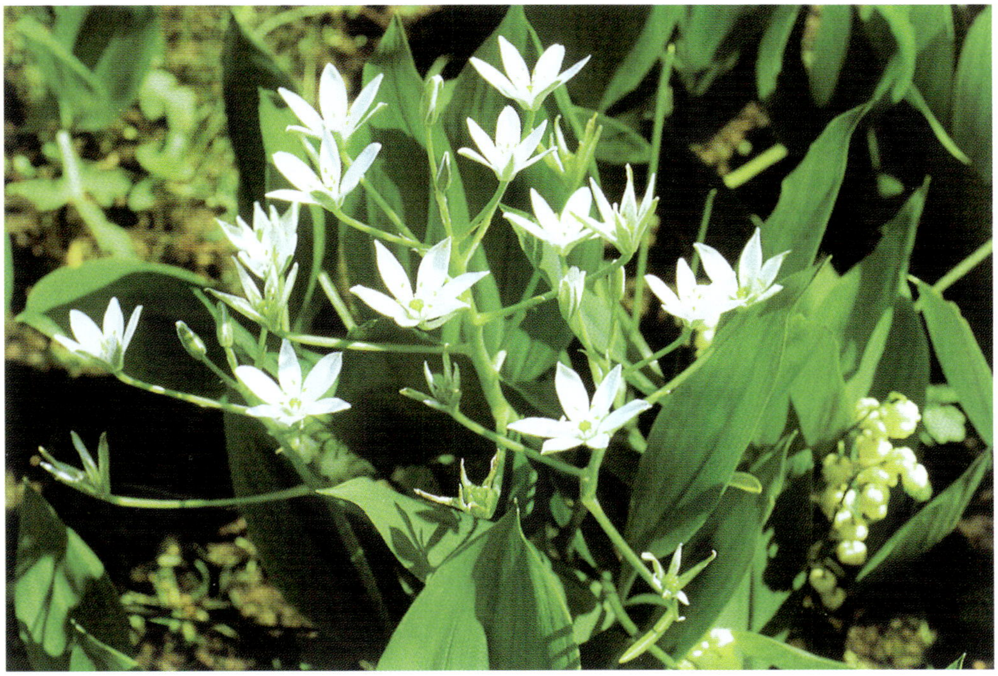

Abb. 167: Ornithogalum umbellatum L. (umgeben von Convallaria) Dolden-Milchstern, Stern von Bethlehem – Summer Snowdrop, Star-of-Bethlehem – Dame de onze heures

O. toxicarium (südliches Namibia, zentrales S-Afrika) enthält Cardenolide und führt zu den unter der Bezeichnung Krimptsiekte (vgl. S. 146) bekannten Vergiftungssymptomen [27, 28]. Andere, im südlichen Afrika wachsende *Ornithogalum*-Arten scheinen dagegen frei von Cardenoliden zu sein. Sie führen zu Tiervergiftungen, die vor allem durch starke Diarrhoe gekennzeichnet sind und als „chinkerinchee poisoning" bekannt sind [26].

Neben den genannten Gattungen gehören auch die Gartenhyazinthen (*Hyacinthus orientalis*) und die Traubenhyazinthe (*Muscari* spec.) zur Familie der Hyacinthaceae. Über Intoxikationen durch diese beiden beliebten Zierpflanzen ist uns aus neuerer Zeit nichts bekannt geworden. Lediglich die Hyazinthenzwiebeln können aufgrund ihrer Oxalatraphiden (Abb. 184 c) mechanisch irritativ wirken und dadurch Ursache der „Hyazinthen-Krätze" (hyacinth-itch) sein. *Hyacinthoides non-scripta* (*Scilla non-scripta*), das Hasenglöckchen, der Blaustern (Bluebell) enthält als Glykosidasehemmer Pyrrolidin-Alkaloide und kann zu Tiervergiftungen führen [29].

Sonstige Giftstoffe. Die in Tulpen und einigen anderen Liliaceen gefundenen **Tulipaline** (Methylenbutyrolactone) können als Kontaktallergene zu Hauterkrankungen führen. Fälle von allergischer Kontaktdermatitis sind auch vom Knoblauch (*Allium sativum*) [30] bzw. allgemein gegenüber *Allium*-Arten (auch Küchenzwiebel, Lauch, Schalotten und Schnittlauch) bekannt [31].

Die von Lauch-Arten (*Allium* spec., Alliaceae) gebildeten **Lauchöle** enthalten Di-(Tri-, Poly-)alkylsulfide, die nicht nur für den charakteristischen Lauchgeruch verantwortlich sind, sondern auch ausgeprägte pharmakologische Wirkungen entfalten. Aus toxikologischer Sicht sind vor allem hämolytische Anämien, verbunden mit der Bildung von „Heinz-Körpern" in den Erythrocyten, von Bedeutung, die bei Tieren nach dem Fressen von *Allium*-Zwiebeln oder -kraut beobachtet wurden; aus den letzten 50 Jahren sind über 20 Fälle bekannt geworden [32]. Intoxikationen traten sowohl nach der Verfütterung von Küchenzwiebeln [33–36] als auch nach dem Fressen wild wachsender *Allium*-Pflanzen auf, so z. B. *Allium canadense* und *A. validum* [37] oder *A. ursinum*, dem Bärlauch [38].

Rinder scheinen besonders empfindlich zu sein, aber auch Pferde und Hunde (experimentelle Untersuchungen dazu von Imada [39], sind gefährdet. Stallbaumer [40] berichtete über die Erkrankung eines Hundes, der bevorzugt rohe Zwiebeln gefressen hatte. Mutterschafe starben nach dem Weiden auf einer reichlich mit Bärlauch besetzten Wiese [38].

Vorstufen der hämolysierend wirkenden Dialkyldisulfide (bzw. sulfoxide) sind schwefelhaltige Aminosäuren, von denen das S-Methylcysteinsulfoxid (SMCO = kale anaemia factor) auch bei den Brassicaceen vorkommt; vgl. S. 109. Aus ihnen entstehen z. B. das Di-n-propyldisulfid, Dimethyldisulfid oder bei *Allium ursinum* aus S-(2-Propenyl)cysteinsulfoxid das ebenfalls hämolysierende Di-(2-Propenyl)disulfid [41].

Naphthalenderivate kommen in verschiedenen Liliceen vor. Von toxikologischer Bedeutung ist ein Binaphthalentetrol, das unter der Bezeichnung Stypandrol aus *Stypandra imbricata* (Blindgras) und *Dianella revoluta* (Blaue Flachslilie) isoliert worden ist [42–43]. Die Substanz ist identisch mit dem in *Hemerocallis*-Arten (Taglilien) gefundenen Hemerocallin [44]. Stypandrol ist eine neurotoxische Verbindung, die durch Schädigung des Sehnervs oder auch durch direkte Einwirkung auf die Retina zur Erblindung von Tieren, ferner auch zu Lähmungserscheinungen an den Hinterläufen führt [42]. *Stypandra imbricata* (W-Australien) und die ebenfalls australische Art *S. glauca* sind daher wiederholt Ursache von Weidetiervergiftungen gewesen [45]. Derartige Intoxikatinen treten allerdings nur auf, wenn die Pflanzen im Blühstadium gefressen werden [45]. Durch *Hemerocallis*-Arten kam es in China zu Tiervergiftungen sowie zu Humanintoxikationen, wenn die Wurzeln zur Therapie der Schistosomiasis eingesetzt wurden [44]. Katzen zeigten nephrotoxische Vergiftungssymptome nach dem Fressen von *Hemerocallis* spec. (common daylily) [46].

Literatur

[1] Morton, J. F.: Plants poisonous to people in Florida, Fairchild Tropical Garden 1977.

[2] Burrows, G.E. and E.L. Stair: Apparent Agave lecheguilla intoxication in Angora goats. Vet. Hum. Toxicol. *32*(3), 259–260 (1990).

[3] Camp, B.J., C.H. Bridges, D.W. Hill, B. Patamalai and S. Wilson: Isolation of a steroidal sapogenin from the bile of an sheep fed Agave lecheguilla. Vet. Hum. Toxicol. *30*, 533–535 (1988).

[4] Mathews, F.P.: Lecheguilla (Agave lecheguilla) poisoning in sheep and goats. J. Vet. Am. Med. Assoc. *43*, 168–175 (1938).

[5] Abdelkader, S.V., L. Ceh, I.W. Dishington and J.G. Hauge: Alveldproducing saponins. Act. Vet. Scand. *25*, 76–85 (1984).

[6] Laksesvela, B. and I.W. Dishington: Bog asphodel (Narthecium ossifragum) as a cause of photosensitation in lambs in Norway. Vet. Rec. *112*(16), 375–378 (1983).

[7] Flaoyen, A., H.H. Tonnesen, H. Gronstol and J. Karlsen: Failure to induce toxicity in lambs by administering saponins from Narthecium ossifragum. Vet. Res. Commun. *15*(6), 483–487 (1991).

[8] di-Menna, M.E., A Flaoyen and M.J. Ulvund: Fungi on Narthecium ossifragum leaves and their possible involvment in alveld disease of Norwegian lambs. Vet. Res. Commun. *16*(2), 117–124 (1992).

[9] Malone, F.E., S. Kennedy, G.A.C. Reilly and F.M. Woods: Bog asphodel (Narthecium ossifragum) poisoning in cattle. Vet. Rec. *131*(5), 100–103 (1992).

[10] Wisloff, J., A. Flaoyen, N. Ottesen and T. Hovig: Narthecium ossifragum (L.) Huds. causes kidney damage in goats: morphologic and functional effects. Vet. Pathol. *40*(3), 327 (2003).

[11] Flaoyen, A., B. Bratberg and H. Gronstol: Nephrotoxicity and hepatotoxicity in calves apparently caused by experimental feeding with Narthecium ossifragum. Vet. Res. Commun. *19*(1), 75–79 (1995).

[12] Suzuki, K., M. Kobayashi, A. Ito and M. Nakgawa: Narthecium asiaticum Maxim. poisoning of grazing cattle: observations on spontaneous and experimental cases. Cornell. Vet. *75*, 348–365 (1985).

[13] Kobayashi, M., K. Suzuki, S. Nagasawa and Y. Mimaki: Purification of toxic saponins from Narthecium asiaticum Maxim. J. Vet. Med. Sci. *55*(3), 401–407 (1993).

[14] Vikoren, T., K. Handeland, G. Stuve and B. Bratberg: Toxic nephrosis in moose in Norway. J. Wildl. Dis. *35*(1), 130–133 (1999).

[15] Flaoyen, A., K. Handeland, G. Stuve et al.: Experimental Narthecium ossifragum nephrotoxicity in cervids from Norway. J. Wildl. Dis. *35*(1), 24–30 (1999).

[16] Langseth, W., T. Torgersen, P. Kolsaker et al.: Isolation and characterization of 3-methoxy-2(5H)-furanone as the prinzipal nephrotoxin from Narthecium ossifragum (L.) Huds. Natural Toxins *7*(3), 111–118 (1999).

[17] Flaoyen, A., L. Torgersen and W. Langseth: The possible involvement of 3-methoxy-2(5H)-furanone in the etiology of Narthecium ossifragum Maxim. associated nephrotoxicity in cattle. Natural Toxins *7*(6), 317–319 (1999).

[18] Keeler, R.F.: Toxins and teratogens of the Solanaceae and Liliaceae. In: Kinghorn, A.D. (ed.): Toxic plants, Columbia Univ. Press, New York 1979.

[19] Zhi-Da, M., Q. Jing-Fang, M. Inuma, T. Tanaka and M. Mizuno: Two steroidal alkaloids from Fritillaria harelinii. Phytochemistry *25*(8), 2008–2009 (1986).

[20] Tuncok, Y., O. Kozan, C. Cavdar, H. Guven and J. Fowler: Urginea maritima (Squill) toxicity. Clin. Toxicol. *33*(1), 83–86 (1995).

[21] Gentry, H.S., A.J. Verbiscar and T.F. Banigan: Red Squill (Urginea maritima, Liliaceae). Econ. Botany *41*(2), 267–282 (1987).

[22] Nel, P.W., R.A. Schultz, P. Jordaan, L.A.P. Anderson, T.S. Kellerman and C. Reid: Cardiac glycoside poisoning in sheep caused by Urginea physodes (Jaqu.) BAK. and the isolated physodine A. Onderstepoort J. Vet. Res. *54*, 641–644 (1987).

[23] van Wyk, B.-E., F. van Heerden and B. van Outshoorn: Poisonous Plants of South Africa, Briza Publications, Pretoria 2002.

[24] Joubert, J.P.J. and R.A. Schultz: The treatment of Urginea sanguinea Schinz poisoning in sheep with activated charcoal and potassium chloride. J. S. Afr. Vet. Assoc. *53*(1), 25–28 (1982).

[25] Ghannamy, U., B. Kopp, W. Robien und W. Kubelka: Cardenolide aus Ornithogalum boucheanum. Planta Med. *53*(2), 172–178 (1987).

[26] Bamhare, C.: Suspected cardiac glycoside intoxication in sheep and goats in Namibia due to Ornithogalum nanodes (Leighton). Onderstepoort J. Vet. Res. *65*(1), 25–30 (1998).

[27] Botha, C.J., R.A. Schultz, J.J. van der Lugt and C. Archer: A krimptsiekte-like syndrom in small stock poisoned by Ornithogalum toxicarium Archer & Archer. J. South Afr. Vet. Assoc. *71*(1), 6–9 (2000).

[28] Archer, C. and R.H. Archer: A new species of Ornithogalum subgenus Urophyllon (Hyacinthaceae) from central South Africa and southern Namibia. South Afr. Bot. *65*(5–6), 431–433 (1999).

[29] Watson, A.A., R.J. Nash, M.R. Wormald et al.: Glycosidase-inhibiting pyrrolidin alkaloids from Hyacinthoides non-scripta. Phytochemistry *46*(2), 255–259 (1997).

[30] Bleumink, E., H.M.G. Doeglas, A.H. Klokke and J.P. Nater: Allergic contact dermatitis to garlic. Br. J. Derm. *87*, 6–9 (1972).

[31] Lautier, R. und V. Wendt: Kontaktallergie auf Alliaceae. Dermatosen *33*, 213–215 (1985).

[32] Fenwick, G.R. and A.B. Hanley: Allium species poisoning. Vet. Rec. *116*(1), 28 (1985).

[33] Hutchinson, T.W.S.: Onions as a cause of Heinz body anaemia and death in cattle. Can. Vet. J. *18*(12), 358–360 (1977).

[34] Verhoeff, J., R. Hajer and T.S. van den Ingh: Onion poisoning of young cattle. Vet. Rec. *117*(19), 497–498 (1985).

[35] Rae, H.A.: Onion toxicosis in a herd of beef cows. Can. Vet. J. *40*(1), 55–57 (1999).

[36] van der Kolk, J.H.: Onion poisoning in a herd of dairy cattle. Vet. Rec. *147*(18), 517–518 (2000).

[37] Pierce, K.R., J.R. Joyce, R.B. England and L.P. Jones: Acute hemolytic anemia caused by wild onion poisoning in horses. J. Am. Vet. Med. Assoc. *160*(3), 323–327 (1972).

[38] Stevens, H.: Suspected wild garlic poisoning in sheep. Vet. Rec. *115*(14), 363 (1984).

[39] Imada, O.: Experimental studies on onion poisoning in dogs: Relation between the quantity of supplied onion and onset of the disease. Bull. Azabu Univ. Vet. Med. *1*(2), 271–28 (1980); Ref. BA *75*(12), 92377 (1981).

[40] Stallbaumer, M.: Onion poisoning in a dog. Vet. Rec. *108*(24), 523–524 (1981).

[41] Fenwick, G.R.: Onion toxicity. Mod. Vet. Pract. *65*(1), 4 (1984).

[42] Colegate, S.M., P.R. Dorling, C.R. Huxtable, B.W. Skelton and A.H. White: Stypandrol, a toxic binaphthalenetetrol isolated from Stypandra imbricata. Aust. J. Chem. *38*, 1233–1241 (1985).

[43] Colegate, S.M., P.R. Dorling and C.R. Huxtabel: Stypandrone: a toxic naphthalene-1,4-quinone from Stypandra imbricata and Dianella revoluta. Phytochemistry *26*(4), 979–982 (1987).

[44] Wang, J.H., D.J. Humphreys, G.B.J. Stodulski, D.J. Middleton, R.M. Barlow and J.B. Lee: Structure and distribution of a neurotoxic principle, Hemerocallin. Phytochemistry *28*(7), 1825–1826 (1989).

[45] Whittington, R.J., J.E. Searson, S.J. Whittaker and J.R.W. Glastonbury: Blindness in goats following ingestion of Stypandra glauca. Aust. Vet. J. *65*, 176–181 (1988).

[46] Hadley. R.M., J.A. Richardson and S.M. Gwaltney-Brant: A retrospective study of daylily toxicosis in cats. Vet. Hum. Toxicol. *45*(1), 38–39 (2003).

Asparagus officinalis L. Garten-Spargel – Asparagus – Asperge

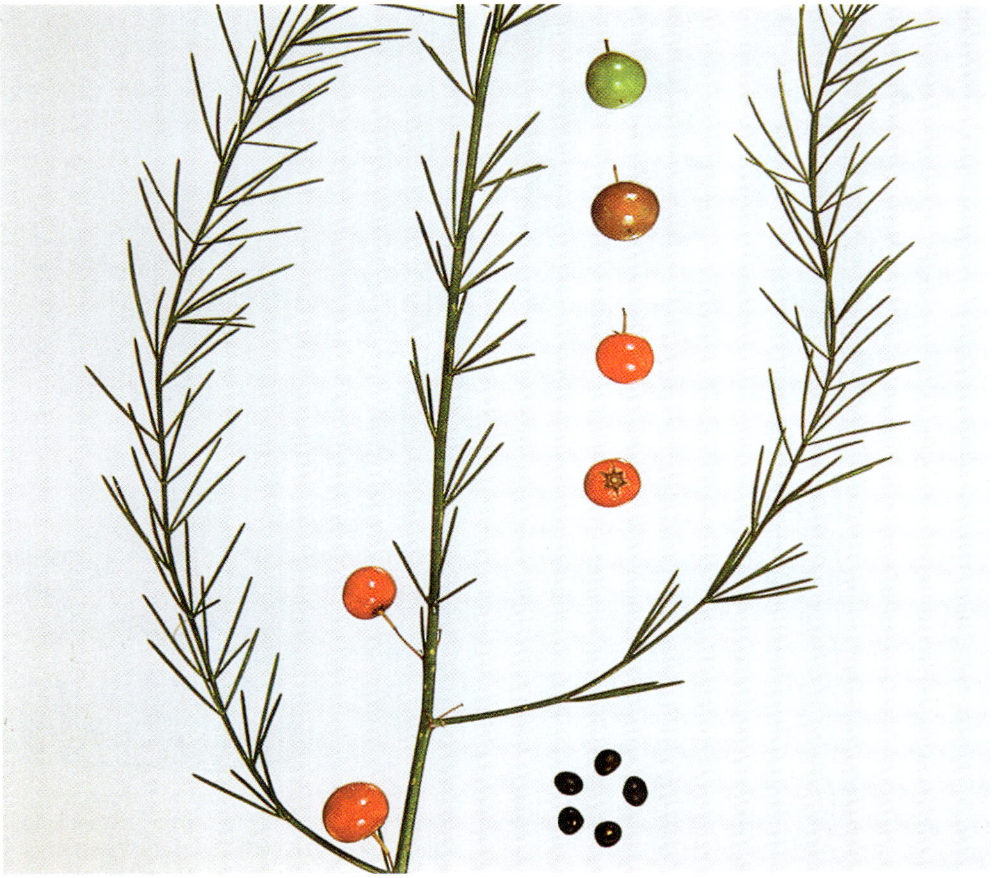

Abb. 168: Spargel – Asparagaceae –

0,3 bis 1,5 m hohe, ausdauernde Pflanze mit holziger Grundachse und aufrechtem, zuletzt oft überhängendem Blütenstängel; angebaut und verwildert, dann bevorzugt an trockenen Stellen vorkommend.
Blätter bräunlich, als Schuppenblätter ausgebildet, aus deren Achseln Seitentriebe hervorgehen, die nach nochmaliger Verzweigung nadelförmige, ergrünende Kurztriebe (Phyllokladienbüschel) bilden.
Blüten meist zweihäusig verteilt, mit trichterförmigem Perigon, weißlich bis grünlich; Blütenhülle der weiblichen Blüten kleiner; IV–V.
Früchte ziegelrote Beeren mit meist 6 schwarzen, runzlig-gestreiften Samen; VI–VII.
Verbreitung: M- und S-Europa, ursprünglich wohl in Vorderasien beheimatet; seit der Antike kultiviert.

Während die als Gemüse geschätzten jungen Sprosse („Spargelstangen“) gelegentlich als Ursache allergischer Hautreaktionen erwähnt worden sind, werden die roten Früchte des Spargels als giftig angesehen. Nach älteren Angaben [1–2] wurden jedoch früher in Spargelanbaugebieten die gerösteten Früchte des Spargels vielfach als Kaffee-Ersatz verwendet. Über toxische Inhaltsstoffe liegen keine verlässlichen Angaben vor. Am ehesten kämen (Steroid-)**Saponine** in Betracht, deren Toxizität jedoch als gering einzustufen ist.

SHARMA et al. [3–5] isolierten aus den Früchten verschiedener *Asparagus*-Arten (*A. racemosus, A. curillus, A. adscendens*) mehrere Furostanol- und Spirostanolglykoside, ferner Sitosterol und Stigmasterol sowie deren Glykoside, Sarsasapogenin und weitere Steroidsaponine. Auch von *Asparagus officinalis* sind insgesamt 12 Spirostanol- und Furostanolglykoside bekannt, die in allen Teilen der Pflanze vorkommen. Für ein Spirostanolglykosid aus den Früchten ist eine spermizide Wirkung nachgewiesen [6]. Steroidsaponine enthalten auch die als Zimmerpflanzen gebräuchlichen *A. setaceus* und *A. densiflorus*.

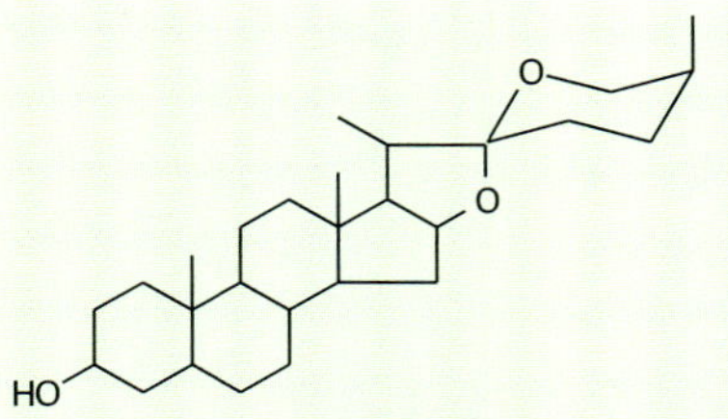

Sarsasapogenin

Schwefelhaltige Verbindungen sind im Wesentlichen in den Sprossachsen nachgewiesen und könnten möglicherweise Ursache der gelegentlich beobachteten

Therapie

Beim Verzehr der roten Beeren sind allenfalls leichte gastrointestinale Beschwerden zu erwarten, die neben reichlicher Flüssigkeitsgabe und Verabreichung von Kohle lediglich eine symptomatische Therapie erfordern dürften. Bei mehr als 10 Früchten evtl. primäre Giftentfernung und Kohlegabe.

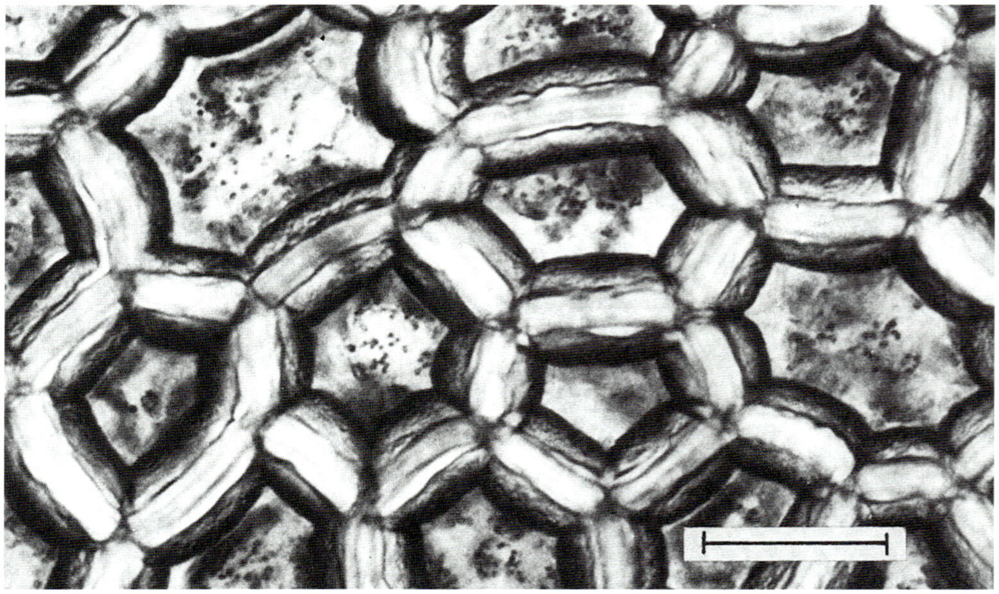

Abb. 169: Fruchtwandepidermis von Asparagus officinalis

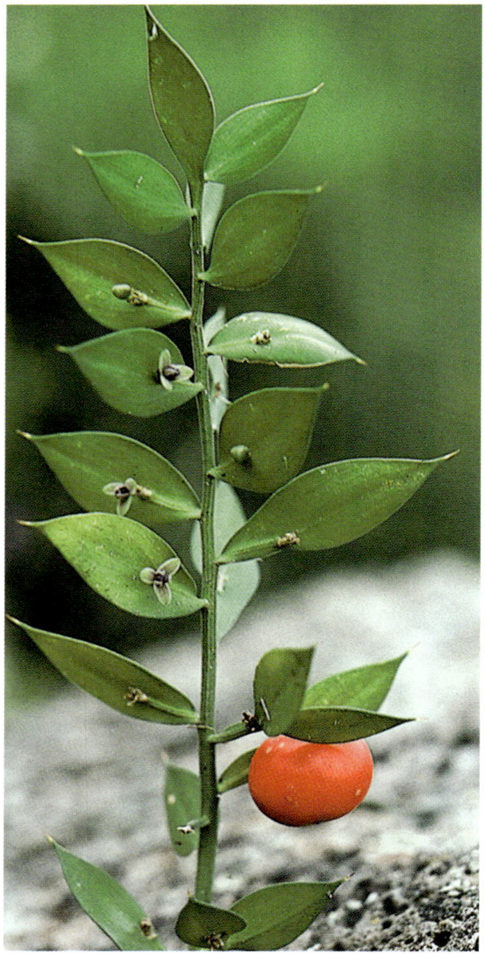

Abb. 170: Ruscus aculeatus L. Stechender Mäusedorn – Butcher's Broom – Petit houx, Epine de rat

Spargeldermatitis sein, die nach Kontakt mit jungen Sprossen auftritt [7].
Die als Diuretikum verwendeten Rhizome und Wurzeln des Spargels (Radix Asparagi) enthalten Asparagin.

Mikroskopische Merkmale der Frucht. Die derbhäutige und spaltöffnungsfreie Fruchtwandepidermis von *Asparagus* ist unverwechselbar gekennzeichnet durch wulstartige Verdickungen ihrer Zellwände (Abb. 169). Im lockeren Parenchym des Fruchtfleisches kommen zahlreiche Raphiden (< 70 µm) aus Calciumoxalat vor.

Anhang. Zu den Asparagaceen gehört auch *Ruscus aculeatus*, **Stechender Mäusedorn**, der im Mittelmeerraum beheimatet ist. Er enthält wie der Spargel Steroidsaponine, die in „Venenmitteln" und Hämorrhoidalsalben Verwendung finden. Über die Toxizität der roten Früchte liegen keine Angaben vor, sie dürfte wohl derjenigen der Spargelfrüchte entsprechen, d. h. gering sein.

Literatur

[1] Moeller, J. und C. Griebel: Mikroskopie der Nahrungs- und Genussmittel aus dem Pflanzenreiche, Verlag Julius Springer, Berlin 1928.

[2] Gassner, G.: Mikroskopische Untersuchung pflanzlicher Lebensmittel, Gustav Fischer Verlag, Stuttgart 1973.

[3] Sharma, S. C., O. P. Sati and R. Chand: Constituents of the fruits of Asparagus racemosus Willd. Die Pharmazie *36*(10), 709 (1981).

[4] Sharma, S. C., R. Chand and O. P. Sati: Steroidal saponins of Asparagus adscendens. Phytochemistry *21*(8), 2075–2078 (1982).

[5] Sharma, S. C., O. P. Sati and R. Chand: Steroidal saponins from Asparagus curillus fruits. Planta Med. *47*, 117–120 (1983).

[6] Pant, G., M. S. Panwar, D. S. Negi, M. S. M. Rawat and G. A. Morris: Spirostanol glycoside from fruits of Asparagus officinalis. Phytochemistry *27*(10), 3324–3325 (1988).

[7] Mitchell, J. and A. Rook: Botanical Dermatology-Plants and plant products injurious to the skin. Greengrass Ltd. Vancouver, Canada 1979.

Colchicum autumnale L.

Herbstzeitlose – Meadow Saffron – Tue-chien, Colchique d'automne

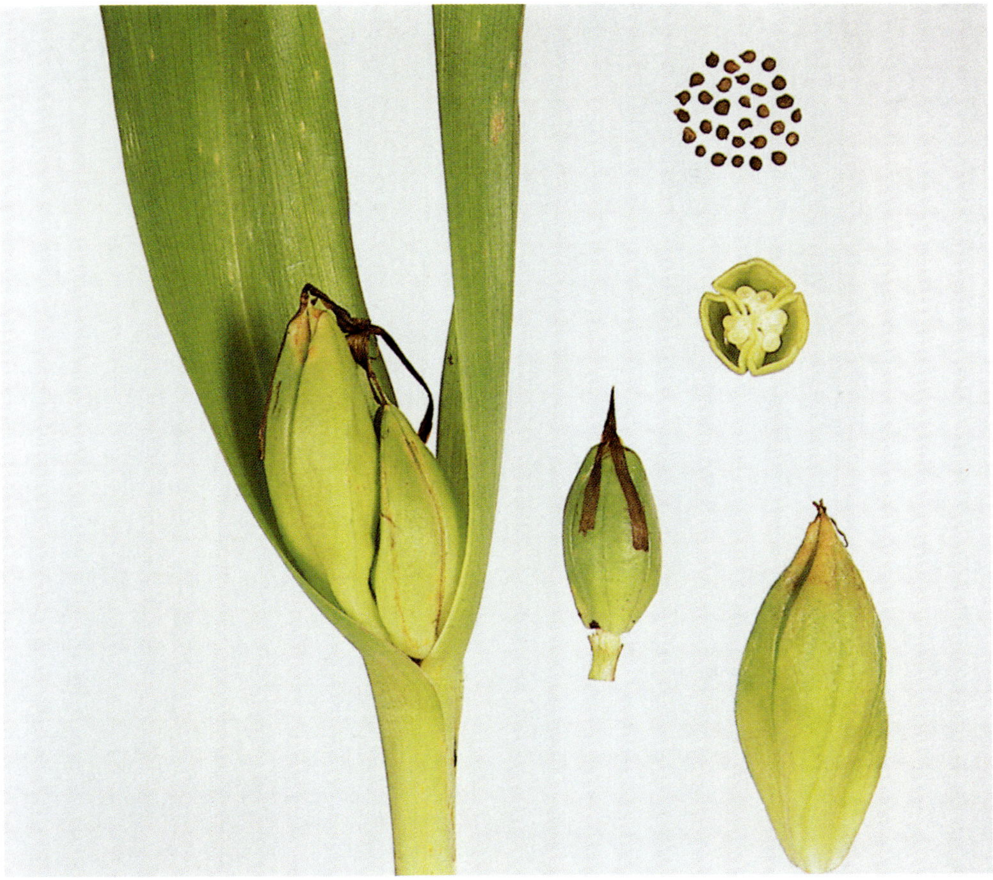

Abb. 171: Herbstzeitlose – Colchicaceae –

8–25 cm hohe, ausdauernd-krautige Pflanze mit grundständigen Blättern und Blüten sowie großer, braunschuppiger Knolle.
Auf nährstoffreichen Wiesen, an Böschungen verbreitet, z. T. massenhaft vorkommend.
Blätter länglich-lanzettlich, im Frühjahr erscheinend, bis 40 cm lang.
Blüten meist im Herbst, hellrosa (selten weiß), Perigonblätter nach unten in eine lange Röhre verwachsen, Fruchtknoten zur Blütezeit tief in der Erde; Staubblätter 6 (vgl. Crocus: 3!); VIII–XI, selten auch im Frühjahr.
Früchte erst zur Reifezeit im Frühsommer mit den Blättern über die Erde hervortretend; länglich-eiförmige Kapsel mit vielen kleinen, schwarzbraunen Samen, diese mit anfangs klebrigem Anhängsel; im Reifezustand Kapsel blasig aufgeschwollen; V–VI.
Verbreitung: S-, M- und W-Europa; im Norden selten bis fehlend.

Die Herbstzeitlose ist sowohl aus veterinärmedizinischer als auch humantoxikologischer Sicht eine gefährliche Giftpflanze. Kinder sind gefährdet, wenn sie im Frühsommer mit den Kapseln spielen, in denen im ausgereiften Zustand die Samen klappern. Auch die Blätter, die zusammen mit der Fruchtkapsel im Frühjahr erscheinen, sind in letzter Zeit wiederholt Ursache von Intoxikationen gewesen, da sie mit den Blättern des Bärlauchs verwechselt wurden. THEUS [1] beschreibt allein 9 Fälle in der Schweiz (davon 2 mit letalem Ausgang innerhalb von 36 Stunden), in denen für Bärlauchsuppe oder -salat zum Teil oder ausschließlich Herbstzeitlosenblätter gesammelt worden sind.

Auch in einem weiteren Fall sammelte ein angeblicher Kräuterexperte *Colchicum*-Blätter anstelle von Bärlauchblättern [2]. Wenige Stunden nach dem Genuss der zubereiteten Mahlzeit setzten Erbrechen und später Durchfälle ein. Nachdem offenbar zunächst die Ursache der Beschwerden nicht erkannt und keine gezielte Therapie durchgeführt worden war, erfolgte die Einweisung in eine Klinik erst einen Tag später. Trotz umfangreicher therapeutischer Maßnahmen verstarb der Patient zwei Tage nach der Einlieferung an einem Multiorganversagen, insbesondere einem Kreislaufkollaps. Nach der Verwechselung von Bärlauchblättern mit Herbstzeitlosenblättern erkrankten zwei Personen; eine starb nach Multiorganversagen, während die zweite, die offensichtlich eine geringere Menge „Salat" zu sich genommen hatte, nach einer dreitägigen Periode mit Übelkeit, Erbrechen und Diarrhoe und entsprechender symptomatischer Therapie überlebte [3]. Geht man von einem durchschnittlichen Colchicingehalt von 0,07–2 % in den Blättern aus, könnte die einer Portion Blattsalat entsprechende Menge an Herbstzeitlosenblättern (30–85 g) bereits eine tödliche Dosis Colchicin enthalten [4]. Weitere Berichte über Vergiftungsfälle, z. T. mit tödlichem Ausgang: [5, 6, 32, 33]; nach dem Verzehr von 40 Blüten (Suizidversuch) wurden Colchicinwerte von 4,34 ng/ml im Plasma bzw. 5,43 ng/ml in Erythrozyten gemessen, der Patient überlebte [7].

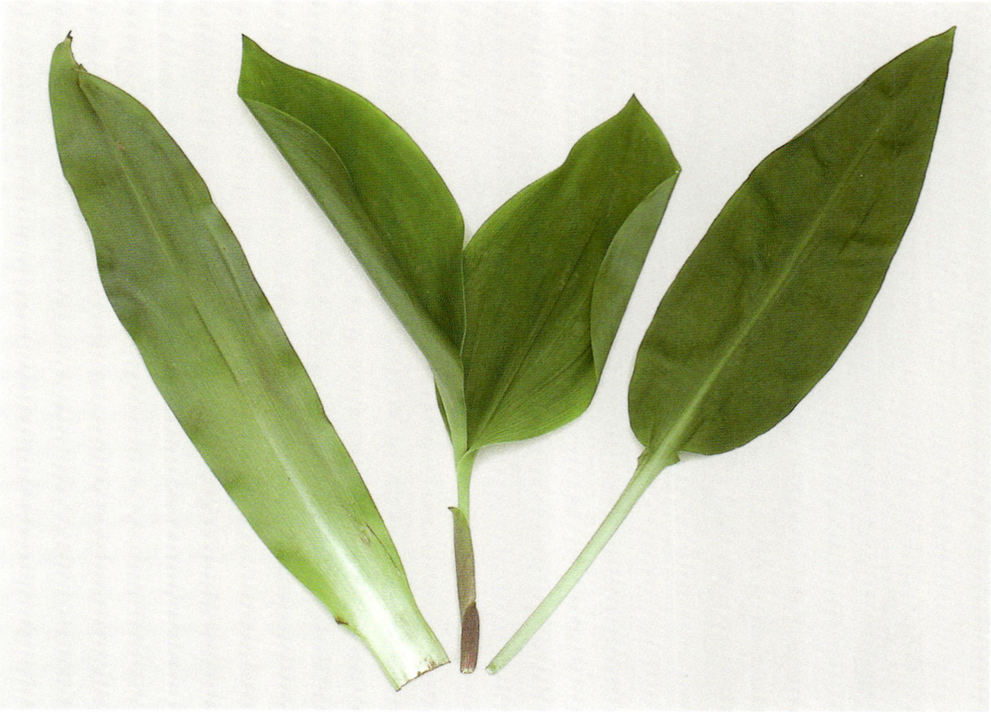

Abb. 172: Blätter von Colchicum autumnale, Convallaria majalis und Allium ursinum (v. l. n. r.); ca. $\frac{1}{2}$ verkleinert.

Wenn man sich die Merkmalsgegenüberstellung der Blätter (bei [1] und Abb. 172) vergegenwärtigt, so sind diese Verwechselungen eigentlich kaum zu verstehen:

Blätter von		
Colchicum autumnale	*Convallaria majalis*	*Allium ursinum*
geruchlos länglich, lanzettlich ungestielt, jedoch mit weißlicher Blattscheide	geruchlos elliptisch-lanzettlich langgestielt, aber mit langer Blattscheide	mit deutlichem Knoblauchgeruch flach, elliptisch-lanzettlich mit deutlichem Stiel, ohne Blattscheide

Tiervergiftungen treten im Frühjahr auf, wenn die Tiere Blätter und Fruchtkapseln fressen [8] oder auch zu anderer Jahreszeit, wenn mit *Colchicum* versetztes Heu gefüttert wird. Intoxikationen, häufig mit letalem Ausgang, sind beschrieben für Kühe [9], Schweine [10] und Pferde [11]. Im letzteren Fall betrug der Anteil an Herbstzeitlose (Stängel, Blätter, Kapseln mit Samen) in einem aus Süddeutschland stammenden Heu 1,48 % (*Colchicum* in S-Deutschland auf feuchten Wiesen häufig). Wenige Stunden nach dem Füttern erkrankten drei Pferde an Koliken, ein Tier verendete. Bei der Sektion zeigte sich u. a. eine hochgradige Ansammlung seröser bzw. serösblutiger Flüssigkeit in Brust- und Bauchhöhle. Schafe verendeten, nachdem an sie Heu mit einem Anteil von 3,8 % bzw. 0,82 % Herbstzeitlose verfüttert worden war. Der Nachweis von Blatt- und Fruchtwandresten in Panseninhaltsproben erfolgte lichtmikroskopisch; die braunen Samen (ca. 1,3 %) waren bereits makroskopisch erkennbar [12]; über eine weitere Intoxikation von Schafen vgl. [13].
Ein dünnschichtchromatographisches Verfahren zur Colchicinbestimmung im Panseninhalt von Wiederkäuern haben Kasim und Lange [14] ausgearbeitet; ein HPLC-Verfahren zur Bestimmung von Colchicin in Körperflüssigkeiten und im Gewebe von colchicinvergifteten Tieren beschreiben Yoneda et al. [15].

Inhaltsstoffe. Alle Teile der Pflanze enthalten das starkwirkende Tropolon-„Alkaloid" Colchicin und weitere, strukturell ähnliche Verbindungen. Der höchste Gehalt findet sich in den Samen und zwar in der Samenschale.

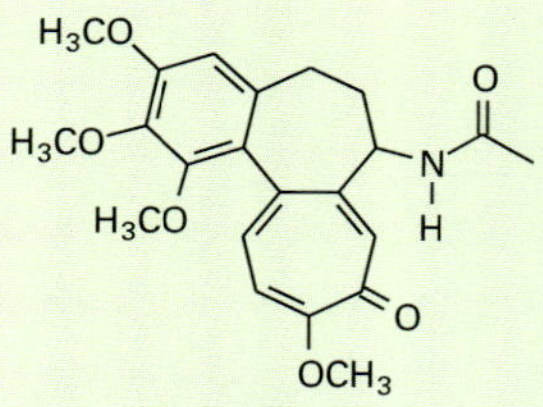

Colchicin

Wirkungsbild des Colchicins. Die Wirkungen des Colchicins sind vielfältig. Es ist ein Kapillargift, das zur Kapillarerweiterung und schließlich zu einer schweren Schädigung der Blutgefäße führt. Seine erregenden, später lähmenden Wirkungen erstrecken sich auf medulläre Zentren, auf glatte und quer gestreifte Muskulatur und auf sensible Nervenendigungen (was Ähnlichkeiten mit dem Vergiftungsbild des Aconitins und der *Veratrum*-Alkaloide bedingt). Schließlich hat Colchicin mitosehemmende Wirkungen; die hohe Toxizität (Dosis letalis ca. 20 mg für Erwachsene peroral) und die geringe therapeutische Breite haben seinen Einsatz als Cytostatikum verhindert.

Vergiftungssymptome. Nach peroraler Aufnahme treten die ersten Symptome nach relativ langer Latenzzeit (2–6 Stunden) auf, was auf eine Umwandlung des Colchicins zum eigentlich toxischen Agens im Körper warmblütiger Tiere und des Menschen zurückgeführt worden ist. In vielem gleicht die Colchicinvergiftung einer Arsenvergiftung („Vegetabilisches Arsenik"). Es treten Brennen und Kratzen im Mund mit Schluckbeschwerden auf; neben Übelkeit und Erbrechen ist die akute Gastroenteritis mit schleimig-wässrigen, z. T. blutigen Durchfällen charakteristisch. Temperaturabfall und Blutdrucksenkung, Krämpfe und Lähmungserscheinungen und schließlich Tod durch Atemlähmung sind weitere Stadien der schweren Colchicinvergiftung, die zum Glück bei der Ingestion von Pflanzenteilen nur selten auf-

treten. Die tödliche Dosis soll bei etwa 5 g Samen für Erwachsene und etwa 1 bis 1,5 g für Kinder liegen; Blätter: 50–60 g.
Bei therapeutischer Anwendung der Reinsubstanz Colchicin (z.B. zur Behandlung der Gicht) sind dagegen akzidentelle Vergiftungen durch Überdosierung möglich. Von 1947 bis 1979 wurden 16 Fälle tödlicher Vergiftungen durch Colchicin in der Literatur beschrieben (Übersicht bei [16]), wobei die letale Dosis zwischen 7 mg (!) und 200 mg (!), in der Regel zwischen 30 und 80 mg lag und der Tod 36 bis 72 Stunden nach Ingestion eintrat. In dem von CAPLAN et al. [17] erwähnten Fall eines (erfolgreichen) Suizidversuchs führten 30 bis 35 Tabletten zu 0,6 mg Colchicin nach 40 Stunden zum Exitus. Ein Patient, der 30–40 mg Colchicin in einer Mischung mit Tylenol cum Codein, Desyrel, Imodium und Ethanol (!) eingenommen hatte, überlebte trotz intensiver therapeutischer Maßnahmen nicht [18]. HOANG et al. [19] berichteten über 12 Todesfälle nach akuter Colchicinintoxikation und die dabei beobachteten histologischen Veränderungen in den verschiedenen Organen. Hämodynamische Untersuchungen an acht Patienten, die zwischen 9 und 160 mg Colchicin eingenommen hatten, wurden von SAUDER et al. [20] durchgeführt. Vier Patienten mit cardiogenem Schock starben, während die Übrigen überlebten. Bei der Colchicinbehandlung des familiären Mittelmeerfiebers (1 mg/Tag über ein Jahr bei einer 24-jährigen Frau) trat eine toxische Myopathie mit Nierenversagen auf [21]. In einem spektakulären Giftmordfall hatte ein ehemaliger Pharmareferent „eine Messerspitze Colchicin in den Johannisbeerlikör gegeben, den seine Frau so gern trank". Sie erkrankte nach einigen Stunden und verstarb trotz Einlieferung in eine Klinik nach 4 Tagen [22].
Vor einiger Zeit ist eine weitere Möglichkeit schwerer Colchicinintoxikationen bekannt geworden: Bei der Obduktion von Drogentoten wurde häufig auch Colchicin nachgewiesen, mit dem harte Drogen „gestreckt" worden waren. Die Apotheken wurden daher vor der Abgabe von Colchicin „für Versuchszwecke" gewarnt [23].

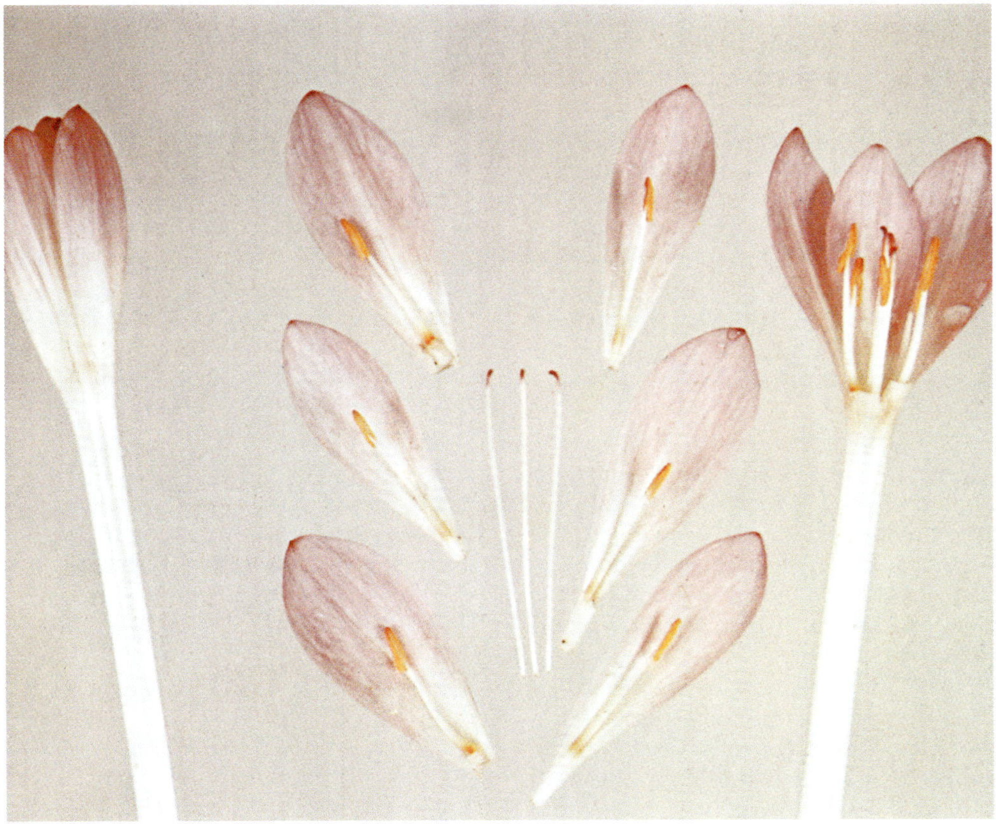

Abb. 173: Herbstzeitlose; freipräparierte Blütenglieder.

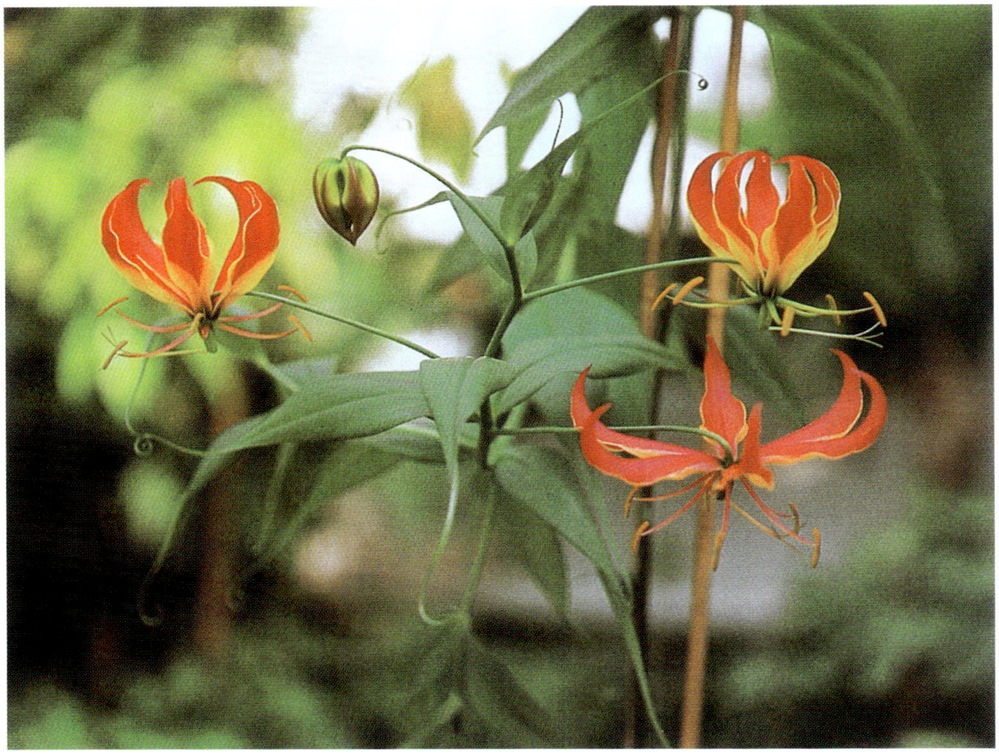

Abb. 174: Gloriosa superba L. Ruhmesblume, Hakenlilie – Climbing Lily – Superbe de Malabar

Therapie

Infolge der relativ langen Latenzzeit kommen Maßnahmen zur primären Giftentfernung beim Auftreten der ersten Vergiftungssymptome meist zu spät. Daher sollten sie bei begründetem Verdacht auf eine *Colchicum*-Ingestion auf jeden Fall sofort durchgeführt werden und die Überweisung in stationäre Behandlung erfolgen. Die therapeutischen Maßnahmen sind im Übrigen symptomatisch: Flüssigkeits- und Elektrolytersatz, Kreislaufstützung; Atropin gegen Darmspasmen und Diarrhoe; Diazepam gegen Konvulsionen; notfalls künstliche Atmung. Prognose ernst; vgl. auch [4].

Mitteilungen über das angebliche Vorkommen von Colchicin in Nahrungsergänzungsmitteln (Gingko- und Echinaceapräparate als herbal dietary supplements in den USA) sind mit Skepsis zu beurteilen und bedürfen einer sorgfältigen Überprüfung [24]; zumindest ist das Vorkommen von Colchicin in *Ginkgo* (Ginkgoaceae) und *Echinacea* (Asteraceae) aus chemotaxonomischer Sicht völlig unwahrscheinlich.

Anhang. Colchicin und ähnliche Verbindungen enthalten auch die Knollen von *Gloriosa superba*, der **Hakenlilie** oder **Ruhmesblume**, einer Kletterpflanze, die im tropischen Asien und Afrika wächst. Sie ist als gefährliche Giftpflanze in Sri Lanka [25] und in Indien [26] bekannt. NAGARATNAM et al. [27] berichteten über sechs Intoxikationen durch Verzehr der Knollen von *G. superba*, die alle tödlich endeten. Die Symptome der Erkrankung entsprachen denjenigen einer Colchicinvergiftung. Die Knollen werden häufig auch zu Suizidversuchen verwendet [25–26, 28–29]. *Gloriosa*-Arten sind auch als Verursacher von Tiervergiftungen in Nigeria bekannt [30]. Die Untersuchung der verschiedenen Organe von *Gloriosa simplex* (Herkunft: Zentralafrika, Ruanda) ergab den höchsten Gehalt an Colchicin in jungen Blättern (2,36 %) und in den Blüten (1,18 %) [31].

Literatur

[1] Theus, L.: Schwere und tödliche Pflanzenvergiftungsfälle der Schweiz. Bevölkerung von 1966–1992. Dissertation, Basel 1994.
[2] N.N.: Mann starb an Giftsuppe, Münchner tz vom 5.4.1984.
[3] Klintschar, M., C. Beham-Schmidt et al.: Colchicine poisoning by accidental ingestion of meadow saffron: pathological and medicolegal aspects. Forensic Sci. Int. *106*(3), 191–200 (1999).
[4] Stern, N., H. Kupferschmidt, P.J. Meier-Abt: Verlauf und Therapie der akuten Colchicinintoxikation. PRAXIS *86*, 952–956 (1997).
[5] Brncic, N., I. Viskovic, R. Peric et al.: Accidental plant poisoning with Colchicum autumnale: report of two cases. Croat. Med. J. *42*(6), 673–675 (2001).
[6] Sannohe, S., Y. Makino et al.: Colchicine poisoning resulting from accidental ingestion of meadow saffron. Forensic Sci. *47*(6), 1391–1396 (2002).
[7] Danel, V.C., J.F.D. Wiart, G.A. Hardy et al.: Self-poisoning with Colchicum autumnale L. flowers. J. Toxicol. Clin. Toxicol. *39*(4), 409–411 (2001).
[8] Schrader, A., O. Schulz, H. Volker und H. Puls: Aktuelle Vergiftungen durch Pflanzen bei Wiederkäuern in Nord- und Ostdeutschland. Berl. Münchn. Tierärztl. Wschr. *114*(5–6), 218–221 (2001).
[9] Chareyre, S., D. Meram, C. Pulce and J. Descotes: Acute poisoning of cows by autumnal crocus. Vet. Hum. Toxicol. *31*(3), 261–262 (1989).
[10] Lohner, E. und H.R. Gindele: Kolchizinvergiftung beim Schwein. Tierärztl. Umschau *44*, 314–317 (1989).
[11] Kamphues, J. und H. Meyer: Herbstzeitlose (Colchicum autumnale) im Heu und Kolikerkrankungen bei Pferden. Tierärztl. Prax. *18*, 273–275 (1990).
[12] Chizzola, R. und P. Janda: Vergiftung von Schafen durch Herbstzeitlose im Heu. Wien. Tierärztl. Mschr. *89*, 4–7 (2002).
[13] Panariti, E.: Meadow saffron (Colchicum autumnale) intoxication in an nomadic Albanian sheep flock. Vet. Hum. Toxicol. *38*(3), 227–228 (1996).
[14] Kasim, M. und H. Lange: Zur toxikolischchemischen Aufklärung von Vergiftungsfällen bei Wiederkäuern durch Herbstzeitlose (Verfahren zur Colchizinbestimmung). Arch. Exp. Veterinärmed. *27*, 601–603 (1973).
[15] Yoneda, Y., Y. Hayashi et al.: High performance liquid chromatographic determination of colchicine-alkaloid from the tissues and body fluids of cattle poisoned by the corm of autumn crocus. J. Food. Hyg. Soc. Jpn. *25*(5), 401–409 (1984).
[16] Stahl, N., A. Weinberger et al.: Case report fatal colchicine poisoning in a boy with familial mediterranean fever. Am. J. Med. Sci. *278*(1), 77–81 (1979).
[17] Caplan, Y.H., K.G. Orloff and B.C. Thompson: A fatal overdose with colchicine. J. Anal. Toxicol. *4*, 153–155 (1980).
[18] Wells, S.R., D.L. Anderson and J. Thompson: Colchicine toxicity: A case report. Vet. Hum. Toxicol. *31*(4), 313–316 (1989).
[19] Hoang, C., A. Lavergne et al.: Lesions viscerales histologiques des intoxications aigues mortelles par la colchicine. Ann. Pathol. *2*(3), 229–237 (1982).
[20] Sauder, P., J. Kopferschmitt, A. Jaeger and J.M. Mantz: Haemodynamic studies in eight cases of acute colchicine poisoning. Hum. Toxicol. *2*, 169–173 (1983).
[21] Stefanidis, I., R. Böhm, J. Hägel und N. Maurin: Toxische Myopathie mit Nierenversagen als Colchicin-Nebenwirkung bei familiärem Mittelmeerfieber. Dtsch. Med. Wschr. *117*(33), 1237–1240 (1992).
[22] N.N.: Kieler Nachrichten v. 6.12.1995.
[23] N.N. (Wichtige Mitteilungen): Warnung vor der Abgabe von Colchicin. Dtsch. Apoth. Ztg. *120*(12), 523 (1980).
[24] Scheffer, H., R. Bauer, B. Kopp et al.: Angebliches Vorkommen von Colchicin in Nahrungsergänzungsmitteln. Z. Phytotherapie *22*(6), 304 (2001).
[25] Fernando, R. and D.N. Fernando: Poisoning with plants and mushrooms in Sri Lanka: A retrospective hospital based study. Vet. Hum. Toxicol. *32*(6), 579–581 (1990).
[26] Aleem, H.M.: Gloriosa superba poisoning. J. Assoc. Phys. India *40*(8), 541–542 (1992).
[27] Nagaratnam, N., D.P.K. De Silva and N. De Silva: Colchicine poisoning following ingestion of Gloriosa superba tubers. Trop. Geograph. Med. *25*, 15–17 (1973).
[28] Jose, J. and M. Ravindran: A rare case of poisoning by Gloriosa superba. J. Ass. Physicians India *36*(7), 451–452 (1988).
[29] Mendis, S.: Colchicine cardiotoxicity following ingestion of Gloriosa superba tubers. Postgrad. Med. J. *65*, 752–755 (1989).
[30] Nwude, N.: Some stock poisoning plants of Nigeria. J. Anim. Prod. Res. *1*(2), 109–122 (1981).
[31] Ntahomvukiye, D., A. Hakizimana, J. Nkiliza and L. van Puyvelde: Quantitative determination of colchicine in Gloriosa simplex (Liliaceae) of Rwanda (Central Africa). Plant. Med. Phytother. *18*(1), 24–27 (1984).
[32] Brvar, M., G. Kozelj, M. Mozina and M. Bunc: Acute poisoning with autumn crocus (Colchicum autumnale L.). Wien Klin. Wochenschr. *116*(5–6), 205–208 (2004).
[33] Gabrscek, L., G. Lesnicar, B. Krivec et al.: Accidental poisoning with autumn crocus. J. Toxicol. Clin. Toxicol. *42*(1), 85–88 (2004).

Convallaria majalis L. Maiglöckchen – Lily-of-the-Valley – Muguet

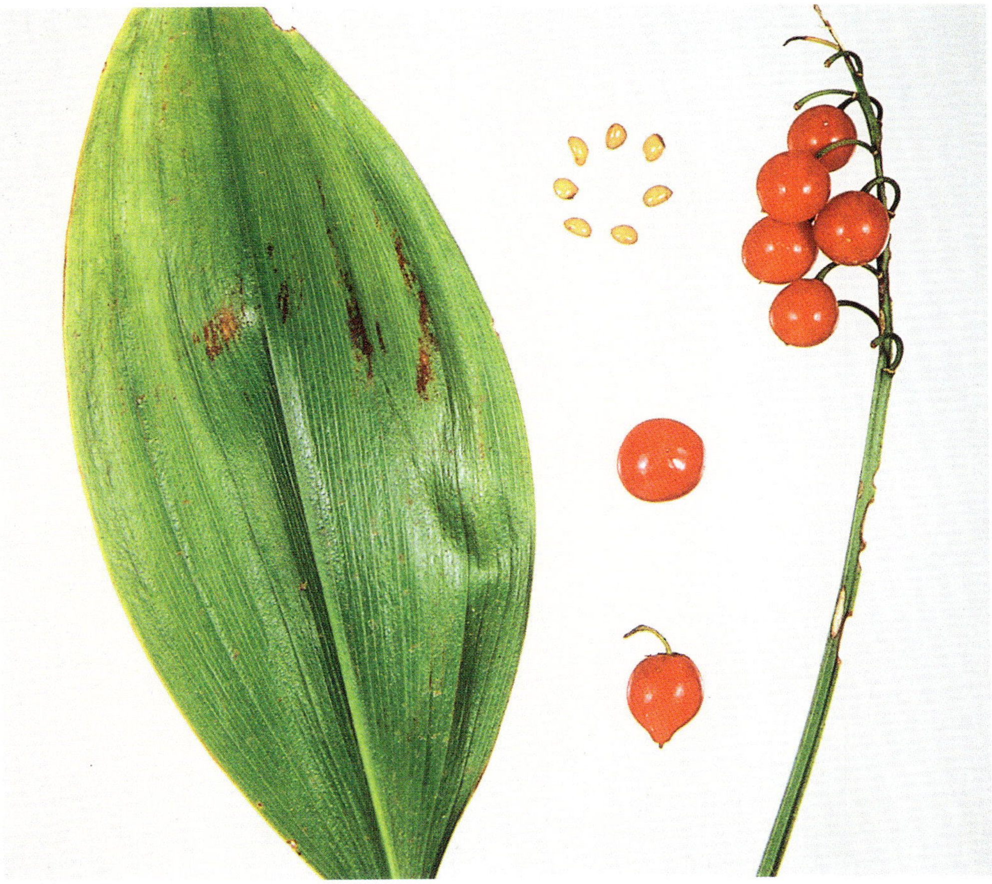

Abb. 175: Maiglöckchen – Convallariaceae –

10–20 cm hohe, ausdauernde Pflanze mit ausläuferartig kriechender Grundachse, grundständigen Laubblättern und unbeblättertem Blütenstängel mit einseitswendiger, mehrblütiger Traube an der Spitze.
Auf sandigem Lehmboden, in Laubmischwäldern verbreitet vorkommend.
Blätter langgestielt, langscheidig, elliptisch bis lanzettlich und zugespitzt.
Blüten überhängend, mit verwachsenen Perigonblättern, glockenförmig, weiß, wohlriechend; V–VI.
Früchte kugelige, rote Beeren, dreifächrig, mit 2–6 Samen; VII–VIII.
Verbreitung: Fast in ganz Europa; auch als Zierpflanze in Gärten.

Das Maiglöckchen ist eine alte, auch heute noch wichtige Arzneipflanze, die in allen Organen herzwirksame Glykoside vom Cardenolidtypus enthält, daneben auch Steroidsaponine. Der Gehalt an Cardenoliden ist in den Blüten relativ hoch. Er kann bis zu 0,4 % (bez. auf TGW) betragen und liegt damit 2- bis 3-mal höher als in den Blättern. Während das Fruchtfleisch allenfalls Spuren von Cardenoliden aufweist, sind in den Samen gut wasserlösliche Glykoside (ca. 0,45 %) mit Convallosid als Hauptbestandteil enthalten [1]. Intrazellulär finden sich die Cardenolide von *C. majalis* zur Hauptsache in der Vakuole [2].

Die Cardenolide des Maiglöckchens. Die Zusammensetzung des Cardenolidgemisches von *Convallaria majalis* variiert je nach geografischer Herkunft. Convallatoxin ist im Kraut west- und nordwesteuropäischer Pflanzen das Hauptglykosid, bei Pflanzen mitteleuropäischer Herkunft kommt daneben auch Lokundjosid in beträchtlicher Menge vor, während im Kraut osteuropäischer Pflanzen viel Convallosid zu finden ist. Bisher wurden ca. 40 Cardenolide isoliert.

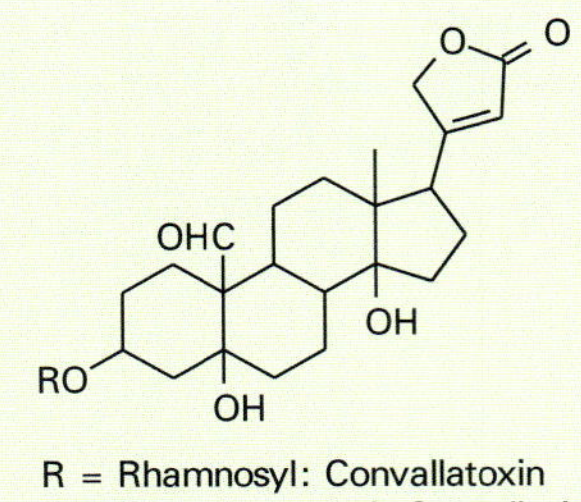

R = Rhamnosyl: Convallatoxin
R = Glucorhamnosyl: Convallosid

Wirkungen. Die Glykoside des Maiglöckchens sind sehr stark herzwirksam, werden aber bei peroraler Aufnahme nur schlecht (etwa zu 10 %) resorbiert. Schwere Intoxikationen sind daher nach Ingestion der Früchte, aber auch anderer Teile der Pflanze, kaum zu erwarten und in letzter Zeit auch nicht beschrieben, obwohl *Convallaria majalis* in den Statistiken der Tox.-Info.-Zentren eine erhebliche Rolle spielt. So wurden z. B. bei der Berliner Beratungsstelle für Vergiftungserscheinungen von 1996–2002 455 Beratungsfälle registriert [3]. Sie bezogen sich vornehmlich auf die roten Früchte, die für Kinder attraktiv sind, wegen ihres bitteren Geschmacks aber nicht zum Verzehr größerer Mengen reizen. Das oft rasch einsetzende Erbrechen verringert zusätzlich die Gefahr schwerer Intoxikationen [4]. Darüber hinaus findet man wiederholt die Angabe, dass Blumenwasser, in dem längere Zeit Maiglöckchen gestanden haben, giftig sein soll. Allerdings ergaben Tierexperimente keinerlei Hinweise für die Richtigkeit dieser Behauptung [5]. Auch der 1954 berichtete Fall, der sich wohl an die Angaben der älteren Literatur anlehnt, kann kaum als „Beweis" angesehen werden:

„Vergiftungsfälle. Auf tragische Weise kam in Osterburken, im Kreise Buchen, ein dreijähriges Mädchen ums Leben. Das Kind hatte abgeblühte Stachelbeeren gegessen und anschließend aus einem Glas Wasser getrunken, in dem Maiglöckchen gestanden hatten. Alle Bemühungen, das Kind zu retten, waren vergeblich."

Auf die Problematik, die eine kritiklose Wiedergabe solcher und ähnlicher „Vergiftungsfälle" mit sich bringt, wird an anderer Stelle eingegangen (S. 13).

Der Tod eines Hundes wurde möglicherweise durch das Fressen von Maiglöckchenblättern verursacht, die im Dünndarm in größerer Menge gefunden wurden [6].

Für die *Convallaria*-**Saponine** werden allgemein lokale Reizwirkungen beschrieben. Die getrockneten und gepulverten Maiglöckchenblüten waren eine niesreizerzeugende Komponente des früher viel gebräuchlichen „Schneeberger Schnupftabaks". In den Früchten sind zwar Fruchtfleisch und Samen saponinfrei, nach ROBERG [7] enthält aber die „Schale der Beeren", d.h. also die Epidermis, hämolysierend wirkende Substanzen, sodass möglicherweise mit einer gewissen Saponinwirkung bei Ingestion der Früchte gerechnet werden kann.

Symptome der Vergiftung. Gastrointestinale Reizerscheinungen, Übelkeit, Erbrechen. Cardiotoxische Wirkungen (*s. Digitalis*, S. 351) sind kaum zu erwarten.

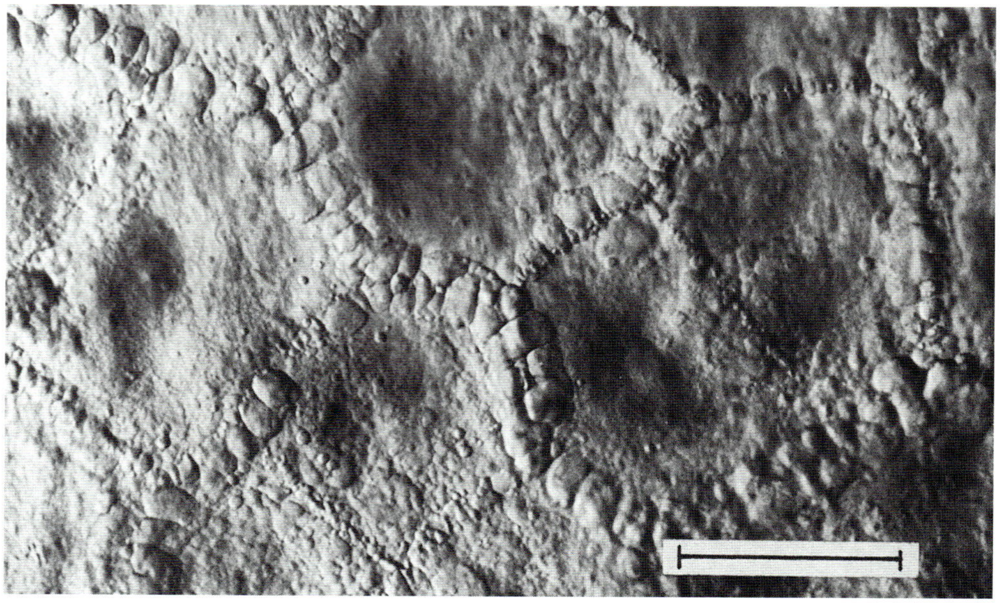

Abb. 176: Fruchtwandepidermis von Convallaria majalis.

Mikroskopische Merkmale der Frucht. Die Fruchtwandepidermis von *Convallaria* enthält regelmäßig Spaltöffnungen (4–5 Nebenzellen). Insbesondere über den radialen, perlschnurartig verdickten Zellwänden dieser Epidermis befinden sich starke Wachsablagerungen (Abb. 176). Rundlich-ovale bis schlauchförmige Idioblasten mit Raphidenbündeln (25–45 µm) kommen nur in den inneren Schichten des Fruchtfleisches gehäuft vor. Alle Teile der Fruchtwand sind außerordentlich reich an carotinoiden Farbstoffen.

Therapie

Falls nicht spontan erfolgt: Erbrechen auslösen; Mucilaginosa gegen gastrointestinale Reizerscheinungen. Nur bei der Aufnahme größerer Mengen an Pflanzenmaterial wären therapeutische Maßnahmen erforderlich, wie sie bei *Digitalis* beschrieben sind.

Literatur

[1] Schmutz, J. und T. Reichstein: Convallosid, ein stark herzwirksames Glykosid aus Semen Convallariae majalis L. Pharm. Act. Helvet. *22*, 359–372 (1947).

[2] Loeffelhardt, W., B. Kopp and W. Kubelka: Intracellular distribution of cardiac glycosides in leaves of Convallaria majalis. Phytochemistry *18*(8), 1289–1292 (1979).

[3] Persönl. Mitteilung G. Lübke, Beratungsstelle für Vergiftungserscheinungen (Giftnotruf Berlin), 2003.

[4] Ritter-Franke, S. und R. Bunjes: Vergiftungsunfälle mit Pflanzen, in: K.E. von Mühlendahl, U. Oberdisse, R. Bunjes und M. Brockstedt (Hrsg.): Vergiftungen im Kindesalter, Georg Thieme Verlag, Stuttgart, New York 2003.

[5] Wirth, W. und C. Gloxhuber: Toxikologie. Georg Thieme Verlag, Stuttgart, New York 1994.

[6] Moxley, R.A., N.R. Schneider, D.H. Steinegger and M.P. Carlson: Apparent toxicosis associated with lily-of-the-valley (Convallaria majalis) ingestion in a dog. J. Am. Vet. Med. Assoc. *195*(4), 485–487 (1989).

[7] Roberg, M.: Über das Vorkommen und die Verteilung von Saponinen in Kräuterdrogen. Arch. Pharm. *275*, 84–103 (1937).

Polygonatum multiflorum (L.) ALL.

Vielblütige Weißwurz – Solomon's-seal – Sceau-de-Salomon

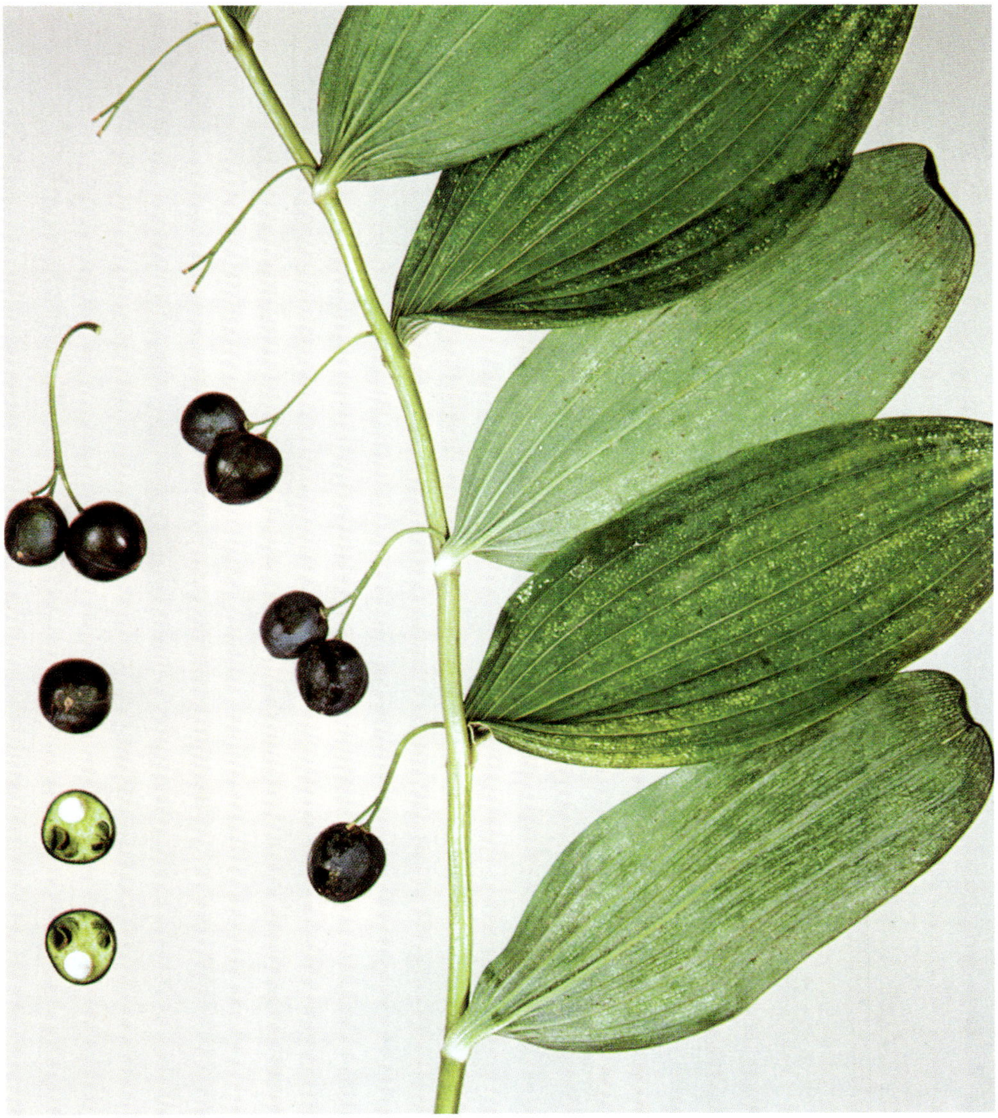

Abb. 177: Weißwurz – Convallariaceae –

30–60 cm hohe, ausdauernde Pflanze mit stielrundem (vgl. P. odoratum) Stängel und weißlicher Grundachse; in schattigen Laubwäldern nicht selten.
Blätter eiförmig bis elliptisch, oberseits dunkelgrün, unterseits graugrün.
Blüten mit zylindrischer Perigonröhre, weißlichgrün, geruchslos; in mehrblütigen Trauben hängend; V–VI.
Früchte blauschwarze Beeren mit kugeligen, braunen Samen; widerlich-süßlich schmeckend; VII–X.
Verbreitung: Fast in ganz Europa.

Die Früchte gelten wie die der Einbeere als giftig, wenn auch weniger stark. Entgegen früheren Angaben kommen herzwirksame Glykoside nach HORAK und HORAKOVA [1] in der Gattung *Polygonatum* nicht vor, sodass nur der Saponingehalt, der vor allem in den Samen hoch sein soll [2], als Ursache möglicher Vergiftungen angenommen werden kann. Neuere Arbeiten über toxische Inhaltsstoffe der Früchte liegen unseres Wissens nicht vor. Für zwei aus den Wurzeln von *P. multiflorum* isolierte Saponine hat JANECZKO [3] die Zusammensetzung der Zuckerkette ermittelt, das Aglykon ist Diosgenin.

Therapie

Falls überhaupt erforderlich, nur symptomatisch.

Einem Bericht von BAXTER [4] zufolge zeigte ein junger Hund, der Blätter von *P. multiflorum* gefressen hatte, ein über mehrere Tage anhaltendes Erbrechen ohne weitere Intoxikationssymptome. Auch in dieser Veröffentlichung wurde Convallamarin als digitaloider Inhaltsstoff für das Erbrechen verantworlich gemacht; dazu Korrektur von ROHRBACH [4].

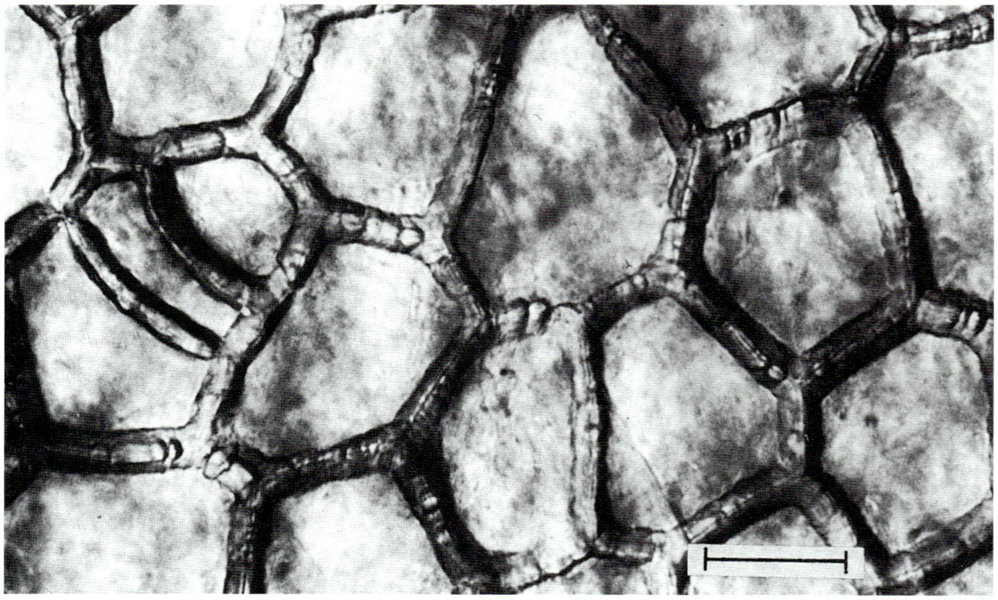

Abb. 178: Fruchtwandepidermis von Polygonatum multiflorum.

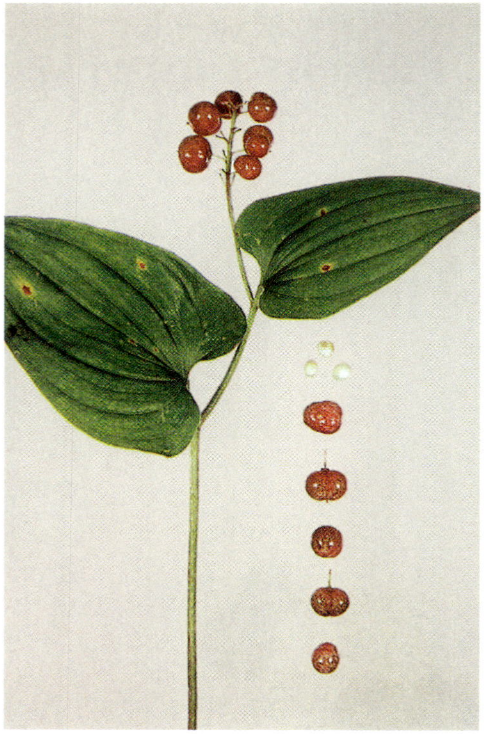

Abb. 179: Maianthemum bifolium (L.) F.W. SCHMIDT. Zweiblättrige Schattenblume – May-Lily – Maïanthème à deux feuilles

Toxikologisch gleich zu bewerten sind auch die (in der Regel etwas größeren) Früchte der Echten Weißwurz, des Salomonssiegels (*P. odoratum*). Diese Pflanze unterscheidet sich von der Vielblütigen Weißwurz durch wohlriechende Blüten (Blütenstand meist nur 1–2-blütig), kantigen Stängel und derbere, aufrecht gerichtete Laubblätter.

Mikroskopische Merkmale der Frucht. Die Früchte der Weißwurz-Arten zeichnen sich durch eine besonders derbwandige, farblose und stark getüpfelte Epidermis aus (Abb. 178). Sie enthält nur wenige Spaltöffnungen mit meist 4 Nebenzellen und einem auffällig kleinen Schließzellenpaar. Die im Vergleich zur Epidermis etwas kleineren, im Flächenschnitt noch durchscheinenden Hypodermiszellen sind reich an Chloroplasten, darüber hinaus kommen im Fruchtfleisch zahlreiche große Raphidenbündel (~ 85 µm) vor.

Anhang. *Maianthemum bifolium*, die zweiblättrige Schattenblume (Abb. 179), ebenfalls zu den Convallariaceen gehörend, enthält entgegen älteren Angaben keine Cardenolide. Im Rhizom wurden 2 Spirostanol- und 4 Furostanolglykoside nachgewiesen [5]. Intoxikationen durch die Früchte wären am ehesten aufgrund der Saponine zu erwarten.

Literatur

[1] Horak, F. und O. Horakova: Zur Frage des Vorkommens von herzwirksamen Glykosiden in der wohlriechenden Weißwurz Polygonatum odoratum (Mill.) Druce. Pharmazie *14*(8), 487 (1959).

[2] Hegnauer, R.: Chemotaxonomie der Pflanzen, 11 Bde., Birkhäuser Verlag, Basel, Stuttgart 1962 ff.

[3] Janeczko, Z.: The structure of the sugar moiety of steroidal saponosides isolated from the roots of Polygonatum multiflorum L. Planta Med. *36*(3), 266 (1979).

[4] Baxter, C.P.: Solomon's seal poisoning in a dog. Vet. Rec. *113*(11), 247–248 (1983), dazu auch: Rohrbach, J.A.: Vet. Rec. *113*(13), 303–304 (1983).

[5] Sibiga, A., J. Sendra and Z. Janeczko: Steroid saponins of Maianthemum bifolium: I. Isolation of the saponin fraction and identification of aglycones and sugars. Herba Polon. *31*(1/2), 21–28 (1986).

Paris quadrifolia L. Vierblättrige Einbeere – Herb-Paris – Parisette

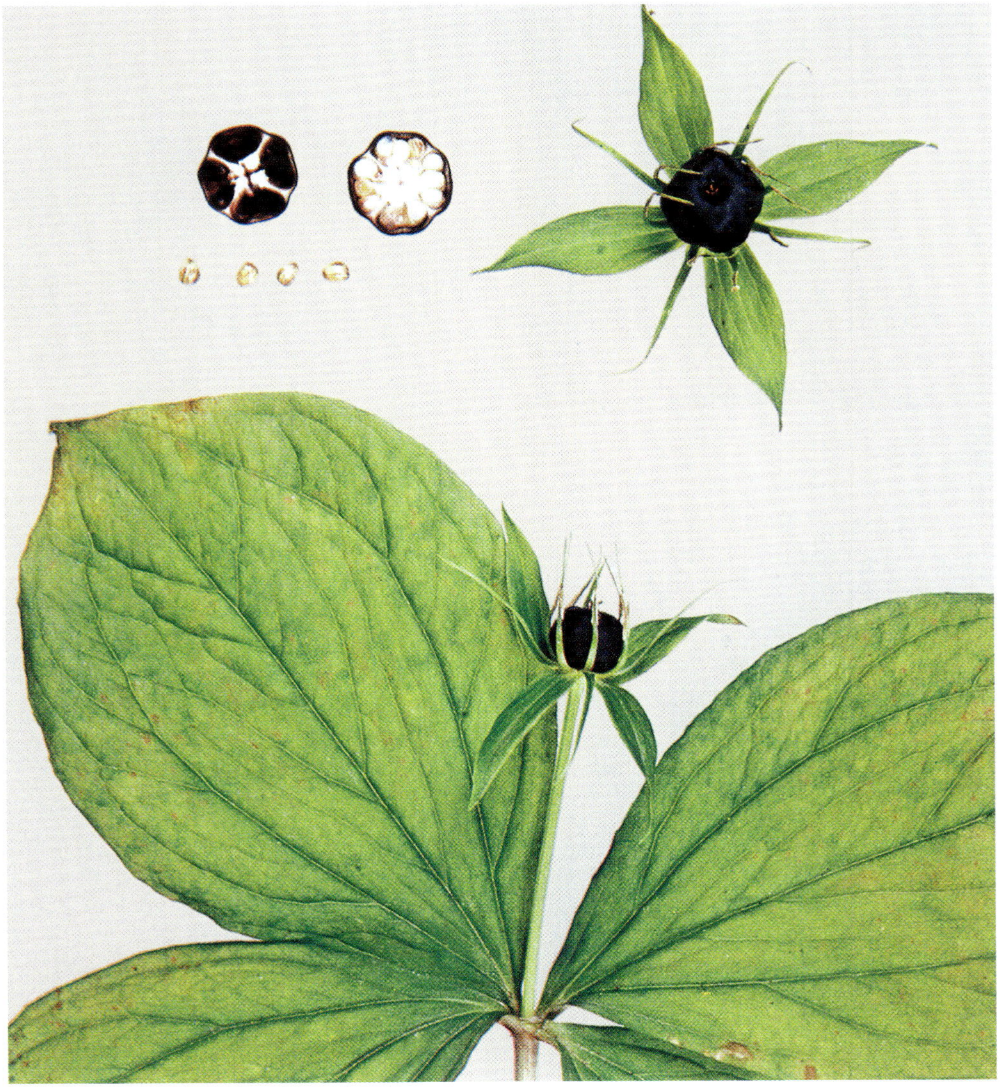

Abb. 180: Einbeere – Trilliaceae –

10–40 cm hohe, ausdauernde Pflanze mit unterirdisch kriechendem Wurzelstock; Blütenstängel mit zweiteiligem Niederblatt, (meist) 4 quirlig angeordneten Laubblättern und endständiger Blüte.
Häufig in etwas feuchten Laubwäldern und Gebüschen.
Blätter elliptisch-lanzettlich, ungestielt, kahl, netzartig.
Blüten in der Regel viergliedrig, mit schmalen, wenig auffälligen grünlichen Perigonblättern; V.
Früchte eine vierfächrige, mehrsamige blauschwarze Beere; Samen braun, mit runzeliger Oberhaut; VI–VIII.
Verbreitung: Fast in ganz Europa; im norddeutschen Flachland selten.

Die blauschwarzen Beeren wie auch die ganze Pflanze gelten aufgrund des Gehalts an Saponinen als giftig. Die (Steroid-)Saponine (alte Bezeichnungen: Paristyphnin, Paridin) sollen örtlich reizende Wirkungen haben und auch nach oraler Aufnahme Giftwirkungen entfalten, da sie zumindest teilweise resorbiert werden.

Vergiftungssymptome. Nach älteren Angaben sind Symptome einer Vergiftung mit den Früchten der Einbeere Übelkeit, Erbrechen, Diarrhoen und Miosis. Zwar taucht *Paris quadrifolia* gelegentlich auch in den Statistiken der Tox.-Info.-Zentren auf, doch sind erstere Vergiftungen nicht bekannt geworden. Neuere Arbeiten über die Toxizität der Einbeere scheinen zu fehlen. GOMITA et al. [1] berichteten über cardiovasculäre Effekte von Pennogenintetraglykosid, einem aus *Paris quadrifolia* isolierten Steroidsaponin. In Tierversuchen (Maus, Ochsenfrosch, Kaninchen) konnten in Dosen von 1–10 mg/kg (i. v.) Blutdrucksenkungen, ein leichter Anstieg von Herzamplitude und -tonus registriert werden. Aus dem Wurzelstock von *Paris polyphylla* isolierten SINGH et al. [2] zwei Steroidsaponine Polyphyllin G und H; vgl. ferner auch [3, 4]. Aus Rhizomen von *Paris*-Arten, die Bestandteil der traditionellen chinesischen Medizin sind, wurden eine Reihe von Steroidsapo-

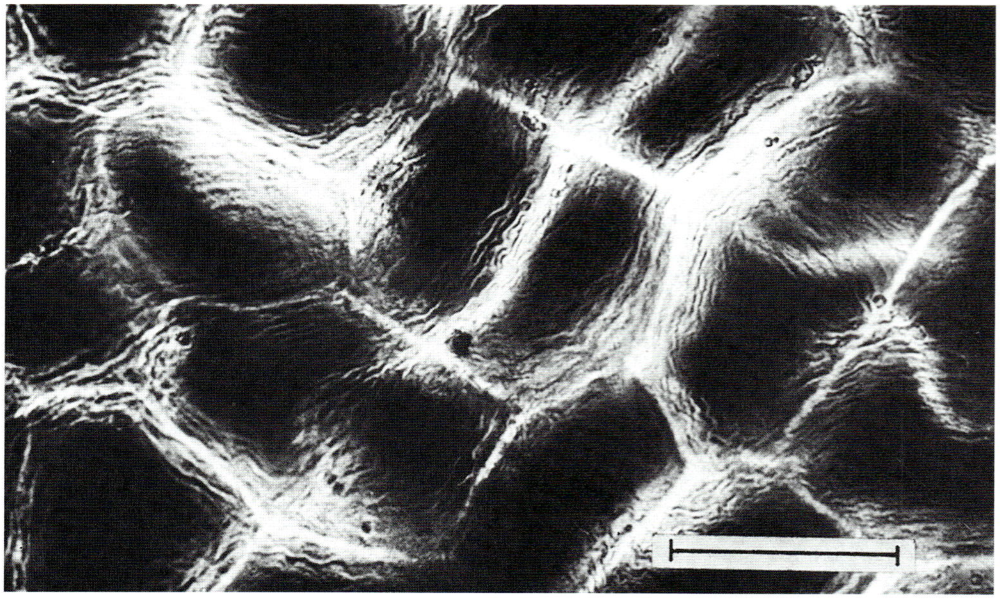

Abb. 181: Fruchtwandepidermis von Paris quadrifolia.

ninen isoliert [5]. In einer Arbeit über *P. polyphylla* var. *yunnanensis* wurde über die Isolierung von 3 Steroidglykosiden aus den oberirdischen Organen berichtet [6].

Mikroskopische Merkmale der Frucht. Die mit dunkelrotem Zellsaft erfüllten Epidermiszellen der Fruchtwand von *Paris* besitzen dünne, aber deutlich getüpfelte Wände. Ein auffälliges Merkmal ist die starke cuticulare Faltenbildung (Abb. 181). Das Fruchtfleisch enthält viele bis zu 80 µm große Raphiden.

Therapie

Allenfalls bei Aufnahme größerer Mengen ist eine primäre Giftentfernung zu erwägen; ansonsten symptomatische Behandlung.

Literatur

[1] Gomita, Y., M. Moriyama, Y. Ichimaru, A. Uchikado, T. Nohara and T. Kawasaki: Cardiovascular effects of pennogenin tetraglycoside extracted from Paris quadrifolia. Yakugaku Zasshi *102*(5), 495–498 (1982), Ref. Biol. Abstr. *75*(1), 5161 (1983).
[2] Singh, S.B., R.S. Thakur and H.-R. Schulten: Furostanol saponins from Paris polyphylla: Structures of polyphyllin G and polyphyllin H. Phytochemistry *21*(8), 2079–2082 (1982).
[3] Ma, J.C.N. and F.W. Lau: Structure characterisation of hemostatic diosgenin glycosides from Paris polyphylla. Phytochemistry *24*(7), 1561–1566 (1985).
[4] Miyamura, M., K. Nakano, T. Nohara, T. Tomimatsu and T. Kawasaki: Steroid saponins from Paris polyphylla. Chem. Pharm. Bull. (Tokyo), *30*(2), 712–718 (1982); Ref. BA *74*(19), 70903 (1982).
[5] Chen, C. and J. Zhou: The determination of the steroidal saponin from Paris plants by high performance liquid chromatography. Act. Bot. Yunnan. *9*(4), 595–602 (1987); Ref. BA *85*(10). 104929 (1987).
[6] Chen, C., J. Zhou and Z. Yongyan: Steroid saponins of aerial parts of Paris polyphylla var. yunnanensis. Act. Bot. Yunnan. *12*(3), 323–329 (1990); Ref. BA *91*(2), 19527 (1990).

Tulipa L. Tulpe – Tulip – Tulipe

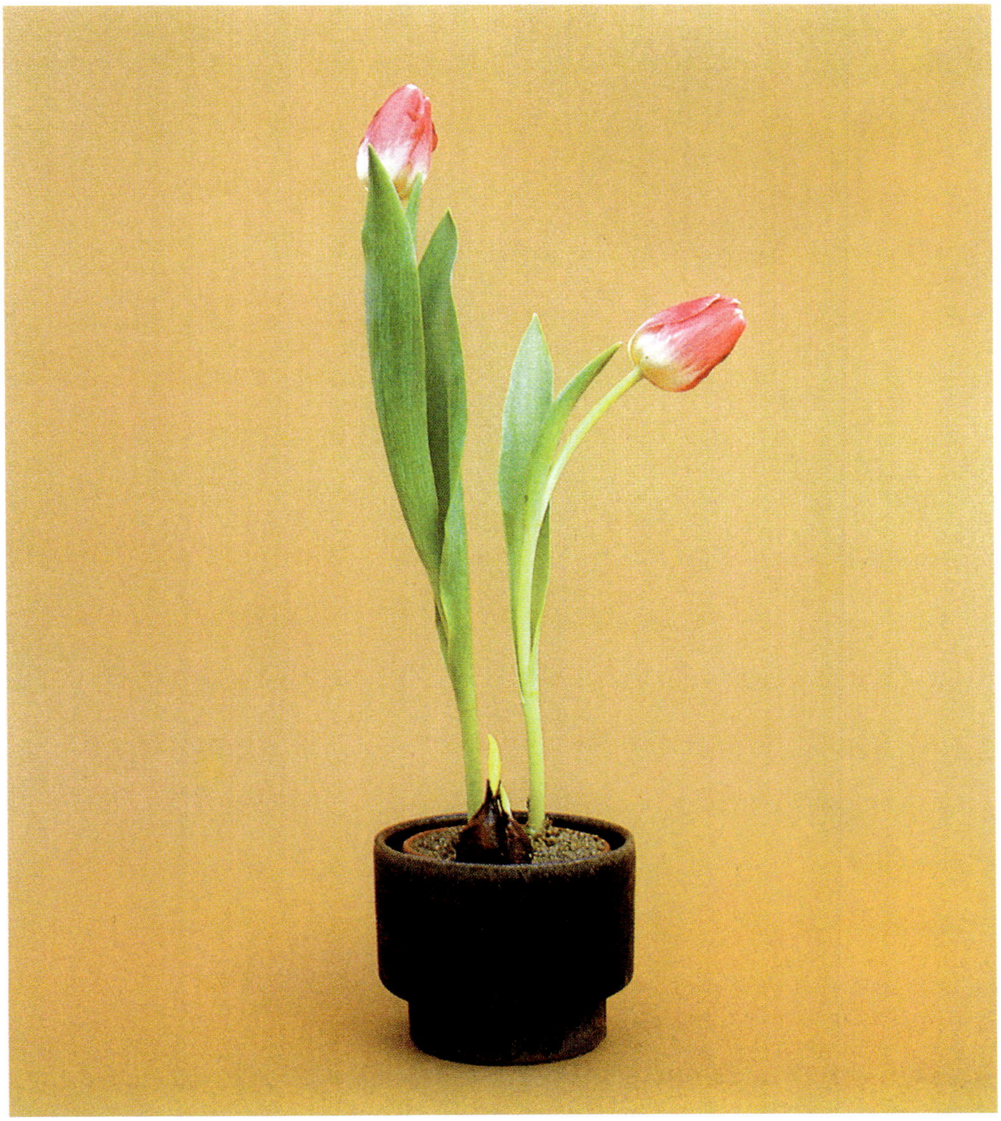

Abb. 182: Tulipa gesneriana

Die Gattung *Tulipa* umfasst über 50 Arten, von denen jedoch in Mittel- und Nordeuropa keine wild vorkommen. Die in zahlreichen Sorten und Kreuzungen (Kultivaren) angebotenen Gartentulpen, deren Kultur sich in Europa bis ins Mittelalter zurückverfolgen lässt, werden meist unter dem Kollektivnamen *Tulipa gesneriana* zusammengefasst. Sie stammen vermutlich von Arten ab, die ihre Verbreitung von Kleinasien bis Persien gehabt haben, in vorderasiatischen Gärten aber schon seit Jahrhunderten kultiviert wurden und um 1550 von der Türkei nach Mitteleuropa gebracht worden sind.

Bei den Tulpen handelt es sich um ausdauernde Zwiebelgewächse; der beblätterte Blütenstängel trägt meist nur eine große endständige Blüte. Die Blätter sind breit-lineal bis lanzettlich. Die Zwiebeln werden aus dicht zusammenschließenden, fleischigen Niederblättern gebildet und sind diejenigen Organe, die toxikologisches Interesse beanspruchen.

Tulip finger. Tulpenzwiebeln, aber auch die anderen Organe der Tulpe, vor allem die Blüten [1] enthalten Substanzen, die zu einer schweren Dermatitis führen können. Davon betroffen sind Personen, die z. B. in Gärtnereien viel mit Tulpenzwiebeln zu hantieren haben [2]. Das Erscheinungsbild der Tulpenzwiebel-Dermatitis („tulip finger“, „tulip nails“, „Tulpen-Krätze“) ist gekennzeichnet durch ekzematöse Hautveränderungen an den Kontaktflächen der Hände, insbesondere an den Fingerspitzen, und durch Schädigung der Nägel (z. B. vermehrte Brüchigkeit) [3]. Es können aber auch weitere Hautpartien befallen sein. Auf geröteter, geschwollener und juckender oder brennender Haut bilden sich Risse mit stellenweiser Schuppung. Dieses Krankheitsbild eines allergischen Ekzems tritt erst nach längerem Kontakt mit Tulpenzwiebeln oder deren Säften auf [4–5].

Tuliposide. Ursache der Erkrankung sind Substanzen, die vor allem in den äußeren Schichten der Zwiebeln lokalisiert sind und als Tuliposide bezeichnet werden. Für die Pflanze sind es antibiotisch wirksame Schutzstoffe. Es handelt sich um Ester von Glukose mit α-Methylen-γ-hydroxybuttersäure (Tuliposid A) bzw. mit α-Methylen-β-hydroxybuttersäure (Tuliposid B) [6, 7], deren Säurekomponente nach Glykosidspaltung spontan lactonisiert.

Von den beiden als Tulipalin A und B bezeichneten Lactonen ist in erster Linie Tulipalin A für die Wirkungen auf die Haut verantwortlich, Tulipalin B ist dagegen nur schwach wirksam. Von den zahlreichen Kulturtulpen scheint das Kultivar „Rose Copeland“ besonders häufig

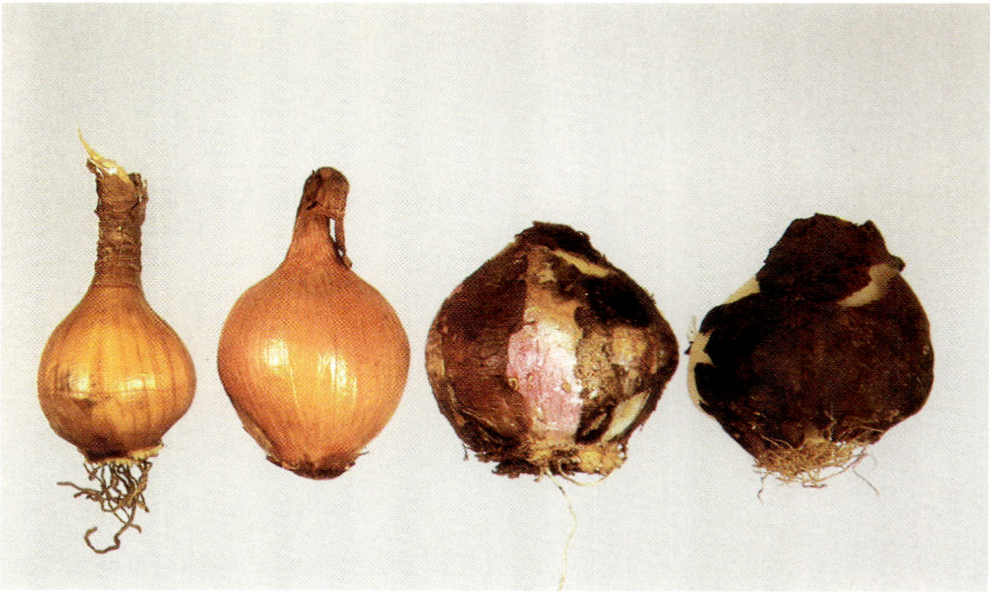

◄ **Abb. 183:** Zwiebeln von der Osterglocke, Küchenzwiebel, Hyazinthe und Tulpe (v. l. n. r.).

Abb. 184: Calciumoxalatvorkommen in verschiedenen Zwiebelschuppen. In Reihen angeordnete Raphidenbündel bei Narcissus (a) und Hyacinthus (c), Prismen bei Allium (b), kein Oxalat bei Tulipa (d).
▼

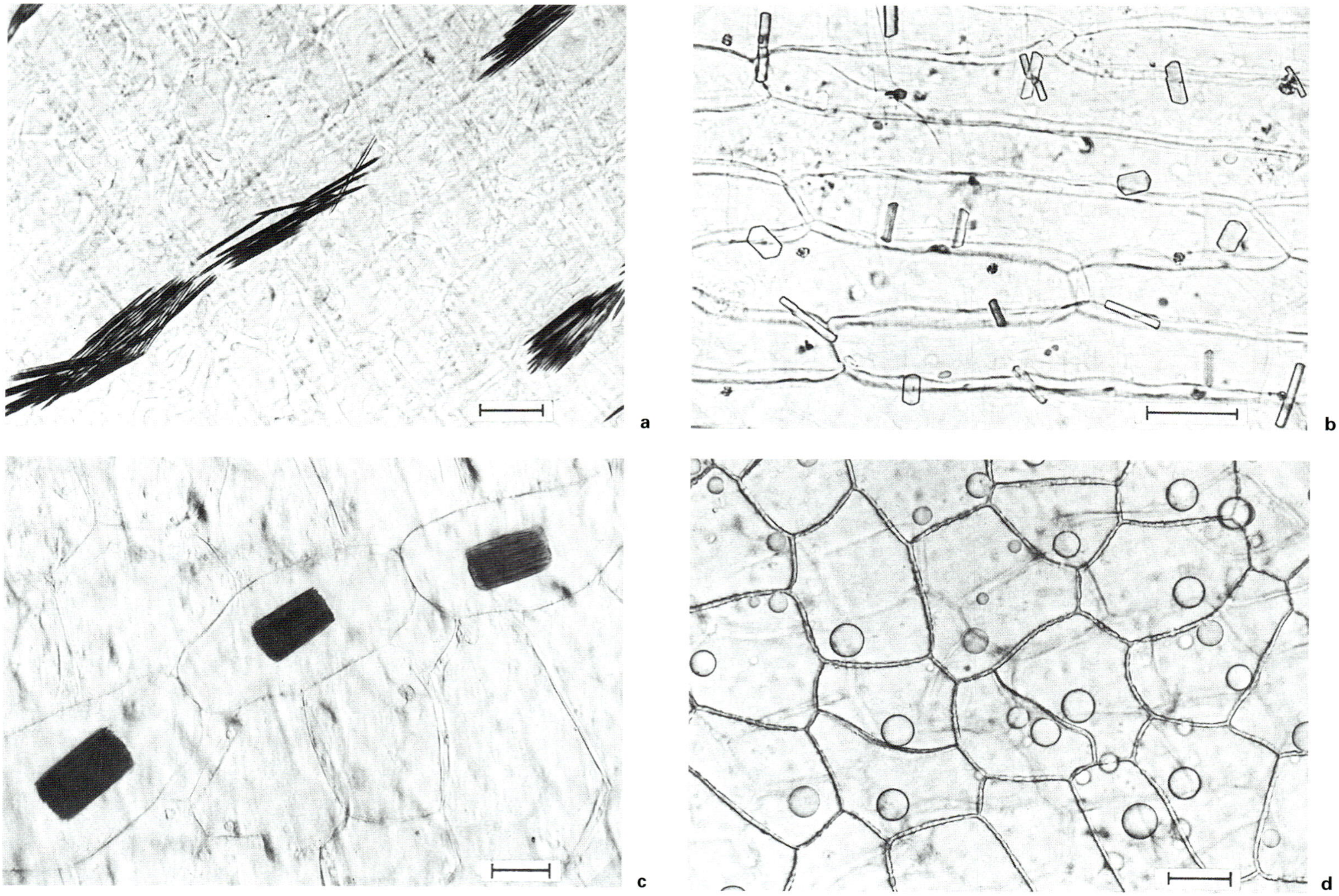

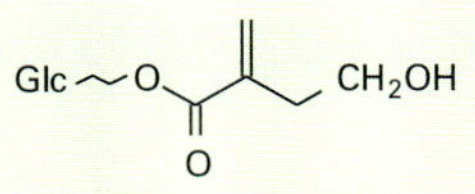

Tuliposid A

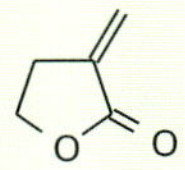

Tulipalin

zur „tulip finger"-Erkrankung zu führen [8], während andere Kultivare wie z.B. „Madame Lefeber" von *T. fosteriana* aufgrund des geringen Gehalts an Tulipalin A weniger allergisch wirksam sind. Eine ausführliche Übersicht über den Tuliposidgehalt zahlreicher Tulpen-Arten und Kultivare geben SLOB und VAREKAMP [1].
Im Gegensatz zu der durch Hyazinthen- oder Narzissenzwiebeln hervorgerufenen Dermatitis fehlt bei den Tulpenzwiebeln die mechanische Komponente einer Reizung durch Oxalatraphiden (vgl. dazu Abb. 184). Nach SLOB et al. [6] kommen Tuliposide außer in *Tulipa* auch in der Gattung *Erythronium* (Hundszahn) in höheren Konzentrationen (mehr als 0,1 %) vor. Aus *Erythronium americanum* (Zahnlilie) wurden sie erstmals isoliert [9]. In geringerer Menge sind sie auch in den Gattungen *Gagea* (Gelbstern, Abb. 185 a), *Fritillaria*, *Notholirion* und *Lilium* enthalten. *Lilium lancifolium* (*L. tigrinum*), die Tigerlilie (tiger lily) war die Ursache eines akuten Nierenversagens, nachdem eine Katze von der Pflanze gefressen hatte [10].
Vergiftungen durch Verzehr von Tulpenzwiebeln kommen selten vor; bis zu 5 Zwiebeln pro Tag sollen nur zu geringfügigen gastrointestinalen Beschwerden

Therapie

Nach Ausschaltung des Tulpenkontakts heilen die Hauterkrankungen mit oder ohne Salbenbehandlung in wenigen Tagen ab. Bei erneutem Kontakt können jedoch Rezidive innerhalb weniger Stunden entstehen. Schutzsalben helfen meist nicht viel. Als präventive Maßnahme bleibt das Tragen von Handschuhen, was allerdings bei der Arbeit oft als störend empfunden wird.

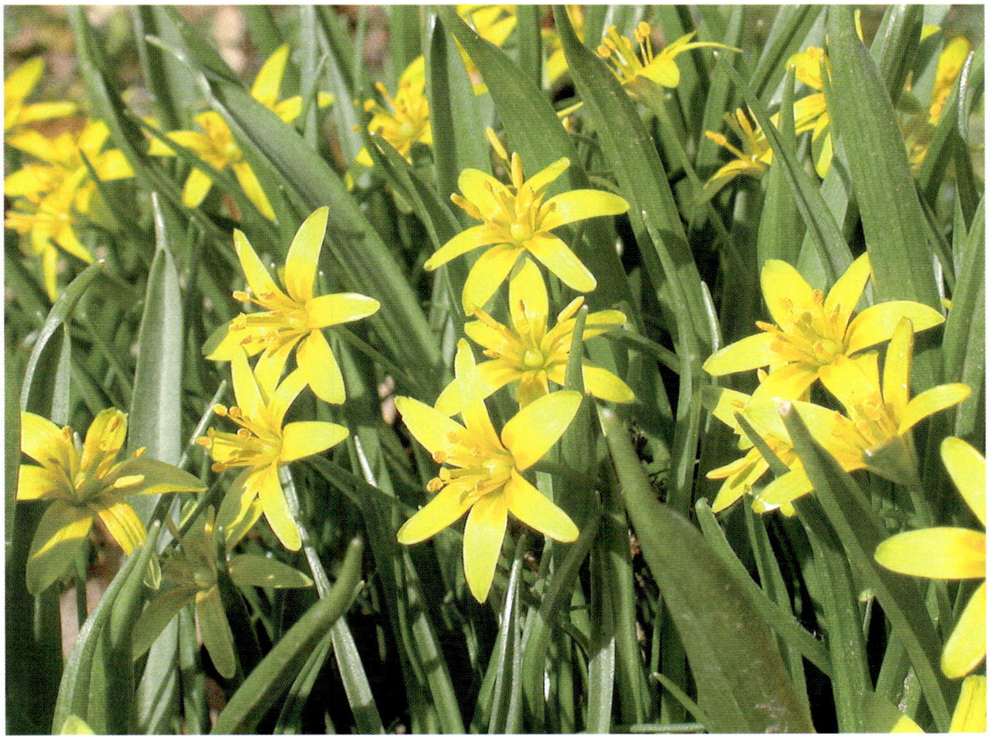

Abb. 185 a: Gagea lutea (L.) KER-GAWL. Gelbstern

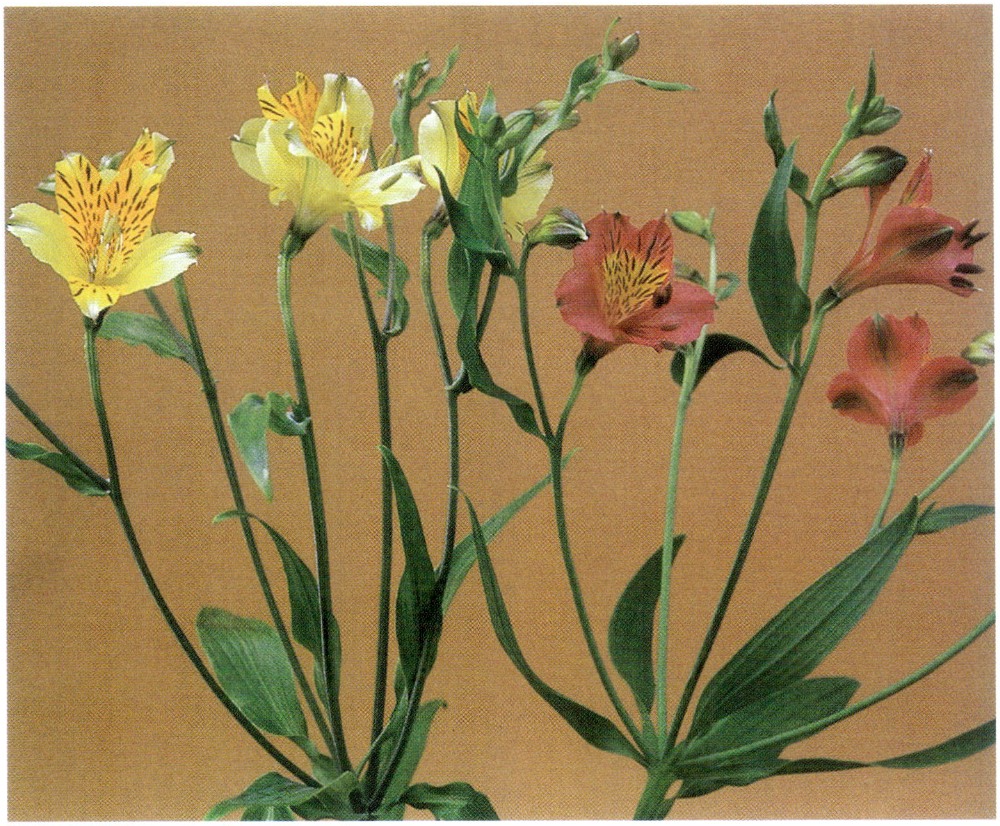

Abb. 185 b: Alstroemeria-Hybriden Inkalilie – Peruvian Lily – Lis des Incas führen [11]. Ob in dem von MARETIC et al. beschriebenen Fall, bei dem ein Gulaschgericht statt mit Küchenzwiebeln mit Tulpenzwiebeln bereitet worden war, Tuliposide oder andere Stoffe die Vergiftungssymptome hervorriefen, konnte nicht geklärt werden.

Anhang. Aufmerksamkeit verdient auch die kleine Familie der **Alstroemeriaceae** (den Liliaceae nahestehend) mit *Alstroemeria*, der **Inkalilie** (Abb. 185 b). Infolge neuer Züchtungen haben Alstroemerien ab 1970 zunehmende Bedeutung als dekorative Schnittblumen erlangt [12]. Zugleich wurden aber auch vermehrt Fälle von *Alstroemeria*-Ekzem bzw. einer Kontaktdermatitis gegenüber der Pflanze bekannt [13–16]. Als Allergen konnte Tuliposid A nachgewiesen werden [15], zum anderen zeigte es sich, dass nicht in allen Fällen Kreuzreaktionen mit *Tulipa* eintraten [17], sodass evtl. mit weiteren Allergenen gerechnet werden muss [18]. Eine HPLC-Methode zur Isolierung und quantitativen Bestimmung von Tuliposid A und Tulipalin A in *Alstroemeria* wurde von CHRISTENSEN und KRISTIANSEN entwickelt [19]. Tulipalin A kann möglicherweise auch für eine ABCD (airborne contact dermatitis) verantwortlich sein [20]. Hautreizende Wirkungen durch tuliposidähnliche Wirkprinzipien (Lactone kurzkettiger Hydroxysäuren, in der Pflanze zunächst als Glykoside vorliegend) kennen wir auch von einigen Ranunculaceen (S. 307).

Literatur

[1] Slob, A. and H.Q. Varecamp: Tuliposide contents of tulip (Tulipa) species and cultivars during the flowering stage. Proc. K. Ned. Akad. Wet. Ser. C. *80*(3), 201–211 (1977).

[2] Beijersbergen, J.C.M.: Allergische Reaktionen durch Kontakt mit Blumenzwiebeln? Münch. Med. Wschr. *117*, 698 (1975).

[3] Fisher, A.A.: Dermatitis due to plants and spices, in: Contact Dermatitis, Lea & Febiger, Philadelphia 1973.

[4] Klaschka, F., W. Grimm und H.-U. Beiersdorff: Tulpen-Kontaktekzem als Berufsdermatose. Der Hautarzt *15*(6), 317–321 (1964).

[5] Gette, M.T. and J.E. Marks: Tulip fingers. Arch. Dermatol. *126*, 203–205 (1990).

[6] Slob, A., B. Jekel and B. de Jong: On the occurrence of tuliposides in the Liliiflorae. Phytochemistry *14*, 1997–2005 (1975).

[7] Verspyck Mijnssen, G.A.W.: Pathogenesis and causative agent of „tulip finger". Br. J. Dermatol. *81*, 737–745 (1969).

[8] Rook, A.: Plant dermatitis, the significance of variety-species sensitization. Br. J. Dermatol. *73*, 283–287 (1961).

[9] Cavallito, C.J. and T.H. Haskell: Methylene butyrolactone from Erythronium americanum. J. Am. Chem. Soc. *68*, 2332–2334 (1946).

[10] Gulledge, L., D. Boos and R. Wachsstock: Acute renal failure in an cat to tiger lily (Lilium tigrinum) toxicity. Feline Practice *25*(5–6), 38–39 (1997).

[11] Maretic, Z., F.E. Russel and J. Ladavac: Tulip bulb poisoning. Period. Biol. *80*(1), 141–143 (1978).

[12] N.N.: Alstroemerien. Gärtnerbörse + Gartenwelt *83*(4), 81–88 (1983).

[13] Cronin, E.: Sensitivity to tulip and Alstroemeria. Contact Dermatitis Newsletter *11*, 286 (1972).

[14] Hoffmann, H., C. Schulsinger and K. Hamann: Alstroemeria-eksem. Ugeskr. for Laeger *143*, 754 (1981).

[15] Santucci, B., M. Picardo, C. Iavarone and C. Trogolo: Contact dermatitis to Alstroemeria. Contact Dermatitis *12*(4), 215–219 (1985).

[16] Marks, J.G.: Allergic contact dermatitis to Alstroemeria. Arch. Dermatol. *124*(6), 914–916 (1988).

[17] Rycroft, R.J.G. and C.D. Calnan: Alstroemeria dermatitis. Contact Dermatitis *7*(5), 284 (1981).

[18] Björkner, B.E.: Contact allergy and depigmentation from Alstroemeria. Contact Dermatitis *8*, 178–184 (1982).

[19] Christensen, L.P. and K. Kristiansen: A simple HPLC method for the isolation and quantification of the allergens tuliposide A and tulipalin A in Alstroemeria. Contact Dermatitis *32*, 199–203 (1995).

[20] Christensen, L.P.: Direct release of the allergen tulipalin A from Alstroemeria cut flowers: a possible source of airborne contact dermatitis? Contact Dermatitis *41*, 320–324 (1999).

Veratrum album L. Weißer Germer – White Hellebore – Ellebore blanc, Vératre

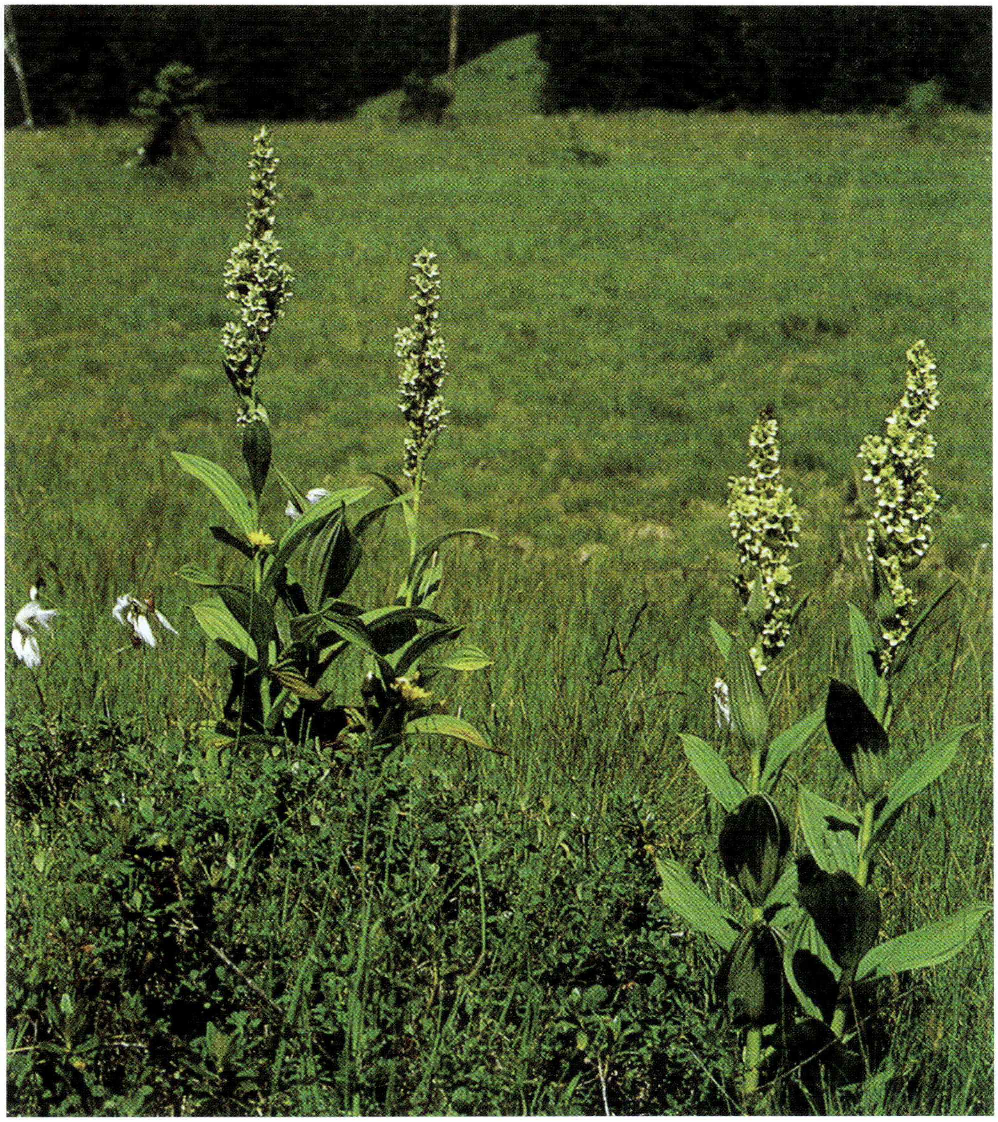

Abb. 186: Weißer Germer (Foto: M. Wichtl) – Melanthiaceae –

0,5–1,5 m hohe, krautige Pflanze mit aufrechtem, kräftigem, besonders oberwärts behaartem Stängel mit spiralig angeordneten Blättern. Auf feuchten Wiesen, insbesondere auf den subalpinen Weiden und Mähwiesen der Alpen von 700–2000 m. Charakterpflanze der voralpinen Flachmoore.
Blätter groß, längsgefaltet, die unteren breitelliptisch, die oberen lanzettlich, unterseits filzig, oberseits kahl.
Blüte gestielt, weiß oder gelblich-grün, in einem endständigen, 30–60 cm langen rispigen Blütenstand, die unteren zwittrig, die oberen meist männlich; VI–VIII.
Früchte zerstreut behaarte, vielsamige Kapseln mit bogiger Spitze.
Verbreitung: Alpen und Alpenvorland; in den Gebirgen von S-Europa; auch im Bayrischen Wald, Bodenseegebiet und Schwäbischen Jura.

Der Germer wächst auf Moorwiesen der Alpen und des Voralpengebiets und ist auch als giftige Pflanze der alpinen Hochstaudenfluren bekannt, die von den Bauern nach Möglichkeit aus den Weiden entfernt wird. Vom Großvieh wird er meist unberührt gelassen; Kälber, Schafe und Ziegen sind besonders anfällig gegen seine Giftstoffe.

Von humantoxikologischer Bedeutung ist der Umstand, dass der Germer im nichtblühenden Zustand eine gewisse Ähnlichkeit mit dem Gelben Enzian (*Gentiana lutea*) hat, dessen Blätter aber gegenständig angeordnet sind. Da die Areale beider Pflanzen sich teilweise überschneiden und dem Gelben Enzian, obwohl er unter Naturschutz steht, nachgestellt wird, um aus seinen Wurzeln Enzianschnaps zu brennen, sind Verwechselungen durch Unkundige des Öfteren vorgekommen. Der von Jaspersen-Schib [1] beschriebene Fall mag die Gefährlichkeit einer solchen Verwechslung demonstrieren:

„Auf einer Alp wurden von drei Rekruten ‚Enzian-Wurzeln' ausgegraben und gegen Durst gekaut. Einer der Rekruten wurde vier Stunden nach der Wurzeleinnahme im Koma, mit starken Krämpfen sowie mäßiger Salivation ins Spital eingeliefert.

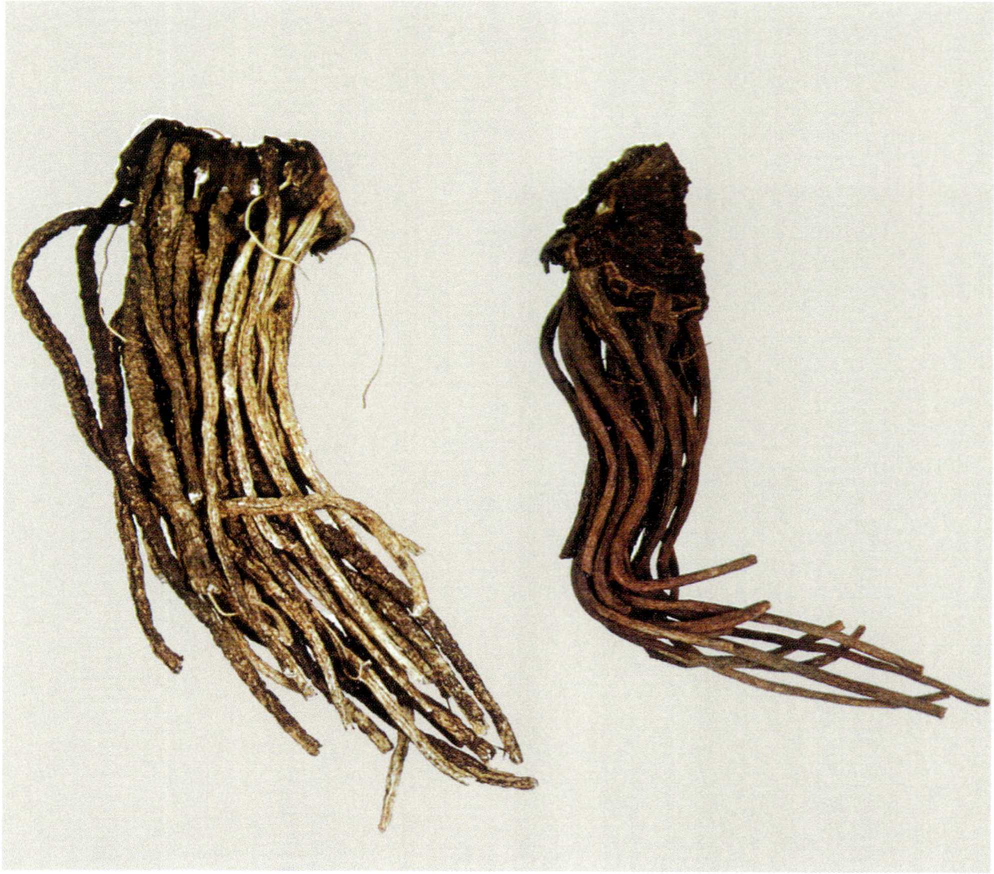

Abb. 187: Getrocknete Wurzeln des Weißen Germers (Radix Veratri; links) und des Baldrians (Radix Valerianae; rechts).

Die beiden anderen Rekruten, welche offenbar nur etwas an der Wurzel gekaut hatten, blieben symptomfrei. Nach telefonischem Rückruf an die Pflanzenexpertin (des Schweiz. Tox.-Info.-Zentrums) konnte aufgrund typischer botanischer Merkmale eindeutig Veratrum album als eingenommene Pflanze ermittelt werden. Da Veratrum-Alkaloide recyclisch resorbieren, wurden trotz der relativ langen Zeit der Einnahme auf Empfehlung des Tox.-Zentrums wiederholte Magenspülungen durchgeführt. Der Patient wurde weiter mit Valium und Atropin behandelt. Der Rekrut erholte sich nur langsam."

Intoxikationen, die bereits nach dem Kauen nur kleiner Stückchen der *Veratrum*-Wurzeln eintraten, sind auch von Theus [2] beschrieben. In den meisten Fällen waren jedoch selbst bereitete „Enzianspirituosen" (Enzianschnaps; homemade gentian wine), für deren Herstellung unterirdische Teile des Germers verwendet wurden, Ursache der Vergiftungen [1–7]. Über 30 der in der älteren Literatur beschriebenen Vergiftungsfälle sind in [7] aufgelistet.

Auch in Österreich gehört *Veratrum album* zu den wenigen Giftpflanzen, die in den letzten Jahren zu ernsthaften Vergiftungen geführt haben. Hruby et al. [8] dokumentieren 7 Fälle in 5 Jahren, bei denen neben heftigem Erbrechen, Muskelzuckungen und -krämpfen, ZNS-Symptomen (Halluzinationen) vor allem kardiale Erscheinungen (z. B. Sinusbradykardie; intermittierender mittlerer AV-Knotenrhythmus) die Patienten gefährdeten. Außer dem irrtümlichen Verzehr eines Blattes waren mehrfach Wurzelteile, aber auch vermeintlicher Enzianschnaps, der aus *Veratrum*-Wurzeln bereitet worden war, zu sich genommen worden.

Während eine Verwechselung der dünnen Wurzeln des homorhizen Wurzelsystems von *Veratrum album* mit den relativ dicken, braunen Enzianwurzeln nur bei völlig unzureichender Sachkenntnis möglich ist, sind die in der Literatur beschriebenen Fälle einer Verwechselung mit Baldrianwurzeln eher verständlich (Abb. 187). So kam es nach Seeliger [9] durch einen aus „Baldrianwurzeln" hergestellten Teeaufguss zu einer schwerwiegenden Intoxikation. Wie sich später herausstellte, handelte es sich bei der vom Nachbarn geliehenen Droge um Wurzeln des Germers. In einem von Haas und Poethke [10] beschriebenen Vergiftungsfall enthielt eine Baldriantinktur *Veratrum*-Alkaloide. Sie war also offenbar ganz oder mit gewissen Anteilen aus Radix Veratri (früher ebenfalls eine offizinelle Droge) hergestellt worden.

Toxikologisch ähnlich zu bewerten wie *V. album* ist *Veratrum nigrum* (Schwarzer Germer, poison lily) mit schwarzpurpurnen Blüten, ein Vertreter der südeuropäisch-pontischen Flora, der nördlich der Alpen sehr selten zu finden ist. In N-Amerika kommen *Veratrum californicum* und *Veratrum viride*, der Grüne Germer, in bestimmten Gegenden häufig vor. Über eine Intoxikation durch *V. viride* („false hellebore") berichteten Crummett et al. [11]; sie beruhte auf einer Verwechselung von *V. viride* mit *Allium tricoccum*, deren Zwiebeln („ramps") als Delikatesse geschätzt werden. Auch in den von Jaffe et al. [12] beschriebenen Vergiftungsfällen mit *V. viride* handelte es sich um Verwechslungen: In einem Falle mit der Aracee *Symplocarpus foetidus* (skunk cabbage); in einem weiteren Fall (5 Personen) mit *Phytolacca americana*. Wegen der bei allen Patienten eingetretenen Bradykardie wurde Atropin gegeben und die in Abhängigkeit von der aufgenommenen Menge unterschiedlich schweren Vergiftungserscheinungen symptomatisch behandelt. Auch in einem weiteren Fall handelte es sich um eine Verwechslung: Als Zutat für eine Suppe waren anstelle von Porree offensichtlich Stiele von *V. viride* verwendet worden [13].

Veratrum-Inhaltsstoffe. Die toxischen Substanzen des Germers sind *Veratrum*-

Alkaloide mit einem C_{27}-Steroidgerüst. Neben den sauerstoffreichen Verbindungen vom Ceveratrum-Typ, die mehr oder weniger mit aliphatischen oder aromatischen Säuren verestert sein können (Protoveratrin A und B sind Tetraester), kommen auch sauerstoffärmere Alkaloide der Jerveratrumgruppe mit charakteristischer Furanopiperidinstruktur der Ringe E/F wie z. B. Jervin vor.

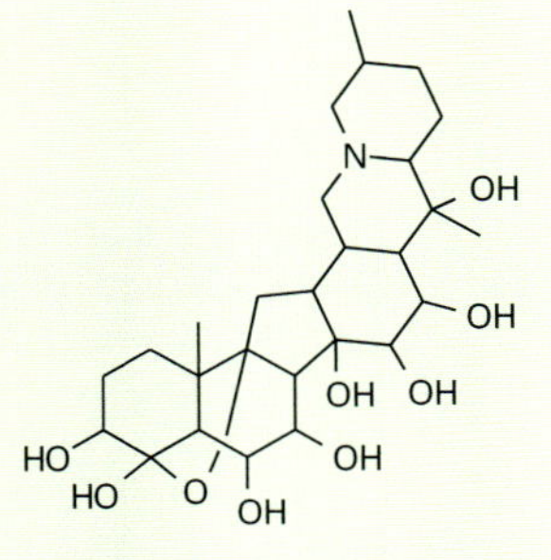

Protoverin

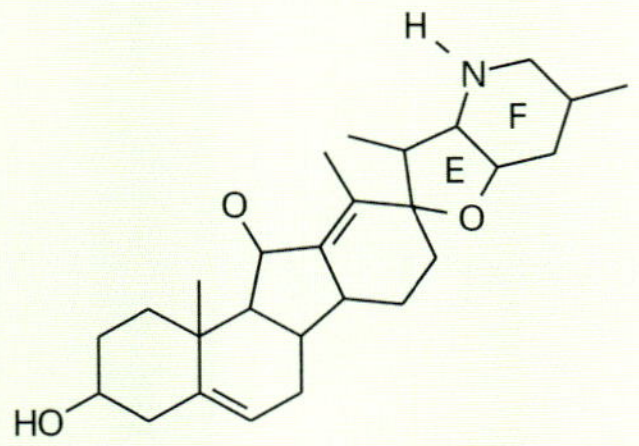

Jervin

Pharmakologische Wirkungen. Die Esteralkaloide des Germers sind aufgrund ihrer Fähigkeit, die Permeabilität von Zellmembranen für Natriumionen zu erhöhen (verminderte Inaktivierung der Na^+-Kanäle), stark toxische Substanzen (tödliche Dosis für den Menschen etwa 20 mg, entsprechend 1–2 g der getrockneten Wurzel). Sie führen reflektorisch über eine Dämpfung der von sympathischen Zentren ausgehenden Impulse zu einer Herabsetzung der Herzfrequenz und des Blutdrucks. Wegen dieser Eigenschaften hat man ihren Einsatz als Arzneistoffe versucht, jedoch wegen zu geringer therapeutischer Breite wieder aufgegeben. Weil sie die sensiblen Nervenendigungen erst erregen und dann lähmen, führen sie zu Schmerzen, Hyperämie und anschließender Anästhesie von Schleimhäuten und Extremitäten.

Die z. T. als Glykoside vorliegenden Alkaloide der Jerveratrumgruppe sind sehr viel weniger toxisch, haben aber in Nordamerika wegen ihrer teratogenen Wirkungen in der Veterinärmedizin Aufmerksamkeit erregt. Als teratogen wirksam erwiesen sich vor allem das Jervin und das Cyclopamin (11-Desoxojervin). Zum Nachweis dieser Verbindung mittels ELISA-Technik vgl. [14].
Nach dem Fressen von *Veratrum viride* oder *V. californicum* werden je nach dem Zeitpunkt der Ingestion während der Trächtigkeit verschiedene Wachstumsabnormitäten beobachtet: Verformungen des Kopfes („monkey face lamb" disease), Tracheostenose oder Schädigungen der Extremitäten [15–17]. Gepulvertes Rhizom von *V. californicum*, das Schafen am 14. Tag der Trächtigkeit in hoher Dosis gegeben wurde, führte zum Absterben der Föten [17].

Vergiftungssymptome. Bereits wenige Minuten nach peroraler Aufnahme toxischer Dosen kommt es zu Brennen und Kribbeln im Mund-Rachenraum (durch Schleimhautreizung auch zum Niesen: Radix Veratri = „Nieswurz"), anschließend zum Gefühl des Taub- und Pelzigseins. Die Parästhesien erfassen die Extremitäten und breiten sich fortschreitend über die ganze Körperhaut aus; auf die Ähnlichkeit mit Symptomen der Aconitinvergiftung (S. 319) sei ebenso hingewiesen wie auf die Tatsache, dass in Nerven- und Herzzellen gemeinsame Rezeptoren für Veratrumesteralkaloide, Aconitin und Grayanotoxin bekannt sind. Es folgen Erbrechen und heftige Durchfälle, infolge absinkender Körpertemperatur tritt ein Kältegefühl auf. Atemstörungen, Arrhythmie, Blutdruckabfall und Kollaps bei bis zuletzt erhaltenem Bewusstsein gehen bei schweren Intoxikationen dem Exitus voraus, der evtl. bereits nach drei Stunden eintreten kann. Die Prognose ist ernst; nach Überstehen der akuten Vergiftung werden jedoch keine bleibenden Schädigungen beobachtet.

Veratrum als Bestandteil von Niespulvern. Anfang 1984 wurde in der Tagespresse (BRD) wiederholt über das Auftauchen giftigen Niespulvers berichtet. Zahlreiche Packungen wurden von den staatlichen Überwachungsbehörden aus dem Handel genommen. In einigen Chargen wurde Rhizoma Veratri plv. nachgewiesen, ferner auch Radix Hellebori, beide Drogen werden bekanntlich als „Nieswurz" bezeichnet, Saponindrogen wie z. B. Quillajarinde, Holzpulver oder gemahlener Pfeffer. Über Intoxikationen insbesondere mit *Veratrum*-enthaltenden Niespulvern liegen eine Reihe von Veröffentlichungen vor [18–21]. Die meist jugendlichen Niespulver-Konsumenten zeigten Erbrechen, Benommenheit, Speichelfluss, in einigen Fällen auch Bradykardie und Blutdruckabfall, ferner Tränenfluss und Entzündungen, wenn das Pulver ins Auge gelangt war. Auch nach Magenspülung und symptomatischer Therapie hielten die Beschwerden meist einige Stunden an. Der Zusatz von *Veratrum* zu Niespulvern ist seit 1979 nicht mehr zulässig!

Therapie

Giftentfernung durch Magenspülung; da spezifische Antidote nicht bekannt sind, nur symptomatische Therapiemaßnahmen möglich: periphere Kreislaufmittel, Atropin bei Bradykardie; gegen eventuelle Krämpfe kurzwirkende Barbiturate, Wärmezufuhr; bei drohender Atemlähmung auch künstliche Atmung.

Anhang. Strukturverwandte Steroidalkaloide enthält auch die Gattung *Zigadenus* (death camas), die in N-Amerika Ursache von Intoxikationen ist. Über Vergiftungen nach dem Verzehr von *Zigadenus*-Knollen berichteten SPOERKE und SPOERKE [22], HEILPERN [23] sowie PETERSON [28]: Verwechslung der Knollen von *Z. paniculatus* mit nichttoxischen Wildzwiebeln. Ältere Fälle sind in dem Bericht von WAGSTAFF und CASE [24] referiert: Von den 14 in N-Amerika bekannten Species scheinen vor allem *Z. venenosus* (meadow death camas), *Z. paniculatus* und *Z. nuttallii* recht giftig zu sein.

Tiervergiftungen durch *Zigadenus*. 250 Schafe starben nach dem Fressen von Z.

paniculatus [25]; aus dem Rumen verendeter Rinder wurde durch NMR-Spektroskopie ein Alkaloidspektrum ermittelt, das demjenigen von *Z. venenosus* var. *gramineus* entsprach. Ursache der Vergiftung war offensichtlich die Tatsache, dass nach anhaltend feuchter Witterung die Tiere die ganzen Pflanzen (mit den unterirdischen Teilen) ausreißen konnten und die höhere Konzentration an Alkaloiden in den Zwiebeln zur Geltung kam [26]; über eine tödliche Intoxikation von 23 Kühen durch *Z. venenosus* vgl. [27].

Literatur

[1] Jaspersen-Schib, R.: Pflanzenvergiftungen während 10 Jahren. Schweiz. Apoth. Ztg. *114*(12), 265–267 (1976).

[2] Theus, L.: Schwere und tödliche Pflanzenvergiftungsfälle der Schweizer Bevölkerung von 1966–1992. Dissertation, Basel 1994.

[3] Azzarone, G., B. Ciammitti, L. Mariani, M. Morante, C. Di Bartolomeo e R. Ricci: Intossicatione da ingestione di infuso acquoso di radici di veratro. Rass. Med. Sper. *31*(12), 441–448 (1984).

[4] Garnier, R., J. Hoffelt, P. Carlier, G. Riboulet-Delmas, G. Karchen, D. Thimon and E. Fournier: Veratrum poisoning with homemade gentian-wine; clinical and analytical findings. Vet. Hum. Toxicol., Suppl. *24*, 138–142 (1982).

[5] Garnier, R., P. Carlier, J. Hoffelt et A. Savidan: Intoxication aigue alimentaire par l'Ellebore blanc (Veratrum album L.). Ann. Med. Interne *136*(2), 125–128 (1985).

[6] Hagen, M., B. Arnet and H. J. Kistler: Der Fall aus der Praxis (105). Schweiz. Rdschau Med. (PRAXIS) *77*(14), 384–386 (1988); dazu auch: M. U.: Enzian Marke Eigenbau: Das war ein gar explosives Verdauungsschnäpschen. Ärztliche Praxis *40*(42), 1423 (1988).

[7] Quatrehomme, G., F. Bertrand, C. Chauvet and A. Ollier: Intoxication from Veratrum album. Hum. Exper. Toxicol. *12*, 111–115 (1993).

[8] Hruby, K., K. Lenz und J. Krausler: Vergiftung mit Veratrum album (weißer Germer). Wien. Klin. Wschr. *93*(16), 517–519 (1981).

[9] Seeliger, J.: Über eine seltene Vergiftung mit weißer Nieswurz. Arch. Toxikol. *16*, 16–18 (1956/57).

[10] Haas, H. T. A. und W. Poethke: Vergiftung durch Alkaloide von Veratrum album in Baldriantinktur. Samml. Vergiftungsfälle (Arch. Toxikol.) *13*, 3–8 (1943/44).

[11] Crummett, D., D. Bronstein and Z. Weaver: Accidental Veratrum viride poisoning in three „ramp" foragers. N. Carolina Med. J. *46*(9), 469–471 (1985).

[12] Jaffre, A. M., D. Gephardt and L. Courtemanche: Poisoning due to ingestion of Veratrum viride (false hellebore). J. Emerg. Med. *8*, 161–167 (1990).

[13] Prince, L. A. and C. M. Stork: Prolonged cardiotoxicity from poison lilly (Veratrum viride). Vet. Hum. Toxicol. *42*(5), 282–285 (2000).

[14] Lee, S. T., K. E. Panter, W. Gaffield and B. L. Stegelmeier: Development of an enzyme-linked immunoabsorbent assay for the Veratrum plant teratogens. J. Agric. Food Chem. *51*(3), 582–586 (2003).

[15] Keeler, R. F.: Toxins and teratogens of the Solanaceae and Liliaceae, in: Kinghorn, A. D. (ed.): Toxic plants, Columbia Univ. Press. New York 1979.

[16] Keeler, R. F. and L. D. Stuart: The nature of congenital limb defects induced in lambs by maternal ingestion of Veratrum californicum. Clin. Toxicol. *25*(4), 273–286 (1987).

[17] Keeler, R. F.: Early embryonic death in lambs induced by Veratrum californicum. Cornell Vet. *80*(2), 203–207 (1990).

[18] Sieben, P., A. M. Rordam and E. S. Thomsen: Forgiftning med nysepulver. Ugeskr. Laeg. *11*(24), 1780 (1982).

[19] Tetzner, M. und U. Oberdisse: Intoxikationen nach Schnupfen von Niespulver. päd. praxis *28*, 267–268 (1983).

[20] Carlier, P., M.-L. Efthymiou, R. Garnier, J. Hoffelt and E. Fournier: Poisoning with Veratrum-containing sneezing powders. Hum. Toxicol. *2*, 321–325 (1983).

[21] Fogh, A., P. Kulling and E. Wickstrom: Veratrum alkaloids in sneezing-powder, a potential danger. J. Toxicol. Clin. Toxicol. *20*(2), 175–179 (1983).

[22] Spoerke, D. G. and S. E. Spoerke: Three cases of Zigadenus (Death Camas) poisoning. Vet. Hum. Toxicol. *21*(5), 346–347 (1979).

[23] Heilpern, K. L.: Zigadenus poisoning. Ann. Emerg. Med. *25*(2), 259–262 (1995).

[24] Wagstaff, D. J. and A. A. Case: Human poisoning by Zigadenus. Clin. Toxicol. *25*(4), 361–367 (1987).

[25] Panter, K. E., M. H. Ralphs, R. A. Smart and B. Duelke: Death camas poisoning in sheep: A case report. Vet. Hum. Toxicol. *29*(1), 45–48 (1987).

[26] Smith, R. A. and D. Lewis: Death Camas Poisoning in cattle. Vet. Hum. Toxicol. *33*(6), 615–616 (1991).

[27] Collett, S., D. Grotelueschen, R. Smith, R. Wilson: Deaths of 23 cows attributed to intoxication by the alkaloids of Zygadenus venenosus (meadow death camas). Agri. Pract. *17*, *5* (1996).

[28] Peterson, M. C. and G. J. Rasmussen: Intoxication with foothill camas (Zigadenus paniculatus). J. Toxicol. Clin. Toxicol. *41*(1), 63–65 (2003).

Lobeliaceae

Die **Lobeliengewächse** sind eine Familie mit kosmopolitischer Verbreitung. Während in M-Europa nur *Lobelia dortmanna* einheimisch ist, finden sich in N- und S-Amerika viele Lobeliaceen vor allem mit tropischen Arten und Gattungen. Die im Nordosten von Mexiko wachsende *Lobelia berlandieri* verursacht Tiervergiftungen (moradilla toxicosis [1–2]). Die Pflanze enthält Lobelin und verwandte Alkaloide, der Gehalt ist jedoch geringer als der von *L. inflata*, der Stammpflanze von Lobeliae herba. Die früher als Antiasthmatikum gebräuchliche Droge ist ebenso obsolet wie die Verwendung des Lobelins als Atemanaleptikum. Sie entstammte ursprünglich der Volksmedizin der nordamerikanischen Indianer [3].

Giftig sind die Wurzeln von *Lobelia tupa*, deren Blätter in Chile von den Araukanern (Mapuche-Indianer) als Narkotikum geraucht werden [4]. Lobelin und ähnliche Piperidinalkaloide haben allerdings keine halluzinogenen Wirkungen. Interessehalber sei noch erwähnt, dass vor einigen Jahren Lobelienkraut als Teufelstabak deklariert (so auch in Chile benannt [4]) im Angebot eines Versandhandels mit „bewusstseinserweiternden Drogen“ in Hamburg enthalten war [5].

Literatur

[1] Dollahite, J.W. and T.J. Allen: Poisoning of cattle, sheep and goats with Lobelia- and Centaurium species. Southwest. Vet. *15*, 126–130 (1962).

[2] Lopez R., J. Martinez-Burnes, G. Vargas, J. Loredo, J. Medellin and R. Rosiles: Taxonomical, clinical and pathological findings in moradilla (Lobelia-like) poisoning in sheep. Vet. Hum. Toxicol. *36*(3), 195–198 (1994).

[3] Wolters, B.: Agave bis Zaubernuss – Heilpflanzen der Indianer Nord- und Mittelamerikas. Urs Freund Verlag, Greifenberg 1996.

[4] Wolters, B.: Arzneipflanzen und Volksmedizin Chiles. Dtsch. Apoth. Ztg. *134*(39), 3693–3708 (1994).

[5] Pfänder, H.J., U. Sokoll und D. Frohne: Gifttees – frei Haus. Dtsch. Apoth. Ztg. *123*(42), 1974–1978 (1983).

Loganiaceae

Die in den Tropen und Subtropen wachsenden **Brechnussgewächse** sind Bäume, Sträucher und Lianen mit bitterschmeckenden Inhaltsstoffen. Neben Iridoidglykosiden, z.B. Loganin, kommen Indolalkaloide mit ausgeprägten pharmakologischen Eigenschaften vor, die für die Giftigkeit vieler Vertreter der Familie verantwortlich sind.

Strychnin wird aus den Samen von *Strychnos nux-vomica* oder *Str. ignatii* gewonnen und war wegen seiner reflexerregenden Wirkungen häufig Bestandteil so genannter Tonika. Da seine Verwendung heute obsolet ist, kommen Intoxikationen nach therapeutischer Anwendung praktisch nicht mehr vor. Zubereitungen von anderen *Strychnos*-Arten, die bisquartäre Indolalkaloide mit muskelrelaxierenden Wirkungen enthalten, werden als Pfeilgifte genutzt [1]. Diese Alkaloide werden p. o. nicht resorbiert und sind daher nur bei parenteraler Applikation toxisch. Über eine Vergiftung mit *Str. nux-vomica*, die in der traditionellen Heilkunde Kambodschas als „Slang Nut“ gegen gastrointestinale Beschwerden eingesetzt wird, vgl. [2].

Als Giftpflanze bekannt ist *Gelsemium sempervirens* (Carolina Jessamine), die in den südlichen Staaten der USA wächst und als rankende Zierpflanze wegen ihrer attraktiven gelben Blüten gern angepflanzt wird. Ein $3\frac{1}{2}$-jähriges Mädchen wurde mit Vergiftungssymptomen in eine Klinik eingeliefert, nachdem es 5 Blüten von *G. sempervirens* gegessen hatte [3]. Ein von einer fehlerhaften Teemischung (60 % Gelsemiumwurzel anstelle von Blüten) zubereiteter Tee führte bei einer Frau zu ernsthaften Intoxikationserscheinungen [4]. Das Oxindolalkaloid ist ein direktes Parasympathomimetikum (m-Cholinozeptor-Agonist) mit sowohl peripheren als auch zentralen Effekten [3].

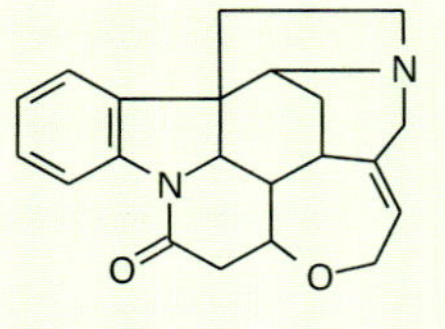

Strychnin

Erstmals wurde auch über Vergiftungen von Ziegen und einer Gans berichtet, die Blätter von *G. sempervirens* gefressen hatten [5].

Literatur

[1] Neuwinger, H.D.: Afrikanische Arzneipflanzen und Jagdgifte, 2. A. Wiss. Verlagsges., Stuttgart 1998.

[2] Katz, J., K. Prescott and A.D. Woolf: Strychnine poisoning from a Cambodian traditional remedy. Am. J. Emerg. Med. *14*(5), 475–477 (1996).

[3] Blaw, M.E., M.A. Adkisson, D. Levin and J.C. Garriot: Poisoning with Carolina jessamine (Gelsemium sempervirens) (L.) Ait. J. Pediatrics *94*(6), 998–1001 (1979).

[4] Alisch, H.: Schmerzensgeld wegen falscher Teemischung. Dtsch. Apoth. Ztg. *129*(51/52), 2876 (1989).

[5] Thompson, L.J., K. Frazier, S. Stiver und S. Styer: Multiple animal intoxications associated with Carolina jessamine (Gelsemium sempervirens). J. Vet. Hum. Toxicol. *44*(5), 272–273 (2002).

Loranthaceae (inkl. Viscaceae*)

Viscum album L. Weiße Mistel, Hexenbesen, Drudenfuß – Mistletoe – Gui

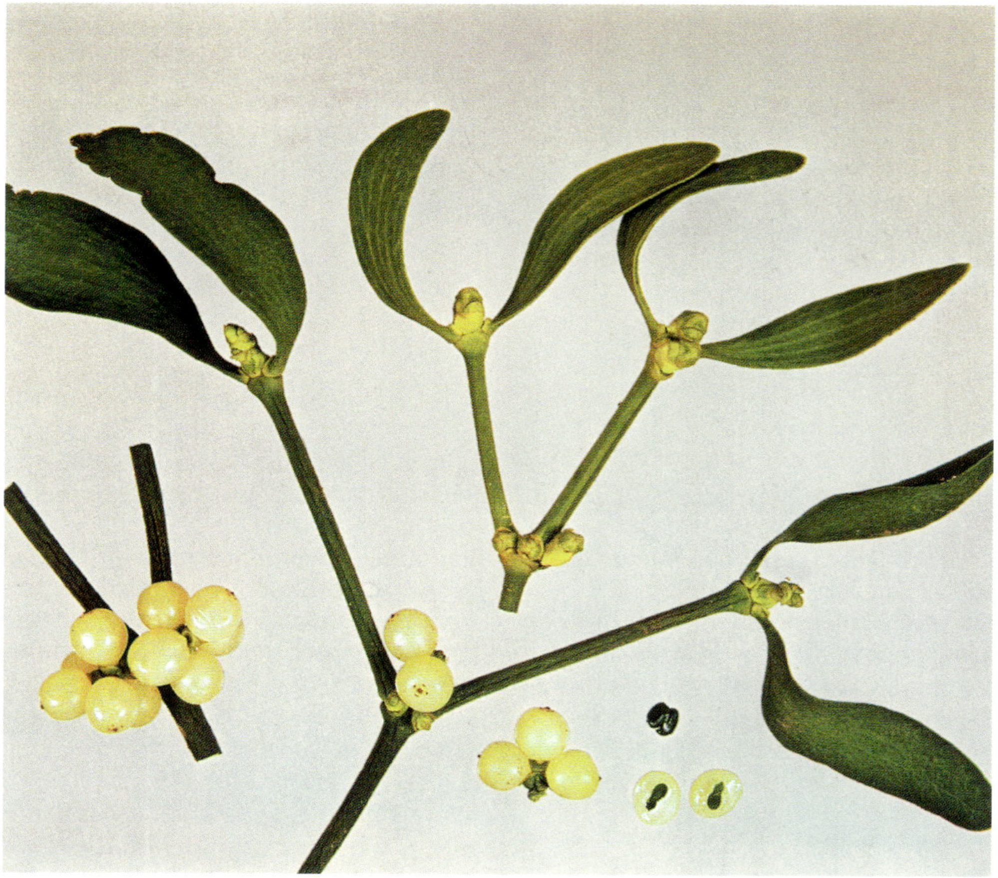

Abb. 188: Mistel – Viscaceae –

Bis 1 m im Durchmesser erreichender, immergrüner, gabelästiger, auf Zweigen von Holzpflanzen wachsender Halbschmarotzer. Je nach Anpassung an bestimmte Wirtspflanzen unterscheidet man die Laubholz- (ssp. album), Tannen- (ssp. abietis) und Kiefern-Mistel (ssp. austriacum).
Blätter gegenständig, sitzend, lederartig, zungenförmig, gelblich grün.
Blüten unscheinbar, eingeschlechtig, 2-häusig verteilt, zu 3–5 in sitzenden Trugdolden; III-V.
Früchte weiße, beerenartige Scheinfrüchte (unter Beteiligung der Blütenachse entstanden) mit zähem, schleimigem Fleisch; bei ssp. austriacum oft gelb; XI–XII.
Verbreitung: Von M- und S-Europa bis N-Afrika, in W-Asien und Japan.

Die Mistel spielte in der antiken und germanischen Mythologie eine große Rolle. Wie Caesar und Plinius berichten, wurde sie von den Druiden, den gallischen Priestern, als Heilmittel und zu religiösen, kultischen Handlungen verwendet. Die den Mistelextrakten nachgesagte cancerostatische Wirkung veranlasste zahlreiche Wissenschaftler zu intensiven tierexperimentellen, klinischen und biochemischen Untersuchungen. Daneben finden Zubereitungen der Mistel, keineswegs unumstritten, therapeutische Anwendung bei Hypertonie und Arteriosklerose. Für weitere Informationen zu dieser gesamten Thematik verweisen wir auf einige Übersichten [1–5].

Toxische Inhaltsstoffe. Sieht man einmal davon ab, dass Halbschmarotzer (australische Loranthaceen) durchaus in der Lage sind, pharmakologisch wirksame Inhaltsstoffe (Alkaloide, Cardenolide) ihrer Wirtspflanzen (*Duboisia*-Arten, *Nerium*) zu akkumulieren [6], so beruht die Toxizität der Mistel u.a. auf einem Gemisch von basischen Proteinen, Polypeptiden (Viscotoxinen) und Lectinen [7–12]; aber auch hier hat man eine Abhängigkeit der Wirkungsintensität von der Art der jeweiligen Wirtspflanze beobachtet [13].
Diese toxischen Proteine sind vor allem in den Blättern und Stängeln enthalten, Giftwirkungen der Mistelextrakte treten jedoch nur bei parenteraler Applikation in

* Im Gegensatz zur Eichenmistel (*Loranthus europaeus*) wird die Weiße Mistel (*Viscum album*) in der neueren Literatur einer eigenen Familie zugeordnet.

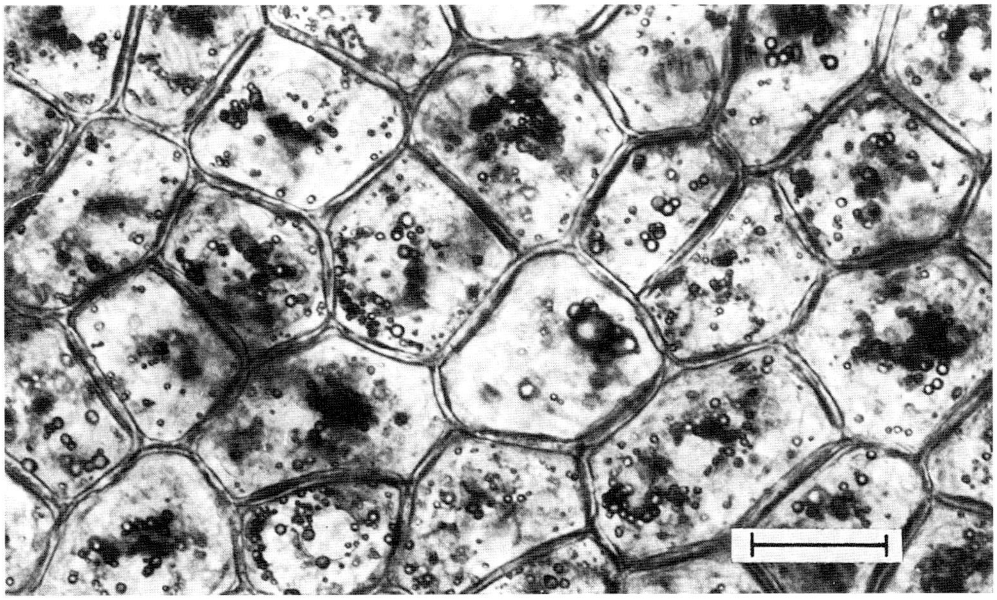

Abb. 189: Epidermis der „Fruchtwand" von Viscum album.

Erscheinung (evtl. unter Beteiligung der ebenfalls vorhandenen Lectine [14]). Bei oraler Verabreichung ist nur nach großen Mengen mit einer örtlich reizenden und nekrotisierenden Wirkung zu rechnen. Nach einer Beobachtung von HARVEY and COLIN-JONES [15] kann die regelmäßige Einnahme mistelhaltiger Extrakte zu entzündlichen Leberveränderungen führen.

In den weißen Scheinbeeren sollen Viscotoxine dagegen fehlen; dies mag erklären, warum die Giftinformationszentrale Berlin in über 800 Ingestionsfällen mit Mistelbeeren bisher kaum Symptome (Bauchschmerzen, Durchfall) verzeichnete und deren Giftigkeit als sehr gering einschätzt [16].

Die Beobachtungen an mehreren Giftinformationszentren in Amerika [17–19] zeigen, dass auch die Früchte und Blätter der Amerikanischen Mistel (*Phoradendron tomentosum*) in geringer Menge (3 Beeren, 2 Blätter) bei oraler Aufnahme als harmlos gelten können.

Mikroskopische Merkmale der Mistelbeere. Die Fruchtwand der beerenartigen Scheinfrüchte von *Viscum* besteht aus farblosen, polygonalen Zellen (Abb. 189) mit relativ großen Zellkernen (~ 18 µm). In dieser Schicht sind regelmäßig mehr oder weniger große Interzellularen („Spalte") zu beobachten, bei denen die Wände der sie umgebenden Zellen eine wesentliche Verdickung erfahren haben. Mit zunehmender Größe der epidermalen Spalte können auch darunter liegende Parenchymzellen in diese Interzellularräume eindringen. Das fadenziehende Fruchtfleisch enthält Calciumoxalatdrusen (~ 30 µm), während in den grünlichen „Kernen" Chloroplasten und Stärkekörner (< 25 µm) vorkommen.

Literatur

[1] Anderson, L.A. and J.D. Phillipson: Mistletoe – the magic herb. Pharm. J. *229*, 437–439 (1982).
[2] Becker, H. und H. Schmoll-Eisenwerth: Mistel – Arzneipflanze, Brauchtum, Kunstmotiv im Jugendstil, Wiss. Verlagsges., Stuttgart 1986.
[3] Luther, P. und H. Becker: Mistel – Botanik, Lektine, medizinische Anwendung, Springer Verlag, Heidelberg, Berlin, New York 1987.
[4] Frohne, D.: Heilpflanzenlexikon, 7. Aufl., Wiss. Verlagsges., Stuttgart 2002.
[5] Scheer, R., M. Becker und P.A. Berg: Grundlagen der Misteltherapie, Hippokrates Verlag, Stuttgart 1996.
[6] Hegnauer, R.: Chemotaxonomie der Pflanzen, 11 Bände, Birkhäuser Verlag, Basel, Stuttgart 1962 ff.
[7] Konopa, J., J.M. Woynarowski and M. Lewandowska-Gumieniak: Isolation of viscotoxins: Cytotoxic basic polypeptides from Viscum album. Hoppe-Seyler's Z. Physiol. Chem. *361*(10), 1525–1534 (1980).
[8] Luther, P., H. Theise, B. Chatterjee, D. Karduck and G. Uhlenbruck: Lectin from Viscum album: Isolation, characterization, properties and structure. Int. J. Biochem. *11*(5), 429–436 (1980).
[9] Samuelsson, G.: Toxische Proteine in Pflanzen der Loranthaceae. Planta Med. *13*(4), 453–456 (1965).
[10] Samuelsson, G., L. Borsub, A. L. Jayawardene, L. Falk and S. Ziemilis: Screening of plants of the families Loranthaceae and Viscaceae for toxic proteins. Acta Pharm. Suec. *18*, 179–184 (1981).
[11] Stirpe, F., R.F. Legg, L.J. Onyon, P. Ziska and H. Franz: Inhibition of protein synthesis by a toxic lectin from Viscum album L. (mistletoe). Biochem. J. *190*, 843–845 (1980).
[12] Woynarowski, J.M. and J. Konopa: Interaction between DNA and viscotoxin: Cytotoxic basic polypeptides from Viscum album. Hoppe-Seyler's Z. Physiol. Chem. *361*(10), 1535–1546 (1980).
[13] Pora, E., E. Pop, D. Roska und A. Radu: Der Einfluss der Wirtspflanze auf den Gehalt an hypotensiven und herzwirksamen Prinzipien der Mistel (Viscum album L.). Pharmazie *12*(8), 528–538 (1957).
[14] Franz, H., P. Ziska and A. Kindt: Isolation and properties of 3 lectins from mistletoe (Viscum album). Biochem. J. *195*(2), 481–484 (1981).
[15] Harvey, J. and D.G. Colin-Jones: Mistletoe hepatitis. Brit. Med. J. *282*, 186–187 (1981).
[16] Ritter-Franke, S. und R. Bunjes: Vergiftungsunfälle mit Pflanzen, in: K.E. von Mühlendahl, U. Oberdisse, R. Bunjes und M. Brockstedt (Hrsg.), Vergiftungen im Kindesalter, 4. Auflage, Georg Thieme Verlag, Stuttgart-New York 2003.
[17] Hall, A.H., D.G. Spoerke and B.H. Rumack: Assessing mistletoe toxicity. Ann. Emerg. Med. *15*(11), 1320–1323 (1986).
[18] Spiller, H.A., D.B. Willias, S.E. Gorman and J. Sanftleban: Retrospective study of mistletoe ingestion. Clin. Toxicol. *34*(4), 405–408 (1996).
[19] Krenzelok, E.P., T.D. Jacobsen and J. Aronis: American mistletoe exposures. Am. J. Emerg. Med. *15*, 516–520 (1997).

Malpighiaceae

Rinde und Blätter von *Banisteriopsis caapi* sind Ausgangsmaterial für die Herstellung einer halluzinogen wirkenden Zubereitung bei südamerikanischen Indianerstämmen (Ayahusca). Die wirksamen Komponenten sind Indolalkaloide vom β-Carbolintyp (Harman, Harmin, Harmalin u. a.). Auf die nach Überdosierung auftretenden Intoxikationen soll wegen der rein lokalen Bedeutung der Rauschdroge hier nicht näher eingegangen werden.

Einige Vertreter der Familie sind Ursache von Tiervergiftungen in Brasilien. Über Intoxikationen von Weidetieren und Experimente zur Toxizität von *Mascagnia rigida* [1–2], *M. pubiflora* [3], *Mascagnia* spec. [4] und *Tetrapterys*-Arten [5] wurde berichtet. Die giftigen Inhaltsstoffe scheinen nicht näher bekannt zu sein; lediglich für *Tetrapterys multiglandulosa* liegen im Rahmen einer Dissertation [6] Untersuchungen vor, wonach zwei Procyanidine (B-2 und C-1) für die Toxizität verantwortlich sein sollen.

Literatur

[1] Tokarnia, C. H., J. Dobereiner and P. V. Peixoto: Poisoning by Mascagnia rigida (Malpighiaceae) in cattle in northern Esperito Santo, Brazil. Pesqu. Vet. Brasil. *5*(3), 77–92 (1985).

[2] Tokarnia, C. H., J. Dobereiner and C. F. C. Canella: Experimental poisoning by Mascagnia rigida (Malpighiaceae) in rabbits. Pesqu. Vet. Brasil. *7*(1), 11–16 (1987).

[3] Dobereiner, J., A. Gava, L. B. Consorte and C. H. Tokarnia: Experimental poisoning by Mascagnia pubiflora (Malpighiaceae) in rabbits. Pesqu. Vet. Bras. *6*(2), 51–58 (1986).

[4] Gava, A., J. Christani, J. V. Branco et al.: Mortes subitas em bovinos causadas pela ingestao de Mascagnia sp. (Malpighiaceae), no Estado de Santa Catarina (Sudden death in cattle by Mascagnia sp. (Malpighiaceae) in the State of Santa Catarina, Brazil). Pesqu. Vet. Brasil. *18*(1), 16–20 (1998).

[5] Tokarnia, C. H., P. V. Peixoto, J. Dobereiner, L. B. Consorte and A. Gava: Tetrapterys ssp. (Malpighiaceae) as a cause of death of cattle due to cardiac lesions. Pesqu. Vet. Brasil. *9*(1), 23–44 (1989).

[6] Habermehl, G. G.: Poisonous plants of Brazil. Toxicon *32*(2), 143–156; Hinweis auf Dissertation I. Sadowsky-Dunkmann, Hannover 1992, (1994).

Meliaceae

Die den Rutaceen nahe stehenden **Zedrachgewächse** sind eine Familie von Bäumen und Sträuchern mit überwiegend tropisch-subtropischer Verbreitung. Von verschiedenen tropischen Bäumen stammen wichtige Nutzhölzer, darunter das echte Mahagoniholz von *Swietenia*- (Amerika) und *Khaya*-Arten (Afrika).

Charakteristische **Inhaltsstoffe** der Familie sind triterpenoide Bitterstoffe. Die als Meliacine (Limonoide) bezeichneten Tetranortriterpene leiten sich von tetracyclischen Protolimonoiden ab. Sie sind für die therapeutische Verwendung und auch toxische Wirkungen verschiedener Meliaceen von Bedeutung. Eine Zusammenfassung über die Chemie der Limonoide stammt von TAYLOR [1].

Über eine Vergiftung mit zwei in suizidaler Absicht gekauten Samen des Mahagonibaums liegt ein Bericht vor [2]. Als Ursache der vor allem kardiovasculären Intoxikationssymptome vermuten die Autoren ein Alkaloid. Bekannt sind auch Kontaktallergien durch Holzstaub bei der Verarbeitung von Mahagoniholz und anderen Meliaceenhölzern [3].

Als giftig gelten auch alle Organe von *Melia azedarach*, dem im Mittelmeerraum nicht selten angepflanzten Paternoster- oder **Zedrachbaum**. Aus den Früchten (chinaberries), nach deren Verzehr Erbrechen, Diarrhoe, Schweißausbrüche und Krämpfe beobachtet wurden, konnten OELRICHS et al. [4] bitterschmeckende Tetranortriterpene („Meliatoxine“) als das toxische Prinzip isolieren. Berichte über Tiervergiftungen nach dem Fressen von Früchten, die auf den Boden gefallen waren, betreffen Hunde [5] sowie Schweine und Rinder [6, 7, 28]. Auch die Verfütterung von Blättern führte zu Vergiftungserscheinungen bei Rindern [8]. Extrakte aus den Samen oder Blättern wurden (und werden) in China zur Schädlingsbekämpfung eingesetzt [9]. Der Name „Chinese neem tree“ deutet die enge Beziehung zum „echten“ Neembaum an.

Azadirachta indica (= *Antelaea azadirachta*), der in Indien und Birma heimische **Neembaum**, wird in den Tropen und Subtropen vielfach als (immergrüner) Schattenspender angepflanzt. Die größte zusammenhängende Pflanzung befindet sich in Saudi Arabien, wo ein Gönner über 50 000 Bäume als Schattenspender für die Pilger in der Nähe von Mekka pflanzen ließ [10]. Auch der Neembaum enthält in den verschiedenen Organen Tetranortriterpene (Limonoide, C-Seco-Meliacine u.a. Inhaltsstoffe [11]). Er spielt in der traditionellen Medizin Indiens und des tropischen Afrikas eine wichtige Rolle, ist aber auch toxikologisch von Interesse und hat vor allem Bedeutung erlangt als Lieferant wirksamer und biologisch abbaubarer Insektizide und Pestizide.

Zerfaserte Zweigstückchen werden in Afrika und Indien als „Zahnbürste" und Extrakte wegen der antibakteriellen und entzündungshemmenden Wirkungen zur Behandlung entzündlicher Mundschleimhautaffektionen benutzt [12, 13]. Das aus den Samen gepresste „Margosaöl" ist in SO-Asien ein traditionelles Heilmittel, das insbesondere bei Kindern nach Überdosierung zu Vergiftungen (Auftreten eines Reye-Syndroms) führen kann [14]. Beschrieben sind auch Vergiftungen von Schafen durch Fressen der Blätter [15] und experimentelle Vergiftungen von Ziegen und Meerschweinchen durch Fütterung mit getrocknetem Blattpulver [16].

Das besondere Interesse gilt seit einiger Zeit der schädlingsabweisenden Wirkung von Extrakten des Neembaums, für die vor allem das aus den Samen isolierte Azadirachtin (ein Tetranortriterpen) verantwortlich ist. Natürliche Extrakte mit ihrer Kombination verschiedener, sich z.T. synergistisch ergänzender triterpenoider Verbindungen scheinen wirksamer zu sein als isolierte Reinsubstanzen. Die Forschung erstreckt sich sowohl auf die Isolierung neuer Inhaltsstoffe [17–21] als auch auf die nähere Charakterisierung der pestiziden, insektiziden und auch insektenrepellenten Wirkungen [22–24]. Azadirachtin entfaltet seine insektizide Wirkung als Ecdysonblocker, wobei der Decalinanteil Wachstum und Entwicklung der Insekten unterbricht und der Hydroxyfuranteil die Fresslust hemmt [25], vgl. Formel. Zwei Zusammenfassungen zur Neembaumforschung siehe bei [26, 27].

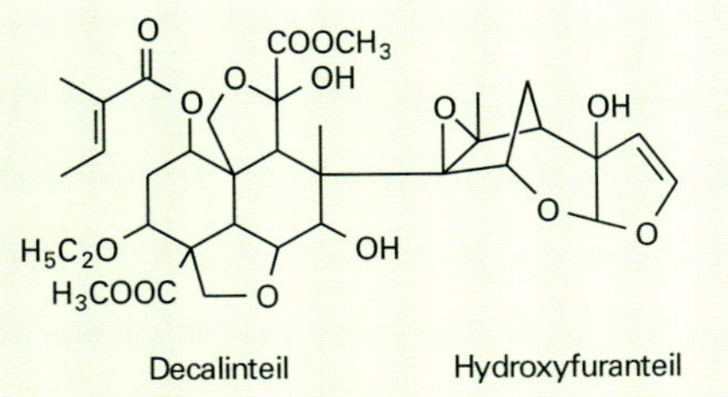

Azadirachtin

Literatur

[1] Taylor, D.H.A.: The chemistry of the limonoids from Meliaceae. Progr. Chem. Org. Nat. Prod. *45*, 1–102 (1984).

[2] Rhaguraman, V. and M. Raveendran: Mahagony seeds an unusual poison. J. Ind. Med. Assoc. *78*(11), 186–188 (1982).

[3] Hausen, B.M.: Woods injurious to human health. Verlag de Gruyter, Berlin, New York 1981.

[4] Oelrichs, P.B., M.W. Hill, P.J. Vallely, J.K. MacLeod and T.F. Molinski: Toxic tetranortriterpenes of the fruit of Melia azedarach. Phytochemistry *22*(2), 531–534 (1983).

[5] Hare, W.R., H. Schutzman, B.R. Lee and M.W. Knight: Chinaberry poisoning in two dogs. J. Am. Vet. Med. Assoc. *210*(11), 1638–1640 (1997).

[6] Ottino, J.F. and J.E. Renner: Intossicazione spontanea da „Melia azedarach". Lesioni della muscolatura scheletrica nel bovino (Spontaneous poisoning by chinaberry (Melia azedarach). Lesions in the skeletal musculature of cattle). Obiettivi Docum. Vet. *18*(7–8), 72–75 (1997).

[7] Renner, J.E. and J.F. Ottino: Intoxicacion espontanea en bovinos por la ingestion de paraiso (Melia azedarach). Reporte de un caso (Case report: Spontaneous poisoning by the tree Melia azedarach). Vet. Argentina *12*(121), 31–33 (1996).

[8] del C. Mendez, M., M. Aragao, F. Elia et al.: Intoxicacao experimental pelas folhas de Melia azedarach (Meliaceae) em bovinos (Experimental intoxication by the leaves of Melia azedarach (Meliaceae) in cattle. Pesqui. Vet. Brasil. *22*(1), 19–24 (2002).

[9] Yang, R.Z. and C.S. Tang: Plants used for pest control in China: A literature review. Econ. Botany *42*(3), 376–406 (1988).

[10] Ahmed, S., S. Bamofleh and M. Munshi: Cultivation of Neem (Azadirachta indica, Meliaceae) in Saudi Arabia. Econ. Botany *43*(1), 35–38 (1989).

[11] Akhila, A. and Rani: Chemistry of the Neem Tree (Azadirachta indica A. Juss.). Progr. Chem. Org. Nat. Prod. *78*, 48–132 (1999).

[12] Rathje, R.: Der Einfluß von Neemextrakt auf entzündliche Veränderungen der Gingiva. Die Quintessenz *22*(7), 1–2 (1971).

[13] Lorenz, H.K.P.: Neembaumrindenextrakt bei entzündlichen Mundschleimhauterkrankungen. Zahnärztl. Praxis *27*(8), 186–188 (1976).

[14] Sinniah, D. and G. Baskaran: Margosa oil poisoning as a cause of Reye's syndrome. Lancet I, 487–489 (1981).

[15] Ali, B.H. and A. Salih: Suspected toxicity of Azadirachta indica in sheep. Vet. Rec. *112*, 494 (1982).

[16] Ali, B.H.: The toxicity of azadirachta indica leaves in goats and guinea pigs. Vet. Hum. Toxicol. *29*(1), 16–19 (1987).

[17] Siddiqui, S., T. Mahmood, B.S. Siddiqui and S. Faizi: Two new tetranortriterpenoids from Azadirachta indica. J. Nat. Prod. *49*(6), 1068–1073 (1986).

[18] Schroeder, D.R. and K. Nakanishi: A simplified isolation procedure for azadirachtin. J. Nat. Prod. *50*(2), 241–244 (1987).

[19] Siddiqui, S., B.S. Siddiqui, S. Faizi and T. Mahmood: Tetracyclic triterpenoids and their derivates from Azadirachta indica. J. Nat. Prod. *51*(1), 30–43 (1988).

[20] Ara, I., B.S. Siddiqui, S. Faizi and S. Siddiqui: Tricyclic diterpenoids from the stem bark of Azadirachta indica. J. Nat. Prod. *51*(6), 1054–1061 (1988).

[21] Rojatkar, S.R., V.S. Bhat, M.M. Kulkarni, V.S. Joshi and B.A. Nagasampagi: Tetranortriterpenoids from Azadirachta indica. Phytochemistry *28*(1), 203–205 (1989).

[22] Ahmed, S. and M. Grainge: Potential of the Neem tree (Azadirachta indica) for pest control and rural development. Econ. Bot. *40*(2), 201–209 (1986).

[23] Khalid, S.A., H. Duddeck and M. Gonzalez-Sierra: Isolation and characterisation of an antimalarial agent of the Neem tree (Azadirachta indica). *52*(5), 922–927 (1989).

[24] N.N.: Neem-Gift gegen „Chagas" Wanzen. Neue Züricher Ztg. v. 31.5.89. Ref. in Ztschr. Phytotherapie (5), 161 (1989).

[25] Derado, T.: Wirkstoffe des Niembaums. Naturw. Rdschr. *47*(7), 273–274 (1994).

[26] Czajka, S.: Neem: Ein Baum zwischen Tradition und Moderne. Pharm. Ztg. *141*(21), 1926–1927 (1996).

[27] Schmutterer, H. (Hrsg.): The Neem tree. Source of unique natural products for integrated pest management, medicine, industry and other purposes. VCH, Weinheim 1995.

[28] del C. Mendez, M., F. Elias, M. Aragao et al.: Intoxication of cattle by the fruits of Melia azedarach. Vet. Hum. Toxicol. *44*(3), 145–148 (2002).

Moraceae

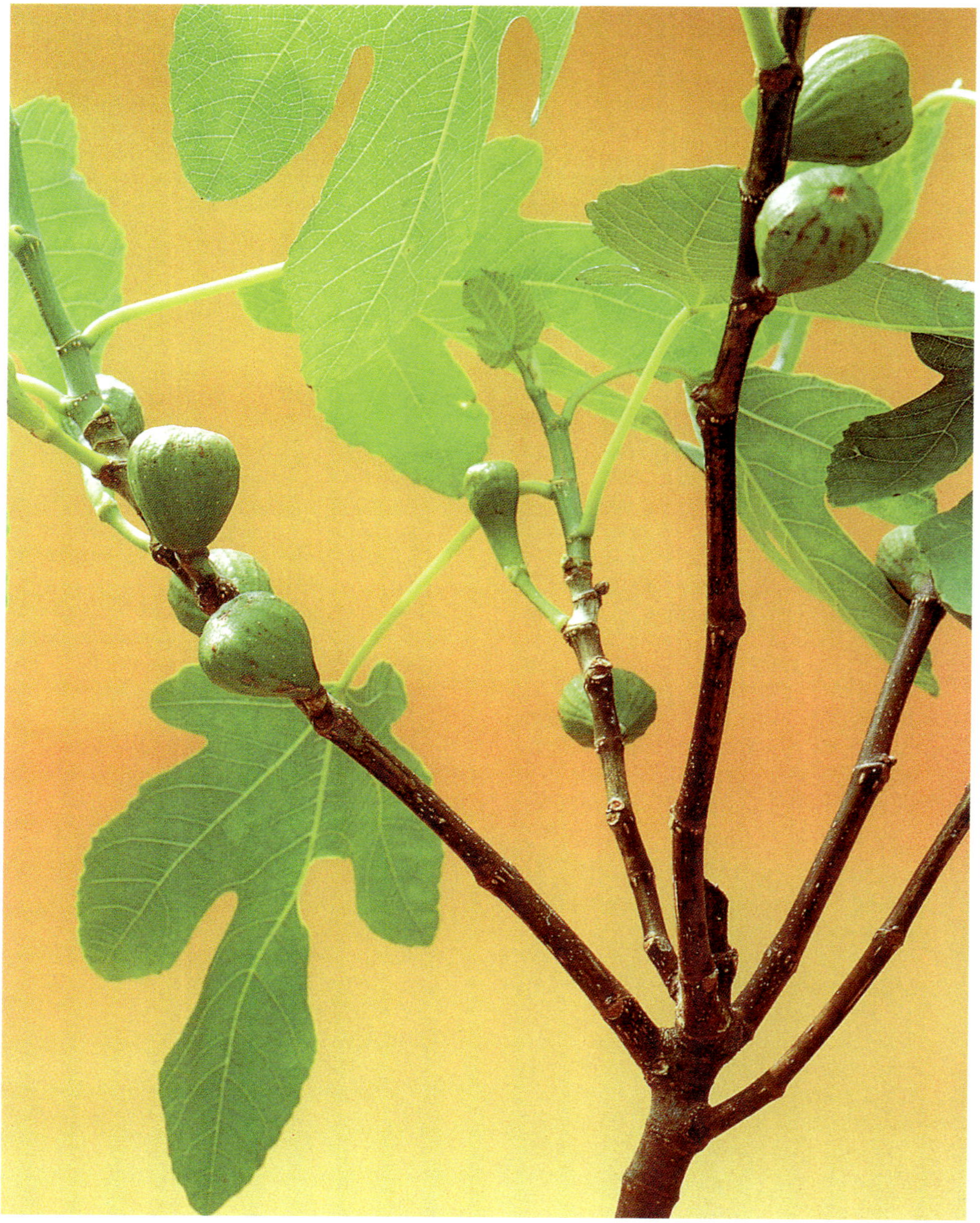

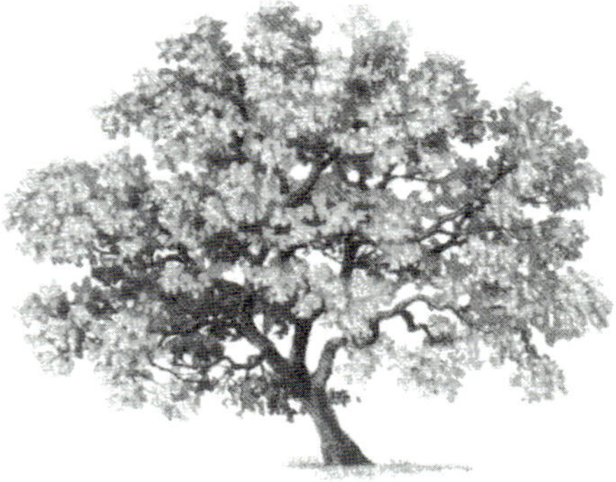

Abb. 190: Ficus carica L. Echter Feigenbaum – Common Fig – Figuier de Carie

In den Milchsäften verschiedener **Maulbeergewächse** sind „Herzgifte" (Cardenolide, sog. Toxicarioside A, B, C [1]) enthalten. Derartige Latices dienen der Bereitung von Pfeilgiften. In Malaysia findet u. a. der Latex von *Antiaris toxicaria* Verwendung [2, 3], während verschiedene südamerikanische Indianerstämme Milchsäfte von *Naucleopsis*- und *Maquira*-Arten benutzen [4].
Toxische Komponenten der Familie sind auch die in einigen *Ficus*- sowie in allen *Dorstenia*-Arten vorkommenden Furanocumarine mit fotosensibilisierenden Eigenschaften. Über fototoxische Reaktionen auf frische Feigen (die Fruchtstände von *Ficus carica* var. *domestica*) liegen einige Berichte vor [5–7]. In einem Fall war

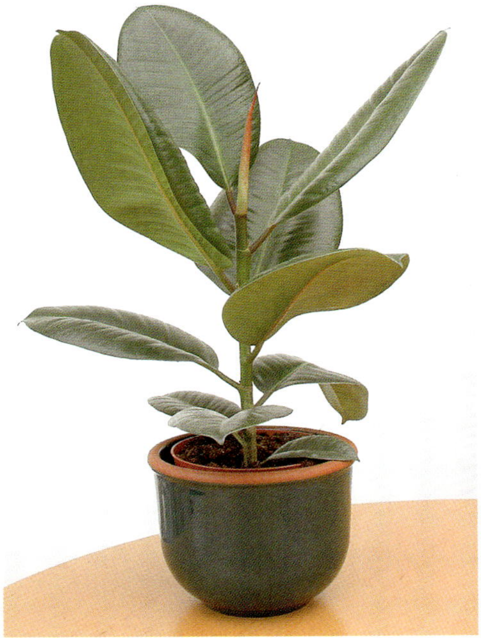

Abb. 191: Ficus elastica Roxb. Gummibaum – Rubber Tree

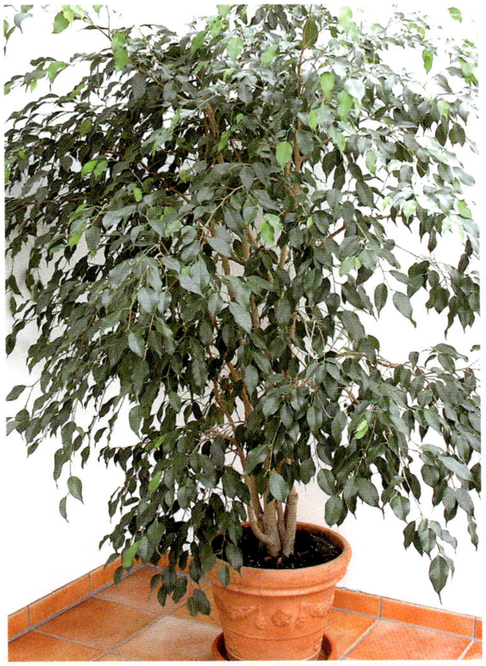

Abb. 192: Ficus benjamina L. Birken-Feige, Benjamin-Gummibaum – Weeping Fig

der Saft frischer unreifer Feigen „zur Kühlung“ und „als Desodorans“ auf die Haut aufgetragen worden. Nach einem Sonnenbad trat eine entzündliche Rötung der betreffenden Hautpartien mit postinflammatorischer Hyperpigmentierung auf [5]. Auch nach dem Genuss frischer Feigen unter gleichzeitiger Lichtexposition kann in seltenen Fällen eine fototoxische Reaktion auftreten [5]. In Selbstversuchen haben wir nach perkutaner Anwendung keine Fotosensibilisierung beobachtet.

Myburgh et al. [8] berichteten über zwei Fälle von Weidetiervergiftungen nach Fressen der Blätter von *Ficus*-Arten. Mehrere der erkrankten Tiere starben unter Anzeichen neurotoxischer Symptome.

Viele *Ficus*-Arten sind beliebte, anspruchslose Zimmerpflanzen. Sie stammen hauptsächlich aus SO-Asien, worauf z. T. der Artname hinweist, z. B. *F. bengalensis* (Banyanbaum) oder *F. australis*. Allgemein bekannt ist *Ficus elastica*, der Gummibaum, mit bis zu 30 cm langen, ovalen, dunkelgrünen und lederigen Blättern (Abb. 191). Es gibt verschiedene Sorten wie z. B. „Decora“ mit stark glänzenden und breiten Blättern, aber auch buntblättrige wie „Doescheri“ oder „Tricolor“. Im Gegensatz zum früher als Zimmerpflanze beliebten *F. elastica* ist heute vielfach im Haushalt, Büros etc. sehr häufig *F. benjamina*, die Birkenfeige (Abb. 192), zu finden. Die unter dem recht dehnbaren Begriff „Gummibaum“ zusammengefassten zahlreichen Beratungsfälle bei den Giftinformationszentralen dürften sich daher zumeist auf die derzeitige „Modepflanze“ *F. benjamina* (weeping fig) beziehen, die nicht selten zu allergischen Reaktionen führen kann [9–11]. So hatte sich z. B. bei einer 32-jährigen Frau beim Umgang mit Birkenfeigen eine Allergie entwickelt, die sich in Symptomen eines anaphylaktischen Schocks und in einer über 10 Jahre bestehenden Rhinokonjunktivitis manifestierte. Nach Entfernung der Pflanzen aus dem Wohnraum klangen die Symptome ab [12]. **Ingestionen** von „Gummibaum“-Blättern (vor allem von Kleinkindern) sind eher als harmlos einzustufen und führen nur gelegentlich zu leichten gastrointestinalen Beschwerden [13].

Literatur

[1] Carter, C. A., E. A. Gray, T. L. Schneider et al.: Toxicarioside B and toxicarioside C: New cardenolides isolated from Antiaris toxicaria latex-derived dart poison. Tetrahedron *53*(50), 16959–16968 (1997).

[2] Kopp, B., W. P. Bauer and A. Bernkop-Schnurch: Analysis of some Malaysian dart poisons. J. Ethnopharmacol. *36*(1), 57–62 (1992).

[3] Ho, L. M., I. Cheong and H. A. Jalil: Rhabdomyolysis and acute renal failure following blowpipe dart poisoning. Nephron *72*(4), 676–678 (1996).

[4] Shresta, T., B. Kopp and N. G. Bisset: The Moraceae-based dart poisons of South America. Cardiac glycosides of Maquira and Naucleopsis spec.. J. Ethnopharmacol. *37*(2), 129–143 (1992).

[5] Ippen, H.: Phototoxische Reaktion auf Feigen. Der Hautarzt *33*, 337–339 (1982).

[6] Zaynoun, S. T., B. G. Aftimos, L. Abi Ali et al.: Ficus carica; isolation and quantification of the photoactive components. Contact Dermatitis *11*, 21–25 (1984).

[7] Lembo, G., M. Lo Presti and N. Balato: Phytophotodermatitis due to ficus carica. Photodermatology *2*, 119–120 (1985).

[8] Myburgh, J. G., N. Fourie, J. J. van der Lugt et al.: A nervous disorder in cattle, caused by the plants Ficus ingens var. ingens and Ficus cordata subsp. salicifolia. Onderstepoort J. Vet. Res. *61*(2), 171–176 (1994).

[9] Axelson, I. G. K., S. G. O. Johannson and O. Zetterstrom: Occupational allergy to weeping fig in plant keepers. Allergy *42*, 161–167 (1987); und A new indoor allergen from a common non-flowering plant. Allergy *42*, 604–612 (1987).

[10] Axelson, I. G. K.: Allergy to Ficus benjamina (weeping fig) in nonatopic subjects. Allergy *50*, 284–285 (1995).

[11] Kanerva, L., T. Estlander, L. Petman et al.: Occupational allergic contact urticaria to yucca (Yucca aloifolia), weeping fig (Ficus benjamina), and spathe flower (Spathiphyllum wallisii). Allergy *56*, 1008–1011 (2001).

[12] Werfel, S., F. Rueff und B. Przybilla: Anaphylaktische Reaktion durch Ficus benjamina (Birkenfeige). Hautarzt *52*, 935–937 (2001).

[13] Ritter-Franke, S. und R. Bunjes: Vergiftungsunfälle mit Pflanzen, in: K. E. von Mühlendahl, U. Oberdisse, R. Bunjes und M. Brockstedt (Hrsg.): Vergiftungen im Kindesalter, 4. A., Georg Thieme Verlag, Stuttgart, New York 2003.

Myoporaceae

Die Gattung *Myoporum* der kleinen, vor allem in Australien und im südpazifischen Raum verbreiteten Familie kann zu Tiervergiftungen führen. Das Fressen der Zweige von *Myoporum insulare*, die von einem Nachbargrundstück überhingen, führte zum Tod von Kühen, in leichterer Form führte die Intoxikation zu einer hepatogen bedingten Fotosensibilisierung [1]. Mit dem Namen *M. insulare* werden Varietäten von *M. tetrandrum* bezeichnet. Als toxische Inhaltsstoffe gelten bei den *Myoporum*-Arten Furanosesquiterpenoide: In *M. insulare* ist Dehydrongaion neben Ngaion (5%) mit 90% Hauptbestandteil des ätherischen Öls. Auch andere *Myoporum*-Arten sind in Australien [2] sowie in Südamerika [3] als Ursache von Weidetiervergiftungen bekannt. Zur Toxizität von *Myoporum*-Arten und ihrer Furanosesquiterpenoide vgl. [4]. Eine neuere Übersicht über die Inhaltsstoffe der Familie stammt von GHISALBERTI [5].

Literatur

[1] Jerret, I.V. and R.J. Chinnock: Outbreaks of photosensitization and deaths in cattle due to Myoporum aff. insulare R.BR. toxicity. Aust. Vet. J. *60*(6), 183–186 (1983).

[2] Everist, S.L.: Poisonous plants of Australia, 537–543, Angus & Robertson Publishers, London, Sydney, Melbourne 1981.

[3] Raposo, J.B., M.C. Mendez, G.B. de Andrade and F. Riet-Correa: Experimental intoxication by Myoporum laetum in cattle. Vet. Hum. Toxicol. *40*(5), 275–277 (1998).

[4] Seawright, A.A., J.S. Lee, J.G. Allen and J. Hrdlicka: Toxicity of Myoporum ssp. and their furanosesquiterpenoid essential oils, 241–250, in: R.F. Keeler, K.R. van Kampen, L.F. James (eds.): Effects of poisonous plants on livestock, Acad. Press, New York 1978.

[5] Ghisalberti, E.L.: The phytochemistry of the Myoporaceae. Phytochemistry *35*(1), 7–33 (1994).

Myristicaceae

Von den tropischen **Muskatnussgewächsen** ist toxikologisch *Myristica fragrans*, der Muskatnussbaum, von Interesse. Die als Gewürz [1, 2] geschätzten **Muskatnüsse** (die von der Samenschale befreiten Samenkerne) und Macis (der Arillus) führen ein ätherisches Öl, das neben Monoterpenen auch Methoxyphenylpropene, darunter Myristicin und Elemicin (Safrol

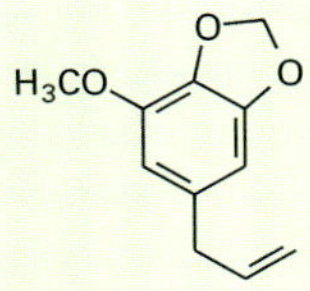

Myristicin

u. a.) enthält. Da diese Substanzen halluzinogene Effekte haben (infolge Umwandlung im Organismus in amphetaminähnliche Verbindungen?) ist Muskatnusspulver in Dosen ab 5 g auch als „Rauschgift" bekannt geworden. Die zur Erzielung psychotomimetischer Effekte erforderlichen Dosen der Droge liegen aber bereits im toxischen Bereich, sodass Vergiftungssymptome wie Kopfschmerzen, Schwindel, Erbrechen, Tachykardie bis hin zum Koma und Schock auftreten können [3–7]. Dies gilt auch für die „Nervenkekse" der Hildegard von Bingen, die „die Bitterkeit des Herzens und des Geistes dämpfen und die stumpfen Sinne öffnen" sollen. Der nach einem alten, angeblich von Hildegard stammenden Rezept aus 1 kg Dinkelmehl und 45 Gramm (!) gepulverter Muskatnuss neben weiteren Gewürzen zubereitete Teig führte bei einer Theologiestudentin nach einem zunächst angenehmen Gefühl der „Entrückung" dann zu Schweißausbrüchen, Schwäche- und Müdigkeitsgefühl, Mundtrockenheit und weitgestellten Pupillen. Nach Einweisung in eine Klinik konnte

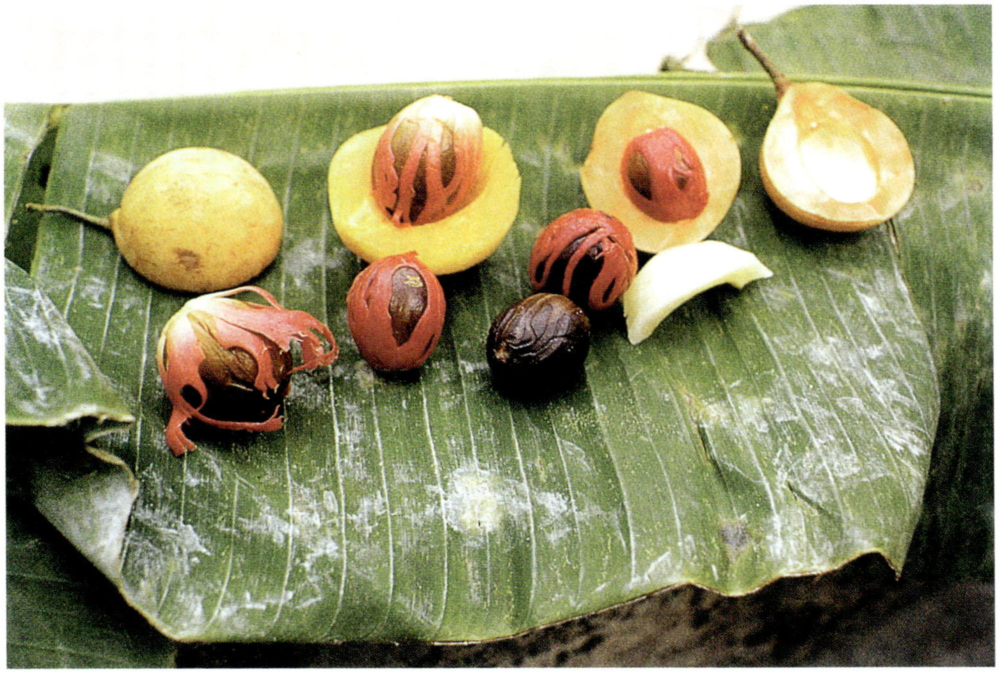

Abb. 193: Früchte von Myristica fragrans im aufgeschnittenen Zustand mit Samen („Muskatnuss") und Arillus („Macis").

mit symptomatischen Maßnahmen die Intoxikation überwunden werden [8]. Der Gebrauch von Muskatnusspulver als Abortivum hat früher ebenfalls zu schweren Intoxikationen geführt [4].

Virola-Arten dienen südamerikanischen Indianern zur Bereitung von Rauschmitteln, die geschnupft werden. Für die Wirkung verantwortlich sind hier im Gegensatz zur Muskatnuss Tryptaminderivate, insbesondere 5-Methoxy-N,N-dimethyltryptamin.

Literatur

[1] McKee, L. H. and M. L. Harden: Nutmeg: a review. Lebensm. Wiss. Technol. *24*(3), 198–203 (1991).

[2] Krützfeld, K.: Muskat, die psychoaktive Nuss. Dtsch. Apoth. Ztg. *142*(46), 5622–5631 (2002).

[3] Weil, A. T.: Nutmeg as a narcotic. Econ. Bot. *19*(3), 194–217 (1965).

[4] Green, R. C.: Nutmeg poisoning. J. Am. Med. Assoc. *171*(10), 1342–1344 (1959).

[5] Pytte, M. and T. Rygnestad: Nutmeg intoxication – A case report. Tidsskrift Norsk. Laegeforening *118*(28), 4346–4347 (1998).

[6] Sangalli, B. C. and W. Chiang: Toxicology of nutmeg abuse. J. Toxicol. Clin. Toxicol. *38*(6), 671–678 (2000).

[7] Stein, U., H. Greyer and H. Hentschel: Nutmeg (myristicin) poisoning – report on a fatal case and a series recorded by a poison information centre. Forensic Sci. Intern. *118*(1), 87–90 (2001).

[8] Beck, T. A. und H. Marty: Die Nervenkekse der Hildegard von Bingen – keine harmlose Nascherei. Schweiz. Med. Forum Nr. 51/52, 1287–1288 (2001); Ref. in Medical Tribune *37*(6), 23 (2002).

Myrtaceae

Charakteristisch für die große Familie der **Myrtengewächse** mit tropisch-subtropischer Verbreitung ist die Akkumulation von ätherischem Öl in schizo-lysigenen Ölbehältern. Daher werden Blätter, Blüten oder Früchte einiger Myrtaceen bzw. die isolierten ätherischen Öle therapeutisch oder als Gewürz genutzt. Während von den Arzneidrogen und Gewürzen selbst kaum Intoxikationen zu erwarten sind, können die ätherischen Öle als Reinsubstanzen durchaus von toxikologischer Relevanz sein. Von den verschiedenen Myrtaceen-Ölen – Nelkenöl, Kajeputöl, Niaouliöl, Bayöl, Teebaumöl, Myrtol – führt vor allem die Ingestion des viel verwendeten Eucalyptusöls häufig zu Beratungen in den Tox.-Info.-Zentren [1, 3] und erfordert therapeutische Maßnahmen.

Eucalyptusöl (Eucalypti aetheroleum) von *Eucalyptus globulus* u. a. Arten enthält 1,8-Cineol (Eucalyptol) als Hauptkomponente, daneben weitere Monoterpene. Es wird lokal als Analgetikum sowie inhalativ und systemisch als Expektorans verwendet. Gefährdet sind vor allem Kleinkinder, die durch Überdosierung bei therapeutischer Anwendung, unkontrollierte Einnahme bei mangelnder Aufsicht oder durch Animierung älterer Geschwister Eucalyptusöl in ml-Mengen einnehmen; oftmals lässt sich allerdings die genaue Menge nicht feststellen. Während nach älteren Angaben ca. 20 ml Öl die mittlere Dosis letalis (für Erwachsene?) sein soll, wird in neueren Veröffentlichungen die Toxizität anders beurteilt [2, 3]. Die Auswertung von 41 Fällen in SO-Queensland (Australien) ergab, dass 80% der Kinder keine Vergiftungssymptomatik zeigten, obwohl einige 20 bis mehr als 30 ml eingenommen hatten [3]. Andererseits traten schon bei der Ingestion geringerer Mengen gastrointestinale Beschwerden (Erbrechen, Durchfall, krampfartige Schmerzen) oder zentralnervöse Störungen (Schläfrigkeit, Verwirrtheit, unsicherer Gang) auf. Schwere Intoxikationen sind selten [1, 4] und scheinen in erheblichem Ausmaß von einer individuellen Empfindlichkeit gegenüber dem Öl abhängig zu sein. Eine ältere Frau überlebte einen Suizidversuch mit ca. 200–250 ml reinem Eukalyptusöl, starb aber 3 Monate später an einer Pneumonie [5]. Auch bei topischer Anwendung des Öls (Selbstmedikation bei einem sechsjährigen Mädchen zur Behandlung einer Urticaria) traten Intoxikationserscheinungen auf [6]. Zur Pharmakologie und Toxikologie von *Eucalyptus* vgl. auch die zusammenfassende Darstellung [7].

Therapie

Bis zu 5 ml („1 Schluck") in der Regel keine, aber Beobachtung durch die Eltern; bei größeren Mengen Gabe von Aktivkohle (1 g/kg Körpergewicht) [1], evtl. ein Laxans. Das Auslösen von Erbrechen (soweit es nicht spontan erfolgt) z. B. durch Gabe von Ipecacsirup ist wegen der Gefahr der Aspiration des Erbrochenen nicht zu empfehlen [8]; sonstige Therapiemaßnahmen symptomatisch.

Die übrigen Myrtaceenöle dürften toxikologisch ähnlich wie Eucalyptusöl einzustufen sein, zumal wenn sie in gleicher Weise Cineol (Eucalyptol) als Hauptkomponente enthalten, z. B. Kajeputöl.

Beim **Teebaumöl**, dem ätherischen Öl von *Melaleuca alternifolia* (Australien), ist das Monoterpen Terpinen-4-ol vorherrschender Bestandteil. Die Kasuistik einer Vergiftung durch Teebaumöl [9] deutet eher auf eine allergische Kontaktdermatitis hin, wie sie in Australien nicht selten zu sein scheint [10]. Infolge weit verbreiteter Anwendung des Öls als Antiseptikum und Desinfiziens sind inzwischen auch Kontaktekzeme außerhalb Australiens beschrieben [11–13]. Möglicherweise sind Oxidationsprodukte von Terpenen, wie sie bei längerer Lagerung und Luftzufuhr sich bilden können, dafür verantwortlich [14]. Kutane Applikation hoher Dosen des Öls führte bei Hunden und Katzen zu reversiblen Koordinationsstörungen, Tremor und ZNS-Depression [15, 16]. Zur Verwendung von Teebaumöl vgl. die zusammenfassenden Darstellungen [17–19].

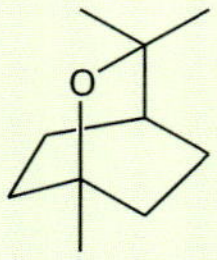

1,8-Cineol

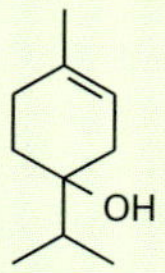

Terpinen-4-ol

Für die Reinsubstanz **Cineol**, die wie Eucalyptusöl therapeutisch verwendet wird (oral 3–4-mal tgl. 200 mg; auch zu Einreibungen und zur Inhalation) liegen keine toxikologischen Daten vor, sodass sie vorerst wie Eucalyptusöl zu bewerten ist [20].

Literatur

[1] Jaspersen-Schib, R. und D. Radavanovic-Ivosevic: Nebenwirkungen und Toxizität von ätherischen Ölen. Schweiz. Apoth. Ztg. *131*(11), 341–344 (1993).

[2] Spoerke, D. G., S. A. Vandenberg, S. C. Smolinske, K. Kulig and B. H. Rumack: Eucalyptus oil: 14 cases of exposure. Vet. Hum. Toxicol. *31*(2), 166–168 (1989).

[3] Webb, N. J. A. and W. R. Pitt: Eucalyptus oil poisoning in childhood: 41 cases in south-east Queensland. J. Pediatr. Child Health *29*(5), 368–371 (1993).

[4] Patel, S. and J. Wiggins: Eucalyptus oil poisoning. Arch. Diseas. Child. *55*(5), 405–406 (1980).

[5] Anpalahan, M. and D. G. le Couteur: Deliberate self-poisoning with eucalyptus oil in an elderly woman. Austr. New Zealand J. Med. *28*(1), 58 (1998).

[6] Darben, T., B. Cominos and C.T. Lee: Topical eucalyptus oil poisoning. Austral. J. Dermatol. *39*(4), 265–267 (1998).
[7] Corrigan, D.: Eucalyptus species, in: De Smet, P.A.G.M., K. Keller, R. Hänsel, R.F. Chandler (eds.): Adverse effects of herbal drugs, Springer Verl., Berlin, Heidelberg, New York 1992.
[8] Mack, R.B.: Fair dinkum Koala kruisine – Eucalyptus oil poisoning. N. Carol. Med. J. *49*(11), 599–600 (1988).
[9] Elliot, C.: Tea tree oil poisoning. Med. J. Aust. *159*(6), 830–831 (1993).
[10] Moss, A.: Tea tree oil poisoning. Med. J. Aust. *160*, 236 (1994).
[11] DeGroot, A.C. and J.W. Weijland: Systemic contact dermatitis from tea tree oil. Contact Dermatitis *27*, 279–280 (1992).
[12] Van der Valk, P.G.M., A.C. DeGroot, D.P. Bruynzeel, P.J. Coenraads and J.W. Weijland: Allergisch contacteczeem voor tea tree-olie. Ned. Tijdschr. Geneeskd. *138*, 823–825 (1994).
[13] Knight, T.E. and B.M. Hausen: Melaleuca oil (tee tree oil) dermatitis. J. Am. Acad. Dermatol. *30*, 423–427 (1994).
[14] Harkenthal, M., J. Reichling, H.K. Geiss und R. Saller: Oxidationsprodukte als mögliche Ursache von Kontaktdermatitiden. Pharm. Ztg. *143*(47), 4092–4096 (1998).
[15] Villar, D., M.J. Knight, S.R. Hansen and W.B. Buck: Toxicity of melaleuca oil and related essential oils applied topically on dogs and cats. Vet. Hum. Toxicol. *36*, 139–142 (1994).
[16] Bischoff, K. and F. Guale: Australian tea tree (Melaleuca alternifolia) oil poisoning in three purebred cats. J. Vet. Diagn. Invest. *10*(2), 208–210 (1998).
[17] Saller, R. und J. Reichling: Teebaum-Öl – ein natürliches Universalheilmittel? Dtsch. Apoth. Ztg. *135*(35), 3180–3188 (1995).
[18] Galle-Hoffmann, U. und W.A. König: Teebaumöl. Dtsch. Apoth. Ztg. *139*, 294–302 (1999).
[19] Carson, C.F. and T.V. Riley: Safety, efficacy and provenance of tea tree (Melaleuca alternifolia) oil. Contact Dermatitis *45*, 65–67 (2001).
[20] Aufbereitungsmonographie Cineol, BAnz. Nr. 106, 6088 vom 10.6.1994. Abdruck in Pharm. Ztg. *139*(25), 2034–2035 (1994).

Oleaceae

Ligustrum vulgare L. Gemeiner Liguster, Rainweide, Tintenbeere – Wild Privet – Troène

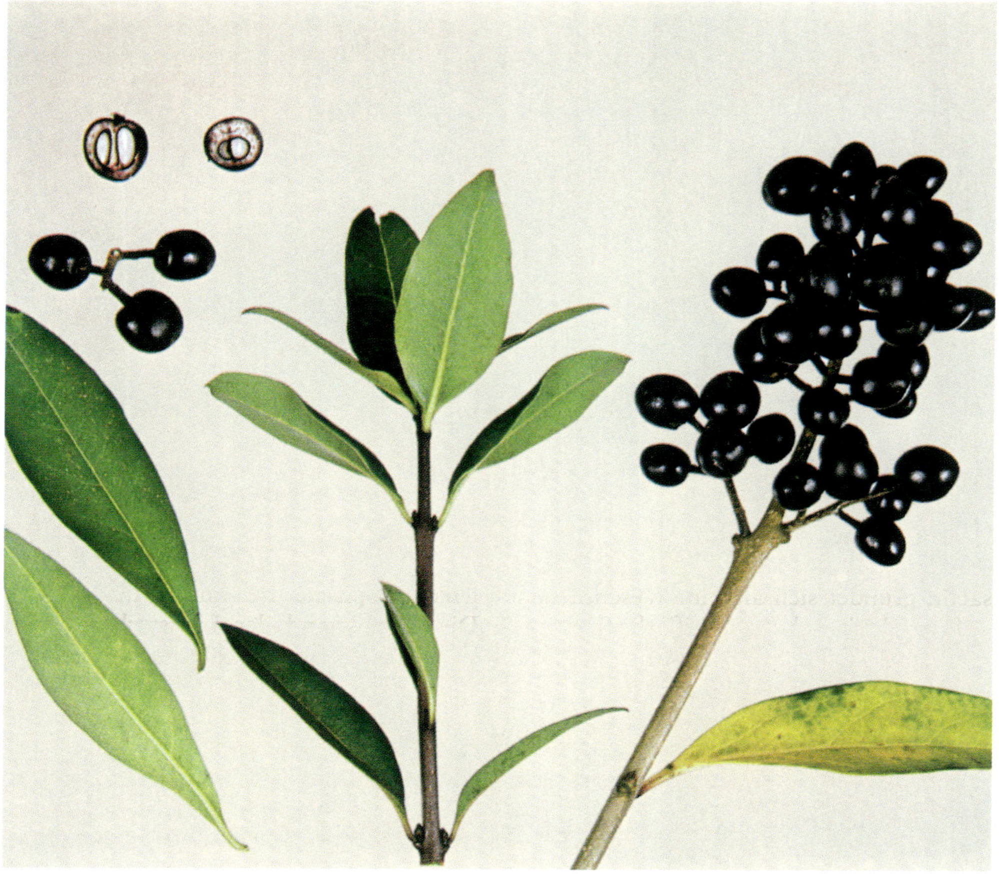

Abb. 194: Liguster

Bis zu 4 m hoher, dichter, aufrecht wachsender Strauch.
In lichten Wäldern, Weidegehölzen und Gebüschen, meist auf trockenen, kalkreichen, warmen Böden.
Blätter gegenständig, ganzrandig mit sehr unterschiedlicher Form (verkehrt-eiförmig, elliptisch, meist lanzettlich); oberseits sattgrün, unterseits heller, kahl; meist sommergrün, an geschützten Orten auch wintergrün.
Blüten in bis zu 8 cm langen Rispen; Kronzipfel flach ausgebreitet, weiß, an der Spitze grünlich, stark duftend; VI–VII.
Früchte in dichten Rispen stehende, glänzend schwarze Beeren mit zwei violetten Samen; verbleiben den Winter über häufig am Strauch; Gartensorte ‚Xanthocarpum' mit gelben Früchten; IX–X.
Verbreitung: Europa, N-Afrika, W-Asien; in Anlagen und Gärten als Hecken und Unterpflanzung verwendet; ebenso auch weitere Arten wie z. B. L. obtusifolium.

Obwohl die meisten Liguster-Hecken bei gärtnerischer Pflege (häufiger Beschnitt) keine Früchte ausbilden, finden Kinder dennoch in aufgegebenen Kleingärten und verwahrlosten Anlagen immer wieder Gelegenheit, unangenehme Erfahrungen mit den Beeren dieses Strauchs zu sammeln.

Inhaltsstoffe. In den Früchten und Blättern verschiedener *Ligustrum*-Arten (*L. japonicum, lucidum, obtusifolium, vulgare*) sind vor allem Seco-Iridoid-Bitterstoffe (Ligustrosid, Oleuropein u. a.) nachgewiesen worden [1–7]. Nach Untersuchungen von Willems [8, 9] müssen dagegen die in den Früchten nachweisbaren Alkaloide (dimere Pyridine) als Isolierungsartefakte angesehen werden. Ob diese Pyridine bei einer normalen Magen-Darm-Passage aus den reichlich vorhandenen Secoiridoidglykosiden entstehen können und schließlich für die wenn auch schwache Toxizität der Früchte verantwortlich sind, bleibt offen.
In der Literatur werden die Beeren des Ligusterstrauches häufig als sehr giftig dargestellt, so heißt es u. a. „die bei Kindern mehrfach beobachteten, tödlichen Vergiftungen durch die schwarzen Beeren ..." [10–12]. Bei kritischer Betrachtung fällt allerdings auf, dass sich diese Aussagen zumeist auf Todesfälle beziehen, die 100 Jahre und mehr zurückliegen. Über im 20. Jahrhundert angeblich durch Ligusterbeeren verursachten Todesfälle [13–16] haben wir trotz intensiver Bemühungen nur eine einzige ausführlichere Fallbeschreibung erhalten, die über den einfachen „Tatsachenbericht" hinausgeht. Sie lässt

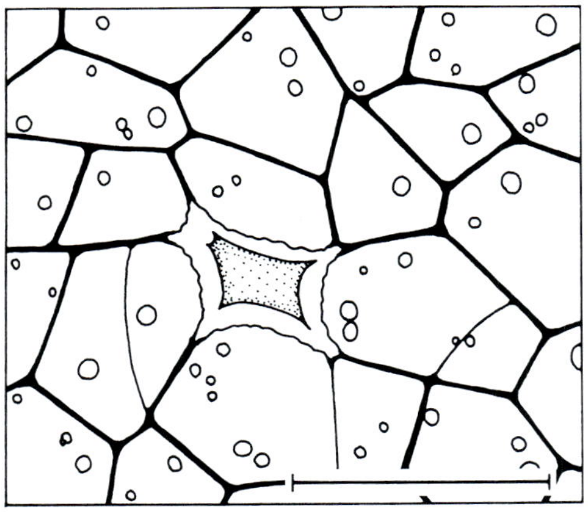

a

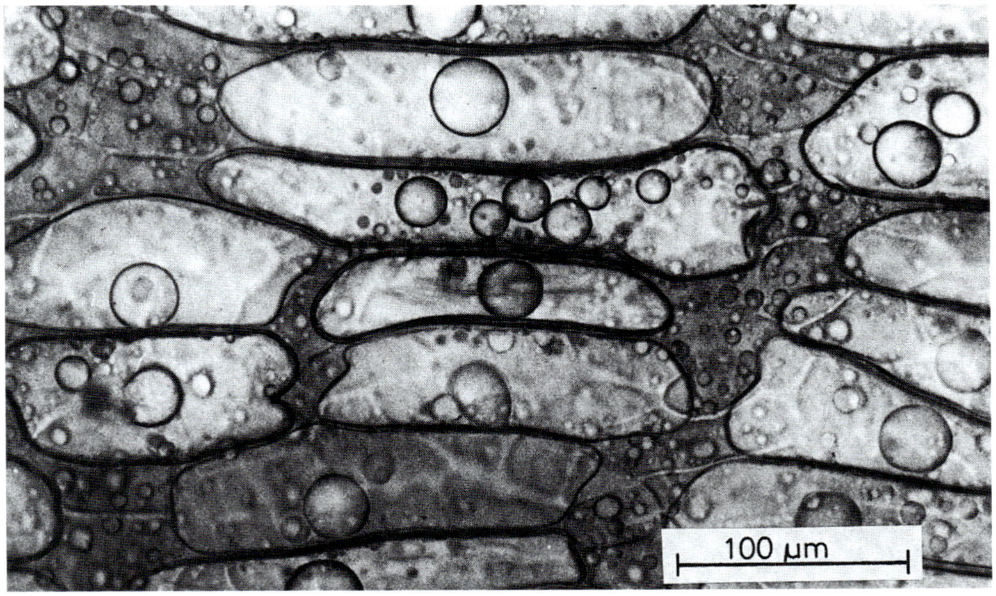

b

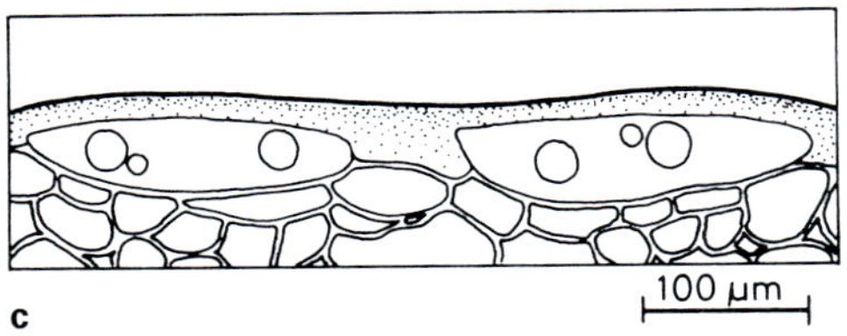

c

Abb. 195: Fruchtwandepidermis (a) von Ligustrum vulgare, sowie Samenschalenepidermis in der Aufsicht (b) und im Querschnitt (c).

allerdings Zweifel aufkommen, ob der Tod dieses Kindes überhaupt durch Verzehr pflanzlicher Teile verursacht wurde. *„Nach einem mir zugegangenen Bericht des praktischen Arztes Dr. M. erkrankte das 5-jährige Kind des Arbeiters J. plötzlich an krampfartigen Leibschmerzen mit heftigem Erbrechen und wässrigem, gelblichen Durchfall. Der Puls war beschleunigt. Die Temperatur nicht erhöht. Die vom Arzt dringend angeratene Aufnahme des Kindes in ein Krankenhaus wurde von den Eltern verweigert. Am Nachmittag desselben Tages wurde der Arzt erneut eilig gerufen, fand aber das Kind bereits tot vor. An Vergiftung wurde erst gedacht, als nach dem Tode des Kindes die Eltern angaben, das Kind habe ... Beeren von Ziersträuchern gegessen. Zunächst wurde – wie aus den Angaben einer von mir ein Gutachten fordernden Versicherungsgesellschaft hervorging – an die Früchte eines Mispelstrauches gedacht. Da aber die Früchte der Cotoneaster-Arten im Fruchtfleisch keine Giftstoffe ... enthalten ..., war diese Annahme umso unwahrscheinlicher als der Vater ... behauptete, das Kind habe die Beeren ... von angepflanzten Ligustersträuchern gegessen. Was aber ganz besonders für eine Vergiftung durch Ligusterbeeren spricht, ist der Umstand, dass die beobachteten Vergiftungserscheinungen den ... Symptomen der Ligusterbeerenvergiftung entsprechen.“* [14].

Die Annahme, der Genuss von Ligusterbeeren habe den Tod des Kindes verursacht, gründet sich also im Wesentlichen auf eine doch recht unspezifische Symptomatik und auf die fragwürdige Aussage eines Vaters, der sich einerseits weigert, sein Kind in die Obhut eines Krankenhauses zu geben, andererseits aber offensichtlich Forderungen an eine Versicherungsgesellschaft stellt.

Auch über vermutete und z. T. tödliche Tiervergiftungen [17, 18] sowie eine Ligusterdermatitis beim Menschen wird gelegentlich berichtet. Es fehlt aber immer eine zweifelsfreie Dokumentation dieser angeblichen Intoxikationen, häufig reicht allein die Anwesenheit einer Ligusterhecke, um einen ursächlichen Bezug zu den Vergiftungen herzustellen.

Einen ganz anderen Eindruck von der Giftigkeit der Ligusterfrüchte vermitteln dagegen die Erfahrungen der toxikologischen Beratungsstellen [19]: In nur wenigen Fällen (bei über 2000 Beratungen) wurden leichtere Symptome wie Unwohlsein, Erbrechen, Durchfall und Bauchschmerzen beobachtet. Die eingenommene Menge schwankte zwischen einer einzelnen Beere (vereinzelt auch Blatteinnahmen) und einer größeren (> 20), aber nicht genau bekannten Zahl von Beeren.

Mikroskopische Merkmale der Frucht. Die Fruchtwand der Ligusterbeeren besitzt eine deutliche Cuticularstreifung, ihre Epidermiszellen sind z. T. durch Sekundärteilung in zwei oder mehrere Abschnitte gegliedert und weisen erhebliche Wandverdickungen im Bereich der „Epidermalspalten“ auf (Abb. 195 a). Spaltöffnungen kommen nur sehr zerstreut vor, Trichome fehlen ganz. Sehr charakteristisch ist das Flächenbild der Samenschale (Abb. 195 b). Hellfarbene, große Zellen mit lipoidem Inhalt sind in Reihen angeordnet, unterbrochen von kleinen, farb-

Therapie

Großzügiges Flüssigkeitsangebot, nach Ingestion von 5–10 Beeren Gabe von Medizinalkohle, sonst symptomatisch. Bei Einnahme von mehr als 10 Beeren und kurzer Latenz ist, wenn das Kind nicht spontan erbricht, eine primäre Giftentfernung zu erwägen [19].

stoffhaltigen Zellen. Im Querschnitt treten sie je nach Lage der Schnittebene als einzelne (Abb. 195 c) oder kettig aufgereihte Großzellen der Samenschalenepidermis auf. Weitere Merkmale auch der Blätter siehe bei [20, 21].

Literatur

[1] Diak, J.: Badania Fitochemiczne Ligustru Zwyczajnego (Ligustrum vulgare L.), [Phytochemical study of privet (Ligustrum vulgare L.)]. Herba Polon. *34*(3), 103–108 (1988).

[2] Fukuyama, Y., K. Koshino, T. Hasegawa, T. Yamada and K. Nakagawa: New secoiridoid glucosides from Ligustrum japonicum. Planta Med. *53*(5), 427–431 (1987).

[3] Inoue, K., T. Nishioka, T. Tanahashi and H. Inouye: Three secoiridoid glucosides from Ligustrum japonicum. Phytochemistry *21*(9), 2305–2311 (1982).

[4] Kikuchi, M. and Y. Yamauchi: Studies on the constituents of Ligustrum species: 11. Secoiridoids of the fruits of Ligustrum japonicum. Yakugaku Zasshi *105*(2), 142–147 (1985).

[5] Kikuchi, M. and Y. Yamauchi: Constituents of Ligustrum ssp.: 9. Components of the fruits of Ligustrum obtusifolium. Yakugaku Zasshi *104*(4), 390–393 (1984).

[6] Kuwajima, H., K. Matsuuchi, K. Takaishi, K. Inoue, T. Fujita and H. Inouye: A secoiridoid glucoside from Ligustrum japonicum. Phytochemistry *28*(5), 1409–1411 (1989).

[7] Willems, M.: Quantitative Bestimmung von Secoiridoidglucosiden aus den Früchten von Ligustrum vulgare mit HPLC. Planta Med. *54*(1), 66–68 (1988).

[8] Willems, M.: Transformation of secoiridoid glucosides to pyridine alkaloids. Arch. Pharm. *320*(12), 1245–1248 (1987).

[9] Willems, M.: Dimeric pyridine alkaloids: Artifacts, originated from secoiridoid glucosides from Ligustrum vulgare L. Arch. Pharm. *321*(4), 229–230 (1988).

[10] Brugsch, H. und O. R. Klimmer: Vergiftungen im Kindesalter, Ferdinand Enke Verlag, Stuttgart 1966.

[11] Dähncke, R. M. und S. Dähncke: Beerenkompaß, Gräfe und Unzer Verlag, München 1984.

[12] Geßner, O.: Gift- und Arzneipflanzen von Mitteleuropa, herausgegeben und neu bearbeitet von G. Orzechowsky, Carl Winter-Verlag, Heidelberg, 1974.

[13] Flotow, E.: Vergiftungen bei Kindern. Pharm. Zentralh. *90*(11), 361–364 (1951).

[14] Geßner, O.: Tödliche Vergiftung durch Früchte des Ligusterstrauches (Ligustrum vulgare L.) bei einem 5jährigen Kinde. Sammlung von Vergiftungsfällen (Arch. Toxikol.) *13*, 1–2 (1943/44).

[15] Rosenboom, H.: Gift vom Spielplatz, Stern, Nr. 32, 96–98 (1981).

[16] Swinscow, D.: Accidental poisoning of young children. Arch. Dis. Child. *28*(137), 26–29 (1953).

[17] Parkinson, S. C. J.: Suspected privet poisoning. Vet. Rec. *119*(19), 483–484 (1986).

[18] Kerr, L. A. and W. J. Kelch: Fatal privet (Ligustrum amurease) toxicosis in Tennessee cows. Vet. Hum. Toxicol. *41*(6), 391–392 (1999).

[19] Ritter-Franke, S. und R. Bunjes: Vergiftungsunfälle mit Pflanzen, in: K. E. von Mühlendahl, U. Oberdisse, R. Bunjes und M. Brockstedt (Hrsg.), Vergiftungen im Kindesalter, 4. Auflage, Georg Thieme Verlag, Stuttgart-New York 2003.

[20] Guse, P.: Zur Mikroskopie gesundheitsschädlicher Früchte verschiedener botanischer Angehörigkeit, Dissertation, Hamburg 1977.

[21] Pfänder, H. J.: Ölbaumgewächse aus histologischer Sicht. Mikrokosmos *77*(1), 1–5 (1988).

Papaveraceae

Die **Mohngewächse** sind eine Familie mit überwiegend krautigen, einjährigen oder ausdauernden Pflanzen, deren Vorkommen sich weitgehend auf die temperierte Zone der nördlichen Erdhalbkugel beschränkt. Neben den in Europa heimischen *Chelidonium-*, *Corydalis-*, *Fumaria-*, *Glaucium-* und *Papaver-*Arten begegnen uns als Zierpflanzen in Gärten recht häufig der Kalifornische Kappenmohn, auch Schlafmützchen genannt (*Eschscholzia californica*) und das Tränende Herz (*Dicentra spectabilis* [Dutchman's breeches]). Alle Gattungen zeichnen sich anatomisch durch den Besitz von gegliederten Milchröhren (Papaveroideae) oder Alkaloid-Idioblasten (Fumarioideae) aus. Ihr besonderes chemisches Merkmal ist der Reichtum an Alkaloiden und deren Mannigfaltigkeit.

Pharmakologisch interessante Inhaltsstoffe

1. Die **Alkaloide** der Papaveraceen sind Benzyltetrahydroisochinolinderivate oder biogenetisch davon ableitbare Varianten. Sie lassen sich nach ihrer Struktur in mindestens 10 verschiedene Alkaloidklassen gliedern, wovon der Protopin-Typus als Leitalkaloid der Familie angesehen werden kann. Bevorzugter Ablagerungsort im pflanzlichen Gewebe sind die Milchröhren [1–3] oder Vakuolen spezieller Idioblasten, in denen sie vielfach an Fumar-, Chelidon- oder Mekonsäure gebunden vorkommen. Seit Sertürner im Jahre 1806 zum ersten Mal ein reines Alkaloid (Morphin) aus Opium, dem eingetrockneten Milchsaft des Schlafmohns (*P. somniferum*) isolierte und damit zum Begründer der Alkaloidchemie wurde [4], haben sich ununterbrochen Phytochemiker mit den Alkaloiden der Papaveraceen beschäftigt. Wir verweisen auf die zusammenfassende phytochemische Darstellung der Papaveraceen durch Hegnauer [5]. Weil bei den hier interessierenden Intoxikationen mit Pflanzenteilen das Wirkungsbild durch ein Zusammenspiel aller Komponenten des in der Regel sehr komplexen Alkaloidspektrums bestimmt wird, erscheint auch eine Aufzählung der pharmakologischen Wirkungen einzelner, therapeutisch vielfach genutzter Reinalkaloide (Morphin, Codein, Papaverin usw.) wenig sinnvoll.

2. Von den nichtalkaloidischen Inhaltsstoffen der Mohngewächse sind möglicherweise **Triterpensaponine** für bisher unerklärliche pharmakologische Wirkungen verantwortlich [6]. Aus toxikologischer Sicht dürften sie schon wegen ihrer nur geringen hämolytischen Wirkung ohne Bedeutung sein.

Mikroskopischer Nachweis. Spuren der an Chelidon- oder Mekonsäure gebundenen Alkaloide lassen sich durch eine interessante Mikroreaktion („Flagellocystenreaktion") nachweisen [7, 8]. Fügt man auf einem Objektträger einer stecknadelkopfgroßen Menge zu untersuchender Substanz (Drogenpulver, eingetrockneter Milchsaft, Opium o. Ä.) wenige Tropfen einer Gerbsäurelösung (Acidum tannicum, 5%ig) hinzu und bedeckt rasch das Pulver mit einem Deckglas, so kann man alsbald die Bildung von Blasen und feinen „Härchen" beobachten, aus deren zunächst noch offenen Enden feinkörnige

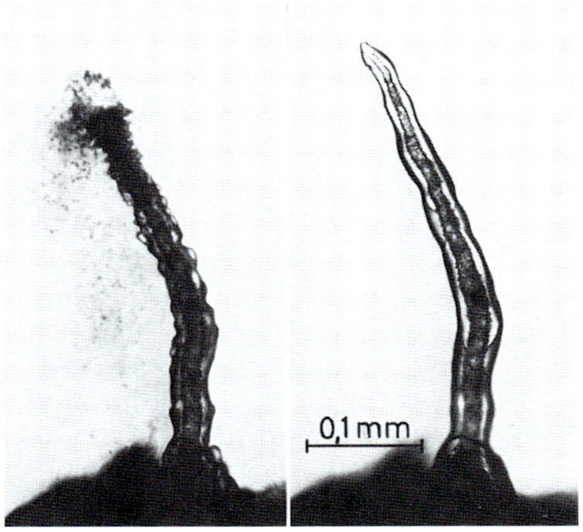

Abb. 196: Flagellocystenreaktion. Härchenartiges Gebilde während der Entstehung (links) und nach der Beendigung der Reaktion (rechts).

Niederschläge hervorquellen (s. Abb. 196). Weder die reinen Säuren oder Alkaloide, noch Alkaloidsalze anorganischer Säuren geben diese Reaktion.

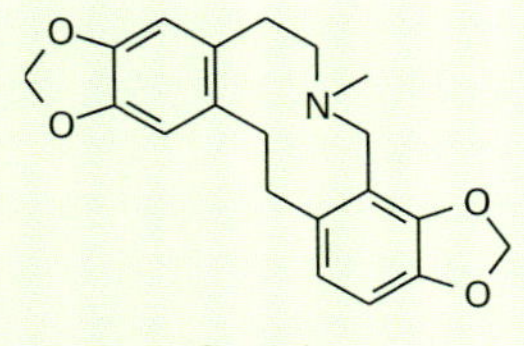

Protopin

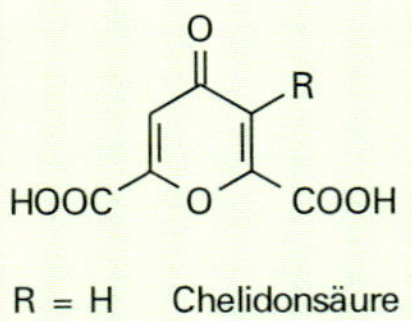

R = H Chelidonsäure
R = OH Mekonsäure

Literatur

[1] Fairbairn, J. W. and L. D. Kapoor: The laticiferous vessels of Papaver somniferum L. Planta Med. *8*(1), 49–61 (1960).

[2] Fulde, G. und M. Wichtl: Milchröhren von Schöllkraut. Dtsch. Apoth. Ztg. *133*(20), 1807–1810 (1993).

[3] Jans, B. P.: Untersuchungen am Milchsaft des Schöllkrautes (Chelidonium majus L.). Ber. Schweiz. Bot. Ges. *83*(4), 306–344 (1973).

[4] Mothes, K.: Zur Geschichte unserer Kenntnisse über die Alkaloide. Pharmazie *36*(3), 199–209 (1981).

[5] Hegnauer, R.: Chemotaxonomie der Pflanzen, 11 Bde., Birkhäuser Verlag, Basel, Stuttgart 1962 ff.

[6] Kwasniewski, V.: Das Vorkommen von Saponinen bei den Papaveraceen. Dtsch. Apoth. Ztg. *113*(48), 1889–1890 (1973).

[7] Griebel, C.: Tanninlösung als Mikroreagenz auf Alkaloidmekonate. Pharm. Ztg. *85*(5), 116–118 (1949).

[8] Kwasniewski, V.: Die Gerbsäure-Mikroreaktionen der mekonsauren Alkaloide des Opiums und der chelidonsauren Schöllkrautalkaloide, ihre Unterscheidungs- und Anwendungsmöglichkeiten. Arch. Pharm. *285*, 445–448 (1952).

Chelidonium majus L.

Gemeines Schöllkraut, Warzenkraut – Greater Celandine – Chélidoine

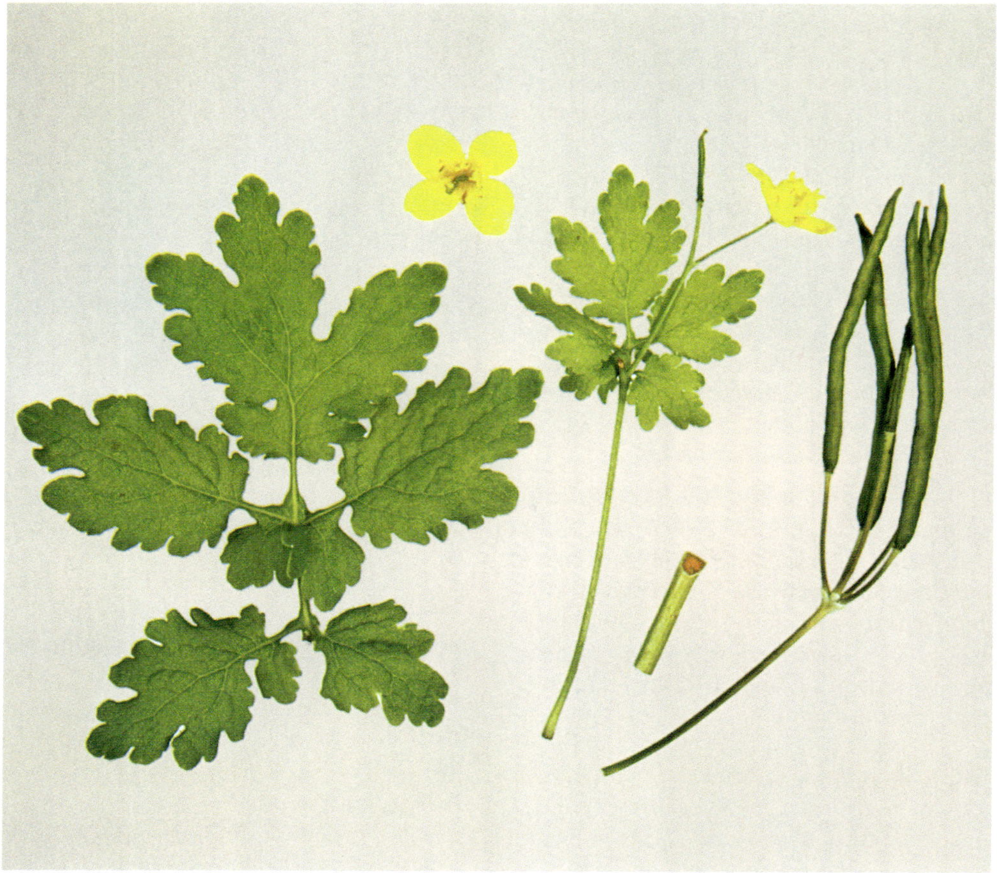

Abb. 197: Schöllkraut

30–60 cm hohe, ausdauernd-krautige Pflanze mit aufrechtem, ästigem zerstreut abstehend behaartem Stängel (innen hohl) und orangegelbem Milchsaft.
In Schutt- und Unkrautgesellschaften auf nährstoffreichen, lehmigen Böden.
Blätter wechselständig, fiederspaltig (obere) bis gefiedert (untere); Zipfel rundlich, buchtig oder gezähnt; oberseits dunkel-, unterseits blaugrün, zerstreut behaart.
Blüten radiär, in wenigblütigen (2–6) lockeren Dolden, gelb; V–IX.
Früchte schotenartige Kapseln, ohne falsche Scheidewand (!), 2-klappig vom Grunde zur Spitze hin aufspringend; mit zahlreichen eiförmigen, schwarzen Samen; VI–X.
Verbreitung: Europa, Mediterrangebiet, Asien; im atlantischen N-Amerika eingeschleppt. Weit verbreitetes Unkraut, in Gebüschen, auf Schuttplätzen und an Mauern wachsend.

Das Schöllkraut hat seit jeher wegen seines auffällig gefärbten Milchsaftes das Interesse der Menschen erregt und ihre Fantasie beflügelt. Die Alchimisten nannten diese Pflanze eine Himmelsgabe (coeli donum), weil sie in dem gelben Saft alle vier Elemente und den Stein der Weisen, die Kunst des Goldmachens, vermuteten, wenngleich der Gattungsname wohl griechischen Ursprungs ist (chelidón = Schwalbe) und mit einer großen Heilkraft des Krautes in Verbindung gebracht wird. So erzählt Plinius, dass junge, blinde Schwalben von den alten durch den gelben Saft des Schöllkrautes geheilt würden [1, 2], und in der Volksmedizin gilt der frisch austretende Milchsaft als Mittel gegen krebsartige Geschwülste und Warzen [3]. Das erklärt vielleicht, warum auch heute noch ältere Angaben zur Wirkung und Giftigkeit der Pflanze weitgehend kritiklos in die Literatur übernommen werden.

„Bei äußerlicher Einwirkung auf die Haut Blasen-, auch nachfolgend Geschwürbildung“ [4].
„Wie erwähnt, ist der Milchsaft stark ätzend …“ [5].
„Hat eine ähnliche Wirkung wie das Rizin …“ [6].
„Der frische, sehr bittere, orangegelbe Milchsaft ist von brennender Schärfe …“ [7].
„Chelidonium majus has extremely acrid, orange-yellow juice …“ [8].

Bereits 1940 haben aber SCHMALTZ et al. [9] durch umfangreiche Tier- und Selbstversuche belegt, dass weder der frische Milchsaft noch Extrakte oder Tinkturen der frischen Pflanze hautreizende Eigenschaften besitzen. Auch wir konnten bei mehrfacher äußerlicher Anwendung des Milchsaftes keine Hautirritationen feststellen. Desgleichen ist die viel zitierte und 1936 beobachtete tödliche Vergiftung eines 4-jährigen Jungen bei kritischer Betrachtung keineswegs zweifelsfrei der Wirkung des Schöllkrautes zuzuschreiben [10].

Der Junge wurde unter der Diagnose „Verdacht auf Schöllkraut-Vergiftung“ in das Krankenhaus eingeliefert und verstarb trotz ärztlicher Versorgung am nächsten

Morgen. Obwohl die anschließende Sektion sowie die chemischen und botanischen Untersuchungen der Leichenteile keine Aussagen über die Todesursache machen können, außer dass eine schwere Dickdarmentzündung festgestellt wird, kommt der Bericht im Wesentlichen aufgrund einer gelben Fluoreszenz des Dünndarminhaltes zu dem Ergebnis, dass „... in dem vorliegenden Falle eine Schöllkrautvergiftung mit tödlichem Ausgang mit Bestimmtheit angenommen werden darf“.

Inhaltsstoffe. Die orangegelbe Farbe des Milchsaftes ist bedingt durch Carotinoide und einige Alkaloide wie z. B. Berberin. Es wurden ca. 30 Alkaloide aus der Pflanze isoliert. Sie gehören überwiegend dem Benzophenanthridin-, Protoberberin- und Protopin-Typ an, sind z. T. an Chelidonsäure gebunden, und ihr Gehalt ist in den verschiedenen Pflanzenteilen erheblichen jahreszeitlichen Schwankungen unterworfen [11, 12]. Nach Untersuchungen von FULDE und WICHTL [11] ist nicht das Chelidonin sondern das **Coptisin** als Hauptalkaloid der oberirdischen Pflanzenteile (Blätter, Blüten, Samen) und damit auch der Arzneidroge „Chelidonii herba“ anzusehen; vgl. dazu Tab. 11.

Tab. 11: Alkaloidgehalt in *Chelidonium majus* (nach [11]).

Alkaloid	Wurzel	Rhizom	Blätter
Coptisin	0,33%	0,59%	1,07%
Chelidonin	1,14%	1,28%	0,07%
Berberin	0,07%	0,07%	0,11%
Chelerythrin	0,77%	1,06%	0,04%
Sanguinarin	0,14%	0,37%	0,01%
	2,45%	3,37%	1,30%

Wirkungsbild. Die Pharmakodynamik der Frischpflanze ist angesichts der unterschiedlichen Wirkungsqualitäten der einzelnen Alkaloide sehr komplex. Übereinstimmend haben mehrere Autoren nach peroraler Verabreichung von Extrakten oder Tinkturen aus frischen Pflanzenteilen an Mäusen und Kaninchen eine schwache sedative Wirkung (Hemmung der Beweglichkeit), eine anhaltende Blutdrucksenkung sowie einen krampflösenden Einfluss auf Magen und Darm beobachtet [9, 13, 14]. Allerdings geht beim

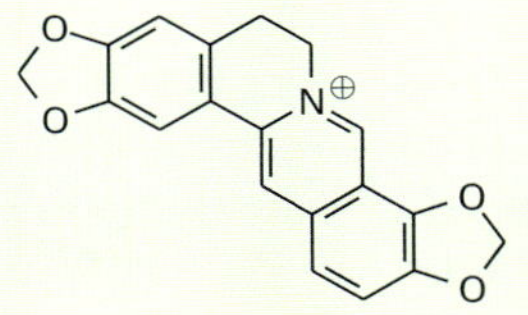

Coptisin

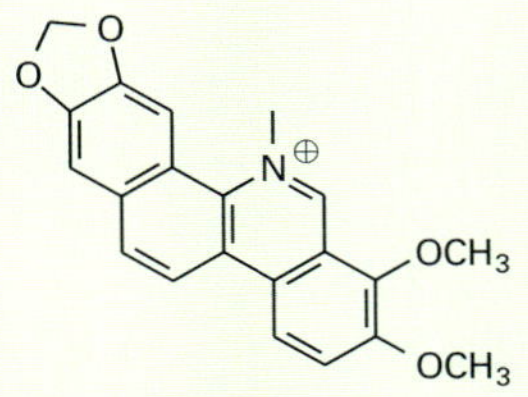

Chelerythrin

Trocknen der Pflanze ein Großteil der Wirkung verloren. Für die toxikologischen Erscheinungen wird im Allgemeinen das Chelerythrin verantwortlich gemacht, welches als Reinsubstanz verwendet zum Niesen reizt und bei Katzen Erbrechen auslöst, ohne allerdings besonders giftig zu sein [13]. Auch aufgrund seines geringen Vorkommens in den oberirdischen Teilen der Pflanze ist diese Vorstellung wohl abzulehnen.

Vergiftungssymptome. Bei äußerlicher Einwirkung sind aus oben genannten Gründen kaum Vergiftungserscheinungen zu erwarten. SCHMALTZ et al. [9] berichteten, dass auch an der empfindlichen Schleimhaut des Kaninchenauges keine pathologischen Erscheinungen auftreten. Trotzdem sollte beim menschlichen Auge der Kontakt mit frischem Milchsaft vermieden werden, denn möglicherweise liegt hier, ebenso wie im Falle des *Euphorbia*-Milchsaftes (s. S. 190), eine unterschiedliche Empfindlichkeit beider Organe vor. Eines der reinen Alkaloide (Sanguinarin) wird nämlich zur experimentellen Glaukom-Erzeugung verwendet, zum anderen ist in der älteren Literatur (1916) über eine Entzündung der Regenbogenhaut durch Einwirkung des Milchsaftes von *Chelidonium* berichtet worden (zitiert n. [15]). Nach Ingestion von Pflanzenteilen sollen Reizwirkungen auf den gesamten Verdauungskanal auftreten. In Tierexperimenten sind jedoch weder solche Symptome noch

Therapie

Nach Aufnahme geringer Mengen der oberirdischen Pflanzenteile dürfte eine Behandlung kaum notwendig sein. Bei größeren Mengen kann nach primärer Giftentfernung (danach Kohle) nur eine symptomatische Therapie empfohlen werden.

pathologische Veränderungen der Verdauungsorgane beobachtet worden [9, 13, 14].

In der Praxis sind uns Vergiftungen mit *Chelidonium* nicht bekannt geworden; wahrscheinlich hält auch der unangenehme Geruch und Geschmack zerriebener Pflanzenteile vom Verzehr größerer Mengen ab. Bei Pferden und Rindern sollen erst mehr als 500 g des Schöllkrautes toxisch wirken [16]. Es gibt aber Hinweise, dass die Einnahme alkaloidreicher Extrakt-Präparate über einen längeren Zeitraum hinweg zu hepatotoxischen Nebenwirkungen führen kann [17, 18].

Nachweis der Inhaltsstoffe. Eine Reihe der im Milchsaft vorhandenen Alkaloide (z. B. Chelidonin, Berberin) ist gelb gefärbt und (oder) entwickelt bei Bestrahlung mit langwelligem UV-Licht eine starke gelbe Fluoreszenz [19]. So erzeugt der Milchsaft auf der Haut gelbe Flecken, die selbst nach mehreren Tagen und nach häufigem Waschen im ultravioletten Licht (365 nm) gelb aufleuchten [10]. Zur Analytik der Schöllkraut-Alkaloide sind mannigfaltige Vorschriften entwickelt worden [11, 19–21].
Der **mikroskopische Nachweis** von Alkaloidchelidonaten mit Gerbsäurelösung wurde bereits in der Familienübersicht vorgestellt, daneben gibt es aber noch verschiedene Möglichkeiten des Nachweises freier Chelidonsäure, wovon die „Filzreaktion“ nach RAMSTAD [22] ein einfacher mikrochemischer Nachweis mit hoher Spezifität ist. Trockene, chelidonsäurehaltige Pflanzenteile geben mit 20%iger KOH zunächst eine gelbe Lösung, aus der alsbald Kaliumxanthochelidonat in gelben, gebogenen und verfilzenden Kristallen (Abb. 198) ausfällt. Allerdings sollte nicht vergessen werden, dass Chelidonsäure im Pflanzenreich weit verbreitet vorkommt.

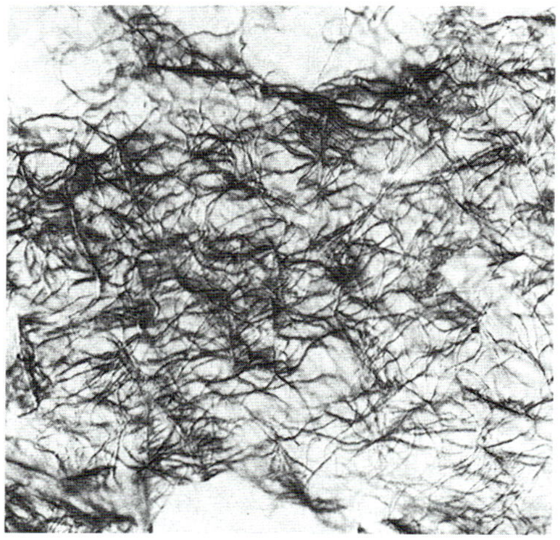

Abb. 198: „Filzreaktion" nach RAMSTAD.

Anhang. Eine dem Schöllkraut nahe stehende Verwandte ist die auf dem nordamerikanischen Halbkontinent häufig vorkommende und früher als Arzneipflanze vielfältig genutzte Amerikanische Blutwurzel, *Sanguinaria canadensis* (Abb. 199). Wie *Chelidonium* zeichnet sie sich durch einen stark rotorange gefärbten, alkaloidhaltigen Milchsaft aus. Der überwiegende Anteil des Alkaloidspektrums gehört zum Benzophenanthridin-Typ mit dem Hauptalkaloid **Sanguinarin**. Der Gesamtgehalt an Alkaloiden ist im Rhizom mit ca. 4,7% am höchsten [23]. Die Arzneidroge gilt heute als obsolet, das Sanguinarin wird gelegentlich auch wegen seiner antimikrobiellen Eigenschaften als Antiplaquewirkstoff, zur Behandlung der Gingivitis oder in der experimentellen Pharmakologie (Glaukominduktion) eingesetzt. In hohen Konzentrationen (2–25%) wirkt es nach metabolischer Aktivierung carcinogen [24]. Fallbeschreibungen über Intoxikationen mit der Frischpflanze liegen uns nicht vor.
Sanguinarinhaltig sind auch Samenöle verschiedener *Argemone*-Arten. Speiseöle, die in unzulässiger Weise mit derartigen Samenölen verschnitten waren, führten in Indien und Nepal häufig zu epidemischen Erkrankungen (Wassersucht [dropsyl]) mit z.T. tödlichem Ausgang [25–27].

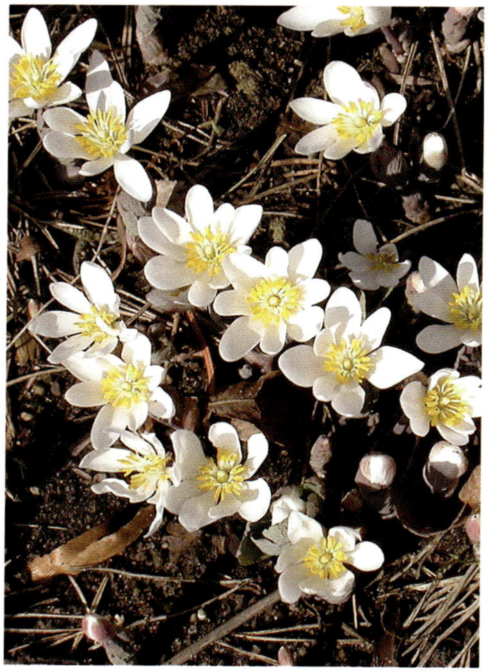

Abb. 199: Sanguinaria canadensis L. Blutwurzel – Bloodroot – Sanguinaire

Literatur

[1] Hahn, G.: Chelidonium majus – eine alte Arzneipflanze. Acta Med. Emp. *6*, 427–431 (1981).

[2] Hegi, G.: Illustrierte Flora von Mitteleuropa, 6 Bde., Verlag Paul Parey, Berlin, Hamburg 1966 ff.

[3] Diener, H.: Schöllkraut. PTA heute *8*(2), 145–147 (1994).

[4] Altmann, H.: Giftpflanzen – Gifttiere. Merkmale, Giftwirkung, Therapie, BLV-Verlagsges., München, Bern, Wien 2003.

[5] Nielsen, H.: Giftpflanzen. 148 europäische Arten: Bestimmung – Wirkung – Geschichte. Kosmos-Franckh'sche Verlagshandlung, Stuttgart 1979.

[6] Moeschlin, S.: Klinik und Therapie der Vergiftungen, Georg Thieme Verlag, Stuttgart, New York 1980.

[7] Brugsch, H. und O.R. Klimmer: Vergiftungen im Kindesalter, Ferdinand Enke Verlag, Stuttgart 1966.

[8] Lewis, W.H. and M.P.F. Elvin-Lewis: Medical Botany – Plants affecting man's health, 2. ed., John Wiley and Sons, New York 2003.

[9] Schmaltz, D., M. Dateschidse et al.: Untersuchungen über einige deutsche Arzneipflanzen (Chelidonium majus). Hippokrates, Heft 5, 104–108 (1940).

[10] Koopmann, H.: Tödliche Schöllkraut-Vergiftung. Samml. v. Vergiftungsfällen (Arch. Toxikol.) *8*, 93–98 (1937).

[11] Fulde, G. und M. Wichtl: Analytik von Schöllkraut. Dtsch. Apoth. Ztg. *134*(12), 1031–1034 (1994).

[12] Kustrak, D., J. Petricic, Z. Kalodera and L. Holik: Seasonal changes of alkaloid contents in celandine (Chelidonium majus L.). Acta Pharm. Jugosl. *32*, 225–230 (1982).

[13] Kreitmair, H.: Chelidonium majus L. – das Schöllkraut. Pharmazie *5*(2), 85–88 (1950).

[14] Mahe, M., J. van den Driessche et L. Girre: A propos de l'activité pharmacologique de quelques plantes indigénes sur le systéme nerveux. Plant. Med. Phytother. *12*(4), 248–258 (1978).

[15] Mitchell, J. and A. Rook: Botanical Dermatology – Plants and plant products injurious to the skin, Greengrass Ltd. Vancouver, Canada 1979.

[16] Bentz, H.: Nutztiervergiftungen, Erkennung und Verhütung, Gustav Fischer-Verlag, Jena 1969.

[17] Benninger, J., H.T. Schneider, D. Schuppan, T. Kirchner and E.G. Hahn: Acute hepatitis induced by Greater Celandine. Gastroenterol. *117*, 1234–1237 (1999).

[18] Frohne, D.: Heilpflanzenlexikon, 7. Aufl., Wiss. Verlagsgesellschaft, Stuttgart 2002.

[19] Scholz, C., R. Hänsel und C. Hille: Quantitative Dünnschichtchromatographie der Chelidonium-Hauptalkaloide. Pharm. Ztg. *121*(42), 1571–1574 (1976).

[20] Hahn-Deinstrop, E.: Schöllkraut. Dtsch. Apoth. Ztg. *134*(45), 4449–4454 (1994).

[21] Taborska, E., H. Bochorakova, H. Paulova and J. Dostal: Separation of alkaloids in Chelidonium majus by Reversed Phase HPLC. Planta Med. *60*(4), 380–381 (1994).

[22] Ramstad, E.: Eine neue charakteristische mikrochemische Reaktion zum Nachweis von Schöllkraut. Pharm. Act. Helv. *16*, 15–21, 40–43 (1941).

[23] Hensel, A.: Sanguinaria canadensis L. – die amerikanische Blutwurzel. Z. Phytother. *13*(2), 56–59 (1992).

[24] Nahrstedt, A.: Potentiell carcinogene Inhaltsstoffe höherer Pflanzen. Pharmazie i. u. Zeit *6*(5), 150–157 (1977).

[25] Sharma, N., A. Shilpa, S.S. Agrawal, N. Sharma and A. Shilpa: Argemone mexicana – the dropsy devil or Swaranshiri a review. Hamdard Medicus *43*(1), 110–118 (2000).

[26] Sharma, B.D., V. Bathia et al.: Epidemic dropsy: observations on pathophysiology and clinical features during the Delhi epidemic of 1998. Trop. Doct. *32*(2), 70–75 (2002).

[27] Verma, S.K., G. Dev et al.: Argemone mexicana poisoning: autopsy findings of two cases. Forens. Sci. Internat. *115*, 135–141 (2001).

Corydalis cava (L.) SCHWEIGG. et KOERTE

Hohler Lerchensporn, Hohlwurz – Bulbous Corydalis – Alouette huppee, Corydale creúx

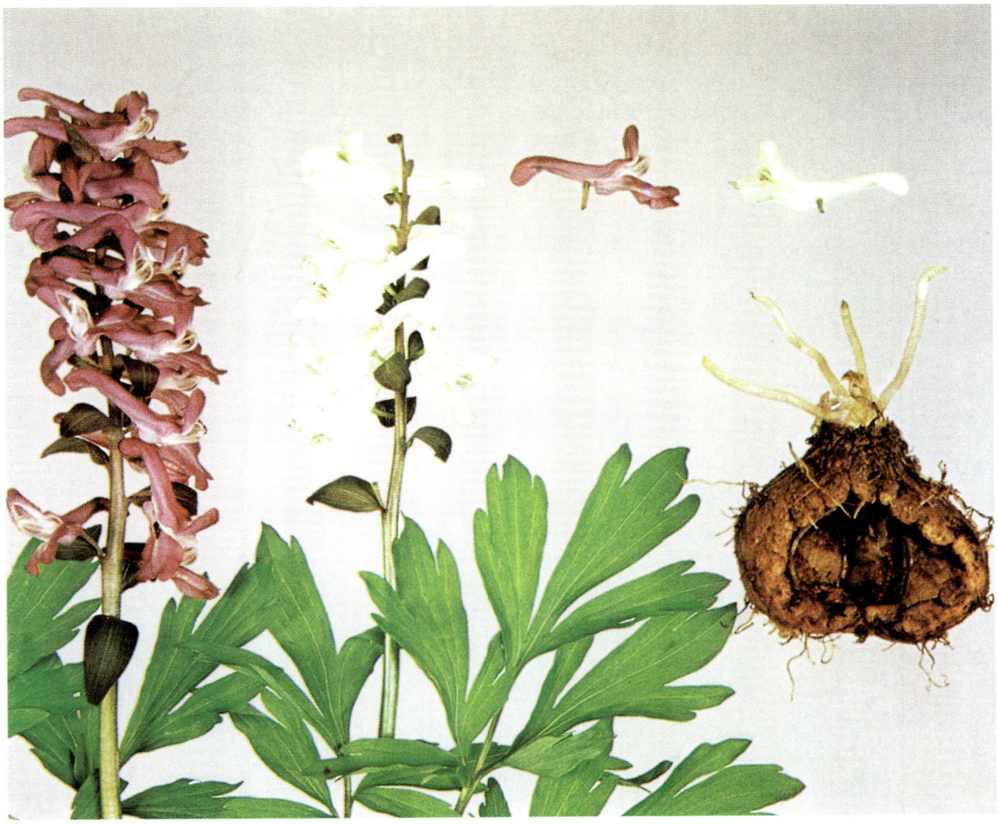

Abb. 200: Lerchensporn

10–35 cm hohe, ausdauernd-krautige, milchsaftlose Pflanze mit aufrechtem Stängel und meist kugeliger, bald hohl werdender Knolle. In Laubmischwaldgesellschaften und Buchenwäldern auf feuchten, nährstoffreichen, lehmigen und mulligen Böden; meist herdenweise in lichten Gebüschen, unter Hecken, in Obstgärten und Laubwäldern.
Blätter kahl, blaugrün, doppelt 3-zählig; Blättchen aus keiligem Grund verkehrt-eiförmig.
Blüten in vielblütigen, stets aufrechten Trauben; gespornt, trübrot oder gelblichweiß (selten lila oder blau); III–V.
Früchte kleine, blassgrüne, vielsamige Schoten; Samen bis zu 3 mm breit, kugelrund, schwarz, mit Anhängsel.
Verbreitung: In M- und S-Europa, W-Russland.

Die in Mitteleuropa vorkommenden *Corydalis*-Arten sind Frühjahrsblüher mit einem knolligen unterirdischen Speicherorgan. Neben dem Hohlen Lerchensporn, dessen Knolle in charakteristischer Weise durch rückwärtiges Absterben hohl wird (s. Abb. 200), und dem Gefingerten Lerchensporn (*C. solida*) sind der in Südeuropa heimische Gelbe und Blassgelbe Lerchensporn (*Pseudofumaria lutea, P. alba* subsp. *alba*) beliebte Zierpflanzen unserer Gärten. Die Knollen von *C. cava* waren früher offizinell und wurden als Wurmmittel und in der gynäkologischen Praxis verwendet.

Isochinolin-Alkaloide. Das alkaloidreichste Organ ist die Knolle (< 6%; Kraut < 0,8% und Samen < 0,45%). Das Hauptalkaloid scheint trotz Ausprägung intraspezifischer chemischer Rassen immer **Bulbocapnin** zu sein [1–3]. Daneben sind weitere Isochinolin-Alkaloide identifiziert worden, wie z. B. Coptisin, Corydalin, Protopin u. a. Das reine Bulbocapnin zeigt eine eigenartige Wirkung auf das Zentralnervensystem. Es erzeugt bei Tier und Mensch einen kataleptischen Zustand mit Bewegungsarmut bis zur Aufhebung aller willkürlichen und reflektorischen Bewegungen. Während dieser „Bulbocapninstarre“ ist die Muskulatur aber keineswegs starr, alle Glieder lassen sich „wie ein Bleirohr“ formen und biegen [4]. Drogenextrakte wirken spasmolytisch und könnten bei hyperkinetischen Zuständen verwendet werden [5].

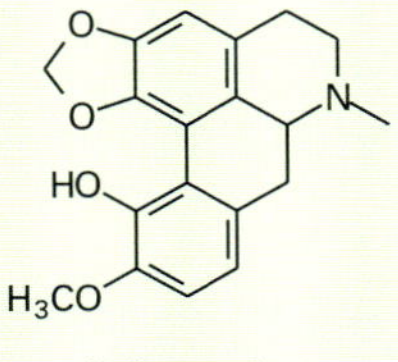

Bulbocapnin

Intoxikationen. Vergiftungen durch Pflanzenteile sind uns aus der Humanmedizin bisher nicht bekannt geworden und auch kaum zu erwarten, da die alkaloidreiche Knolle nicht zum Verzehr reizt und außerdem sehr tief im Erdreich sitzt. Ebenso ist über Tiervergiftungen nur selten berichtet worden [6].

Anhang. Aus derselben Unterfamilie, den milchsaftlosen Fumarioideae, interessieren noch zwei weitere Gattungen als Arznei- (*Fumaria*, Erdrauch) und Zierpflanzen (*Dicentra*, Tränendes Herz). Auch sie enthalten zahlreiche Isochinolinderivate [7–10], darunter auch eine pharmakologisch hoch wirksame Substanz, das Bicucullin (wirkt als GABA-Antagonist krampferzeugend). Der Gesamtgehalt an Alkaloiden ist jedoch relativ gering (< 0,7%), sodass schwere Intoxikationen weder zu erwarten noch bisher beobachtet worden sind.

Literatur

[1] Gasic, O., A. Gragutinovic and M. Popovic: Alkaloids from Corydalis cava. Planta Med. *42*(2), 135 (1981).

[2] Kiryakov, H.G. and E.S. Iskrenova: Minor alkaloids of Corydalis bulbosa structure of bulbodione. Planta Med. *50*(2), 136–138 (1984).

[3] Preininger, V., J. Novak, V. Simanek and F. Santavy: Isolation and chemistry of the alkaloids from plants of the Papaveraceae. LXXIII: Isolation and identification of alkaloids from Corydalis lutea (L.) DC. Planta Med. *33*(4), 396–402 (1978).

[4] Hauschild, F.: Pharmakologie und Grundlagen der Toxikologie, Verlag Georg Thieme, Leipzig 1961.

[5] Odenthal, K.-P., W. Mollsund, G. Vogel: Alkaloide aus Corydalis solida und deren pharmakologische Wirkungen im Vergleich zu Bulbocapnin. Planta Med. *42*(2), 115 (1981).

[6] Smith, R.A. and D. Lewis: Apparent Corydalis aurea intoxication of cattle. Vet. Hum. Toxico. *32*(1), 63–64 (1990).

[7] Halim, A.F., O.M. Salama and M.M.A. Amer: Alkaloids of Fumaria bracteosa. Planta Med. *52*, 414 (1986).

[8] Hegnauer, R.: Chemotaxonomie der Pflanzen, 11 Bde., Birkhäuser Verlag, Basel, Stuttgart 1962 ff.

[9] Kim, C.W., N. Takao, M. Ichimaru and A. Kato: On the alkaloid cell and contained alkaloids of Dicentra spectabilis (Papaveraceae). Shoyakugaku Zasshi *46*(2), 109–114 (1992).

[10] Muraveva, D.A., I.A. Israilov and F.M. Melikov: Alkaloid composition in the above-ground part of bleeding heart Dicentra spectabilis cultivated in the USSR. Farmatsiya *0*(1), 25–26 (1981).

Papaver somniferum L. Schlaf-Mohn, Garten-Mohn – Opium Poppy – Pavot

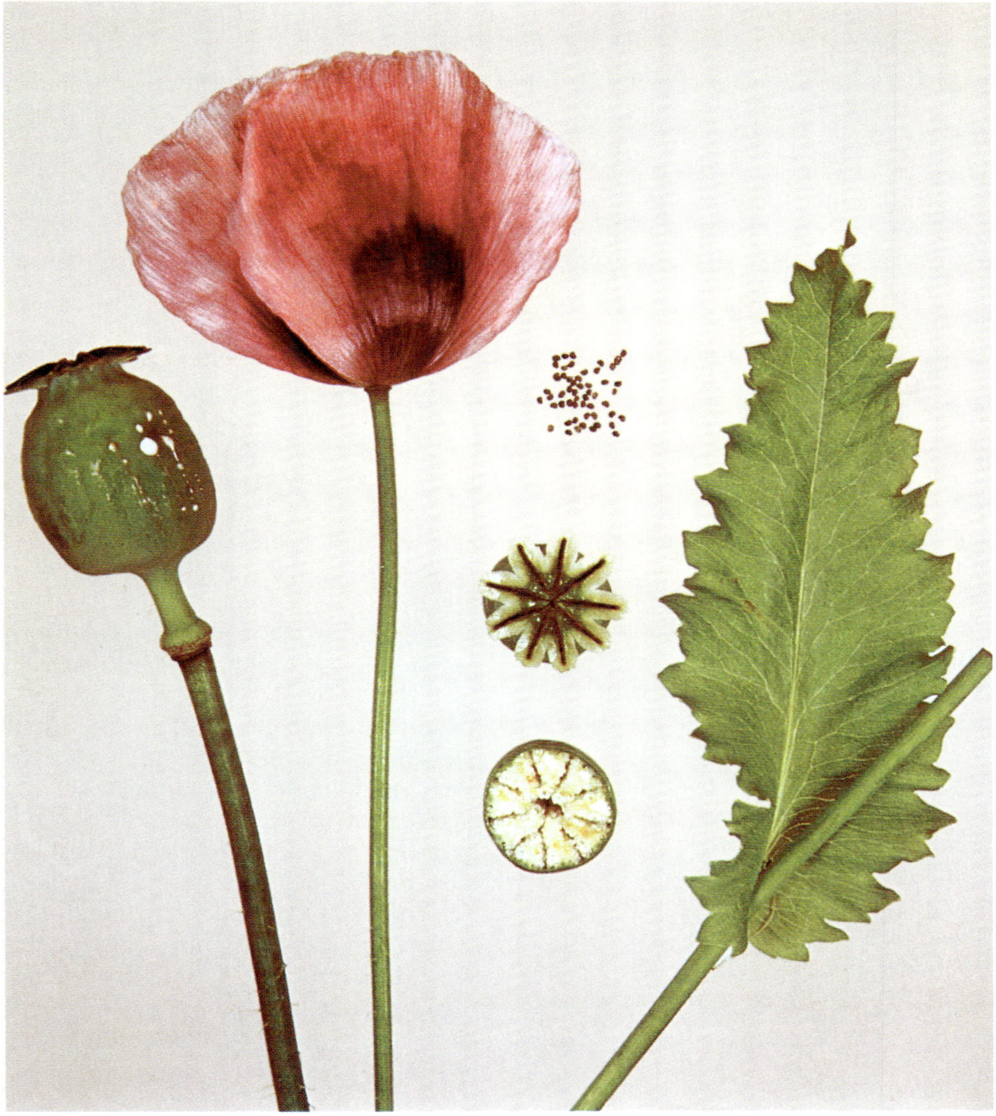

Abb. 201: Schlaf-Mohn

0,3–1,5 m hohe, einjährige, krautige Pflanze mit nur einem, aufrechtem, meist kahlem, blaugrün bereiftem Stängel.
Blätter länglich, mehr oder weniger stängelumfassend, ungleich gezähnt, untere buchtig, obere ganzrandig.
Blüten einzeln, an langen, meist abstehend-behaarten Stielen; Kronblätter weiß oder violett; zahlreiche Staubblätter, oberwärts verbreitert; VI–VIII.
Früchte große, kugelige Kapseln, die sich dicht unter der Narbe durch Zurückbiegen kleiner Klappen mit zahlreichen Löchern öffnen; viele nierenförmige Samen mit netzgrubiger Oberfläche und von weißer, grauer, gelber oder schwarzer Farbe; VII–IX.
Verbreitung: Wahrscheinlich in Vorderasien oder im Mittelmeerraum beheimatet; heute nur noch in Kultur bekannt oder daraus verwildert.

Der Schlaf-Mohn ist als Arzneipflanze seit ca. 3000 v. Chr. bekannt. Heute darf er offiziell nur noch in wenigen Ländern (Indien, Türkei, Griechenland u.a.) zur Opium- und Alkaloid-Gewinnung kultiviert werden. Man unterscheidet zahlreiche Sorten und Rassen je nach Form der Kapseln, Farbe der Samen, Öffnungsmechanismus der Früchte (Schütt- oder Schließmohn) und Alkaloidreichtum des Milchsaftes. Aus der mehr als 100 Arten und Unterarten umfassenden Gattung *Papaver* sind in Europa noch der Klatsch-Mohn (*P. rhoeas*), der Sand-Mohn (*P. argemone*), der Saatmohn (*P. dubium*) und der Türkische Mohn (*P. orientale*) als Wild- oder Zierpflanze weit verbreitet.

Alkaloidspektrum. Chemisch ist diese Gattung durch allgemeines Vorkommen von Alkaloiden der Rhoeadingruppe charakterisiert. Hierzu gehören auch die so genannten Rotfärbungsalkaloide oder Papaverrubine (N-Desmethylrhoeadine), die beim Erwärmen mit Mineralsäuren in intensiv rot gefärbte Basen verwandelt werden. Inzwischen sind aus über 30 Arten mehr als 170 verschiedene, vom Benzylisochinolin ableitbare Alkaloide isoliert worden, dabei weisen morphologisch ver-

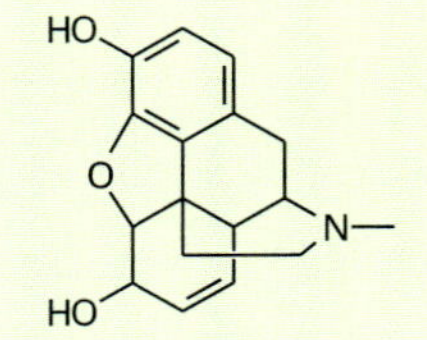

Morphin

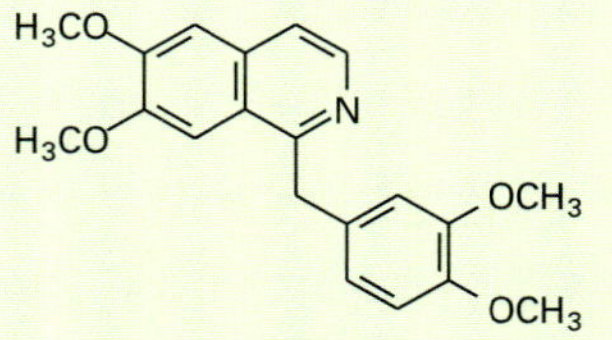

Papaverin

wandte Arten vielfach ähnliche Alkaloidspektren auf (s. Übersichten von [1–5]). Die medizinisch so wertvollen Alkaloide Morphin, Codein und Narcotin sind z. B. offensichtlich nur in den nahe verwandten Sorten *P. somniferum* subspec. *somniferum* und subspec. *setigerum* enthalten. Das früher therapeutisch genutzte Thebain und Papaverin kommt dagegen auch in Wildmohnen vor [4]. Der prozentuale Anteil dieser 5 genannten Hauptalkaloide im Milchsaft des Schlaf-Mohns ist sortenbedingt, kann aber innerhalb gewisser Grenzen abhängig von Bodenverhältnissen und klimatischen Faktoren schwanken. Im getrockneten Milchsaft (Opium) sind durchschnittlich 15% Morphin, 5% Narcotin, 1% Codein, 1% Papaverin und 0,5% Thebain enthalten. Nur die ölreichen Mohnsamen (Semen Papaveris) sind fast frei von Alkaloiden (0,005%) [6, 7]. Allerdings reichen diese Spuren aus, um nach Genuss größerer Mengen mohnsamenhaltiger Backwaren noch zu einem positiven Morphinbefund im Urin-Drogen-Screening zu führen und somit einen möglichen Opiatabusus vorzutäuschen [8–10]. In den Milchsäften anderer Mohn-Arten kommen Alkaloide in der Regel nur in geringen Mengen vor.

Intoxikationen. Akute Vergiftungen ereignen sich zumeist bei fehlerhafter medikamentöser Behandlung oder aus Selbstmordabsichten mit den reinen Alkaloiden oder Opium. Weder diese Fälle noch die zahllosen chronischen Intoxikationen Drogenabhängiger [11] sollen Gegenstand unserer Betrachtung sein, sondern Vergiftungen, die aus Leichtsinn oder Unkenntnis der Giftigkeit des pflanzlichen Materials geschehen. So wurde früher häufig über Vergiftungen nach Verabreichung von „Beruhigungstee“ an Säuglinge berichtet [12].
Diese Tees enthielten in der Regel Mohnschalen (Fruchtwand), gewonnen aus unreifen oder reifen Mohnköpfen, deren Morphingehalt als ungefährlich angesehen wurde. Die Untersuchung im oben genannten Fall ergab jedoch, dass der Säugling immerhin das 6fache der Maximaldosis für 1-jährige Kinder auf diese Weise erhalten hatte. Dank ärztlicher Hilfe konnte sein Leben gerettet werden. Bei einem 3-jährigen Knaben, der während der Erntezeit frisch gebrochene Mohnkapseln verzehrt hatte, kam dagegen alle Hilfe zu spät [13]. Kinder und Säuglinge sind gegen Morphin nicht empfindlicher als Erwachsene, wie vielfach zitiert wird, lediglich beim Neugeborenen ist die Ansprechbarkeit des eben in Funktion getretenen Atemzentrums auf dieses Alkaloid besonders groß [14].
Mehrere Todesfälle nach Genuss von „O-Tee“ [15–17] veranlassten das ehemalige Bundesgesundheitsamt den Handel mit nicht entgifteten Pflanzenteilen des Schlafmohns zu verbieten.
Tod durch „O-Tee“. Ein junger Mann hatte Mohnkapseln, die zur Herstellung von Blumengestecken verwendet werden, mit Wasser aufgekocht, um einen in der Drogenszene so genannten „O-Tee“ herzustellen. Er verstarb nach Konsum größerer Mengen solchen Tees [18].
Erst nach einer verfahrensmäßig festgelegten Morphinextraktion (oxidative Zerstörung) dürfen Ziermohnkapseln im Blumenhandel verwendet werden [19]. Dennoch gelangten auch in jüngerer Vergangenheit wieder obskure Rezepturen unter der Bezeichnung „Polnische Suppe“ oder „Polski-Kompott“ in die Junkie-Szene. Es handelt sich hierbei um Abkochungen von Mohnstroh unter Zusatz diverser Chemikalien [20, 21].

Therapie

Eine Magenspülung ist nur kurz nach der Gifteinnahme sinnvoll (1–2 Stunden). Besonders wichtig sind künstliche Atmung über viele Stunden, Kreislaufunterstützung und Entlastung der Blase (Katheter) [14]. Als spezifisches Antidot empfiehlt sich Naloxon (Narcanti®), initial 0,4 mg i. v. (notfalls 0,8 mg intratracheal); für Kinder 0,01 mg/kg. Klinische Besserung ist innerhalb einer Minute zu erwarten. Wenn nötig ein- bis zweimal innerhalb von 5–10 Minuten wiederholen. Bezüglich weiterer Maßnahmen muss auf Spezialliteratur verwiesen werden [27, 28].

Auf allergene und hautreizende Eigenschaften des Pflanzenmaterials von *P. somniferum* (insbesondere der Samen) gibt es nur wenige Hinweise [22–24]. Auch über Vergiftungen mit frischen Pflanzenteilen anderer *Papaver*-Arten ist nur selten berichtet worden [25]. Verwechselungen der in Backstuben verwendeten Mohnsamen mit Tabak- oder Bilsenkrautsamen [26] spielen in der heutigen Beratungspraxis keine Rolle mehr.

Vergiftungssymptome. Akute Vergiftungen sind im Wesentlichen durch die toxischen Wirkungen des Morphins auf das Zentralnervensystem, insbesondere das Atemzentrum charakterisiert. Als typische Symptome treten narkoseähnliche Zustände mit Muskelerschlaffung, eine extrem reduzierte Atmung (2–4 Atemzüge/Minute; u. U. Cheyne-Stoke’scher Atemtyp) und hochgradige Pupillenverengung auf. Infolge mangelhafter Sauerstoffversorgung kommt es zu einer Blaufärbung (Cyanose) noch durchbluteter Hautpartien. Der Tod erfolgt in der Regel durch Atemlähmung. Für den erwachsenen Menschen können Dosen ab 0,2 g Morphin akut letal sein, allerdings sind wesentlich höhere Dosen bei rechtzeitiger ärztlicher Versorgung überlebt worden.

Literatur

[1] Hegnauer, R.: Chemotaxonomie der Pflanzen, 11 Bde., Birkhäuser Verlag, Basel, Stuttgart 1962 ff.

[2] Hoppe, H. A.: Drogenkunde, Bd. 1, Walter de Gruyter-Verlag, Berlin, New York 1975.
[3] Kühn, L. und S. Pfeifer: Die Gattung Papaver und ihre Alkaloide. Pharmazie *18*(12), 819–843 (1963).
[4] Pfeifer, S. und I. Mann: Über Alkaloide der Gattung Papaver. Pharmazie *20*, 643–649 (1965).
[5] Tétényi, P.: Opium Poppy (Papaver somniferum): Botany and Horticulture. Horticult. Rev. *19*, 373–408 (1997).
[6] Kartnig, T., F. Bucar und H. Udermann: Morphin und Codein in Mohnsamen und Mohnölen Österreichischer Herkunft. Sci. Pharm. *60*(3), 156 (1992).
[7] Preininger, Vl., P. Vrublovsky und Vl. Stastny: Alkaloidvorkommen in Mohnsamen (Papaver somniferum L.). Pharmazie *20*, 439–441 (1965).
[8] Bjerver, K., J. Jonsson, A. Nilsson, J. Schuberth and J. Schuberth: Morphine intake from poppy seed food. J. Pharm. Pharmacol. *34*, 798–801 (1982).
[9] Hayes, L. W. et al.: Concentration of morphine and codein in serum and urin after ingestion of poppy seeds. Clin. Chem. *33*(6), 806–808 (1987).
[10] Struempler, R. E.: Excretion of morphine in urine following the ingestion of poppy seeds. Milit. Med. *153*(9), 468–470 (1988).
[11] Keup, W.: Mißbrauchspotential von Codein und Dihydrocodein. Med. Mo. Pharm. *16*(7), 193–196 (1993).
[12] Eckardt, F.: Über Vergiftungen im Säuglingsalter. Kinderärztl. Prax. *20*, 488–492 (1952).
[13] Kosa, F. und E. Viragos-Kis: Tod eines dreijährigen Kindes nach dem Genuß von unreifen Mohnkapseln. Zacchia *5*, 604–610 (1969).
[14] Hauschild, F.: Pharmakologie und Grundlagen der Toxikologie, Verlag Georg Thieme, Leipzig 1961.
[15] Deutsche Presseagentur: Zollfahnder tarnten sich als „Blumenhändler", Kieler Nachrichten 23. 11. 1985.
[16] Rittner, C.: Suizid durch Trinken von Mohnkapseltee („O-Tee"). Kriminalistik *34*(9), 372–373 (1980).
[17] Steentoft, A., E. Kaa and K. Worm: Fatal intoxications in Denmark following intake of morphine from opium poppies. Z. Rechtsmed. *101*(3), 197–204 (1988).
[18] N. N.: Tod durch „O-Tee". Pharm. Ztg. *125*(27), 1307 (1980).
[19] Brenneisen, R. und S. Borner: Psychotrope Drogen. Pharm. Acta Helv. *60*(11), 302–310 (1985).
[20] Hunfeld, F.: Tödliche Suppe, Stern Heft 51, 64–71 (1993).
[21] N. N.: Russisches Roulette. Der Spiegel *47*(4), 59–62 (1993).
[22] Hausen, B. M.: Allergiepflanzen – Pflanzenallergene, ecomed Verlagsges., Landsberg 1988.
[23] Binkert, A.: Persönl. Mitteilung.
[24] Moneo, I., E. Alday, C. Ramos and G. Curiel: Occupational asthma caused by Papaver somniferum. Allergol. Immunopathol. *21*(4), 145–148 (1993).
[25] de Malmanche, I.: Suspected Papaver nudicale (iceland poppy) poisoning in two horses. N. Z. Vet. J. *18*, 96–97 (1970).
[26] Griebel, C.: Verwechslung von Tabaksamen (Nicotiana rustica L.) mit Mohn. Z. Lebensm.-Unters.-Forsch. *90*(2), 109–112 (1950).
[27] Seeger, R.: Giftpflanzen und Pflanzengifte, in: C. Gloxhuber (Hrsg.): Toxikologie, Georg Thieme Verlag, Stuttgart, New York 1994.
[28] Späth, G.: Vergiftungen und akute Arzneimittelüberdosierungen, Verlag Walter de Gruyter, Berlin, New York 1982.

Phytolaccaceae

Phytolacca americana L. Kermesbeere – Pokeweed, Pokeberry – Raisin d'Amerique

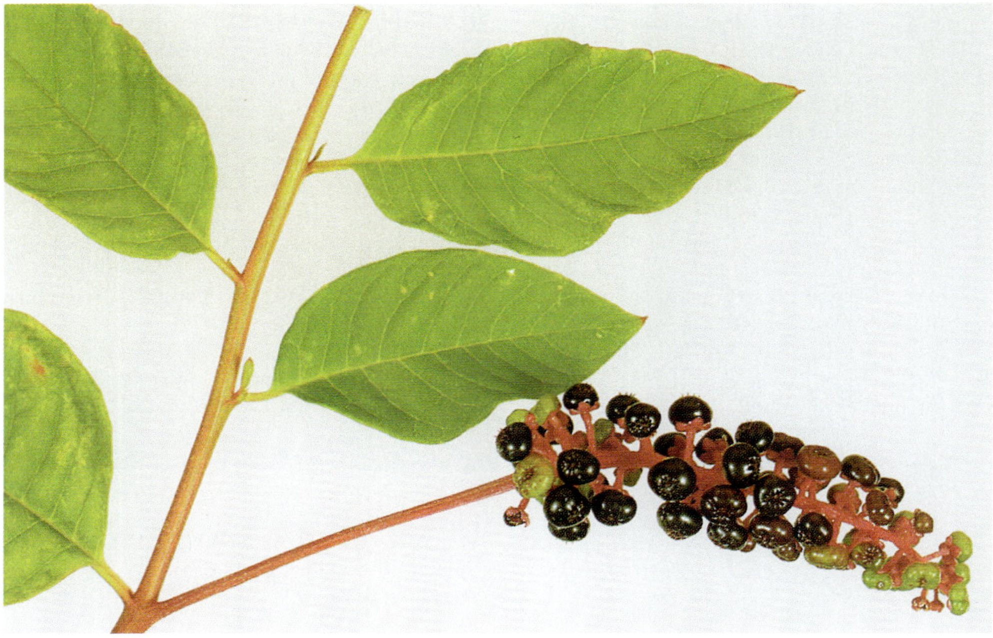

Abb. 202: Kermesbeere

Bis 2 m hohe, ausdauernd-krautige Pflanze mit aufrechtem Stängel und rübenförmig verdickter, mehrköpfiger Wurzel.
Verwildert in Weinbergen, auf Schutt- und Ödplätzen.
Blätter eiförmig-elliptisch und ganzrandig; unbehaart; kurzgestielt.
Blüten grünlich-weiß, in dichtblütigen Trauben; am sympodial verzweigten Stängel endständig und daher den Blättern scheinbar gegenüberstehend; VII–VIII.
Früchte dunkelrote bis schwarze beerenartige Sammelfrüchte, flachkugelig; ab VIII.
Verbreitung: Heimisch in N-Amerika. In Europa angepflanzt und verwildert, im Süden z. T. ganz eingebürgert.

Phytolacca americana (= *Ph. decandra*), die Kermesbeere ist früher in Europa kultiviert worden, da Extrakte der Früchte („inkberries") zum Färben von Rotwein und Süßwaren dienten [1]. Der Kermesfarbstoff ist jedoch heute ohne Bedeutung. Alle Teile der Pflanze gelten als giftig, vor allem die Wurzeln. Da diese in Nordamerika in der Volksmedizin als Antirheumatikum eine Rolle spielen, sind Vergiftungsfälle durch Trinken von „Poke Root Tea" [2, 3] oder Kauen der Wurzeln [4] des Öfteren vorgekommen. Aber auch über Vergiftungen mit Blättern liegen Berichte vor [5–7]:

In New Jersey erkrankten nach dem Verzehr eines aus Kermesblättern bereiteten Salats von 52 Personen 21 mit Symptomen wie Unwohlsein, Kopfschmerzen, Erbrechen und Magenkrämpfen. Vier Personen mussten wegen langanhaltenden Erbrechens für 48 Stunden stationär aufgenommen werden [8].

„Poke salad" ist offenbar im Süden der USA eine geschätzte Delikatesse, für die allerdings nur die jungen Blätter genommen und abgekocht werden sollen (so wie auch Löwenzahnsalat nur aus jungen Blättern bereitet werden soll); das Kochwasser muss verworfen werden. Ohne diese Vorsichtsmaßnahmen, wenn z. B. Blätter als Rohkost verzehrt werden, können heftiges Erbrechen, gastrointestinale Beschwerden und sogar Störungen der Herzfunktion auftreten [9]. Die individuelle Empfindlichkeit gegenüber *Phytolacca* scheint sehr unterschiedlich zu sein. Gefährlich wird ein solcher Blattsalat, wenn die *Phytolacca*-Blätter mit denen von *Veratrum viride* („false hellebore") verwechselt werden (vgl. *Veratrum*, S. 265). Der scharf-reizende Blattsaft kann auf der Haut Reizwirkungen und – falls er ins Auge gelangt – dort eine Blepharitis hervorrufen.

Wenige (bis 10) rohe Kermesbeeren können für Erwachsene und ältere Kinder als unbedenklich angesehen werden, bei Kleinkindern u. U. aber schon zu ernsten Intoxikationen führen. Sie manifestieren sich nach älteren Angaben in gastrointestinalen Beschwerden, Erbrechen, Durchfall und Krämpfen. Reife Früchte sollen weniger toxisch sein. Während Vergiftungsfälle in Nordamerika offensichtlich nicht selten sind [10, 11], spielen die Kermesbeeren in den Statistiken der europäischen Tox.-Info.-Zentren kaum eine Rolle.

Bei über 100 Beratungsfällen traten bei Kindern nur gelegentlich Bauchschmerzen,

Übelkeit und Erbrechen auf (bis zu 20 Früchte) [12].
Über Tiervergiftungen durch *Phytolacca* vgl. [13–16, 28].

Toxische Inhaltsstoffe. In allen Organen der Pflanze, vor allem in den Wurzeln und Samen kommen **Triterpensaponine** vor, die für die toxischen Eigenschaften von *Phytolacca* verantwortlich gemacht werden. Außer dem schon 1964 strukturell aufgeklärten Phytolaccatoxin (Aglykon: Phytolaccagenin [17]) sind weitere Triterpensaponine, darunter auch solche der Beeren [18, 19] isoliert worden. Die Aglyka sind Mono- und/oder 28,30-Dicarboxy-oleanen-Derivate, die monodesmosidisch mit kurzen, unverzweigten Zuckerketten verknüpft sind. Derartige Saponine sind auch in anderen *Phytolacca*-Arten nachgewiesen: *Ph. dodecandra* („Endod") mit molluscizider Wirkung [20]; saponinreiche Extrakte aus den Früchten werden in Äthiopien zur Schneckenbekämpfung eingesetzt, um den Zwischenwirt des Bilharziose-Erregers auszuschalten [21–23]. Auch von der in der traditionellen chinesischen Medizin eingesetzten *Phytolacca esculenta* bzw. *Ph. acinosa* kennen wir derartige Triterpensaponine [24–27] ebenso wie von *Ph. thyrsiflora*, die in Brasilien zu Tiervergiftungen geführt hat [28]. In den Samen wurden ferner Lignane nachgewiesen (Di- und Trimere eines Kaffeesäurealdehyds [29]). Der in den Kermesbeeren enthaltene stickstoffhaltige Farbstoff Phytolaccanin, ein dem Farbstoff der „Roten Beete" ähnliches Betacyan, hat dagegen keine toxikologische Bedeutung. Viel untersucht sind in den letzten Jahren die so genannten „Pokeweed-Mitogene", d. h. **Lectine** mit mitogenen (das Lymphocytenwachstum stimulierenden) Wirkungen [30, 31]. Sie können bei Hautverletzungen perkutan in die Blutbahn gelangen und zu Plasmacytose und anderen hämatologischen Abnormitäten führen [32]. Wahrscheinlich sind sie auch an der peroralen Toxizität beteiligt.

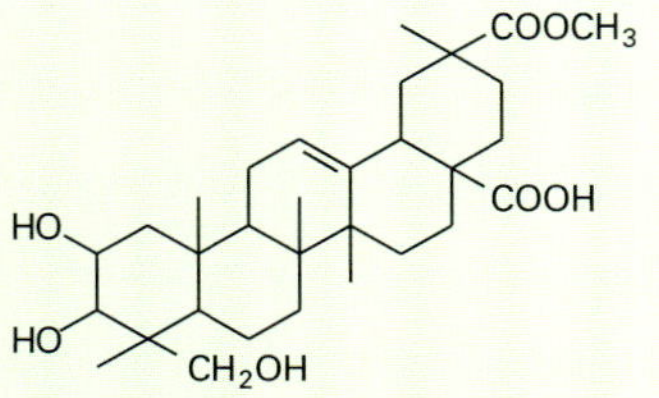

Phytolaccagenin

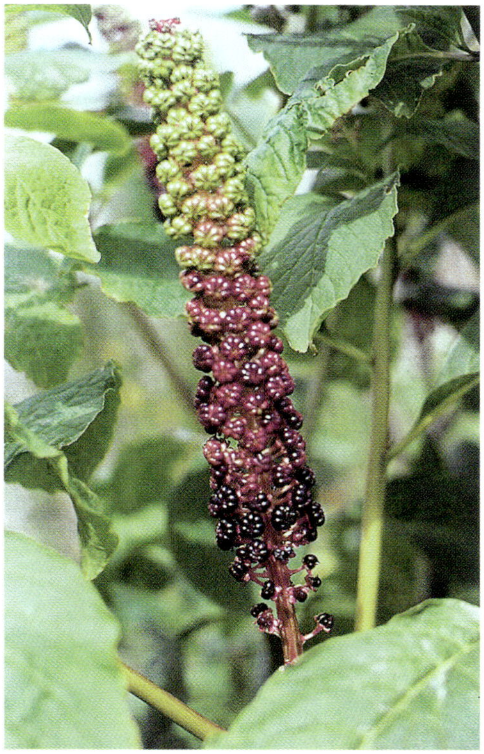

Abb. 203: Phytolacca esculenta VAN HOUTTE
Asiatische Kermesbeere – Pokeweed – Phytolaque

Therapie

Nur bei der Aufnahme größerer Mengen an Beeren bzw. bei Kleinkindern auch bei wenigen Früchten, ist eine primäre Giftentfernung erforderlich, danach Aktivkohle; ansonsten symptomatische Maßnahmen.

Mikroskopische Merkmale der Frucht. Die zartwandigen Epidermiszellen der Kermesbeere sind mit einer feinkörnigen Wachsschicht bedeckt. Spaltöffnungen mit relativ großen Schließzellen treten vereinzelt auf (Abb. 204). Im Fruchtfleisch kommen Chloroplasten und massenhaft Calciumoxalatnadeln (~ 30 µm) vor.

Literatur

[1] Bach-Schmidt, I.: Phytolacca americana, früher Farbstofflieferant für Nahrungsmittel. Gärtnerbörse + Gartenwelt *82*(28), 644 (1982).
[2] Jaeckle, K. and F.R. Freemon: Pokeweed (Phytolacca americana) poisoning. South Med. J. *74*(5), 639–640 (1981).
[3] Lewis, W.H. and P.R. Smith: Poke root herbal tea poisoning. J. Am. Med. Assoc. *242*(25), 2759–2760 (1979).

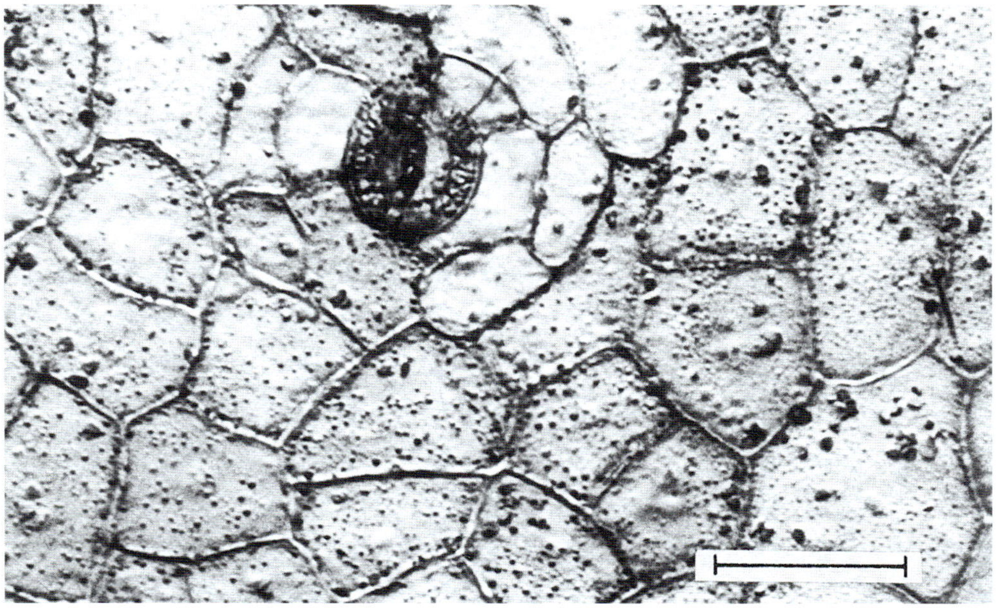

Abb. 204: Fruchtwandepidermis von Phytolacca americana.

[4] Roberge, R., E. Brader, M.L. Martin et al.: The root of evil – pokeweed intoxication. Ann. Emerg. Med. *15*(4), 470–473 (1986).
[5] Stein, Z.L.G.: Pokeweed-induced gastroenteritis. Am. J. Hosp. Pharm. *36*(10), 1303 (1979).
[6] Mack, R.B.: Pokeweed. North Carol. Med. J. *43*(5), 365 (1982).
[7] Kell, S.O.: Pokeweed. Vet. Hum. Toxicol., Suppl. *24*, 138 (1982).
[8] Callahan, R., F. Piceola, K. Gensheimer, W.E. Parkin and S. Henry: Plant poisonings – New Jersey. Morb. Mortal. Weekly Rep. *30*(6), 65–67 (1981).
[9] Hamilton, R.J., R.D. Shih and R.S. Hoffman: Mobitz type I heart block after pokeweed ingestion. Vet. Hum. Toxicol. *37*(1), 66–67 (1995).
[10] Edwards, N. and G.C. Rodgers: Pokeberry pancace breakfast. Vet. Hum. Toxicol. *24*(4), 35 (1982).
[11] O'Leary, S.B.: Poisoning in man from eating poisonous plants. Arch. Environ. Health *9*, 216–242 (1964).
[12] Ritter-Franke, S. und R. Bunjes: Vergiftungsunfälle mit Pflanzen, in: K.E. von Mühlendahl, U. Oberdisse, R. Bunjes und M. Brockstedt (Hrsg.): Vergiftungen im Kindesalter, Georg Thieme Verlag, Stuttgart, New York 2003.
[13] Barnett, B.D.: Toxicity of pokeberries (fruit of Phytolacca americana large) for turkey poults. Poultry Sci. *54*, 1215–1217 (1975).
[14] Peixoto, P.V., F. Wouters, R.A. Lemos and A.P. Loretti: Phytolacca decandra poisoning in sheep in Southern Brazil. Vet. Hum. Toxicol. *39*(5), 302 (1997).
[15] Ecco, R., C.S.L. de Barros and L.F. Irigoyen: Experimental poisoning by Phytolacca decandra in sheep. Ciencia Rural. *31*(2), 319–322 (2001).
[16] Storie, G.J., R.A. McKenzie and I.R. Fraser: Suspected packalacca (Phytolacca dioica) poisoning of cattle and chickens. Aust. Vet. J. *69*(1), 21–22 (1992).
[17] Stout, G.H., B.M. Malofsky and V.F. Stout: Phytolaccagenin: A light atom X ray structure proof using chemical information. J. Am. Chem. Soc. *86*, 957–958 (1964).
[18] Kang, S.S. and W.S. Woo: Triterpenes from the berries of Phytolacca americana. J. Nat. Prod. *43*, 510–513 (1980).
[19] Kang, S.S. and W.S. Woo: Two new saponins from Phytolacca americana. Planta Med. *53*(4), 338–340 (1987).
[20] Spengel, S.M., S. Luterbacher and W. Schaffner: New aspects on the chemotaxonomy of Phytolacca dodecandra with regard to the isolation of phytolaccagenin, phytolaccagenic acid and their glykosides. Planta Med. *61*, 385–386 (1995).
[21] Pezzuto, J.M., S.M. Swanson and N.R. Farnsworth: Evaluation of the mutagenic potential of Endod (Phytolacca dodecandra), a molluscicide of potential value for the control of schistosomiasis. Toxicol. Lett. *22*, 15–20 (1984).
[22] Parkhurst, R.M., D.W. Thomas, R.P. Adams and W.O. Jones: Triterpene aglycones from various Phytolacca dodecandra populations. Phytochemistry *29*(4), 1171–1174 (1990).
[23] Spengel, S., S. Luterbacher and W. Schaffner: Phytolaccagenin and phytolaccagenic acid from berries, roots, leaves and calli of Phytolacca dodecandra. Planta Med. *58*, Suppl. 1, A 684 (1992).
[24] Razdan, T.K., S. Harkar, V. Kachroo and G.L. Koul: Phytolaccanol and epiacetylaleurotolic acid, two triterpenoids from Phytolacca acinosa. Phytochemistry *21*(9), 2339–2342 (1982).
[25] Yang-Hua, Y.: A triterpenoid and ist saponin from Phytolacca esculenta. Phytochemistry *30*(12), 4179–4181 (1991).
[26] Yang-Hua, Y.: A triterpenoid saponin from Phytolacca esculenta. Phytochemistry *31*(7), 2552–2554 (1992).
[27] Yang-Hua, Y.: Two new saponins from the roots of Phytolacca esculenta. Planta Med. *58*, 99–100 (1992).
[28] Haraguchi, M., M. Motidome and O.R. Gottlieb: Triterpenoid saponins from Phytolacca thyrsiflora. Phytochemistry *27*(7), 2291–2296 (1988).
[29] Woo, W.S., S.S. Kang, O. Seligman, V.M. Chari and H. Wagner: The structure of new lignans from the seeds of Phytolacca americana. Ann. Rep. Nat. Prod. Res. Inst. Seoul Nat. Univ. *19*(0), 10–13 (1980).
[30] McPherson, A.: Pokeweed and other lymphocyte mitogens; pokeweed lectins, in: Kinghorn, A.D. (ed.): Toxic plants, Columbia Univ. Press New York 1979.
[31] Waxdall, M.J. and T.Y. Basham: B and T cell stimulating activities of multiple mitogens from pokeweed. Nature *251*, 163–164 (1974).
[32] Barker, B.E., P. Farnes and P.H. LaMarche: Peripheral blood plasmocytosis following systemic exposure to Phytolacca americana (pokeweed). Pediatrics *38*, 490–493 (1966).

Pinaceae

Die gymnospermen **Kieferngewächse** mit nadelförmigen Blättern liefern eine Reihe von ätherischen Ölen, die von *Pinus-*, *Picea-*, *Abies-* oder auch *Larix-*Arten stammen. Sie werden durch Wasserdampfdestillation von frischen nadeltragenden Zweigen, von Zapfen oder von dem aus Koniferenstämmen austretenden Balsamen („Terpentin") gewonnen. Bei diesen „Fichtennadel"- oder „Kiefernnadel"-Ölen können ebenso wie beim Terpentinöl Kontaktallergien in Form von Ekzemen und Urticaria auftreten, wenn sie als Bronchotherapeutika oder Hautreizmittel eingesetzt werden. Als allergieauslösende Faktoren kommen Monoterpene wie z. B. das 3-Caren oder deren Oxidationsprodukte infrage.

Terpentinöl war früher ein gewerblicher Gefahrstoff, der als Komponente von Lacken und Farben bei Malern durch ständiges Einatmen während der Verarbeitung zu Intoxikationen geführt hat. In gereinigter Form wird es auch arzneilich als Hautreizmittel und zum Inhalieren als Expektorans eingesetzt. Hauptbestandteile des terpenreichen Öls sind α- und β-Pinen. Vergiftungen durch Einnahme größerer Mengen dieses Öls z. B. in suizidaler Absicht sind selten [1]; die letale Dosis soll 60–120 ml für Erwachsene betragen [2], jedoch wurde eine Einnahme von ca. 500 ml unter Einsatz extrakorporaler Entgiftung (Hämoperfusion mit Aktivkohle und Amberlit; Hämodialyse) überlebt [1]. Für Kinder sind naturgemäß geringere Dosen – 1 Esslöffel für größere, 1 Teelöffel für kleinere Kinder – gefährlich.

Aus veterinärmedizinischer Sicht ist die im westlichen N-Amerika (USA, Kanada) wachsende *Pinus ponderosa* (Yellow pine) von besonderer Bedeutung. Wenn trächtige Kühe Nadeln von *P. ponderosa* fressen, kommt es zum Abort, der häufig mit dem Tod des Muttertieres verbunden ist. „Pine needle abortion" ist ein wirtschaftlich schwerwiegendes Problem, zu dem es eine Vielzahl von Veröffentlichungen gibt [3–13]. Zur chemischen Natur des den Abort auslösenden Faktors gibt es unterschiedliche Angaben; über ein wasserlösliches antiöstrogenes Prinzip [3] ist ebenso berichtet worden wie über die Bildung von Mycotoxinen als Ursache der Intoxikation [6]. Wesentliche, den Abortauslösende Faktoren sind mit Sicherheit diterpenoide Harzsäuren (isocupressic acid, deren Acetyl- und Succinylderivate [9, 10] sowie weitere Metabolite [11], insbesondere tetrahydroagathic acid [12]).

Auch das in Nadeln nachgewiesene, für Warmblüter pathogene Bakterium *Listeria monocytogenes* wird als Abort-auslösender Faktor diskutiert [14, 15]. In Versuchen an Meerschweinchen konnte gezeigt werden, dass auch bisher nicht bekannte vasoaktive Lipide der Nadeln den Abort auslösen können [16].

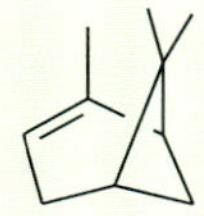

α-Pinen

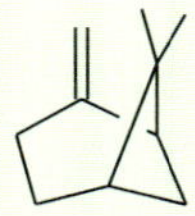

β-Pinen

Literatur

[1] Köppel, C., J. Tenczer, U. Tönnesmann, T. L. Schirop and K. Ibe: Acute poisoning with pine oil – metabolism of monoterpenes. Arch. Toxico. *49*, 73–78 (1981).

[2] Wirth, K. E. und C. Gloxhuber: Toxikologie, Georg Thieme Verlag, Stuttgart, New York 1994.

[3] Manners, G. D., D. Penn, L. Jurd and L. F. James: Chemistry of toxic range plants: Water-soluble lignols of Ponderosa pine (Pinus ponderosa) needles. J. Agric. Food Chem. *30*(2), 401–404 (1982).

[4] Jensen, R., A. C. Pier, C. C. Kaltenbach, W. J. Murdoch, V. M. Becerra, K. W. Mills and J. L. Robinson: Evaluation of histopathologic and physiologic changes in cows having premature births after consuming Ponderosa pine needles. Am. J. Vet. Res. *50*(2), 285–289 (1989).

[5] Stuart, L. D., L. F. James, K. E. Panter, J. W. Call and R. E. Short: Pine needle abortion in cattle: Pathological observations. Cornell Vet. *79*, 61–69 (1989).

[6] James, L. F., R. E. Short, K. E. Panter, R. J. Molineux, L. D. Stuart and R. A. Bellows: Pine needle abortion in cattle: A review and report of 1973–1984 research. Cornell Vet. *79*, 39–52 (1989).

[7] Short, R. E., R. A. Bellows, R. B. Staigmiller and S. P. Ford: Pine needle abortion in cattle: Effects of diet variables on consumption of pine needles and parturition response. J. Anim. Sci. *72*(4), 805–810 (1994).

[8] Short, R. E., S. P. Ford, B. E. Grings and S. L. Kronberg: Abortfacient response and plasma vasoconstrictive activity after feeding needles from ponderosa pine trees to cattle and sheep. J. Anim. Sci. *73*(7), 2102–2104 (1995).

[9] Gardner, D. R., R. J. Molyneux, L. F. James, K. E. Panter and B. E. Stegelmeier: Ponderosa pine needle induced abortion in beef cattle: identification of isocupressic acid as the principal active compound. J. Agric. Food Chem. *42*(3), 756–761 (1994).

[10] Gardner, D. R., K. E. Panter, R. J. Molyneux et al.: Isocupressic acid and related diterpene acids from Pinus ponderosa as abortifacient compounds in cattle. J. Nat. Toxins 6(1), 1–10 (1997).

[11] Gardner, D. R., K. E. Panter and L. F. James: Pine needle abortion in cattle: Metabolism of isocupressic acid. J. Agric. Food Chem. *47*(7), 2891–2897 (1999).

[12] Garrossian, M., D. R. Gardner, K. E. Panter and F. James: Preparation of tetrahydroagathic acid: A serum metabolite of isocupressic acid, a cattle abortifacient in ponderosa pine. J. Agr. Food Chem. *50*(8), 2235–2240 (2002).

[13] Gardner, D. R., L. F. James, K. E. Panter et al.: Ponderosa pine and broom snakeweed: poisonous plants that affect livestock. J. Nat. Toxins *8*(1), 27–34 (1999).

[14] Adams, C. J., T. E. Neff and L. L. Jackson: Induction of Listeria monocytogenes infection by the consumption of ponderosa pine needles. Infect. Immun. *25*, 117–120 (1979).

[15] Neff, T. E., C. J. Adams and L. L. Jackson: Pathological effects of pine needle ingestion in pregnant mice. Cornell Vet. *72*, 128–136 (1982).

[16] Ford, S. P., J. P. N. Rosazza, M. S. Al Mahmoud et al.: Abortificient effects of a unique class of vasoactive lipids from Pinus ponderosa needles. J. Animal. Sci. *77*(8), 2187–2193 (1999).

Poaceae

Als Lieferanten wertvoller Nahrungsmittel haben die **Süßgräser** (auch: Gramineae) eine weltweite Bedeutung. Die Früchte der verschiedenen Getreidearten (Weizen, Roggen, Mais, Gerste, Hafer, Reis und Hirse) bilden seit jeher eine der wichtigsten Quellen menschlicher Ernährung und stehen in der Verzehrmenge unter allen Lebensmitteln an vorderster Stelle. Die Sprossachsen einiger tropischer Vertreter (*Saccharum, Sorghum, Bambusa*) liefern uns Zucker, Stängelgemüse und Holzprodukte. Darüber hinaus sind eine Reihe von Süßgräsern bevorzugte oder alleinige Nahrungsquelle für das Nutz- und Weidevieh.

Inhaltsstoffe. An wertbestimmenden Inhaltsstoffen dieser Pflanzen sind Kohlenhydrate, Eiweiß, Mineralstoffe, fettes und ätherisches Öl sowie Spurenelemente und Vitamine bekannt und vielseitig untersucht. Im Gegensatz dazu sind unsere derzeitigen Kenntnisse über die toxikologisch relevanten Verbindungen gering. Viele Bambus-Arten enthalten – allerdings ausschließlich in den jungen, schnell wachsenden Sprossachsen – cyanogene Verbindungen in sehr hohen Konzentrationen; daraus können bis zu 0,14% HCN (bez. auf das FGW) freigesetzt werden [1]. Beim Kochen oder Trocknen der als Gemüse geschätzten jungen Sprosse geht aber praktisch alle Blausäure verloren. Ebensolche Verhältnisse finden wir bei der Mohrenhirse (*Sorghum*-Arten) vor. Während die trockenen, stärkereichen Früchte keine cyanogenen Glykoside enthalten, können aus jungen Sprösslingen erhebliche Mengen an HCN (240 mg/100 g) freigesetzt werden [2, 46].

Tiervergiftungen. Im Veterinärbereich sind zahlreiche Verbindungen mit ebenfalls cyanogenen oder östrogenen, hepatotoxischen und fotosensibilisierenden Eigenschaften als toxisches Prinzip einiger Futterpflanzen diskutiert worden. Hinzu kommen die Vergiftungen durch Nitrat bzw. Oxalat akkumulierende Pflanzen oder durch Verunreinigung mit Mycotoxinen [3, 4]. Man schätzt, dass allein durch Mycotoxin-kontaminiertes Futter den Rindfleischproduzenten in den USA jährlich ein Schaden von $ 600 Millionen entsteht [5].
Aus der Vielzahl dieser möglichen Tiererkrankungen durch Weidegräser wollen wir nur zwei Beispiele herausheben, die unser besonderes Interesse durch ihre historische Bedeutung (*Lolium*) und ihr geografisch begrenztes Auftreten (*Trisetum*) gefunden haben. Bezüglich aller weiteren Intoxikationen müssen wir auf die wesentlich ausführlichere Speziallitratur verweisen, vgl. Tabelle 12.

Taumellolch (*Lolium temulentum*). Der Taumellolch oder Schwindelhafer (darnel; Abb. 205) wächst besonders in feuchten Jahren als Unkraut unter verschiedenen Getreidesorten, aber auch an Wegrändern und auf Ödland. Obwohl seit Jahrhunderten über Vergiftungen mit Getreide berichtet wurde, das durch Früchte des Taumellolchs verunreinigt war, herrscht bis zum heutigen Tag noch Unklarheit über das Prinzip und die Wirkungscharakteristik der dafür verantwortlichen Stoffe. Zum Teil wird überhaupt eine prinzipielle

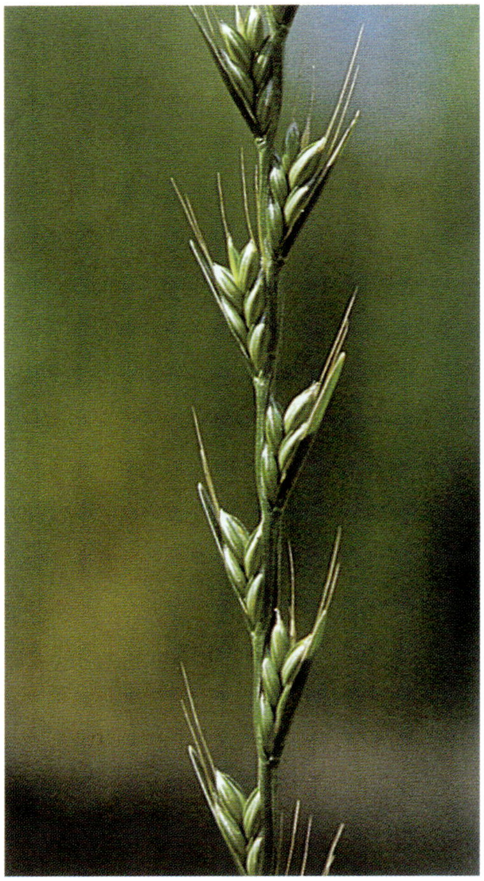

Abb. 205: Lolium temulentum L. Taumellolch – Darnel – Ivraie

Tabelle 12: Tiervergiftungen mit Gramineen.

Gattung	Literatur	Gattung	Literatur
Achnatherum	[91]	*Lolium*	[6, 7, 24–30]
Agrostis	[90]	*Panicum*	[6, 7, 31, 32]
Avena	[6, 7]	*Paspalum*	[92, 93]
Brachiaria	[6, 8, 9]	*Pennisetum*	[6, 33–35]
Cenchrus	[6, 10]	*Phalaris*	[6, 7, 36–40]
Cymbopogon	[11]	*Poa*	[41]
Cynodon	[6, 7, 12–14]	*Setaria*	[6, 7, 42]
Echinochloa	[6]	*Sorghum*	[2, 6, 7, 43–46]
Festuca	[5–7, 15–21]	*Stipa*	[7]
Glyceria	[22, 23]	*Triraphis*	[6, 7]
Hordeum	[6, 7]	*Zea*	[6]

Toxizität des Taumellolchs angezweifelt [47, 48]. Einzig gesichert scheint inzwischen, dass die vielzitierten alkaloidischen Bestandteile (Lolin, Perlolin u.a.), seien sie nun durch Pilzbefall entstanden oder nicht, für die akute Toxizität von Lolium nicht verantwortlich sind [47–49].
Demgegenüber ist die Ursache der unter dem Namen „ryegrass-stagger" bekannten Tiervergiftungen mit *Lolium*-Arten (*L. perenne, rigidum*) inzwischen geklärt. Durch einen auf den Lolch-Ähren parasitierenden Fadenwurm (*Anguina*) gelangen Bakterien der Gattung *Corynebacterium* in die Früchte und bilden dort Neurotoxine („Corynetoxin"), die die typischen, nervösen Störungen wie Kopftremor, Muskelzittern und schwankende Gangart beim Weidevieh auslösen [50–55]. Vielleicht sind derartige Bakterientoxine auch für die im Humanbereich beschriebenen Vergiftungen durch *Lolium temulentum* verantwortlich.

Goldhafer (*Trisetum flavescens*). Der Goldhafer (yellow oatgrass) ist Charakterart des pflanzensoziologischen Polygono-Trisetion-Verbandes und galt als eines der wertvollsten Futtergräser der Voralpenregion Deutschlands, Österreichs und der Schweiz. Obwohl sein Vorkommen nicht auf diesen Raum begrenzt ist, beobachtet man nur hier im voralpinen Grünland (zwischen 500 und 1200 m) eine durch ihn verursachte „enzootische Kalzinose" beim Weidevieh [56–59]. Dieses Krankheitsbild entspricht dem einer Vitamin D_3-Hypervitaminose und ist gekennzeichnet durch eine übermäßige Ablagerung von Calciumphosphat im Gewebe der Tiere. Bei jungen, noch wachsenden Exemplaren von *Trisetum flavescens* ist die calcinogene Wirkung sehr viel deutlicher ausgeprägt als bei älteren. Blühende Pflanzen und das Heu von Goldhaferwiesen zeigen überhaupt keine Wirkung. Eine Erklärung für das geografisch so eng begrenzte Auftreten dieser Tierintoxikation könnte sein, dass in alpinen Regionen die Blühfähigkeit des Goldhafers verzögert, das Blattwachstum aber begünstigt ist. Durch die Untersuchungen von ZUCKER und Mitarb. [60–62] ist inzwischen geklärt, dass der Goldhafer tatsächlich das „tierische" Vitamin D_3 (Cholecalciferol) enthält. Die nachgewiesenen Mengen (100 µg/kg Weidegras) sind aber mit Sicherheit nicht hoch genug, um die beschriebenen Verkalkungen bei Weidetieren auszulösen. Mithilfe verschiedener biologischer Tests konnte aber gezeigt werden, dass Goldhafer neben Vitamin D_3 auch noch ein sehr viel wirksameres Steroidhormon (1,25-Dihydroxy-Vitamin D_3) in glykosidischer Bindung enthält. Die gefundene Menge von etwa 5 µg pro kg Trockensubstanz reicht – vor allem bei längerer Aufnahme von Goldhafer – vollkommen aus, um die starken Verkalkungen zu erzeugen. Zur Abwendung des erheblichen Schadens in der Viehwirtschaft wird nunmehr der Goldhaferanteil des Grünlandes drastisch reduziert.
In Pratville auf Jamaica, das Manchester Plateau liegt ca. 500 m über dem Meeresspiegel, wurde ebenfalls eine D_3-Hypervitaminose beim Weidevieh beobachtet, ausgelöst durch ‚crab grass' (*Stenotaphrum secundatum*) [63].

Anhang. Wie bereits angedeutet, sind eine ganze Reihe von Süßgräsern nur deshalb giftig, weil sie Wirtspflanzen für parasitierende Mikroorganismen sein können, deren Stoffwechselprodukte die eigentlichen Toxine darstellen. Obwohl wir uns in diesem Buch bewusst auf die Darstellung giftiger Vertreter aus dem Bereich der höheren Pflanzen beschränkt haben, möchten wir an dieser Stelle ausnahmsweise von diesem Konzept abweichen und Möglichkeiten der Intoxikation durch Schlauchpilze aus der Familie der Clavicipitaceae besprechen. Hierfür gibt es mehrere Gründe. Zum einen sind diese Pilze auf Grasähren weit verbreitet, durch ihren besonderen Entwicklungsgang bleiben natürliche Intoxikationsfälle zwangsläufig an den Verzehr von Getreidefrüchten gebunden, zum anderen finden sich in der sonst so umfangreichen und vielschichtigen Pilz-Literatur nur selten Darstellungen dieser Probleme. Und schließlich kommt den Stoffwechselprodukten dieser Pilze, die noch im vergangenen Jahrhundert zu seuchenartig auftretenden Massenvergiftungen [64–67] geführt haben, nach wie vor eine große pharmazeutische, medizinische und toxikologische Bedeutung zu.
Der auf Roggen und anderen Gräsern parasitierende Ascomycet *Claviceps purpurea* bildet nach Durchwucherung des Fruchtknotengewebes seiner Wirtspflanze ein so genanntes Dauermycel (Sklerotium) aus, das unter dem Namen **Mutterkorn** (Secale cornutum; Abb. 206) bekannt ist. Diese violett-braunen, z.T. spornartigen (franz.: ergot) Gebilde wurden mit den reifen Getreideähren geerntet, als Mehlbestandteil in Brot verarbeitet und damit zur Ursache schrecklicher Vergiftungsepidemien. Diese Gefahr ist seit Beginn des 20. Jahrhunderts durch sorgfältige Reinigung und Überwachung des Getreides und der Mehlprodukte weitgehend gebannt. Da Getreidefelder besonders in Jahren mit überwiegend feuchter Witterung auch heute noch massiv vom Mutterkornpilz befallen sind, sollte bei dem momentanen Trend zur „alternativen" Ernährungsweise und der damit verbundenen Hausmüllerei und -bäckerei ebenfalls auf eine sorgfältige Kontrolle des verwendeten Getreides Wert gelegt werden [68–70]. Dass das keineswegs immer geschieht, zeigt der von uns beschriebene Fall einer chronischen Vergiftung durch morgendliche Müsli-Mahlzeiten [71].
Ein 13-jähriges Mädchen klagte mehrere Monate über Kopfschmerzen. Augenschmerzen und Schmierblutungen. Plötzlich einsetzende Sehstörungen (Doppelbilder) führten zu intensiven internistischen und neurologischen Untersuchungen im Rahmen eines stationären Aufenthaltes, ohne dass sich auffällige Befunde ergaben. Durch Umstellung von der häuslichen auf die klinische Ernährungsweise besserte sich der Zustand des Kindes in rascher Folge. Die Anamnese ergab, dass die Patientin zu Hause als morgendliche Mahlzeit regelmäßig ein selbst bereitetes Roggenmüsli verzehrt hatte. Die von uns untersuchte Getreideprobe enthielt etwa 12% Mutterkorn.
Bislang einzigartig ist der Fall eines schweren extremitätengefährdenden Ergotismus durch chronische Ergotamin-Inhalation [72].

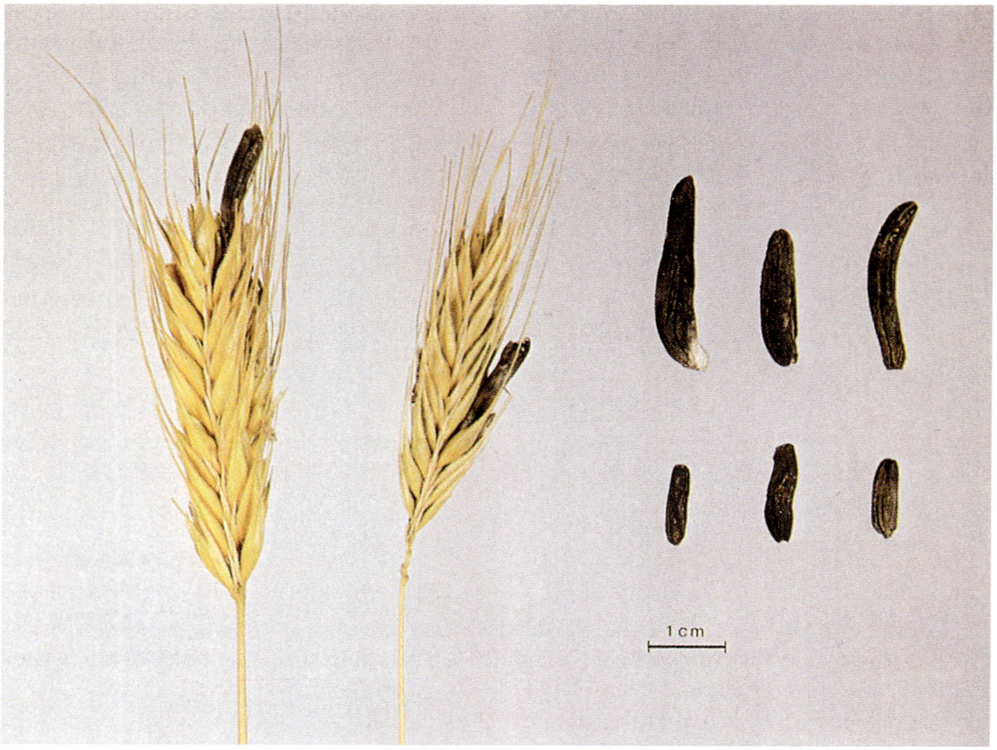

Abb. 206: Secale cornutum Mutterkorn – Ergot – Seigle Ergoté

Bei einem 42-jährigen Landwirt traten ... zunehmend Schmerzen an beiden Füßen und Oberschenkeln auf. Die schmerzfreie Gehstrecke betrug schließlich nur noch 50 Meter und der rechte Fuß war pulslos. Als Ursache wurde eine Exposition gegenüber ergotaminhaltigem Staub beim Mahlen stark mutterkornhaltigen Roggens festgestellt. Nur das konsequente Meiden der Mehlstaubinhalation führte schließlich zu einem langsamen Absinken des Plasmaergotaminspiegels und zur Besserung des Patienten nach 4 Monaten.

Inhaltsstoffe. Das Mutterkorn enthält eine Vielzahl von Indolalkaloiden (bis zu 0,2%, bei Kulturformen 1%) [73, 74], die sich von einem gemeinsamen Baustein, der **Lysergsäure** ableiten lassen. Toxikologisch von besonderem Interesse sind die Alkaloide der Ergotamin- (s. Formel) und Ergotoxin-Gruppe, in denen die Lysergsäure verbunden ist mit einem tricyclischen Peptidrest. Diese Alkaloide sind durch ihre starke vasokonstriktorische Wirkungskomponente hauptsächlich verantwortlich für die gangränöse Form der Mutterkornvergiftungen. Die einfachen Lysergsäureamide entfalten neben einer Kontraktion der Uterusmuskulatur z.T. auch psychotrope Wirkungen und dürften eher beim Ergotismus convulsivus eine Rolle gespielt haben [67].

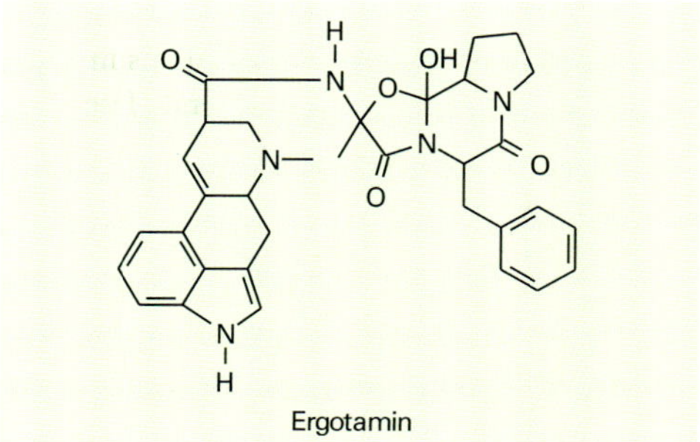

Ergotamin

Außer in den verschiedenen *Claviceps*-Arten hat man auch in der verwandten Gattung *Epichloe* Secale-Alkaloide aufgefunden [75]. Dieser Pilz (*E. typhina*) gehört zur selben Familie, parasitiert ebenfalls auf Gräsern, bildet aber keine auffälligen Sklerotien aus. Bezüglich zusammenfassender Darstellungen und Übersichten zum Mutterkorn siehe [76–78].

Vergiftungssymptome. Akute Vergiftungen kommen heute nur noch bei der Therapie mit Reinalkaloiden bei Personen mit einer besonderen Überempfindlichkeit vor. Sie äußern sich durch Erbrechen, starke Bauchschmerzen, „Ameisenlaufen" in den Extremitäten, weite Pupillen und Schwindel. Eine genaue Angabe der toxischen oder letalen Dosis von Mutterkorn ist wegen des schwankenden Gehaltes und der hohen Labilität seiner Alkaloide kaum möglich. 5–10 g frischen Materials sollen beim Menschen tödlich wirken. Nach unseren Berechnungen wäre bei Verzehr von täglich 10 Sklerotien – ein Gehalt von 0,2% vorausgesetzt – die Schwellendosis für eine **chronische Intoxikation** erreicht. Bei diesen chronischen Vergiftungen unterscheidet man zwischen der gangränösen und der konvulsiven Form. Die Letztere ist durch schmerzhafte Krämpfe, zentralnervöse Störungen und psychische Veränderungen gekennzeichnet. Bei Schwangeren kann durch Uteruskontraktionen der Abort eingeleitet werden. Bei der gangränösen Form treten äußerst schmerzhafte arterielle Durchblutungsstörungen der Extremitäten auf, die schließlich zur Gewebsnekrose und dem Absterben der befallenen Teile führen. Während in der Humanmedizin chronische Vergiftungen insbesondere durch eine allzu lange fortgesetzte Medikation mit den arzneilich verwendeten Alkaloiden vorkommen [79, 80], treten **Tiervergiftungen** zumeist durch pilzbefallenes Grünfutter auf [81–84]. So beschreibt APPLEYARD [85] einen Fall, in

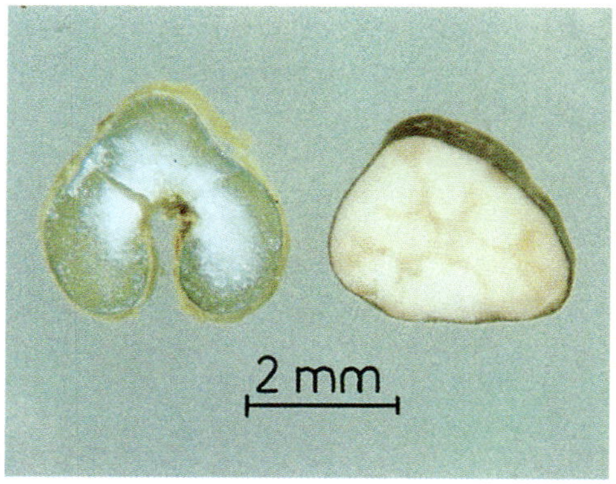

Abb. 207: Schnittflächen einer Roggenfrucht (links; rissig, kristallin) und eines Mutterkorns (rechts; glatt, hornartig).

Therapie

Bei akuten Vergiftungen Magenentleerung, Gabe von Kohle, Bettruhe, evtl. Blasenentleerung (Miktionshemmung), des weiteren symptomatische Behandlung [86–88]. Bei chronischen Vergiftungen wird bereits durch Absetzen der kontaminierten Nahrung eine wesentliche Besserung erzielt, ansonsten ebenfalls symptomatisch.

dem von 36 hochtragenden Kühen 11 Tiere frühzeitig verwarfen. Die Ähren des beweideten Grases waren zu 25% und mit teilweise bis zu 8 Sklerotien von *Claviceps* verseucht.

Mikroskopische Merkmale des Mutterkorns. Da sich die Sklerotien nicht immer in Größe, Form und Farbe deutlich von Roggenkörnern unterscheiden, empfiehlt sich in jedem Fall eine mikroskopische Untersuchung. Bereits bei der Betrachtung der Schnittflächen beider Körner zeigen sich deutliche Unterschiede (Abb. 207). Die des Roggenkorns ist rissig kristallin, die des Mutterkorns glatt und hornartig. Die dunkleren Zonen (Marmorierung) im Inneren sind durch unterschiedliche Dichten des Hyphengeflechtes bedingt. Im Gegensatz zur stärkereichen Roggenfrucht zeigt das Mutterkorn im mikroskopischen Bild ein fetthaltiges, sehr homogenes „Scheingewebe“ (Pseudoparenchym; Abb. 208), dessen einzelne, schlauchförmige Zellen (Pilzhyphen) stark miteinander verflochten sind. Eine Methode zur schnellen, mikroskopischen Untersuchung von Getreideprodukten auf Beimengungen von Mutterkorn haben McCLYMONT PEACE et al. beschrieben [89].

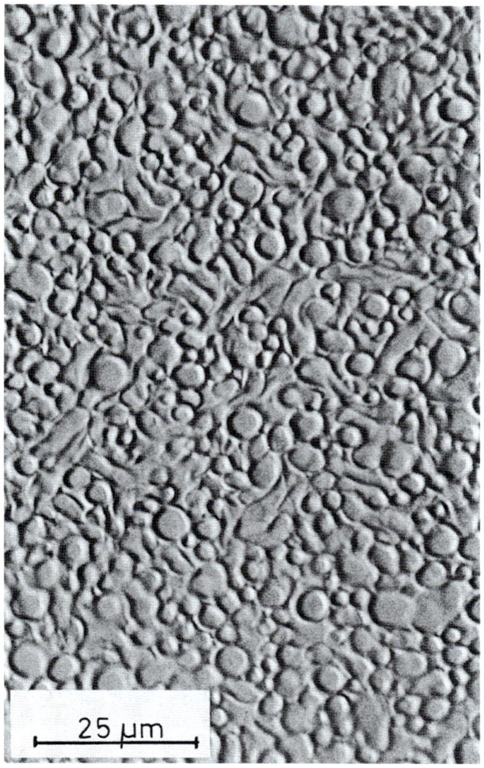

Abb. 208: Hyphengeflecht des Mutterkorns („Pseudoparenchym“).

Literatur

[1] Hegnauer, R.: Chemotaxonomie der Pflanzen, 11 Bde., Birkhäuser Verlag, Basel, Stuttgart 1962 ff.

[2] Johne, S.: Cyanogenic plants; in: A.-F.M. Rizk (ed.): Poisonous plant contamination of edible plants, S. 65–94, CRC Press, Boca Raton 1991.

[3] Cheeke, P.R.: Endogenous toxins and mycotoxins in forage grasses and their effects on livestock. J. Anim. Sci. *73*(3), 909–918 (1995).

[4] Keeler, R.F., K.R. van Kampen and L.F. James (ed.): Effects of poisonous plants on livestock, Academic Press, New York, San Francisco, London 1978.

[5] Paterson, J., C. Forcherio, B. Larson, M. Samford and M. Kerley: The effects of fescue toxicosis on beef cattle productivity. J. Anim. Sci. *73*(3), 889–898 (1995).

[6] Everist, S.L.: Poisonous plants of Australia, Angus & Robertson Publishers, London, Sydney, Melbourne, Singapore, Manila 1981.

[7] McBarron, E.J.: Poisonous plants, Handbook for farmers and graziers, Inkata Press, Melbourne, Sydney, London 1983.

[8] Abdullah, A.S., M.M. Noordin and M.A. Rajion: Neurological disorders in sheep during signal grass (Brachiaria decumbens) toxicity. Vet. Hum. Toxicol. *31*(2), 128–129 (1989).

[9] Lemos, F. de., L. Nakzato, G.O. Herrero, A.C. da Silveira et al.: Fotossensibilizacao e colangiopatia associada a cristais em caprinos mantidos sob pastagens de Brachiaria decumbens no Mato Grosso do Sul. Ciencia Rural *28*(3), 507–510 (1998).

[10] McKenzie, R.A., A.M. Bell, G.J. Storie, F.J. Keenan, K.M. Cornack and S.G. Grant: Acute oxalate poisoning of sheep by buffel grass. Aust. Vet. J. *65*(1), 26 (1988).

[11] Leite, J.R., M. de Lourdes v. Seabra, E. Maluf, K. Assolant, D. Suchecki, S. Tufik, S. Klepacz, H.M. Calil and E.A. Carlini: Pharmacology of lemongrass (Cymbopogon citratus Stapf.). III. Assessment of eventual toxic, hypnotic and anxiolytic effects on humans. J. Ethnopharmacol. *17*, 75–83 (1986).

[12] Strain, G.M., C.L. Seger and W. Flory: Toxic bermuda grass tremor in the goat: An elctroencephalographic study. Am. J. Vet. Res. *43*(1), 158–162 (1982).

[13] Tuteja, F.C.: Photosensitization in sheep due to Cynodon dactylon. Ind. Vet. J. *74*(10), 889–890 (1997).

[14] Odriozola, E., G. Bretschneider, M. Pagalday, H. Odriozola, J. Quiroz and J. Ferreria: Intoxicacion natural con Cynodon dactylon (pata de perdiz) en un rodeo de cria. Vet. Argentina *15*(148), 579–583 (1998).

[15] Bacon, C.W., P.C. Lyons, J.K. Porter and J.D. Robbins: Ergot toxicity from endophyte-infected grasses: A review. Agron J. *78*(1), 106–116 (1986).

[16] Uzal, F.A., M.P. Woodman, C.G. Giraudo, C.A. Robles and D.L. Doxey: An attempt to reproduce ‚mal seco‘ in horses by feeding them Festuca argentina. Vet. Rec. *139*(3), 68–70 (1996).

[17] Sepulveda, N., F. Rodriguez and R. Jara: Intoxicacion de bovinos por consumo de festuca (Festuca arundinacea) con hongo endofito (Acremonium coenophialum). Arch. Med. Vet. *28*(1), 113–116 (1996).

[18] Jackson, J.A., R.W. Hemken, J.A. Boling, R.J. Harmon, R.C. Buckner and L.P. Bush: Loline alkaloids in tall fescue hay and seed and their relationship to summer fescue toxicosis in cattle. J. Dairy Sci. *67*(1), 104–109 (1984).

[19] Jones, T.A., R.C. Buckner and P.B. Burrus: Pyrrolizidine alkaloid levels in tall fescue (Festuca arundinacea) seed as influenced by seed age, location and cultivar. J. Seed Technol. *8*(1), 47–54 (1983).

[20] Joost, RE.: Acremonium in fescue and ryegrass: boon or bane? A review. J. Anim. Sci. *73*(3), 881–888 (1995).

[21] Yates, S.G., R.D. Plattner and G.B. Garner: Detection of ergopeptine alkaloids in endophyte infected, toxic ky-31 tall fescue by mass spectrometry/mass spectrometry. J. Agric. Food Chem. *33*(4), 719–722 (1985).

[22] Barton, N.J., S. McOrist, D.S. McQueen and P.F. O'Connor: Poisoning of cattle by Glyceria maxima. Aust. Vet. J. *60*(7), 220–221 (1983).

[23] Puls, R., F.P. Newschwander and J.A. Greenway: Cyanide poisoning from Glyce-

ria grandis S. Wats. ex Gray (Tall Mannagrass) in a British Columbia beef herd. Can. Vet. J. *19*, 264–265 (1978).
[24] Finnie, J.W. and T.M. Mukherjee: Ultrastructural changes in the cerebellum of nursling rats given corynetoxin, the aetiological agent of annual ryegrass toxicity. J. Comp. Path. *96*(2), 205–216 (1986).
[25] Gallagher, R.T. and A.D. Hawkes: Estimation of neurotoxin levels in perennial ryegrass (Lolium perenne) by mouse bioassay. N. Z. J. Agric. Res. *28*(3), 427–432 (1985).
[26] Jago, M.V. and C.C.J. Culvenor: Tunicamycin and corynetoxin poisoning in sheep. Aust. Vet. J. *64*(8), 232–235 (1987).
[27] McKay, A.C. and I.T. Riley: Sampling ryegrass to assess the risk of annual ryegrass toxicity. Aust. Vet. J. *70*(7), 241–243 (1993).
[28] Mendelewski, P. and I. Frencel: Perloline occurrence in fodder gras green matter of some cultivars and breeding lines of the genera Lolium and Festuca. Genet. Pol. *26*(3), 307–316 (1985).
[29] Riley, I.T. and K.M. Ophel: Clavibacter toxicus sp. nov., the bacterium responsible for annual ryegrass toxicity in Australia. Inter. J. Sys. Bacteriology *42*(1), 64–68 (1992).
[30] Vogel, P. and M.G. McGrath: Corynetoxins are not detoxicated by in vitro fermentation in ovine rumen fluid. Aust. Vet. J. *37*(5), 523–526 (1986).
[31] Bridges, C.H., B.J. Camp, C.W. Livingston and E.M. Bailey: Kleingrass (Panicum coloratum L.) poisoning in sheep. Vet. Pathol. *24*, 525–531 (1987).
[32] Lee, S.T., B.L. Stegelmeier, D.R. Gardner und K.P. Vogel: The isolation and identification of steroidal sapogenins in switchgrass. J. Nat. Toxins *10*(4), 273–281 (2001).
[33] Sidhu, P.K., D.V. Joshi and A.K. Srivastava: Oxalate toxicity in ruminants fed overgrown napier grass (Pennisetum purpureum). Ind. J. Anim. Nutrition *13*(3), 181–183 (1996).
[34] Peet, R.L., J. Dickson and M. Hare: Kikuyu poisoning in goats and sheep. Aust. Vet. J. *67*(6), 229–230 (1990).
[35] Wong, P.T.W., I.J. Roth and A.R.B. Jackson: Kikuyu poisoning of cattle in New South Wales and its relationship to pasture fungi on kikuyu grass (Pennisetum clandestinum). Aust. Vet. J. *64*(8), 229–232 (1987).
[36] Bourke, C.A. and M.J. Carrigan: Mechanisms underlying Phalaris aquatica „sudden death“ syndrome in sheep. Aust. Vet. J. *69*(7), 165–167 (1992).
[37] Bourke, C.A., M.J. Carrigan and R.J. Dixon: The pathogenesis of the nervous syndrome of Phalaris aquatica in sheep. Aust. Vet. J. *67*(10), 356–358 (1990).
[38] Van Halderen, A., J.R. Green and D.J. Schneider: An outbreak of suspected Phalaris staggers in sheep in the western cape province. J. S. Afr. Vet. Assoc. *61*(1), 39–40 (1990).
[39] Martinez Picazo, P., D. Sierra Conesa, M.A. Fernandez Gonzales, J.M. Saura Luengo, F. Marques, J. Navarro Abril, L. Fernandez Angulo and A. Contreras de Vera: Phalaris intoxication in ovines: Description of a clinical case. Av. Aliment. Mejora. Anim. *31*(4), 9–12 (1991).
[40] Sousa, R.S. de, L.F. Irigoyen and R.S. de Sousa: Intoxicacao experimental por Phalaris angusta (Gramineae). Pesq. Vet. Brasil. *19*(3–4), 116–122 (1999).
[41] Pomilio, A.B., R.D. Rofi, M.P. Cambino, C.A. Mazzini and R.T. Debenedetti de Langenheim: The lethal principle of Poa huecu (Coiron Blanco): A plant indigenous to Argentina. Toxicon *27*(12), 1251–1262 (1989).
[42] Schenk, M.A.M., T.T. de Faria Filho, D.M. Pimental and L.R. Lopes de S. Thiago: Oxalat poisoning of lactating cows in pasture of Setaria anceps cultivar Kazungula. Pesqui. Agropecu. Bras. *17*(9), 1403–1407 (1982).
[43] Carrigan, M.J. and I.A. Gardner: Nitrate poisoning in cattle fed sudax (Sorghum sp. hybrid) hay. Aust. Vet. J. *59*, 155–157 (1982).
[44] Krishna, L. and R.C. Katoch: Investigation of „mysterious“ disease in livestock: hydrocyanic acid poisoning. Vet. Hum. Toxicol. *31*(6), 566–567 (1989).
[45] Kumar, A. and N. Jindal: Hydrocyanic acid poisoning in a cattle herd. Indian Vet. J. *72*(2), 176–177 (1995).
[46] Vogel, K.P., F.A. Haskins and H.J. Gorz: Potential for hydrocyanic acid poisoning of livestock by indiangrass. J. Range. Manage. *40*(6), 506–509 (1987).
[47] Dannhardt, G. und L. Steindl: Alkaloide aus Lolium temulentum L. Isolierung, Identifizierung und pharmakologische Untersuchungen. Pharm. Ztg. *129*(38), 2216 (1984).
[48] Hammouda, F.M., A.M. Rizk, M.M. El-Missiry, H.A. Ghaleb, M.K. Madkour, A.E. Pohland and G. Wood: Poisonous plants contaminating edible ones and toxic substances in plant foods. IV. Phytochemistry and toxicity of Lolium temulentum. Int. J. Crude Drug Res. *26*(4), 240–245 (1988).
[49] Rizk, A.F.M. and H.A. Hussiney: Chemistry and toxicity of Lolium species, in: A.F.M. Rizk (ed.): Poisonous plant contamination of edible plants, CRC Press, Boca Raton 1991.
[50] Cockrum, P.A. and J.A. Edgar: Rapid estimation of corynetoxins in bacterial galls from annual ryegrass (Lolium rigidum) by high-performance liquid chromatography. Aust. J. Agric. Res. *36*(1), 35–42 (1985).
[51] Johnston, M.S., S.S. Sutherland, C.C. Constantine and D.J. Hampson: Genetic analysis of Clavibacter toxicus, the agent of annual ryegrass toxicity. Epidemiol. Infect. *117*(2), 393–400 (1996).
[52] Pearson, E.G., C.B. Andreasen, l.L. Blythe and A.M. Craig: Atypical pneumonia acociated with ryegrass staggers in calves. J. Am. Vet. Med. Assoc. *209*(6), 1137–1142 (1996).
[53] Miyazaki, S., M. Fukumura, M. Yoshioka and N. Yamanaka: Detection of endophyte toxins in the imported perennial ryegrass straw. J. Vet. Med. Sci. *63*(9), 1013–1015 (2001).
[54] Creeper, J.H., W. Vale and R. Walsh: Annual ryegrass toxicosis in horses. Aust. Vet. J. *74*(6), 465–466 (1996).
[55] Teuscher, E. und u. Lindequist: Giftstoffe mikrobieller Endo- und Epiphyten. Dtsch. Apoth. Ztg. *132*(42), 2231–2238 (1992).
[56] Dirksen, G., P. Plank, U. Simon, T. Hänichen, P. Daniel und A. Spieß: Über eine enzootische Kalzinose beim Rind. VII. Nachweis der kalzinogenen Wirkung von Goldhafer (Trisetum flavescens L.P.B.) beim Wiederkäuer. Dtsch. Tierärztl. Wschr. *81*(1), 1–5 (1974).
[57] Morris, K.M.L. and V.M. Levack: Evidence for aqueous soluble vitamin D like substances in the calcinogenic plant, Trisetum flavescens. Life Sci. *30*, 1255–1262 (1982).
[58] Mello, J.R.B. und G.G. Habermehl: Untersuchungen der Auswirkungen von kalzinogenen Pflanzen – Qualitative und quantitative Bewertung. Dtsch. Tierärztl. Wochenschr. *105*(1), 25–29 (1998).
[59] Benesch, C. und G. Steng: Kalzinose beim Schaf. Tierärztl. Praxis – Ausgabe G, *27*(2), 83–86 (1999).
[60] Rambeck, W.A., O. Kerutzberg, C. Bruns-Droste and H. Zucker: Vitamin D_3 in the grass Trisetum flavescens. Z. Pflanzenphysiol. *104*(1), 9–16 (1981).
[61] Rambeck, W.A., H. Weiser and H. Zucker: A vitamin D_3 steroid hormone in the calcinogenic grass Trisetum flavescens. Z. Naturforsch. Sect. C. Biosci. *42*(4): 430–434 (1987).
[62] Zucker, H. und W. Rambeck: Warum verkalkt die Kuh im Alpenvorland? Mitt. DFG 4, 26–27 (1987).

[63] Arnold, R. M. and I. H. Fincham: Manchester wasting disease: a calcinosis caused by a pasture grass (Stenotaphrum secundatum) in Jamaica. Trop. Anim. Health Prod. *29*(3), 174–176 (1997).
[64] Bisset, N. G.: One man's poison, another man's medicine? J. Ethnopharmacol. *32*(1–3), 71–81 (1991).
[65] Kolta, K. S.: Der heilige Antonius als Heiler im Spätmittelalter. Beitr. Gesch. Pharm. *39*(38), 97–101 (1987).
[66] Lohs, K. und D. Martinetz: Gift: Magie und Realität, Nutzen und Verderben, Callwey Verlag, München 1986.
[67] Schultes, R. E. and A. Hofmann: Pflanzen der Götter, Hallwag Verlag, Bern, Stuttgart 1980.
[68] N. N.: Giftiges Mutterkorn befällt Getreidefelder. Pharm. Ztg. *130*(35), 2178 (1985).
[69] Thun, M.: Warnung vor Mutterkorn im Müsli. Z. Phytother. *10*(3), 10–11 (1989).
[70] Tryba, G.: Gift im Korn. Die Zeit Nr. 47, S. 31 (1987).
[71] Pfänder, H. J., K. U. Seiler und A. Ziegler: Morgendliche „Müsli"-Mahlzeit als Ursache einer chronischen Vergiftung mit Secale-Alkaloiden. Dtsch. Ärztebl. *82*(27), 2013–2016 (1985).
[72] Stange, K. et al.: Vaskulärer Ergotismus durch Getreidestaubinhalation. Dtsch. Med. Wschr. *123*, 1547–1550 (1998).
[73] Porter, J. K., C. W. Bacon, R. D. Plattner and R. F. Arrendale: Ergot peptide alkaloid spectra of Claviceps infected tall fescue, wheat, and barley. J. Agric. Food Chem. *35*(3), 359–361 (1987).
[74] Eich, E. and H. Pertz: Ergot alkaloids as lead structures for differential receptor systems. Pharmazie *49*(12), 867–877 (1994).
[75] Yates, S. G., R. D. Plattner and G. B. Garner: Detection of ergopeptine alkaloids in endophyte infected, toxic Ky-31 tall fescue by mass spectrometry. J. Agric. Food Chem. *33*(4), 719–722 (1985).
[76] Bové, F. J.: The Story of Ergot, S. Kaiger, Basel, New York 1970.
[77] Hänsel, R., K. Keller, H. Rimpler und G. Schneider: Hagers Handbuch der Pharmazeutischen Praxis, Bd. 4., Springer-Verlag Berlin, Heidelberg, New York 1992.
[78] Kruse, H., D. Naue und C. Berg: Das Mutterkorn aus toxikologischer Sicht. Pharm. Ztg. *134*(6), 321–325 (1989).
[79] Horstmann, R., H. Daum, M. Heller und A. Schröder: Kritische Extremitätenischämie durch Ergotismus. Dtsch. Med. Wschr. *118*(29/39), 1067–1071 (1993).
[80] Mossaz, A.: Intoxication aux alcaloides del'ergot. Méd. et Hyg. *41*, 154–156 (1983).
[81] Kunkel, D. B., and D. S. Jallo: Ergot, in: Clinical management of poisoning and drug overdose, ed. by L. M. Haddad and J. F. Winchester, W. B. Saunders Company, Philadelphia 1983.
[82] Munoz, M. C., N. Merino, E. Marrero, I. Palenzuela and E. Pineiro: Chronic ergotism in young feedlot bulls. Rev. Salud. Anim. *8*(3), 245–249 (1986).
[83] Noble, J. W.: Suspected poisoning of cattle by Clavicps ssp. on water couch. Aust. Vet. J. *62*(12), 432–433 (1985)
[84] Ilha, M. R. S., C. F. Riet and C. S. L. Barros: Sindrome distermica (hipertermia) em bovinos associada a intoxicacao por Claviceps purpurea. Pesq. Vet. Brasil. *21*(2), 81–86 (2001).
[85] Appleyard, W. T.: Outbreak of bovine abortion attributed to ergot poisoning. Vet. Rec. *118*, 48–49 (1986).
[86] Moeschlin, S.: Klinik und Therapie der Vergiftungen, Georg Thieme Verlag, Stuttgart, New York 1980.
[87] Seeger, R.: Giftpflanzen und Pflanzengifte, in: C. Gloxhuber (Hrsg.): Toxikologie, Georg Thieme Verlag, Stuttgart, New York 1994.
[88] Späth, G.: Vergiftungen und akute Arzneimittelüberdosierungen, Verlag Walter de Gruyter, Berlin, New York 1982.
[89] McClymont Peace, D. and J. Harwig: Screening for ergot particles in grain products by light microscopy. Can. Inst. Food Sci. Technol. J. *15*(2), 147–149 (1982).
[90] Davis, E. O., G. E. Curran, W. T. Hetherington and A. A. Sea Wright: Clinical, pathological and epidemiological aspects of flood plain staggers, a corynetoxicosis of livestock grazing Agrostis avenacea. Aust. Vet. J. *72*(5), 187–190 (1995).
[91] Miles, C. O., G. A. Lane, M. E. die Menna et al.: High levels of ergonovine and lysergic acid amide in toxic Achnatherum inebrians accompany infection by an Acremonium-like endophytic fungus. J. Agricult. Food Chem. *44*(5), 1285–1290 (1996).
[92] Botha, C. J., T. S. Kellermann and N. Fourie: A tremorgenic mycotoxicosis in cattle caused by Paspalum distichum (L.) infected by Claviceps paspali. J. S. Afri. Vet. Assoc. *67*(1), 36–37 (1996).
[93] Raynal, G.: Note sur l'ergot des Paspalum: un risque pour le betail dans le sud de la France. Fourrages *146*, 165–172 (1996).

Polygonaceae

Viele Vertreter der **Knöterichgewächse** mit ihrem Verbreitungsschwerpunkt in den nördlich-gemäßigten Gebieten zeichnen sich durch die Akkumulation von Oxalat aus. Toxikologisch relevant wird dieses Vorkommen, wenn das Verhältnis von unlöslichem Oxalat in Form verschiedenartiger Calciumoxalatkristalle zu **löslicher Oxalsäure** zu Gunsten der letzteren verschoben ist [1].

Neben der Dokumentation von Tiervergiftungen gibt es ältere Berichte über Intoxikationen von Kindern durch die Ingestion von Rhabarberblättern [2] (Gartenrhabarber: *Rheum rhabarbarum*). Dabei ist zu berücksichtigen, dass neben löslicher Oxalsäure in den Blättern auch Anthranoide in reduzierter Form vorkommen, die ausgesprochen gewebsreizende Wirkungen haben können. So wurde bei der Vergiftung eines sechsjährigen Kindes, das mit akutem Nierenversagen und Ikterus in die Klinik eingeliefert worden war, eine solche Kombination zweier toxischer Prizipien angenommen [3]. Tödlich verlief für einen 53-jährigen Mann der Verzehr einer Ampfersuppe, die mit 500 g *Rumex crispus*-Blättern (Krauser Ampfer; sorrel) zubereitet war. Für den gesundheitlich vorgeschädigten Mann (Diabetiker, starker Trinker und Raucher) war die mit dieser Mahlzeit zugeführte geschätze Menge von 6–8 Gramm Oxalsäure eine letale Dosis [4].

Tiervergiftungen durch Fressen oxalsäurehaltiger Knöterichgewächse sind beschrieben, wenn auch bei Wiederkäuern infolge der mikrobiellen Metabolisierung der Oxalsäure im Rumen die Gefahr einer Intoxikation geringer ist. Trotzdem kam es nach Aufnahme großer Mengen von *Rumex venosus* (veined dock) zum Tod von 15 Kühen [5]. Schafe erkrankten nach dem Fressen von *Rumex crispus* (curly dock) [6]. *Rumex acetosella*, der Sauerampfer (sheep's sorrel) gehört zu den fünf Pflanzen, die in N- und O-Deutschland am häufigsten für Weidetiervergiftungen verantwortlich sind [7]. Für Fotosensibilisierungen nach dem Fressen von *Polygonum lapathifolium* u. a. *Polygonum*-Arten (smart weeds) konnte kein dafür verantwortlicher Stoff gefunden werden [8]. Es sei aber in diesem Zusammenhang erwähnt, dass der ebenfalls zur Familie gehörende Buchweizen, *Fagopyrum esculentum* fotosensibilisierende Verbindungen von Typ des Fagopyrins (Naphthodianthronderivate) enthält.

Auf die Diskussion über mögliche genotoxische Wirkungen der Anthranoide des Arzneirhabarbers sei an dieser Stelle jedenfalls hingewiesen [9].

Literatur

[1] Schwarte, M.: Untersuchungen zum Oxalatgehalt einiger Wild-, Zier- und Nutzpflanzen unter toxikologischem Aspekt. Dissertation, Kiel 1986.

[2] Tallquist, H. and I. Väänänen: Death of a child from oxalic acid poisoning due to eating rhubarb leaves, A. Paed. Fenn. 6, 144–147 (1960).

[3] Streicher, E.: Akutes Nierenversagen und Ikterus nach einer Vergiftung mit Rhabarberblättern. Dtsch. Med. Wschr. *89*(50), 2379–2381 (1964).

[4] Xirgu, M. F. J., A. Salgado, R., Peracaula, R. Reig and P. Sanz: Fatal oxalic acid poisoning from sorrel soup. Lancet *2*(8678–9), 1524 (1989).

[5] Dickie, C. W., M. H. Hamann, W. D. Carrol and F. Chow: Oxalate (Rumex venosus) poisoning in cattle. J. Am. Vet. Med. Assoc. *173*(1), 73–74 (1973).

[6] Panciera, R. J., T. Martin, G. E. Burrows, D. S. Taylor and L. E. Rice: Acute oxalate poisoning attributable to ingestion of curly dock (Rumex crispus) in sheep. J. Am. Vet. Med. Assoc. *196*(12), 1981–1984 (1990).

[7] Schrader, A., O. Schulz, H. Volker und H. Puls: Aktuelle Vergiftungen durch Pflanzen bei Wiederkäuern in Nord- und Ostdeutschland. Berl. Münchn. Tierärztl. Wschr. *114* (5–6), 218–221 (2001).

[8] McKenzie, R. A., P. J. Dunster and J. C. Burchill: Smartweeds (Polygonum ssp.) and photosensitisation of cattle. Aust. Vet. J. *65*(4), 128 (1988).

[9] Westendorf, J.: Pharmakologische und toxikologische Bewertung von Anthranoiden. Pharm Ztg. *138*(48), 3891–3902 (1993); dazu auch: Loew, D. und K. Überla: Anthranoide (Stellungnahme). Pharm. Ztg. *138*(50, 4168 (1993).

Primulaceae

Die **Primelgewächse** sind eine Familie mit bevorzugter Verbreitung in der nördlich-gemäßigten Klimazone. Die überwiegend krautigen Vertreter überwintern mit Rhizomen oder Knollen. Von toxikologischer Bedeutung ist neben der Akkumulierung von chinoiden Verbindungen vom Typ des Primins das reichliche Vorkommen von Triterpensaponinen. Primelblüten und -wurzeln werden deshalb auch als Expektorantien genutzt. Als Giftpflanzen sind die Gattungen *Primula* und *Cyclamen* von Bedeutung, von denen verschiedene Arten als Garten- und Zimmerpflanzen eine Rolle spielen.

Neben in M. Europa wild wachsenden Frühblühern wie *Primula elatior* (Hohe Schlüsselblume) und *P. veris* (Wiesenschlüsselblume) finden wir als Gartenpflanzen die Kissenprimel (*P. vulgaris ssp. vulgaris*), die Kugelprimel (*P. denticulata*), die Zwergschlüsselblume (*P. minima*) sowie die schon erwähnten *P. elatior* und *P. veris*. HAUSEN [1], der das Vorkommen von Primin und anderen chinoiden Verbindungen in der Familie untersucht hat, konnte in fast allen *Primula*-Arten die Substanz nachweisen. Sie ist aber vor allem als Giftstoff von *Primula obconica*, der Giftprimel, von Bedeutung.

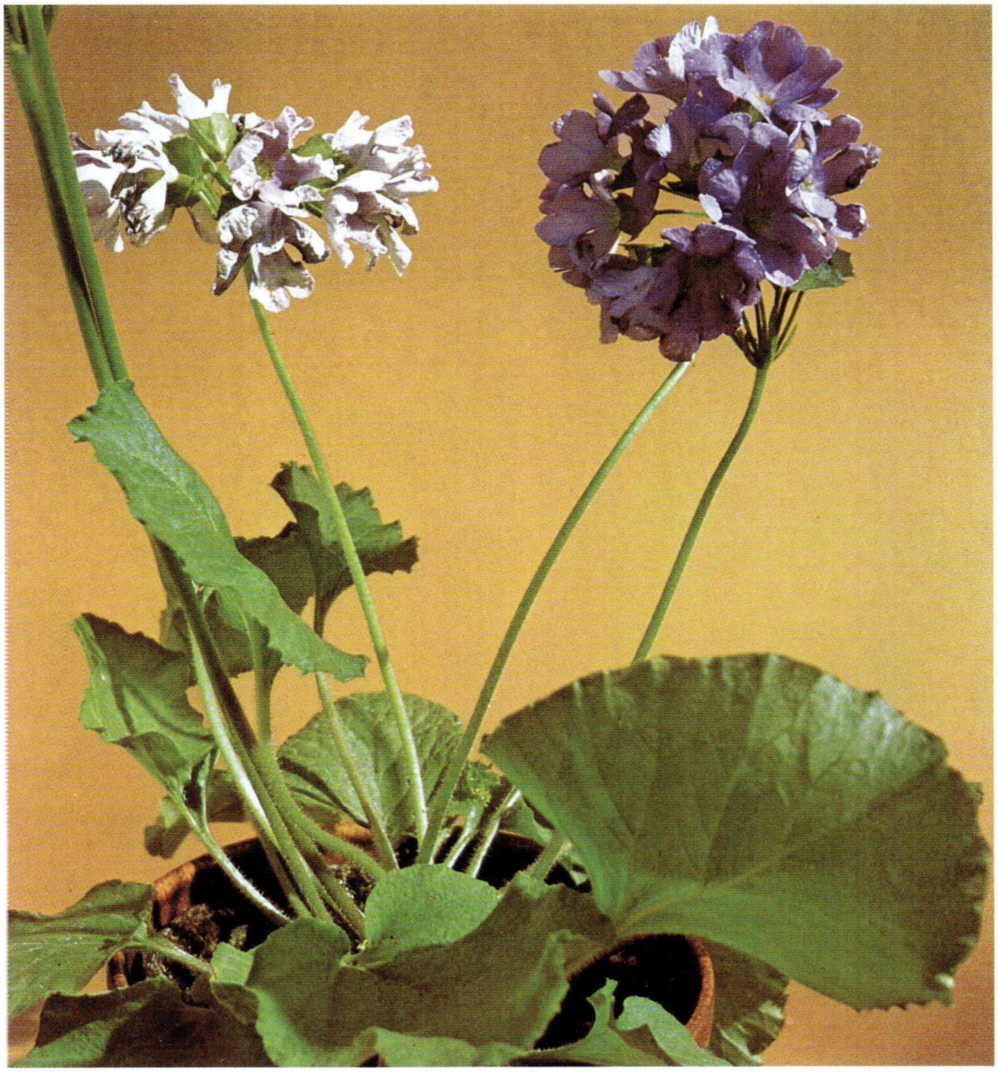

Abb. 209: Primula obconica HANCE. Becherprimel, Giftprimel – Primrose – Primevère

Becherprimel, Giftprimel

Die Becherprimel stammt aus China und ist seit etwa 100 Jahren in Europa als Zimmerpflanze eingeführt. Angaben über Rassen und Sorten des Handels und Hinweise zur Kultur finden sich bei [2]. *Primula obconica* enthält im Exkret ihrer Drüsen-haare, die an Kelch und Blütenstielen gehäuft zu finden sind, das hautreizende Benzochinonderivat Primin. Eine ausführliche Untersuchung der sezernierenden Drüsenhaare mittels licht- und elektronenmikroskopischer sowie histochemischer Methoden stammt von MALECI et al. [3]. Primin (2-Methoxy-6-n-pentyl-p-benzochinon) ist ein Kontaktallergen, das als Hapten nach Sensibilisierung zu einer schweren **Primeldermatitis** bei den betroffenen Personen führt. Schon durch die Berührung der Pflanzen, z.B. bei der Entfernung abgestorbener Blätter oder Blüten, kann das klebrige Exkret mit den Fingern auch auf andere Hautpartien übertragen werden. In einem Fall waren Pflanzenteile und -staub von einem oberen Balkon auf den darunter liegenden gefallen. Durch Kontakt mit den auf der Brüstung liegenden Partikeln entwickelte

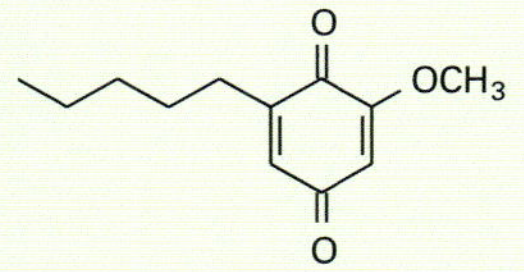

Primin

sich an Händen und Unterarmen der Wohnungsinhaberin eine schwere Primeldermatitis [4]. Flavonoide, die aufgrund p-ständiger Hydroxylgruppen zur entsprechenden chinoiden Struktur oxidiert werden können, kommen als Allergene ebenfalls in Frage. So wurde von HAUSEN et al. [5] gezeigt, dass das 5,8-Dihydroxyflavon (=Primetin) die sensibilisierende Verbindung von *Primula mistassinica* ist. Über die Primeldermatitis existiert eine umfangreiche Literatur, die in [6] zusammengestellt ist. Von ROCK und WILSON [7] stammt eine ausführliche Studie; neuere Kasuistik z. B. in [4, 8–10]. Betroffen sind meistens Frauen, die sich offenbar mehr um den Blumenschmuck im Haus und Zimmer kümmern als Männer. Auch Freilandprimeln, z. B. *P. auricula* oder *P. denticulata*, können, wenn auch in geringerem Maße, zu Kontaktdermatitiden führen [11–12]. Im Handel werden inzwischen Züchtungen angeboten (*Primula obconica* „Touch me"), die „keinen Juckreiz" verursachen sollen.

Der Patchtest zum Nachweis einer Primelüberempfindlichkeit kann mit synthetischem Primin (0,01%ige Lösung), mit Primelextrakt [9] oder auch mit Primelblättern [13] durchgeführt werden. Nach OTT [14] sollten jedoch keine Pflanzenteile direkt zur Testung benutzt werden, da mit unerwünschten toxischen Wirkungen zu rechnen ist. EPSTEIN [13] beschreibt neun Fälle von Primeldermatitis und weist darauf hin, dass diese in den USA nicht selten, jedoch wenig bekannt ist.

Allergen wirksame Benzochinone kommen auch sonst im Pflanzenreich vor, so z. B. in der Familie der Orchidaceae. HAUSEN et al. [15] konnten aus den Blüten von *Cymbidium*-Cultivaren 2,6-Dimethoxy-p-Benzochinon als mittelstarkes Allergen nachweisen.

Therapie

Vermeidung weiteren Kontaktes mit *Primula obconica*. Symptomatische Behandlung z. B. mit Antiphlogistika und Antihistaminika.

Alpenveilchen

Am besten untersucht ist *Cyclamen purpurascens* (*C. europaeum*), das im Freiland angebaut wird. Neben Cyclamin als dem Hauptsaponin kommen Desglucocyclamin und Isocyclamin vor. Im Rahmen einer Untersuchung der unterirdischen Teile von 14 *Cyclamen* Species [16] wurden auch in *C. persicum* diese 3 Saponine (etwa zu gleichen Anteilen) gefunden. Von *Cyclamen persicum* stammen die verschiedenen Zuchtformen des als Topfpflanze beliebten Alpenveilchens. Die **Triterpensaponine** des Alpenveilchens entfalten heftige, örtlich reizende Wirkungen und können (infolge dieser

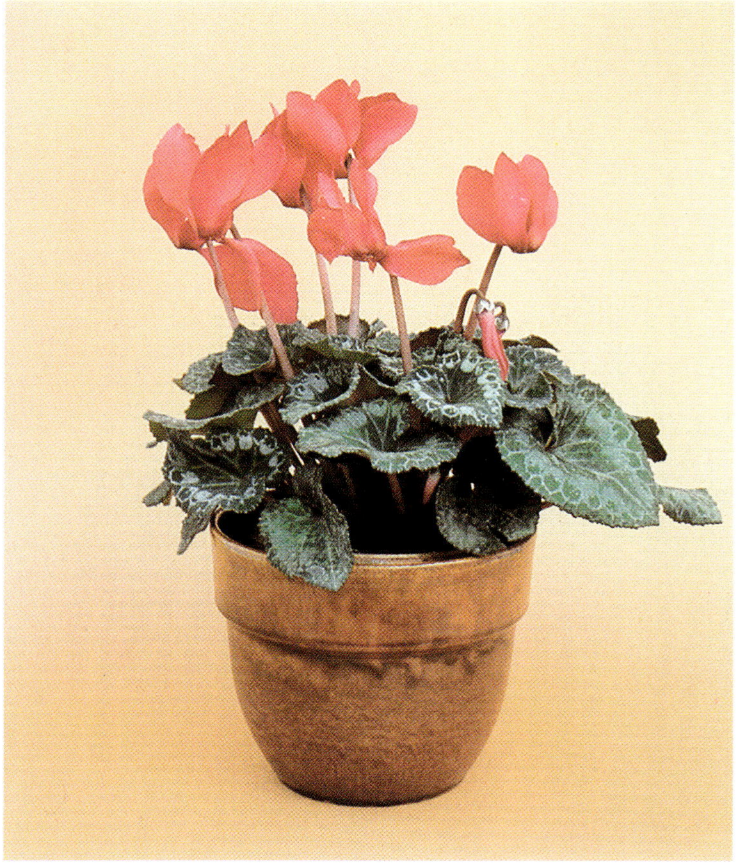

Abb. 210: Cyclamen purpurascens MILL. Alpenveilchen – Sowbread – Cyclamen, Pain de pourceau

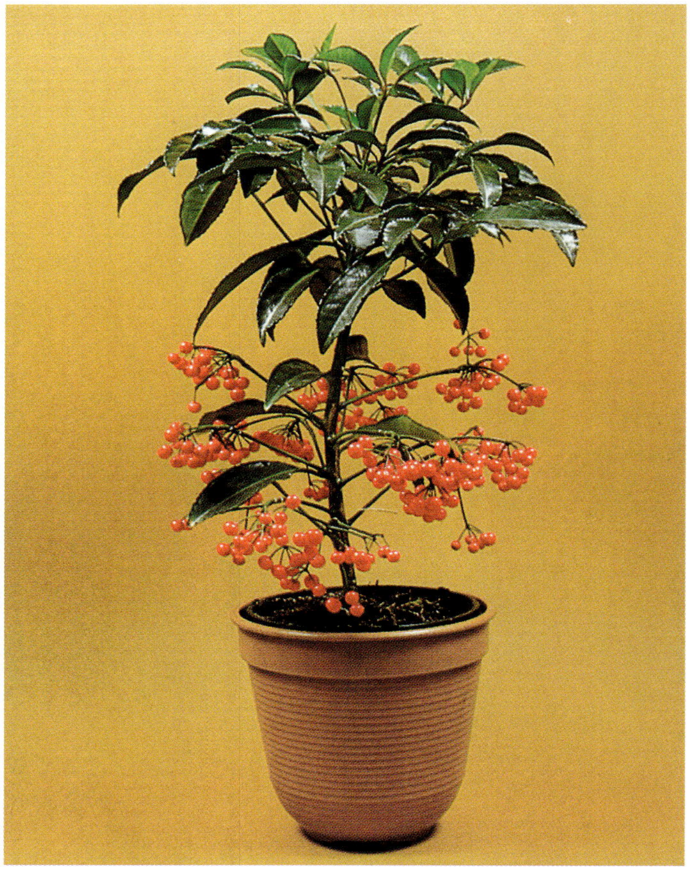

Abb. 211: Ardisia crenata SIMS. Ardisie, Spitzblume – Spiceberry – Ardisia

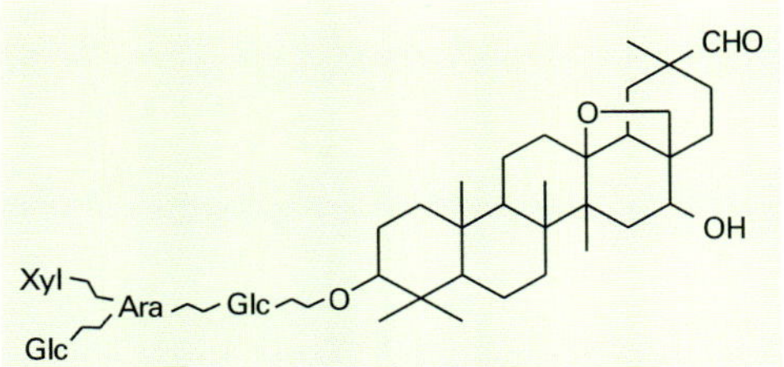

Cyclamin

Wirkung?) mindestens z.T. vom Magen-Darm-Trakt resorbiert werden. Vergiftungen, die neben gastrointestinalen Beschwerden bereits nach der Ingestion kleiner Stückchen der „Knolle" zu Krämpfen und Lähmungen führen sollen, sind in der älteren Literatur beschrieben (früher wurde die Droge Rhizoma Cyclaminis als drastisch wirkendes Abführmittel benutzt). Auch in den Blättern dürfte der Saponingehalt beachtlich sein; zumindest ist der Hämolytische Index und die Toxizität gegenüber Tubifex-Würmern hoch [17]. Ein Übersichtsreferat zu dieser Art [18] lässt erkennen, dass keine toxikologischen Daten oder neuere Berichte über Vergiftungen vorliegen. Lediglich THEUS [19] beschreibt den Fall eines 7 Monate alten Säuglings, der 2–3 Blätter gegessen hatte und 2 Stunden danach im komatösen Zustand hospitalisiert werden musste. Ein Zusammenhang zwischen Ingestion und Intoxikation wurde als wahrscheinlich angesehen.

Andere Primulaceen: Über eine mögliche Vergiftung von Schafen durch *Anagallis arvensis* [Ackergauchheil; scarlet (blue) pimpernel] liegt ein Bericht aus Australien (Neu-Südwales) vor [20]. Eine experimentelle Intoxikation durch Füttern von *Anagallis*-Kraut konnte allerdings nicht erreicht werden. *A. arvensis* enthält neben Triterpensaponinen in geringer Menge Cucurbitacine. Futter mit hohem Anteil an *Anagallis* führte zu Todesfällen von Rindern und Büffeln in Indien. Ein hoher Oxalatgehalt im Kraut und entsprechende Symptome einer Oxalatintoxikation wurden beschrieben [21]. Auch in Uruguay kam es zu Weidetiervergiftungen durch *A. arvensis* (Rinder und Schafe mit hoher Mortalitätsrate) [22]. In Versuchen mit Ratten zeigten sich nach Verabreichung eines alkoholischen Extrakts von *A. arvensis* pathologische Veränderungen vor allem im Bereich des Harnwegssystems. Die LD 50 des Extrakts betrug p. o. 10,72 mg/kg Körpergewicht [23].

Anhang. Als dekorative Topfpflanze wird im Blumenhandel neuerdings *Ardisia crenata* (Abb. 211) angeboten. Sie gehört zur Familie der Myrsinaceen, die eng mit den Primulaceen verwandt ist. Die Früchte sind saponinreich; aus den Wurzeln, die in der traditionellen chinesischen Medizin genutzt werden, wurde ein neues Saponin mit Cyclamiretin A als Aglykon isoliert [24]. Über Intoxikationen durch *Ardisia*-Früchte ist uns bisher nichts bekannt geworden.

Literatur

[1] Hausen, B. M.: On the occurrence of the contact allergen primin and other quinoid compounds in species of the family of Primulaceae. Arch. Derm. Res. *261*, 311–321 (1978).

[2] Bach-Schmidt, I.: Primula obconica. Gärtnerbörse + Gartenwelt *82*, 175 (1982).

[3] Maleci, L. B., M. M. Lippi and B. Mori: Secreting trichomes in Primula obconica Hance. Caryologia *45*(2), 123–134 (1992).

[4] De Corres, L. F., I. Leanizbarrutia, D. Munoz, G. Bernaola and E. Fernandez: Contact dermatitis from a neighbour's primula. Contact Dermatitis *16*, 234–235 (1987).

[5] Hausen, B. M., H. W. Schmalle, D. Marshall and R. H. Thomson: 5,8-Dihydroxyflavone (primetin) the contact sensitizer of Primula mistassinica. Arch. Derm. Res. *275*(6), 365–370 (1983).

[6] Mitchell, J. and A. Rook: Botanical dermatology – plants and plant products injurious to the skin. Greengrass Ltd. Vancouver, Canada 1979.

[7] Rook, A. and H. T. H. Wilson: Primula dermatitis. Br. Med. J. *1*, 220–222 (1965).

[8] Yasuda, H., M. Kumakiri, Y. Miura, K. Tsuchiya and A. Shiratori: Primula dermatitis. Hokkaido J. Med. Sci. *58*(6), 617–621 (1983).

[9] De Corres, L. F., I. Leannizbarrutia and D. Munoz: Contact dermatitis from Primula obconica Hance. Contact Dermatitis *16*, 195–197 (1987).

[10] Virgili, A. and M. Corraza: Unusual primin dermatitis. Contact Dermatitis *24*, 63–64 (1991).

[11] Aplin, C. G., R. Tan and C. R. Lovell: Allergic contact dermatitis from Primula auricula and Primula denticulata. Contact Dermatitis *42*, 48 (2000).

[12] Aplin, C. G. and C. R. Lovell: Contact dermatitis due to hardy primula species and their cultivars. Contact Dermatitis *44*, 23–29 (2001).

[13] Epstein, E.: Primula contact dermatitis: an easily overlooked diagnosis. CUTIS *45*(6), 411–416 (1990).

[14] Ott, A.: Haut und Pflanzen, Gustav Fischer Verlag, Stuttgart, Jena, New York 1991.

[15] Hausen, B. M., A. Shoji and O. Jarchow: Orchid allergy. Arch. Dermatol. *120*(9), 1206–1208 (1984).

[16] Reznicek, G., J. Jurenitsch, W. Robien and W. Kubelka: Saponins in Cyclamen species: Configuration of cyclamiretin C and structure of isocyclamin. Phytochemistry *28*(3), 825–828 (1989).

[17] Gerlach, K.-A.: Untersuchungen an Giftpflanzen, Dissertation, Kiel 1988.

[18] Spoerke, D. G., S. E. Spoerke, A. Hall and B. H. Rumack: Toxicity of Cyclamen persicum (Mill.). Vet. Hum. Toxicol. *29*(3), 250–251 (1987).

[19] Theus, L.: Schwere und tödliche Pflanzenvergiftungsfälle der Schweizer Bevölkerung von 1966–1992, Dissertation, Basel 1994.

[20] Rothwell, J. T. and D. J. Marshall: Suspected poisoning of sheep by Anagallis arvensis (scarlet pimpernel). Aust. Vet. J. *63*(9), 316 (1986).

[21] Sadekar, R. D., A. G. Bhandarkar, S. D. Udasi et al.: Toxicity of a winter crop Anagallis arvensis (blue pimpernel) in cattle and buffaloes. Indian Vet. J. *72*, 1151–1153 (1995).

[22] Rivero, R., A. Zabala, R. Gianneechini et al.: Anagallis arvensis poisoning in cattle and sheep in Uruguay. Vet. Hum, Toxicol. *43*(1), 27–30 (2001).

[23] Al Sultan, S. I., Y. A. Hussein and A. Hegazy: Toxicity of Anagallis arvensis plant. Pakist. J. Nutr. *2*(3), 116–122 (2003).

[24] Maotian, W., G. Xiongtai, H. Xiuwen and H. Shanhai: A new triterpenoid saponin from Ardisia crenata. Planta Med. *58*(2), 205–207 (1992).

Proteaceae

Von den überwiegend südhemisphärischen **Silberbaumgewächsen** sind wegen ihrer bisweilen in auffälligen Trauben, Ähren oder Köpfchen stehenden Blüten einige Vertreter als Zierpflanzen bekannt (*Banksia-*, *Protea-* u. a. Arten).

Die an phenolischen Verbindungen reiche Familie enthält u. a. Alkylphenole, die wie strukturähnliche Verbindungen der Anacardiaceae, Hydrophyllaceae, von *Ginkgo* oder *Philodendron* Kontaktdermatitiden hervorrufen können. Bekannt geworden ist in dieser Hinsicht die seit einiger Zeit als Topfpflanze kultivierte **australische Silbereiche**, *Grevillea robusta* [1–4], die eine bullöse Kontaktdermatitis auslösen kann [5]. Auch bei der Bearbeitung des Holzes, das als Furnierholz geschätzt wird, sind entsprechende Hautaffektionen beobachtet worden [6]. Die in *Grevillea* gefundenen Alkylphenole sind Resorcinolderivate, so z. B. das 5-n-Tridecylresorcinol (= Grevillol), das 5-(Pentadec-10-enyl)-resorcinol und ähnliche Verbindungen.

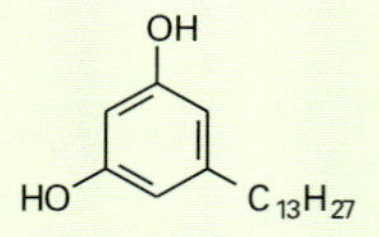

Grevillol

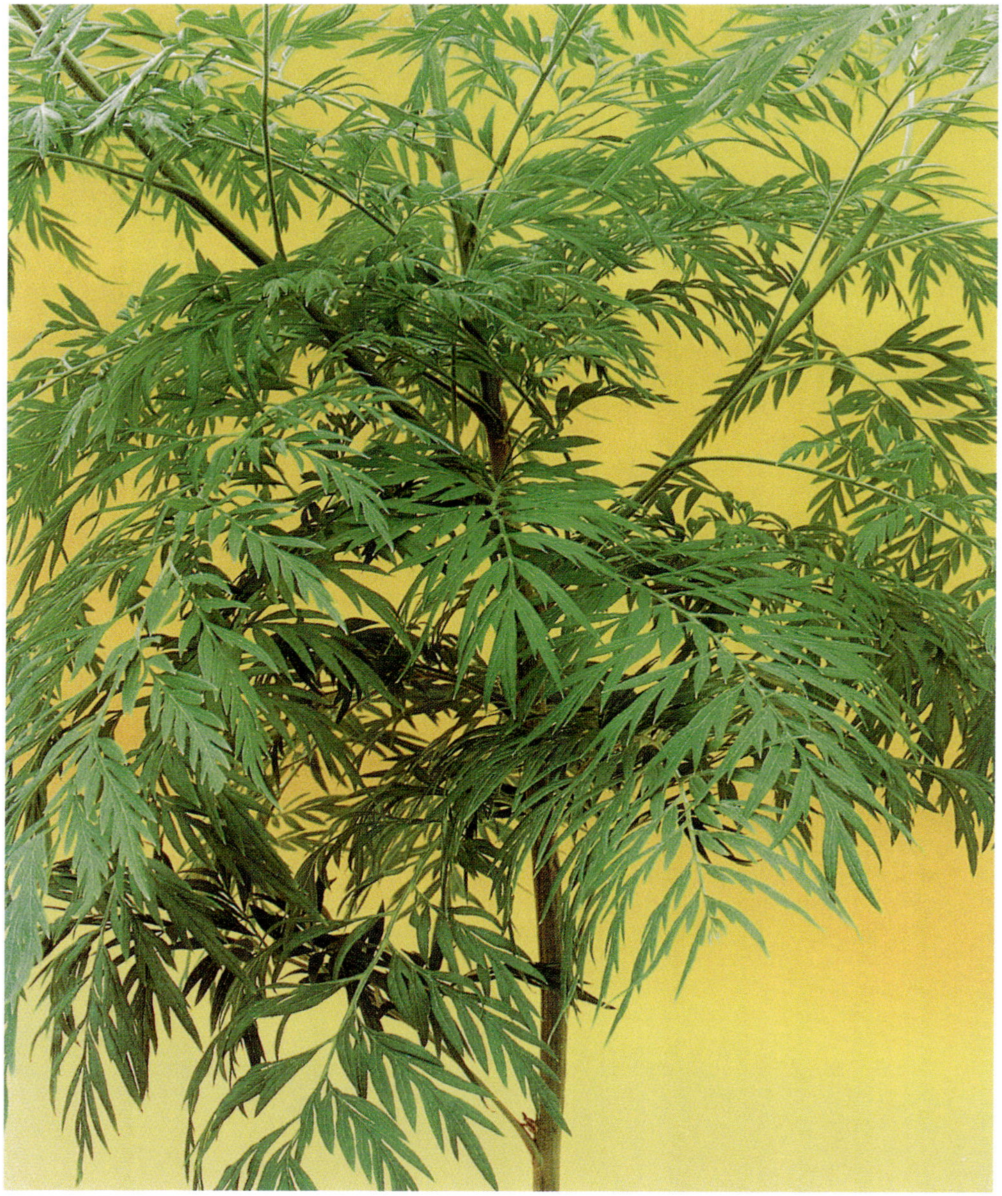

Abb. 212: Grevillea robusta A. Cunn. ex R. Br. Australische Silbereiche – Silk Bark Oak – Grévillée

Literatur

[1] Menz, J.: Contact dermatitis from plants of the Grevillea family – two case reports. Aust. J. Derm. *26*, 74–76 (1985).

[2] Menz, J.: Contact dermatitis from Grevillea „Robyn Gordon“. Med. J. Aust. *143*(12–13), 631–632 (1985).

[3] Menz, J., E.R. Rossi, W.C. Taylor and L.M. Wall: Contact dermatitis from Grevillea „Robyn Gordon“. Contact Dermatitis *15*, 126–131 (1986).

[4] Lothian, N.: Grevillea species and hybrids causing contact dermatitis. Australas. J. Dermatol. *30*(2), 111–113 (1989).

[5] Ott, A.: Immer mehr Hautschäden durch „Pflanzliches“ (Interview). Med. Tribune Nr. *26*, 36–37 (1987).

[6] Hausen, B.M.: Woods injurious to human health, 73–74, Walter de Gruyter, Berlin, New York 1981.

Ranunculaceae

Die **Hahnenfußgewächse** sind meist einjährige oder ausdauernde Kräuter, seltener Halbsträucher oder Sträucher mit vorwiegend extratropischer Verbreitung auf der nördlichen Halbkugel. Die Familie umfasst zahlreiche Zierpflanzen (z.B. Akelei, Anemone, Christrose, Eisenhut oder Rittersporn), eine Reihe von z.T. auch heute noch gebräuchlichen Arzneipflanzen (*Adonis*, *Aconitum*, *Cimicifuga*, *Helleborus*) und „ein Heer von Giftpflanzen" [1], von denen eine nicht kleine Zahl auch in Mitteleuropa wächst.

Toxische Inhaltstoffe. Das Spektrum giftiger Stoffe der Ranunculaceen reicht von Alkaloiden über cardiotoxische Substanzen bis zu hautreizenden Lactonen kurzkettiger Säuren, die für einen Teil der Familie charakteristisch sind. Cyanogene Glykoside und Triterpensaponine, die in der Familie nicht selten vorkommen, spielen aus toxikologischer Sicht dagegen keine oder nur eine untergeordnete Rolle.

Alkaloide. In vielen Hahnenfußgewächsen kommen Isochinolinalkaloide verschiedener Struktur allgemein verbreitet vor. Eine Reihe von ihnen sind pharmakologisch interessante Verbindungen. Viel untersucht sind z.B. die Alkaloide der Wiesenraute (*Thalictrum*, Abb. 213b) mit blutdrucksenkenden oder auch krebshemmenden Wirkungen. Aus toxikologischer Sicht ist diese Gruppe aber von geringerer Bedeutung; vgl. dazu auch die Ausführungen zum Berberin (s. S. 97), das bei den Ranunculaceen ebenfalls mehrfach nachgewiesen wurde. Hochtoxische Stoffe sind dagegen die nur in den Gattungen *Aconitum* und *Delphinium* (inkl. *Consolida*) vorkommenden Diterpen-Alkaloide vom Typ des Aconitins [2].

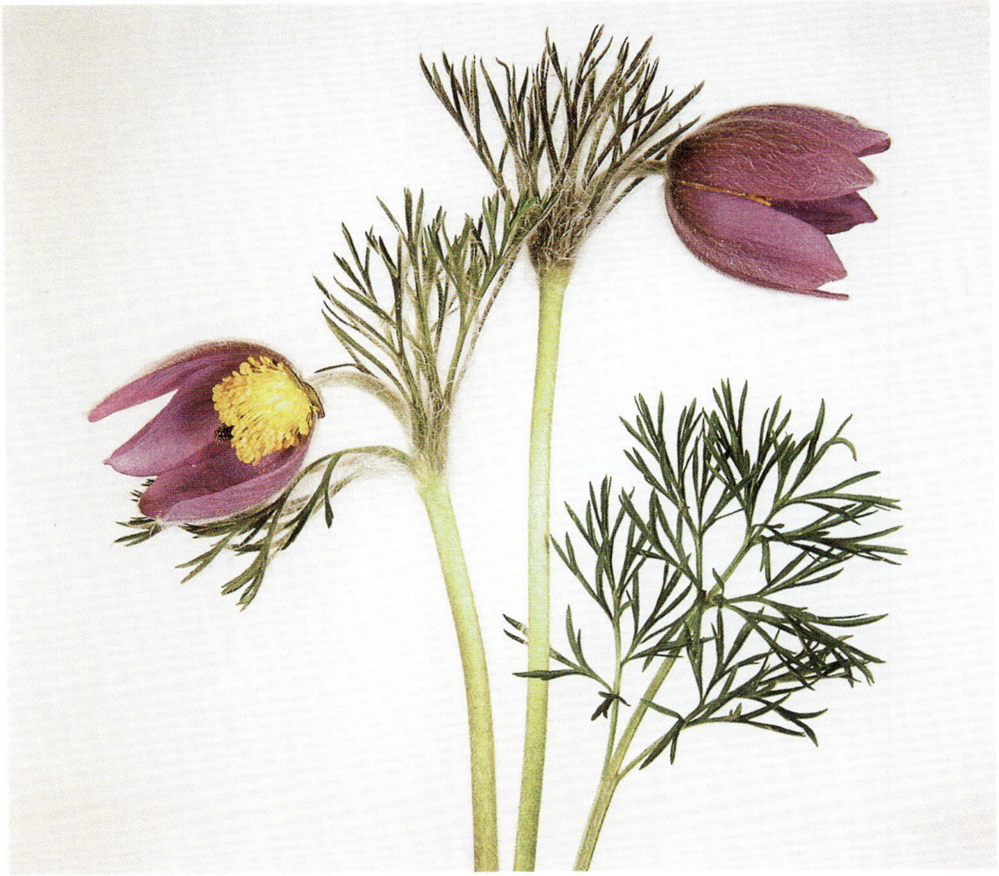

Abb. 213a: Pulsatilla vulgaris MILL. Kuhschelle, Küchenschelle – European Pasqueflower - Pulsatille vulgaire, Anémone pulsatille

Cardiotoxische Substanzen. Während in zahlreichen *Adonis*-Arten herzwirksame Glykoside vom Cardenolidtypus nachgewiesen sind, kommen in der Gattung *Helleborus* die im Pflanzenreich selteneren Bufadienolide vor.

Cyanogene Glyloside. In einer Reihe von Ranunculaceen kommen cyanogene Glykoside vor, so z.B. in Arten der Gattungen *Ranunculus*, *Aquilegia* und *Thalictrum*. In der als giftig geltenden Gattung *Aquilegia* (Akelei-Arten) wurden Triglochinin und Dhurrin nachgewiesen. Berichte über Intoxikationen durch *Aquilegia* sind uns nicht bekannt geworden.

Hautirritierende Stoffe. Vor allem in der Gattung *Ranunculus*, aber auch in *Anemone*, *Pulsatilla* (Abb. 213a), *Clematis* und *Helleborus* sind hautreizende Scharfstoffe vom Typ des Protoanemonins verbreitet, die die Giftigkeit vieler Vertreter der genannten Gattungen bedingen. Akkumulation derartiger Stoffe und das Vorkommen von Isochinolinalkaloiden scheinen sich interessanterweise gegenseitig auszuschließen.

Protoanemonin, das Lacton einer 4-Hydroxy-penta-2,4-diensäure (γ-Hydroxyvinylacrylsäure), entsteht aus glykosidischen

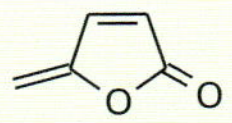

Protoanemonin

Vorstufen (Ranunculin) und geht relativ leicht in das unwirksame Dimere Anemonin über. Nach Untersuchungen von BURBACH [3] besitzt das Protoanemonin ein ausgeprägtes Bindungsvermögen für SH-Gruppen. Seine toxische Wirkung als subepidermales Vesicans beruht möglicherweise auf einer Inaktivierung von SH-Gruppen enthaltenden Enzymen, z.B. der Glykolyse.

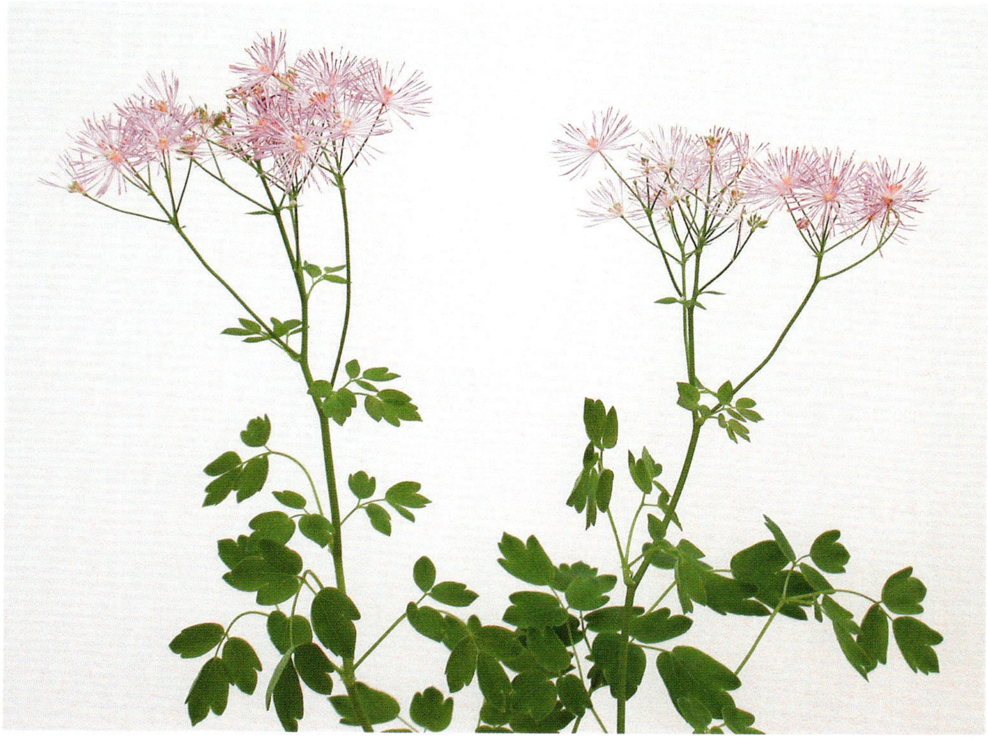

Abb. 213 b: Thalictrum aquilegifolium L. Akeleiblättrige Wiesenraute – Columbine Meadow Rue – Pigamon à feuilles d'ancolie

Literatur

[1] Hegnauer, R.: Chemotaxonomie der Pflanzen, 11 Bde., Birkhäuser Verlag, Basel, Boston, Berlin 1962 ff.

[2] Pelletier, S.W. and N.V. Mody: Developments in the chemistry of diterpenoid alkaloids. J. Nat. Prod. *43*(1), 41–71 (1980).

[3] Burbach, J.P.E.: De blaartrekkende werking voan boterbloemen. Ned. Tijdschr. Geneeskd. *107*, 1128–1130 (1963).

Ranunculus acris L. Scharfer Hahnenfuß – Meadow Buttercup – Bouton d'or

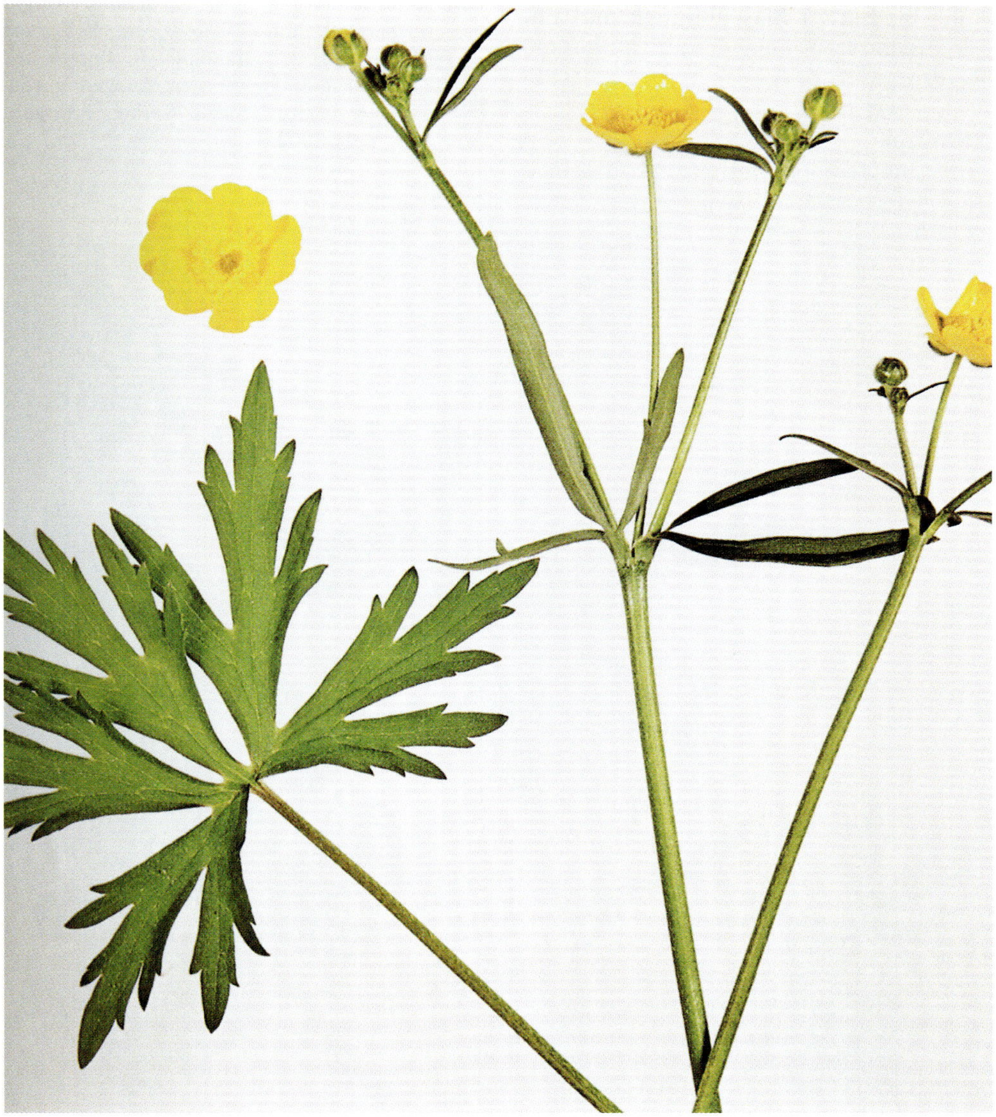

Abb. 214: Scharfer Hahnenfuß

30–80 cm hohe, ausdauernd-krautige Pflanze mit aufrechtem, wenig ästigem Stängel.
Von der Ebene bis in die alpine Stufe verbreitet auf Wiesen, an Straßenrändern und Gebüschen vorkommend, oft massenhaft auftretend.
Blätter am Grunde handförmig 5–7-teilig, anfangs behaart; nach oben einfacher und kürzer gestielt oder sitzend.
Blüten goldgelb, auffällig, auf stielrunden Blütenstängeln; V–X.
Früchte zahlreich, klein, auf kahlem Blütenboden.
Verbreitung: In ganz Europa.

Die Gattung *Ranunculus* umfasst einjährige oder ausdauernde Kräuter und Stauden und ist mit ca. 300 Arten vorwiegend im gemäßigten Klima der Nordhemisphäre zu Hause. Einige Arten leben aquatisch (z.T. submers) oder an feuchten, schlammigen Standorten, während die übrigen teils weit verbreitete Vertreter der europäisch-asiatischen Waldflora sind oder charakteristische Acker- und Wiesenunkräuter. Alle *Ranunculus*-Arten enthalten als scharfen, hautreizenden Inhaltsstoff Protoanemonin bzw. dessen glykosidische Vorstufen. Auf die Arbeit von BURBACH [3] über „die Blasen ziehenden Wirkungen von Butterblumen" wurde im Eingangskapitel zur Familie bereits hingewiesen.
In Abhängigkeit von der Höhe des Protoanemoningehalts gelten sie als mehr oder weniger giftig. Aus toxikologischer Sicht sind *R. sceleratus* und (der seltene) *R. thora*, beide als „Gifthahnenfuß" bezeichnet, hervorzuheben, darüber hinaus aber auch *R. acris*, der Scharfe Hahnenfuß, sowie auch *R. flammula*, *R. illyricus* und *R. bulbosus*.
Intoxikationen sind selten und bei Tieren nur zu erwarten, wenn der Anteil giftiger Hahnenfußarten bei der Nahrungsauf-

Adonis vernalis L. Frühlings-Adonisröschen – Yellow Pheasant's Eye – Adonis de printemps

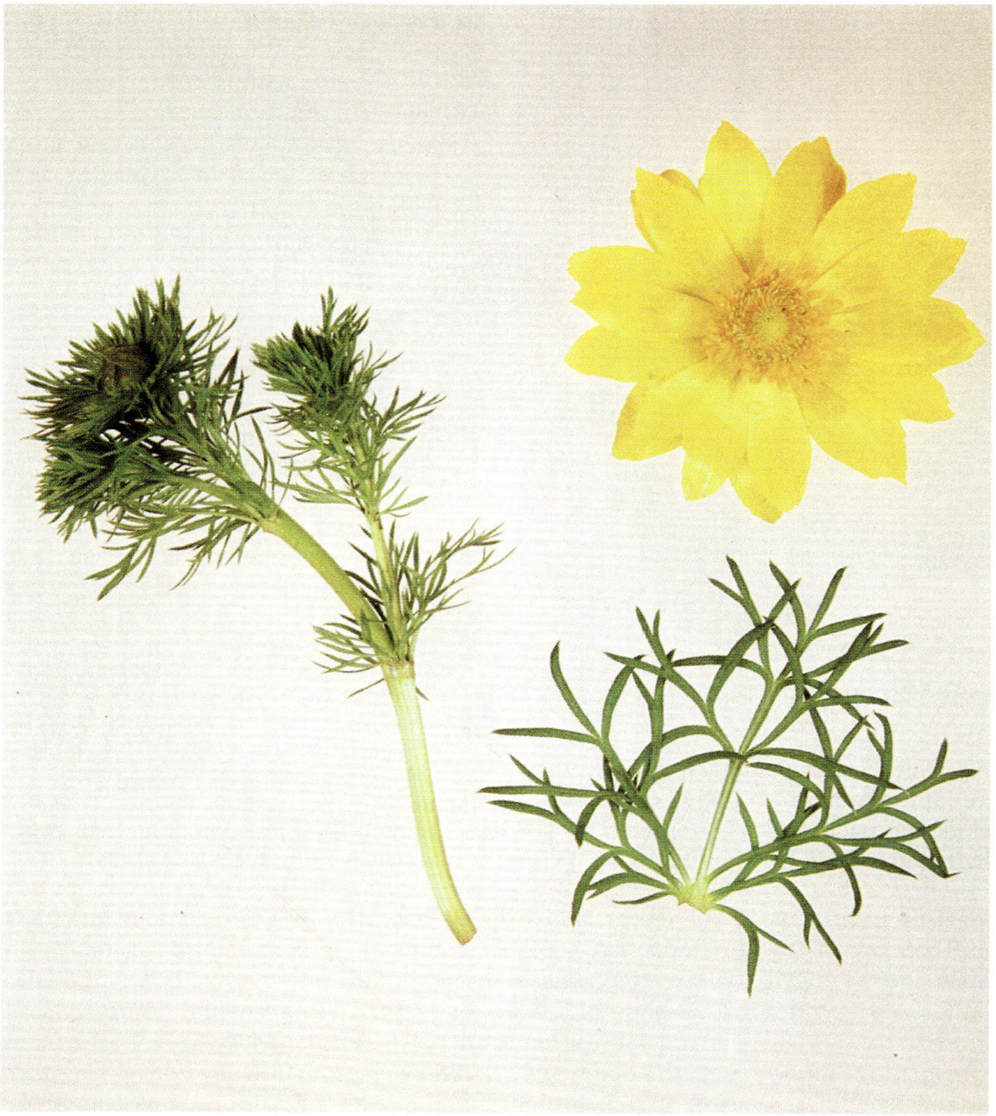

Abb. 218 a: Adonisröschen

10–30 cm hohe, ausdauernd-krautige Pflanze mit dunklem, kräftigem Wurzelstock und aufrechtem, am Grunde mit Schuppen versehenem Stängel; auf Trockenrasen, Kalk- und Sandböden.
Blätter 2–4fach fiederschnittig mit schmallinealen Zipfeln.
Blüten gelb, einzeln, endständig und aufrecht; IV–V.
Früchte klein, fast kugelig, verkehrt-eiförmig, runzelig, mit einem hakenförmigen Schnabel.
Verbreitung: SO- und M-Europa; in Deutschland selten.

In der Gattung *Adonis* kommen verbreitet herzwirksame Glykoside vom **Cardenolidtypus** vor. Sie zeichnen sich durch schlechte Resorbierbarkeit und geringe Kumulationsneigung aus.
Adonitoxin, das Hauptglykosid von ca. 25 Glykosiden des Frühlings-Adonisröschens, ist mit Convallatoxin, sein Aglykon mit k-Strophanthidin isomer. Der Gesamtgehalt beträgt zur Erntezeit etwa

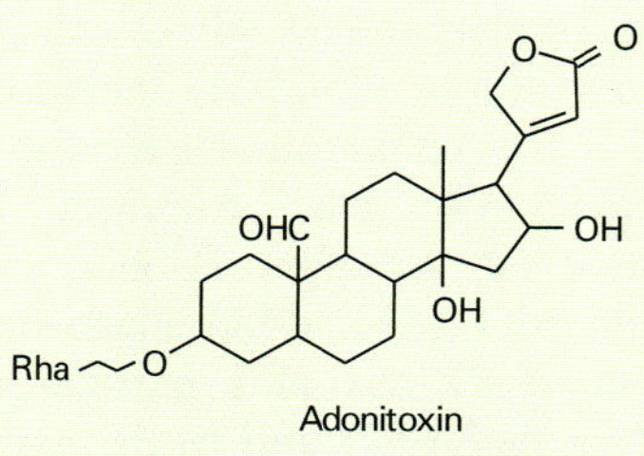

Adonitoxin

0,25 bis 0,5 %, in den Samen ist er höher. Intoxikationen sind kaum zu erwarten und in der Literatur auch nicht erwähnt; wir verweisen auf das bei *Convallaria* Gesagte. *Adonis vernalis* als Pflanze mit potenziell cardiotoxischen Inhaltsstoffen ist hier nur der Vollständigkeit halber erwähnt, zumal sie Lieferant der offizinellen Droge „Adoniskraut DAB“ ist.

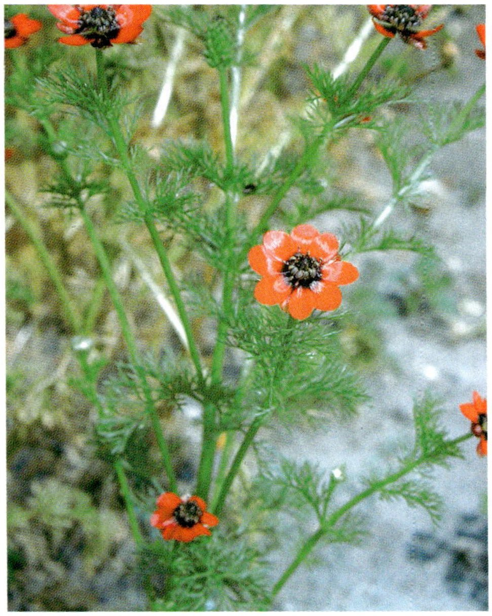

Abb. 218b: Adonis aestivalis L. Sommer-Adonisröschen – Summer Pheasant's Eye – Adonide

Andere *Adonis*-Arten wie z. B. *A. aestivalis*, das Sommer-Adonisröschen mit roten Blüten (Abb. 218 b), *A. annua* (= *autumnalis*), das Herbst-Feuerröschen, oder *A. flammea*, das Flammen-Adonisröschen, enthalten ebenfalls Cardenolide, jedoch in geringerer Menge als *A. vernalis*, sodass Vergiftungen noch weniger zu erwarten sind.

Woods et al. [5] berichteten allerdings kürzlich über eine Adonis-Intoxikation von drei Pferden in Nordamerika. Nach dem Fressen von Heu, das mit *Adonis aestivalis* verunreinigt war, starben alle drei Tiere; im Gastrointestinaltrakt konnte durch LC/MC-Chromatographie Strophanthidin nachgewiesen werden.

Aus Australien wurde erstmals über Vergiftungen von Schweinen durch die Samen von *A. microcarpa* berichtet [1]. Sie waren als Verunreinigung von verfütterten Erbsen in das Futter gelangt.

Anmerkung: Die schwere Vergiftung einer Hündin, die Blattmaterial von *Eranthis hyemalis* (Winterling, winter aconite) gefressen hatte, ist sicherlich **nicht auf** Cardenolide zurückzuführen, wie in der Arbeit [2] unter Bezugnahme auf [3] angegeben. Das vermutete Vorkommen von herzwirksamen Glykosiden im Winterling geht auf eine Arbeit aus dem Jahre 1935 zurück, deren Ergebnisse aber bislang nicht überprüft worden sind [4].

Literatur

[1] Davies, R. L. and P. B. D. Whyte: Adonis microcarpa (pheasant's eye) toxicity in pigs fed field pea screenings. Aust. Vet. J. *66*(5), 141–143 (1989).

[2] Grunwald, D., E. Lütkefels und P. Wohlsein: Intoxikation eines Hundes durch Winterling (Eranthis hyemalis), Kleintierpraxis *47*, 587–592 (2002).

[3] Buff, W. und K. von der Dunk: Giftpflanzen in Natur und Garten, Verlag Paul Parey, Berlin, Hamburg 1988.

[4] Hegnauer, R.: Chemotaxonomie der Pflanzen, 11 Bde., Birkhäuser Verlag, Basel, Boston, Berlin 1972 ff.

[5] Woods, L. W., M. S. Filigenzi, M. C. Booth, L. D. Rodger, J. S. Arnold and B. Puschner: Summer pheasant's eye (Adonis aestivalis) poisoning in three horses. Vet. Pathol. *41*(3), 215–220 (2004).

Helleborus niger L.

Christrose, Schwarze Nieswurz – Christmas Rose, Black Hellebore – Rose de Noël, Hellébore noire

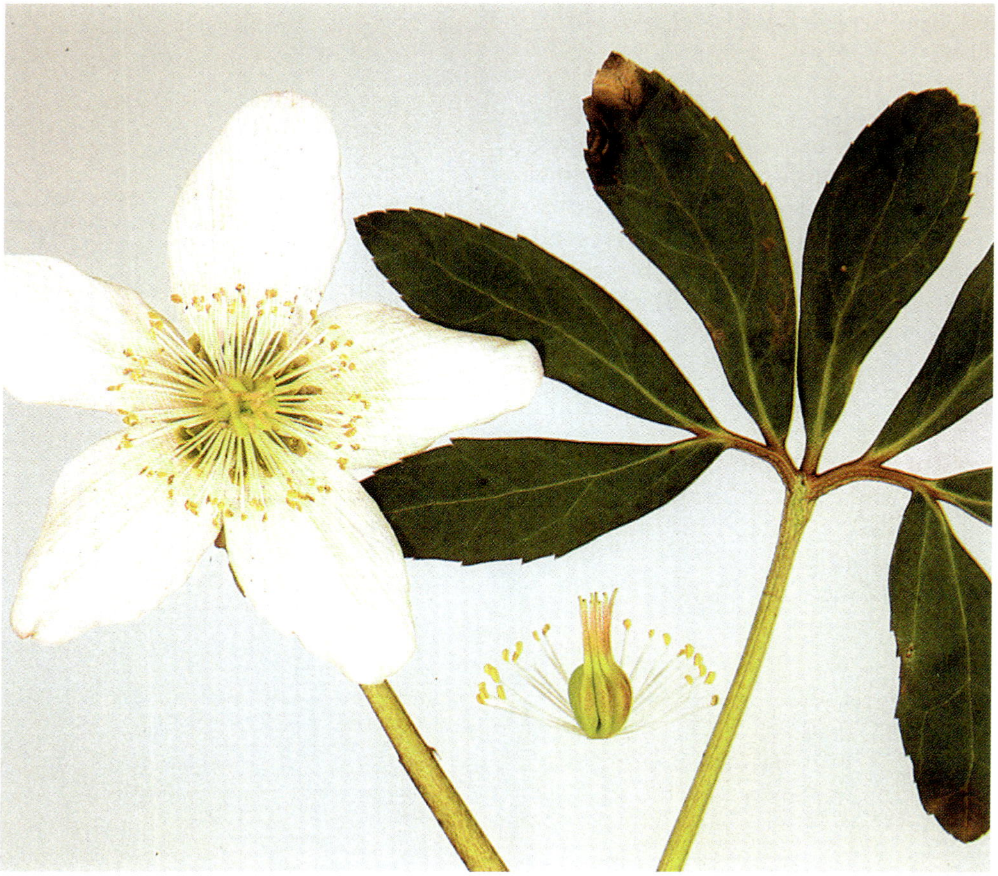

Abb. 219: Christrose

Ausdauernde, 15–30 cm hohe Pflanze mit kräftigem Wurzelstock, einen bis mehrere Stängel treibend.
An steinigen Abhängen; kalkliebende Gebirgspflanze.
Blätter grundständig, langgestielt, lederig; überwinternd; fußförmig mit 7–9 Zipfeln.
Blüten weiß oder rötlich, endständig an dickem, aufrechtem Blütenstiel, mit 1–3 grünen, schuppenförmigen Hochblättern; (XII–)II–IV.
Früchte vielsamige Balgfrüchte, ca. 7 auf kurzem Fruchtträger.
Verbreitung: Südliche und östliche Kalkalpen; vielfach als Gartenpflanze und gelegentlich verwildert zu finden

Die Christrose ist eine alte Heil- und Giftpflanze. Von ihr wird berichtet, dass sie schon in der Antike um ca. 600 v. Chr. als „chemische Waffe“ eingesetzt wurde: *„In dem gegen Kirrha ausgebrochenen Krieg ließ Solon das Flüsschen Pleisthenes, das in einem Kanal durch die Stadt ging, davon ableiten. Die Belagerten halfen sich mit Brunnen- und Regenwasser. Nun ließ er viele Wurzeln von Helleborus, der reichlich und in bester Beschaffenheit in Antikyra in Phokis wuchs, in den Pleisthenes werfen, und als er glaubte, das Wasser habe genug Gift daraus extrahiert, ließ er es wieder in den Stadtkanal laufen. Nach dem die Kirrhaier, erfreut über den Wasserzufluss, reichlich davon getrunken hatten, bekamen sie so heftige, unaufhörliche Durchfälle, dass sie die Bewachung der Mauern unterlassen mussten. So unterlagen sie“* [1].

Dabei ist anzumerken, dass in der antiken Erzählung des Pausanias nur von „Helleborus“ die Rede ist, d.h. dass also auch andere Arten gemeint sein können.

Helleborus niger ist in zahlreichen Unterformen, Auslesen und Hybriden auch eine beliebte Zierpflanze; zur Anzucht, Kultur und gärtnerischen Pflegemaßnahmen verweisen wir auf [2].

Toxische Inhaltsstoffe. In der Gattung *Helleborus* kommen cardiotoxische **Bufadienolide**, aber auch Saponine, Ecdysone und Protoanemonin vor. Aus der Vielzahl alter und neuerer, z.T. widersprüchlicher Angaben ergibt sich für die Schwarze Nieswurz zzt. folgendes Bild:

- Nachdem zuletzt in einer ausführlichen Bearbeitung in den unterirdischen Organen keine Bufadienolide gefunden wurden [3], gelang mit neueren Methoden wie HPLC und DCCC der Nachweis von Deglucohellebrin, Hellebrigenin und Telocinobufagin [4]. Oberirdische Organe sind offenbar nicht untersucht.
- Das in der älteren Literatur beschriebene Saponingemisch „Helleborin“ besteht vorwiegend aus Steroidsaponinen. Über die Identifizierung einzelner Komponenten liegen Untersuchungen von Kating und Wissner [5] vor.

- Oberirdische Teile (Blüte, Stängel, Blatt) führen Ranunculin bzw. Protoanemonin [6].

Die z.T. verwirrenden Angaben lassen sich durch die Verwendung von Handelsdrogen als Ausgangsmaterial für die chemischen Untersuchungen erklären: Rhizoma (Radix) Hellebori nigri kann von *H. niger* oder *H. viridis* stammen; eine eindeutige pharmakognostische Identifizierung, die auch andere *Helleborus*-Arten ausschließt, ist jedoch nicht möglich. Daher haben WISSNER und KATING ihre 1971–1974 in mehreren Publikationen [3, 5, 9] dargelegten, umfangreichen Untersuchungen ausschließlich an selbst gesammeltem oder angebautem, einwandfrei bestimmtem Pflanzenmaterial durchgeführt.
Vergiftungen durch *H. niger* können also durch die Kombination Steroidsaponine + Protoanemonin + Bufadienolide bedingt sein, wobei offensichtlich, abgesehen von Protoanemonin, über Inhaltsstoffe der oberirdischen Teile nichts bekannt ist. Dass diese zumindest bei einer anderen *Helleborus*-Art toxisch sind, zeigt der Fall einer Tiervergiftung [8]: Nach dem Fressen von Blättern der „Stinkenden Nieswurz", *Helleborus foetidus* (stinking hellebore) starben 6 von 17 Rindern. Da jeweils nur wenig Blattmaterial im Rumen verendeter Tiere gefunden wurde, muss von einer erheblichen Toxizität der Blätter ausgegangen werden. Über eine Tiervergiftung durch *H. viridis* berichtete JOHNSON [9]. Auch in den Samen von *H. odorus* wurden Bufadienolide gefunden [10].

Vergiftungssymptome. Kratzen im Mund- und Rachenraum, erhöhter Speichelfluss, gastrointestinale Beschwerden mit Erbrechen, Koliken und Diarrhoe; Pupillenerweiterung; cardiale Symptomatik möglich. *Helleborus*-Vergiftungen sind allerdings selten.

Therapie

Primäre Giftentfernung; Kohle, Abführmittel. Symptomatische Maßnahmen.

Literatur

[1] Lewin, L.: Die Gifte in der Weltgeschichte, Verlag J. Springer, Berlin 1920; Reprint Gerstenberg Verlag, Hildesheim 1983.
[2] N. N.: Helleborus. Gärtnerbörse + Gartenwelt *83*(4), 76–81 (1983).
[3] Wißner, W. und H. Kating: Untersuchungen über die Hellebrinführung der unterirdischen Organe von Helleborus-Arten. Planta Med. *20*, 344–349 (1971).
[4] Glombitza, K.-W., C. Kucera-Waldmann and U. Fricke: Do roots of Helleborus niger contain cardioactive substances? Planta Med. *55*, 107 (1989).
[5] Kating, H. und W. Wißner: Untersuchungen über herzwirksame Glykoside bei den europäischen und kleinasiatischen Arten der Gattung Helleborus. Pharm. Ztg. *119* (49), 1985–1994 (1974).
[6] Martinek, A.: Ranunculosid als Inhaltsstoff der getrockneten Blätter, Stengel und Blüten von Helleborus niger. Planta Med. *26*, 218–224 (1974).
[7] Wißner, W. und H. Kating: Botanische und phytochemische Untersuchungen an den europäischen und kleinasiatischen Arten der Gattung Helleborus. Planta Med. *26*, 128–143; 228–249; 364–374 (1974).
[8] Holliman, A. and D. Milton: Helleborus foetidus poisoning of cattle. Vet. Rec. *127*(13), 339–340 (1990).
[9] Johnson, C.T. and J.K. Routledge: Suspected Helleborus viridis poisoning of cattle. Vet. Rec. *89*, 202 (1971).
[10] Kissmer, B. and M. Wichtl: Bufadienolides from the seeds of Helleborus odorus. Planta Med. *52*(2), 152–153 (1986).

Aconitum napellus L. Blauer Eisenhut, Echter Sturmhut – Garden Monkshood, Wolfsbane – Aconit blanc

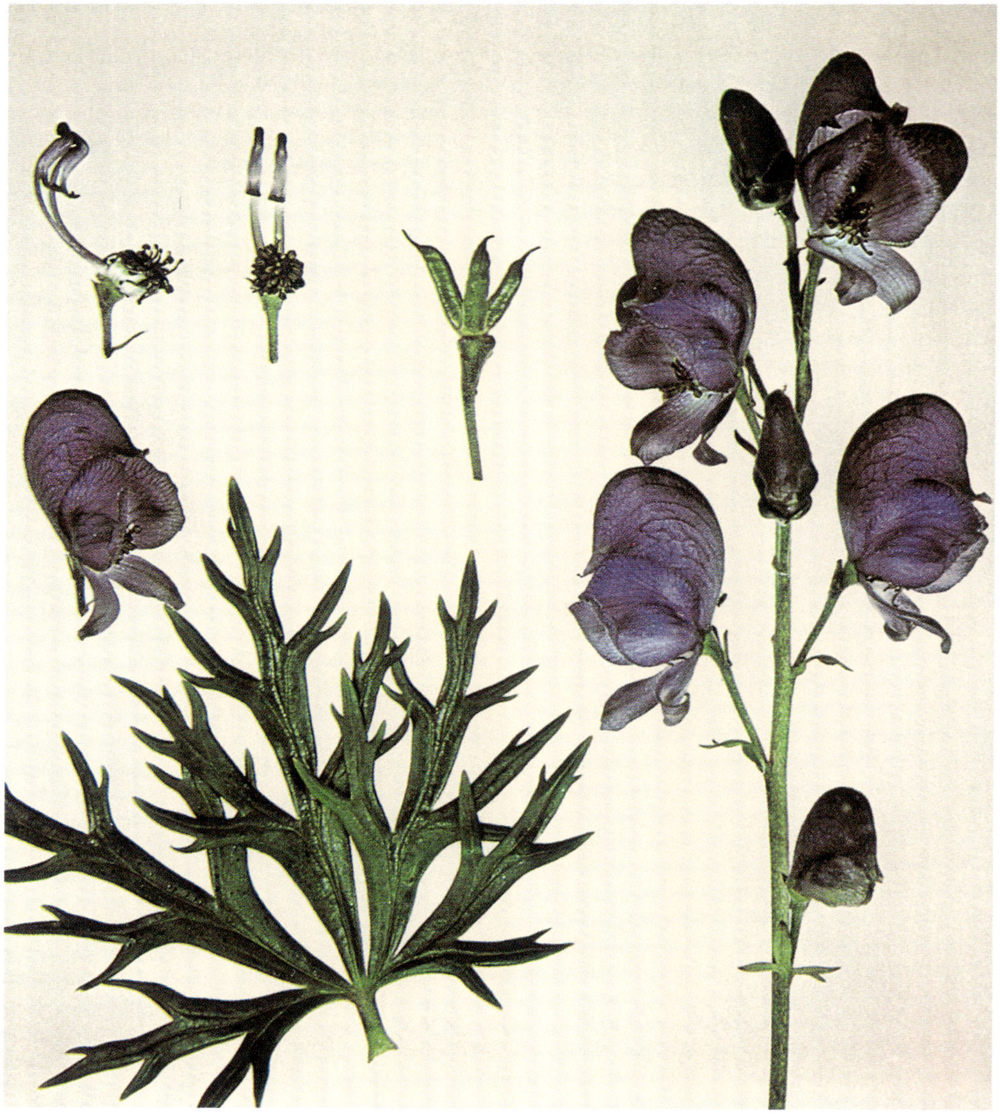

Abb. 220: Eisenhut

0,5–1,5 m hohe, ausdauernd-krautige Pflanze mit knollig-verdickten, fleischigen Wurzeln und aufrechtem, kräftigem Stängel.
Häufig an feuchten Stellen, auf überdüngtem Boden, an Wegen und Bachufern in der montanen bis alpinen Region der Gebirge zu finden.
Sehr veränderliche Art.
Blätter 5–7-teilig, tief eingeschnitten, dunkelgrün; nach oben zu kleiner werdend.
Blüten in dichten Trauben; violett-blau; das oberste Perigonblatt helmförmig: VI–VIII.
Früchte Balgkapseln mit glänzend-schwarzen, dreikantigen, an den Kanten geflügelten Samen.
Verbreitung: In den Alpen, zerstreut aber auch in den höheren Mittelgebirgen Deutschlands; vielfach in Gärten angepflanzt.

Der Blaue Eisenhut wird häufig als „die giftigste Pflanze Europas" bezeichnet, innerhalb der Gattung offenbar nur noch vom indischen *Aconitum ferox* übertroffen, dessen Extrakt als Pfeilgift benutzt wurde. Auch verschiedene chinesische *Aconitum*-Arten haben zur Gewinnung von Pfeilgiften eine Rolle gespielt [1]. Bei den Lepchas in Sikkim wird *A. spicatum* als Pfeilgift benutzt und die Wurzel von *Rubus ellipticus* in die Wunde getöteter Tiere eingerieben, um die Wirkung des Pfeilgifts zu neutralisieren [2]. Die Giftigkeit des Eisenhuts war schon in der Antike bekannt, und Extrakte der Pflanze sind vielfach für Giftmorde eingesetzt worden [3]. Als Arzneidroge spielten seit dem 18. Jahrhundert Tubera Aconiti, die Tochterknollen von *A. napellus*, eine Rolle, doch ist die Droge heute, abgesehen von der Verwendung homöopathischer Dilutionen, obsolet.

Toxische Inhaltsstoffe. In der Gattung *Aconitum* kommen Diterpen-(C_{20})- und Nor-Diterpen-(C_{19})-Alkaloide vor, deren Stickstoff meist ethyliert ist („Alkamine"). Während die in der Regel unveresterten C_{20}-Verbindungen wenig giftig sind, zeichnen sich die mehrfach veresterten Nor-Diterpene durch eine hohe Toxizität aus. Spaltung der Esterbindungen führt zum Absinken der Wirkung, sodass die unveresterten C_{19}-Alkamine toxikologisch wie die echten Diterpene einzustufen sind. Unterschiede im Inhaltsstoffspektrum und Umwandlungen beim Trocknen und Lagern bedingen die verschiedenartige Toxizität einzelner Arten und der früher gebräuchlichen Droge. Der Blaue Eisenhut enthält als Frischpflanze in allen Organen neben anderen Alkaloiden **Aconitin** (z. B. in der Knolle 0,3–2 %, im Blatt 0,2–1,2 % und in den Samen 1–2 %) und ist deshalb mit Recht als gefährliche Giftpflanze einzustufen. Für Aconitin als Reinsubstanz beträgt die letale Dosis 3–6 mg (für den Erwachsenen), entsprechend können bereits wenige Gramm Pflanzenmaterial gefährlich werden.

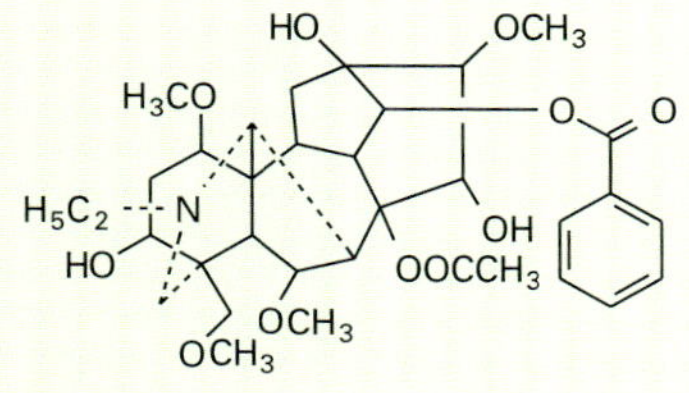

Aconitin

Vergiftungsfälle. Medizinale Vergiftungen durch Aconitinüberdosierung – zuletzt eindrucksvoll von Druckrey [4] beschrieben – kommen praktisch nicht mehr vor, da das Aconitin aus dem Arzneischatz verschwunden ist. Eine tödliche Intoxikation durch Verwechslung von Eisenhutwurzeln mit Meerrettichwurzeln hat Kalbfleisch [5] dokumentiert. Der verhängnisvolle Irrtum ereignete sich im Dezember, was insofern erwähnenswert ist, als der Aconitingehalt der Wurzeln im Winter den höchsten Wert erreicht. Zu einer Intoxikation mit tödlichem Ausgang kam es auch nach Verwechslung oder Verfälschung eines „Meisterwurz"-Tees (Imperatoriae rhizoma) mit Aconiti tuber [6].

Auch in neuerer Zeit sind Vergiftungen mit z. T. tödlichem Ausgang bekannt geworden [42]. Bei über 150 Beratungsfällen im Zeitraum von ca. 25 Jahren kam es immerhin in ca. 20 % der Fälle bei Kindern zu ernsthafteren Vergiftungssymptomen. Sie hatten nicht näher definierte Mengen an Blüten, Blättern oder Samen gegessen oder gekaut [7]. In einem genauer dokumentierten Fall verstarb ein $1^{2}/_{3}$ Jahre altes Kind nach dem Verzehr einer unbekannten Menge an Blüten [8]. Die Obduktion ergab in verschiedenen Organen des Kindes letale Aconitindosen. Theus [9] dokumentiert vier Fälle von Eisenhutintoxikationen. In 2 Fällen wurden aus suizidaler Absicht Wurzelstückchen gekaut bzw. ein Absud aus der Wurzel getrunken; in einem Fall wurde ein Wurzelstück aus Neugier gekaut und 1-mal wurde ein Blatt gegessen (angeblich Verwechslung mit „wildem Spargel"). In allen Fällen traten neben den bekannten Erstsymptomen cardiale Rhythmusstörungen auf. Auch in Japan zeigten sich bei einem Mann, der Eisenhutblätter gegessen hatte, gefährliche Herzrhythmusstörungen [10]. In einem weiteren Fall sollten Eisenhutwurzeln dazu dienen, sich „high" zu machen [11]. In einem Honig, der zu Vergiftungen geführt hatte, konnten zahlreiche *Aconitum*-Pollen sowie Aconitin als toxische Substanz nachgewiesen werden [12]. Nach einem Suizidversuch, den der Patient überlebte, konnten über 6 Tage im Urin noch Aconitin und dessen Hydrolyseprodukte nachgewiesen werden [13]. Bei einem „Mordversuch mit Eisenhut" wurde Aconitin in einem Kaffeepulver gefunden. Das betroffene Ehepaar überlebte, nachdem es beim ersten Auftreten typischer Symptome in eine Klinik eingewiesen worden war; wesentliche Therapiemaßnahme war die Gabe von Magnesium, um die gefährlichen Herzrhythmusstörungen zu beheben [14]. Im Falle eines „erfolgreichen" Suizidversuchs verstarb ein 60-jähriger Mann 2 Stunden nach Einnahme eines aus vermahlenen Blättern selbst hergestellten Eisenhutextrakts [15]; die post mortem mittels HPLC-DAD gefundenen Aconitinwerte betrugen 10,8 µg/l im Femoralblut und 264 µg/l im Urin.

Nicht selten sind auch Intoxikationen durch den Gebrauch von *Aconitum*-Zubereitungen, die in der indischen und vor allem traditionellen chinesischen Medizin (TCM) eine wichtige Rolle spielen [1, 16–21]. Bei zunehmendem Interesse an chinesischen Heilmethoden und Heilkräutern in den westlichen Ländern bestehen vor allem dann Gefahren, wenn in China gebräuchliche Verfahren zur Alkaloidverminderung und damit zur Herabsetzung der Toxizität der verwendeten Arzneizubereitungen nicht übernommen werden oder nicht bekannt sind [22, 23].

Vergiftungssymptome. Die Wirkung setzt bei peroraler Aufnahme toxischer Dosen schnell (evtl. schon nach 10–20 Min.) ein und äußert sich zunächst in Brennen und Kribbeln im Mund, aber auch in Fingern und Zehen. Begleitet von Schweißausbrüchen und Frösteln breiten sich die Parästhesien über den ganzen Körper aus und gehen in ein Gefühl des Pelzigseins, der Unempfindlichkeit und Eiseskälte über (Anästhesia dolorosa). Es folgen quälendes Erbrechen, kolikartige Durchfälle, Lähmungen der Skelettmuskulatur und offenbar stärkste Schmerzen. Im Falle einer tödlichen (100fachen!) Aconitinüberdosierung heißt es z. B. [4]:

Wenige Minuten nach Einnahme des Pulvers wird dem Patienten schlecht; es beginnt ein sehr quälendes Erbrechen, bald danach folgen Durchfälle ... 10 Minuten nach der Einnahme klagt der Patient über heftige Schmerzen im Kopf, Hals und Rücken, vor allem „tue ihm das Herz weh" auch das Augenlicht sei geschwunden. Die Schmerzen werden so heftig, dass die Schreie des Kranken durch das ganze Haus zu hören sind. Als die Frau mit dem Arzt telefoniert, hört dieser das Schreien sogar durch das im anderen Stockwerk stehende Telefon ... 2 Stunden nach Einnahme des Pulvers stirbt der Patient im Krankenhaus.

Im weiteren Verlaufe der Intoxikation treten zunehmend Lähmungen und lebensbedrohliche Herzrhythmusstörungen unterschiedlichster Art auf. Der Tod kann unter Absinken der Körpertemperatur schon nach 1 (bis 3) Stunden durch Atemlähmung oder Herzversagen eintreten, wobei das Bewusstsein bis zuletzt erhalten bleibt. Aconitin wird auch perkutan durch Schleimhäute und die unverletzte Haut gut resorbiert, sodass Kinder gefährdet sind, wenn sie z. B. mit den Blüten spielen [8].

Eine ausführliche Darstellung unserer derzeitigen Kenntnisse über Aconitin und verwandte Diterpenalkaloide stammt von Seeger [24].

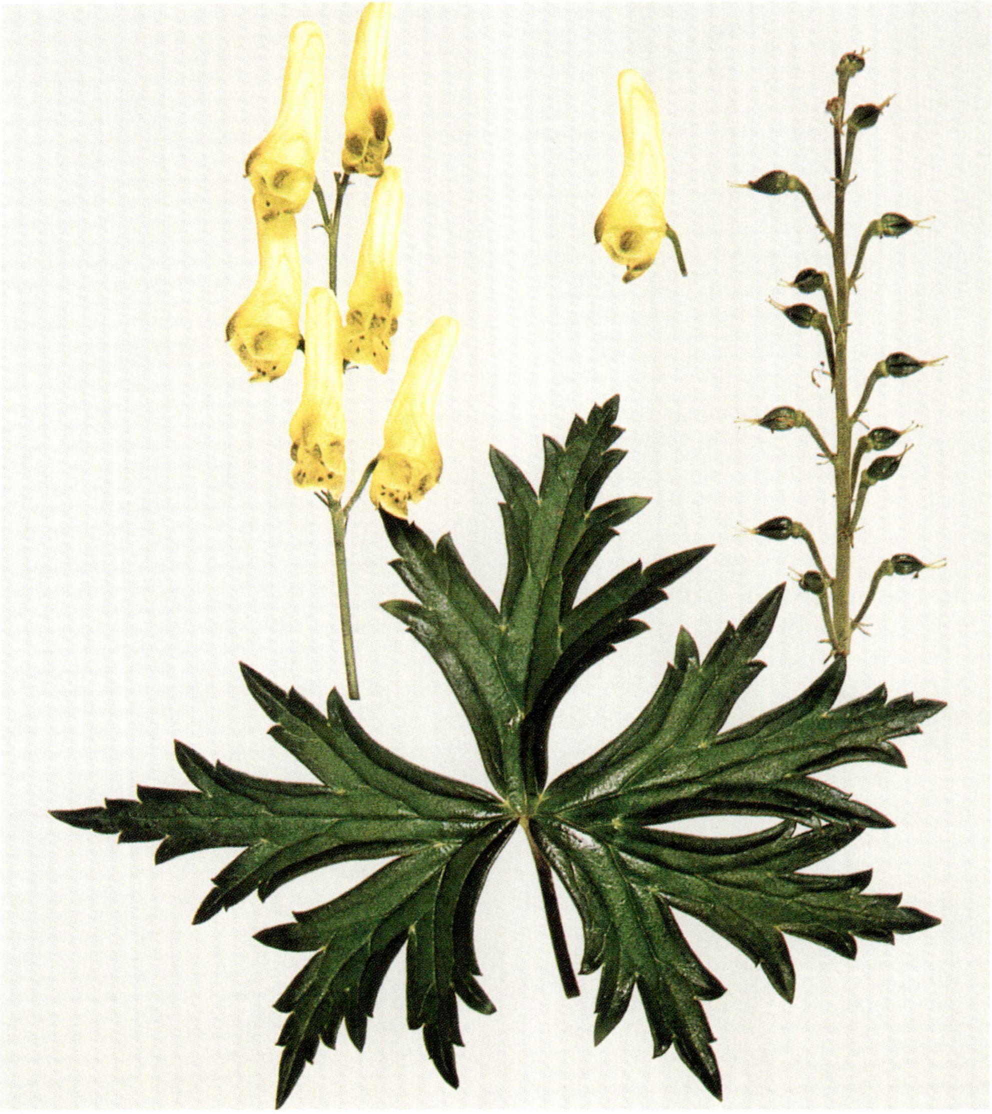

Abb. 221: Aconitum lycoctonum L. Gelber Eisenhut – Wolfsbane – Aconit Tue-Loup

Nor-Diterpen-Alkaloide, darunter Lycaconitin, enthält auch der Gelbe Eisenhut (*Aconitum lycoctonum*; Abb. 221), dessen Extrakt früher als Wolfsgift Verwendung fand („Wolfseisenhut"). Die Pflanze ist toxikologisch wie *A. napellus* einzustufen, wenn auch Berichte über Vergiftungen fehlen.

Anhang. Außer in *Aconitum* finden sich innerhalb der Ranunculaceen Diterpen- und Nor-Diterpen-Alkaloide noch im Rittersporn. Von den bei uns vorkommenden Arten seien genannt:

- *Consolida regalis*, der Feldrittersporn als kalkliebendes Ackerunkraut,
- *Consolida ajacis*, der Gartenrittersporn (0,3–1 m hoch) und
- *Delphinium elatum*, der Hohe Rittersporn (0,6–1,5 m hoch; Abb. 222) als Gartenzierpflanzen.

Obwohl aconitinähnliche Alkaloide in allen genannten Arten vorkommen, scheint die Toxizität geringer zu sein. Konkrete Angaben über Intoxikationen fehlen aus dem mitteleuropäischen Raum.

Therapie [7]

Wegen rasch möglicher dramatischer Symptome ist der Transport zur Klinik mit Notarztbegleitung zu veranlassen. Schon bei Ingestionsverdacht sofortige Giftentfernung durch Erbrechenlassen; Magenspülung, Gabe von Aktivkohle; ein spezifisches Antidot ist nicht bekannt. In der Klinik stehen intensivpflegerische Maßnahmen zur Stützung von Herz- und Atemfunktion im Vordergrund; bei schwersten Arrhythmien hochdosierte Magnesiumgabe; bei Bradykardie Gabe von Atropin. Zur Unterdrückung der Arrhythmien sind Lidocain oder andere Klasse I-Antiarrhythmika zu verabreichen; Flecainid (Klasse IC; Tambocor®) soll besonders wirksam sein. Prognose ernst.

Tiervergiftungen. Ein sehr wesentliches veterinärtoxikologisches Problem stellen dagegen Vergiftungen durch Rittersporn-Arten in den westlichen Gebirgsregionen Nordamerikas dar. Als Giftpflanzen mit hohem Alkaloidgehalt kommen vor allem *Delphinium barbeyi*, *D. glaucum*, *D. glaucescens*, *D. geyeri* und *D. occidentale* (tall larkspurs) in Betracht [25]; als low larkspurs seien *Delphinium andersonii* und *D. nuttalianum* [26] genannt. In Alberta, Kanada, ist auch *Delphinium brownii* Ursache von Tiervergiftungen [27]. Besonders toxische Alkaloide sind das Methyl-lycaconitin (MLA) und das 16-Desacetylnudicaulin (DAN) [25, 28]. **Larkspur toxicosis** ist ein ernsthaftes Problem für die Weidewirtschaft in den betroffenen Regionen. Die Verluste an Rindern können bis zu 12 % betragen, Schafe sind weniger, Pferde kaum betroffen. Schon 1917 wurden Verluste von jährlich über 5000 Stück Rindern genannt und die Ausmerzung von *Delphinium* gefordert [29]. Zum Problem larkspur toxicosis sei an dieser Stelle auf einige neuere Arbeiten hingewiesen [30–41].

Literatur

[1] Bisset, N. G.: Arrow poisons in China. Part II. Aconitum – Botany, chemistry and pharmacology. J. Ethnopharmacol. *4*, 247–336 (1981).

[2] Srivastava, R. C.: A note on the arrow-poi-

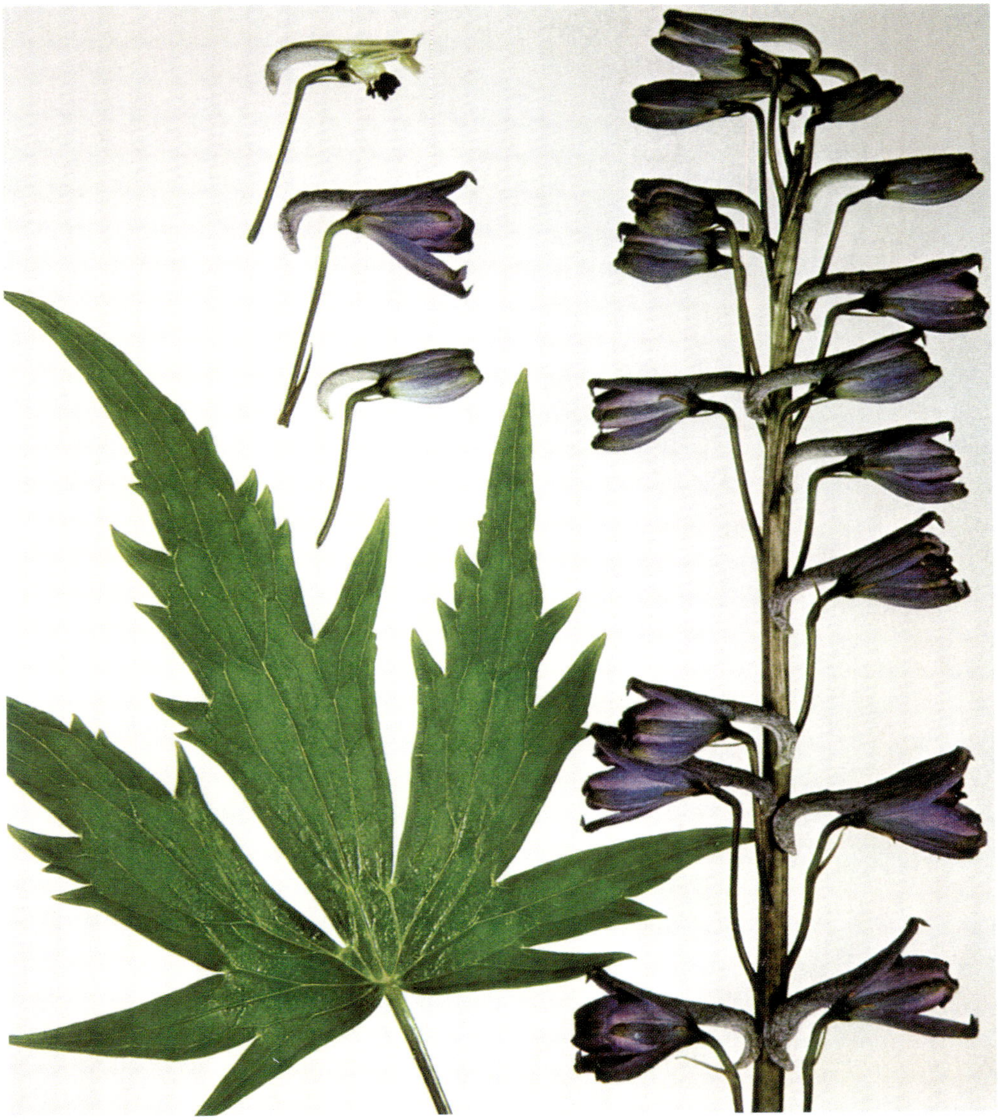

Abb. 222: Delphinium elatum L. Hoher Rittersporn – Larkspur – Dauphinelle, Pied d'alouette

son used by Lepchas of Dzongu (Sikkim) and its antidote. Nat. Acad. Sci. Letters *13*(11) 399–400 (1990).

[3] Lewin, L.: Die Gifte in der Weltgeschichte, Verlag J. Springer, Berlin 1920; Reprint Gerstenberg Verlag, Hildesheim 1983.

[4] Druckrey, H.: Tödliche medizinale Aconitin-Vergiftung. Samml. Vergiftungsfälle *13*, 21–26 (1943/44).

[5] Kalbfleisch, H.H.: Perorale Aconitin-Vergiftungen (Verwechslung von Meerrettichwurzeln mit Eisenhutwurzeln). Samml. Vergiftungsfälle (Arch. Toxicol.) *13*, 17–20 (1943/44).

[6] Wendel, H.: Aconitinvergiftung mit einem tödlichen Ausgang durch einen „Brust- und Magentee", zugleich ein Beitrag zum toxikologischen Aconitinnachweis. Klin. Wschr. *24/25*(43/44), 688–691 (1947).

[7] Ritter-Franke, S. und R. Bunjes: Vergiftungsunfälle mit Pflanzen, in: K.E. von Mühlendahl, U. Oberdisse, R. Bunjes und M. Brockstedt (Hrsg.): Vergiftungen im Kindesalter, Georg Thieme Verlag, Stuttgart, New York 2003.

[8] Feldkamp, A., B. Köster und H.-P. Weber: Tödliche Vergiftung durch Blauen Eisenhut (Aconitum napellus). Monatsschr. Kinderheilkd. *139*, 366–367 (1991).

[9] Theus, L.: Schwere und tödliche Pflanzenvergiftungsfälle der Schweizer Bevölkerung von 1966–1992. Dissertation, Basel 1994.

[10] Tsukada, K., S. Akizuki, Y. Matsuoka and S. Irimajiri: A case of aconitin poisoning accompanied by bidirectional ventricular tachycardia treated with lidocaine. Kokyu To. Junkan *40*(10), 1003–1006 (1992).

[11] Mathes, G.: Persönl. Mitteilung, 1980.

[12] Saito, Y., A. Mitsura, K. Sasaki, M. Satake and M. Uchiyama: Detection of poisonous substances in honey which caused intoxication. Bull. Natl. Inst. Hyg. Sci. *0*(98), 32–35 (1980).

[13] Mizugaki, M., K. Ito, Y. Ohyama et al.: Quantitative analysis of Aconitum alkaloids in the urine and serum of a male attempting suicide by oral intake of aconitum extract. J. Anal. Toxicol. *22*(4), 336–340 (1998).

[14] Dobbelstein, H.: Mordversuch mit Eisenhut. MMW-Fortschr. Med. *142*(42), 46–47 (2000).

[15] Elliott, S.P.: A case of fatal poisoning with the aconite plant: quantitative analysis in biological fluid. Sci. Justice *42*(2), 111–115 (2002).

[16] Gohel, D.R., B.I. Patel and S.B. Agarwal: Aconite intoxication and cardiac arrhythmias. J. Assoc. Phys. India *37*(3), 245 (1989).

[17] But, P.P.H., Y.T. Tai and K. Young: Three fatal cases of herbal aconite poisoning. Vet. Hum. Toxicol. *36*(3), 212–215 (1994).

[18] Tai, Y.T., P.P. But, K. Young and C.P. Lau: Cardiotoxicity after accidental herb-induced aconite poisoning. Lancet (N. Am. Ed.) *340*(8830), 1254–1256 (1992).

[19] Tai, Y.T., P.P. But, K. Young and C.P. Lau: Adverse effects from traditional Chinese medicine. Lancet *341*, 892 (1993).

[20] Tomlinson, B., T.Y.K. Chan, J.C.N. Chan and J.A. Critchley: Herb-induced aconitine poisoning. Lancet *341*, 370–371 (1993).

[21] Chan, T.Y., B. Tomlinson, W.W. Chan, V.T. Yeung and L.K. Tse: A case of aconitine poisoning caused by chuanwu and caowu. J. Trop. Med. Hyg. *96*, 62–63 (1993).

[22] Hanuman, J.B. and A. Katz: Isolation and identification of four norditerpenoid alkaloids from processed and unprocessed root tubers of Aconitum ferox. J. Nat. Prod. *56*, 801–909 (1993).

[23] Kolev, S.T., P. Leman, G.C. Kite et al.: Toxicity following accidental ingestion of Aconitum containing Chinese remedy. Hum. Experim. Toxicol. *15*, 39–42 (1996).

[24] Seeger, R.: Aconitin und verwandte Diterpenalkaloide (Giftlexikon), Dtsch. Apoth. Ztg. *134*(29), 2749–2758 (1994).

[25] Knight, A.P. and J.A. Pfister: Larkspur poisoning in livestock: Myths and misconceptions. Rangelands *19*(3), 10–13 (1997).

[26] Pfister, J.A. and D.R. Gardner: Consumption of low larkspur (Delphinium nuttallianum) by cattle. J. Range Management *52*(4), 378–383 (1999).

[27] Majak, W., R.E. McDiarmid, J.W. Hall, W. Willms: Alkaloid levels of a tall larkspur species in southwestern Alberta. J. Range Management *53*(2), 207–210 (2000).
[28] Pfister, J.A., D.R. Gardner, K.E. Panter et al.: Larkspur (Delphinium spp.) poisoning in livestock. J. Nat. Toxins *8*(1), 81–94 (1999).
[29] Aldous, A.E.: Eradicating tall larkspur on cattle ranges in National forests. USDA Farmer's Bull., 826 (1917).
[30] Olsen, J.D.: Larkspurtoxicosis: A review of current research, in: R.F. Keeler, K.R. van Kampen and L.F. James (eds.): Effects of poisonous plants on livestock, Acad. Press, New York, San Francisco, London 1978.
[31] Ralphs, M.H. and D.R. Gardner: Distribution of norditerpene alkaloids in tall larkspur plant parts through the growing season. J. Chem. Ecol. *29*(9), 2013–2021 (2003).
[32] Pfister, J.A., D.R. Gardner, B.L. Stegelmeier et al.: Catastrophic cattle loss to low larkspur (Delphinium nuttallianum) in Idaho. Vet. Hum. Toxicol. *45*(3), 137–139 (2003).
[33] Manners, G.D., K.E. Panter, M.H. Ralphs, J.A. Pfister, J.D. Olsen and L.F. James: Toxicity and chemical phenology of norditerpenoid alkaloids in the tall larkspurs (Delphinium species). J. Agric. Food Chem. *41*(1), 96–100 (1993).
[34] Pfister, J.A., M.H. Ralphs, G.D. Manners, K.E. Panter, L.F. James, B.L. Stegelmeier and D.R. Gardner: Tall larkspur poisoning in cattle: Current research and recommendations. Rangelands *15*(4), 157–160 (1993).
[35] Pfister, J.A., M.H. Ralphs, G.D. Manners et al.: Early season grazing by cattle of tall larkspur (Delphinium spp.) infested rangeland. J. Range Management *50*(4), 391–398 (1997).
[36] Ralphs, M.H., D.R. Gardner and J.A. Pfister: A functional explanation for patterns of norditerpenoid alkaloid levels in tall larkspur (Delphinium barbeyi). J. Chem. Ecol. *26*(7), 1595–1607 (2000).
[37] Gardner, D.R. and J.A. Pfister: Late season toxic alkaloid concentrations in tall larkspur (Delphinium spp.). J. Range Management *53*(3), 329–334 (2000).
[38] Gardner, D.R., M.H. Ralphs, D.L. Turner and S.L. Welsh: Taxonomic implications of diterpene alkaloids in three toxic larkspur species (Delphinium spp.). Biochem. Syst. Ecol. *30*(2), 77–90 (2002).
[39] Panter, K.E., G.D. Manners. B.L. Stegelmeier et al.: Larkspur poisoning: toxicology and alkaloid structure-activity relationships. Biochem. Syst. Ecol. *30*(2), 113–128 (2002).
[40] Pfister, J.A., M.H. Ralphs, D.R. Gardner et al.: Management of three toxic Delphinium species based on alkaloid concentrations. Biochem. Syst. Ecol. *30*(2), 129–138 (2002).
[41] Ralphs, M.H., D.R. Gardner, D.L. Turner et al.: Predicting toxicity of tall larkspur (Delphinium barbeyi): Measurement of the variation in alkaloid concentration among plants and among years. J. Chem. Ecol. *28*(11), 2327–2341 (2002).
[42] Sorensen, B.: Poisoning with Aconitum napellus (monkshood). Ugeskr. Laeger *165*(20), 2109–2110 (2003).

Actaea spicata L.

Christophskraut – Banoberry, Herb Christopher – Herbe de St. Christophe, Actée en épis

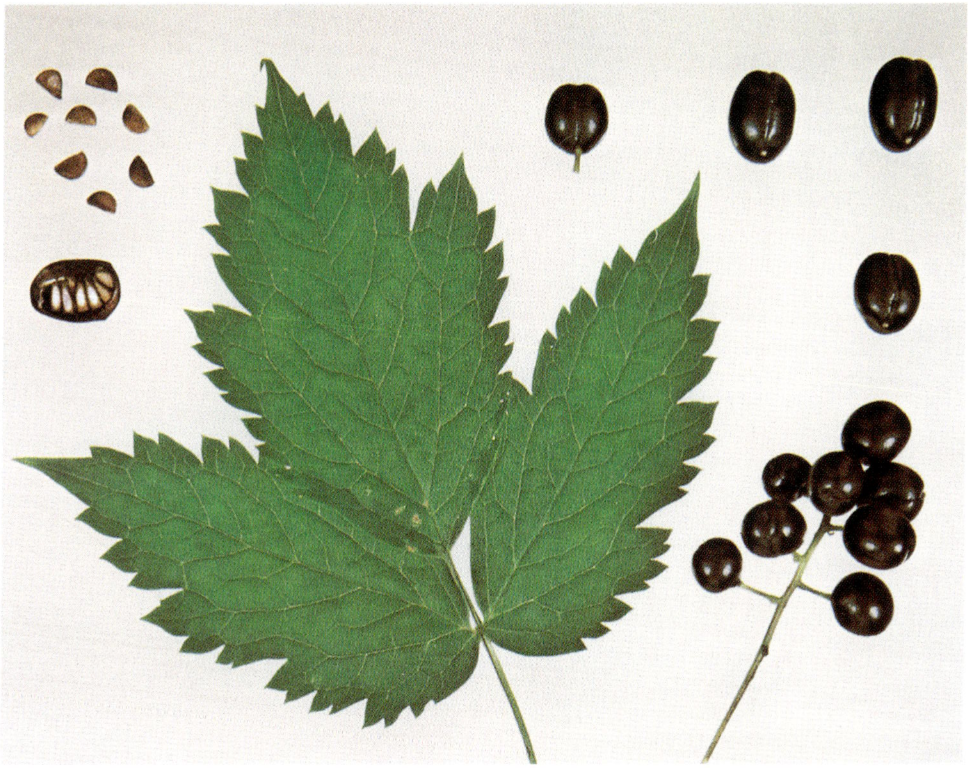

Abb. 223: Christophskraut

40–70 cm hohe, ausdauernd-krautige Pflanze mit knotigem Wurzelstock und aufrechtem, ± verzweigtem Stängel.
In schattigen, feuchten Laubwäldern, vor allem als Buchenbegleiter; verbreitet, aber meist einzeln vorkommend.
Blätter langgestielt, 3-zählig gefiedert, mit gesägtem Rand.
Blüten weißlich, mit zahlreichen Staubblättern, die länger als die Blütenhüllblätter sind; in meist vielblütigen, traubigen Blütenständen; V–VII.
Früchte eiförmige, glänzend-schwarze Beeren („Balgbeeren"); braune Samen in zwei Reihen, flachgedrückt; VII–IX.
Verbreitung: Fast in ganz Europa; in der nordwestdeutschen Ebene selten: besonders verbreitet in den Bergwäldern. Als Ziergewächse findet man in Gärten oder Parkanlagen gelegentlich auch solche mit roten (A. rubra) oder weißen (A. pachypoda) Früchten!

Das Christophskraut gilt seit alters her als Giftpflanze. Protoanemonin, vielfach als Giftstoff genannt, kommt aber in der Pflanze nicht vor, ebensowenig andere, starkwirkende Inhaltsstoffe, sodass Intoxikationen nach dem Verzehr der Früchte nicht zu erwarten sind. NIKONOW und SYRKINA-KRUGLJAK [1] fanden in *Actaea spicata* trans-Aconitsäure als krebshemmende Substanz.

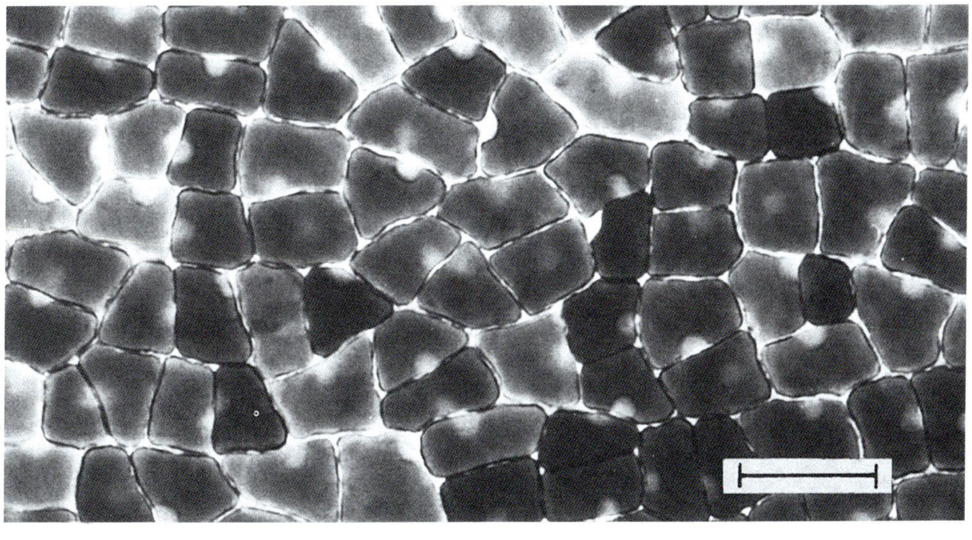

Abb. 224: Fruchtwandepidermis von Actaea spicata

Mikroskopische Merkmale der Frucht

Die dünnwandigen Epidermiszellen der „Balgbeeren" von *Actaea* enthalten ebenso wie Teile des lockeren Fruchtfleischparenchyms einen dunkelroten Farbstoff in unterschiedlichen Konzentrationen. Bei noch intaktem Plasma fällt insbesondere der hell durchscheinende Zellkern im Lumen dieser Zellen auf (Abb. 224). Außerdem besitzt die Epidermis regelmäßig Spaltöffnungen, deren Schließzellen groß sind und von meist 8 Nebenzellen umgeben werden. Calciumoxalat ist in den Früchten nicht enthalten.

Literatur

[1] Nikonow, G.K. und S.A. Syrkina-Krugljak: Chemische Untersuchung der aktiven Prinzipien von Actaea spicata L. Pharm. Zentralh. *103*(8), 601 (1964).

Rhamnaceae

Frangula alnus MILL. Faulbaum – Alder Buckthorn – Bourdaine

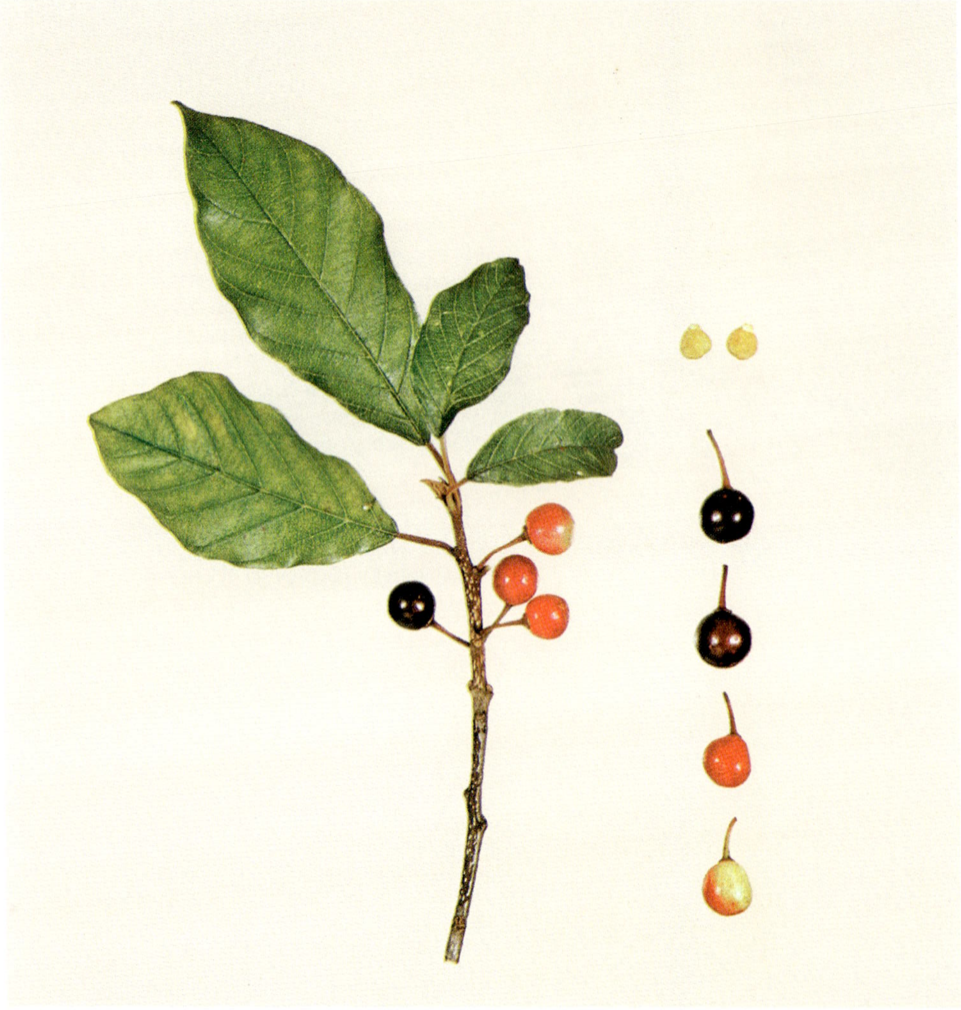

Abb. 225: Faulbaum

Bis 4 m hoher Strauch oder kleiner Baum mit glatten, dornenlosen Zweigen und Ästen; Rinde mit langen, querstehenden Lentizellen. Meist auf ± feuchten, nährstoffarmen Böden, auf Mooren, aber auch in Gebüsch- und Waldgesellschaften.
Blätter breit-elliptisch, mit Spitze, überwiegend ganzrandig, mit 6(–11) auffälligen Seitennerven.
Blüten grünlich-weiß in mehrblütigen, blattachselständigen Trugdolden, wenig auffällig, V–VI.
Früchte kugelige Steinfrüchte, bei der Reife erst gelb-rot, dann schwarz werdend; meist Früchte verschiedenen Reifegrades gleichzeitig vorkommend, VIII–IX.
Verbreitung: Fast in ganz Europa, in N-Amerika verwildert.

Die sowohl im gemäßigten als auch tropischen Klima wachsenden **Kreuzdorngewächse** sind Bäume und Sträucher, seltener Kletterpflanzen. Als Gartenzierpflanzen finden wir in Europa Hybriden der nordamerikanischen Gattung *Ceanothus*, der Säckelblume, die trotz des Vorkommens von Cyclopeptid-Alkaloiden aus toxikologischer Sicht unauffällig zu sein scheint. Pharmazeutisches Interesse beanspruchen die Gattungen *Frangula* und *Rhamnus*.
Charakteristische **Inhaltsstoffe** der Familie sind neben Cyclopeptid- und Benzylisochinolin-Alkaloiden die in einigen Gattungen vorkommenden Anthracen-Derivate. Außer laxierend wirkenden Anthranoiden kommen auch komplizierter gebaute Anthracen/Naphthalen-Verbindungen vor, die von toxikologischer Bedeutung sind, vgl. *Karwinskia*.

Der **Faulbaum** enthält ebenso wie der nahe verwandte Purgier-Kreuzdorn (*Rhamnus cathartica*, Abb. 226) und andere *Rhamnus*-Arten stark abführend wirkende (am Dickdarm angreifende) Anthranoide. Während vom Faulbaum die Rinde als Droge eine wichtige Rolle spielt und in Ph. Eur. neben der Cascararinde von *Frangula purshiana* offizinell ist, werden vom Kreuzdorn eher die Früchte (Rhamni catharticae fructus) als Abführmittel gebraucht (im Volksmund auch als „Scheißbeeren" bezeichnet). Aber auch die Faulbaumfrüchte enthalten vor allem in den Samen Anthraglykoside, darunter Glukofrangulin, und können zu drastischen Durchfällen führen, in Tierversuchen z.T. sogar mit tödlichem Ausgang. Pferde erlitten mit schwerer Diarrhoe einhergehende Vergiftungen durch das Fressen von Blättern des Faulbaums [1].

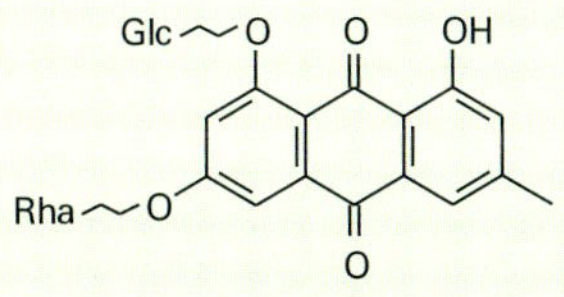

Glucofrangulin

Von der Faulbaumrinde her ist bekannt, dass die frische Rinde brechreizerregend wirkt und zu Darmkoliken führen kann. Als Erklärung dafür wird das überwiegende Vorkommen von reduzierten Anthron/Anthranolderivaten, z.T. auch Dianthronen, mit ihren starken haut- und schleimhautreizenden Wirkungen genannt. Obwohl Untersuchungen über die Früchte nicht vorliegen, ist anzunehmen, dass bei ihnen ähnliche Verhältnisse gegeben sind. Die Früchte des Faulbaums, des Purgier-Kreuzdorns und anderer *Rhamnus*-Arten sind also keineswegs als harmlos einzustufen. Dies bestätigt auch der Bericht von BANACH [2] über den Tod zweier Kinder (20 Monate und 3 Jahre alt) nach dem Verzehr von Kreuzdornbeeren. In den Statistiken der Giftinformationszentralen sind seit langem keine ernsthaften Intoxikationen registriert. Beim Berliner Giftnotruf gab es in 30 Jahren bei über 200 Beratungen nur in ca. 14 % der Fälle bei Kindern leichtere gastrointestinale Beschwerden [3].

Therapie

Bei Ingestion von bis zu 5 Faulbaumfrüchten reichlich Flüssigkeitszufuhr und Kohlegabe; bei mehr als 5 Früchten primäre Giftentfernung und Kohlegabe, symptomatische Maßnahmen. Diese Angaben beziehen sich auf die Kinderpraxis [3].

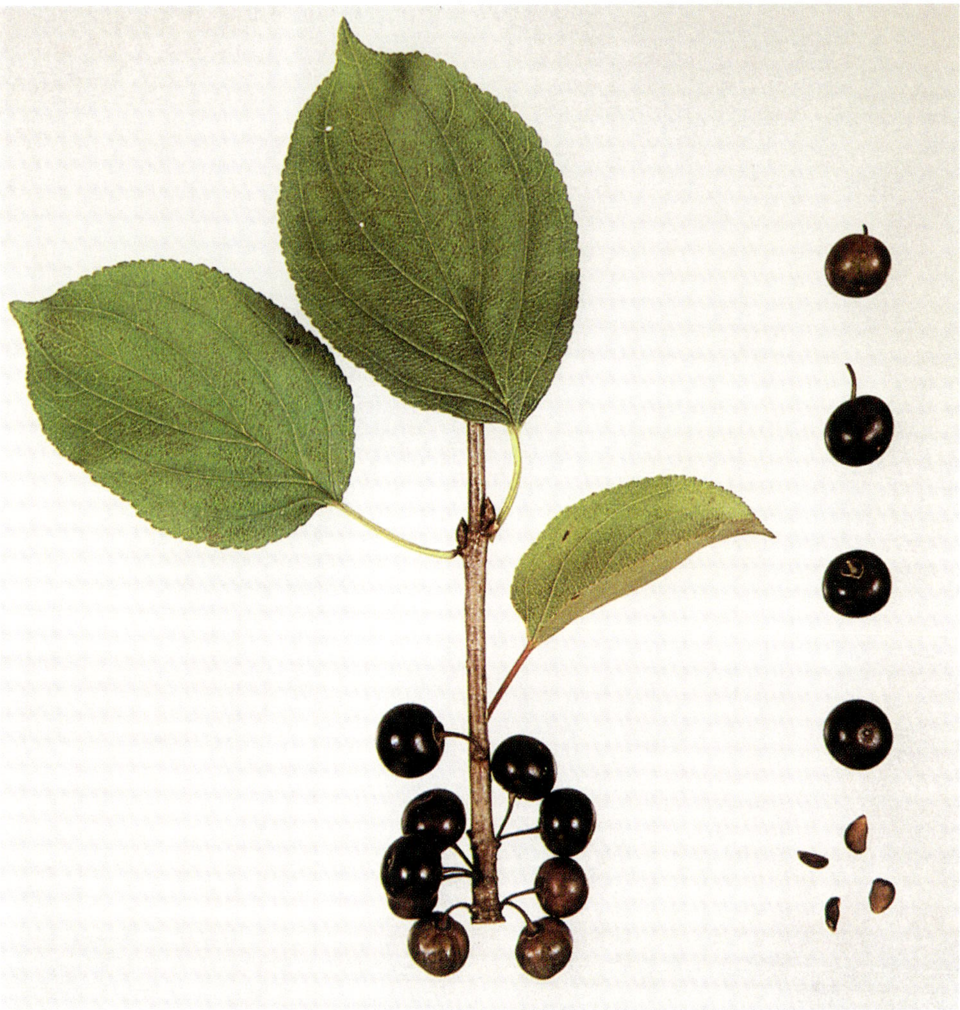

Abb. 226: Rhamnus cathartica L. Kreuzdorn – Buckthorn – Nerprun purgatif

Unter Berücksichtigung des Alters ist daher bei Kindern nach Verzehr nur weniger Beeren sicherlich keine lebensbedrohende Intoxikation zu befürchten. Eine sorgfältige Beobachtung des Patienten sollte jedoch in jedem Falle erfolgen.

Auf die genotoxische Wirkung verschiedener Anthranoide sei an dieser Stelle nur hingewiesen. Ob sie für die therapeutische Verwendung der Faulbaumrinde ein Risikopotenzial bedeutet, wird zzt. kontrovers diskutiert.

Außer den laxierend wirkenden Anthranoiden gibt es in der Familie auch Anthraverbindungen mit einem anderen toxikologischen Wirkprofil. Die Früchte von *Karwinskia humboldtiana*, einem in ariden Gebieten im Süden der USA und dem angrenzenden Mexiko wachsenden Strauch („Tullidora"), sind als giftig bekannt [4–6]. Aus ihnen wurden eine Reihe von neurotoxischen Substanzen isoliert. Es handelt sich dabei um dimere Anthracenderivate bzw. um Anthracene, die mit einem Naphthalenderivat verknüpft sind [7–9]. Die Verbindungen werden nach ihrer Molmasse benannt: T 496, T 514, T 544 = Tullidinol u.a. Die Toxine sind im Endokarp der Früchte und in den Samen lokalisiert. Grüne Früchte scheinen toxischer zu sein als reife [9, 10]. Ingestion der Früchte führt in einem Zeitraum von wenigen Tagen bis zu 3 Wochen zu einer fortschreitenden Paralyse der Gliedmaßen

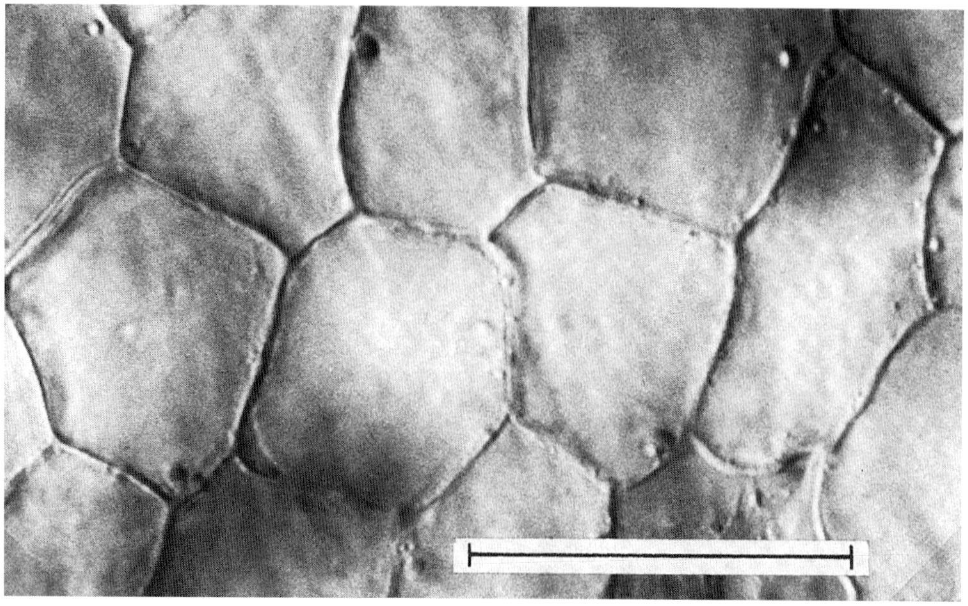

a

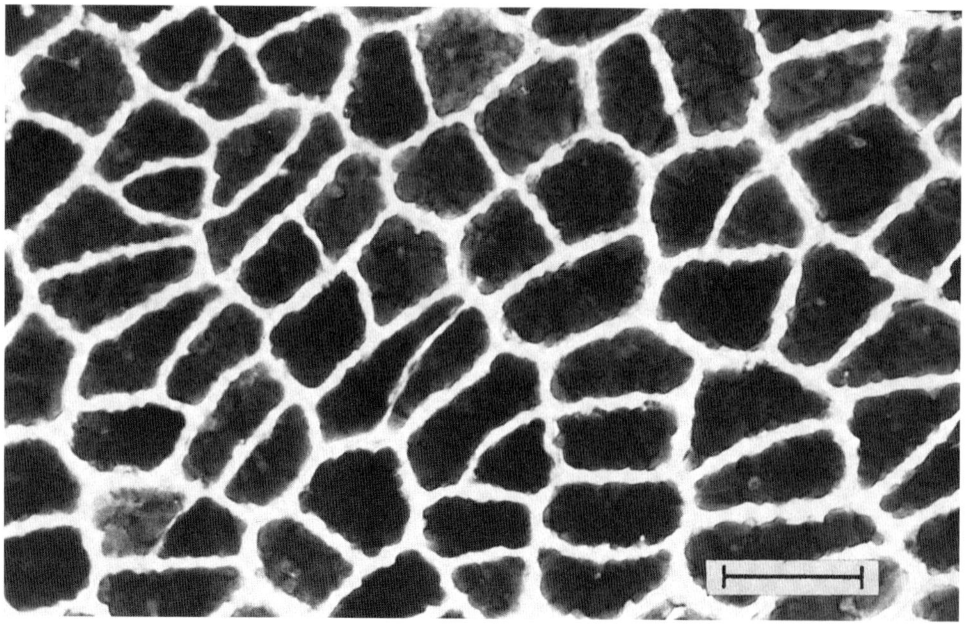

b

Abb. 227: Perikarp der Rhamnaceen-Früchte; Epidermis von Frangula alnus (a), Hypodermis von Rhamnus cathartica (b).

verbunden mit schwankendem Gang und Lähmungserscheinungen und kann zum Tod führen. Die Toxine wirken durch Angriff an Neuronen und Gliazellen und führen zu einer peripheren Neuropathie [11–13]. Pathologische Befunde sind Schädigungen an Leber, Lunge und Nieren [14, 15]. Vier Kinder starben 6 Tage nach der Ingestion einer nicht näher bekannten Menge an Früchten [16]. Die erhebliche Toxizität der Früchte wurde auch in Tierversuchen bestätigt [10], lediglich Hunde scheinen wenig empfindlich zu sein [14]. Toxin T 544 hat auch teratogene Wirkungen, wie Versuche an Mäusen zeigten [17]. Zum Nachweis von T 544 (Tullidinol) im Serum experimentell vergifteter Ratten vgl. [16]; in mehreren Vergiftungsfällen konnte T 514 mittels DC im Blut nachgewiesen werden [18]. Im Zeitraum von 1990–1994 wurden in Mexiko 72 Vergiftungen durch *Karwinskia*-Früchte registriert, wobei gelegentlich auch die Früchte anderer *Karwinskia*-Arten (*K. mollis*, *K. parviflora*, *K. johnstonii*, *K. rzedowskii*) beteiligt waren [19].

Mikroskopische Merkmale der *Frangula*- und *Rhamnus*-Früchte. Die Steinfrüchte sind durch mehrere Merkmale charakterisiert. Auf eine flachzellige, farblose Epidermis mit dünnen radialen Wänden (Abb. 227a) folgt ein mehrschichtiges Hypoderm, dessen Zellen deutlich größer, farbstoffhaltig und fast kollenchymartig (knotige Verdickungen) ausgeprägt sind (Abb. 227b). Im chlorophyllhaltigen Parenchym des Fruchtfleisches findet man regelmäßig Calciumoxalatdrusen, außerdem kommen Einzelkristalle in der äußeren Schicht des Endokarps vor. Detailreiche Darstellungen des Querschnitts dieser Früchte stammen von Esdorn (zitiert nach [20]).

Literatur

[1] Van den Dikkenberg, M.I. en B.M. Holtkamp: Vuiboomintoxicatie bij paarden. Tijdschr. Diergeneeskd. *112*(6), 340–341 (1987).

[2] Banach, K.: Ostre zatrucia antrazwiazkami spowodowane spozyciem owocow szaklaku pospolitego (Acute poisoning with anthra compounds caused by ingestion of fruits of Buckthorn). Wiadomosci Lekarskie *33*(5), 405–408 (1980).

[3] Ritter-Franke, S. und R. Bunjes: Vergiftungsunfälle mit Pflanzen, in: K.E. von Mühlendahl, U. Oberdisse, R. Bunjes und M. Brockstedt (Hrsg.): Vergiftungen im Kindesalter, Georg Thieme Verlag, Stuttgart, New York 2003.

[4] Calderon-Gonzalez, R. and H. Rizzi-Hernandez: Buckthorn polyneuropathy. N. Engl. J. Med. *277*(2), 69–71 (1967).

[5] Cabrera, M.A.M., G.L. Martin and A.H. Zamora: Intoxidation por Karwinskia humboldtiana. Conceptos actuales Rev. Med. *20*(6), 707–710 (1982).

[6] Bermudez, M.V., F.E. Lozano, V.A. Tamez, G. Diaz and A. Pineyro: The incidence of poisoning by Karwinskia humboldtiana in Mexico. Salud. Publica Mex. *37*(1), 57–62 (1995).

[7] Dreyer, A.I., C. Bachman, W. Anderson, R. Smith and D. Daves: Toxins causing

non-inflammatory paralytic neuropathy, isolation and structure elucidation. J. Am. Chem. Soc. *97*, 4986 (1975).

[8] Arai, I., D.L. Dreyer, W.R. Anderson jr. and G.D. Daves jr.: Neurotoxins of Karwinskia humboldtiana. Atropisomerism and diastereomeric oxidation products. J. Org. Chem. *43*(6), 1253–1254 (1978).

[9] Guerrero, M., A. Pineyro and N. Waksman: Extraction and quantification of toxins from Karwinskia humboldtiana (Tullidora). Toxicon *25*(5), 565–568 (1987).

[10] Bermudez, M.V., D. Gonzalez-Spencer, M. Guerrero, N. Waksman and A. Pineyro: Experimental intoxication with fruit and purified toxins of buckthorn (Karwinskia humboldtiana). Toxicon *24* (11/12), 1091–1097 (1986).

[11] Hernandez-Cruz, A. and E.J. Munoz-Martinez: Distal reduction of the conduction velocity of O-axons in tullidora (Karwinskia humboldtiana) neuropathy. Exp. Neurol. *82*(2), 335–343 (1983).

[12] Hernandez-Cruz, A. and E.J. Munoz-Martinez: Tullidora (Karwinskia humboldtiana) toxin mainly affects fast conducting axons. Neuropath. Appl. Neurobiol. *10*, 1124 (1984).

[13] Munoz-Martinez, E.J., J. Cueva and P.J. Nathan: Denervation caused by Tullidora. Neuropath. Appl. Neurobiol. 9, 121–134 (1983).

[14] Bermudez, M.V., F.J. Martinez, M.E. Salazar, N. Waksman and A. Pineyro: Experimental acute intoxication with ripe fruit of Karwinskia humboldtiana (Tullidora) in rat, guinea-pig, hamster and dog. Toxicon *30*(11), 1493–1496 (1992).

[15] Jaramillo, J.F., G.G. Ortiz, V.M.L. Rodriguez, F.M.A. Falcon and V.A. Velasco: Renal failure during acute toxicity produced by tullidora ingestion (Karwinskia humboldtiana). Gen. Pharmacol. *26*(39), 649–653 (1995).

[16] Flores-Otero, G., J. Cueva, E.J. Munoz-Martinez and C. Rubio-Franchini: Spectrophotometric and chromatographic detection of Karwinskia humboldtiana (Tullidora) toxin in rat serum after tullidora ingestion. Toxicon *25*(4), 419–426 (1987).

[17] Martinez de Villarreal, L., R. Velazco-Campos. A.P. Lopez and R.G. Alanis: Effects of toxin T-544 from the Karwinskia humboldtiana (buckthorn) plant upon mouse embryos explanted at 11 days. Toxicon *28*(4), 449–452 (1990).

[18] Martinez, H.R., M.V. Bermudez, R.A. Rangel-Guerra and L. de Leon-Flores: Clinical diagnosis in Karwinski humboldtiana polyneuropathy. J. Neurol. Sci. *154*(1), 49–54 (1998).

[19] Nava, M.E.A., J.L.V. Castellanos and M.E.G. Castaneda: Factores geograficos en la epidemiologia de la intoxicacion por Karwinskia (tullidora) en Mexico (Geographical factors in the epidemiology of intoxication by Karwinskia (tullidora) in Mexica). Cadernos de Saude publica *16*(1), 255–260 (2000).

[20] Berger, F.: Handbuch der Drogenkunde, Verlag W. Maudrich, Wien 1949–1967.

Rosaceae

Die **Rosengewächse** sind eine weltweit, vor allem in der nördlichen, gemäßigten Klimazone verbreitete Familie mit über 3000 krautigen Vertretern, Sträuchern und Bäumen, darunter ca. 100 Arten in Mitteleuropa. Wegen auffälliger Blüten und verschiedenartigster Früchte mit essbarem Fruchtfleisch sind viele Rosaceen Zier- und Nutz-(Obst-)pflanzen, andere auch wegen der für die Familie typischen Gerbstoffakkumulation Stammpflanzen gebräuchlicher Arzneidrogen.

Die **toxikologische Bedeutung** der Rosaceen liegt vor allem in dem verbreiteten Vorkommen von **cyanogenen Glykosiden** [1, 2], die lediglich in der Unterfamilie der Rosoideae zu fehlen scheinen. Während in den vegetativen Organen Prunasin [D-(−)-Mandelsäurenitril-β-D-glukosid], Racemat: Prulaurasin] vorherrscht, ist das Amygdalin [D-(−)-Mandelsäurenitril-β-D-gentiobiosid] ausschließlich in Samen zu finden.

Die zur Freisetzung von Blausäure führenden Reaktionen sind:

- Glykosidspaltung und
- Zerfall der entstehenden α-Hydroxynitrile (Cyanhydrine) in eine Carbonylverbindung und freie Blausäure (s. Formelschema).

Diese Reaktionen laufen unter geeigneten pH-Bedingungen mit oder ohne Beteiligung jener Enzyme (β-Glukosidasen, Lyasen) ab, die bereits in den pflanzlichen Organen vorhanden sind und nach Zerstörung der Gewebestruktur mit ihren Substraten in Kontakt treten. Allerdings sind bei peroraler Aufnahme von cyanogenen Glykosiden für eine HCN-Freisetzung in der Regel keine optimalen Bedingungen gegeben, weder im Magen (zu sauer) noch im Dünndarm (zu alkalisch). Hinzu kommt, dass körpereigene Entgiftungsmechanismen etwa 30–60 mg CN^-/Stunde in das wesentlich weniger toxische Rhodanid (Thiocyanat) umzuwandeln vermögen. Daher werden für den menschlichen Organismus gefährliche Blausäurekonzentrationen nur bei massiver Einnahme solcher Pflanzenteile erreicht, die hohe Gehalte an cyanogenen Verbindungen aufweisen (nach [3] liegt die letale Dosis bei peroraler Aufnahme zwischen 0,5 und 3,5 mg HCN/kg Körpergewicht).

Dies gilt zwar auch für vegetative Organe einiger Rosaceen (z. B. Blätter der Lorbeerkirsche), doch reizen diese kaum zum Verzehr. Potenzielle Giftpflanzen sind daher nur solche Vertreter der Familie, die in den **Samen** cyanogene Glykoside in höheren Konzentrationen enthalten. Hier sind vor allem eine Reihe von *Prunus*-Arten zu nennen, ferner auch einige Gattungen aus der Unterfamilie der Maloideae, wenn auch der Amygdalingehalt der Samen geringer ist. In den Samen der Spiraeoideae fehlen derartige Verbindungen offensichtlich ganz.

Wie von den bitteren Mandeln her bekannt, stellt der stark bittere Geschmack der cyanogenen Glykoside einen wirksamen Schutz gegen den Verzehr gefährlich werdender Mengen an Samen dar, sofern nicht ein genetisch bedingter Defekt in der Bitterwahrnehmung besteht. In der neueren Literatur finden wir daher nur vereinzelt Berichte über gefährliche Vergiftungen mit Bittermandeln, Aprikosen- und Apfelkernen oder den Samen der „Choke-Cherries“ (*Prunus virginiana*), darunter allerdings auch solche mit tödlichem Ausgang. In den meisten Fällen führt die Ingestion cyanogener Früchte oder Samen nur zu leichteren gastrointestinalen Beschwerden; dramatische Schilderungen der Vergiftung mit reiner Blausäure, wie sie in manchen populärwissenschaftlichen Büchern beschrieben werden, z. B. in Verbindung mit *Cotoneaster*-Früchten, sind daher fehl am Platze.

Auf eine gefährliche Quelle für HCN-Vergiftungen sei in diesem Zusammenhang noch hingewiesen: Das zur Krebstherapie angepriesene (allerdings sehr umstrittene) aus Aprikosen- oder Pfirsichkernen hergestellte Präparat „Laetrile“ enthält in hoher Konzentration Amygdalin (nicht wie angegeben Mandelsäurenitril-β-glukuronosid [4]). Es hat in N-Amerika zu schweren Intoxikationen geführt [5–8]. Irreführend ist dabei die harmlos klingende Bezeichnung „Vitamin B17“ für das Amygdalin. Bei der Erhebung der Anamnese hat dies in einem der erwähnten Fälle [5] verhängnisvolle Folgen gehabt (Angabe der Eltern: Unser Kind hat nur harmlose Vitaminpillen geschluckt). Moertel et al. [9] haben 1982 in einer breit angelegten Studie gezeigt, dass Laetrile bei 178 Patienten mit verschiedenen Krebserkankungen nicht nur wirkungslos war, sondern sich in einigen Fällen wegen hoher Cyanidspiegel im Blut als potenziell toxisches „Arzneimittel“ erwiesen hat. Ob damit das Kapitel Laetrile als Krebsheilmittel endgültig abgeschlossen ist (und eine Quelle möglicher HCN-Vergiftungen versiegt), wie Relman vermutet („Closing the books on Laetrile“ [10]), bleibt abzuwarten. Im Jahr 2000 wurde das Präparat wiederum im Internet angepriesen, obwohl Herstellung und Vermarktung durch die FDA verboten worden ist [11, 17].

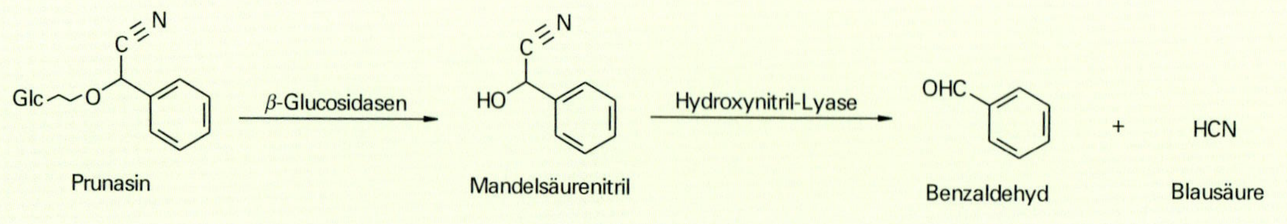

Therapie

Bei Einnahme größerer Mengen von Pflanzenmaterial mit hohem Gehalt an cyanogenen Glykosiden: Primäre Giftentfernung durch Erbrechenlassen oder Magenspülung; Gabe von Aktivkohle ist insofern wenig wirksam, als diese Cyanidionen nur schlecht absorbiert. Zur Antidotbehandlung wird nach [12] die Kombination von Dimethylaminophenol (4-DMAP) mit anschließender Injektion von Natriumthiosulfat empfohlen. Weitere Antidota sind Hydroxocobalamin und Cobalt-EDTA (Kelocyanor®). Zur Dosierung vgl. [10, 11]. Bei leichteren Vergiftungen erübrigen sich meist Antidota.

Symptomatik der subletalen HCN-Vergiftung: Kopfschmerzen und Schwindelgefühl, lokale Reizerscheinungen an Schleimhäuten, Speichelfluss, auch Nausea und Erbrechen (Erbrochenes mit Bittermandelgeruch), rosige Hautfarbe, Atemnot und Bewusstlosigkeit, vgl. dazu auch [8, 12].

Obwohl, wie schon erwähnt, die Gefahren einer HCN-Intoxikation durch Ingestion blausäureglykosidreicher Pflanzenteile gering sind, sollen im Folgenden einige Hinweise zur Therapie gegeben werden. Grundsätzlich gilt für alle Maßnahmen, dass die Erfolgsaussichten umso größer sind, je eher die Antidotbehandlung erfolgt [14].

CN-Ionen blockieren durch Anlagerung an das dreiwertige Eisen der Cytochromoxidase die Zellatmung, d.h. die Atmungskette in den Mitochondrien. Als Antidote sind daher Substanzen in Gebrauch, die CN-Ionen durch Komplexbildung wirksam zu binden vermögen oder die die körpereigenen Entgiftungsmechanismen (Überführung des Cyanidions in Rhodanid/Thiocyanat) beschleunigen.

Da Methämoglobin CN-Ionen stärker bindet als die Cytochromoxidase, sind Methämoglobinbildner als Antidota in Gebrauch, die aber nicht mehrfach angewendet werden dürfen (übermäßige Methämoglobinbildung). Neben schwachen Methämoglobinbildnern wie den früher verwendeten Nitriten (z.B. Amylnitrit als Riechampulle) ist heute 4-DMAP das gebräuchlichste Antidot. CN-Ionen bilden mit Cobalt Komplexe, sodass zur Entgiftung auch Hydroxocobalamin oder Cobalt-EDTA (Kelocyanor®) infrage kommen. Beide Substanzen binden CN-Ionen sofort, haben jedoch in der praktischen Anwendung Nachteile. Hydroxocobalamin, das in hoher Dosierung gegeben werden muss, ist teuer und wenig wasserlöslich. Da die Injektionslösung frisch hergestellt werden muss, geht im Intoxikationsfall wertvolle Zeit verloren. Die im Handel befindlichen Ampullen sind von zu geringer Dosierung. Cobalt-EDTA ist wegen seiner Eigentoxizität nicht unproblematisch. Wichtiger Kombinationspartner in der Antidotbehandlung ist Natriumthiosulfat zur Unterstützung der körpereigenen Entgiftungsvorgänge, das für die enzymatische Thiocyanatbildung als Schwefeldonator fungiert. Bei leichteren Vergiftungen kann es auch als alleiniges Antidot gegeben werden.

Über tierexperimentelle Untersuchungen, durch Injektion von Rhodanase (einer Thiosulfat:Cyanid-Sulfurtransferase) die Wirkung von Schwefeldonatoren als Antidot zu steigern, hat FRANKENBERG [15] berichtet.

Wie schon erwähnt, kommen bei den Rosaceen **Gerbstoffe** (verschiedenen Typs) verbreitet vor. Früchte können vor allem im unreifen Zustand adstringierend wirken und sind aus diesem Grund gelegentlich Ursache – meist harmloser – gastrointestinaler Beschwerden. Im Mageninhalt eines Kindes, das im Wald „unbekannte Beeren“ gegessen hatte und mit „Vergiftungssymptomen“ in die Klinik eingeliefert worden war, konnten wir nur Brombeeren (und zwar überwiegend unreife) nachweisen.

Ob die mit durchschnittlich 2,9 mg/kg (TGW) hohe **Lithium**konzentration bei Rosaceen [16] toxikologische Relevanz hat, ist nicht bekannt.

Literatur

[1] Miller, J.M. and E.E. Conn: Metabolism of hydrogen cyanide by higher plants. Plant. Physiol. *65*, 1199–1202 (1980).

[2] Vetter, J.: Plant cyanogenic glycosides. Toxicon *38*, 11–36 (2000).

[3] Conn, E.E.: Cyanogenesis, the production of hydrogen cyanide by plants; in: R.F. Keeler, K.R. van Kampen and L.F. James (eds.): Effects of poisonous plants on livestock, Acad. Press, New York, San Francisco, London 1978.

[4] Nahrstedt, A.: Mandelsäurenitrilglykoside in der Krebstherapie. Dtsch. Apoth. Ztg. *118*(30), 1105–1107 (1978).

[5] Humbert, J.R., J.H. Tress, E.J. Meyer and K. Braico: Fatal cyanide poisoning: Accidental ingestion of amygdalin. J. Am. Med. Assoc. *238*(6), 482 (1977).

[6] Lee, M., H.W. Berger, H.L. Givre and D.S. Jayamanne: Near fatal laetrile intoxication: Complete recovery with supportive treatment. Mt. Sinai J. Med. *49*(4), 305–307 (1982).

[7] Sadolff, L., K. Fuchs and H. Hollander: Rapid death associated with Laetrile ingestion. J. Am. Med. Assoc. *239*(15), 1532 (1978).

[8] Vogel, S.N., T.R. Sultan and R.P. ten Eyck: Cyanide poisoning. Clin. Toxicol. *18*(3), 367–383 (1981).

[9] Moertel, C.G., T.R. Fleming, J. Rubin, L.K. Kvols, G. Sarna and J.P. Davignon: A clinical trial of amygdalin (Laetrile) in the treatment of human cancer. N. Engl. J. Med. *306*(4), 201–206 (1982).

[10] Relman, A.S.: Closing the books of Laetrile. N. Engl. J. Med. *306*(4), 236 (1982).

[11] N.N. Pressemitteilung: Laetrile wird im Internet als Krebsmittel angeboten. Dtsch. Apoth. Ztg. *140*(47), 5404–5405 (2000).

[12] Seeger, R. und H.G. Neumann: Giftlexikon, Dtsch. Apoth. Verlag, Stuttgart 1990.

[13] Kläui, H., E. Russi und P.C. Baumann: Cyanid-Intoxikation. Schweiz. Med. Wschr. *114*(27/28), 983–989 (1984).

[14] Fröhlich, J.: Blausäurevergiftungen. Med. Mo. Pharm. *3*(3), 79–81 (1980).

[15] Frankenberg, L.: Enzyme therapy in cyanide poisoning: Effects of rhodanese and sulfur compounds. Arch. Toxicol. *45*, 315–323 (1980).

[16] Andersson, C.E.: Lithium in plants, in: R.O. Bach and V.S. Gallicchio (eds.): Lithium in cell physiology, Springer Verlag, Berlin, Heidelberg, London 1990.

[17] Bertsche, Th. und M. Schulz: Amygdalin – ein neues altes Krebsmittel? Pharm. Ztg. *148*(24), 2210–2213 (2003).

Cotoneaster horizontalis DECNE.

Fächer-Zwergmispel – Wall Cotoneaster – Cotonéaster horizontal

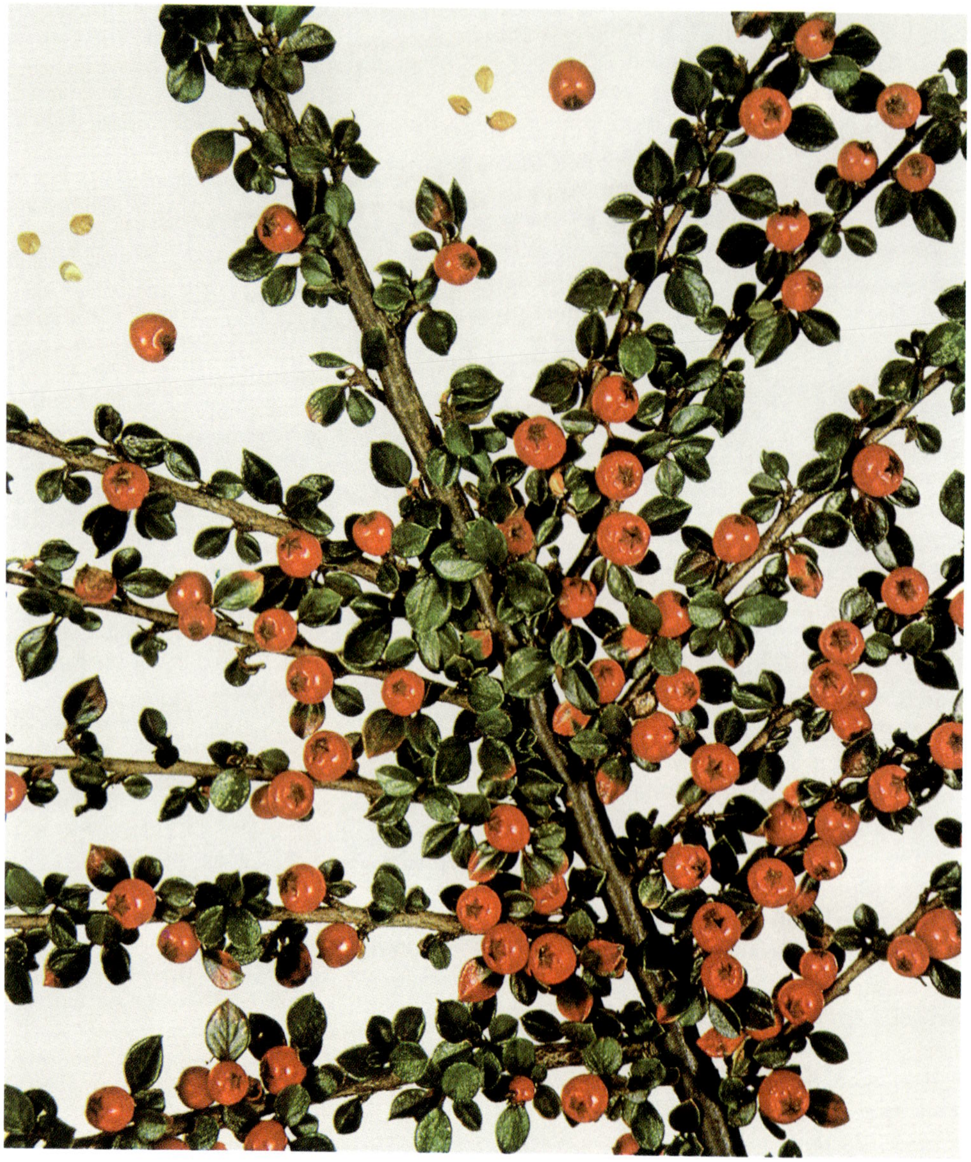

Abb. 228: Fächer-Zwergmispel

Die Gattung *Cotoneaster* umfasst zahlreiche Arten, von denen die meisten im Himalaya, die übrigen in anderen Gebirgen Asiens, Europas und Nordafrikas beheimatet sind. Es sind fast ausschließlich **Sträucher** (nur selten kleine Bäume), die mit reichverästelten, nicht verdornenden Zweigen aufrecht oder niederliegend wachsen. Die **Blätter** sind sommergrün (selten ausdauernd), ganzrandig und ungeteilt, mit schmal-lanzettlichen Nebenblättchen, oft zweizeilig angeordnet.

Die kleinen **Blüten** stehen einzeln oder in vielblütigen Doldentrauben (auch Doldenrispen), meist endständig an kurzen Seitentrieben; Kronblätter weiß bis rosa.

Die **Früchte** sind kleine „Nussapfelfrüchte", d.h. Scheinfrüchte mit 2 bis 5 (selten 1) Kernen („Nüsschen"), die von einem mehligen Achsengewebe mit roter, gelegentlich schwärzlicher Außenhaut umgeben sind.

Viele Arten und vor allem Zuchtformen der Zwergmispel sind als beliebte Zierpflanzen (z.T. Bodendecker) in Anlagen und Gärten zu finden.

Im Rahmen dieses Buches interessiert die Gattung *Cotoneaster*, da alle Arten cyanogen sind. Soweit Untersuchungen vorliegen, ist in Rinde, Blättern und Blüten Prunasin das blausäureliefernde Glykosid, während in den Früchten neben Prunasin auch Amygdalin nachgewiesen ist [1]. Die cyanogenen Glykoside scheinen – anders als bei den *Prunus*-Arten – vornehmlich im „Fruchtfleisch", weniger in den „Kernen" lokalisiert zu sein, wobei zu berücksichtigen ist, dass es sich nicht um die gleiche Fruchtform handelt.

Der Glykosidgehalt in den vegetativen Organen ist zwar durchweg höher als in den Früchten, in der toxikologischen Beratungspraxis spielen aber nur die auffälligen roten Früchte eine Rolle, die oftmals bis in den Winter hinein an der Pflanze verbleiben und nicht nur Vögel zum Verzehr reizen.

Über den Gehalt an cyanogenen Glykosiden in *Cotoneaster*-Früchten gibt es einige Untersuchungen [1–3]. Aus ihnen geht hervor, dass die freigesetzte Menge an HCN sehr unterschiedlich sein und auch

***Cotoneaster*-Arten mit dunkel gefärbten Früchten**	
C. acutifolius	elliptisch, schwarz, mit 2 Steinen
C. lucidus	purpurschwarz, mit 3 Steinen
C. niger	eilänglich, schwarzrot, bereift, mit 3 Steinen
C. nitens	erst lange Zeit rot, später purpurschwarz, meist mit 2 Steinen
C. insignis	schwarz, mit bläulichem Reif; fast kugelig, mit 1–2 Steinen

in Abhängigkeit vom Reifezustand der Früchte variieren kann.
Wenn man davon ausgeht, dass erst ein Gehalt von mehr als 20 mg HCN/100 g Frischmaterial als potenziell gefährtlich anzusehen ist [4–5], so liegen die ermittelten Werte in der Regel weit darunter.
Zur Toxizitätsermittlung der Früchte von *C. divaricatus* haben TIDWELL et al. [2] auch Tierversuche durchgeführt. Weder 6 g getrocknetes Fruchtmaterial/kg Körpergewicht bei der Katze noch 10 g Frischmaterial/kg beim Hund ergaben toxische Symptome. An der Ratte erwiesen sich 0,5 g/kg als untoxisch; die ED_{50} lag bei 3 g/kg Körpergewicht. Ausgehend von der nichttoxischen Dosis würden etwa 80 Früchte bei einem Kind von 15 kg Körpergewicht noch als ungiftige Dosis anzusehen sein.
Die Ergebnisse stehen also durchaus in Einklang mit den Angaben verschiedener Giftinformationszentralen, wonach *Cotoneaster*-Früchte zwar als Beratungsfälle eine erhebliche Rolle spielen, ernsthafte Vergiftungen jedoch praktisch nicht beobachtet werden [6–7]. Nach LÜBKE [8] gab es von 1996–2002 beim Berliner Giftnotruf 645 Beratungsfälle. Wenn gastrointestinale Beschwerden auftraten, so dürften diese eher auf den Gerbstoffgehalt der Früchte zurückzuführen sein als auf den Gehalt an cyanogenen Glykosiden. Trotzdem sollte der Hinweis HEGNAUERS [8] beherzigt werden, dass es unzulässig ist, die mit Früchten nur weniger *Cotoneaster*-Arten erhobenen Befunde hinsichtlich der Intensität der Cyanogenese als allgemein gültig für die Gattung zu erachten. Dies konnte inzwischen durch die Arbeit von SOMMER [3] bestätigt werden: Er fand bei der Untersuchung von 20 *Cotoneaster*-Arten, -Varietäten und -Hybriden in den Früchten einerseits Werte von weniger als 50 ppm HCN, zum anderen jedoch Mengen, die um das 10- bis 20fache höher lagen (Tab. 13). Zumindest der für *Cotoneaster x watereri* „Cornubia“ ermittelte Wert dürfte für Kinder bereits bedenklich sein.
Bestätigt werden konnte auch die Angabe von HEGNAUER [8], dass die Vertreter der Sektion *Orthopetalum* in der Regel nur schwach cyanogen sind (hier enthalten die Samen mehr HCN als das Fruchtfleisch), während Arten der Sektion *Chaenopetalum* z. T. recht hohe Werte zeigten. Die cyanogenen Glykoside waren hier vor allem im Fruchtfleisch akkumuliert. Im Gegensatz zu den Verhältnissen bei der Gattung *Prunus* fanden sich die höchsten HCN-Werte in den reifen Früchten, während die unreifen praktisch frei von cyanogenen Glykosiden waren.

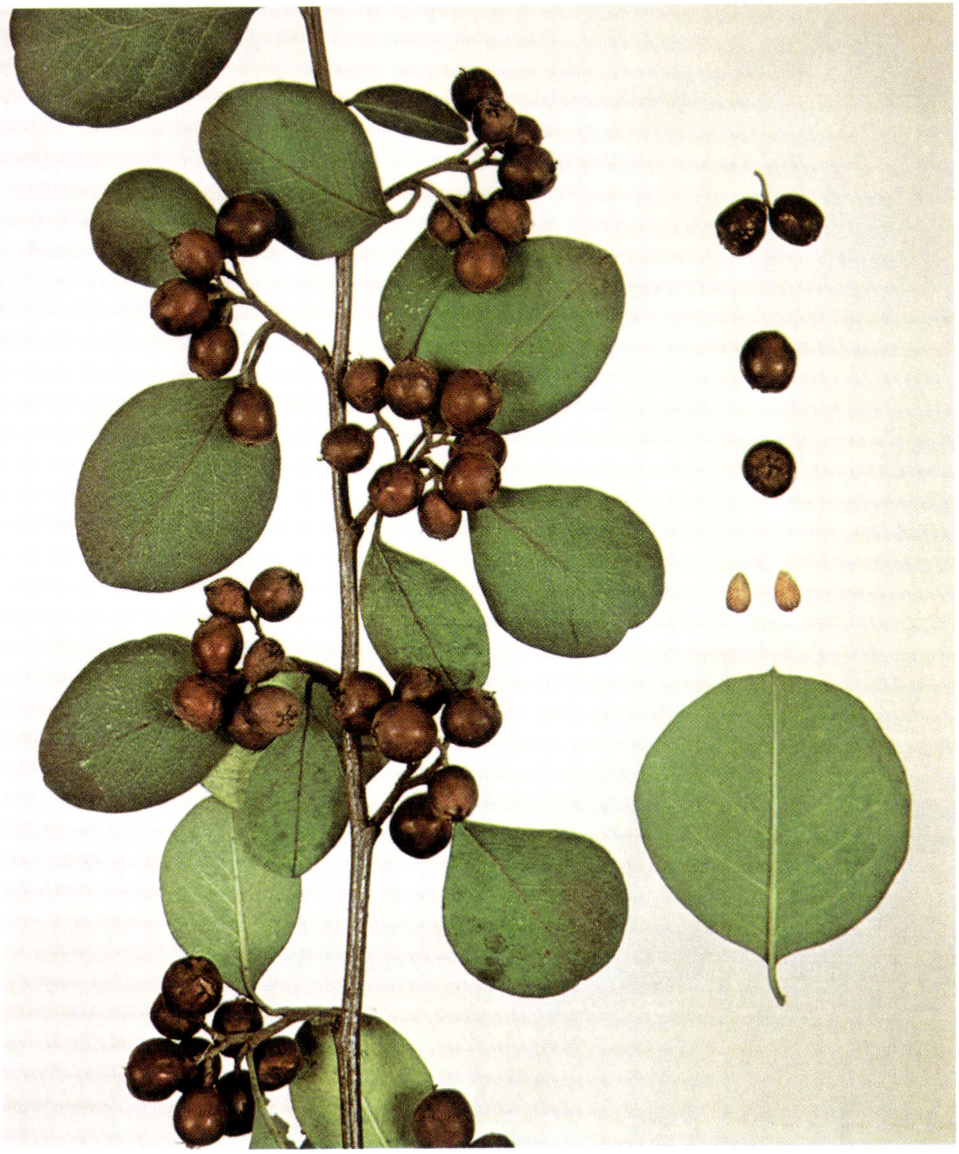

Abb. 229: Cotoneaster insignis POJARK.

Tab. 13: HCN-Gehalt von *Cotoneaster*-Früchten bzw. auf FGW [3].

C. acutifolius, bullatus	< 50 ppm
C. divaricatus, franchetii	< 50 ppm
C. multiflorus, sternianus	< 50 ppm
C. microphyllus var. *melanotrichus*	470 ppm
C. salicifolius var. *floccosus*	520 ppm
C. salicifolius var. *repens*	340 ppm
C. x watereri	370 ppm
C. x watereri „Cornubia“	< 1200 ppm

Die Symptome einer Blausäureintoxikation sind auch beim Verzehr größerer Mengen an *Cotoneaster*-Früchten sicherlich nur in leichter Form zu erwarten; eine spezielle **Therapie**, wie sie für HCN-Vergiftungen auf S. 329 dargelegt ist, dürfte sich erübrigen.

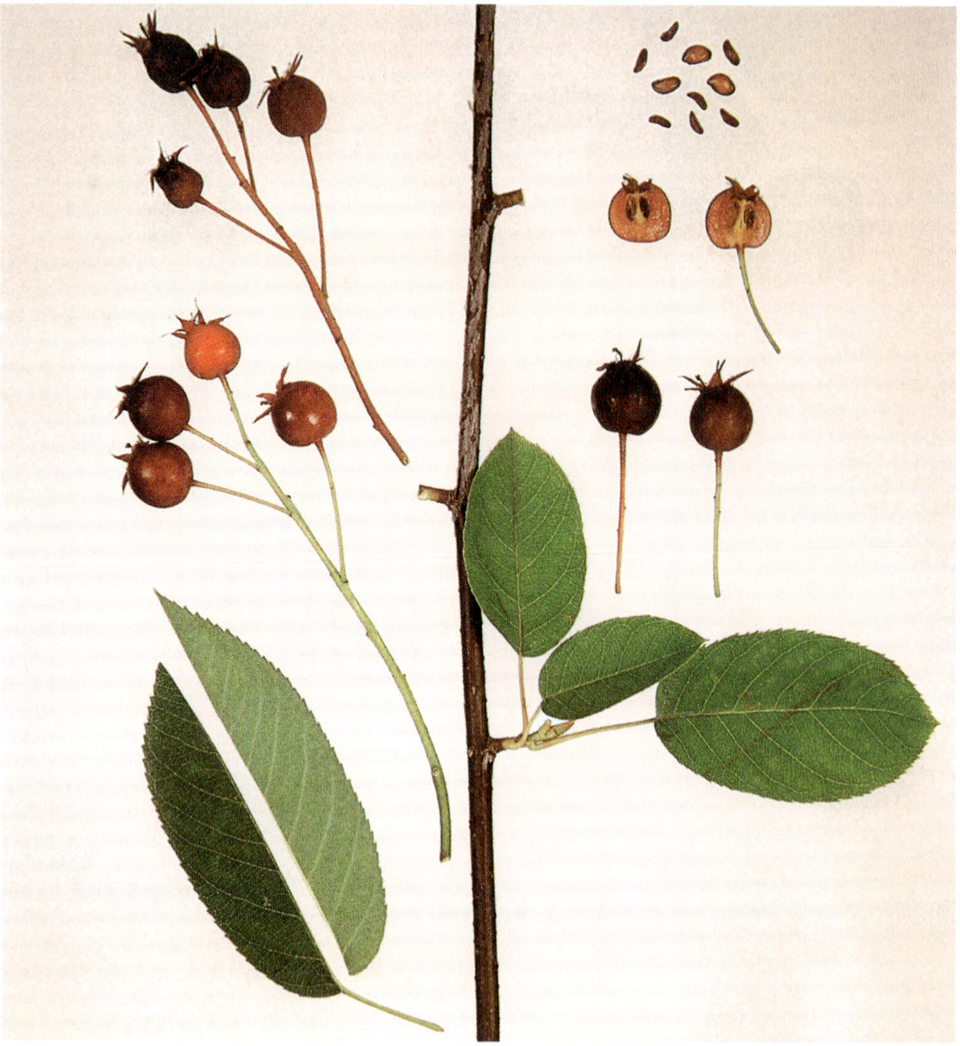

Abb. 230: Amelanchier lamarckii F. G. SCHROED. Kupfer-Felsenbirne – Juneberry – Amélanchier

Anhang. In der Unterfamilie der Maloideae, zu der *Cotoneaster* und *Pyracantha* zählen, ist Cyanogenese nicht durchgehend zu beachten. Nach HEGNAUER [8] ergibt sich folgendes Bild:

Cyanogenese bei den Maloideae

Malus, Apfel	Amygdalin in den Samen
Amelanchier, Felsenbirne *Chaenomeles*, Zierquitte *Cydonia*, Quitte *Sorbus*, Eberesche	Cyanogene Glykoside in Blättern und Samen, z. T. nur in geringer Menge
Crataegus, Weißdorn *Mespilus*, Mispel *Pyrus*, Birne	Keine cyanogenen Glykoside

Ergänzende Angaben: In den Früchten von *Amelanchier ovalis* wurden ca. 50 ppm HCN gefunden [3]; in jungen Blättern von *A. alnifolia* (Saskatoon serviceberry) ist der HCN-Gehalt hoch, die Pflanze kann Ursache von **Tiervergiftungen** sein [9, 10]. Ihre Früchte sind jedoch harmlos [11]. In *A. alnifolia* var. *cusickii* ist der Prunasingehalt in jungen Blättern wesentlich höher als in der var. *alnifolia* [12].

Chaenomeles und *Cydonia* enthielten lediglich in den Samen durchschnittlich 300 ppm HCN [3]. Quitte und Zierquitte (Abb. 231) sind daher wohl als toxikologisch unbedenklich einzustufen, zumal die Samen in der Regel nicht zerkaut werden.

Dass auch Apfelkerne ein „tödliches Gift" sein können, soll ein vielfach in der Literatur zitierter Fall zeigen, der an dieser Stelle nach [13] wiedergegeben sei:
„A man who enjoyed apple seeds saved a cupful of them, which he proceeded to eat all at once; he died of cyanid poisoning. Therefore, do not eat large quantities of apple seeds, but enjoy the rest of the apple!"
Zieht man die von SOMMER [3] ermittelten Werte von ca. 300 ppm HCN für Apfelkerne zur Ermittlung einer dosis letalis heran, so wären 5000 bis 7000 Stück – sehr gute Zerkleinerung und optimale HCN-Freisetzung vorausgesetzt – für die Bildung von 50 mg HCN erforderlich. Da die gesamte Menge an Samen darüber hinaus in relativ kurzer Zeit eingenommen werden müßte, erscheint auch gegenüber dieser alten Story – so amüsant sie auch sein mag – Skepsis angebracht.

Mikroskopische Merkmale der Früchte. Die Früchte der zahlreichen *Cotoneaster*-Arten sind verständlicherweise auch im anatomischen Aufbau einander sehr ähnlich und selbst von eng verwandten Gattungen wie *Pyracantha* und *Crataegus* anhand mikroskopischer Merkmale kaum zu unterscheiden. Wie bei vielen Rosaceen-Früchten sind ihre mehr oder weniger dünnwandigen Epidermiszellen „gefenstert" (Abb. 232 a) und nur bei den regelmäßig auftretenden „Epidermalspalten" in charakteristischer Weise verdickt (Abb. 232 c). Spaltöffnungen kommen bevorzugt am Fruchtrand (in der Nähe der Kelchblattreste) vor, ihre Schließzellen besitzen bei *Cotoneaster* (Abb. 232 b) und *Crataegus* eine mehr längliche Form als bei *Pyracantha*. Wenn auch die Früchte der Zwergmispeln und des Feuerdorns erhebliche Unterschiede in der Dichte ihrer Behaarung aufweisen können, so sind diese einzelligen Trichome doch bei beiden gleichartig gestaltet („Krückstock"-förmig; Abb 232 d). Im Fruchtfleisch befinden sich neben Calciumoxalatdrusen auch prismatische Kristalle gleicher Größe (~25 µm) und vor allem bei *Crataegus* einzelne oder in Gruppen angeordnete Steinzellen.

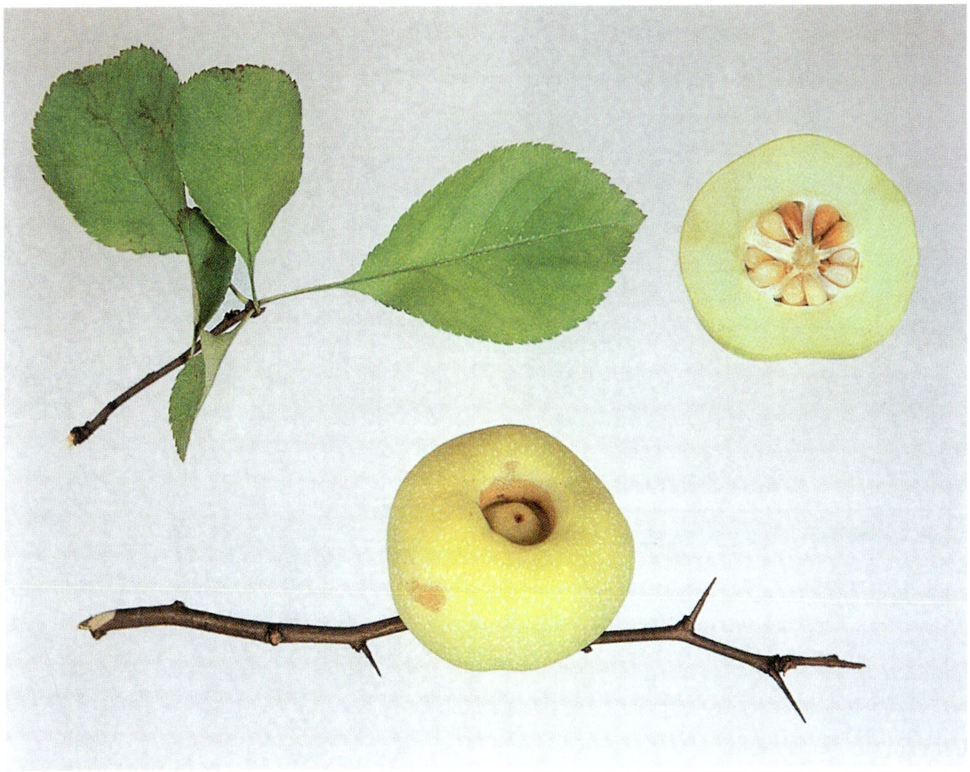

Abb. 231: Chaenomeles japonica (THUNB.) LINDL. EX SPACH Japanische Zierquitte – Flowering Quince – Cognassier du Japon

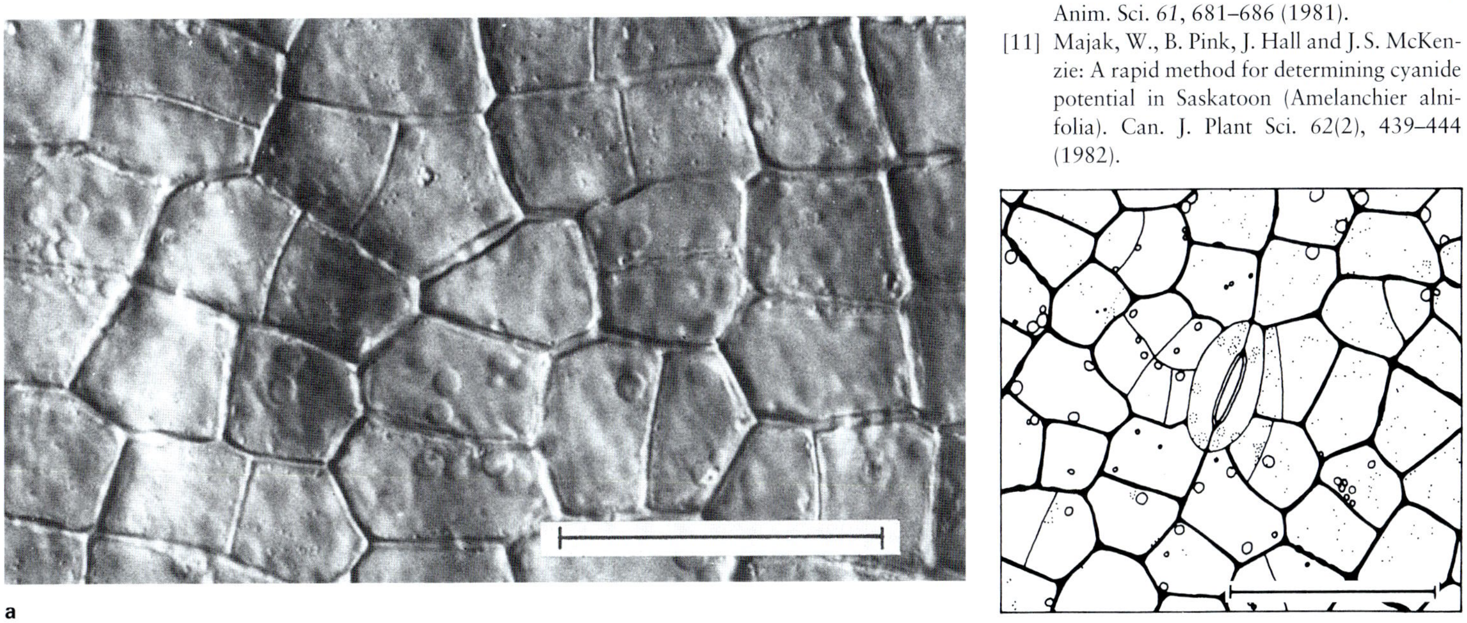

a

b

Abb. 232: Fruchtwandepidermis von Cotoneaster bullatus (a) und C. dammeri (b).

Literatur

[1] Nahrstedt, A.: Cyanogenesis in Cotoneaster-Arten. Phytochemistry *12*, 1539–1542 (1973).

[2] Tidwell, R.H., J.L. Bean, D.G. Patel, A. Tye and P.N. Patil: A study of the cyanogenic content and toxicity of the fruit of selected species of Cotoneaster. Econ. Bot. *24*(1), 47–50 (1970).

[3] Sommer, W.: Untersuchungen an Giftpflanzen, Identifizierung farbiger Früchte und Cyanidbestimmung bei Rosaccen-Früchten. Dissertation, Kiel 1984.

[4] Seigler, D.S.: Plants of the northeastern United States that produce cyanogenic compounds. Econ. Bot. *30*(1), 395–407 (1976).

[5] Seigler D.S.: The naturally occurring cyanogenic glycosides, in: Progr. Phytochem. *4*, 83–120 (1977).

[6] Schweiz. Tox. Infozentrum (STIZ), Zürich, Jahresberichte 1973–1997.

[7] Ritter-Franke, S. und R. Bunjes: Vergiftungsunfälle mit Pflanzen, in: K.E. von Mühlendahl, U. Oberdisse, R. Bunjes und M. Brockstedt (Hrsg.): Vergiftungen im Kindesalter, Georg Thieme Verlag, Stuttgart, New York 2003.

[8] Persönl. Mitteilung G. Lübke, Beratungsstelle für Vergiftungserscheinungen (Giftnotruf Berlin), 2003.

[9] Hegnauer, R.: Chemotaxonomie der Pflanzen, 11 Bde., Birkhäuser Verlag, Basel, Stuttgart 1962 ff.

[10] Majak, W., R.E. McDiarmid and J.W. Hall: The cyanide potential of Saskatoon serviceberry (Amelanchier alnifolia) and chokecherry (Prunus virginiana). Can. J. Anim. Sci. *61*, 681–686 (1981).

[11] Majak, W., B. Pink, J. Hall and J.S. McKenzie: A rapid method for determining cyanide potential in Saskatoon (Amelanchier alnifolia). Can. J. Plant Sci. *62*(2), 439–444 (1982).

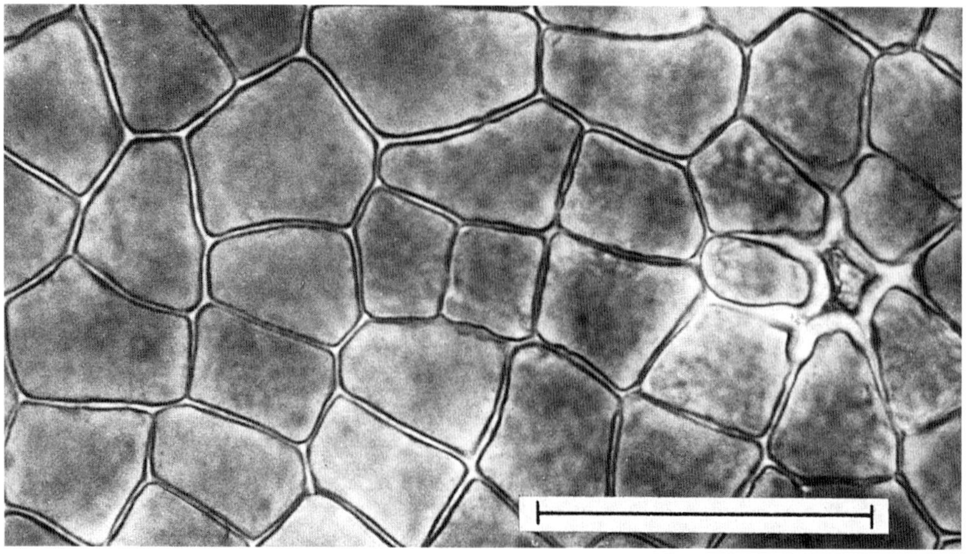

c

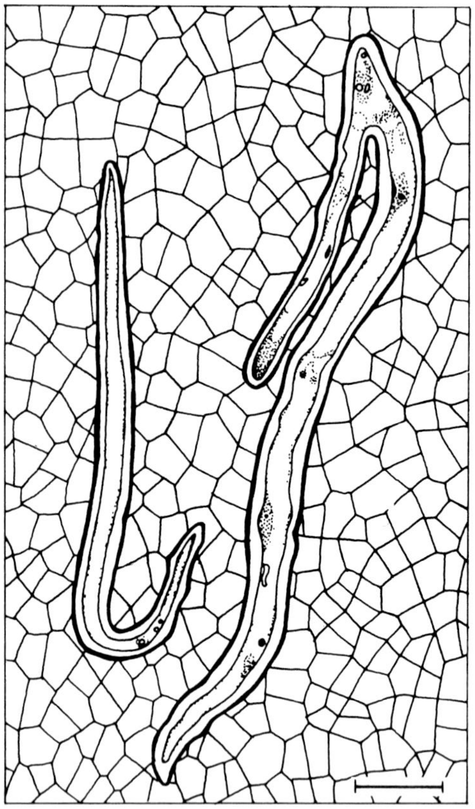

d

Abb. 232: Fruchtwandepidermis von Pyracantha coccinea (c) und charakteristische „Krückstock"-Haare von Cotoneaster congestus (d).

[12] Brooke, B.M., R.E. McDiarmid and W. Majak: The cyanide potential in two varieties of Amelanchier alnifolia. Can. J. Plant Sci. *68*(2), 543–548 (1988).

[13] Lewis, W.H. and M.P.F. Elvin-Lewis: Medical botamy – plants affecting man's health. John Wiley and Sons, New York, London, Sydney, Toronto 2003.

Pyracantha coccinea M.J. ROEM. Feuerdorn – Firethorn – Buisson ardent

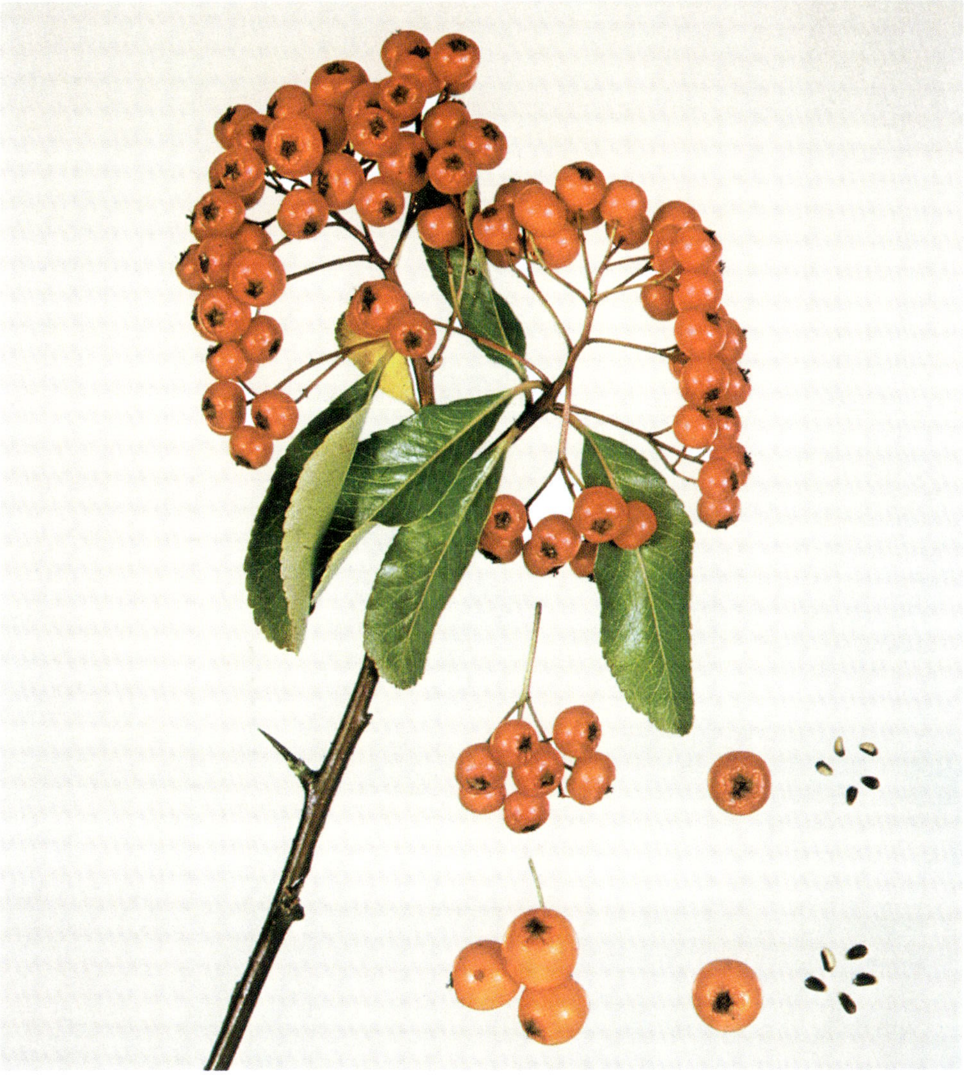

Abb. 233 Feuerdorn

Bis 3 m hoher, sparriger, dichtverästelter Strauch mit verdornenden Kurztrieben.
Blätter immergrün, elliptisch bis lanzettlich, feinkerbig gesägt, mit dunkelgrün-glänzender Oberseite, unterseits heller, nur jung etwas behaart.
Blüten weiß, in dichten, bis 4 cm breiten Doldenrispen; V–VI.
Früchte leuchtend rote (bisweilen auch gelbliche) Apfelfrüchtchen mit 5 „Steinen" (Nüsschen), Kelch anhaftend; lange am Strauch verbleibend; VIII–XII oder noch länger.
Verbreitung: Heimisch von Italien bis W-Asien. Beliebtes Ziergehölz, in M-Europa als Solitärgewächs oder als lockere Hecke in vielen Sorten angepflanzt, z. T. auch verwildert.

Der Feuerdorn steht in seinen Merkmalen zwischen *Cotoneaster* und *Crataegus* und wurde beiden Gattungen schon zugerechnet. Vom phytochemischen Standpunkt aus unterscheidet er sich von *Cotoneaster* durch acyanogene vegetative Organe (Blätter, Zweige), von *Crataegus* durch cyanogene Samen [1]. Der Gehalt an cyanogenen Glykosiden ist allerdings gering. Die von SOMMER [2] ermittelten Werte für die Gesamtfrucht lagen unter 20 ppm HCN (FGW), der Gehalt der Samen betrug ca. 120 ppm.

Die bezüglich der **Symptomatik** und **Therapie** von Vergiftungen mit cyanogenen Pflanzenteilen gemachten Angaben (S. 329) dürften für die Feuerdornfrüchte keine Relevanz haben.

Als Beratungsfälle nehmen die Feuerdornfrüchte in den Statistiken der Giftinformationszentralen einen beachtlichen Platz ein [3, 4]. Bisher wurden jedoch allenfalls leichte gastrointestinale Beschwerden, niemals ernstere Intoxikationen beobachtet. Auch der Suizidversuch einer Zwölfjährigen verlief nach der Einnahme von „zwei Händen voll Feuerdornbeeren" wie zu erwarten ohne Symptomatik [5].

Mikroskopische Merkmale der Frucht

Die mikroskopischen Merkmale der Feuerdornfrucht entsprechen in allen wesentlichen Teilen jenen von *Cotoneaster*.

Literatur

[1] Hegnauer, R.: Chemotaxonomie der Pflanzen, 11 Bde., Birkhäuser-Verlag, Basel, Stuttgart 1966 ff.

[2] Sommer, W.: Untersuchungen an Giftpflanzen. Identifizierung farbiger Früchte und Cyanidbestimmung bei Rosaceen-Früchten. Dissertation, Kiel 1984.

[3] Schweiz. Tox. Infozentrum (STIZ), Jahresberichte 1973–1997.

[4] Ritter-Franke, S. und R. Bunjes: Vergiftungsunfälle mit Pflanzen, in: K.E. von Mühlendahl, U. Oberdisse, R. Bunjes und M. Brockstedt (Hrsg.): Vergiftungen im Kindesalter, Georg Thieme Verlag, Stuttgart, New York 2003.

[5] Ritter, S.: Vergiftungen durch Pflanzen. Dtsch. Apoth. Ztg. *125*(37), 1834–1836 (1985).

Prunus laurocerasus L. Lorbeer-Kirsche – Cherry Laurel – Laurier-cerise

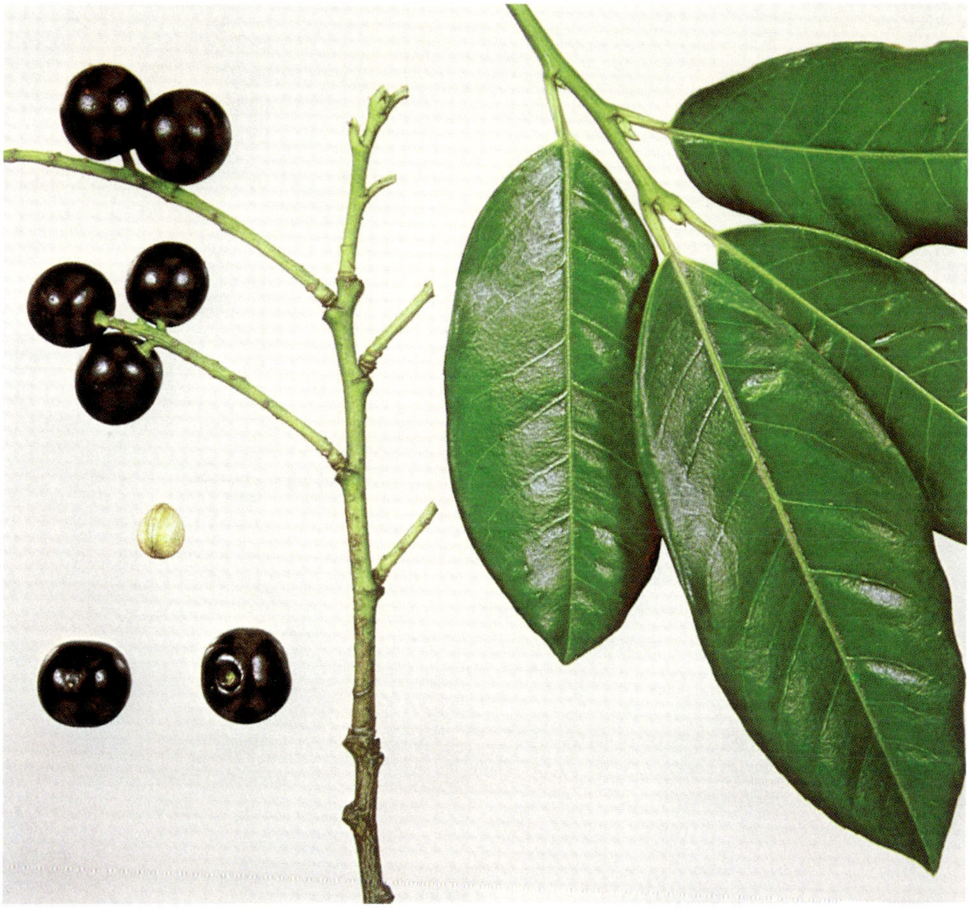

Abb. 234: Lorbeer-Kirsche

2–4(–8) m hoher Strauch, im wärmeren Klima auch kleiner Baum, steif aufwärts oder flach in die Breite wachsend.

Blätter immergrün, derb-lederig, kahl und glänzend, oberseits dunkelgrün, unterseits blassgrün, mit leicht eingerolltem Rand, ganzrandig oder nur schwach gezähnt, in Länge, Breite und Form je nach Kulturform sehr variabel; am unteren Ende des Blattes meist mit Drüsen.

Blüten weiß, ca. 8 mm breit, in dichten, aufrecht stehenden, vielblütigen Trauben; V, manchmal nochmals im Herbst blühend.

Früchte erst rot, dann schwarz, eiförmig, nach oben etwas schmaler; Samen nach oben zugespitzt, mit glatter Oberfläche und Längswulst; VIII–X.

Verbreitung: In SO-Europa und Kleinasien bis zum Kaukasus beheimatet. Als Kulturpflanze über Oberitalien und die Schweiz nach M-Europa gebracht und hier als beliebter, in kälteren Regionen allerdings nicht immer winterharter Zierstrauch angepflanzt; in Gärten, Parkanlagen und auf Friedhöfen zu finden; zahlreiche Kulturformen, vereinzelt auch verwildert.

Die Lorbeer-Kirsche (auch Kirschlorbeer genannt) enthält sowohl in den vegetativen Organen, insbesondere den Blättern, als auch in den Samen cyanogene Glykoside in beachtlicher Menge. In den frischen Blättern ist ca. 1 bis 1,5 % Prunasin enthalten. Sie dienten früher zur Herstellung eines Kirschlorbeerwassers, das nach Ph. Helv. mindestens 0,1 % HCN enthalten sollte.

Nach GERLACH [1] kann die aus Blättern freigesetzte Menge an HCN bis 2000 ppm betragen. Die enzymatische Freisetzung läuft allerdings recht langsam ab, sodass Bittermandelgeruch beim Zerreiben erst nach geraumer Zeit auftritt.

Ihre Giftigkeit ist bereits seit langem bekannt; im Jahre 1728 wurden erstmals Vergiftungsfälle beschrieben [2]. Da die dicklederigen Blätter jedoch keinen Anreiz zum Verzehr bieten, spielen sie in der toxikologischen Beratungspraxis keine Rolle. Anders sieht es bei den Früchten aus, die aufgrund ihres Aussehens und nicht abstoßenden Geschmacks häufig „probiert" werden. Über die Gefährlichkeit der „Lorbeer-Kirschen" findet man widersprüchliche Angaben, die sich wohl in folgender Weise erklären lassen: Im Fruchtfleisch ist der Gehalt an cyanogenen Glykosiden gering (die allgemein in der Literatur verbreitete Angabe des völligen Fehlens lässt sich nach unseren Versuchen nicht bestätigen). In den Samen ist dagegen Amygdalin in beachtlichen Mengen enthalten, was sich beim Zerkleinern durch kräftigen **Bittermandelgeruch** und auch mikrochemisch nachweisen lässt. Nach SOMMER [3] liegen die Blausäurewerte im Fruchtfleisch unreifer Früchte um 200 ppm, bei reifen Früchten unter 100 ppm. Aus den Samen können dagegen recht beachtliche Mengen an HCN freigesetzt werden: Mit 0,15 bis 0,21 % nähern sich diese Werte bereits denen der Bittermandeln. Solange die Samen ausgespuckt oder unzerkaut heruntergeschluckt werden, sind also in der Regel beim Verzehr der Früchte keine schwerwiegenden Intoxikationen zu befürchten. Dies wird auch durch die Erfahrungen verschiedener Tox.-Info.-Zentren bestätigt, sodass von Zeit zu Zeit in der Boulevardpresse auftauchende, sensationell auf-

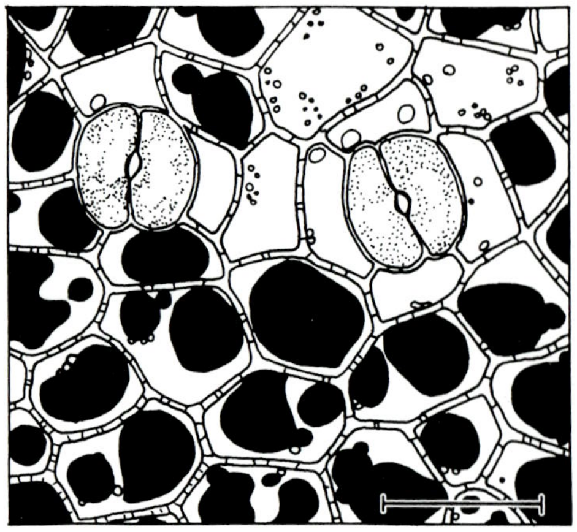

a

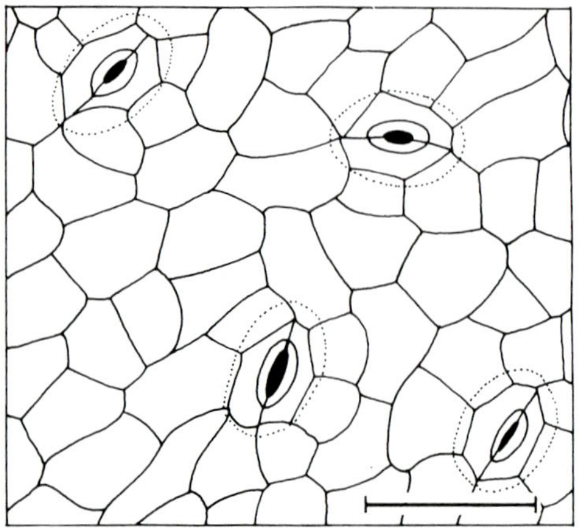

b

Abb. 235: Fruchtwandepidermen von Prunus laurocerasus (a) und P. virginiana (b).

gemachte Berichte über Vergiftungen mit Lorbeer-Kirschen jeder Grundlage entbehren.
Z.B. Bildzeitung vom 31.8.76: „*Kirschen“ vom Strauch genascht: Kinder vergiftet! ... Elf Kinder schwebten in Lebensgefahr: Sie hatten von den hochgiftigen Beeren der orientalischen „Lorbeer-Kirsche“ genascht ... Am Abend wurde der Magen ausgepumpt, alle wurden gerettet. Ein Arzt: „Nur zwei Stunden später hätte es Tote gegeben!“*
Bei über 1500 Beratungsfällen wurden beim Berliner Giftnotruf nur gelegentlich gastrointestinale Beschwerden registriert [4].

Mikroskopische Merkmale der Früchte. Die Steinfrüchte der Lorbeer-Kirsche wie auch jene der Traubenkirschen (*P. padus, P. serotina, P. virginiana*), deren Früchte zwar deutlich kleiner, aber ebenfalls in einem traubigen Fruchtstand angeordnet sind, weisen einander ähnliche mikroskopische Merkmale auf. Ihre Epidermis besitzt zahlreiche Spaltöffnungen (Abb. 235 b), deren Schließzellen z.T. in oder unter dem Epidermisniveau liegen. Die Epidermiszellen sind meist dünnwandig, seltener knotig verdickt (*P. serotina*) und kaum durch Sekundärteilungen „gefenstert“, wie sonst bei Rosaceen üblich. Die Anthocyan-Farbstoffe befinden sich fast nur in der Epidermis (Abb. 235 a) und den peripheren Schichten des Fruchtfleisches. Calciumoxalat kommt in Form von Drusen und Prismen vor (~25 µm), bei *P. laurocerasus* allerdings größer (36–60 µm), und zwar einzeln in Zellen, die auffallend kleiner sind als das umliegende Parenchym.

Eine schwere Symptomatik ist also nur nach Ingestion zerkleinerter Samen zu erwarten; gegebenenfalls **Therapie** entsprechend Seite 329.

Andere Prunus-Arten
Fast alle Vertreter der Gattung enthalten cyanogene Glykoside. Art und Umfang der Glykosidakkumulation variieren jedoch sehr stark. Aus toxikologischer Sicht interessieren von den zahlreichen Arten nur diejenigen, die in den Samen Amygdalin in größeren Mengen speichern. Dies sind vor allem:

Amygdalingehalt in *Prunus*-Samen	
P. armeniaca – Aprikose, Marille	< 8%
P. domestica – Pflaume, Zwetschge	< 2,5%
P. dulcis var. *amara* – Bittermandel	< 5%
P. persica – Pfirsich	< 6%

Prunus armeniaca. Über Vergiftungen von Kindern durch Aprikosenkerne berichteten SAYRE und KAYMAKGALAN [5]. Ihre Analysen von wild wachsenden und kultivierten Aprikosen ergaben nur für die Samen der Wildformen hohe CN^--Werte (über 200 mg HCN/100 g frische Samen), während der Amygdalingehalt in den wenig bitteren Samen der Kulturformen gering war. Zu ähnlichen Befunden kamen STOEWSAND et al. [6], die in Kultivaren mit süßen Samen nur 11,7 mg CN^-/100 g fanden, in bitter schmeckenden dagegen Werte von 130–180 mg CN^-/100 g. Über eine schwere Blausäure-Intoxikation nach dem Verzehr von 20 bis 40 Aprikosensamen berichteten RUBINO und DAVIDOFF [7]. Im Blut der in die Notfallklinik eingelieferten Frau, die nur durch intensive therapeutische Maßnahmen gerettet werden konnte, wurde ein Cyanidwert von 3,2 mg/l festgestellt (Werte von über 1 mg/l gelten als hochtoxisch).

LASCH et al. [8] berichteten 1981 über Vergiftungen durch *Prunus armeniaca:* Von 8 Kindern, die Aprikosenkerne gegessen hatten, starb eines; von 16 Kindern, die auf einer Geburtstagsparty eine von Aprikosenkernen bereitete Süßspeise gegessen hatten, starben 2 nach Einlieferung in die Klinik, ein weiteres 2 Stunden später. Dieser Fall ereignete sich in Gaza, wo eine solche Süßspeise gebräuchlich ist. Wahrscheinlich waren übliche, in der Bevölkerung bekannte Vorsichtsmaßnahmen zur Entfernung übermäßigen Blausäuregehalts (z.B. längeres Kochen der Samen) nicht beachtet worden, sodass es zu der verhängnisvollen Intoxikation kam.
Über das aus Aprikosen- oder Pfirsichkernen hergestellte „Krebsmittel“ Laetrile siehe Seite 328.

Prunus dulcis var. *amara.* Die Giftigkeit der bitteren Mandeln scheint nicht allgemein bekannt zu sein. Nach KLÖVER und WENDEROTH [9] war sie nur 16 von 100 Hausfrauen geläufig; der bittere Geschmack hält jedoch, wie schon erwähnt, in der Regel vom Verzehr größerer Mengen ab (vgl. dazu aber [9]).
Ca. 10 bittere Mandeln gelten für Kinder, ca. 60 Stück für Erwachsene als letale Dosis, wobei eine massive, schnelle Einnahme und optimale Bedingungen für die HCN-Freisetzung im Magen-Darm-Trakt vorausgesetzt werden müssen. Dass derartige Bedingungen gegeben sein können, zeigt der Fall einer tödlichen Vergiftung, der vor einiger Zeit von PACK et al. [10] beschrieben worden ist. Abgesehen von dem typi-

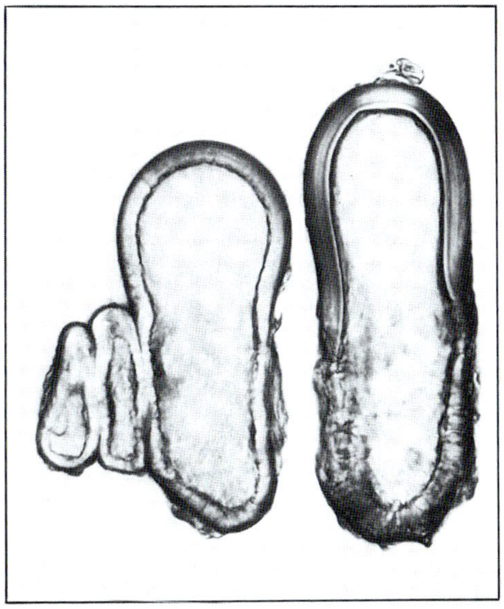

Abb. 236: „Tonnenzellen" der Samenschalenepidermis von Prunus dulcis (< 200 µm).

schen „Bittermandelgeruch" konnte der Nachweis der Bittermandeln im Mageninhalt des Toten durch mikroskopische Analyse geführt werden: Die auffälligen „Tonnenzellen" der Samenschalenepidermis (Abb. 236) sind ein charakteristisches Merkmal, das den eindeutigen Nachweis der Mandeln gestattet. Die Samenschalenepidermen anderer *Prunus*-Arten zeigen ebenfalls charakteristische Ausbildungen [11], sodass Möglichkeiten der mikroskopischen Unterscheidung gegeben sind. Von DECKE [12] stammen Angaben über mikroskopische Merkmale verschiedener *Prunus*-Samen im schalenlosen Zustand (Keimlingsgewebe, Kristalle, Aleuronkörner), die zur Identifizierung zerkleinerter Samen, z. B. in Süßwaren herangezogen werden können. Ein Suizidversuch mit etwa 50 Bittermandeln scheiterte, weil der Vierzigjährige die Samen unzerkaut heruntergeschluckt hatte [13]. Nach „Giftentfernung" bot er keine Intoxikationserscheinungen.

Prunus persica. Nach Untersuchungen von MACHEL und DORSETT [14] lassen sich nur in den frisch aus der Steinschale entnommenen Samen nennenswerte Mengen an HCN (ca. 45 mg/100 g Frischgewicht) nachweisen. Entgegen früheren Angaben sind im Fruchtfleisch keine cyanogenen Glykoside enthalten.

Amygdalinreich sind auch die Samen verschiedener **Traubenkirschen**, wie z. B. von *Prunus padus*, der in Europa vorkommenden Traubenkirsche sowie von *P. serotina*, der Spätblühenden Traubenkirsche, und *P. virginiana*, der Virginianischen Tr., die in Amerika beheimatet [15], aber auch bei uns angepflanzt zu finden sind. DerVerzehr einiger Früchte dürfte allerdings unbedenklich sein, sofern die Samen nicht zerkaut werden.
Über Vergiftungen mit Choke-Cherry-Samen (von *P. virginiana* bzw. *P. melanocarpa*) hat PIJOAN [16] berichtet. Von MAJAK et al. [17] stammen Angaben über den Cyanidgehalt von *P. virginiana* im Vergleich mit *Amelanchier alnifolia*. LEWIS und LEWIS [18] erwähnen *P. serotina* als „the most dangerous of the eastern cherries" (von Nordamerika).

Tiervergiftungen. Teratogene Wirkungen von *Prunus serotina* (Blätter, Rinde) haben SELBY et al. [19] bei tragenden Säuen beobachtet. GOUGH [20] berichtete über die tödliche Vergiftung einer Angoraziege, die Blätter von *P. serotina* gefressen hatte. Der HCN-Gehalt betrug in den frischen Blättern 212 mg/100 g. Auch *P. selowii* ist als cyanogene Pflanze toxisch für Rinder [21]. Der in Mexiko wachsende Baum *P. brachybotrya* ist toxisch für Ziegen, Schafe und Rinder [22]. Er enthält bis zu 2 % CN^- in den Blättern und bis zu 1,7 % in unreifen Früchten; reife Früchte sind nicht mehr cyanogen.

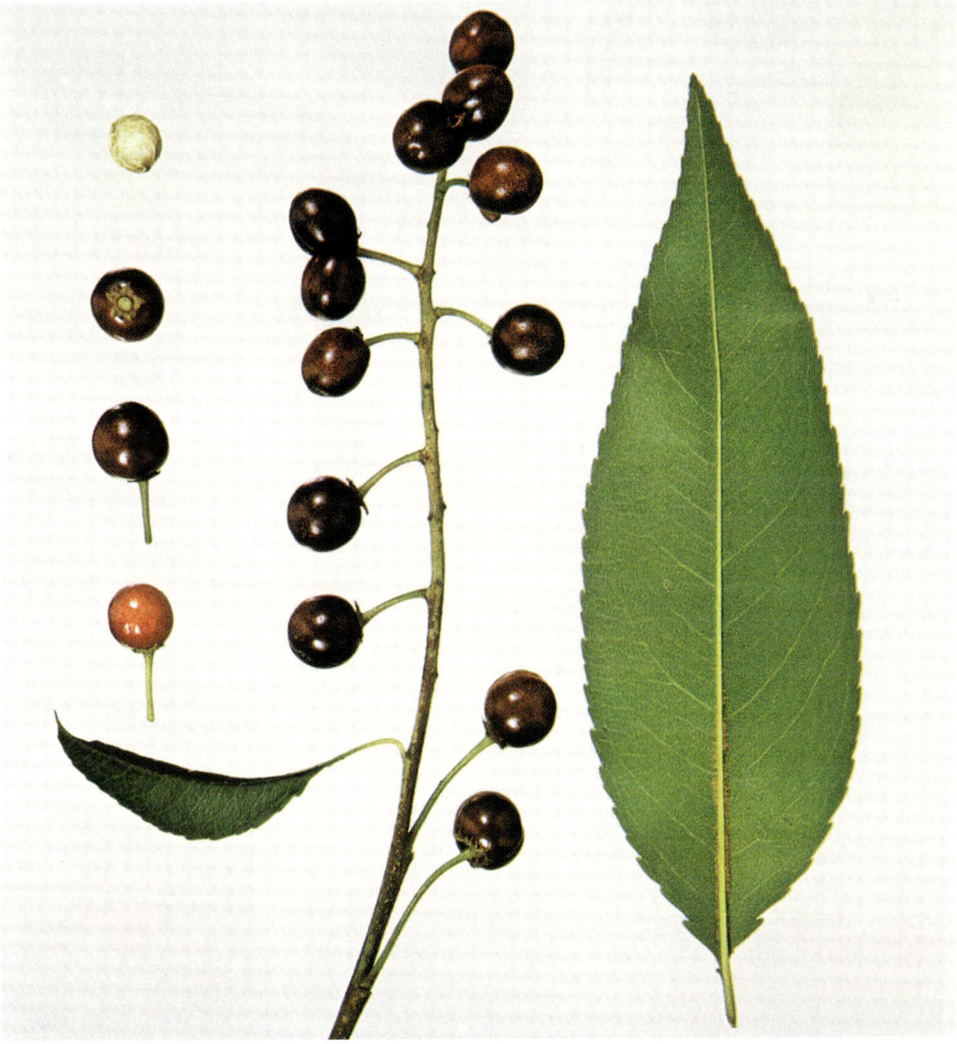

Abb. 237: Prunus serotina EHRH. Spätblühende Traubenkirsche – Wild Black Cherry – Cerisier tardif

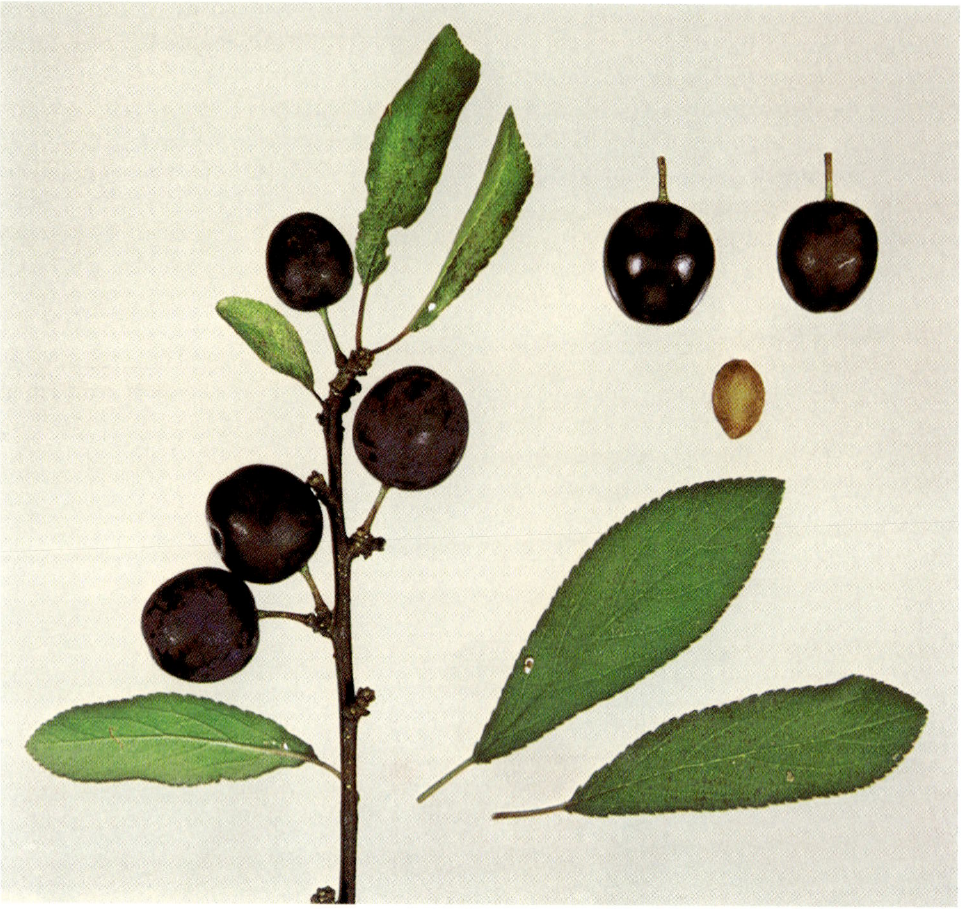

Abb. 238: Prunus spinosa L. Schlehe – Blackthorn, Sloe – Epine noire

Prunus spinosa, die **Schlehe** (Schlehdorn), kann zu unangenehmen Entzündungen, insbesondere zu chronischer Tendovaginitis, Synovialitis oder Schleimbeutelentzündungen führen, wenn seine Dornen nach dem Eindringen in Körpergewebe abbrechen und dort verbleiben. Berichte über eine Reihe von Verletzungen stammen aus England [23] und aus Schweden [24]; vgl. auch → Arecaceae, → Cactaceae. Nicht unerwähnt bleiben soll schließlich die Tatsache, dass die Samen des Steinobstes gern zur Verbesserung des Aromas alkoholischer Zubereitungen (Kirschwein; Schlehenlikör) herangezogen werden. Bei reichlichem Genuss derartiger Spirituosen ist das Auftreten einer kombinierten Alkohol- und (leichten) HCN-Vergiftung nicht auszuschließen.

Literatur

[1] Gerlach, K.-A.: Untersuchungen an Giftpflanzen – Cyanidbestimmungen und Ermittlung der membranschädigenden Wirkungen bei einigen Wild- und Zierpflanzen. Dissertation, Kiel 1988.

[2] Hegi, F.: Illustrierte Flora von Mitteleuropa, Verlag Paul Parey, Berlin 1966 ff.

[3] Sommer, W.: Untersuchungen an Giftpflanzen. Identifizierung farbiger Früchte und Cyanidbestimmung bei Rosaceen-Früchten. Dissertation, Kiel 1984.

[4] Ritter-Franke, S. u. R. Bunjes: Vergiftungsunfälle mit Pflanzen in: K.E. von Mühlendahl, U. Oberdisse, R. Bunjes und M. Brockstedt (Hrsg.): Vergiftungen im Kindesalter, Georg Thieme Verlag, Stuttgart, New York 2003.

[5] Sayre, J.W. and S. Kaymakgalan: Cyanide poisoning from apricot seeds among children in central Turkey. N. Eng. J. Med. *270*(21) 1113–1115 (1964).

[6] Stoewsand, G.S., J.L. Anderson and R.C. Lamb: Cyanide content of apricot kernels. J. Food Sci. *40*, 1107 (1975).

[7] Rubino, M.J. and F. Davidoff: Cyanide poisoning from apricot seeds. J. Am. Med. Assoc. *241*(4), 359 (1979)

[8] Lasch, E.E. and R. El Shawa: Multiple cases of cyanide poisoning by apricot kernels in children from Gaza. Pediatrics *68*(1), 5–7 (1981).

[9] Klöver, E. und W. Wenderoth: Die Blausäurevergiftung durch bittere Mandeln in psychologischer und therapeutischer Sicht. Med. Klin. *60*(6), 213–216 (1965).

[10] Pack, W.K., H.W. Raudonat und K. Schmidt: Über eine tödliche Blausäurevergiftung nach dem Genuß bitterer Mandeln (Prumus amygdalus). Z. Rechtsmed. *70*, 53–54 (1972).

[11] Gassner, G., B. Hohmann und F. Deutschmann: Mikroskopische Untersuchungen pflanzlicher Lebensmittel, Gustav Fischer Verlag, Stuttgart 1989.

[12] Decke, U.: Mikroskopische Untersuchung an geschälten und zerkleinerten Ölsamen und Nußkernen. Z. Lebensm. Unters. Forsch. *174*, 187–194 (1982).

[13] Ritter, S.: Vergiftungen durch Pflanzen. Dtsch. Apoth. Ztg. *125*(37), 1834–1836 (1985).

[14] Machel, A.R. and C.I. Dorsett: Cyanide analyses of peaches. Econ. Bot. *24*(1), 51–52 (1970).

[15] Mulligan, G.A. and B.M. Derek: The biology of Canadian weeds. 51. Prunus virginiana L. and P. serotina Ehrh. Can. J. Plant Sci. *61*, 977–992 (1981).

[16] Pijoan, M.: Cyanide poisoning from choke cherry seed. Am. J. Med. Sci. *204*, 550–553 (1942).

[17] Majak, W., R.E. McDiarmid et al.: The cyanide potential of Saskatoon serviceberry. Can. J. Anim. Sci. *61*, 681–686 (1981).

[18] Lewis, W.H. and M.P.F. Elvin-Lewis: Medical botany – plants effecting man's health. John Wiley and Sons. New York, London, Sydney, Toronto 2003.

[19] Selby, L.A., R.W. Menges et al.: Outbreak of swine malformations associated with the wild black cherry, Prunus serotina. Arch. Environ. Health *22*, 496–501 (1971).

[20] Gough, J.F.: Black cherry poisoning in an Angora goat. Can. Vet. J. *36*(1), 45 (1995).

[21] Gava, A., L. Stolf et al.: Experimental poisoning of cattle by Prunus sellowii (Rosaceae). Pesqu. Vet. Brasil. *12*(1/2), 1–4 (1992).

[22] Perez-Lopez, J., F. Genis-Martinez et al.: Variation in cyanide concentrations of Prunus brachybotrya during the flowering and fruiting period. Veterinaria Mex. *23*(2), 131–133 (1992).

[23] Kelly, J.J.: Blackthorn inflammation. J. Bone joint Surg. *48* B(3), 474–477 (1966).

[24] Strömquist, B., E. Edlund and L. Ligren: A case of blackthorn synovitis. Act. Orthop. Scand. *56*, 342–343 (1985).

Sorbus aucuparia L. Eberesche, Vogelbeerbaum – Mountain Ash – Sorbier des oiseleurs

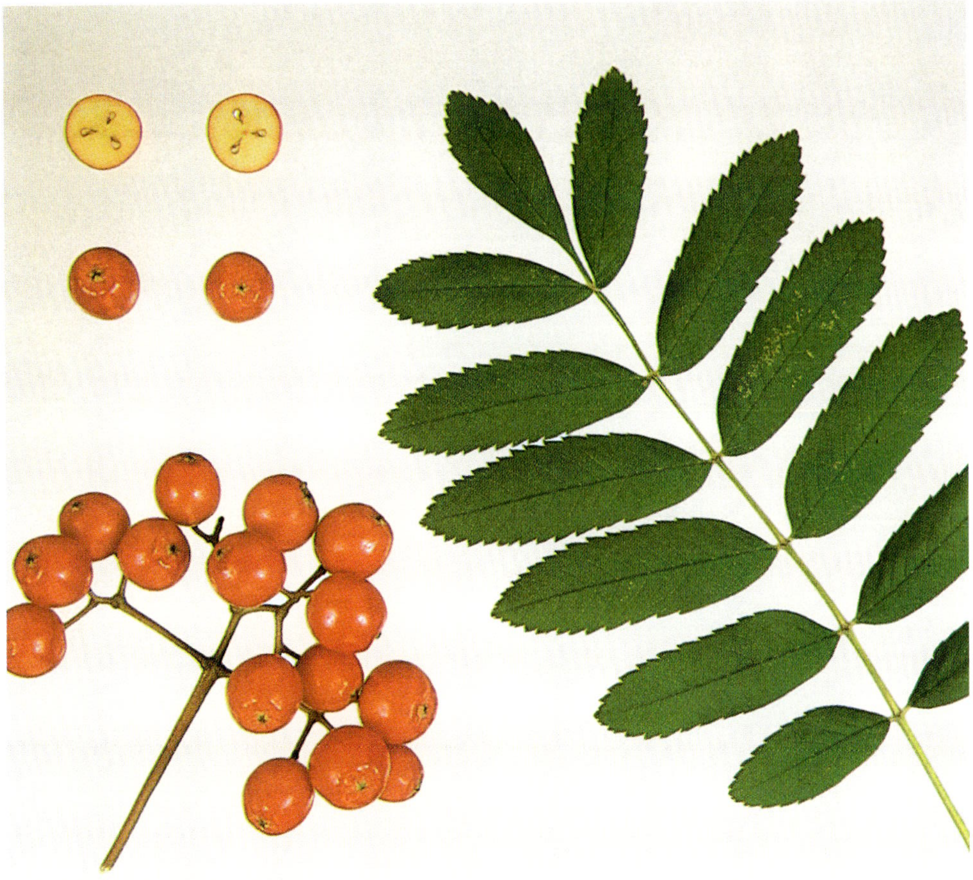

Abb. 239: Eberesche

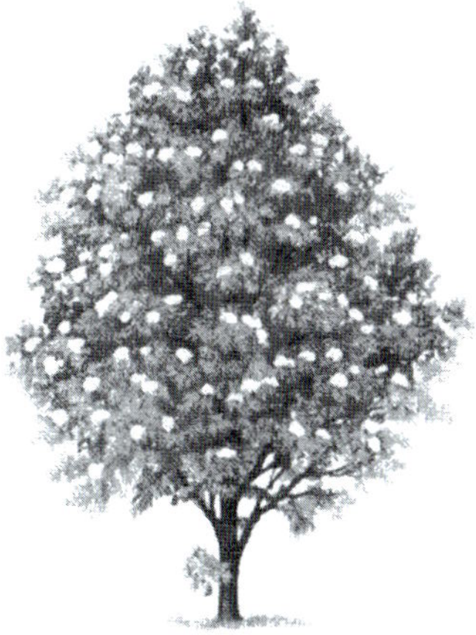

Mittelgroßer, selten über 15 m hoher Baum mit lockerer Krone. Stammrinde hellgrau, glatt, glänzend, später mit längsrissiger Borke; Winterknospen filzig.

Von der Ebene bis über die Waldgrenze verbreitet vorkommend, mit geringen Ansprüchen an den Boden.

Blätter bis 20 cm lang, unpaarig gefiedert, mit 9–15 Blättchen, diese länglich-lanzettlich, sitzend, mit scharf-gesägtem oder -gezähntem Rand; oberseits spärlich, an der helleren Unterseite stärker behaart; mit roter Herbstfärbung.

Blüten weiß, mit Kelchbecher, in reichblütigen doldenrispigen Blütenständen; V–VII.

Früchte aus 2 bis 5 (meist 3) Fruchtblättern entstandene kugelige Apfelfrüchtchen, scharlachrot, mit meist 3 länglichen spitzen, rötlichen Kernen; VIII–X.

Verbreitung: Fast in ganz Europa; vielfach als Allee- und Straßenbaum (auch noch in höher gelegenen Regionen) angepflanzt. In Nord-Amerika häufig kultiviert.

Die Früchte der Eberesche (Vogelbeeren) werden zu Kompott, Gelee, Marmelade oder Fruchtsäften verarbeitet und haben auch in der Volksmedizin seit alters her eine Rolle als Antidiarrhoikum, Diuretikum, Emmenagogum und Vitamin-C-Lieferant gespielt. Andererseits gelten die frischen Früchte als giftig. Aus den Statistiken der Giftinformationszentralen lässt sich ersehen, dass beim Verzehr von Vogelbeeren offenbar nur leichtere Beschwerden auftreten und auch diese – verglichen mit der beachtlichen Zahl von Beratungsfällen – nicht eben häufig sind; vgl. auch Tab. 1 und 2. Nach [1] gab es bei über 4000 Beratungsfällen, in denen Kinder einzelne oder bis „2–3 Hand voll" Früchte gegessen hatten, nur selten leichte gastrointestinale Beschwerden, je 1-mal traten Flush und eine Urtikaria im Gesicht auf.

Überblickt man die bisher gefundenen Inhaltsstoffe der Vogelbeeren, so kommen Sorbit und andere Saccharide, organische Säuren und Vitamin C (60–110 mg %), Gerb-, Farb- und Bitterstoffe sowie weitere ubiquitäre Stoffe als Gifte nicht in Betracht. Gleiches gilt für das in den Samen nur in sehr geringer Menge vorkommende Amygdalin.

Toxisch ist dagegen ein charakteristischer Inhaltsstoff der Vogelbeeren, die **Parasorbinsäure**, ein ungesättigtes Lacton, aus dem durch Aufspaltung des Lactonrings eine 2,4-Hexadiensäure (Sorbinsäure) entsteht. In den Früchten liegt die Para-

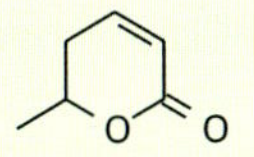

Parasorbinsäure

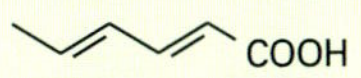

Sorbinsäure

sorbinsäure genuin als Glykosid (Parasorbosid) vor. Während Sorbinsäure eine untoxische, zur Konservierung von Lebensmitteln zugelassene Substanz ist, besitzt Parasorbinsäure örtliche Reizwirkungen, z.B. auf die Schleimhäute des Magen-Darm-Trakts, was zu Speichelfluss, Erbrechen und Gastroenteritis führen kann. Ihr wird auch eine carcinogene Wirkung zugeschrieben, die sich zwar im Tierversuch bei subkutaner Injektion hoher Dosen nachweisen lässt, nicht jedoch bei peroraler Verabreichung [2]. Auch die toxische Wirkung der Parasorbinsäure wird erst bei hoher Dosierung sichtbar: Für Mäuse betrug die DL_{50} 750 mg/kg. Im Fruchtfleisch der Vogelbeeren sind nur 0,02 bis 0,2 % [3], im Mittel 0,04 % der Verbindung enthalten. DIEMAIR und FRANZEN [4] fanden eine Zunahme des Parasorbinsäuregehalts bis zur Reife: Während der Wert für unreife grüne Früchte 130 mg/100 g TGW betrug, enthielten die Früchte kurz vor der Vollreife 870 mg/100 g TGW, entsprechend 200 mg in 100 g frischen Früchten. Somit wären z.B. bei einem Lebendgewicht von 50 kg rund 90 kg(!) Beeren nötig, um die Dosis letalis zu erreichen. Beim Trocknen der Früchte oder auch beim Kochprozess wird Parasorbinsäure, eine bei Zimmertemperatur flüchtige, ölige Flüssigkeit („Vogelbeeröl"), weitgehend zerstört bzw. entfernt.

Die Früchte der zahlreichen anderen *Sorbus*-Arten (z.B. *Sorbus torminalis*, Elsbeere; *S. aria*, Gemeine Mehlbeere; *S. domestica*, Speierling – ferner auch *S. koehneana* und *S. prattii* mit weißen [!] Früchten) dürften durchweg harmlos sein und höchstens aufgrund des Gerbstoffgehalts zu leichten gastrointestinalen Beschwerden führen; einige werden auch als essbar beschrieben.

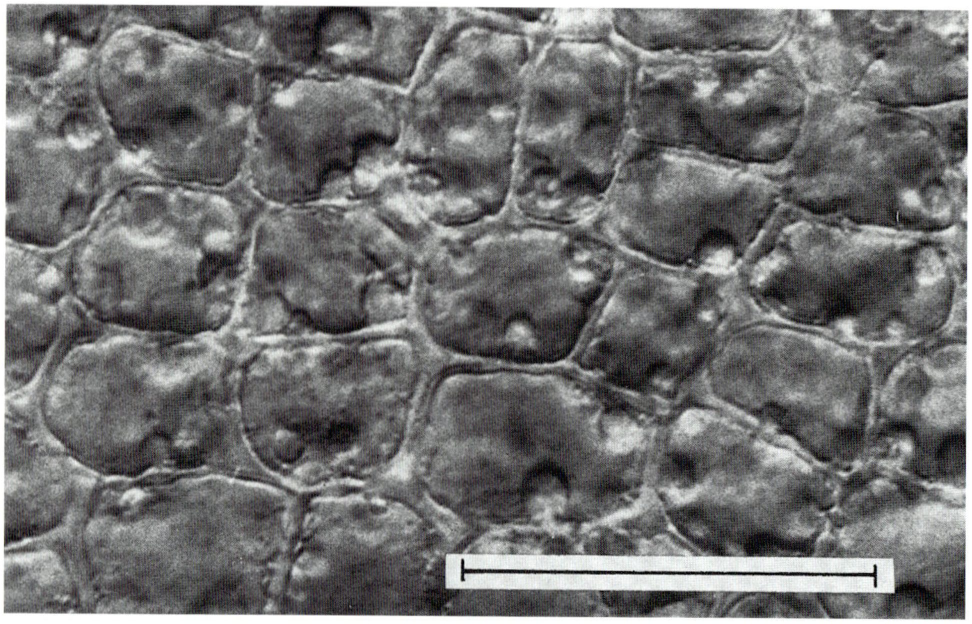

Abb. 240: Fruchtwandepidermis von Sorbus aucuparia.

Mikroskopische Merkmale. Die Epidermiszellen (Abb. 240) der Früchte von *Sorbus aucuparia* sind wenig, aber z.T. unregelmäßig verdickt. Spaltöffnungen kommen nur selten vor, ihre Schließzellen sind emporgewölbt und von 9–10 Nebenzellen umgeben. Im großzelligen Parenchym des Fruchtfleisches, das gelbrote Chromoplasten und Calciumoxalatdrusen (~20 µm) enthält, treten einzeln oder in Gruppen sklerenchymatische Zellen mit verdickten, stark getüpfelten Wänden auf. Weitere Merkmale insbesondere der Samenschale siehe [5].

Zusammenfassend lässt sich sagen, dass beim Verzehr frischer Früchte des Vogelbeerbaums **leichtere gastrointestinale Beschwerden** auftreten können, die abgesehen von großzügigem Flüssigkeitsangebot allenfalls einer symptomatischen Behandlung bedürfen.

Literatur

[1] Ritter-Franke, S. u. R. Bunjes: Vergiftungsunfälle mit Pflanzen, in: K.E. von Mühlendahl, U. Oberdisse, R. Bunjes und M. Brockstedt: Vergiftungen im Kindesalter, Georg Thieme Verlag, Stuttgart, New York 2003.

[2] IARC-Monographs on the evaluation of carcinogenic risk of chemical to man: Vol. 10, Parasorbic acid, S. 199–204 (1976).

[3] Letzig, E. und W. Handschack: Vergleichende Untersuchungen über einige Inhaltsstoffe bitterer und süßer Ebereschenfrüchte während des Reifens. Nahrung *7*, 591–605 (1963).

[4] Diemair, W. und K. Franzen: Über das Vorkommen der Parasorbinsäure und der Sorbinsäure. Z. Lebensm. Untersuch. *109*(5), 373–378 (1959).

[5] Czaja, A.T.: Mikroskopische Untersuchung von Obst und Obsterzeignissen, in: J. Schormüller (Hrsg.): Hdb. Lebensmittelchemie V/2, 259–310, Springer-Verlag, Berlin, Heidelberg, New York 1968.

Rubiaceae

Die **Krapp- oder Rötegewächse** sind eine große Familie mit überwiegend tropischen Holzpflanzen. Die in M-Europa wachsenden Gattungen *Galium* (Labkraut), *Asperula* (Meister) und *Sherardia* (Ackerröte) sind krautig. Von diesen beansprucht lediglich *Galium odoratum*, der Waldmeister (s. u.), als cumarinhaltige Pflanze toxikologisches Interesse. Die tropischen Rubiaceen zeichnen sich durch das Vorkommen verschiedenartiger, insbesondere komplexer Indol- und Isochinolinalkaloide aus. Substanzen wie das sympatholytisch wirksame Yohimbin, das allgemeine Zellgift Chinin mit seinen verschiedenartigen Wirkungen (als Amarum, wehenerregend, Malariamittel), das Antiarrhythmikum Chinidin oder die emetisch wirkenden Inhaltsstoffe der Ipecacuanhawurzel spielen auch heute noch im Arzneischatz eine Rolle und können bei Überdosierung zu Intoxikationen führen. Über mögliche Nebenwirkungen bei der Verwendung von Ipecacsirup als Emetikum (Gefahr der Alkaloidresorption bei Nichteintreten des Brechakts) siehe S. 11.

Weltwirtschaftlich die größte Bedeutung kommt der Gattung *Coffea* zu: „Kaffee" das aus den gerösteten Samen bereitete Getränk ist sicherlich von den gebräuchlichen „Genussgiften" dasjenige, von dem Nebenwirkungen am wenigsten zu erwarten sind. Bei reinem Coffein, als Analeptikum auch Arzneimittel, ist erst in Gramm-Dosen mit schweren Vergiftungssymptomen zu rechnen (starke Erregungszustände, Kopfschmerzen, Zittern, Krämpfe). Über Vergiftungsfälle mit Coffein, insbesondere bei Kindern, ist vereinzelt berichtet worden [1]. Ippen und Kölmel [2] haben darauf hingewiesen, dass es bei externer Anwendung von Coffein (30 %ige Salbe zur Behandlung einer psoriatischen Erythrodermie) trotz der Schwerlöslichkeit des Alkaloids durch perkutane Resorption zu einer Coffeinintoxikation kommen kann.

Verschiedene Arten der Gattungen *Fadogia*, *Pachystigma* und *Pavetta* führen in S-Afrika zu einer als „Gousiekte" bekannten Intoxikation von Weidetieren. Sie tritt ausschließlich bei Wiederkäuern und nur nach Aufnahme größerer Mengen an Pflanzenmaterial auf. Während in einer Latenzphase von 4–8 Wochen nach der Futteraufnahme die Tiere keine auffälligen Veränderungen zeigen, kommt es dann zu einem plötzlichen Herzversagen [3]. Über pathologische Veränderungen im Stoffwechsel erkrankter Tiere (Enzymstatus: Erhöhung der Aspartat-Transaminase; Änderung im Prostaglandinspektrum) liegen Untersuchungen vor [4–6]. Verantwortlich für die cardiotoxischen Wirkungen der betreffenden Pflanzen dürfte nach neueren Erkenntnissen ein toxisches Polyamin (Pavetamin) sein, über dessen molekularen Wirkungsmechanismus noch keine Klarheit besteht [7, 8]. Die Substanz erwies sich aber am Rattenherz als Inhibitor der Proteinsynthese [9].

Giftig ist ebenfalls die Gattung *Palicourea*, die in Brasilien für z.T. hohe Tierverluste verantwortlich ist. Tierexperimentelle Untersuchungen mit Blättern von *Palicourea juruana*, einem Strauch des Amazonasgebiets, ergaben nach Verfütterung an Kaninchen (>2 g getrocknetes Blattmaterial/kg) den plötzlichen Tod der Tiere. Die Früchte scheinen noch giftiger zu sein [10]. Auch die frischen Blätter von *Palicourea marcgravii* sind toxisch für Kühe, Schafe, Ziegen und Pferde [11–14]. Als toxisches Prinzip wurde Monofluoressigsäure nachgewiesen, allerdings in recht geringer Konzentration (5,4 µg/g Blatt-FGW) [15]. Die hohe Toxizität wird durch eine Kombination mit weiteren Giftstoffen, nämlich ω-Fluorfettsäuren, N-Methyltyramin und 2-Methyltetrahydro-β-carbolin erklärt [16]. Als Antidot, das die Metabolisierung zu Fluorzitronensäure verhindern soll, wurde Acetamid als Acetylgruppendonator erprobt [17].

Waldmeister.
Galium odoratum, der Waldmeister (Abb. 241) wächst als ausdauerndes Kraut in Laubmischwäldern M-Europas. Neben Iridoidglykosiden wie dem Asperulosid und Monotropein enthält er in den Blättern, weniger in der Sprossachse, glykosidische Verbindungen (z. B. Melilotosid), aus denen beim Welken und Trocknen des Krauts das charakteristisch riechende Cumarin (= Benzopyran-2-on) entsteht.

Cumarin ist in höherer Dosierung (Gramm-Dosen) eine toxische Substanz, die Kopfschmerzen, Benommenheit und Schwindel hervorruft. Während in Tierversuchen eine Metabolisierung von Cumarin zur lebertoxischen o-Hydroxyphenylessigsäure nachgewiesen wurde, entsteht diese Substanz im menschlichen Organismus nur in sehr geringer Menge. Hauptmetabolit ist das untoxische 7-Hydroxycumarin. Ob bei cumarinhaltigen Phytopharmaka (Extrakte aus *G. odoratum* oder *Melilotus*), die zur Behandlung peripherer Durchblutungsstörungen, von Lymphödem oder Beschwerden bei Veneninsuffizienz empfohlen werden, unerwünschte Cumarinwirkungen zu erwarten sind, wird kontrovers beurteilt [18–20]. Während das getrocknete Kraut (Asperulae herba) nur noch wenig Cumarin enthält und als Arzneidroge keine Rolle mehr spielt, ist die Verwendung des frisch gepflückten Krauts zur Bereitung von Waldmeisterbowle durchaus üblich. Bei gewerblicher Herstellung von „Maibowle" darf dabei ein Gehalt von 5 ppm Cumarin im Getränk nicht überschritten werden [21]. Nach Laub et al. [22] enthält Waldmeister im April/Mai. 1 % Cumarin (bezogen auf TGW). Bei durchschnitt-

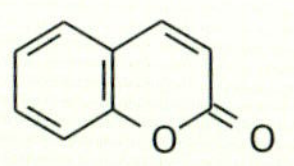

Cumarin

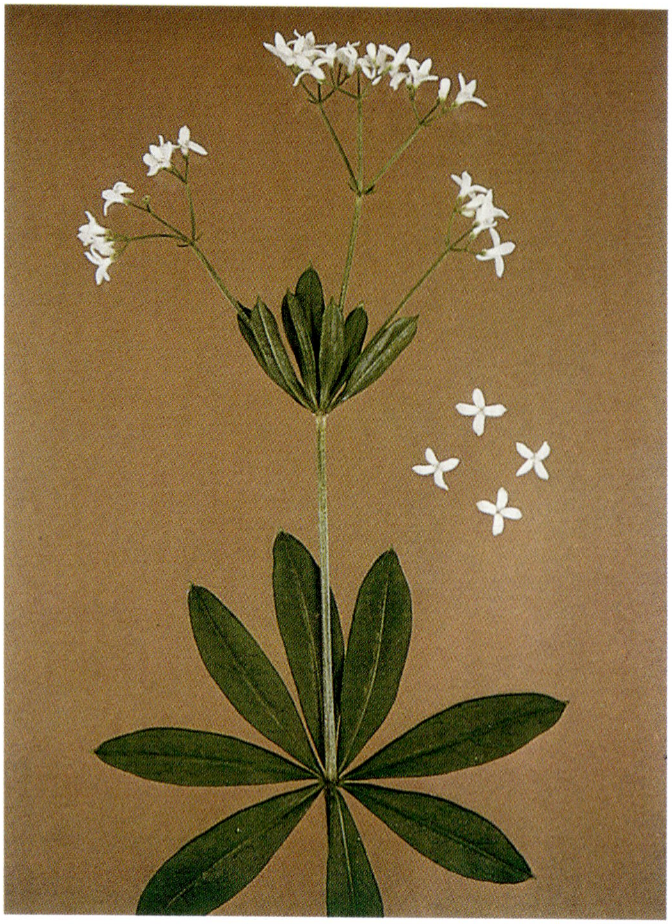

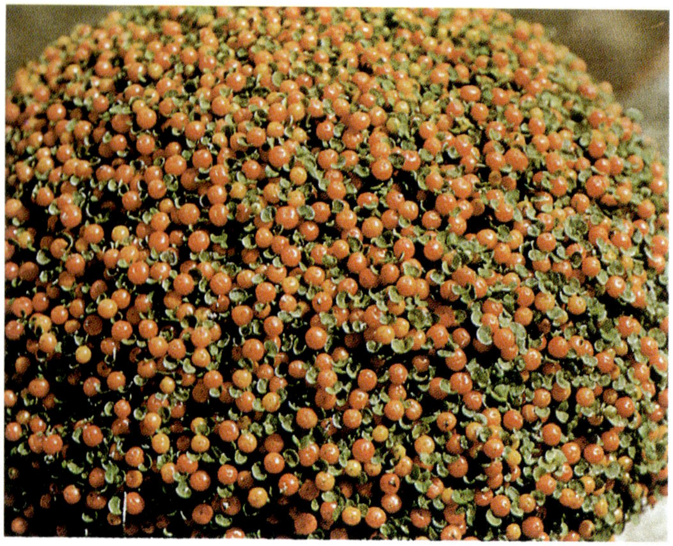

Abb. 242: Nertera granadensis (MUTIS ex L.F.) DRUCE Korallenbeere, Korallenmoos – Coral Moss – Plante-perle

◂ **Abb. 241:** Galium odoratum (L.) SCOP. Waldmeister – Woodruff – Aspérule odorante

licher Trockenmasse von 14,5 % sollte daher nicht mehr als 3 g frisches Kraut (= 3 Pflanzen) für die Herstellung von 1 Liter Bowle genommen werden. Ein Welkenlassen ist nicht erforderlich; in welkendem Kraut nimmt wegen der Flüchtigkeit des Cumarins dessen Gehalt ab [22].
Die gerinnungshemmende Wirkung von Dicumarol, das bei unsachgemäßiger Lagerung von Heu aus Steinklee (*Melilotus officinalis*, Fabaceae) entsteht, besitzt Cumarin nicht. Nach längerem Gebrauch eines „herbal tea“, der u. a. Waldmeister, Steinklee und die cumarinreichen Tonkabohnen (von *Dipteryx* [*Coumarouna*] *odorata*, Fabaceae) enthielt, konnte jedoch eine mit verringerter Gerinnungsfähigkeit des Blutes einhergehende Intoxikation beobachtet werden [23].

Beimengungen der Samen von *Galium aparine*, Kleb-Labkraut, zum Futter führte zur Erkrankung von Küken [24]. Häufiger Kontakt mit der Krapp-Pflanze, *Rubia tinctorum* (madder) erzeugte eine Kontaktdermatitis [25]. Die für die Sensibilisierung verantwortlichen 1,2-Dihydroxyanthranoide (u. a. Alizarin) besitzen auch genotoxische Wirkungen. Dies gilt vor allem für Lucidin und Rubiadin. Für die als Urolithiasismittel auf dem Markt befindlichen Phytopharmaka erfolgte daher mit Wirkung vom 15. 3. 1993 durch das damalige BGA der Widerruf der Zulassung [26].

Zur Familie gehört auch *Nertera granadensis*, das Korallenmoos (Abb. 242), das als Zimmerpflanze häufig anzutreffen ist (nicht zu verwechseln mit dem ähnlichen „Bubiköpfchen“, *Soleirolia*, einer Urticacee vgl. S. 401). Über Inhaltsstoffe der Pflanze, insbesondere der auffällig gefärbten Früchte, konnten wir nichts in Erfahrung bringen. Die Toxizität dürfte gering sein: Von 21 Fällen (Kinder) zeigten 5 leichte Intoxikationssymptome – Müdigkeit, Bauchschmerzen, Erbrechen –, ein $2\frac{1}{2}$-Jähriger aß 20 Beeren ohne Symptomatik [27].

Literatur

[1] Kulkarni, P. B. and R. D. Dorand: Caffeine toxicity in a neonate. Pediatrics *64*, 254–255 (1979).
[2] Ippen, H. und K. Kölmel: Perkutane Coffeinvergiftung. Dtsch. Med Wschr. *102*, 1851 (1977).
[3] van Wyk, B.-E., F. van Heerden and B. van Oudtshoorn: Poisonous Plants of South Africa, Briza Publications, Pretoria 2002.
[4] Prozesky, L., N. Fourie, J. A. Neser and P. W. Nel: A field outbreak in ile-de-france sheep of a cardiotoxicosis caused by the plant Pachystigma pygmaeum (Rubiaceae). Onderstepoort J. Vet. Res. *55*, 193–196 (1988).
[5] Fourie, N., R. A. Schultz, L. Prozesky, T. S. Kellerman and L. Labuschagne: Clinical pathological changes in Gousiekte, a plant-induced cardiotoxicosis of ruminants. Onderstepoort J. Vet. Res. *56*(1), 73–80 (1989).

[6] Van der Walt, J.J., J.M. van Rooyen and A.P. Lötter: A comparison of haemodynamic and vasoconstrictory responses in sheep with a toxic fraction from Pachystigma pygmaeum and with the plant material. Onderstepoort J. Vet. Res. *57*, 157–161 (1990).

[7] Fourie, N., G.L. Erasmus, R.A. Schultz and L. Prozesky: Isolation of the toxin responsible for gousiekte, a plant-induced cardiomyopathy of ruminants in southern Africa. Onderstepoort J. Vet. Res. *62*, 77–87 (1995).

[8] Hay, L., M. Pipedi, P.J. Schutte et al.: The effect of Pavetta harborii extracts on cardiac function in rats. S. A. J. Sci. *97*, 481–494 (2001).

[9] Schultz R.A., N. Fourie, K.M. Basson et al.: Effect of pavetamine on protein synthesis in rat tissue. Onderstepoort J. Vet. Res. *68*(4), 325–330 (2001).

[10] Tokarnia, C.H. and J. Döbereiner: Experimental poisoning by Palicourea juruana (Rubiaceae) in bovines and rabbits. Pesqu. Vet. Bras. *2*(1), 17–26 (1982); Ref. in BA *75*(6), 4713 (1983).

[11] Tokarnia, C.H. and J. Döbereiner: Poisoning of cattle by Palicourea marcgravii (Rubiaceae) in Brazil. Pesqu. Vet. Bras. *6*(3), 73–92 (1986).

[12] Tokarnia, C.H., P.V. Peixoto and J. Döbereiner: Experimental poisoning by Palicourea marcgravii (Rubiaceae) in sheep. Pesqu. Vet. Bras. *6*(4), 121–132 (1986).

[13] Tokarnia, C.H., P.V. Peixoto and J. Döbereiner: Experimental poisoning of goats by Palicourea marcgravii (Rubiaceae). Pesqu. Vet. Bras. *11*(3/4), 65–70 (1991).

[14] Tokarnia, C.H., E.R. Costa, J.D. Barbosa, A.G. Armien and P.V. Peixoto: Experimental poisoning of horses by Palicourea marcgravii (Rubiaceae). Pesqu. Vet. Bras. *13*(3–4), 67–72 (1973).

[15] Krebs, H.C., W. Kemmerling and G. Habermehl: Qualitative and quantitative determination of fluoroacetic acid in Arrabidea bilabiata and Palicourea marcgravii by 19F-NMR spectroscopy. Toxicon *32*(8), 909–913 (1994).

[16] Kemmerling, W.: Palicourea marcgravii: „Giftcocktail“ gegen Freßfeinde. Biologie i. u. Zeit *25*(5), 3307–313 (1995).

[17] Gorniak, S.L., J. Palermo-Neto and H.S. Spinosa: Effects of acetamide on experimentally-induced Palicourea marcgravii (St. Hill.) poisoning in rats. Vet. Hum. Toxicol. *36*(2), 101–102 (1994).

[18] BGA-Arzneimittel-Schnellinformationen, 3/94: Leberschäden durch Cumarine? Ref. in Dtsch. Apoth. Ztg. *134*(15), 1372 (1994).

[19] Wüstenberg, P. und G. Baumann: Verdacht der Toxizität von Cumarin nicht bestätigt (Letter). Pharm. Ztg. *139*(13), 1059 (1994).

[20] Hagemann, U.: Zur lebertoxischen Wirkung von Cumarin (Stellungnahme BGA, Letter). Pharm. Ztg. *139*(19), 1574 (1994).

[21] Verordnung über Wein, Likörwein und weinhaltige Getränke v. 15.7.1971, zuletzt geändert 20.7.1977.

[22] Laub, E., W. Olszowski and R. Wotler: Waldmeister und Maibowle. Dtsch. Apoth. Ztg. *125*(17), 848–850 (1985).

[23] Hogan, R.P.: Hemorrhagic diathesis caused by drinking a herbal tea. J. Am. Med. Assoc. *249*(19), 2679–2680 (1983).

[24] Januszewski, J., L. Lewandowski and M. Mazurkiewicz: Effects of fodder contamination with goose grass (Galium aparine L.) seeds on the health of laying chickens. Med. Weter. *44*(6), 365–367 (1988); Ref. BA 87(9). 99379 (1988).

[25] Castelain, M. and G. Ducombs: Contact dermatitis from madder. Contact Dermatitis *19*(3), 228–229 (1988).

[26] Widerruf der Zulassung von Rubia-tinctorum-radix-haltigen Human-Arzneimitteln durch das BGA, in: Pharm. Ztg. *138*(11), 834–835 (1993); Bezugnahme auf die Negativmonographie Rubiae tinctorum radix (Krappwurzel), veröfftl. im Bundesanzeiger 162, vom 29.8.1992.

[27] Ritter, S. und E.G. Krienke: Vergiftungsunfälle mit Pflanzen, in: E.G. Krienke, K.E. von Mühlendahl und U. Oberdisse (Hrsg.): Vergiftungen im Kindesalter, Ferdinand Enke Verlag, Stuttgart 1986.

Rutaceae

Mit ca. 150 Gattungen und über 1000 Arten sind die **Rautengewächse** eine relativ große Familie; Bäume, Sträucher und perennierende Kräuter bevorzugen wärmere Gebiete vor allem der Südhalbkugel, nach M-Europa dringen *Ruta* und *Dictamnus* vor. In Parks oder Gärten gelegentlich angepflanzt finden wir die „Korkbäume“ (*Phellodendron*), den Lederstrauch (*Ptelea*) oder andere strauchige Arten wie z. B. *Skimmia*.

Inhaltsstoffe. Die Rutaceae zeichnen sich durch ein breites Spektrum chemischer Verbindungen aus: Alkaloide verschiedener Struktur, ätherisches Öl in lysigenen Exkretbehältern, Cumarinderivate, vor allem fotosensibilisierende **Furanocumarine** (Psoralene) und auch Pyranocumarine, scharfschmeckende Säureamide (z. B. im Szechuan-Pfeffer [1]), triterpenoide Bitterstoffe sowie hydrophile und

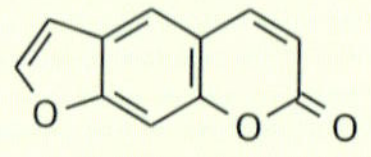

Psoralen-Typ

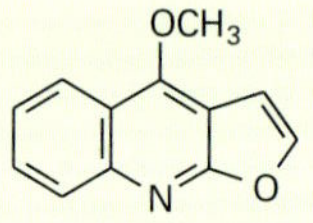

Dictamnin

lipophile Flavonoide seien genannt. Von diesen Inhaltsstoffen haben einige auch toxikologische Bedeutung:

Pilocarpin ist das parasympathomimetisch wirksame Alkaloid der Jaborandiblätter (von verschiedenen *Pilocarpus*-Arten), die früher als schweißtreibender Tee verwendet wurden. Das Reinalkaloid spielt in der Ophthalmologie als pupillenverengendes Mittel noch eine Rolle. Durch versehentliche Einnahme von pilocarpinhaltigen Augentropfen kann es insbesondere bei Kindern zu schweren Intoxikationen kommen: Erbrechen, Schwitzen, Speichelfluss, Bronchokonstriktionen, Krämpfe oder unwillkürlicher Urin- und Stuhlabgang wurden beobachtet [2]. Als Antidot dient Atropin.

Der **Diptam,** *Dictamnus albus* (Abb. 243), ein in N-Europa fehlender, nach Süden auf Kalkstein vorkommender Strauch, wird wegen seiner dekorativen Blüten gern angepflanzt. Das vor allem im Blütenbereich ausströmende ätherische Öl kann an windstillen heißen Tagen angezündet werden und verbrennt mit einer Verpuffung („Brennender Busch“). Auch bei der Berührung des Diptam kann es zu ausgeprägten bullösen fototoxischen Kontaktdermatitiden kommen, was in Gartenzentren und bei Hobbygärtnern, aber auch bei Ärzten oftmals nicht bekannt ist. So wurde z. B. eine fototoxische Kontaktdermatitis zunächst als Giftsumach-Kontamination interpretiert [11]. In einem anderen Fall war offensichtlich auch ein Botaniker(!) nicht informiert, der an einem sonnigen Tag mit Pflanzarbeiten von *Dictamnus* beschäftigt und an den entblößten Armen mit Blüten und Blättern in Kontakt gekommen war [12].

Die **Gartenraute,** *Ruta graveolens* (Abb. 244), ist eine alte Heilpflanze [3–5], die aus toxikologischer Sicht vor allem wegen ihrer Psoralene von Bedeutung ist. Bei zwei Kindern entwickelte sich ein Erythem, nachdem sie sich Hautpartien „zum Schutz gegen Moskitos“ mit Rautenblättern eingerieben hatten [6]. Die eine Phytophotodermatitis (PPD) auslösenden Furanocumarine sind offensichtlich zu einem großen Teil an der Blattoberfläche als Schicht auf der Kutikula abgelagert [7, 8]. Die mutagene Wirkung einer Tinktur aus dem Kraut wurde z.T. durch die in *Ruta* vorkommenden Furochinolinalkaloide verursacht [9]. Als empfängnisverhindernde Substanz wurde in Versuchen an Ratten das Psoralen Chalepensin ermittelt [10]. Dieses toxische Furanocumarin ist auch in der in S-Europa vorkommenden *Ruta chalepensis* enthalten.

Therapie

der PPD. Rein symptomatisch mit abschwellend und antiphlogistisch wirksamen Mitteln in topischer Anwendung: weitere Sonnenlichtexposition vermeiden. Eine nach der Abheilung auftretende Hyperpigmentierung kann über längere Zeit bestehen bleiben.

Weitere fotosensibilisierende Rutaceen: Das Furanocumarin Bergapten (5-Methoxypsoralen) ist auch im Bergamotteöl, dem ätherischen Öl von *Citrus bergamia* enthalten und verursacht die seit langem

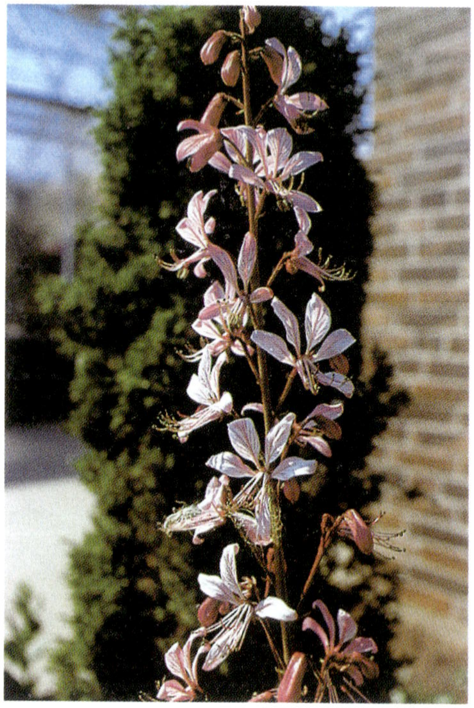

Abb. 243: Dictamnus albus L. Diptam, Brennender Busch – Dittany – Fraxinelle, Herbe aux éclairs

bekannte Fotodermatitis pigmentaria (Berloque-Dermatitis, „Kölnisch-Wasser-Dermatitis"). Bergamotteöl wird aber nicht nur als Parfümöl gebraucht, sondern ist auch Bestandteil von Lichtschutzpräparaten (Sonnenbräunungsmittel). Da die Psoralene die genschädigende Wirkung des UV-Lichts verstärken können und mögliche Pigmenttumoren nicht auszuschließen sind, sollten sie nur unter ärztlicher Kontrolle – z. B. zur Repigmentierung bei Vitiligo oder im Rahmen der PUVA-Therapie (s. S. 40), nicht jedoch in kosmetischen Präparaten eingesetzt werden [13]. Bergamotteöl kann gelegentlich auch zu direkten Kontaktekzemen führen, wobei Terpenkomponenten wie α- oder β-Pinen und Citral als Kontaktallergene anzusehen sind [14]. Bei der Verwendung des Öls im Rahmen der Aromatherapie kam es zu einer fototoxischen Hautreaktion [15]. Ungewöhnlich war die Intoxikation eines Mannes durch exzessiven Genuss von Earl-Grey-Tee: Nach mehrwöchigem Trinken von 4 Liter(!) pro Tag traten Muskelkrämpfe, Parästhesien und faszikuläre Zuckungen auf, die nach Absetzen des Tees bzw. Reduzierung auf 1 l/Tag wieder verschwanden [16]. Verantwortlich für die beobachteten Vergiftungssymptome dürfte das zur Parfümierung von Earl-Grey-Tee dienende Bergamotteöl sein, dessen Hauptkomponente Bergapten, abgesehen von seiner fotosensibilisierenden Wirkung, nach neueren Erkenntnissen auch ein selektiver Kaliumkanalblocker in Nervenzellen ist [17, 18]. Über die Toxizität des Terpens Estragol, Hauptkomponente des ätherischen Öls von *Clausena anisata* vgl. [19]. Eine Fotodermatitis wurde bei zwei Frauen im Nackenbereich festgestellt, die offensichtlich durch Hautkontakt mit den Früchten von *Pelea anisata* hervorgerufen worden war [20]. Diese „Mokihana"-Früchte werden auf Hawai u. a. wegen ihres angenehmen Geruchs zu Schmuckketten (leis) verarbeitet. Auch *Cneoridium dumosum*, eine Pflanze der Chaparral-Vegetation in S-Kalifornien, ist als Ursache von Fotodermatitiden bekannt geworden [21].

Über fototoxische Effekte bei Schafen, die das Kraut von *Thamnosma texana* (in Texas, New Mexiko und Kalifornien vorkommend) gefressen hatten, berichteten OERTLI et al. [22]. Interessanterweise haben auch die in der Familie vorkommenden Furanochinolin-Alkaloide fotosensibilisierende Eigenschaften. TOWERS et al. [23] fanden erstmalig derartige Verbindungen, von denen z. B. in *Skimmia japonica* – neben 5-MOP – Dictamnin und Skimmianin nachgewiesen wurden. *Skimmia* (Abb. 245) ist ein gern gepflanzter Zierstrauch mit leuchtend roten Früchten, die bisher allerdings in den Statistiken der Tox.-Info.-Zentren nicht erwähnt sind. Unterschiede im Inhaltsstoffspektrum weiblicher und männlicher Pflanzen von *Skimmia japonica* [24] dürften für die toxikologische Bewertung ohne Belang sein.

Nach der Zugabe von *Citrus*-Pressrückständen zum Futter traten Tiervergiftungen (mit Todesfällen) auf [25]; über die dafür verantwortlichen Inhaltsstoffe liegen keine Erkenntnisse vor.

Literatur

[1] Pfänder, H. J. und D. Frohne: Szechuan-Pfeffer. Die Früchte von Zanthoxylum piperitum DC. (Rutaceae). Dtsch. Apoth. Ztg. *127*(46), 2381–2384 (1987).

[2] N. N.: Vergiftungen mit Pilocarpin-haltigen Augentropfen. Pharm. Ztg. *129*(17), 969 (1984).

[3] Klosa, R. und A. Zänglein: Ruta graveolens – Die Gartenraute. Z. Phytother. *8*(6), 202–206 (1987).

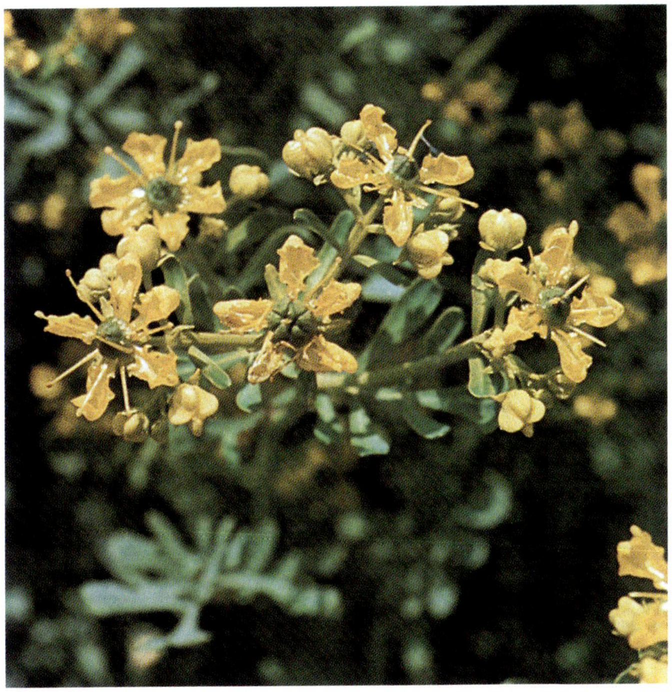

Abb. 244: Ruta graveolens L. Gartenraute – Rue – Rue

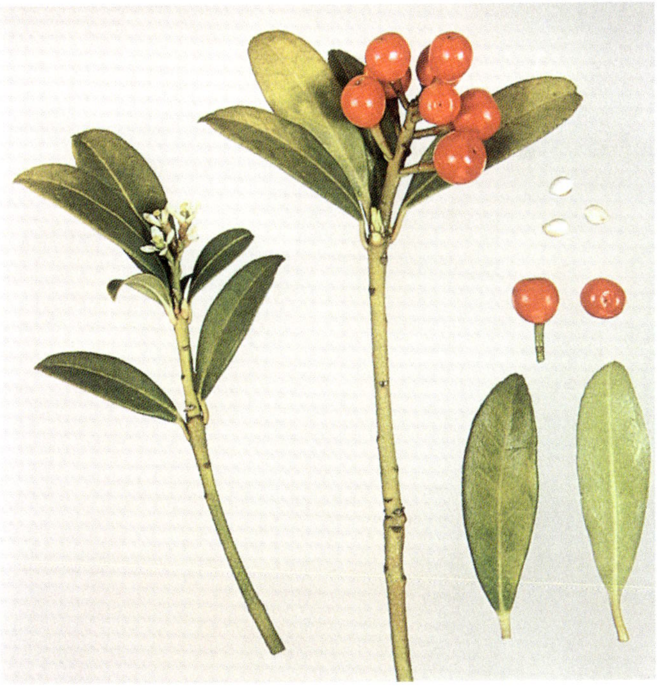

Abb. 245: Skimmia japonica THUNB. Skimmie – Japanese Skimmia – Skimmia du Japon

[4] Bautz, C. und W. Hänsel: Eine alte Heilpflanze im Lichte aktueller Forschung – Ruta graveolens, die Gartenraute. therapeutikon *3*(5), 295–299 (1989).

[5] Becela-Deller, C.: Ruta graveolens L. – Weinraute (Arzneipflanzenportrait). Z. Phytotherapie *16*, 275–281 (1995).

[6] Heskel, N.S., R.B. Amon, F.J. Storrs and C.R. White: Phytophotodermatitis due to Ruta graveolens. Contact Dermatitis *9*, 278–280 (1983).

[7] Zobel, A.M. and S.A. Brown: Determination of furanocoumarins on the leaf surface of Ruta graveolens with an improved extraction technique. J. Nat. Prod. *51*(5), 941–946 (1988).

[8] Zobel, A.M. and S.A. Brown: Dermatitis-inducing furanocoumarins on leaf surfaces of eight species of rutaceous and umbelliferous plants. J. Chem. Ecol. *16*(3), 693–700 (1990).

[9] Paulini, H., U. Eilert and O. Schimmer: Mutagenic compounds in an extract from Rutae herba (Ruta graveolens L.). I. Mutagenicity is partially caused by furoquinoline alkaloids. Mutagenesis *2*(4), 271–273 (1987).

[10] Kong, Y.C., C.P. Lau, H.H. Wat, K.F. Cheng and P.G. Waterman: Antifertility principle of Ruta graveolens. Planta Med. *55*, 176–178 (1989).

[11] Henderson, J.A.M. and J.P. DesGrosseilliers: Gas plant (Dictamnus albus) phytophotodermatitis simulating poison ivy. Can. Med. Assoc. J. *1311*(7), 889–891 (1984).

[12] Knüchel, M. und C. Luderschmidt: Bullöse phototoxische Kontaktdermatitis durch Dictamnus albus. Dtsch. Med. Wschr. *111*(38), 1445–1447 (1986).

[13] N.N.: Vorsicht mit Bergamotteöl. Arznei-Telegramm 7/80 S. 60; Ref. in Dtsch. Apoth. Ztg. *120*(34), 1601 (1980).

[14] Zacher, K.-D. und H. Ippen: Kontaktekzem durch Bergamotteöl. Dermatosen *32*(3), 95–97 (1984).

[15] Kaddu, S., H. Kerl and P. Wolf: Accidental bullous phototoxic reactions to bergamot aromatherapy oil. J. Am. Acad. Dermatol. *45*, 458–461 (2001).

[16] Finsterer, J.: Earl Grey tea intoxication. Lancet *359*, 1484 (2002).

[17] Wulff, H., H. Rauer, T. Döring et al.: Alkoxypsoralens, novel nonpeptide blockers of Shaker-type K^+ channels: synthesis and photoreactivity. J. Med. Chem. *41*, 4542–4549 (1998).

[18] During, T., F. Gerst, W. Hänsel et al.: Effects of three alkoxypsoralens on voltage gated ion channels in Ranvier nodes. Gen. Physiol. Biophys. *19*, 345–364 (2000).

[19] Okunade, A.L.: Estragole: An acute toxic principle from the volatile oil of the leaves of Clausena anisata. J. Nat. Prod. *50*(5), 990–991 (1987).

[20] Elpern, D.J. and J.G. Mitchell: Phytophotodermatitis from mokihana fruits (Pelea anisata H. Mann. fam. Rutaceae) in Hawaiian lei. Contact Dermatitis *10*, 224–226 (1984).

[21] Tunget, C.L., S.G. Turchen, A.S. Manoguerra, R.F. Clark and D.E. Pudoff: Sunlight and the plant: a toxic combination: severe phytophotodermatitis from Cneoridium dumosum. Cutis *54*(6), 400–402 (1994).

[22] Oertli, E.H., L.D. Rowe, S.L. Lovering, G.W. Ivie and E.M. Bailey: Phototoxic effect of Thamnosma texana (Dutchman's breeches) in sheep. Am. J. Vet. Res. *44*(6), 1126–1129 (1983).

[23] Towers, G.H.N., E.A. Graham, I.D. Spenser and Z. Abramowski: Phototoxic furanoquinolines of the Rutaceae. Planta Med. *41*, 136–142 (1981).

[24] Reisch, J. und H. Achenbach: Untersuchungen über die Inhaltsstoffe der diözischen Skimmia japonica subsp. japonica. Pharmazie *47*(12), 933–935 (1992).

[25] Saunders, G.K., D.J. Blodgett, T.A. Hutchins et al.: Suspected citrus pulp toxicosis in dairy cattle. J. Vet. Diagn. Invest. *12*(3), 269–271 (2000).

Sapindaceae

Bei den subtropisch-tropischen **Seifenbaumgewächsen** sind die Samen oftmals von einem Samenmantel (Arillus) umgeben. Wegen des angenehmen Geschmacks derartiger Arilli werden z.B. die Litschipflaumen (Früchte von *Litchi sinensis*) oder die Rambutanfrüchte (von *Nephelium lappaceum*) inzwischen auch in Europa als Delikatessen angeboten. Auf Jamaika erfreut sich der Samenmantel der Akipflaume großer Beliebtheit; sein Verzehr kann jedoch auch zu Vergiftungen führen.

Blighia sapida, der Akeebaum, stammt ursprünglich aus Westafrika. Er kam durch Sklavenhändler nach den westindischen Inseln und wird vor allem auf Jamaika angepflanzt. Die apfelgroße **Akeepflaume** (Aki- oder Ackee) ist eine lachsrote Kapsel, die sich aus drei Fruchtblättern entwickelt. Die drei Samen sind von einem kremfarbenen Arillus umgeben, der roh, gekocht oder gebraten gegessen wird. Intoxikationen treten auf, wenn die Arilli im unreifen Zustand gegessen werden, oder wenn bei der reifen Frucht die rosafarbige Basis des Arillus und die Raphe nicht entfernt werden. Hier ist die für das Auftreten der Jamaican vomiting sickness verantwortliche Substanz L-Hypoglycin lokalisiert, die während des Reifeprozesses der Frucht aus dem Arillus in den Samen transferiert wird.

Jamaican vomiting sickness (Akeepoisoning) ist mit heftigem Erbrechen, Benommenheit, Krämpfen bis hin zum Koma verbunden und kann in schweren Fällen zum Tod führen. Betroffen sind vor allem Kinder, es erkranken aber auch Erwachsene [1–3]. Die nichtproteinogene Aminosäure L-Hypoglycin A (L-Methylencyclopropylalanin) und ähnliche Verbindungen als Glutamylderivate werden im Organismus zur Methylencyclopropylessigsäure metabolisiert, die durch Bindung an das Coen-

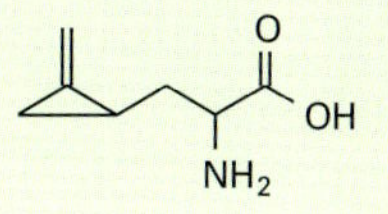

Hypoglycin A

zym Flavin-Adenin-Dinucleotid (FAD) insbesondere die Butyryl-CoA-Dehydrogenase hemmt. Dadurch kommt der Fettsäureabbau zum Erliegen. Das vermehrte Auftreten von kurzkettigen Fettsäuren (vor allem Glutarsäure) im Plasma und Urin Vergifteter wird als Hinweis darauf gesehen, dass derartige Säuren für die neurotoxischen Effekte der Akee-Pflaume verantwortlich sein könnten [2, 4]. Eine Hypothese, wonach der Glutaminsäuregehalt des Arillus neurotoxische Effekte auslösen soll [5], wird kontrovers diskutiert [3]. Zum Krankheitsbild der vomiting sickness gehört auch die starke Hypoglykämie, die sich wohl indirekt infolge des Eingriffs in den Acetatmetabolismus entwickelt [7]. Als mögliches Therapeutikum wird die Gabe hoher Dosen von Glycin als Antagonist zum Hypoglycin diskutiert [6]. In Burkina Faso beobachtete Vergiftungen von Kleinkindern mit Todesfolge waren auf den Verzehr von unreifen Akee-Früchten zurückzuführen, deren Giftigkeit in der Bevölkerung offenbar nicht hinreichend bekannt ist [8].

Giftig für Weidetiere, die mit den Anzeichen einer Leberschädigung erkranken, ist *Dodonea viscosa* (S.-Brasilien) [9].

Paullinia cupana ist eine Urwaldliane des Amazonasgebietes, deren Samen sehr viel Coffein enthalten. **Guarana**, das durch Vermahlen der gerösteten Kotyledonen hergestellte Pulver, ist mit 3–6 % die coffeinreichste Zubereitung, die als anregendes Genussmittel genutzt wird. Durch die kritiklose Propagierung als „Muntermacher" sind Missbrauch, Überdosierung und damit Coffein-Intoxikationen (siehe auch *Coffea*, Rubiaceae) sowie gefährliche Wechselwirkungen mit Arznei- und Suchtstoffen möglich [10–12].

Literatur

[1] Stuart, K.L.: Vomiting sickness of Jamaica. In: K.L. Kean (ed.): Hypoglycin, 39–44, Acad. Press, New York 1975.

[2] Golden, K.D., E.A. Kean and S.I. Terry: Jamaican vomiting sickness: A study of two adult cases. Clin. Chim. Acta *142*, 293–298 (1984).

[3] Larson, J., R. Vender and P. Camuto: Cholestatic jaundice due to ackee fruit poisoning. Am. J. Gastroenterol. *89*(9), 1577–1578 (1994).

[4] Kean, E.A.: Commentary on a review on the mechanism of ackee-induced vomiting sickness. West. Ind. Med. J. *37*(3), 139–142 (1988).

[5] Addae, J.T. and G.N. Melville: A re-examination of the mechanism of ackee-induced vomiting sickness. West. Ind. Med. J. *37*(1), 6–8 (1988).

[6] Al-Bassam, S.S. and H.S.A. Sherratt: Antagonism of the toxicity of hypoglycin by glycine. Biochem. Pharmacol. *30*(20), 2817–2824 (1981).

[7] Billington, D., H. Osmundsen and H.S.A. Sherratt: The biochemical basis of Jamaican akee poisoning. N. Engl. J. Med. *295*(26), 1482 (1976).

[8] Meda, H.A., B. Diallo, J.P. Buchet et al.: Epidemic of fatal encephalopathy in preschool children in Burkina Faso and consumption of unripe ackee (Blighia sapida) fruit. Lancet *353*(9152), 536–549 (1999).

[9] Colodel, E.M., S.D. Traverso, L. Seitz-Anderson et al.: Spontaneous poisoning by Dodonea viscosa (Sapindaceae). Vet. Hum. Toxicol. *45*(3), 147–148 (2003).

[10] Frohne, D.: Guarana – natürliche Ökodroge aus dem tropischen Regenwald? Z. Phytotherap. *15*(5), 298 (1994).

[11] Scholz, E.: Guarana – Ein Tonikum der Neotropen. Naturwiss. Rdschau *47*, 177–180 (1994).

[12] Schmidt, M.: Muntermacher aus dem Urwald. PTA heute *14*(7), 20–22 (2000).

Scrophulariaceae

Digitalis purpurea L. Roter Fingerhut – Foxglove – Gants Notre-Dame – Digitale pourpre

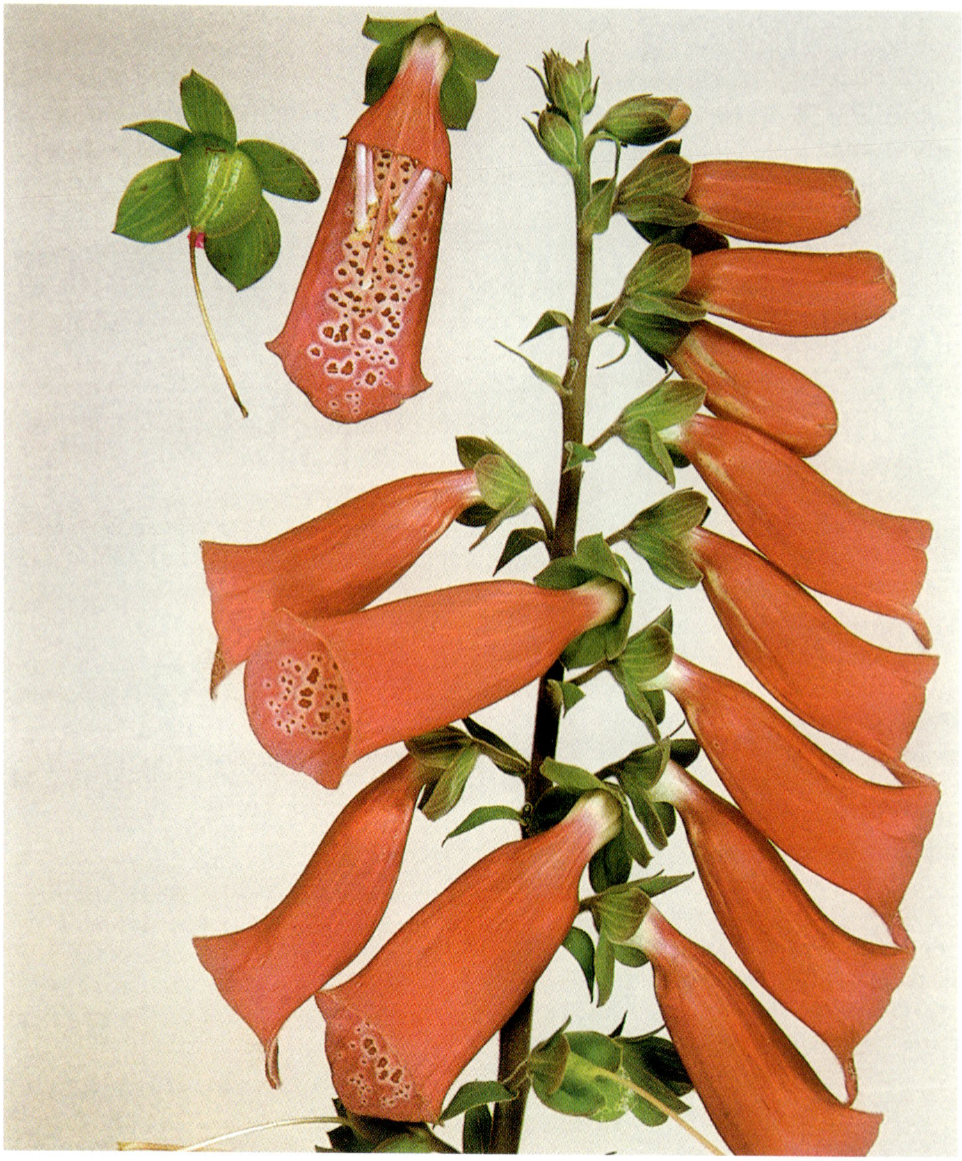

Abb. 246: Roter Fingerhut

0,4–1,5 m hohe, zweijährige krautige Pflanze mit Blattrosetten im ersten, und aufrechtem, einfachem Stängel im zweiten Jahr.
In Waldlichtungen und Kahlschlaggesellschaften verbreitet, auf sandigen Lehmböden; kalkmeidend.
Blätter eiförmig, gekerbt, unterseits graufilzig behaart; die unteren langgestielt und breit, die oberen kurzgestielt oder sitzend und schmaler.
Blüten in endständigen, oft einseitswendigen Trauben; Krone röhrig-glockig, purpurn, selten weiß, innen rotfleckig; VI–VIII.
Früchte eiförmige, grüne Kapseln, 2-fächerig, 2-klappig aufspringend, mit vielen kleinen Samen.
Verbreitung: Im westlichen Europa häufig, im N und SO fehlend; vielfach in Gärten angepflanzt.

Wenn auch verschiedene **Rachenblütler** wegen des Vorkommens aucubinartiger Iridoide als giftig angesehen werden (z. B. *Melampyrum*- und *Rhinanthus*-Arten, deren Samen früher als giftige Verunreinigungen des Brotgetreides eine Rolle spielten), so ist doch, abgesehen von *Gratiola*, der Fingerhut die einzig bedeutsame Giftpflanzengattung dieser Familie.

Die Toxizität des seit langem als Giftpflanze bekannten Gottesgnadenkrauts, *Gratiola officinalis* (Abb. 247), beruht nicht wie früher vermutet auf Herzglykosiden („Gratiotoxin“), sondern auf dem

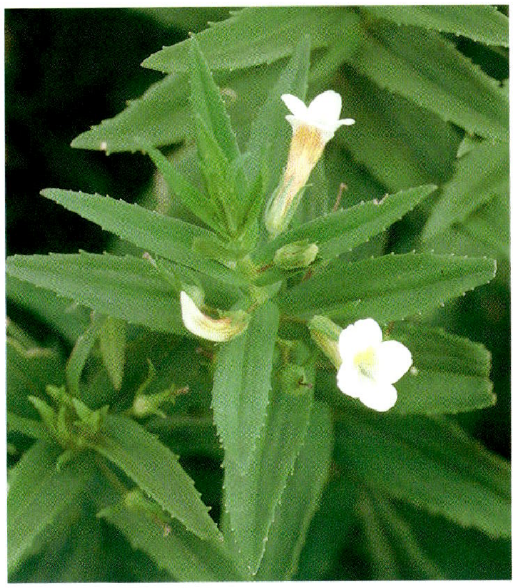

Abb. 247: Gratiola officinalis L. Gottes-Gnadenkraut – Hedge Hyssop – Herbe au pauvre homme

Vorkommen von Cucurbitacinen und Cucurbitacinglykosiden [1]. In den Vergiftungsstatistiken spielt das Gottesgnadenkraut allerdings keine Rolle.

Aufgrund der herzwirksamen Glykoside (Digitaloide) sind der Rote Fingerhut und vor allem der aus SO-Europa stammende und auch angebaute Wollige Fingerhut, *Digitalis lanata*, wichtige Arzneipflanzen. Da diese Glykoside starkwirkende Verbindungen mit geringer therapeutischer Breite sind, werden nicht selten Intoxikationen nach arzneilicher Überdosierung beobachtet (nach umfangreichen Statistiken zwischen 8 und 20% [2]).

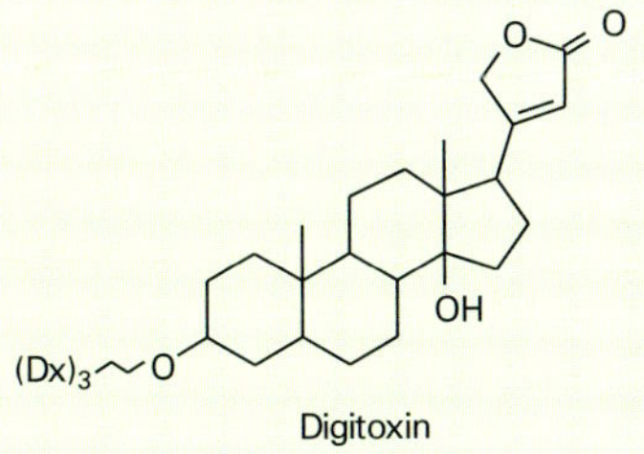

Digitoxin

Als Giftpflanze spielt vor allem der **Rote Fingerhut** eine Rolle, da er als beliebte Zierpflanze häufig in Gärten zu finden ist. Obwohl 2 bis 3 getrocknete Blätter als letale Dosis gelten, sind schwere Vergiftungsfälle glücklicherweise selten, weil erstens der stark bittere Geschmack der Digitaloide in der Regel vom „Genuss" größerer Mengen an Pflanzenteilen abhält und weil zweitens nach Ingestion von *Digitalis* meist spontan Erbrechen einsetzt, sodass eine Resorption größerer Glykosidmengen verhindert wird.

Dass diese Schutzmechanismen nicht immer funktionieren, zeigen Berichte über akzidentelle Vergiftungen. In zwei Fällen hatten alte Menschen sich in Unkenntnis der Pflanze einen Tee aus Fingerhutblättern bereitet. Während ein älteres Ehepaar starb [3, 4], überlebte ein 85-jähriger Mann, obwohl nach Einlieferung in eine Klinik Serum-Digitoxinwerte von über 50 ng/ml bestimmt worden waren [5]:

Der Mann hatte zeit seines Lebens auf die Inanspruchnahme ärztlicher Hilfe verzichtet und sich auf die Wirkung von Tees verlassen, die seine Frau von Pflanzen des Gartens bereitete. Am fraglichen Tage hatte er, da seine Frau krank war, selbst im Garten einige Blätter einer Pflanze gepflückt, die ihm unbekannt war. Er hatte sich einen Teeaufguss zubereitet und eine Tasse davon getrunken, obwohl dieser ungewöhnlich bitter schmeckte. Bei einer späteren Untersuchung wurde diese Pflanze als D. purpurea identifiziert.

In einem weiteren Fall [6] wollte eine 86-jährige „Kräuterexpertin" im spätherbstlichen Garten Gurkenkrautblätter (von *Borago officinalis*) für einen Salat ernten, verwechselte diese aber offensichtlich mit Blättern des Roten Fingerhuts. Während der gleichaltrige Ehemann in der Nacht nach der Mahlzeit verstarb, wurde die Frau mit Bradyarrhythmie, Vorhofflimmern und linksanteriorem Hemiblock in die Klinik eingeliefert. Trotz hochtoxischer Digitoxin-Serumwerte (initial 78,1 ng/ml) überlebte die Patientin nach Colestyramingabe und einer Herzschrittmachertherapie [7]. Über Verwechslungen der Blätter von *Borago officinalis* mit Fingerhutblättern (vgl. Abb. 248) gibt es weitere Berichte [8, 9], wobei in einem Fall „un risotto pericoloso" zubereitet worden war [9]. Weitere Intoxikationsfälle wurden von SIMPKISS und HOLT [10] (7-jähriger Junge), OMVIK [11] (22-jähriger Mann, der Blütenknospen gegessen hatte) und von BAIN [12; dazu auch 13] beschrieben. Im letzteren Falle hatte der Patient irrtümlicherweise Fingerhutblätter an Stelle von Comfrey-Blättern gesammelt (von *Symphytum* spec., s. S. 103), von denen er sich sonst regelmäßig einen Tee („knitbone") kochte. Zu Vergiftungen mit cardialen Symptomen kam es auch, als Patienten in den USA Nahrungsergänzungsmittel eingenommen hatten. Es konnte nachgewiesen werden, dass Spitzwegerichblätter (plantain), eine der zahlreichen pflanzlichen Komponenten, durch Blätter von *Digitalis lanata* substituiert oder zumindest verunreinigt waren [14]. Wer die beiden Blätter als Ganzdrogen kennt, dürfte über eine derartige Verwechslung nicht verwundert sein.

Über Suizidversuche durch Trinken von Fingerhutblätteraufgüssen vgl. [15, 16]. Auch mit den isolierten Reinsubstanzen wurden Suizidversuche gemacht, z. B. mit Digoxin [17] bzw. Digitoxin [18].

Die neben *Digitalis purpurea* als Gartenzierpflanzen geschätzten Arten wie *D. lutea*, *grandiflora* u. *ferruginea* enthalten ebenfalls Cardenolide in z.T. sehr unterschiedlichen Mengen [19]. Für Kinder bieten die Blüten, weniger die Blätter Anreiz

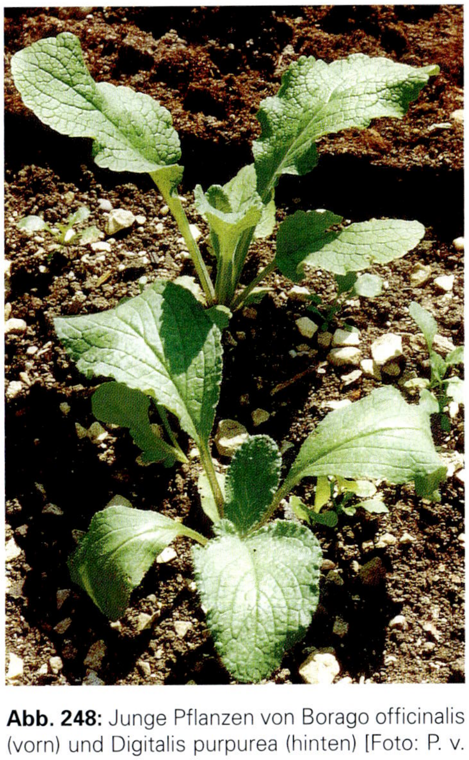

Abb. 248: Junge Pflanzen von Borago officinalis (vorn) und Digitalis purpurea (hinten) [Foto: P. v. d. Toorn]

zum Probieren. Bei über 350 Beratungsfällen wurden beim Giftnotruf Berlin nur gelegentlich gastrointestinale Beschwerden registriert [20]. Dabei ist zu berücksichtigen, dass Kinder vor allem Blüten probiert hatten, die deutlich niedrigere Cardenolidmengen enthalten als die Blätter (nur 2–3% Anteil am Gesamtcardenolidgehalt der Pflanze bei *D. lanata* [19].

Über **Tiervergiftungen** durch Digitalisblätter berichteten CORRIGAL et al. [21] (Rotwild) sowie BARNIKOL u. HOFMANN [22]. Im letzteren Falle waren 50 bis 100 g Blätter von *Digitalis lanata* versehentlich aus einer Trocknungsanlage in Schweinemastfutter gelangt und hatten den Tod von 5 Tieren verursacht. Als letale Dosis wurden 4 bis 5 g Blattmaterial für ein 50 kg schweres Läuferschwein ermittelt. Vergiftungssymptome bei einem Hund [23] sowie bei Kühen [24] waren vermutlich auf das Fressen von Fingerhutblättern zurückzuführen.

Symptome der Digitalisvergiftung sind im Frühstadium Übelkeit und Erbrechen (das aber auch tagelang anhalten kann), im weiteren Verlaufe Herzrhythmusstörungen verschiedenster Art – oftmals in schnellem Wechsel – sowie häufig cerebrale Erscheinungen wie Sehstörungen, Delirium oder Halluzinationen.

Therapie

Falls nicht schon spontan eingetreten: Erbrechen auslösen; Gabe von Kohle, Magenspülung. Wichtig ist zur Abschätzung des Schweregrades einer Vergiftung die Bestimmung des Serumkaliumspiegels: über 5 mval/l zeigt eine gefährliche Intoxikation an.

Bei schweren Vergiftungen: Colestyramin (3×4 g pro die) zur Unterbrechung des enterohepatischen Kreislaufs des Digitoxins. Ferner sekundäre Giftelimination durch Hämoperfusion, evtl. selektiv mit an Kohle absorbierten Antikörpern. Letztere bieten jetzt auch, wenn sie als Fab-Fragmente injiziert werden, die Möglichkeit einer spezifischen und wirkungsvollen Entgiftung [2]. Präparat: *Digitalis*-Antidot BM (Boehringer Mannheim). Dies gilt allerdings wohl nur für Vergiftungen durch Überdosierung therapeutisch eingesetzter Reinglykoside. Im Falle einer schweren Intoxikation mit einem selbstbereiteten Fingerhutextrakt erwies sich die wiederholte Gabe von Fab-Fragmenten als wenig wirksam [25]. Auf die weiteren ärztlichen Maßnahmen zur Behandlung der kardialen Komplikationen kann hier nicht eingegangen werden.

Literatur

[1] Müller, A. und M. Wichtl: Zur Frage der Herzwirksamkeit des Gnadenkrauts (Gratiola officinalis L.). Pharm. Ztg. *124*, 1761–1766 (1979).

[2] Larbig, D., U. Raff, P. Wernet, R. Haasis und C. Schwarzenberg: Therapie der Digitalisintoxikation mit spezifischen Antikörpern, in: S. Okonek, G. Füllgraff und R. Frey (Hrsg.): Humantoxikologie, Gustav Fischer Verlag, Stuttgart, New York 1979.

[3] Cooper, L., G. Grunenfelder and J. Blackmon: Poisoning associated with herbal teas Arizona, Washington. Morbid. Mort. Weekly Rep. *26*(32), 257–259 (1977).

[4] Lewis, W.H.: Reporting adverse reactions to herbal ingestants. J. Am. Med. Assoc. *240*(2), 109–110 (1978).

[5] Dickstein, E.S. and F.W. Kunkel: Foxglove tea poisoning. Am. J. Med. *69*(1), 167–169 (1980).

[6] N.N.: Rentner stirbt an Rotem Fingerhut. Süddtsch. Ztg. 7.11.1983.

[7] Fleischhauer, H.: Persönl. Mitt. (1984).

[8] Brustbauer, R. und C. Wenisch: Bradykardes Vorhofflimmern nach Genuss von Kräutertee. Dtsch. Med. Wschr. *122*, 930–932 (1997).

[9] Cardano, S., F. Beldi, C. Bignoli et al.: un risotto pericoloso (A dangerous „risotto“). An unusual digitalis poisoning case. Rec. Progr. Med. *93*(4), 245–246 (2002).

[10] Simpkiss, M. and D. Holt: Digitalis poisoning due to the accidental ingestion of foxglove leaves. Ther. Drug. Monitoring *5*, 217 (1983).

[11] Omvik, P.: Revebjelleforgiftning. Tidsskr. Nor. Loegeforen. *101*(15), 949–950 (1981).

[12] Bain, R.J.I.: Accidental digitalis poisoning due to drinking herbal tea. Br. Med. J. *290*(6482), 1624 (1985).

[13] Spickett, G.P.: Letter to [10]: Br. Med. J. *291*(6487), 57 (1985).

[14] Slifman, N.R., W.R. Obermeyer, S.M. Musser et al.: Contamination of botanical dietary supplements by Digitalis lanata. New Engl. J. Med. *339*(12), 806–811 (1998).

[15] Ritter S.: Vergiftungen durch Pflanzen. Dtsch. Apoth. Ztg. *125*(37), 1834–1836 (1985).

[16] Lacassie, E., P. Marquet, D.S. Martin et al.: A non-fatal case of intoxication with foxglove documented by means of liquid chromatography-electrospray-mass spectrometry. J. Forens. Sci. *45*(5), 1154–1158 (2000).

[17] Troster, S., K.F. Bodmann and H.P. Schuster: Severe digitalis poisoning after the ingestion of 1 g digoxin. Dtsch. Med. Wochenschr. *117*, 1149–1152 (1992).

[18] Brunner, G., R. Zweiker and G.J. Krejs: A toxicological surprise. Lancet *356*, 1406 (2000).

[19] Luckner, M. und M. Wichtl: Digitalis. Geschichte, Biologie, Biochemie, Chemie, Physiologie, Molekularbiologie, Pharmakologie und Medizinische Anwendung. Wiss. Verlagsgesellsch. Stuttgart 2000.

[20] Ritter-Franke, S. und R. Bunjes: Vergiftungsunfälle mit Pflanzen, in: K.E. von Mühlendahl, U. Oberdisse, R. Bunjes und M. Brockstedt (Hrsg.): Vergiftungen im Kindesalter, Georg Thieme Verlag, Stuttgart, New York 2003.

[21] Corrigal, W., R.R. Moody and J.C. Forbes: Foxglove (Digitalis purpurea) poisoning in farmed red deer (Cervus elaphus). Vet. Rec. *102*(6), 119–122 (1978).

[22] Barnikol, H. und W. Hofmann: Digitalisvergiftung beim Schwein. Tierärzt. Umschau *28*, 612–616 (1973).

[23] Carmichael, M.A.: Suspected foxglove poisoning in a dog. Vet. Rec. *120*(15), 375 (1987).

[24] Thomas, D.L., M.P. Quick and R.P. Morgan: Suspected foxglove (Digitalis purpurea) poisoning in a dairy cow. Vet. Rec. *120*(13), 300–301 (1987).

[25] Rich, S.A., J.M. Libera and R.J. Locke: Treatment of foxglove extract poisoning with Digoxin-specific Fab fragments. Ann. Emerg. Med. *22*(12), 1904–1907 (1993).

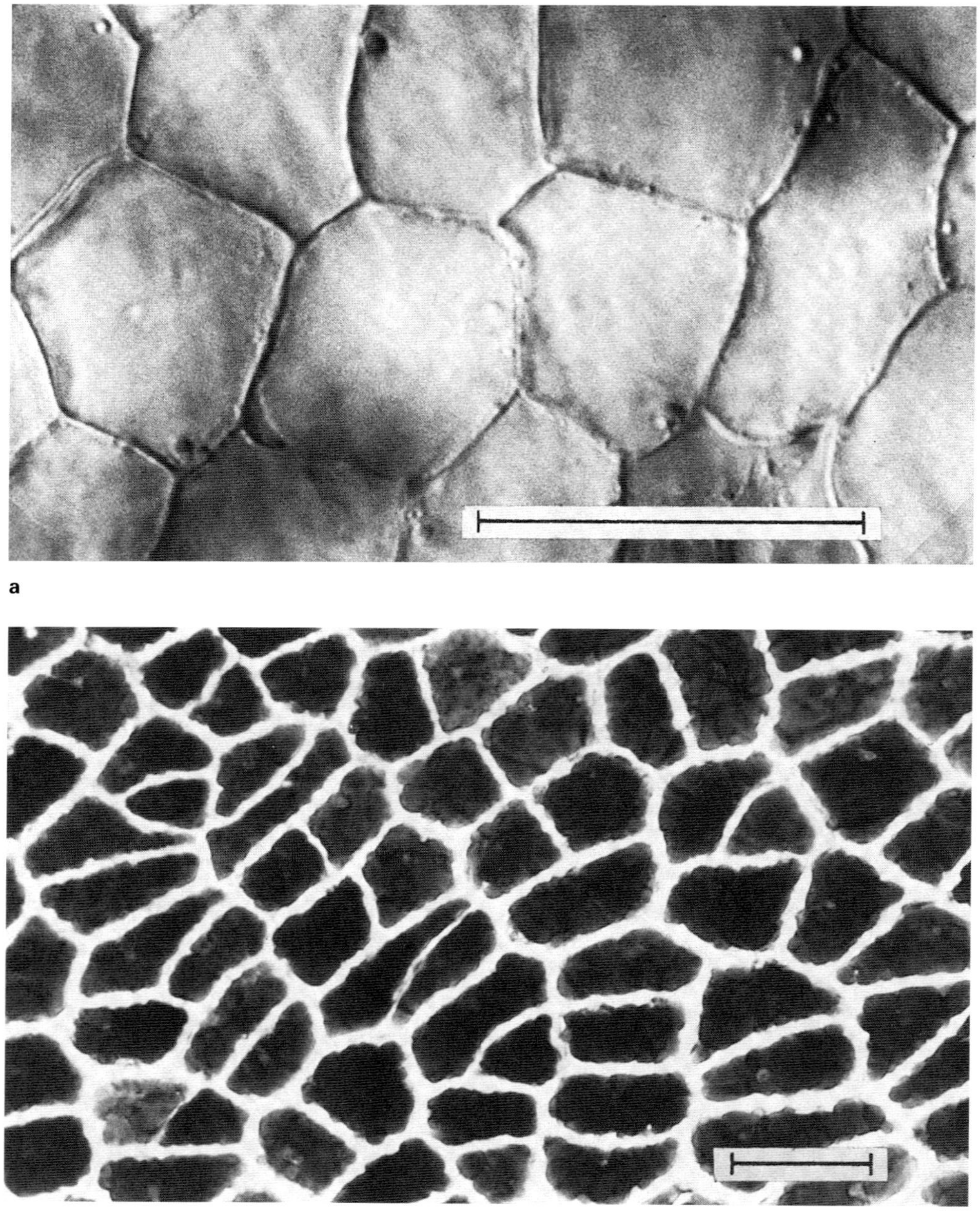

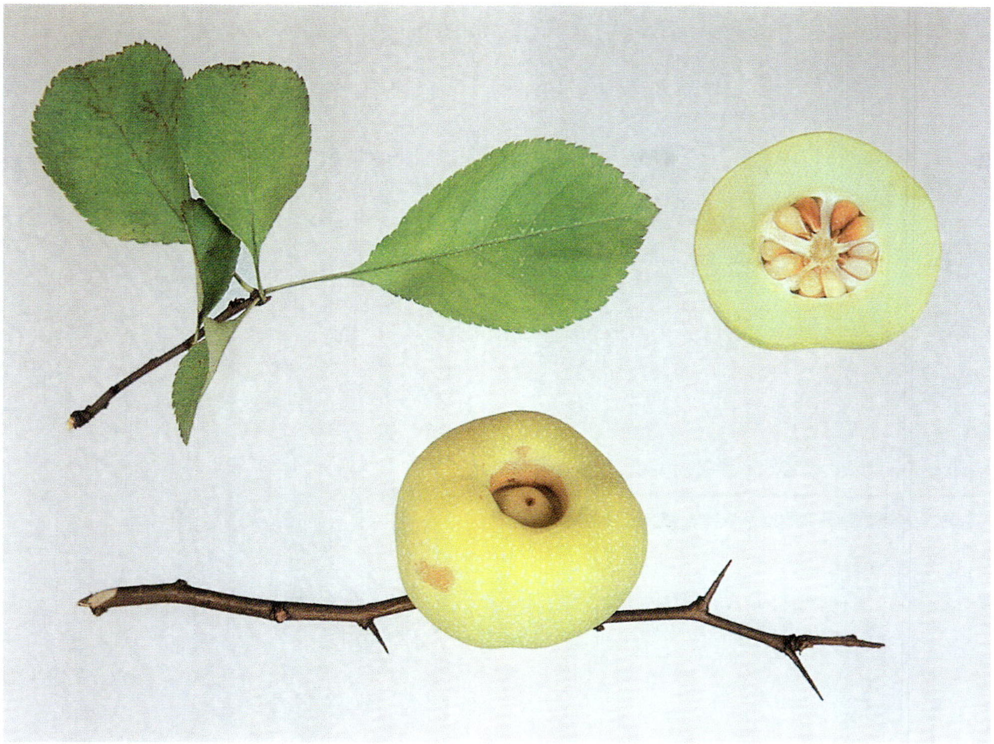

Abb. 231: Chaenomeles japonica (THUNB.) LINDL. EX SPACH Japanische Zierquitte – Flowering Quince – Cognassier du Japon

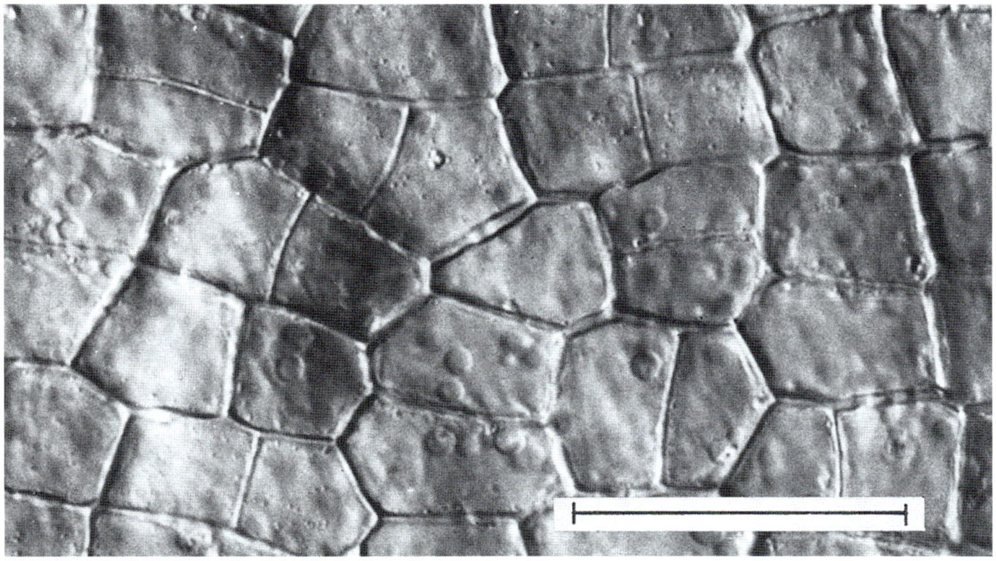

a

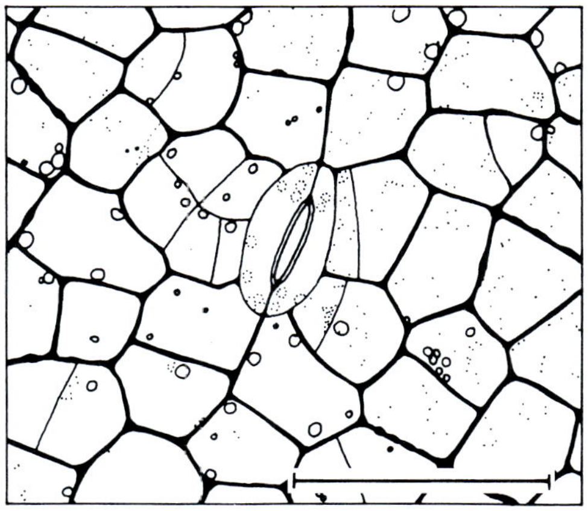

b

Abb. 232: Fruchtwandepidermis von Cotoneaster bullatus (a) und C. dammeri (b).

Literatur

[1] Nahrstedt, A.: Cyanogenesis in Cotoneaster-Arten. Phytochemistry *12*, 1539–1542 (1973).

[2] Tidwell, R.H., J.L. Bean, D.G. Patel, A. Tye and P.N. Patil: A study of the cyanogenic content and toxicity of the fruit of selected species of Cotoneaster. Econ. Bot. *24*(1), 47–50 (1970).

[3] Sommer, W.: Untersuchungen an Giftpflanzen, Identifizierung farbiger Früchte und Cyanidbestimmung bei Rosaccen-Früchten. Dissertation, Kiel 1984.

[4] Seigler, D.S.: Plants of the northeastern United States that produce cyanogenic compounds. Econ. Bot. *30*(1), 395–407 (1976).

[5] Seigler D.S.: The naturally occurring cyanogenic glycosides, in: Progr. Phytochem. *4*, 83–120 (1977).

[6] Schweiz. Tox. Infozentrum (STIZ), Zürich, Jahresberichte 1973–1997.

[7] Ritter-Franke, S. und R. Bunjes: Vergiftungsunfälle mit Pflanzen, in: K.E. von Mühlendahl, U. Oberdisse, R. Bunjes und M. Brockstedt (Hrsg.): Vergiftungen im Kindesalter, Georg Thieme Verlag, Stuttgart, New York 2003.

[8] Persönl. Mitteilung G. Lübke, Beratungsstelle für Vergiftungserscheinungen (Giftnotruf Berlin), 2003.

[9] Hegnauer, R.: Chemotaxonomie der Pflanzen, 11 Bde., Birkhäuser Verlag, Basel, Stuttgart 1962 ff.

[10] Majak, W., R.E. McDiarmid and J.W. Hall: The cyanide potential of Saskatoon serviceberry (Amelanchier alnifolia) and chokecherry (Prunus virginiana). Can. J. Anim. Sci. *61*, 681–686 (1981).

[11] Majak, W., B. Pink, J. Hall and J.S. McKenzie: A rapid method for determining cyanide potential in Saskatoon (Amelanchier alnifolia). Can. J. Plant Sci. *62*(2), 439–444 (1982).

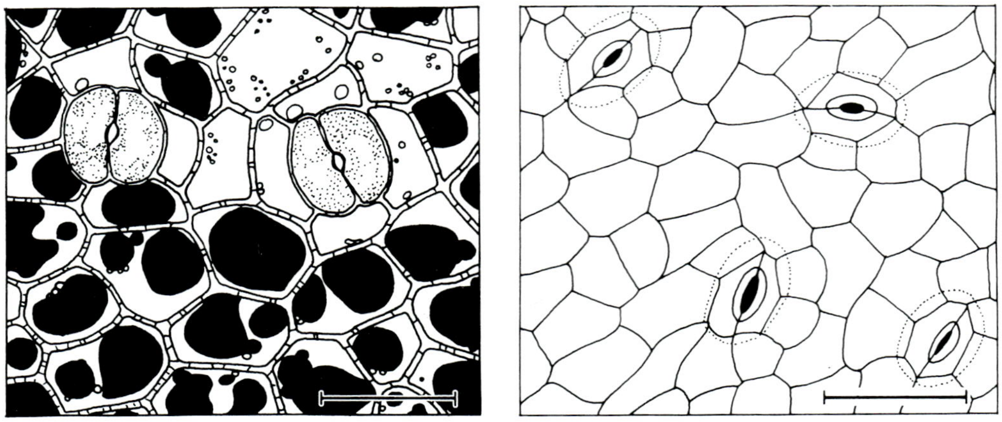

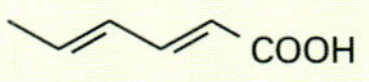

Solanaceae

Pflanzen aus der Familie der **Nachtschattengewächse** haben seit alters her das besondere Interesse der Menschen gefunden, sei es als Gift- und Arzneipflanzen (Alraune, Bilsenkraut, Tollkirsche), als wichtige Nahrungsmittellieferanten (Aubergine, Kartoffel, Tomate), als Gewürzpflanzen (Paprika) oder als Genuss- und Rauschmittel (Tabak, Stechapfel) [1].
Eine kurze systematische Gliederung der wichtigsten Gattungen mit toxikologischer Bedeutung gibt die folgende Übersicht wieder:

I Nicandreae:		*Nicandra* (Beeren)
II Solaneae:	a) Lyciinae.	*Atropa, Lycium* (Beeren)
	b) Hyoscyaminae.	*Hyoscyamus, Scopolia* (Kapseln)
	c) Solaninae.	*Capsicum, Lycopersicon, Physalis, Solanum, Withania* (Beeren)
	d) Mandragorinae.	*Mandragora* (Beeren)
III Datureae:		*Datura, Brugmansia* (Kapseln)
IV Cestreae:	a) Cestrinae.	*Cestrum* (Beeren)
	b) Nicotianinae.	*Nicotiana, Nierembergia* (Kapseln)
V Salpiglossideae:		*Brunfelsia* (Beeren), *Duboisia* (Kapseln), *Schizanthus* (Kapseln)

Wichtige diagnostische Merkmale dieser meist krautigen bis holzigen Pflanzen sind die Anordnung der Leitgewebe zu bikollateralen Bündeln im Sprossteil, ein außerordentlich vielgestaltiges Haarkleid [2] und die weit verbreitete Ablagerung von Calciumoxalat (oft in speziellen Idioblasten) als Einzelkristalle, Drusen oder Kristallsand.

Toxische Inhaltsstoffe. Das Vorkommen zahlreicher Alkaloide charakterisiert die Nachtschattengewächse aus chemischer Sicht. Hier sind zunächst die seit langem bekannten **Esteralkaloide der Tropanreihe** zu nennen. Vor allem für die Gattungen *Atropa*, *Datura* und *Hyoscyamus* stellt L-Hyoscyamin das Hauptalkaloid dar. Es geht zum Teil bereits beim Trocknen der pflanzlichen Organe durch Racemisierung der Säurekomponente in das optisch inaktive Atropin (=DL-Hyoscyamin) über. In den Wurzeln von *Mandragora* und den Blättern von *Duboisia* und *Scopolia* überwiegt dagegen der Anteil an Scopolamin.
Beide Alkaloide besitzen ähnliche parasympatholytische Eigenschaften (Einschränkung der Tätigkeit von Speichel-, Schweiß- und Bronchialdrüsen; Hemmung der Motilität des Magen-Darm-Kanals; Erschlaffung glattmuskeliger Hohlorgane wie Gallen- und Harnblase, Uterus). Neben diese peripheren Wirkungen, die im Wesentlichen nur die jeweiligen L-Formen zeigen, treten unterschiedliche Reaktionen auf das zentrale Nervensystem. Während das Hyoscyamin in höherer Dosierung erregend auf die Großhirnrinde wirkt (Tollkirsche, Irrbeere, Rasewurz!), übt das Scopolamin bereits in niedriger Dosierung einen motorisch dämpfenden Einfluss aus und führt in größeren Dosen zu einem Dämmerschlaf.

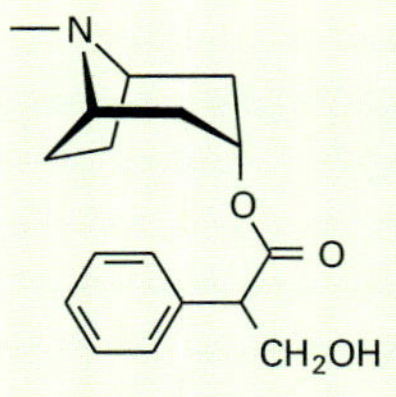

L-Hyoscyamin

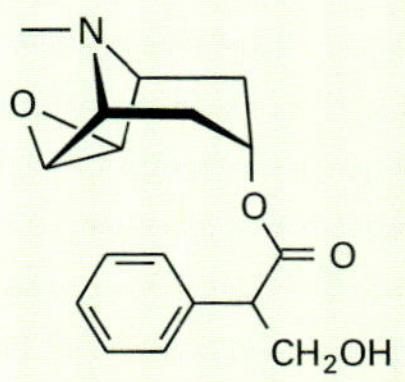

L-Scopolamin

Tropanalkaloide mit z.T. ungewöhnlicher Cyclobutan-Teilstruktur enthält die Gattung *Schizanthus* (Spaltblume, Abb. 249). Die sog. Schizanthine sind Ester des Tropins bzw. 6β-Hydroxytropins mit Säuren wie Angelica-, Senecio-, Tiglin-, Itacon-Mesconsäure u.a. [3–6]. Daneben kommen aber auch Pyrrolidinalkaloide vor [7]. Insbesondere die *Schizanthus-Wisetonensis*-Hybriden (poor man's orchid) finden als beachtenswerte Topfkultur zum Muttertag eine weite Verbreitung [8]. Allerdings liegen uns weder Berichte über Intoxikationen noch über pharmakologische Daten zu dieser Stoffgruppe vor.

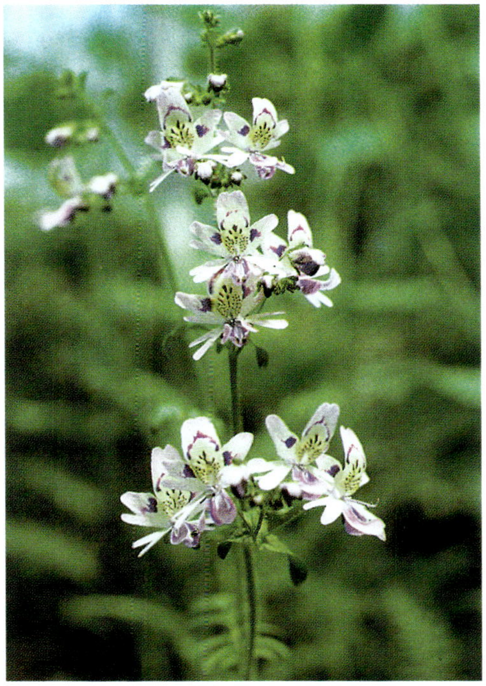

Abb. 249: Schizanthus pinnatus RUIZ et PAV. Spaltblume – Poor Man's Orchid – Schizanthe

Auch von den in Solanaceen aufgefundenen Calysteginen (Hydroxynortropan-Derivate mit Glykosidase-Hemmwirkungen [35]) ist nicht bekannt, ob sie an deren Toxizität beteiligt sind.

Von zum Teil ähnlicher Biogenese wie die Tropanalkaloide, aber ganz anderer pharmakologischer Wirkung sind die **Alkaloide der Nicotin-Gruppe**, von denen hier nur das Nicotin interessiert. Es wird trotz seiner weiten Verbreitung im Pflanzenreich nur in den Blättern der *Nicotiana*-Arten in größerer Menge akkumuliert (bis 9 %). Das Nicotin wirkt auf vegetative Ganglien zunächst erregend (Blutdrucksteigerung, Tonisierung des Darms u. a.), dann anhaltend blockierend (Krämpfe, Atemlähmung). Durch Resorption über die Haut, durch Inhalation oder orale Applikation kommt es außerordentlich rasch zur Wirkung. Bei Einnahme konzentrierter Lösungen kann der Tod innerhalb weniger Minuten eintreten. Wegen seiner leichten Verfügbarkeit durch Pflanzenschutzmittel (bis zu 90 %ige Konzentrate) oder Tabakwaren (2–3 Zigaretten enthalten bereits die für Erwachsene DL von 40–60 mg) ist dieses Alkaloid ein viel verwendetes Selbstmordgift geworden. Das ungarische Landesinstitut für gerichtliche Chemie untersuchte innerhalb von 8 Jahren allein 300 Todesfälle bedingt durch Nicotin [9]. Unzählbar dürften die Schäden sein, die durch chronischen Missbrauch nicotinhaltiger Genussmittel entstehen.

Unter den Namen **Solanum-Alkaloide**, **Steroidalkaloidglykoside** oder **basische Saponine** sind zahlreiche Glykoside bekannt geworden, deren N-haltige Aglyka (Alkamine) der Cholestan-Reihe (C_{27}-Steroide) zuzuordnen sind. Sie wurden bisher in den Gattungen *Lycopersicon*, *Solanum* und *Withania* sowie in *Cestrum parqui* eindeutig nachgewiesen. Verglichen mit den zuvor genannten Alkaloid-Gruppen ist die Toxizität der Steroidalkaloide wesentlich geringer einzuschätzen, da sie bei peroraler Applikation nur schwer resorbiert und im Magen-Darm-Kanal zu den weniger toxischen Alkaminen hydrolysiert werden. Nach parenteraler Verabreichung zeigen sie ähnliche Effekte wie die herzwirksamen k-Strophanthoside und führen durch Lähmung des zentralen Nervensystems zum Tode [10]. Außerdem konnten KEELER et al. [11] teratogene Wirkungen dieser Substanzklasse in Abhängigkeit von Substitution und Konfiguration im Tierversuch nachweisen.

Capsaicinoide, Amide von Vanillylamin mit C_8- bis C_{10}-Fettsäuren, sind die wirksamen Bestandteile der als Gewürze verwendeten Paprika-Arten [12]. Sie werden in den Samenplazenten der beerenartigen Früchte der Gattung *Capsicum* gebildet. Ihre hyperämisierende Wirkung entfalten sie durch eine spezifische Erregung derjenigen Nervenendigungen in der Haut, die normalerweise den Wärmereiz aufnehmen. Weltweit existieren über 200 Kultursorten, die sich in Form, Farbe, Größe und Schärfe der Frucht unterscheiden. Entsprechend vielfältig sind die volkstümlichen Bezeichnungen (Gemüsepaprika, Spanischer Pfeffer, Peperoni, Tabasco, Chilli u. v. m.). Besondere Vorsicht ist beim Umgang mit capsaicinreichen Früchten angebracht. Saft oder Zubereitungen frischer Früchte können auf der Haut anhaltend schmerzhaftes Brennen erzeugen, ein Kontakt mit Schleimhäuten, besonders den Augen, ist zu vermeiden. Abbildung 250 zeigt die Frucht einer ausdauernd-strauchförmigen Paprikasorte aus Mittelamerika (< 0,36 % Capsaicinoide).

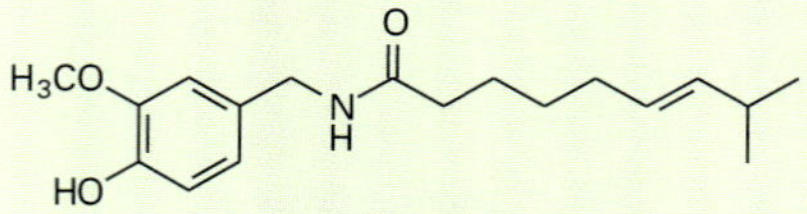

Capsaicin

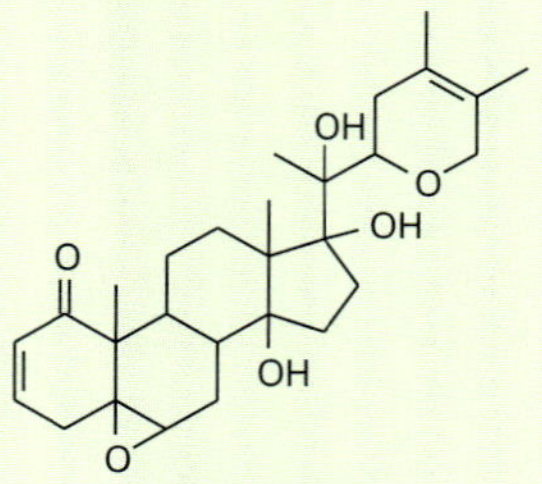

Withanolid E

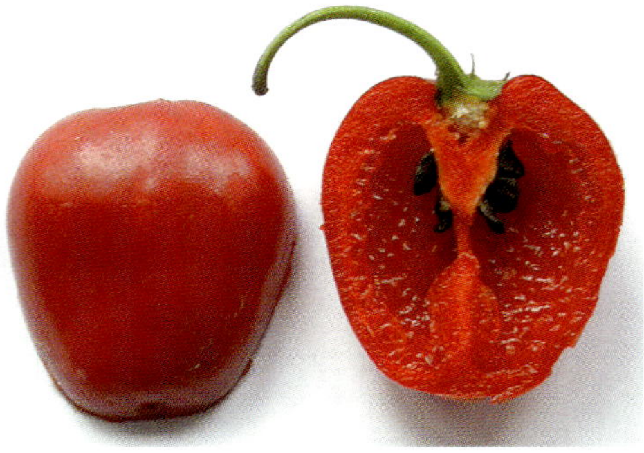

Abb. 250: Frucht von Capsicum pubescens (Baum-Chili)

Auch wenn die innerliche Anwendung von *Capsicum*-Zubereitungen aus therapeutischen Zwecken nicht mehr zeitgemäß ist, wurde in jüngster Zeit wieder ein Todesfall beobachtet. Einem 8-monatigem Säugling hatte man eine capsaicinhaltige Zubereitung (traditional remedy) aus rotem Pulver verabreicht [13].

Seit Anfang der Sechzigerjahre beansprucht eine weitere Gruppe von Inhaltsstoffen mit steroidem Grundgerüst besonderes Interesse wegen ihrer antibakteriellen, antitumoralen und immunsuppressiven Wirkungen. Die so genannten **Withasteroide** – der erste Vertreter aus dieser Reihe wurde aus *Withania somnifera* isoliert – sind chemisch durch das Kohlenstoffskelett des Ergostans (C_{28}) charakterisiert. Als typische funktionelle Merkmale findet man eine Oxogruppe am C_1, eine Doppelbindung zwischen C_2 und C_3, ein sechs- oder fünfgliedriges Lacton, das bisweilen bi- oder tricyclisch mit dem D-Ring verbunden ist und allgemein einen hohen Oxidationsgrad des ganzen Moleküls. Im Gegensatz zu Cardenoliden liegen sie nur selten als Glykoside vor. Bisher sind mehr als hundert Verbindungen aus dieser Gruppe isoliert und identifiziert worden und zwar überwiegend aus Blättern von Nachtschattengewächsen (*Datura*, *Lycium*, *Nicandra*, *Physalis*, *Withania* u. a.). Seltener wurden sie in Wurzeln, Früchten und Samen aufgefunden. Ihre Toxizität scheint nach den vorliegenden Untersuchungen eher gering zu sein. Ausführliche Übersichten zur Chemie, Biogenese und dem Vorkommen der Withasteroide findet man bei [14, 15].

Neben der bereits erwähnten Akkumulation von Calcium als Oxalat sind *Solanum*-Arten in der Lage, je nach Düngung, Lichtgenuss und Temperatur beträchtliche **Nitrat**-Mengen zu speichern (bis zu 10 % des TGW). So konnten nach Verfütterung von Kartoffelkraut und Schwarzem Nachtschatten viele Todesfälle bei Rindern und Schafen als eindeutige Nitrat-Nitrit-Vergiftungen geklärt werden [16, 17]. Dagegen sind die erheblichen ökonomischen Schäden an den Weideviehbeständen Argentiniens auf ein ganz anderes toxisches Prinzip von *Solanum malacoxylon* und *S. glaucophyllum* zurückzuführen. Diese Pflanzen enthalten ein wasserlösliches Steroidglykosid (das **1,25-Dihydroxycholecalciferol**) mit wesentlich höherer biologischer Wirksamkeit als Vitamin D_3. Das Krankheitsbild gleicht einer D_3-Hypervitaminose und führt zu einer Calcifizierung von Herz, Leber und Lunge [18–26]. Analoge Erkrankungen wurden in Australien, M- u. S-Amerika durch verschiedene *Cestrum*-Arten (*diurnum*, *laevigatum*, *parqui*) und *Nierembergia veitchii* ausgelöst [27–34].

Literatur

[1] Heiser, Ch. B. jr.: Nightshades – the paradoxical plants, W. H. Freeman and Company, San Francisco 1969.
[2] Roe, K. E.: Terminology of hairs in the genus Solanum. Taxon *20*, 501–508 (1971).
[3] De la Fuente, G., M. Reina, O. Munoz, A. San-Martin and J. P. Girault: Tropane alkaloids from Schizanthus pinnatus. Heterocycles 27(8), 1887–1897 (1988).
[4] Gambaro, V., C. Labbe and M. Castillo: Angeloyl- tigloyl-, and senecioyloxytropane alkaloids from Schizanthus hookerii. Phytochemistry *22*(8), 1838–1839 (1983).
[5] Hartmann, R., A. San-Martin, O. Munoz und E. Breitmaier: Grahamin, ein ungewöhnliches Tropan-Alkaloid aus Schizanthus grahamii. Angew. Chem. *102*(4), 441–443 (1990).
[6] Munoz, O., R. Hartmann and E. Breitmaier: Schizanthine X, a new alkaloid from Schizanthus grahamii. J. Nat. Prod. *54*(4), 1094–1096 (1991).
[7] Munoz, O., C. Schneider and E. Breitmaier: A new pyrrolidine alkaloid from Schizanthus integrifolius Phil. Liebigs Ann. Chem. (5), 521–522 (1994).
[8] Eichen, R. und E. Deiser: Feiner Artikel zum Muttertag: Schizanthus „Starparade". Gärtnerbörse + Gartenwelt *85*(8), 327–328 (1985).
[9] Grusz-Harday, E.: Tödliche Nikotinvergiftungen. Arch. Toxicol *23*, 35–41 (1967).
[10] Nishie, K., M.R. Gumbmann and A.C. Keyl: Pharmacology of solanine. Toxicol. Appl. Pharmacol. *19*, 81–92 (1971).
[11] Keeler, R.F., K.R. van Kampen and L.F. James (eds.): Effects of poisonous plants on livestock, Academic Press, New York, San Francisco, London 1978.
[12] Teuscher, E.: Gewürzdrogen, Wiss. Verlagsgesellschaft, Stuttgart 2003.
[13] Snyman, T., M.J. Stewart and V. Steenkamp: A fatal case of pepper poisoning. Forensic Sci. Internat. *124*(1), 43–46 (2001).
[14] Christen, P.: Withanolide. Pharmazie i.u. Zeit *18*(5), 129–139 (1989).
[15] Ray, A.B. and M. Gupta: Withasteroids, a Growing Group of Naturally Occuring Steroidal Lactones. Prog. Chem. Org. Nat. *63*, 1–106 (1994).
[16] Bentz, H.: Nutztiervergiftungen, Erkennung und Verhütung, Gustav Fischer Verlag, Jena 1969.
[17] Liebenow, H.: Solanum nigrum and other weeds as nitrate-containing plants – their nitrate content. Wiss. Z. Humboldt-Univ. Berlin, Math.-Naturwiss. Reihe *19*(1), 73–80 (1970).
[18] Barros, S.S.D., D. Russowski and S.M. Grando: Ultrastructural alterations of bone cells in the experimental Solanum malacoxylon poisoning in rabbits. Pesq. Vet. Brasil. *16*(2–3), 81–86 (1996).
[19] Boland, R.L.: Solanum malacoxylon: A toxic plant which affects animal calcium metabolism. Biomed. Environ. Sci. *1*(4), 414–423 (1988).
[20] Campero, C.M. and E. Odriozola: A case of Solanum malacoxylon toxicity in pigs. Vet. Hum. Toxicol. *32*(3), 238–239 (1990).
[21] Skliar, M.I. and R.L. Boland: Osteolytic activity and reversal of nephrectomy-induced hypocalcemia by fraction other than 1,25(OH)2-vitamin D_3 from Solanum malacoxylon incubated with ruminal fluid. Horm. Metab. Res. *26*(9), 424–427 (1994).
[22] Mello, J.R.B., A. Langeloh, G. Habermehl, H.C. Krebs and F.C. Bastos: Effect of calcinogenic plant extracts on rat fertility. Arq. Brasil. Med. Vet. Zootec. *51*(5), 453–462 (1999).
[23] Woodard, J.C., G. Berra, B. Ruksan, B. Carrillo and G. Erdos: Toxic effects of Solanum malacoxylon on sheep bone. Bone *15*(1), 1–11 (1994).
[24] Mello, J.R.B. und G.G. Habermehl: Untersuchungen der Auswirkungen von kalzinogenen Pflanzen – Qualitative und quantitative Bewertung. Dtsch. Tierärztl. Wochenschr. *105*(1), 25–29 (1998).
[25] Dallorso, M.E., S. Gil, E. Pawlak, F. Lema and A. Marquez: 1,25$(OH)_2$ Vitamin D concentration in the plasma of Solanum glaucophyllum intoxicated rabbits. Aust. Vet. J. *79*(6), 419–423 (2001).
[26] Gimeno, E.J., E.F. Costa, M.S. Gomar, A.R. Massone and E.L. Portiansky: Effects of plant-induced hypervitaminosis D on cutaneous structure, cell differentiation and cell proliferation in cattle. J. Vet. Med. Ser. A. *47*(4), 201–211 (2000).
[27] Keeler, R.F.: Toxins and teratogens of the Solanaceae and Liliaceae, in: A.D. Kinghorn (ed.): Toxic plants, S. 59–82, Columbia University Press, New York 1979.
[28] McLennan, M.W. and W.R. Kelly: Cestrum parqui (green cestrum) poisoning in cattle. Aust. Vet. J. *61*(9), 289–291 (1984).
[29] Cid, M.S., T.A. Lopez, C. Yagueddu and M.A. Brizuela: Acute toxic plant estimation in grazing sheep ingesta and feces. J. Range Management *56*(4), 353–357 (2003).
[30] van der Lugt, J.J., P.W. Nel and J.P. Kitching: The pathology of Cestrum laevigatum (Schlechtd.) poisoning in cattle. Onderstepoort J. Vet. Res. *58*, 211–221 (1991).
[31] Durand, R., J.M. Figueredo and E. Mendoza: Intoxication in cattle from Cestrum diurnum. Vet. Hum. Toxicol. *41*(1), 26–27 (1999).
[32] Riet-Correa, F., M.C. Mendez, A.L. Schild and C.A. Petiz: Enzootic calcinosis in sheep. Experimental reproduction with Nierembergia veitchii (Solanaceae). Pesqu. Vet. Bras. *13*(1–2), 21–24 (1993).
[33] Brevis, C., M. Quezada, M.A. Sierra, L. Carrasco and A. Ruiz: Lesiones observadas en intoxicaciones accidentales con Cestrum parqui (L'Herit) en bovinos. Arch. Med. Vet. *31*(1), 109–118 (1999).
[34] Peixoto, P.V., L.C. Brust, M.D. Duarte, T.N. Franca, V.C. Duarte and C.S.L. Barros: Cestrum laevigatum poisoning in goats in Southeastern Brazil. Vet. Hum. Toxicol. *42*(1), 13–14 (2000).
[35] Dräger, B.: Glykosidasehemmstoffe. Dtsch. Apoth. Ztg. *136*(15), 1199–1206 (1996).

Atropa bella-donna L.

Tollkirsche, Rasewurz – Deadly Nightshade – Morelle furieuse, Bouton noir, Belladonne

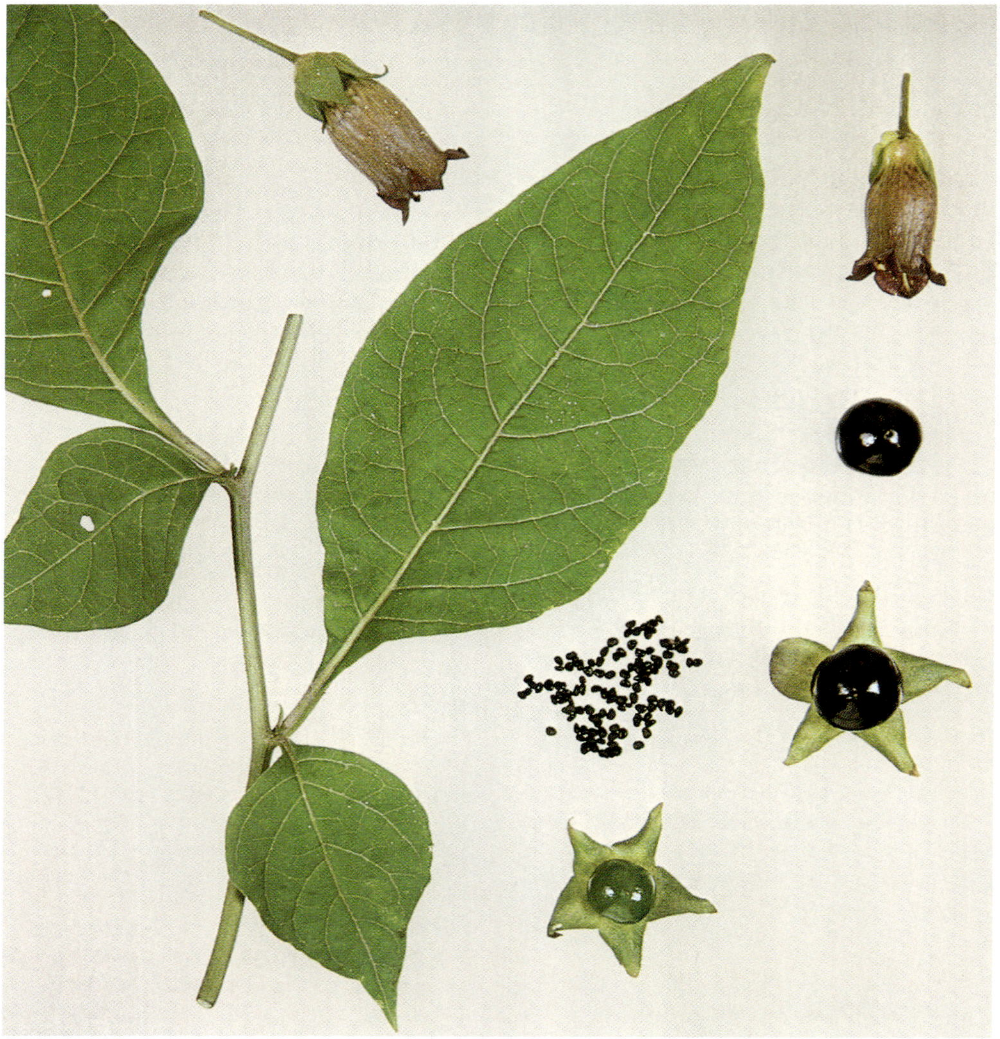

Abb. 251: Tollkirsche

0,5–1,5 m hohe, ausdauernd-krautige Pflanze mit aufrechten Stängeln und abstehenden Ästen.
Auf Kahlschlägen, in lichten Laubwäldern, an Waldrändern mit nährstoffreichen, meist kalkhaltigen, lehmigen Böden.
Blätter gepaart, jeweils ein größeres und kleineres zusammen, der Blattgrund in den kurzen Blattstiel herablaufend; eiförmig, graugrün, bis zu 15 cm lang.
Blüten einzeln, überhängend, braunviolett (ssp. lutea mit gelben Blüten!); VI–VIII.
Früchte glänzend schwarze (selten gelbe = ssp. lutea) Beeren in grünem Kelch sitzend mit violettem Saft und zahlreichen schwarzen Samen; VII–X.
Verbreitung: W-, M-, S-Europa; selten angepflanzt.

Bereits die Zauberinnen (Hekate, Kirke) in den Sagen des griechischen Altertums waren mit den berauschenden, erregenden und tödlichen Wirkungen dieser Pflanze wohl vertraut, und Linné gab ihr den lateinischen Namen *Atropa* nach der griechischen Schicksalsgöttin Atropos, die den Lebensfaden der Menschen zerschneidet [1].

Toxische Inhaltsstoffe. Alle Teile der Pflanze enthalten ein hochwirksames Alkaloidgemisch (L-Hyoscyamin, Atropin, Scopolamin; siehe S. 353) in wechselnder Zusammensetzung. Der durchschnittliche Gesamtgehalt an Tropanalkaloiden beträgt in den Wurzeln 0,85 %, Samen 0,8 %, Früchten 0,65 %, Blättern 0,5–1,5 % [2, 3] und Blüten 0,4 %. Während der Anteil des Scopolamins am Gesamtgehalt meistens gering ist und selten die 1 %-Grenze überschreitet, konnte in Blättern von *A. pallidiflora* und *A. acuminata* [4] sowie in chinesischer Importware Anteile von 25–30 % nachgewiesen werden [5]. Von Bedeutung ist ebenfalls, dass die Samen und unreifen Früchte im Wesentlichen L-Hyoscyamin enthalten, in den reifen Früchten aber fast ausschließlich das im peripheren Nervensystem nur halb so wirksame Racemat, Atropin, vorkommt.
In der heutigen Praxis der Tox.-Info.-Zentren nimmt die Tollkirsche einen führenden Platz in der Statistik über Intoxikationen mit denjenigen Pflanzen ein, die durch eine mittelschwere oder gar schwere Symptomatik gekennzeichnet sind. Vor allem die verlockend aussehenden und süßlich-fade schmeckenden Beeren reizen

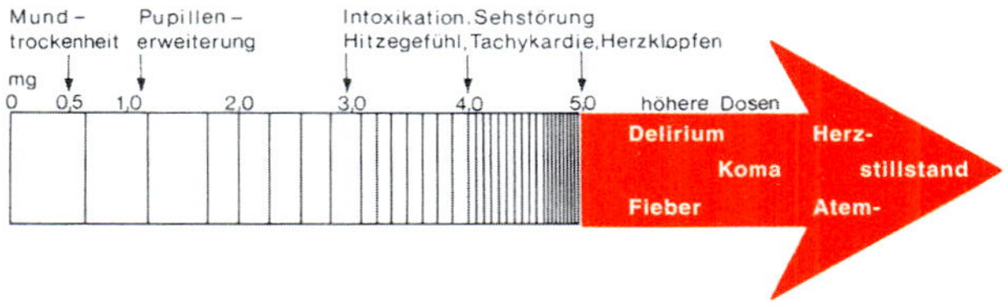

Fortschreitende Symptomatik bei zunehmenden Atropin-Dosen (nach [30])

Kinder wie Erwachsene zum Verzehr [6–8], gelegentlich mit suizidaler Absicht [9] oder um aus Experimentierfreude die halluzinogenen Effekte der Beeren zu erproben [10].

„Mehrere Mitglieder einer in Berlin lebenden italienischen Familie haben sich zum Teil lebensgefährlich durch den Genuss von Tollkirschen vergiftet. Die Familie hatte die Früchte bei einem Besuch im Botanischen Garten gepflückt und verzehrt (bis zu 50 Beeren)" [11].

„Ein 23-jähriger Mann aß eine nicht genau bekannte Zahl (10–15) von Tollkirschen, die er am Wegrand gesammelt und für Heidelbeeren gehalten hatte" [12].

„8 Mitglieder einer Familie erkrankten z.T. schwer (Halluzinationen, Koma) nach dem Verzehr einer selbst zubereiteten Fruchttorte aus Tollkirschen, die sie mit Heidelbeeren verwechselt hatten" [13].

Demgegenüber sind Intoxikationen mit Blättern und Stängeln seltener; so hatten Erwachsene sie als Wildgemüse gegessen [14] bzw. versuchte eine Gruppe von Jugendlichen über eine Teezubereitung (30 Blätter/2,5 l Wasser) neue Drogenerfahrungen zu gewinnen [15]. Schwere Intoxikationen mit ausgeprägten psychischen Symptomen waren die Folge. Vergiftungen mit hyoscyaminhaltigem Honig von *Atropa-(Datura-)*Blüten [16, 33] dürften wohl eine Ausnahme bleiben.

Während gewisse Tierarten (Kaninchen, Meerschweinchen und einige Vögel) offensichtlich über wirkungsvolle Entgiftungsmechanismen (Atropinesterase) verfügen, sind Schweine, Rinder und Pferde ähnlich wie der Mensch nach Aufnahme von Tropanalkaloiden stark gefährdet [2, 17].

Vergiftungssymptome. Die vier wichtigsten Symptome nach Ingestion mit atropinhaltigen Pflanzenteilen sind (a) Rötung des Gesichtes, (b) Trockenheit der Schleimhäute, (c) Pulsbeschleunigung und (d) Pupillenerweiterung. Bei therapeutischen Dosen (0,5–2 mg Atropin) bleibt die Wirkung im Wesentlichen auf diesen peripheren Bereich des Nervensystems beschränkt. Nach Zentigrammdosen treten dann Erscheinungen vonseiten des zentralen Nervensystems in den Vordergrund, wie psychomotorische Unruhe, Rededrang, Weinkrämpfe, Halluzinationen („… hatte Gespräche mit einer Straßenlaterne geführt", „… war dem Teufel und dessen Frau begegnet" [15]), Bewusstseinstrübung und Tobsuchtsanfälle („Wir haben dabei gesehen, dass ein Knabe in seiner Tobsucht die Fenster der Aufnahmebox zerschlug" [18]). 50 mg Atropin können bereits für Erwachsene eine lebensgefährliche Dosis sein. Ohne vorsorgende Maßnahmen kommt es gewöhnlich innerhalb von 24 Stunden zum Exitus, bedingt durch Koma und Atemlähmung. Für Kinder bedeuten je nach Alter bereits 2–5 Beeren (für Erwachsene 10–20 Beeren) eine tödliche Gefahr, zumal beim Menschen gelegentlich eine spontan auftretende oder auch erworbene Überempfindlichkeit (Delirien und Koma selbst bei Dosen unter 1 mg) beobachtet wird [19, 20]. Trotz allem ist die Prognose atropinbedingter Vergiftungen bei rechtzeitig eingeleiteten ärztlichen Maßnahmen in der Regel gut.

Neben Intoxikationen durch getrocknete Pflanzenteile (z. B. als Verunreinigung von Arzneidrogen wie *Arctium*, *Bryonia*, *Symphytum* und *Urtica* [21–25]) kommen auch rein medikamentöse Vergiftungen durch Unachtsamkeit oder Verwechslung vor. So erhielt z. B. ein 4-jähriger Junge statt seiner Nasentropfen Atropin-Augentropfen (ca. 2 × 0,5 ml einer 4 %igen Atropinlösung in jedes Nasenloch = 40 mg Atropin) [26]. Dank ärztlicher Hilfe überlebte das Kind. Noch problematischer kann der Umgang mit konzentrierten Atropin-Lösungen sein, die als Antidot gegen Organophosphat-Kampfstoffe benötigt werden. So kam es z. B. in Israel während der Krise am Persischen Golf zu zahlreichen schweren, medikamentösen Atropin-Intoxikationen. Zum Schutz gegen chemische Waffen waren an die Bevölkerung Notfallsets mit automatischen Atropin-Injektoren verteilt worden. Im Laufe von 4 Monaten mussten nach missbräuchlichem Umgang mit diesen Injektoren 268 Kinder klinisch behandelt werden [27].

Letztlich können unter besonderen klimatischen Verhältnissen selbst therapeutische

Therapie

1. Erbrechen auslösen, gegebenenfalls sofortige Magenspülung (gut eingeölter Schlauch!). Da die Alkaloide rasch resorbiert werden, ist diese Maßnahme nur innerhalb eines sehr frühen Zeitraums nach Ingestion sinnvoll (z. B. 30 Min.) [28]. Danach Gabe von Aktivkohle und Glaubersalz. 2. Temperatursenkende Maßnahmen ergreifen z. B. Umschläge mit nassen Tüchern, Bäder: aber keinesfalls Antipyretika! 3. Im Excitationsstadium zeigen Diazepam-Präparate (Valium, 5 mg) oder kleine(!) Dosen kurzwirkender Barbiturate gute Erfolge [29]. Theoretisch sollten Phenothiazine wegen ihrer anticholinergen Eigenschaften weniger günstig sein, in der Praxis sind sie aber in mittlerer Dosierung ebenfalls erfolgreich eingesetzt worden [30]. 4. Bei tiefem Koma muss im Hinblick auf eine möglicherweise eintretende Atemlähmung eine künstliche Atmung vorbereitet werden.

Antidot: Physostigmin, 1–2 mg (Kinder 0,5 mg) i. v. oder notfalls i. m., beseitigt rasch die peripheren und mildert auch die zentralen Vergiftungssymptome. Evtl. Wiederholung wenn Antidotwirkung deutlich nachlässt [20, 31, 32].

Dosen gefährlich werden. Die Drosselung der Schweißdrüsenfunktion durch Atropin macht dem Körper im tropischen Klima eine Wärmeregulierung unmöglich, sodass der Exitus weniger durch Koma und Atemlähmung als vielmehr durch Wärmestauung und Hitzeschlag droht. So beobachtete JAHNKE [33] in Bagdad mehrere Todesfälle bei Kindern nach Gabe von wenigen Tropfen einer 1 %igen Lösung als Augentropfen. RAMIREZ und Mitarbeiter beschreiben eine Intoxikation von 15 Personen durch atropinhaltigen Wespenhonig, darunter zwei Todesfälle (Hitzschlag), wobei das heiße Klima und die hohe physische Aktivität der Personen die Vergiftungssymptome dramatisch verstärken [34].

Die **Identifizierung der Früchte** und ihrer Inhaltsstoffe kann in mehrfacher Weise durchgeführt werden. Der Artname *belladonna* erinnert daran, dass italienische Frauen im Mittelalter die mydriatische Wirkung der Pflanzensäfte als kosmetisches Hilfsmittel schätzten. Eben diese Wirkung nutzt man aus, um den physiologischen Nachweis von Atropin zu führen, das bis zu 50 % unverändert im Harn ausgeschieden wird. Einige Tropfen Urin bzw. Pflanzensaft in das Kaninchenauge eingeträufelt führen zu maximaler Pupillenerweiterung. Ein indirekter Nachweis gelingt über das die Alkaloide begleitende Cumaringlykosid Scopolin, dessen Aglykon, das Scopoletin im UV-Licht blau fluoresziert [35]. Wenige Tropfen des verdünnten Fruchtsaftes oder die Anschüttelung einiger auch unzerteilter Samen mit etwas Wasser leuchten bei Bestrahlung mit langwelligen UV-Licht (365 nm) hellblau auf.

Mikroskopische Merkmale der Frucht. Die Fruchtwand der Tollkirsche besteht aus farbstoffreichen, polygonalen Zellen (Abb. 252 a), deren Wände zwar dünn, aber deutlich getüpfelt sind. Sie trägt eine gestreifte Cuticula, Spaltöffnungen kommen relativ selten vor, dann häufig paarweise (Abb. 252 b). Das Fruchtfleisch enthält nur wenig Calciumoxalatsand. Die hellbraunen Zellen der Samenschalenepidermis sind durch wellenförmige Leisten über den radialen (antiklinen) Wänden charakterisiert (Abb. 252 c).

Anhang. Die sagenumwobene Alraune (*Mandragora officinarum*; Abb. 253) gehört zu den Ödlandbewohnern des Mittelmeergebietes, vor allem des östlichen Teils. Seit dem Altertum wurden ihr magische Kräfte zugeschrieben und in der bizarren Form ihrer Wurzel glaubte man eine menschliche Gestalt zu erkennen, die als Amulett oder Talisman wundersame Wirkungen entfalten sollte [36].

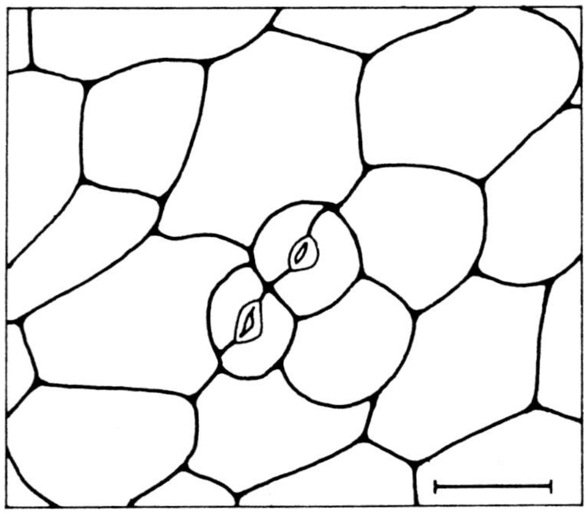

b

Abb. 252: Fruchtwandepidermis von Atropa bella-donna (a), mit Spaltöffnungen (b); Samenschalenepidermis (c).

a

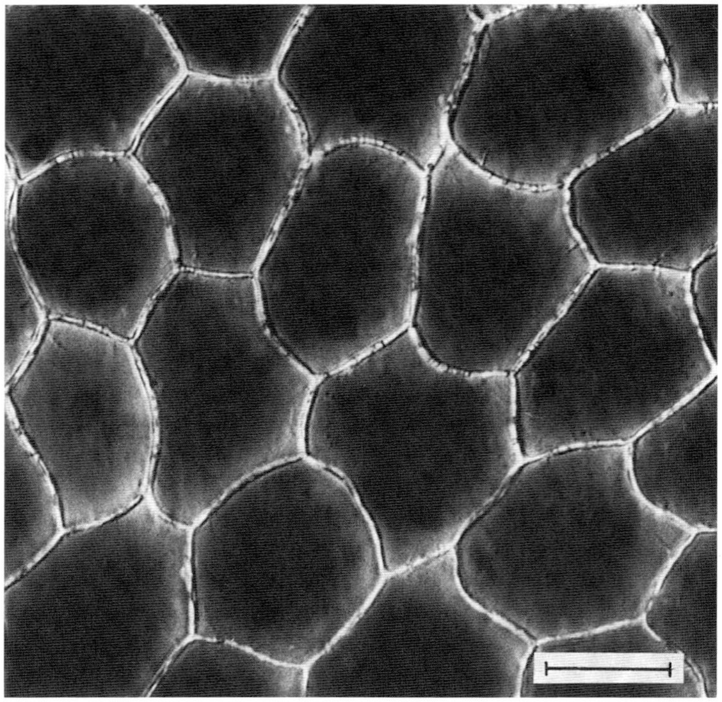

c

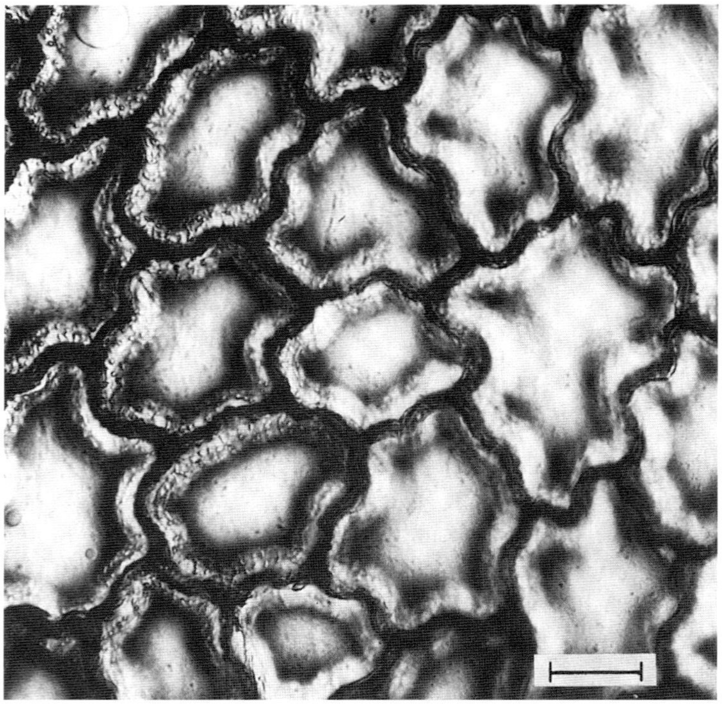

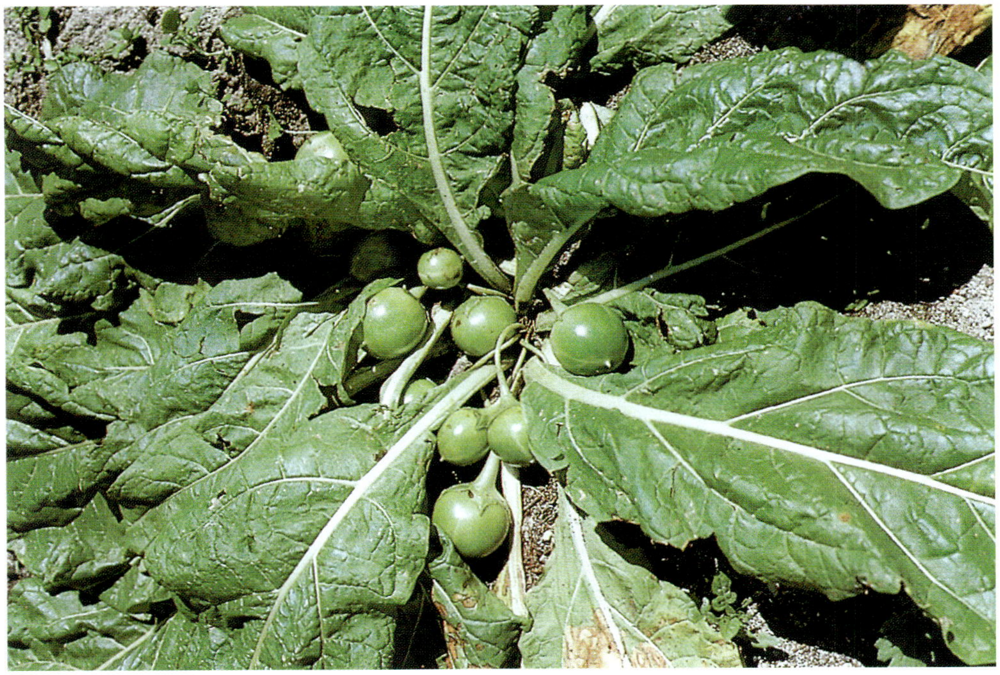

Abb. 253: Mandragora officinarum L. Alraune – European Mandrake, Devil's Apple – Mandragore

Die Pflanze besitzt eine dichte Rosette aus breiten fleischigen Blättern, die auf der Oberseite deutlich gerippt sind. In ihrer Mitte entstehen aus mehreren violetten, glockenförmigen Blüten gelbe Früchte (Beeren) von der Größe kleiner Äpfel. Da alle Teile der Pflanze relativ hohe Alkaloidmengen (bis 0,4 % [37]) enthalten, verwundert es nicht, dass mit Wurzeln [38, 39], Früchten [40] und Blättern [41] gleichermaßen Intoxikationen vorkommen:
Eine 36-jährige Frau bereitete sich eine Gemüsesuppe aus Kräutern, die sie selbst am Rande der Autostrada Messina-Palermo gesammelt hatte. Und obwohl die Suppe sehr bitter schmeckte – die 4-jährige Tochter weigerte sich davon zu essen – verzehrte die Mutter ihre ganze Portion. Wenige Stunden nach der Mahlzeit stellten sich die ersten Vergiftungserscheinungen wie Unwohlsein, Herzklopfen und Kreislaufstörungen ein [42].

Geografisch eng begrenzt (Australien) treten auch Vergiftungen mit verschiedenen *Duboisia*-Arten (corkwood) auf, die sich durch einen sehr hohen Gehalt an Tropanalkaloiden (2 %) auszeichnen [43]. In den Blättern dieser Gattung kommen daneben noch Vertreter weiterer Alkaloidgruppen vor, nämlich Pyridinalkaloide (Nicotin, Anabasin u. a.) und α-Alkylpyridine wie das Pelletierin [44].

Literatur

[1] Wagner, H.: Rauschgift-Drogen, Springer-Verlag, Berlin, Heidelberg, New York 1969.
[2] Teuscher, E. und U. Lindequist: Biogene Gifte, Gustav Fischer Verlag, Stuttgart, Jena, New York 1994.
[3] Baytop, T. and N. Gunei: The atropine and scopolamine content in the Solanaceae of Turkey, Istanbul Univ. Eczacilik. Fak. Mecm. *19*(0), 47–56 (1983): Ref. BA *79*(4), Nr. 33818 (1985).
[4] Heltmann, H.: Morphological and phytochemical studies in Atropa species. Planta Med. *36*(3), 230–231 (1979).
[5] Stahl, E. und H. Jahn: Hyoscyamin- und Scopolamingehalt in Belladonnablättern, -wurzeln und -zubereitungen Dtsch. Apoth. Zg. *124*(35), 1706–1707 (1984).
[6] N. N.: Tollkirschen für Grundschüler. hgk-Mitteilungen *27*(10), 112–113 (1984).
[7] Ritter-Franke, S. und R. Bunjes: Vergiftungsunfälle mit Pflanzen, in: K. E. v. Mühlendahl, U. Oberdisse, R. Bunjes und M. Brockstedt (Hrsg.): Vergiftungen im Kindesalter, 4. Auflage, Georg Thieme Verlag, Stuttgart, New York 2003.
[8] Lange, A. and P. Toft: Forgiftning med galnebaer, Atropa belladonna. Ugeskr. Laeger *152*(15), 1096 (1990).
[9] Heindl, S., C. Binder, H. Desel, U. Matthies, I. Lojewski, B. Bandelow, G. F. Kahl und J.-M. Chemnitius: Ätiologisch zunächst unklare Verwirrtheit und Exzitation im Verlauf einer Tollkirschenvergiftung mit suizidaler Absicht. Dtsch. Med. Wschr. *125*(45), 1361–1365 (2000).
[10] Hartmeier, S. H. und J. Steurer: Mydriasis, Tachykardie. Schweiz. Rundsch. Med. Praxis. *85*(15), 495–498 (1996).
[11] N. N.: Italienische Familie durch Tollkirschen vergiftet, Lübecker Nachrichten 1. 9. 1985.
[12] Testasecca, D., C. Caputi and P. A. Pavoni: Su di un caso di avvelenamento da bacche di Belladonna. Cl. Terap. *86*(3), 277–280 (1978).
[13] Schneider, F., P. Lutun, P. Kintz, D. Astruc, F. Flesch and J.-D. Tempé: Plasma and urine concentrations of atropin after the ingestion of cooked Deadly Nightshade berries. Clin. Toxicol. *34*(1), 113–117 (1996).
[14] Jaspersen-Schib, R.: Pflanzenvergiftungen während 10 Jahren. Schweiz. Apoth. Ztg. *114*(12), 265–267 (1976).
[15] Pestalozzi, B. C. und F. Caduff: Gruppenvergiftung mit Tollkirschentee. Schweiz. Med. Wschr *116*(27/28), 924–926 (1986).
[16] Hazslinsky, B.: Poisonous honey from deadly nightshade. Z. Bienenforsch. *3*, 93–96 (1956). (C. A. 50, 14891).
[17] Cooper, M. R. and A. W. Johnson: Poisonous plants and fungi in Britain – Animal and human poisoning. Ed. HMSO, London 1998.
[18] Krienke E. G. und K. E. von Mühlendahl: Akzidentelle Vergiftungen durch Pflanzen. Notfallmedizin *4*, 486–495, 552–559, 619–627 (1978).
[19] Minors, E. H.: Five cases of Belladonna poisoning. Br. Med. J. 2, 518–519 (1948).
[20] Moeschlin, S.: Klinik und Therapie der Vergiftungen, Georg Thieme Verlag, Stuttgart, New York 1980.
[21] N. N.: Halluzinationen – Schwarzwurztee und Belladonna waren schuld. Aerztl. Prax. *36*(6), 92 (1984).
[22] N. N.: Chargenrückruf. Rad. Bryoniae conc. Dtsch. Apoth. Ztg. *131*(15), VI (1991).
[23] N. N.: Frankreich: Vergiftung durch Verunreinigung mit Belladonna. Pharm. Ztg. *134*(29), 1304 (1989).
[24] Scholz, H., S. Kascha und H. Zingerle: Atropin-Vergiftung durch „Gesundheitstee", Fortschr. Med. *98*(39), 1525–1526 (1980).
[25] Tyler, V. E.: Herbal Medicine in America. Planta Med. *53*(1), 1–4 (1987).

[26] Forth, W., D. Henschler, W. Rummel und K. Starke (Hrsg.): Allgemeine und spezielle Pharmakologie und Toxikologie, 8. A., Urban & Fischer, München 2002.
[27] Amitai, Y., S. Almog, R. Singer, R. Hammer, Y. Bentur and Y.L. Danon: Atropin poisoning in children during the persian gulf crisis. J. Am. Med. Assoc. *268*(5), 630–632 (1992).
[28] Möhrle, W.: Suchtagens Engelstrompete. internist. praxis *42*(1), 163 (2002).
[29] Mikolich, J.R., G.W. Paulson and C.J. Cross: Acute anticholinergic syndrome due to Jimson seed ingestion – Clinical and laboratory observation in six cases. Ann. Intern. Med. *83*(3), 321–325 (1975).
[30] Gowdy, J.M.: Stramonium intoxication – review of symptomatology in 212 cases. J. Am. Med. Assoc. *221*(6), 585–587 (1972).
[31] Kuschinsky, G.: Indikation von Physostigmin. intern. praxis *21*(3), 492 (1981).
[32] Seeger, R. und H.G. Neumann: DAZ Giftlexikon, Hyoscyamin. Dtsch. Apoth. Ztg. *126*(37), 1930–1934 (1986).
[33] Jahnke, W.: Atropinvergiftungen im heißen Klima. Arch. Toxicol. *16*, 243–247 (1957).
[34] Ramirez, M., E. Ribera and C. Ereu: Fifteen cases of atropin poisoning after honey ingestion. Vet. Hum. Toxicol. *41*(1), 19–20 (1999).
[35] Väradi, J.: Die Identifizierung von Belladonna-Blätter und -Tinktur aufgrund der Fluoreszenz der Chrysatropasäure. Gyogyszerészet *3*, 251 (1959), Ref. Pharm. Zentralh. *100*(4), 176 (1961).
[36] Scholz, E.: Alraunenfrüchte – ein biblisches Aphrodisiakum. Z. Phytother. *16*(2), 109–110 (1995).
[37] Staub, H.: Über die chemischen Bestandteile der Mandragorawurzel 2. Die Alkaloide. Helv. Chim. Acta *45*, 2297–2305 (1962).
[38] Kessler, J.: Über einen Vergiftungsfall durch Radix Mandragorae. Ber. Schweiz. Bot. Ges. *61*, 405–409 (1951).
[39] Lehmann, H.: Vergiftungsfälle durch Mandragora. Schweiz. Apoth.-Ztg. *90*(14), 236–237 (1952).
[40] Vlachos, P. and L. Poulos: A case of mandrake poisoning. J. Toxicol. *19*(5), 521–522 (1982).
[41] Jimenez-Mejias, M.E., M. Mentano-Diaz, F.L. Pardo. E.C. Jiminez, M.C.M. Cordero, M.J.A. Gonzales y M.A. Gonzales de la Puente: Intoxicacion atropinica por Mandragora autumnalis. Descripcion de quince casos. Med. Clin (Barc) *95*(18), 689–692 (1990).
[42] de Salvo, R., A.U. Sinardi, L.B. Santamaria, V. Carfi, A. Spada, C. Praticò and M. Falcone: Su un raro caso di intossicazione acuta da mandragora. Min. Anest. *46*(12), 1265–1272 (1980).
[43] Pearn, J.: Corked up, clinical hyoscine poisoning with alkaloids of the native corkwood, Duboisia. Med J. Aust. *2*(8), 422–423 (1981).
[44] Bachmann, P., K. Steffen und F.-C. Czygan: Duboisia R. Br. – Portait einer Arzneipflanze. Z. Phytother. *11*(1), 30–34 (1990).

Datura stramonium L.

Weißer Stechapfel, Asthmakraut – Jimsonweed, Thorn-apple – Pomme epineuse, Pomme du diable

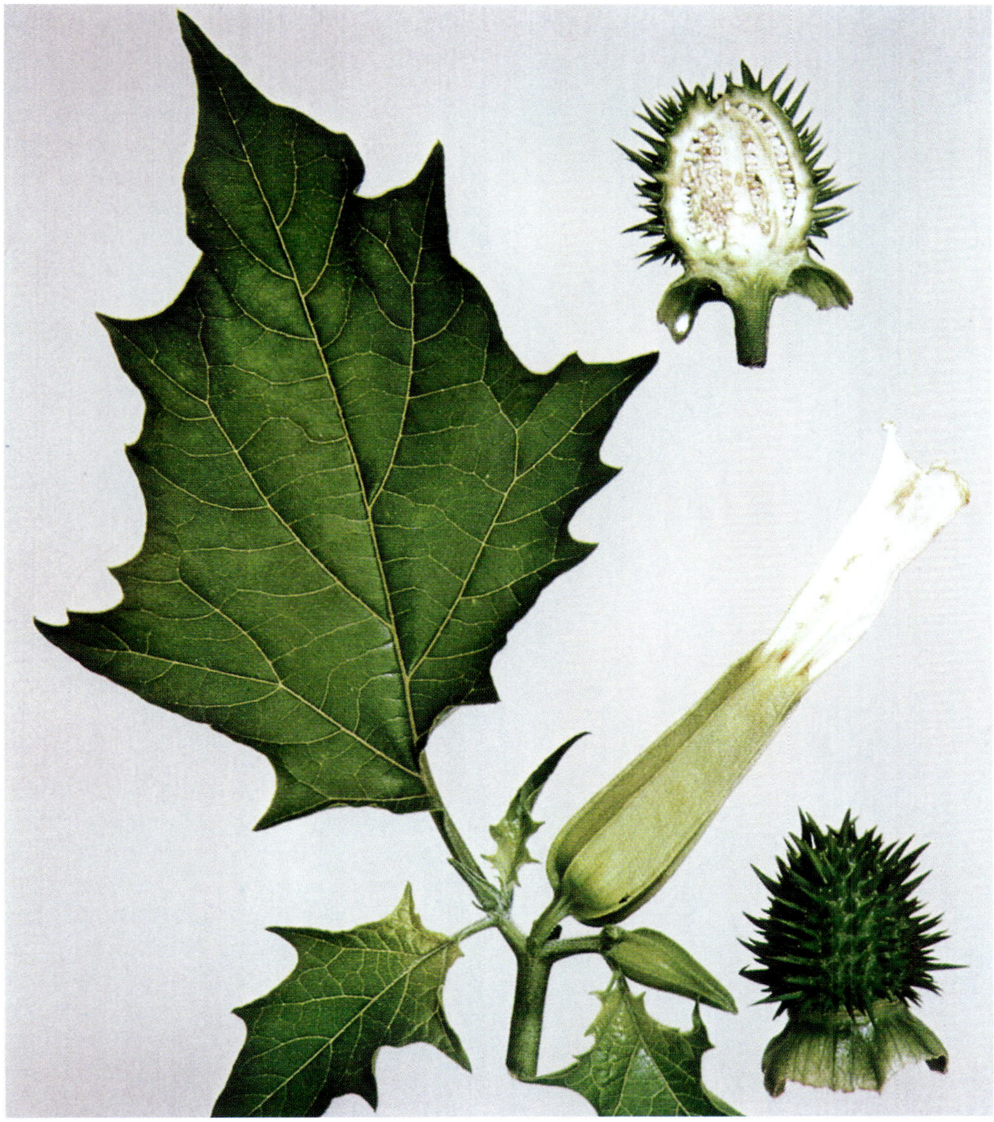

Abb. 254: Stechapfel

0,3–1 m hohe, einjährige, krautige Pflanze mit aufrechtem, meist gespreizt-gabelästigem Stängel.
In Unkrautgesellschaften an Wegrändern und Gärten, auf nährstoffreichen Sand- und Lehmböden.
Blätter langgestielt eiförmig, buchtig gezähnt, trübgrün; die unteren 20 cm und länger.
Blüten einzeln, aufrecht, trompetenförmig, weiß (var. stramonium), seltener blau (var. tatula); VI–IX.
Früchte große, grüne Kapseln, stachelig (seltener stachellos!), springen 4-klappig auf und enthalten zahlreiche nierenförmige dunkelbraune (unreif) bis schwarze (reif) Samen mit nicht unangenehmem Geschmack; VIII–X.
Verbreitung: Allgemein verbreitet in gemäßigten und subtropischen Gebieten.

Stechapfel-Zubereitungen wurden seit dem 16. Jahrhundert vielfach als Rauschmittel (Hexensalben und Liebestränke [1]) benutzt und spielen heute noch bei primitiven Völkern eine gewisse Rolle [2]. Auch Pferdehändler wussten früh um die verkaufsfördernde Wirkung dieser Pflanze. „Selbst die elendste Schindmähre soll feurig wie ein Vollblüter werden, wenn man ihr ein paar zusammengerollte Blätter in den Mastdarm steckt". Arzneiliche Verwendung fanden lange Zeit die getrockneten Blätter als Räuchermittel bei Asthma bronchiale.
Wie die Tollkirsche enthält auch der Stechapfel in allen Teilen der Pflanze Tropanalkaloide. Richtwerte über den Gesamtgehalt der einzelnen Organe sind in Tabelle 14 zusammengestellt. Die Zusammensetzung des Alkaloidgemisches schwankt je nach Alter und Art ganz erheblich [3]. Während junge *Datura*-Pflanzen vorwiegend Scopolamin enthalten sollen, überwiegt in den älteren der Hyoscyamin-Anteil. In den strauch- und baumförmigen *Brugmansia*-Arten (wie *B.* x *candida*, *B. suaveolens* u. a.) kann der Scopolamin-Anteil an den Gesamtalkaloiden bis zu 72 % ausmachen [4]. Diese Gewächse werden häufig unter dem Namen **Engelstrompete**

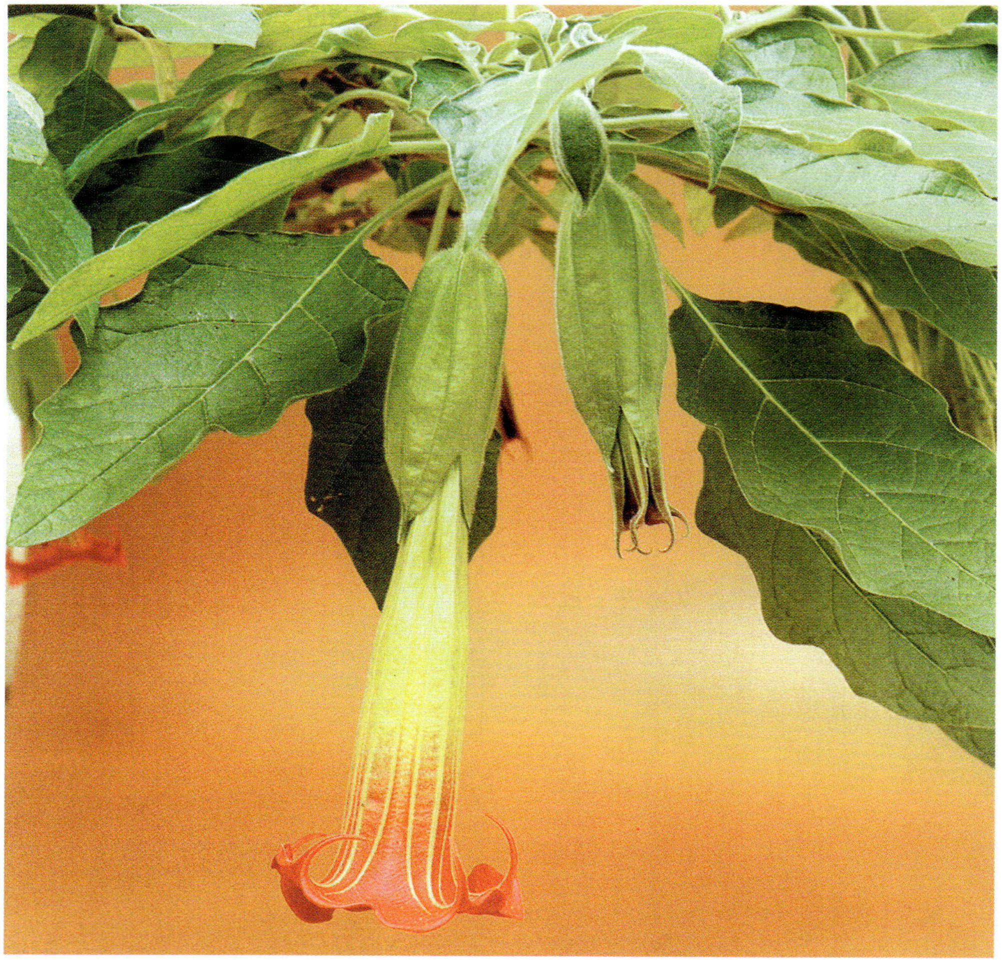

Abb. 255: Brugmansia sanguinea (RUIZ et PAV.) D. DON Engelstrompete – Angels-Trumpet – Trompette des anges

als Zierpflanzen in Kübeln kultiviert und sind nicht selten Ursache von Intoxikationen (vgl. Fallberichte). Der epidemisch wachsende Missbrauch von *Brugmansia-* (*Datura-*)Arten zu Rauschzwecken veranlasste die Behörden in Florida, die Anpflanzung weiterer Exemplare der Engelstrompete gesetzlich zu verbieten [5].

Obwohl der „Stech"apfel durch sein äußeres Erscheinungsbild kaum zum Verzehr anreizt, gibt es eine Vielzahl von Berichten über *Datura*-Intoxikationen, in denen vor allem die Art und Weise verblüfft, wie es zu derartigen Vergiftungen kommen konnte.

Tab. 14: Alkaloidgehalt der Organe von *Datura stramonium* (bez. auf TGW).

Blätter	0,38 %
Blüten	0,61 %
Sprossachse	0,16 %
Fruchtwand	0,05 %
Samen	0,58 %
Wurzeln	0,23 %

Eine 49-jährige Frau hatte ihre Zahnfleischentzündung mit einer Mixtur aus Zahnpaste, Tafelsalz, Essig, Alkohol und einem Absud von Daturablättern und -blüten behandelt [6].

A 76-year-old Caucasian male manufactured ‚moon flower' wine for his own consumption. He ingested 1 teaspoon to test the final product and became ill [7].

Eine Krankheit der Hobbygärtner? Jedes Jahr – meist im Herbst – werden uns mindestens 2 Patienten mit weiten Pupillen überwiesen, die ihre Engelstrompete zurückgeschnitten haben [8–11].

Ein Camper-Ehepaar vergiftete sich durch einen selbst zubereiteten Salat aus Datura-Blättern. Die Schwiegermutter hatte die Pflanzen gesammelt und in Wasser gekocht [12].

Ein 82-jähriger Mann grub versehentlich aus seinem Meerrettich-Beet eine Wurzel von D. innoxia aus und aß davon [13].

Am 18. Oktober 1983 wurde ein Ehepaar mit starken Vergiftungserscheinungen in ein kanadisches Krankenhaus eingeliefert. Ursache dieser Vergiftung waren selbstgemachte „Hamburger", die die Ehefrau mit Samen von Datura suaveolens zubereitet hatte, im Glauben es handele sich hierbei um ein Gewürz [14].

Nach Schlangenbiss. Fürsorge brachte Mann fast um. … um das Schlangengift zu neutralisieren, hatten die Verwandten den Patienten genötigt, ein Gebräu aus Stechapfel-Blättern (Datura alba) zu trinken. Die ärztliche Beschreibung der Symptome lautete: Knochentrocken, stockblind, verrückt wie ein Huhn und heiß wie ein Vulkan [15].

In Botswana kam es in der Bevölkerung zu einer Massenvergiftung durch verunreinigte Nahrungsmittel. Für den Verzehr bestimmte Getreidechargen (Hirse) enthielten bis zu 15 % Datura-Samen [16].

Die meisten Fälle führten zu Intoxikationen mit schwerer, psychogener Symptomatik (siehe auch [17–23]). Häufig entstehen auch Vergiftungen durch missbräuchliche Anwendung einzelner Pflanzenteile als Mord- und Rauschmittel. Allein das Staatliche Chemische Laboratorium in Agra/Indien untersuchte von 1950–1965 2728 Todesfälle mit *Datura*-Arten. In dieser Region sind die Samen ein beliebtes Suizid- und Mordgift. So benutzen Kriminelle oft Aufgüsse der Samen, um damit Reisende zu betäuben und auf diese Weise Raub und Diebstahl in Eisenbahnzügen zu erleichtern [24]. Erschreckend ist die Bereitwilligkeit vieler Jugendlicher in aller Welt zum toxikologischen Experiment am eigenen Körper. In der Hoffnung, sich einen preiswerten LSD-ähnlichen Trip zu verschaffen, verspeisen sie Blüten, Blätter oder Samen, Abkochungen derselben oder Zubereitungen *Datura*-haltiger Arzneimittel (Opa's Asthma-Tee) [25–41].

Alle fünf Jungen hatten eine Mixtur aus Coca-Cola und einem Gebräu aus abgekochten Blättern und Blüten der Engelstrompete zu sich genommen [37].

Im veterinärmedizinischen Bereich sind Intoxikationen mit *Datura* eher selten [42]. Nach LIEBENOW [43] kommen zwar gelegentlich Vergiftungen (geringeres Schlachtgewicht) durch verunreinigtes Sojaschrot (0,3 %) und Leinsamenfutter (<1,9 %) mit *Datura*-Samen vor, doch selbst Futterchargen mit 3 %igen Beimengungen wurden von Rindern und Schweinen reaktionslos vertragen; vgl. dazu auch [44–47]. Für junge Hühnchen wird als obere Grenze verträglicher Beimengungen ein Gehalt von 1 % genannt [48]. Nur aus Ungarn [49] und Argentinien [50] wurde über letale Vergiftungen bei Pferden und Rindern berichtet. Im letzteren Falle bestand der Panseninhalt des Tieres fast vollständig aus pflanzlichem Material von *Datura ferox*.

Vergiftungssymptome. Die Symptome von Stechapfel-Vergiftungen gleichen im peripheren und zentralen Bereich jenen von *Atropa bella-donna*, allerdings können Pulsbeschleunigung und Rötung des Gesichtes fehlen. Wegen des z.T. höheren Scopolamin-Gehaltes treten u.U. aber auch zentralsedierende und halluzinogene Reaktionen in den Vordergrund.

Auf Ansprache gab der Jugendliche an, in seinem Zimmer von „feindlichen Killerkirschen" attackiert zu werden [51].

Der Patient unterhielt sich angeregt mit einem Mann, der nur ihm sichtbar war, und er fühlte sich verfolgt von schwarzen und roten, kniehohen Spinnen [52].

Ein 12-jähriger Junge verwechselte seinen Vater mit einem Klassenkameraden, sah Schlangen auf dem Arm seiner Mutter und liebkoste einen Mantel, den er für seine Mutter hielt [53].

Diese Halluzinationen treten in der Regel 2–4 Stunden nach Einnahme des Giftes auf und können sich über mehrere Tage fortsetzen. Der gelegentlich dabei beobachtete Drang, sich zu entkleiden und (oder) offene Gewässer aufzusuchen, dürfte eine Folge der Hyperthermie sein [54].

Therapie

Siehe *Atropa* (S. 357). Wegen der zum Teil nur episodisch auftretenden und mit somnolenten Phasen abwechselnden Halluzinationen bedarf der Patient zusätzlich einer andauernden Beobachtung und Fürsorge, damit er sich und anderen im akuten Delirium keinen Schaden zufügen kann.

Zwei 15-jährige Jungen wurden nackt über die Felder wandernd und im Fieberwahn fantasierend von der Polizei aufgegriffen. Wie sich später herausstellte, hatten beide ca. 5–6 Blüten von Datura suaveolens gegessen [55].

Beide Personen begaben sich wiederholt in den Swimmingpool auf der Suche nach rotäugigen Delfinen [56].

Nachweis und mikroskopische Merkmale. Aufgrund ihrer charakteristischen Formen dürfte die Identifizierung von Blüte und Blatt keine Schwierigkeiten bereiten. Auch die mikroskopischen Merkmale (vgl. Abb. 257) sind in den Arzneibüchern und Standardwerken der Drogenanalyse hinreichend beschrieben. In Ergänzung hierzu mag der Hinweis auf die hellgrüne Fluoreszenz (bei 365 nm) wässriger Samenanschüttelungen hilfreich sein.

Literatur

[1] Abraham, H.: Hexenwahn und Drogenrausch. PTA heute *8*(7), 610–615 (1994).

[2] Schultes, R.E. und A. Hofman: Pflanzen der Götter – Die magischen Kräfte der Rausch- und Giftgewächse, 5. A., AT Verlag, Aarau 2001.

[3] Harz, I. and A. Vömel: Ökologisch und ontogenetisch bedingte Variabilität des Alkaloidgehalts einiger Datura-Arten. Pharm. Ztg. *130*(37), 2313 (1985).

[4] Teuscher, E. und U. Lindequist: Biogene Gifte, Gustav Fischer Verlag Stuttgart, Jena, New York 1994.

[5] Appel, K.: Letztes Signal aus der Rausch-Trompete. Z. Phytother. *16*(5), 261 (1995).

[6] Pereira, C.A.L. and S.A. Nishioka: Poisoning by the use of Datura leaves in a homemade toothpaste. Clin. Toxicol. *32*(3), 329–331 (1994).

[7] Smith, E.A., C.E. Meloan, J.A. Pickell and F.W. Oehme: Scopolamine poisoning from homemade, ‚Moon Flower' wine. J. Anal. Toxicol. *15*(7/8), 216–219 (1991).

[8] Wilhelm, H., B. Wilhelm und U. Schiefer: Mydriasis durch Pflanzenkontakt. Fortschr. Ophthalmol. *88*(5), 588–591 (1991).

[9] Alcaraz, G.S.F., U.J.M. Giron, L.F. Delgado and G.A.J. Gomez: Midriasis por contacto accidental con estramonio (Datura stramonium). Med. Clin. Barcelona *113*(4), 156 (1999).

[10] Giess, R. und W. Müllges: Einseitige Mydriasis nach Rückschnitt einer Engelstrompete. Dtsch. Med. Wschr. *124*(48), 1456 (1999).

[11] Havelius, U. and P. Asman: Accidental mydriasis from exposure to Angel's trumpet (Datura suaveolens). Acta Ophthalmol. Scand. *80*(3), 332–335 (2002).

[12] Bianchi, S., E. Borghi e A. Carnicelli: Datura stramonium. Due casi di avvelenamento accidentale. Gazz. Med. Ital. Arch. Sci. Med. *150*, 223–225 (1991).

[13] Hanna, J.P., J.W. Schmidley and W.E. Jr. Braselton: Datura delirium. Clin. Neuropharmacol. *15*(2), 109–113 (1992).

[14] N.N.: Datura poisoning from hamburger – Canada. Morb. Mortal. Weekly Rep. *33*(20), 282–283 (1984).

[15] N.N.: zitiert nach Sadananda Naik, Moodbidri; Brit. Med. J. *321*(7263), 758 (2000).

[16] Onen, C.L., D. Othol, S.K. Mbwana and I.L. Manuel: Datura stramonium mass poisoning in Botswana. S. Afr. Med. J. *92*(3), 213–214 (2002).

[17] Goates, M.G. and J.I. Escobar: „Gedankenlautwerden" and Datura Intoxication. J. Clin. Psychiatry *53*(4), 137 (1992).

[18] Gururaj, A.K. and C.B. Khare: Datura poisoning: A case report. Med. J. Malaysia *42*(1), 68–69 (1987).

[19] Keeler, R.F.: Toxins and teratogens of the Solanaceae and Liliaceae, in: A.D. Kinghorn (ed.): Toxic plants, S. 59–82, Columbia University Press, New York 1979.

[20] Yamaji, S., K. Nozaki, Y. Onishi, Y. Hirose and T. Tani: Accidental plant poisoning and identification of Datura seed. J. Trad. Med. *17*(2), 59–65 (2000).

[21] Meurs, A. v., A. Cohen and P. Edelbroek: Atropin poisoning after eating chapattis contaminated with Datura stramonium (thornapple). Trans. R. Soc. Trop. Med. Hyg. *86*(2), 221 (1992).

[22] Theus, L.: Schwere und tödliche Pflanzenvergiftungsfälle der Schweiz. Bevölkerung von 1966–1992. Dissertation, Basel 1994.

[23] Chang, S.S., M.L. Wu, J.F. Deng, C.C. Lee, T.F. Chin and S.J. Liao: Poisoning by Datura leaves used as edible wild vegetables. Vet. Hum. Toxicol. *41*(4), 242–243 (1999).

[24] Tewari, S.N.: Forensisch-toxikologische Isolierung, Identifizierung und Mikrobestimmung von Datura-Alkaloiden mit Hilfe der Papierchromatographie. Arch. Kriminol. *140*, 61–71 (1967).
[25] Koevoets, P.F.M. en P.N. van Harten: Doornappel-intoxicatie. Ned. Tijdschr. Geneeskd. *141*(18), 888–889 (1997).
[26] Birmes, P., V. Chounet, M. Mazerolles et al.: Self-poisoning with Datura stramonium – 3 case report. Presse Med. *31*(2), 69–72 (2002).
[27] Möbus, U., D. Felscher und K. Schulz: Nachtschattengewächse wirken fast wie LSD. Vergiftungsfälle häufen sich. MMW Fortschr. Med. *141*(46), 46–48 (1999).
[28] Arouko, H., M.D. Matray, C. Braganca, J.P. Mpaka, L. Chinello, F. Castaing, C. Bartou and D. Poisot: Voluntary poisoning by ingestion of Datura stramonium. Another cause of hospitalization in youth seeking strong sensations. Ann. Med. Intern. *154*, 46–50 (2003).
[29] Löhrer, F. und R. Kaiser: Biogene Suchtmittel. Neue Konsumgewohnheiten bei jungen Abhängigen? Nervenarzt *70*(11), 1029–1033 (1999).
[30] Centers of Disease Control and Prevention: Suspected moonflower intoxication. MMWR Morb. Mortal. Wkly. Rep. *52*(33), 788-791 (2003).
[31] Niess, C., A. Schnabel und G. Kauert: Die Engelstrompete: Giftige Gartenpflanze als neues Suchtmittel? Dtsch. Med. Wschr. *124*(48), 1444–1447 (1999).
[32] Greene, G.S., S.G. Patterson and E. Warner: Ingestion of Angel's Trumpet: An increasingly common source of toxicity. South. Med. J. *89*(4), 365–369 (1996).
[33] Dewitt, M.S., R. Swain and L.B. Gibson jr.: The dangers of jimson weed and its abuse by teenagers in the Kanawha Valley of West Virginia. West Virg. Med. J. *93*(4), 182–185 (1997).
[34] Sauer, O. und L.S. Weilemann: Biogene Drogen und ihre Bedeutung in der Notfallmedizin. Zunehmender Konsum. Notfallmedizin *27*(10), 478–482 (2001).
[35] Pfänder, H.J., U. Sokoll and D. Frohne: Gifttees – frei Haus. Dtsch. Apoth. Ztg. *123*(42), 1974–1978 (1983).
[36] Djibo, A. and S.B. Bouzou: Acute intoxication with „sobi-lobi" (Datura). Four cases in Niger. Bull. Soc. Pathol. Exot. *93*(4), 294–297 (2000).
[37] Francis, P.D. and C.F. Clarke: Angel trumpet lily poisoning in five adolescents: clinical findings and management. J. Paediatr. Child Health *35*(1), 93–95 (1999).
[38] Osvath, P., A. Nagy, S. Fekete, T. Tenyi, M. Trixler and I. Radnai: A case of datura stramonium poisoning – general problems of differential diagnosis. Orv. Hetil. *141*(3), 133–136 (2000).
[39] Al Habeeb, T.A., N.A. Qureshi, M.H. Abdelgadir and A.H. Al Amri: Datura induced delirium: A report of two cases. Saudi Med. J. *20*(7), 543–547 (1999).
[40] Thabet, H., N. Brahmi, M. Amamou, N.B. Salah, A. Hedhili and M. Yacoub: Datura stramonium poisonings in humans. Vet. Hum. Toxicol. *41*(5), 320–321 (1999).
[41] Groszek, B., T. Gawlikowski and B. Szkolnicka: Self-poisoning with Datura stramonium. Przegl. Lek. *57*(10), 577–579 (2000).
[42] Tostes, R.A.: Accidental Datura stramonium poisoning in a dog. Vet. Hum. Toxicol. *44*(1), 33–34 (2002).
[43] Liebenow, H. und K. Liebenow: Giftpflanzen. Ein Vademekum für Tierärzte, Landwirte und Tierhalter, Gustav Fischer Verlag, Jena, Stuttgart 1993
[44] El Dirdiri, N.I., I.A. Wasfi, S.E.I. Adam and G.T. Edds: Toxicity of Datura stramonium to sheep and goats. Vet. Hum. Toxicol. *23*(4), 241–246 (1981).
[45] List, G.R. and G.F. Spencer: Fate of jimsonweed seed alkaloids in soybean processing. J. Am. Oil Chem. Soc. *53*, 535–536 (1976).
[46] Nelson, P.D., H.D. Mereer, H.W. Essig, and J.P. Minyard: Jimson weed seed toxicity in cattle. Vet. Hum. Toxicol. *24*(5), 321–325 (1982).
[47] Worthington, T.R., E.P. Nelson and M.J. Bryant: Toxicity of thornapple (Datura stramonium L.) seeds to the pig. Vet. Rec. *108*(10), 208–211 (1981).
[48] Day, E.J. and B.C. Dilworth: Toxicity of jimsonweed (Datura stramonium) seed and cocoa shell meal to broilers. Poult. Sci. *63*(3), 466–468 (1984).
[49] Salyi, G. and T. Abonyi: Poisoning caused by seeds of Datura stramonium in horses: Case report. Magy. Allatorv. Lapja *49*(11), 658–662 (1994).
[50] Renner, J.E.: Outbreak of poisoning in cattle ingesting thornapple (Datura ferox). Vet. Arg. *8*(74), 233–234 (1991).
[51] Göpel, Ch. und A. Marcus: Psychische Folgen nach Missbrauch alkaloidhaltiger biogener Drogen. internist. prax. *43*(2), 327–337 (2003).
[52] Fama, P.G.: Datura poisoning. N. Z. Med. J. *90*(647), 399 (1979).
[53] Claaß, A., G. Rochholz und H.W. Schütz: Akzidentelle Stechapfelintoxikation. Verwechslung mit einer exotischen Frucht. Monatschr. Kinderheilkd. *145*, 593–596 (1997).
[54] Mikolich, J.R., G.W. Paulson and C.J. Cross: Acute Anticholinergic syndrome due to Jimson seed ingestion – Clinical and laboratory observation in six cases. Ann. Intern. Med. *83*(3), 321–325 (1975).
[55] Hall, R.C.W., M.K. Popkin and L.E. Michenry: Angel's trumpet psychosis: A central nervous system – anticholinergic syndrome. Am. J. Psychiatry *134*(3), 312–314 (1977).
[56] Gowdy, J.M.: Stramonium intoxication – review of symptomatology in 212 cases. J. Am. Med. Assoc. *221*(6), 585–587 (1972).

Hyoscyamus niger L. Schwarzes Bilsenkraut, Schlafkraut – Henbane – Jusquiame

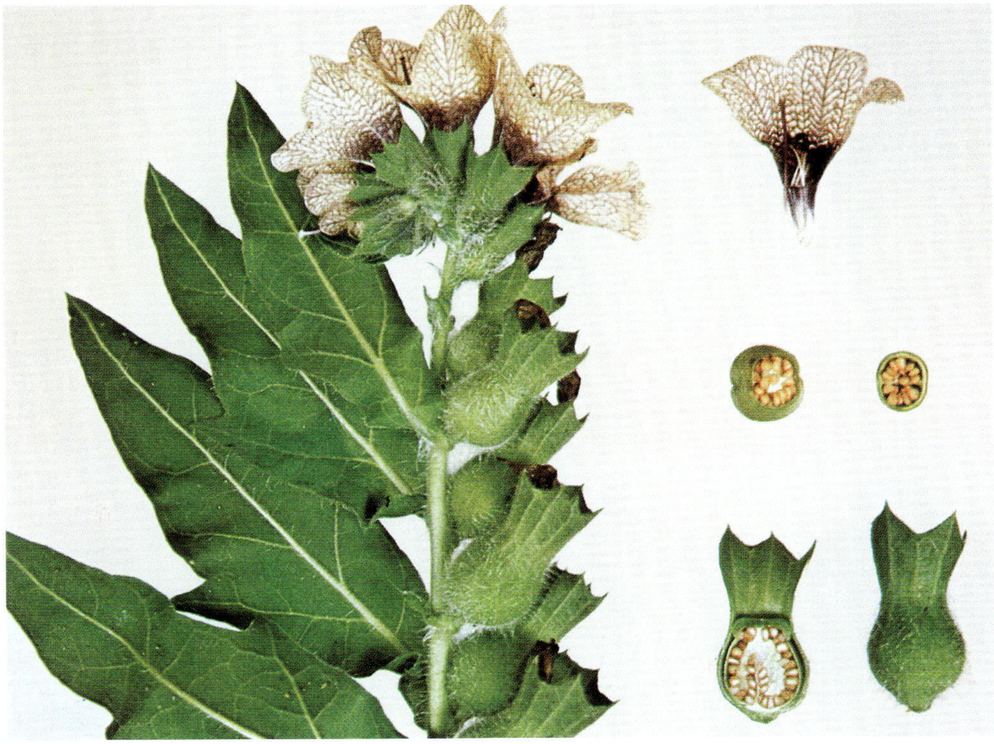

Abb. 256: Bilsenkraut

0,2–0,8 m hohe, ein- oder zweijährige, krautige Pflanze mit rübenförmiger Wurzel.
In Unkrautgesellschaften an Wegrändern, auf nährstoffreichen Sand- und Lehmböden.
Blätter länglich-eiförmig, buchtig gezähnt, untere gestielt, obere halbstängelumfassend.
Blüten sehr kurz gestielt, in dichten Wickeln, einseitswendig, mit klebrig-zottigen Kelchblättern; Krone schmutzig-gelb mit violetten Adern, selten einfarbig gelb, am inneren Grunde dunkelviolett; VI–IX.
Früchte 2-fächrige Deckelkapseln, vom steifen Fruchtkelch umschlossen mit bis zu 200 schwarzen Samen (H. aureus – gelbe, H. albus – weiße); VIII–X.
Verbreitung: Von Skandinavien bis S-Europa, N-Afrika, N-Asien, N-Indien.

Wie man der Geschichte und Mythologie des Altertums entnehmen kann, ist das Bilsenkraut im toxikologischen Sinne ein ebenso potentes Gewächs wie die Tollkirsche und der Stechapfel. Noch im 17. Jahrhundert legten Brauereien Kulturen dieser Pflanze an, um „schwache" Biere mithilfe von Samenextrakten zu verstärken. Auch der frühere Beiname „Altsitzerkraut" erinnert daran, dass man es gelegentlich auf dem Lande dazu verwandte, um „unnütz herumsitzende alte Leute" ins Jenseits zu befördern [1]. Wahrscheinlich ist auch der Ende des 16. Jahrhunderts großes Aufsehen erregende Giftmord an dem Marquese Alfonso Gonzago ein historisches Vorbild für die von Shakespeare in seinem Drama Hamlet geschilderte Tötungsart gewesen. Bekanntlich wird Hamlets Vater, dem schlafenden Opfer, das Gift des Bilsenkrauts ins Ohr geträufelt [2].

Toxische Inhaltsstoffe. Der Gehalt an Tropanalkaloiden erreicht von der Wurzel (0,08 %) aufsteigend über die Blätter (0,17 %) bis zu den Samen einen Wert von 0,3 %, also deutlich geringere Werte im Vergleich zu *Atropa* und *Datura*. Als Rohstoffquelle für eine industrielle Alkaloidgewinnung bietet sich eher eine andere Art dieser Gattung an, nämlich *Hyoscyamus muticus*, die in Abhängigkeit vom Pflanzenorgan und Erntezeitpunkt bis zu 1,76 % enthalten kann [3, 4].

Vergiftungssymptome. Da das Alkaloidgemisch neben L-Hyoscyamin bis zu 60 % Scopolamin enthält, ist eine Vergiftung mit Bilsenkraut wie beim Stechapfel häufig durch die zentralsedierende Komponente dieser Substanz gekennzeichnet (Schlafkraut). Das schließt aber nicht aus, dass bei schweren Intoxikationen nach wie vor die zentralen Symptome einer Atropinvergiftung wie motorische Unruhe, Halluzinationen und Desorientiertheit vorherrschen.

Die Berichte über Vergiftungen durch Bilsenkraut, sei es durch Verwechslung mit der Gartenschwarzwurzel (*Scorzonera hispanica*), der Pastinakwurzel (*Pastinaca sativa* [5]) oder mit Mohnsamen, sind meist älteren Datums. Der unangenehme Geruch und die klebrige Beschaffenheit dieser Pflanze machen verständlich, warum Mensch und Tier auch ohne Kenntnis ihrer Giftigkeit sie in der Regel meiden. Allerdings ist aus der Türkei über tödliche Intoxikationen berichtet worden, wo Kinder bei Mangel an frischem Gemüse Bilsenkrautblätter als Salat verzehrten [6] oder in spielerischer Neugierde die Wirkung dieser Pflanze ausprobieren wollten [7]. Auch im Süden Israels (Negev) wurden 19 Beduinen-Kinder mit schweren Vergiftungen in ein Hospital eingewiesen, weil sie irrtümlicherweise die Wurzeln von *Hyoscyamus reticulatus* für essbar hielten [8].

Bundesweit sorgte 1982 ein Vorfall für Aufsehen, als durch eine Mitteilung der Hamburger Gesundheitsbehörde vor dem „Genuss exotischer Drogen" gewarnt wurde. Ein dubioser Versandhandel hatte durch Kleinanzeigen in Jugendmagazinen und Zeitschriften „diverse exotische Drogen zur Mobilisierung der Lebensgeister, zur Vitalisierung und Halluzination" angeboten und auf Anforderung ausgeliefert. Dazu gehörten neben einigen harmlosen Gewürz- und Arzneipflanzen auch Solanaceen-Drogen wie Bilsenkraut, Wurzeln von Tollkirsche und Alraune und unter dem Namen „Traumkraut" Herba Hyoscyami mutici. Zwei Stunden nach dem Genuss dieses so genannten „Traumtees" waren Jugendliche mit den typischen Anzeichen einer schweren Atropin-Intoxikation ins Krankenhaus eingeliefert worden. Unsere Untersuchungen [9] ergaben, dass die in den Versand gebrachte Ware „Traumkraut" 1,06 % Tropanalkaloide (berechnet als Hyoscyamin) enthielt und dass bereits in einer einzigen aus diesem Kraut zubereiteten Tasse Tee etwa 16 mg (!) Alkaloide nachgewiesen werden konnten. Da schon nach Aufnahme von 10 mg mit Delirien und Halluzinationen zu rechnen ist, wird verständlich, dass der Genuss dieser Tees zu schweren Intoxikationen führen musste.

Über mehrere Intoxikationsfälle durch Teeabsude aus Bilsenkraut ist auch aus der Schweiz berichtet worden [10]. In New York erkrankten Mitglieder mehrerer Familien nach dem „Genuss" eines sog. Paraguay-Tees. Er enthielt neben Blättern von *Ilex paraguariensis* pflanzliche Bestandteile mit Tropanalkaloiden [11].

Nachweis und mikroskopische Merkmale. Im Gegensatz zu *Atropa* und *Datura* zeigen die Bilsenkrautsamen bei Bestrahlung mit langwelligem UV-Licht keinerlei Fluoreszenz. Neben der dc-Untersuchung der Pflanzenextrakte [12] kann auch das Vorkommen unterschiedlicher Oxalat-Formen zur Identifizierung der Pflanzen herangezogen werden [13] (siehe Abb. 257).

Anhang. 1985 warnte die Gesundheitsbehörde Hamburg vor dem Genuss eines giftigen Tees. Unter dem Namen „Alpenhelmkraut" war von einer Versandfirma statt Herba Scutellariae versehentlich die Solanaceendroge Radix Scopoliae (= Tollwurzel, von *Scopolia carniolica*) in den Handel gebracht worden. Der Gehalt an Hyoscyamin/Atropin betrug 0,33 % [14]. Durch eine Verwechslung von Petersilienwurzel mit frischer *Scopolia*-Wurzel erlitt eine Familie aus Rijeka eine Nahrungsmittelvergiftung [15]. Aber auch zu Rauschzwecken wird das Glockenbilsenkraut bzw. Krainer Tollkraut (*Scopolia carniolica* [Abb. 258]) gelegentlich missbraucht:

In der Schweiz hatte eine Gruppe von Jugendlichen sich einen so genannten Hexentee gebraut, von dem jeder ca. 2 dl einnahm, um davon eine „Scheibe" (= Rausch) zu bekommen. Einer von ihnen wurde auf der Straße herumtorkelnd von einer Polizeistreife aufgegriffen und wegen akuter Verwirrtheit ins Spital eingewiesen [16].

Symptome, Therapie und **Antidot** siehe *Atropa* (S. 357) und *Datura* (S. 363).

Literatur

[1] Wagner, H.: Rauschgift-Drogen, Springer-Verlag Berlin, Heidelberg, New York 1969.

[2] Beaumont, W.: Wie wurde Hamlets Vater ermordet? Pharm. Ztg. *137*(25), 1930–1932 (1992).

[3] El Sheikh, M.O.A., G.M. El Hassan, A.-R. El Tayeb Abdel Hafeez, A.A. Abdalla and M.D. Antoun: Studies on Sudanese medicinal plants III. Planta Med. *45*, 116–119 (1982).

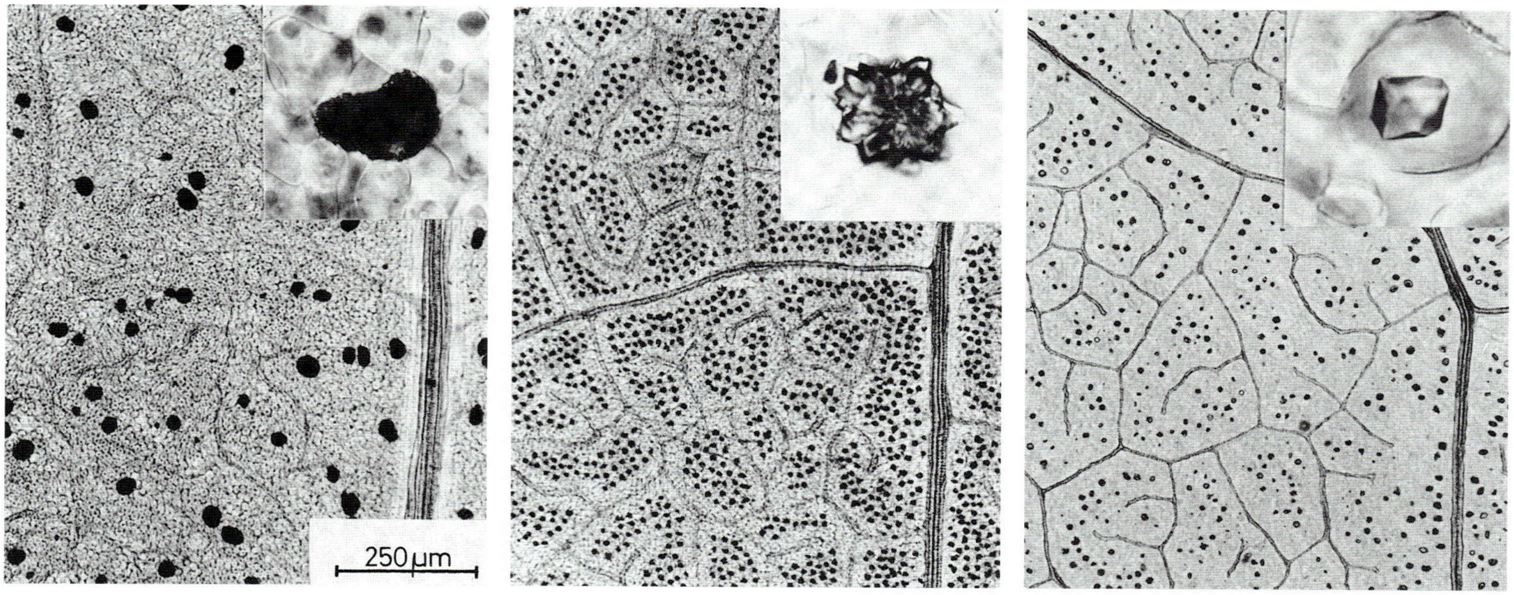

Abb. 257: Oxalatvorkommen in Solanaceen-Blättern als Sand bei Atropa (a), Drusen bei Datura (b) und überwiegend Prismen bei Hyoscyamus (c).

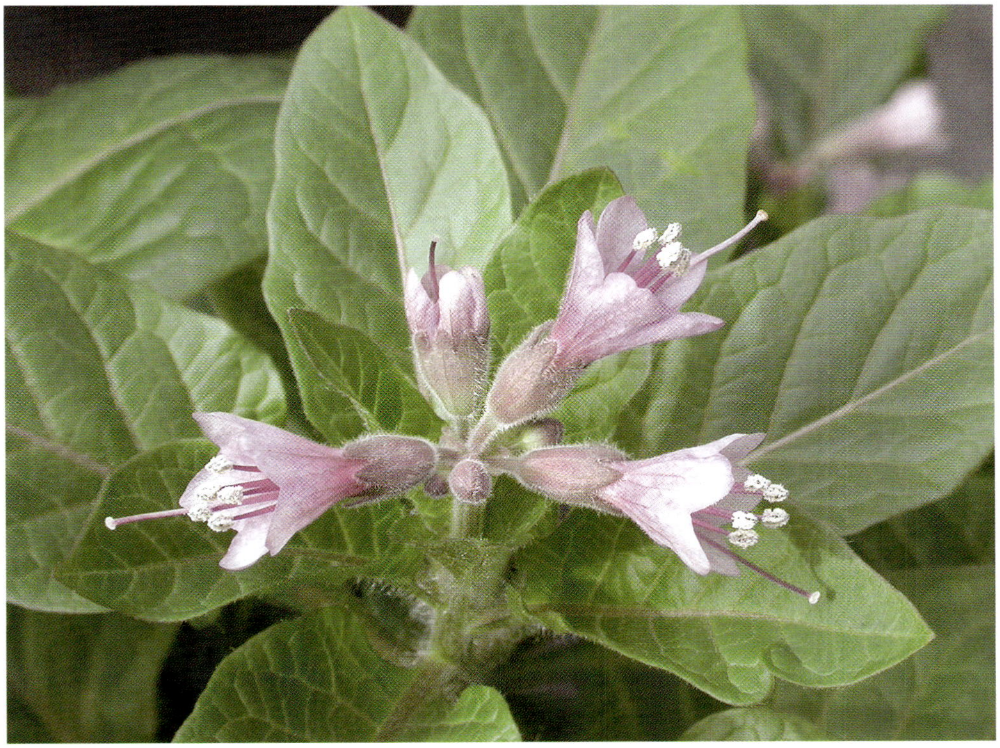

Abb. 258: Scopolia carniolica JACQ. Krainer Tollkraut, Glockenbilsenkraut – Russian Belladonna

[4] Tyagi, B.R., A. Akhila, M.M. Gupta, G.C. Uniyal and R.N. Lal: Seasonal variation of tropane alkaloids in Hyoscyamus muticus. Fitoterapia *55*(6), 359–360 (1984).

[5] Spoerke, D.G., A.H. Hall, C.D. Dodson, F.R. Stermitz, C.H. Swanson and B.H. Rumack: Mystery root ingestion. J. Emerg. Med. *5*, 385–388 (1987).

[6] Kürkcüoglu, M.: Henbane (Hyoscyamus niger) poisonings in the vicinity of Erzurum. Turk. J. Pediat. *12*, 48–56 (1970).

[7] Tugrul, L.: Abuse of henbane by children in Turkey. Bull. Narc. *37*(2/3), 75–78 (1985).

[8] Urkin, J., H. Shalev, S. Sofer and A. Witztum: Henbane (Hyoscyamus reticulatus) poisoning in Children in the Negev. Harefuah *120*(12), 714–716 (1991).

[9] Pfänder, H.J., U. Sokoll and D. Frohne: Gifttees – frei Haus. Dtsch. Apoth. Ztg. *123*(42), 1974–1978 (1983).

[10] Theus, L.: Schwere und tödliche Pflanzenvergiftungsfälle der Schweiz. Bevölkerung von 1966–1992. Dissertation, Basel 1994.

[11] N.N.: Anticholinergic poisoning associated with an herbal tea – New York City, 1994. Morb. Mortal. Wkly. Rep. *44*(11), 193–195 (1995).

[12] Stahl, E. und W. Schild: Pharmazeutische Biologie, 4. Drogenanalyse II: Inhaltsstoffe und Isolierungen, Gustav Fischer Verlag, Stuttgart, New York 1981.

[13] Gunzer, C.: Über das Vorkommen von Oxalatformen in den Stämmen und Wurzeln von pharmazeutisch bedeutsamen Solanaceen sowie zur mikroskopischen und dünnschichtchromatographischen Unterscheidung dieser Drogen, Diplomarbeit, Graz 1979.

[14] Heyer: Persönl. Mitteilung 1985.

[15] Cuculic, M., Z. Kalodera, J. Sindik, D. Kvasic i J. Petricic: Obiteljsko trovanje korijenom bijelog buna (Scopolia carniolica Jacq.). Arh. hig. rada toksikol. *39*, 345–348 (1988).

[16] Hatziisaak, T. und A. Weber: Hexentee. Schweiz. Rundsch. Med. Praxis *87*(49), 1705–1708 (1998).

Brunfelsia pauciflora var. calycina J. A. SCHMIDT

Brunfelsie – Yesterday-Today- and Tomorrow

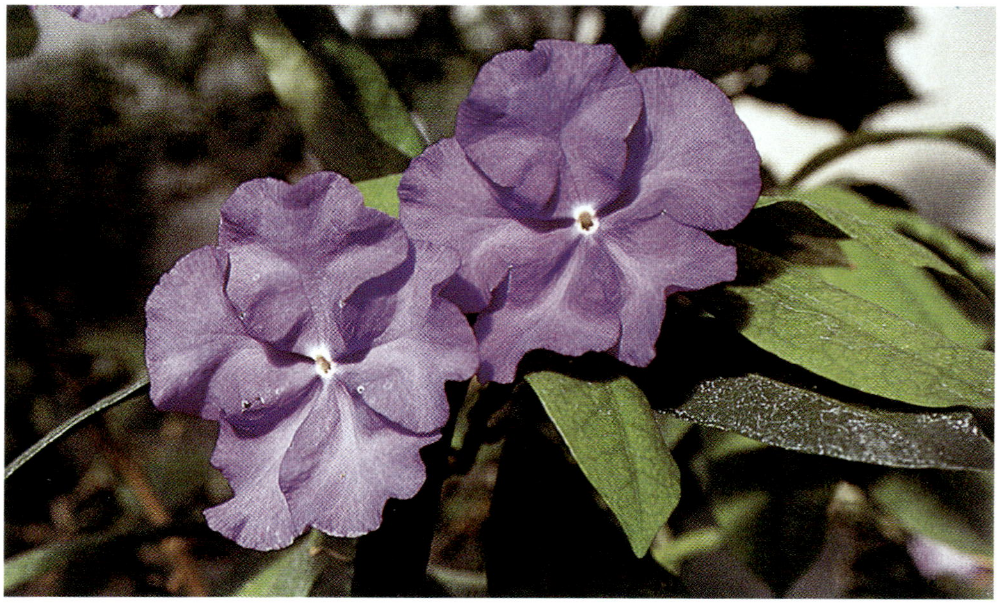

Abb. 259: Brunfelsie

1,5–2 m hoher, immergrüner, sparrig in die Breite wachsender Strauch. Bevorzugt halbschattige Standorte mit feuchten, sauren Böden in Küstennähe.
Blätter immergrün, oval bis länglich mit dunklerer Oberseite und glattem Rand.
Blüten groß, tellerförmig-flach mit langer Kronröhre in wenigblütigen Trugdolden. Ihre Farbe wechselt innerhalb weniger Tage („yesterday-today- and tomorrow") von dunkelviolett über lavendelblau nach weiß; III–IV.
Früchte braungrüne bis schwarze, lederhäutige Beeren mit weißem, saftigem Fleisch und ca. 20 kleinen, dunkelbraunen Samen; VIII–IX.
Verbreitung: ursprünglich beheimatet im tropischen M- und S-Amerika sowie auf den Antillen; als Zierstrauch in vielen subtropischen Klimabereichen kultiviert und in Europa als Topfpflanze seit 1850 eingeführt.

Die Brunfelsie ist ein dekoratives Nachtschattengewächs, das auf dem europäischen Markt überwiegend als Topf- und Zimmerpflanze angeboten wird. Sie lässt sich aus Stecklingen vermehren, setzt aber Früchte nur nach künstlicher Bestäubung an. Das mag ein Grund dafür sein, dass in Mitteleuropa bisher keine Vergiftungsfälle mit diesem Gewächs bekannt geworden sind. Denn aus den subtropischen Gebieten Australiens und Amerikas, wo es zu einem natürlichen Fruchtansatz kommt, gibt es regelmäßig Berichte über schwerste Intoxikationen durch Beeren von *Brunfelsia*-Arten. Vor allem scheinen Hunde einen besonderen Appetit auf diese Früchte entwickelt zu haben [1–3]. Angesichts der Tatsache, dass in den beobachteten Fällen relativ geringe Mengen pflanzlichen Materials tödlich wirkten (ca. 5 g Beeren/kg Körpergew.), sollten auch Haushalte mit Kleinkindern zur besonderen Vorsicht im Umgang mit dieser Zimmerpflanze gemahnt werden.
Die tierexperimentellen Untersuchungen von SPAINHOUR et al. [4] ergaben, dass bereits der wässrige Extrakt von $\frac{1}{4}$ Frucht (0,45 g/1 ml H_2O) über eine Magensonde verabreicht bei einer 40 g schweren Maus (White Swiss) zu klinischen Symptomen einer Intoxikation mit nachfolgendem Tode führt. Auch Ratten [4] und Rinder [5] zeigten bei weiteren Experimenten ähnliche Vergiftungssymptome, die aber nicht in jedem Fall letal endeten. Die Toxizität der in den Mengen vergleichbarer Blatt- und Stängel-Extrakte war dabei schwächer ausgeprägt.

Toxische Inhaltsstoffe. Über das toxische Prinzip der Gattung *Brunfelsia* ist wenig bekannt. Das vermutete Vorkommen von Tropan- oder *Solanum*-Alkaloiden scheint sich nicht zu bestätigen [6]. Auch die in den oberirdischen Teilen von *Brunfelsia nitida* nachgewiesenen Verbindungen [7], wie das Cumarinderivat Scopoletin (0,04 %) bzw. die Oleanolsäure (0,6 %), kann man für solche ausgeprägten toxischen Wirkungen wohl nicht verantwortlich machen. Bisher haben nur LLOYD et al. [8] aus der Wurzelrinde von *Brunfelsia grandiflora* eine Substanz (Pyrrol-3-carboxamidin) isoliert, die sich nach intraperitonealer Verabreichung als spasmogen und letal erwies. Interessanterweise führen BUSCHI und POMILIO [9] die Toxizität der in Argentinien beheimateten *Nierembergia hippomanica* ebenfalls auf ein Pyrrol-3-carbamidin zurück. Der Wirkungsmechanismus dieser Verbindungen mit einer in der Natur sonst wenig verbreiteten Amidin-Struktur ist aber weiterhin ungeklärt.

Vergiftungssymptome. Etwa 15–60 Minuten nach Ingestion zeigen sich die ersten Symptome einer Intoxikation wie Angstzustände, Ruhelosigkeit, verbunden mit gesteigerter Herz- und Atemfrequenz. Es folgen erhöhter Speichelfluss, Urindrang, Erbrechen, Muskelzittern und bei anhaltender Exposition mit toxischem Material, klonisch-tonische Krämpfe. *„Terminally, the convulsions were of such magnitude that animals would vertically spring 10(mice)–90 cm (rats) into the air …"* [4]. Vor dem Exitus werden die Tiere stark depressiv und lassen jede motorische Aktivität vermissen.

Therapie

Im Wesentlichen symptomatisch. Die nachfolgenden Angaben stammen ausschließlich aus Erfahrungen der Veterinärmedizin. Innerhalb der ersten 4 Stunden nach Ingestion Erbrechen auslösen durch Gabe von Apomorphin (0,04 mg/kg i. v., 0,08 mg/kg i. m. oder s. c.) und Verabreichung von Aktivkohle (1–5 g/kg einer Lösung von 1 g Kohle in 5–10 ml H_2O). Liegt die Ingestion länger als 4 Stunden zurück. Darmentleerung mit Natriumsulfat (1 g/kg p. o.) herbeiführen. Das erkrankte Tier sollte in einem warmen, ruhigen, abgedunkelten Bereich unter ständiger Aufsicht verbleiben. Krampfartige Symptome können gegebenenfalls mit spezifischen Antidoten wie Pentobarbital, Methocarbamol, Diazepam o. Ä. unter Kontrolle gehalten werden.

Literatur

[1] Banton, M. I., P. L. H. Jowett, K. R. Renegar and S. S. Nicholson: Brunfelsia pauciflora („Yesterday, To Day and Tomorrow") poisoning in a dog. Vet. Hum. Toxicol. *31*(5), 496–497 (1989).

[2] McBarron, E. J. and W. de Sarem: Poisoning of dogs by the fruits of the garden shrub (Brunfelsia bonodora). Aust. Vet. J *51*(5), 280 (1975).

[3] Neilson, J. and V. Burren: Intoxication of two dogs by fruit of Brunfelsia australis. Aust. Vet. J. *60*(12), 379–380 (1983).

[4] Spainhour, C. B., R. A. Fiske, W. Flory and J. C. Reagor: A toxicological investigation of the garden shrub Brunfelsia calycina var. floribunda (yesterday-today- and tomorrow) in three species. J. Vet. Diagn. Invest. *2*(1), 3–8 (1990).

[5] Tokarnia, C. H., A. Gava, L. Stolf and P. V. Peixoto: Experimental poisoning in cattle by Brunfelsia pauciflora (Solanaceae). Pesqui. Vet. Bras. *11*(1/2), 9–12 (1991).

[6] Everist, S. L.: Poisonous plants of Australia, Angus & Robertson Publishers London, Sydney, Melbourne, Singapore, Manila 1981.

[7] Madagan, R., M. Lischewski und G. Adam: Über Inhaltsstoffe aus Brunfelsia nitida Benth. Pharmazie *41*(10), 746–747 (1986).

[8] Lloyd, H. A., H. M. Fales, M. E. Goldman, D. M. Jerina, T. Plowman and R. E. Schultes: Brunfelsamidine: A novel convulsant from the medicinal plant Brunfelsia grandiflora. Tetrahedron Lett. *26*(22), 2623–2624 (1985).

[9] Buschi, C. A. and A. B. Pomilio: Pyrrole-3-carbamidine: A lethal principle from Nierembergia hippomanica. Phytochemistry *26*(3), 863–865 (1987).

Lycium barbarum L.

Bocksdorn, Teufelszwirn – Matrimony Vine, Duke of Argyll's Tea-plant – Lyciet commun

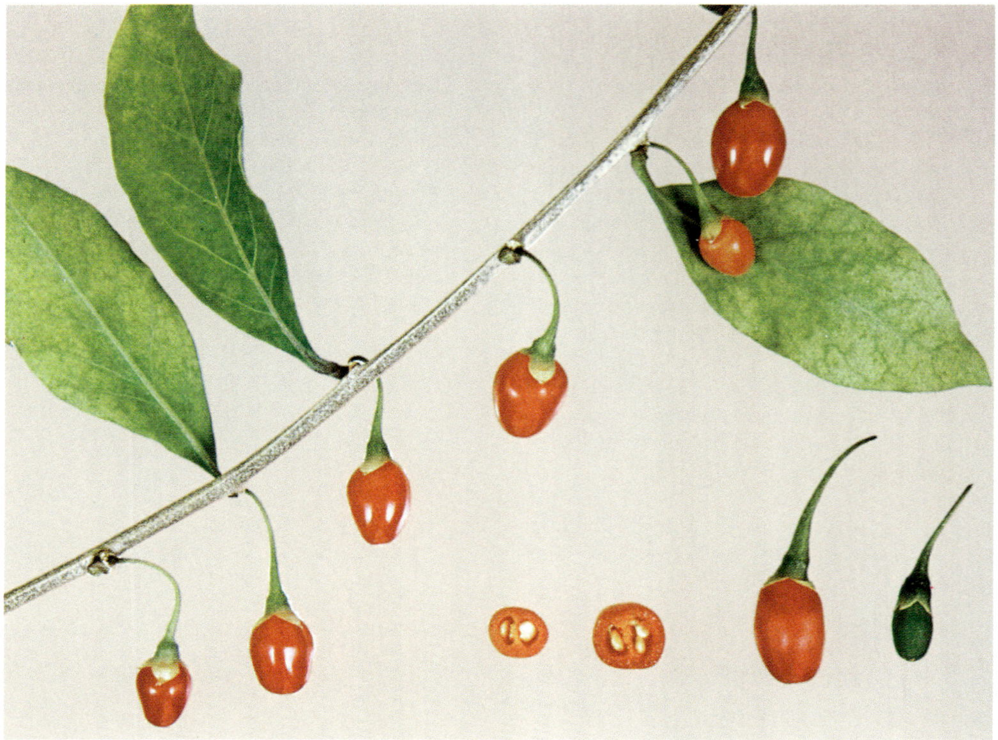

Abb. 260: Bocksdorn

1–3 m hohe, ausdauernd-strauchförmige Pflanze mit rutenförmigen, bogig überhängenden Ästen; unten meist dornig.
Blätter allmählich keilförmig in den Stiel verschmälert, wechselständig oder büschelig.
Blüten gestielt, zu 1–3 in den Blattachseln, mit trichterförmiger Röhre und flachem, 5-klappigem Kronsaum; hellpurpur oder hellviolett; VI–IX.
Früchte rote, elliptisch-längliche, angenehm süßlich schmeckende, 2-fächrige, mehrsamige Beeren (selten gelblich); VIII–X.
Verbreitung: In Vorderasien beheimatet; zur Begrünung und Befestigung von Böschungen angepflanzt.

Glaubt man einer ganzen Reihe von Publikationen über Giftpflanzen, auch neueren Datums, so ist der Bocksdorn eine außerordentlich gefährliche Pflanze, die in allen Teilen stark giftige Alkaloide (Hyoscyamin o. Ä.) enthält [1–3]. Diese Vorstellungen gehen offensichtlich auf eine Dissertation in Erlangen aus dem Jahre 1890 zurück, in der SIEBERT aufgrund physiologischer Versuche u. a. in *Lycium* mydriatisch wirkende Stoffe nachwies. Bereits 1 Jahr später stellte SCHÜTTE [4] fest: „Die in *Lycium barbarum* und *Solanum nigrum* vorhandenen Mydriatica finden sich in diesen Pflanzen nur in äußerst geringer Menge und scheinen mit den in *Solanum tuberosum* enthaltenen Basen übereinzustimmen".
Auch die Arbeit von HARSH [5], der in den Früchten bis zu 1,42 % Tropanalkaloide nachgewiesen haben will (Nachweis mit Dragendorffs Reagenz und IR-Spektren, physiologische Untersuchungen fehlen aber!!!), konnte bisher nicht bestätigt werden [16]. Stattdessen gilt das Vorkommen von Flavonolglykosiden [6, 7], Steroidsaponinen [8, 9] und Withasteroiden [10–12] in verschiedenen Arten der Gattung *Lycium* als gesichert.
Darüber hinaus werden die beerenartigen Früchte des Bocksdorns von einigen Autoren [13, 14] sogar als essbar bezeichnet, zumindest sind nach Ingestion von 15–30 Beeren keine Symptome beobachtet worden [15]. Auch wir haben in Selbstversuchen (5–10 Beeren) keine Reaktionen bemerken können.

Mikroskopische Merkmale der Frucht. Die spaltöffnungsfreie Fruchtwandepidermis der Bocksdornbeeren ist derbwandig und durch körnige Wachsausscheidungen gekennzeichnet, die vor allem über den radialen Zellwänden gehäuft auftreten.
Das Fruchtfleisch enthält erstaunlicherweise kein Calciumoxalat, wohl aber leuchten im polarisierten Licht die vielen Carotinoidkristalle auf.

Therapie

Wenn überhaupt erforderlich, wie bei *Solanum* S. 378.

Literatur

[1] Nielsen, H.: Giftpflanzen. 148 europäische Arten: Bestimmung – Wirung – Geschichte. Kosmos-Franckh'sche Verlagshandlung Stuttgart 1979.
[2] Pingel, I.: Giftpflanzen an Erlanger Kinderspielplätzen und öffentlichen Anlagen, Diss. Erlangen, 1980.
[3] Roth L., M. Daunderer und K. Kormann: Giftpflanzen-Pflanzengifte, ecomed Verlagsges. mbH, Landsberg, München 1994.
[4] Schütte, W.: Beiträge zur Kenntnis der Solanaceenalkaloide. Arch. Pharm. *229*, 492–531 (1891).

[5] Harsh, M.L.: Tropane Alkaloids from Lycium barbarum LINN., in vivo and in vitro. Curr. Sci. *58*(14), 817–818 (1989).
[6] Christensen, P. et I. Kapetanidis: Etude phytochimique des feuilles de Lycium halimifolium MILLER (Solanaceae). Pharm. Acta Helv. *62*(5/6), 154–157 (1987).
[7] Christen, P. and I. Kapetanidis: Flavonoids from Lycium halimifolium. Planta Med. *53*(6), 571–572 (1987).
[8] Muravev, I.A., Y.K. Vasilenko, K.D. Chyok, L.I. Lisevitskaya, L.M. Frolova and N.V. Postnikova: Some evidence for the curative properties of the Vietnamese plant Lycium chinensis. Farmatsiya *32*(1), 1719 (1983), Ref. BA *77*(7), Nr. 54204 (1984).
[9] Nag, T.N., and M.L. Harsh: Arid zone plants of Rajasthan: A source of steroidal sapogenins. Acta Bot. Indica *10*(1), 8–11 (1982).
[10] Bähr, V. and R. Hänsel: Immunomodulating properties of 5,20α(R)-dihydroxy-6α,7α-epoxy-1-oxo-(5α)-witha-2,24-dienolide and solasodine. Planta Med. *44*, 32–33 (1982).
[11] Christen, P.: Withanolide. Pharmazie i.u. Zeit *18*(5), 129–139 (1989).
[12] Hänsel, R., J.T. Huang und D. Rosenberg: Zwei Withanolide aus Lycium chinense. Arch. Pharm. *308*(8), 653–654 (1975).
[13] Hardin, J.W. and J.M. Arena: Human poisoning from native and cultivated plants, Duke University Press, Durham, North Carolina 1977.
[14] Watt, J.M., and M.G. Breyer-Brandwijk: Medicinal and poisonous plants of Southern and Eastern Africa, E. & S. Livingstone Ltd., Edingburgh, London 1962.
[15] Connor, H.E.: The poisonous plants in New Zealand, E.C. Keating Government Printer, Wellington, New Zealand 1977.
[16] Adams, M., M. De Nardi, M. Wiedenmann, G. Tittel and R. Bauer: LC-MS trace analysis of atropine in Gouqizi berries. 51st Ann. Congr. Soc. Med. Plant Res., Kiel, 31.08.–04.09.2003.

Nicotiana tabacum L. Virginischer Tabak – Tobacco – Tabac de Virginie, Grand Tabac

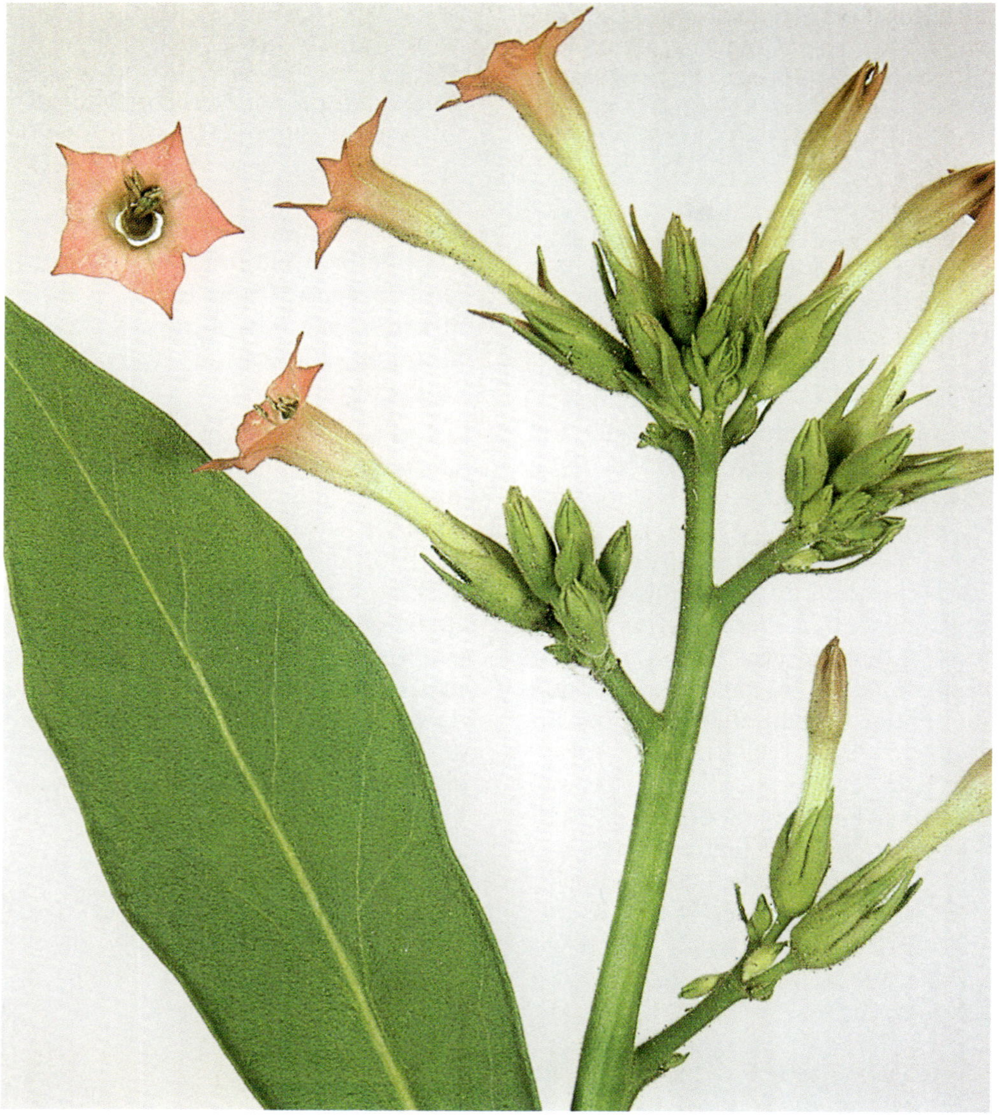

Abb. 261: Tabak

0,75–3 m hohe, einjährige Pflanze mit einfachem oder wenig verästeltem Stängel, wie Blätter und Kelch drüsig behaart.
Blätter sitzend oder etwas gestielt; schmal zugespitzt; wechselständig und ganzrandig.
Blüten rispig angeordnet, mit weit aus dem Kelch herausragender, trompetenförmiger, roter Kronröhre, und bauchig aufgeblasenem Schlund, Kronsaum mit 5 spitzen, dreieckigen, abstehenden Zipfeln; VI–IX.
Früchte länglich-eiförmige, spitzliche Kapseln mit zahlreichen Samen.
Verbreitung: Ursprünglich in S-Amerika beheimatet, heute nur noch in Kultur bekannt.

In allen Teilen der Pflanze kommt das hochgiftige Alkaloid Nicotin vor, teils frei, teils an Säuren gebunden. Auch die früher als alkaloidfrei angesehenen reifen Samen enthalten geringe Mengen von Alkaloiden [1].

In den Blättern schwankt der Gehalt zwischen 0,5–9 % des Trockengewichtes; in einem Tabak von *N. rustica*, den die mexikanischen Huichol-Indianer bei zeremoniellen Anlässen zur Herbeiführung halluzinogener Effekte verwenden, wurden sogar Mengen bis zu 18 % gefunden [2].

Wie bereits in der vorangehenden Familienübersicht angedeutet, sind es drei Dinge, die dieses Gift für uns so gefährlich werden lassen.

1. **Die hohe Toxizität des Nicotins für Menschen.** Während für einen Erwachsenen die tödliche Dosis bei 40–60 mg liegt, vertragen Schafe und Rinder bei oraler Applikation die 50fache Menge ohne Vergiftungssymptome zu zeigen [3]. Allerdings soll nicht verschwiegen werden, dass es auch im Veterinärbereich gelegentlich zu Todesfällen kommt [4–6] und vor allem die teratogenen Eigenschaften von Anabasin, einem Nebenalkaloid des Tabaks, erhebliche Probleme bereiten [6–10].

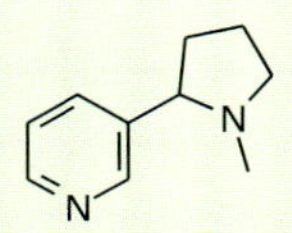

Nicotin

2. **Die gute und schnelle Resorption** über Haut, Lunge und Schleimhäute. So konnte z.B. der Tod eines Kindes auf die Benutzung einer alten Tabakspfeife „zum Seifenblasen" zurückgeführt werden [3]. Auch eine auf Tabakplantagen als „Green-tobacco sickness" bekannte Krankheit muss als chronische Vergiftung gedeutet werden, die durch Resorption geringer Nicotinmengen über die Haut verursacht wird. Sie ist vor allem unter jugendlichen Pflückern verbreitet, die einerseits Nichtraucher sind, deren Organismus also noch nicht an Nicotin gewöhnt ist, und die zum anderen häufigen Kontakt mit frischen grünen Tabakblättern haben [11].
Von Kleingärtnern und auch kommerziellen Betrieben werden vielfach nicotinhaltige Lösungen als Insektizid verwendet. Hier ist die Gefahr der Inhalation solcher Aerosole besonders groß. Ebenso kann das Rauchen bei offenen Wunden im Mundhöhlenraum (nach Zahnextraktion) zu Vergiftungen führen.
3. **Die Verwendung von Tabakblättern** in Form von Zigarren, Zigaretten, Pfeifen-, Kau- und Schnupftabak **als Genussmittel**. Die sich hieraus ergebenden gesundheitlichen Risiken und der Einfluss des Rauchens auf die allgemeine Lebenserwartung sind hinreichend bekannt [12]. Aber nicht diese chronischen Vergiftungen, sondern die zahlreichen Ingestionsfälle bei Kindern beschäftigen immer wieder die Tox.-Info.-Zentren; vgl. auch [13–16]. Es sind meist Kleinkinder im Kriechalter, die aus Zigarettenpackungen und Aschenbechern unbemerkt eine nicht genau definierbare Menge Tabak essen [17, 18]. Bleibt die verzehrte Menge an Tabak klein (weniger als 1 cm Zigarette) oder liegt die Einnahme vier Stunden zurück, ohne dass Symptome aufgetreten sind, so kann auf eine primäre Giftentfernung durch Magenspülung verzichtet werden. Dass in den von v. MÜHLENDAHL und KRIENKE [17] registrierten ca. 3000 Fällen lediglich 3 % der Kinder leichtere Vergiftungssymptome zeigten, mag auf die langsamere Freisetzung des Nicotins aus saurem Zigarettentabak zurückzuführen sein. Sehr viel bedenklicher sind zweifellos Ingestionen mit alkalischem Tabak (Zigarren, Schnupftabak) oder Tabakaufschwemmungen (auch Pfeifensude). Aus einer einzigen Zigarre oder fünf Zigaretten gelangen selbst bei laienhafter Extraktion letale Nicotinmengen in den Auszug [19, 20].
Erst kürzlich sah sich das Bundesinstitut für gesundheitlichen Verbraucherschutz und Veterinärmedizin (BgVV) genötigt vor dubiosen Rezeptempfehlungen zu warnen. Anlass war die Menü-Empfehlung eines Kochs in einer großen deutschen Sonntagszeitung, für ein 3-Gänge-Menü Tabakextrakte aus frischen Blättern oder ersatzweise aus einer „milden Zigarre" zu verwenden. Im ungünstigsten Fall hätte die im Essen enthaltene Nicotinmenge das Mehrfache der für den erwachsenen Menschen bei oraler Aufnahme tödlichen Dosis enthalten [21].
Außerordentlich selten sind dagegen Intoxikationen durch irrtümliche Einnahme eines Tabakaufgusses [22] bzw. frischer Blätter als Gemüse [23] oder eine Urtikaria nach häufigem Kontakt mit Tabakprodukten bei der industriellen Verarbeitung [24, 25].
Auch bei der therapeutischen Verwendung von Nicotinpflastern sollten die Warnhinweise ernst genommen werden. Selbst ein gebrauchtes Pflaster, gerät es in den Mund eines Kindes, setzt noch so viel Nicotin frei, dass sich ein Kleinkind lebensbedrohlich vergiften kann [26].

Vergiftungssymptome. Leichte Nicotinvergiftungen äußern sich durch Symptome wie Übelkeit, Schwindel, Kopfschmerzen, Erbrechen, Durchfall und Tremor der Hände. Bei schweren Vergiftungen kommt es zum Kreislaufkollaps mit kleinem frequentem Puls und kaltem Schweiß, zu Krämpfen unter Bewusstseinsverlust und schließlich zu Herzstillstand und Atemlähmung.

Mikroskopische Merkmale der Blätter. Der anatomische Aufbau der Tabakblätter ist in vielen Hand- und Lehrbüchern der Pharmakognosie beschrieben worden, sodass wir uns auf die Abbildung zweier wesentlicher Merkmale beschränken können. Einmal fallen selbst bei der Untersuchung von Tabakresten sofort die zahlreichen Oxalatsandzellen (Abb. 262) im Mesophyll der Blätter auf, zum anderen sind die Epidermen stark behaart mit großen, einzellreihigen Gliederhaaren, die z.T. mehrzellige Köpfchen besitzen (Abb. 263), welche ein gelbes, nicotinhaltiges Sekret absondern [28]. Da Nicotin im Körper rasch metabolisiert und ausgeschieden wird, ist nach wenigen nicotinfreien Tagen ein Nachweis nicht mehr möglich. BALABANOVA und Mitarbeiter

Therapie

1. Nach oraler Aufnahme: Magenentleerung bis 2 Stunden nach Ingestion, sofern kein Erbrechen erfolgt ist, danach Kohlegabe.
2. Nach perkutaner Aufnahme: Da wenige Tropfen einer konzentrierten Lösung bereits schwere Vergiftungen hervorrufen können, sofortiges Abwaschen der Haut mit Seife und viel Wasser.

In beiden Fällen symptomatische Kreislaufbehandlung. Bei Krämpfen Diazepam i.m. oder i.v. (Valium 20 mg), bei drohender Atemlähmung Intubation und Sauerstoffbeatmung.

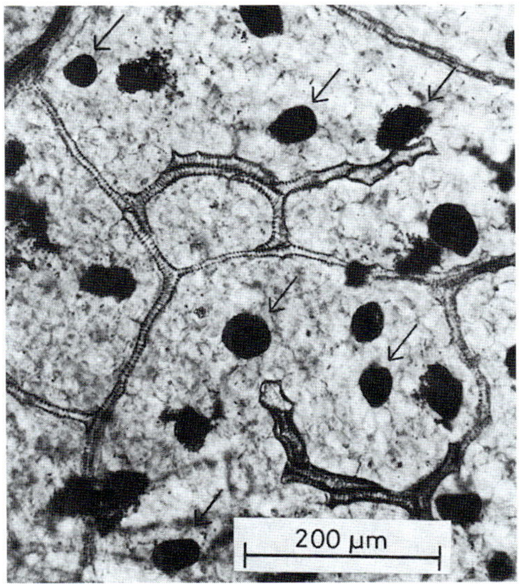

Abb. 262: Oxalsatsandzellen im Schwammparenchym von Nicotiana tabacum.

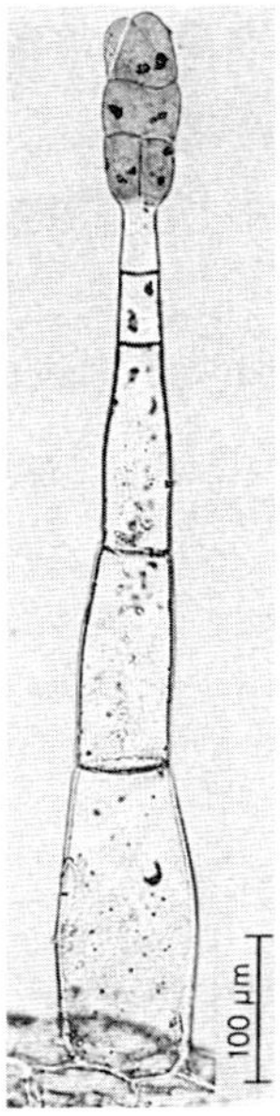

Abb. 263:
Mehrzelliges Drüsenhaar des Tabakblattes.

[29] haben gezeigt, dass Nicotin dagegen in menschlichen Haaren über längere Zeit gespeichert und sogar in prähistorischen Leichnamen mittels Radioimmunassay bestimmt werden kann. STEENKAMP et al. [30] entwickelten ein Verfahren, mit Hilfe der HPLC eine Vergiftung durch Anabasin bzw. *Nicotiana glauca* verifizieren zu können.

Literatur

[1] Hegnauer, R.: Chemotaxonomie der Pflanzen, 11 Bde., Birkhäuser Verlag Basel, Stuttgart 1962 ff.

[2] Siegel, R.K., P.R. Collings, and J.L. Diaz: On the use of Tagetes lucida and Nicotiana rustica as a huichol smoking mixture: The Aztec „Yahutli" with suggestive hallucinogenic effects. Econ. Bot. *31*, 16–23 (1977).

[3] Keeler, R.F.: Toxins and teratogens of the Solanaceae and Liliaceae, in: A.D. Kinghorn (ed.): Toxic plants. S. 59–82, Columbia University Press, New York 1979.

[4] Castorena, J.L., J.C. Garriott, F.E. Barnhardt and R.F. Shaw: A Fatal Poisoning from Nicotiana glauca. J. Toxicol. Clin. Toxicol. *25*(5), 429–435 (1987).

[5] Plumlee, K.H., D.M. Holstege, P.C. Blanchard, K.M. Fiser and F.D. Galey: Nicotiana glauca toxicosis of cattle. J. Vet. Diagn. Invest. *5*(3), 498–499 (1993).

[6] Sanecki, R., R.C. Gupta and W.L. Kadel: Lethal nicotine intoxication in a group of mules. J. Vet. Diagn. Invest. *6*(4), 503–504 (1994).

[7] Keeler, R.F. and M.W. Crowe: Congenital deformities in swine induced by wild tree tobacco. Nicotiana glauca, Clin. Toxicol. *20*(1), 47–58 (1983).

[8] Keeler, R.F. and M.W. Crowe: Teratogenicity and toxicity of wild tree tobacco, Nicotiana glauca in sheep. Cornell. Vet. *74*(1), 50–59 (1984).

[9] Panter, K.E., L.F. James and D.R. Gardner: Lupines, poison hemlock and Nicotiana spp: toxicity and teratogenicity in livestock. J. Nat. Toxins *8*(1), 117–134 (1999).

[10] Panter, K.E., J. Weinzweig, D.R. Gardner, B.L. Stegelmeier and L.F. James: Comparison of cleft palate induction by Nicotiana glauca in goats and sheep. Teratology *61*(3), 203–210 (2000).

[11] Gehlbach, S.H., W.A. Williams, L.D. Perry and J.S. Woodall: Green-Tobacco Sickness. J. Am. Med. Assoc. *229*(14), 1880–1883 (1974).

[12] Bornkessel, B.: Rauchen – Gesundheitliche und wirtschaftliche Aspekte des Tabakkonsums. Med. Mo. Pharm. *17*(12), 377–379 (1994).

[13] Carl, P., M. Crawford and O. Ravlo: Tobaksforgiftning hos born. Ugeskr. Laeger. *146*(15), 1160–1161 (1984).

[14] Malizia, E., G. Andreucci, F. Alfani, M. Smeriglio and P. Nicholai: Actue intoxication with nicotine alkaloids and cannabinoids in children from ingestion of cigarettes. Hum. Toxicol. *2*, 315–316 (1983).

[15] N.N.: Wenn Kinder Zigaretten essen. Apoth. Ztg. *1*(15–16), 6 (1985).

[16] Hirose, M., E. Isobe, S. Tsukamoto, Y. Miyamoto, H. Hoshino, A. Minowa and Y. Kitami: Acute childhood poisoning in Omiya City, Saitama, Japan: A 5-year survey. Nihon Uni. J. Med. *40*(5), 291–299 (1998).

[17] Mühlendahl, K.E. v. und E.G. Krienke: Vergiftungen im Kindesalter – Nikotin-(Zigaretten-)Vergiftungen. pädiat. prax. *21*, 291–293 (1979).

[18] Wagner, U.: Nikotinvergiftungen im Kindesalter. Pädiatrie u. Pädologie *14*, 191–195 (1979).

[19] Horstmann, M.: Nicotin im Tabakaufguß. Dtsch. Med. Wochenschr. *108*(14), 558 (1983).

[20] Opitz, K.: Vergiftung mit Tabakaufguß. Dtsch. Med. Wochenschr. *107*(41), 1571 (1982).

[21] Pressedienst des BgVV: Tabakblätter gehören nicht auf den Speiseplan. Der Kassenarzt 12/13, 34 (2002).

[22] Sims, D.N., R. James and T. Christensen: Another death due to ingestion of Nicotiana glauca. J. Forensic Sci. *44*(2), 447–449 (1999).

[23] Manoguerra, A.S. and D. Freeman: Acute poisoning from the ingestion of Nicotiana glauca. J. Toxicol *19*(8), 861–864 (1982–83).

[24] Tosti, A., M. Melino and S. Veronesi: Contact urticaria to tobacco. Contact Dermatitis *16*, 225–226 (1987).

[25] McKnight, R.H. and G.C. Rodgers: Occupational tobacco dermatitis reported to a regional poison center. Contact Dermatitis *32*, 122 (1995).

[26] N.N.: Nikotinpflaster – für Kinder Gift! Dtsch. Apoth. Ztg. *132*(7), 322 (1992).

[27] Seeger, R. und H.G. Neumann: Giftlexikon: Dtsch. Apoth. Verlag Stuttgart, 1994.

[28] Thurston, R., W.T. Smith and B.P. Cooper: Alkaloid secretion by trichomes of Nicotiana species and resistance to aphids. Ent. Exp. Appl. *9*, 428–432 (1966).

[29] Balabanova, S., E. Schneider und G. Bühler: Nachweis von Nicotin in Haaren. Dtsch. Apoth. Ztg. *130*(40), 2200–2201 (1990).

[30] Steenkamp, P.A., F.R. van Heerden and B.E. van Wyk: Accidental fatal poisoning by Nicotiana glauca: Identification of anabasine by high performance liquid chromatography/photodiode array/mass spectrometry. Forens. Sci. Internat. *127*(3), 208–217 (2002).

Physalis alkekengi L.

Judenkirsche, Lampionblume – Cape-gooseberry, Winter Cherry, Chinese Lantern – Alkékenge, Lanterne chinoise

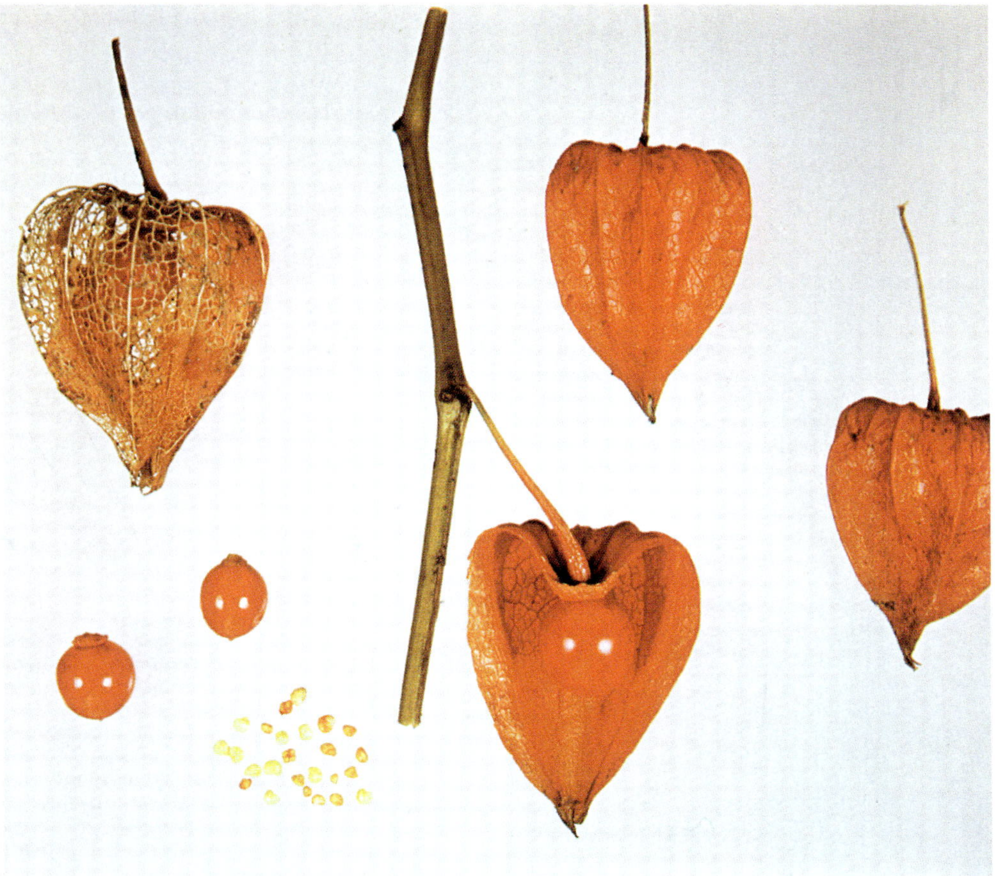

Abb. 264 a: Judenkirsche

0,25–1 m hohe, ausdauernd-krautige Pflanze mit stumpfkantigem, meist ästigem, aufrechtem Stängel.
In trockenen Gebüschen, warmen Auenwäldern, steinigen Halden und Weinbergen, auf nährstoffreichen, meist kalkhaltigen Ton- und Lehmböden.
Blätter gestielt, meist zu zweien beieinander stehend; spitz, herzförmig, ganzrandig oder am Rande ausgeschweift.
Blüten einzeln, mit behaarten, nach unten gebogenen Stielen und grünlich-weißer Krone; der Kelch zur Fruchtreife blasig-glockig, vergrößert und mennigrot; V–VIII.
Früchte orange-scharlachrote Beeren von säuerlich-bitterem Geschmack, mit zahlreichen gelblich-weißen, nierenförmigen Samen; IX–II.
Verbreitung: Im submediterran-eurasiatischen Klimaraum beheimatet; häufig auch als Zierpflanze in Gärten.

Obwohl die Früchte der Judenkirsche noch um 1930 in Frankreich und Venezuela offizinell waren und über ihre Heilwirkungen viele Berichte aus älteren medizinisch-pharmazeutischen Werken vorliegen, gibt es bis zum heutigen Tage keine gesicherten, inhaltsstoffbezogenen Kenntnisse über mögliche toxikologische Wirkungen dieser Pflanze.
VÖLKSEN [1] weist daraufhin, dass die Früchte (nur die reifen?) genießbar sind und angenehm säuerlich schmecken, solange sie nicht die Innenwand des Kelches berühren. Alle Teile der Judenkirsche, mit Ausnahme der Frucht, enthalten nämlich bitter schmeckende Verbindungen, die durch sezernierende Haare leicht auf die Fruchtwand übertragen werden. Es handelt sich hierbei um vielfältige, den Withasteroiden zuzuordnende Inhaltsstoffe, darunter Withaphysaline, Physaline und Withaperuvine (vgl. Familienübersicht S. 353 und [2–5]). In den Rhizomen von *Ph. alkekengi* und *Ph. peruviana*, der Kapstachelbeere (mit essbaren, als exotisches Obst geschätzten Früchten, Abb. 264 b), konnten zwar Pyrrolidin- und Secotropan-Alkaloide nachgewiesen werden, aber die oberirdischen Teile sind praktisch frei davon [6–8]. Da in der Kasuistik des Schweiz. Tox.-Info.-Zentrums neben vielen symptomlosen *Physalis*-Beratungsfällen nur bei drei Kleinkindern (unreife Beeren?) Durchfall, Übelkeit und Bauchkrämpfe registriert wurden [9], darf man wohl zumindest die reife Frucht der Judenkirsche (Abb. 264 a) als harmlos einstufen.

Das Gleiche scheint auch für die **Blaue Giftbeere**, *Nicandra physalodes* (apple-of-Peru, Abb. 265) zu gelten. Wie bei *Physalis* sind in den oberirdischen Pflanzenteilen Withanolide [10–12] nachgewiesen worden, von denen sich das Nicandrenon in vitro als cytotoxisch erwiesen hat. Die Wurzeln enthalten Pyrrolidin-Alkaloide [13–15]. In den wenigen Berichten über Tiervergiftungen durch *Nicandra* scheint uns der ursächliche Zusammenhang zwischen Ingestion und Intoxikation keineswegs gesichert [16], hinzu kommt, dass Fütterungsversuche mit Schafen und Ziegen negative Ergebnisse brachten [17].

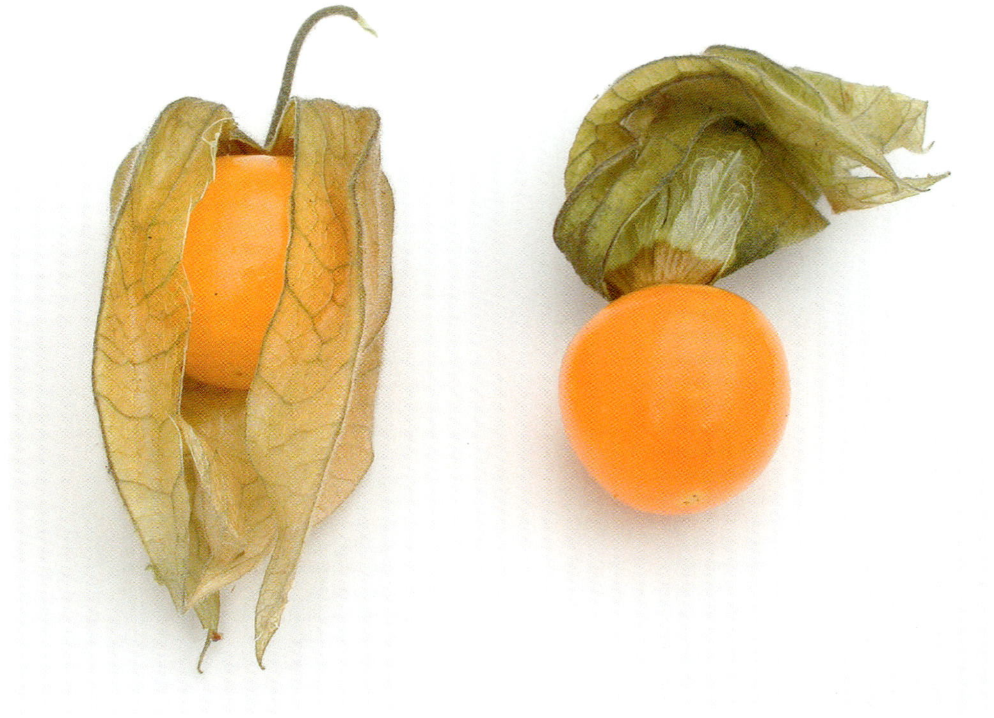

Abb. 264 b: Physalis peruviana

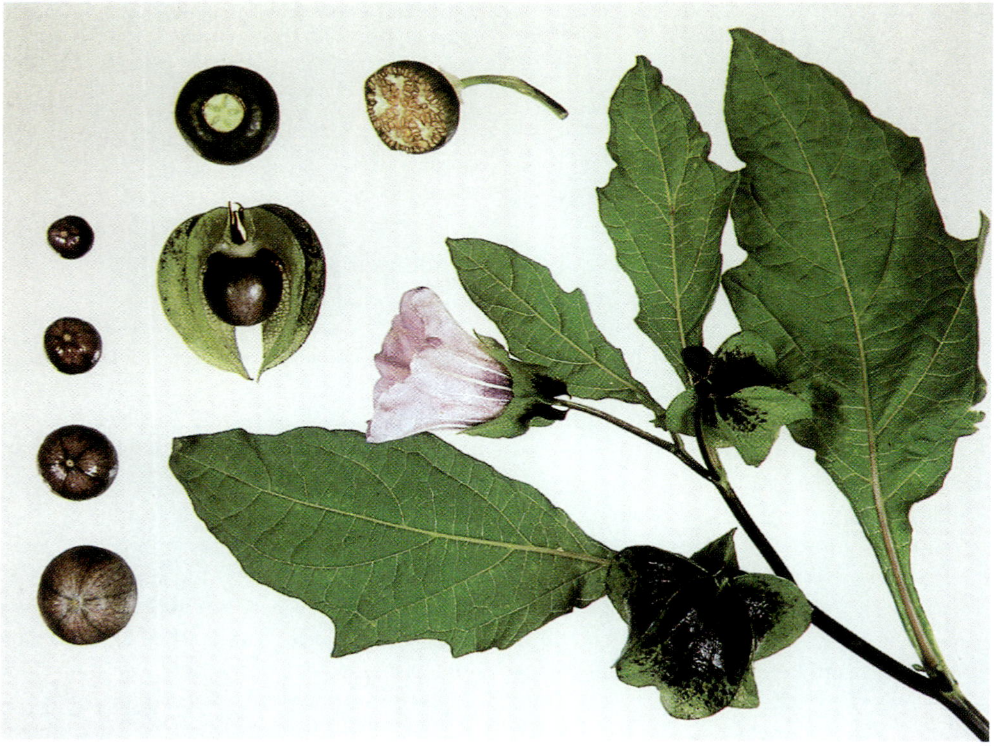

Abb. 265: Nicandra physalodes (L.) GOTTFR. GAERTN. Blaue Giftbeere – Apple-of-Peru – Nicandra, Faux-coqueret.

Mikroskopische Merkmale der Frucht. Die Epidermiszellen der spaltöffnungsfreien Fruchtwand von *Physalis alkekengi* besitzen knotig verdickte und stark getüpfelte Wände und enthalten zahlreiche Chromoplasten, die häufig kranzförmig den Zellkern umgeben (Abb. 266). Im Fruchtfleisch kommt neben vereinzelten Calciumoxalatdrusen ($\sim$30 µm) viel Oxalatsand vor. Die welligen und stark verdickten Zellwände der Samenschalenepidermis zeigen nur an der periklinen Innenwand eine deutliche Tüpfelung.

Literatur

[1] Völksen, W.: Zur Kenntnis der Inhaltsstoffe und arzneilichen Verwendung einiger Physalisarten – Ph. alkekengi, Ph. franchettii, Ph. peruviana u.a. Dtsch. Apoth. Ztg. *117*(30), 1199–1203 (1977).

[2] Shingu, K., S. Yahara, H. Okabe and T. Nohara: Three new withanolides, physagulins E, F and G from Physalis angulata L. Chem. Pharm. Bull. (Tokyo) *40*(9), 2448–2451 (1992).

[3] Kubwabo, C., B. Rollmann and B. Tilquin: Analysis of Alkaloids from Physalis peruviana by Capillary GC, Capillary GC-MS and GC-FTIR. Planta Med. *59*(2), 161–163 (1993).

[4] Kawai, M., T. Ogura, B. Makino, A. Matsumoto, H. Yamamura, Y. Butsugan and M. Hayaski: Physalins N and O from Physalis alkekengi. Phytochemistry *31*(12), 4299–4302 (1992).

[5] Sinha, S.C., A.B. Ray, Y. Oshima, A. Bagchi and H. Hikino: Withaphysalin E, a withanolide of Physalis minima var. indica. Phytochemistry *26*(7), 2115–2117 (1987).

[6] Basey, K. and J.G. Wolley: Alkaloids of Physalis alkekengi. Phytochemistry *12*, 2557 (1973).

[7] McGaw, B.A. and J.G. Woolley: A new type of alkaloid from Physalis alkekéngi, J. Pharm. Pharmacol. *34*, 18 (1982).

[8] Sahai, M., and A.B. Ray: Secotropane alkaloids of Physalis peruviana. J. Org. Chem. *45*(16), 3265–3268 (1980).

[9] Jaspersen-Schib, R.: Giftpflanzen als Weihnachtsschmuck. Dtsch. Apoth. Ztg. *130*(51/52), 2766–2772 (1990).

[10] Bagchi, A., P. Neogi, M. Sahai, A.B. Ray, Y. Oshima and H. Hikino: Withaperuvin E and nicandrin B, withanolides from Physalis peruviana and Nicandra physaloides. Phytochemistry *23*(4), 853–855 (1984).

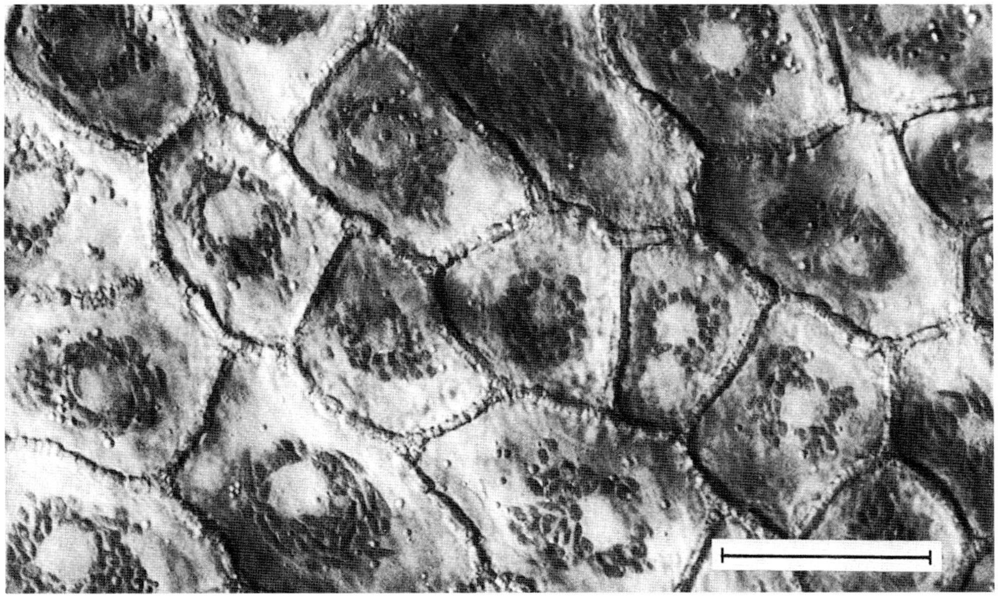

Abb. 266: Fruchtwandepidermis von Physalis alkekengi.

[11] Gunasekera, S.P., G.A. Cordell and N.R. Farnsworth: Plant anticancer agents XX. Constituents of Nicandra physalodes. Planta Med. *43*, 389–391 (1981).

[12] Rozkrutowa, B.: Phytochemical and biological investigation on 28 carbon steroid lactones of Nicandra physaloides: I. Phytochemical analysis. Acta Biol. Cracov. Ser. Bot. *27*(0), 11–14 (1985).

[13] Leete, E.: Biosynthesis of hygrine in Nicandra physalodes. Farm. Tijdschr. v. Belgie *61*(3), 264 (1984).

[14] Romeike, A.: Hygrin, das Hauptalkaloid in Nicandra-Wurzeln. Naturwissenschaften *52*(22), 619 (1965).

[15] Romeike, A.: Über das Vorkommen von Hygrin in Wurzeln von Nicandra physaloides (L.) Gaertn. Pharmazie *20*(11), 738–739 (1965).

[16] Cohen, R.D.H.: Bloat in sheep grazing wild gooseberry, Nicandra physaloides. Aust. Vet. J. *46*, 599 (1970).

[17] Everist, S.L.: Poisonous plants of Australia. Angus & Robertson Publishers, London, Sydney, Melbourne, Singapore, Manila 1981.

Solanum L. Nachtschatten – Nightshade – Morelle

Die Gattung *Solanum* ist mit ihren über die ganze Welt verbreiteten ca. 2000 Arten eine der größten Gattungen der Angiospermen. In vielen dieser Arten sind neben Steroidsaponinen die ihnen biogenetisch nahe stehenden **Steroidalkaloidglykoside** nachgewiesen worden [1–5]. Hierbei lassen sich zwei Typen von Aglykonen unterscheiden:

- die Spirosolane (z. B. Soladulcidin oder Tomatidin) sind mit ihrem Aza-oxaspiranringsystem den entsprechenden, aber N-freien Steroidsaponinen vergleichbar.
- die Solanidane (z. B. Solanin, Chaconin) enthalten tertiär gebundenen Stickstoff in einem Indolizidinring.

Es fällt in der Regel schwer, konkrete Aussagen über die Toxizität einzelner Arten, Pflanzen oder ihrer Organe zu machen, weil offensichtlich nicht nur weiträumige Sippen zur Bildung unterschiedlicher chemischer Rassen neigen, sondern der Gehalt an diesen *Solanum*-Alkaloiden auch sehr stark vom Entwicklungszustand der jeweiligen Organe abhängt.
Ganz allgemein scheinen in den Wurzeln komplexere Alkaloidgemische vorzuliegen als in den oberirdischen Organen [6].

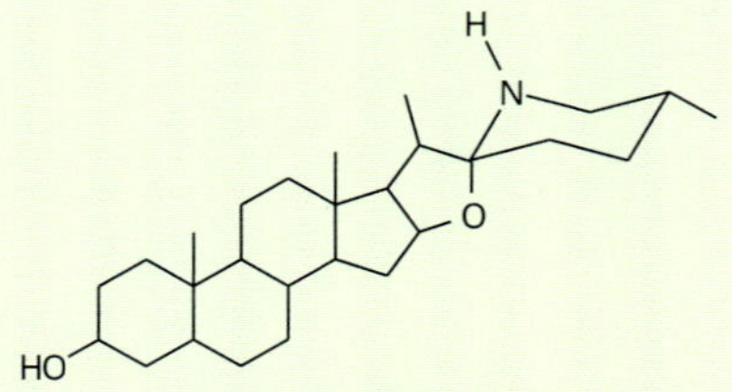

Soladulcidin

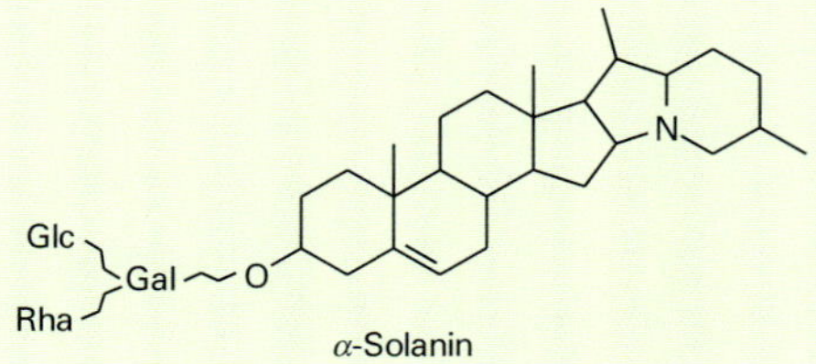

α-Solanin

In den Früchten einiger Arten erfolgt während der Reifung eine Metabolisierung dieser Inhaltsstoffe zu stickstofffreien Verbindungen, sodass reife Beeren nur noch neutrale, kaum giftige Saponine enthalten [7–9]. Auch in der Tomate (*Lycopersicon esculentum*) verschwinden während der Fruchtreifung die Steroidalkaloide (unreife Früchte sind bekanntlich ungenießbar!), hier allerdings nicht durch Umwandlung in neutrale Saponine. Diesen „Entgiftungsmechanismen“ mag es zu verdanken sein, dass in Afrika und Südamerika neben der Aubergine (*S. melongena*) auch die Früchte anderer *Solanum*-Arten als Nahrungsmittel geschätzt werden. Andererseits zeigen aber die Untersuchungen von Maiti et al. [10], dass reife Beeren keineswegs immer alkaloidfrei sind. Von 31 untersuchten indischen Arten enthielten immerhin 23 zum Teil erhebliche Mengen an *Solanum*-Alkaloiden (bis 6,1 % d. TGW). Auch haben die Früchte wilder Varietäten von *Solamum macrocarpon* (wild African eggplant) in Uganda zu Tiervergiftungen mit Todesfällen geführt [17].

Vergiftungssymptome. Als Symptome einer leichteren Solanin-Vergiftung werden ein Kratzen im Hals, Kopfschmerzen, Mattigkeit, Erbrechen, Leibschmerzen, starke Durchfälle, z.T. auch Fieber und Kreislaufkollaps beobachtet. Die Symptome treten in der Regel erst 4–19 Stunden nach Einnahme der giftigen Pflanzenteile auf, und bei schweren Intoxikationen können Brechreiz und Durchfälle 3 bis 6 Tage andauern. Hinzu kommen Benommenheit, Angstzustände, Atemnot und Herzschwäche, verbunden mit Krämpfen und Sehstörungen. Pathologisch sind Schleimhaut- und Blutgefäßschädigungen sichtbar.
Todesfälle nach Vergiftungen mit *Solanum*-Alkaloiden sind selten beobachtet worden, allerdings sollten gerade diese Intoxikationen besonders sorgfältig diagnostiziert und durch mikrobiologische, physiologische und mikroskopische Untersuchungen abgesichert werden, um überflüssige chirurgische und therapeutische Eingriffe wie Entfernung des Blinddarms (Verdacht auf Blinddarmreizung), Chloramphenicol-Behandlung (Verdacht auf Salmonellen-Infektion) [11, 12] oder Austauschtransfusion (Verdacht auf Botulismus) [13] zu vermeiden.
Nach einer Lebensmittelvergiftung durch *Clostridium botulinum* treten zwar ähnliche neurologische Erscheinungen auf, sie unterscheidet sich aber deutlich durch Symptome wie Verstopfung, Kehlkopflähmung, Verlust der Stimme bei voller geistiger Klarheit. Während das Botulinustoxin die Freisetzung des Acetylcholins im synaptischen Spalt hemmt, wird bei einer Solanin-Intoxikation häufig eine verminderte Aktivität der unspezifischen Cholinesterase (Pseudocholinesterase) im Plasma gemessen [11, 14].
Neben der mikroskopischen **Identifizierung** pflanzlicher Reste im Mageninhalt oder Erbrochenen besteht die Möglichkeit des mikrochemischen Nachweises von *Solanum*-Alkaloiden durch Blaufärbung mit einem substituierten Marquis-Reagenz (1 % Paraldehyd in 90 % Phosphorsäure) [15, 16] oder im Urin durch Rotfärbung mit Selenschwefelsäure.

Therapie

Symptomatische Behandlung. Magenentleerung, sofern noch kein Erbrechen eingesetzt hat, danach Kohle. Elektrolyt- und Flüssigkeitsersatz. Kreislaufmittel. Bei Auftreten von Krämpfen Antikonvulsiva wie z. B. Diazepam.

Literatur

[1] Coll, F., A. Preiss, M. Basterechea, L. Kutschabsky, D.L. Mola, K. Schreiber and G. Adam: Aculeamine: A solanocapsine-type steroidal alkaloid from Solanum aculeatum. Phytochemistry *23*(4), 883–886 (1984).

[2] Eckmeyer, J., Z. Yaniv and M. Perl: The contribution of leaves of the synthesis and accumulation of solasodine-glycosides in berries of Solanum khasianum. Farm. Tijdschr. Belgie *61*(3), 324 (1984).
[3] Hawkes, J. G., R. N. Lester and A. D. Skelding: The Biology and Taxonomy of Solanaceae, Academic Press, London 1979.
[4] Indrayanto, G., N. Cholies and Wahyudi: Influence of fruit size of Solanum wrightii in its solasodine content. Planta Med. *51*(5), 470 (1985).
[5] Samanta, S.K., S.K. Ghose, S. Sen and N.K. Bhattacharyya: Association between berry characters and solasodine content of Solanum khasianum. Planta Med. *48*, 94–96 (1983).
[6] Hegnauer, R.: Chemotaxonomie der Pflanzen, 11 Bde., Birkhäuser Verlag, Basel, Stuttgart 1962 ff.
[7] Sander, H.: Über Solanum dulcamara L. – Abbau von Spirosolanoglykosiden in reifenden Früchten. Planta Med. *11*(1), 23–36 (1963).
[8] Telek, L., H. Delpin and E. Cabanillas: Solanum mammosum as a source of solasodine in the lowland tropics. Econ. Bot. *31*, 120–128 (1977).
[9] Willuhn, G.: Untersuchungen zur chemischen Differenzierung bei Solanum dulcamara L. – Der Steroidgehalt in Früchten verschiedener Entwicklungsstadien der Tomatidenol- und Soladulcidin-Sippe. Planta Med. *15*(1), 58–73 (1967).
[10] Maiti, P.C., S. Mookherjea, R. Mathew and S.S. Dan: Studies on indian Solanum 1. Alkaloid content and detection of solasodine. Econ. Bot. *33*(1), 75–77 (1979).
[11] McMillan, M. and J.C. Thompson: An outbreak of suspected solanine poisoning in schoolboys. Q. J. Med. *48*(190), 227–243 (1979).
[12] N.N.: Potato poisoning. Lancet II (8144), 681 (1979).
[13] N.N.: Solanine poisoning. Br. Med. J. *2*, 1458–1459 (1979).
[14] Patil, B.C., R.P. Sharma, D.K. Salunkhe and K. Salunkhe: Evaluation of solanine toxicity. Food Cosmet. Toxicol. *10*, 395–398 (1972).
[15] Clarke, E.G.C. and M. Williams: Microchemical tests for the identification of alkaloids. J. Pharm. Pharmacol. *7*, 255–262 (1955).
[16] Clarke, E.G.C.: Identification of solanine. Nature *181*, 1152–1153 (1958).
[17] Bizimenyera, E.S.: Acute poisoning of friesian heifers by Solanum macrocarpon L. ssp. dasyphyllum. Vet. Hum. Toxicol. *45*(4), 222–223 (2003).

Solanum dulcamara L.

Bittersüßer Nachtschatten – Bittersweet, Woody Nightshade – Douce-amère

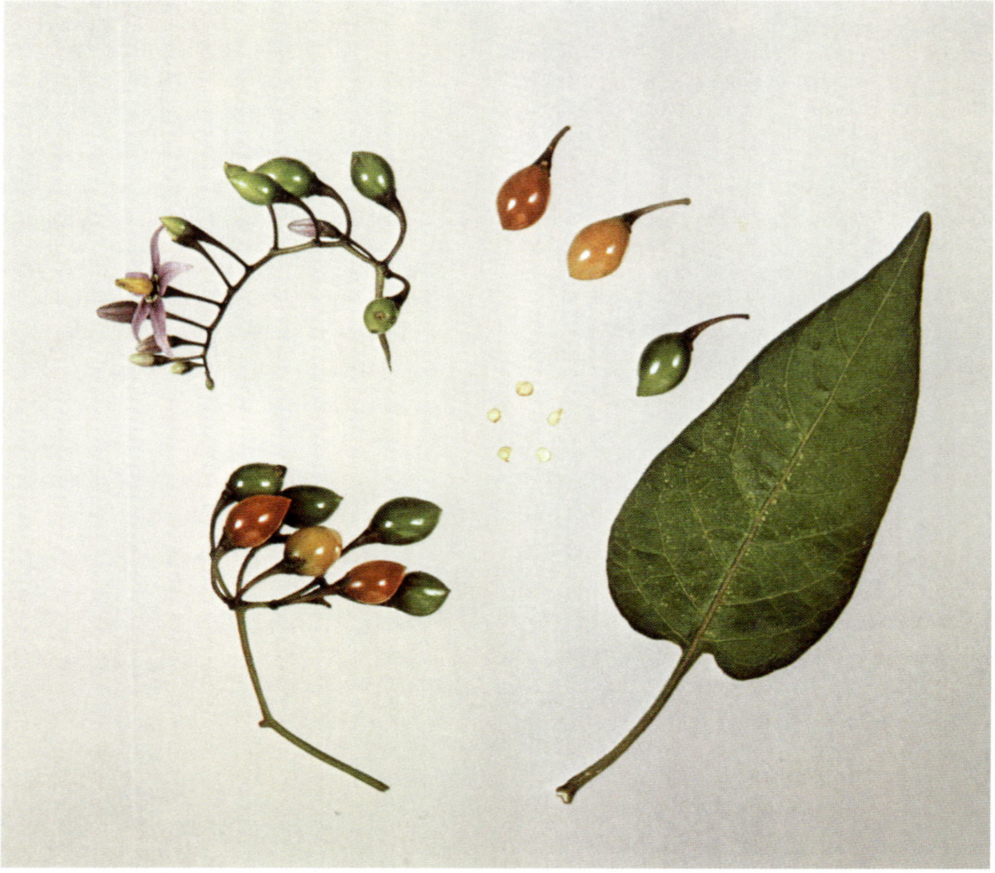

Abb. 267: Bittersüßer Nachtschatten

0,3–1,8 m hohe ausdauernd-halbstaudige Pflanze mit kletterndem oder niederliegendem, biegsamen Stängel, dessen untere Teile verholzen und überwintern.
In Weidegebüschen und Auenwäldern, an Ufern und Wegrändern auf meist feuchten und nährstoffreichen Lehm- und Tonböden.
Blätter gestielt, eiförmig-länglich bis spitz; die oberen zuweilen geöhrt (mit 1–2 Seitenblättchen) oder spießförmig.
Blüten in langgestielten, rispenartigen, überhängenden Winkeln; Krone 5-spaltig, zuletzt zurückgeschlagen, violett, am Grunde mit 2 grünen Flecken; selten weiß; VI–VIII.
Früchte scharlachrote, vielsamige Beeren; anfangs bitter, dann süßlich schmeckend; VIII-X.
Verbreitung: Im eurasiatisch-submediterranen Klima.

Gerade am Beispiel dieser Pflanze wird deutlich, dass trotz genauer Kenntnisse der Inhaltsstoffe zur Einschätzung ihrer Toxizität eine sorgfältige Anamnese erforderlich ist. Fast widersprüchlich stehen Berichte der vorwiegend älteren Literatur den Erfahrungen der toxikologischen Beratungsstellen gegenüber:
„Bereits 10 Beeren töteten einen 11-jährigen Knaben“ [1].
„Ein 4½ Jahre alter Junge starb nach Genuss einer Hand voll roter Beeren des bittersüßen Nachtschattens“ [2].
Demgegenüber zeigten im Giftnotruf Berlin von über 200 registrierten Beratungsfällen mit Beeren von *S. dulcamara* nur wenige Fälle leichtere Symptome wie spontanes Erbrechen [3].

Dank intensiver Untersuchungen verschiedener Autoren [4–10] sind wir über die Inhaltsstoffe der einzelnen Organe auch in Abhängigkeit von ihrem ontogenetischen Entwicklungszustand sehr gut informiert.
In der morphologisch relativ einheitlichen Art *S. dulcamara* zeichnen sich drei Formen ab, die durch das Auftreten verschiedener Hauptalkaloide gekennzeichnet sind [11]:

- ein westeuropäischer Tomatidenol-Typ,
- ein osteuropäischer Soladulcidin-Typ und
- ein seltener Solasodin-Typ.

Die Beeren und vegetativen Organe der Tomatidenol-Rasse scheinen alkaloidreicher zu sein als jene der beiden übrigen. Aber unabhängig von der jeweiligen Rasse lässt sich eine Reihe absteigenden Alkaloidgehaltes für die oberirdischen Organe aufstellen: grüne Beeren > Blatt > Sprossachse > reife Beeren. Der Gesamtgehalt an Steroidalkaloiden steigt zunächst mit dem Wachstum der Frucht an, erreicht ein Maximum im ausgewachsenen, noch unreifen Stadium (0,33–0,65 % d. TGW) und sinkt unmittelbar vor dem Rotwerden der Frucht stark ab, sodass reife Beeren bis auf Spuren praktisch keine Alkaloide mehr enthalten. Offensichtlich werden während der Fruchtreifung die Steroidalkaloide ohne Glykosidspaltung zu neutralen Saponinen metabolisiert.

Wie tierexperimentelle Studien mit reinen Alkaloiden gezeigt haben, ist die **Toxizität** der Solanine außerordentlich stark vom Grad der gastrointestinalen Resorption abhängig. Während nach intraperitonealer Gabe bei Mäusen die DL_{50} 42 mg/kg beträgt, zeigen sie bei oraler Applikation selbst in Mengen von 1000 mg/kg keine Reaktion [12]. Aus Beobachtungen anderer *Solanum*-Intoxikationen hat man für den Menschen, der demnach empfindlicher zu sein scheint, eine toxische Dosis von 20–30 mg und eine tödliche Dosis von < 400–500 mg Solanin errechnet [13]. Unter der Voraussetzung eines optimalen Alkaloidgehaltes (unreife Beere, alkaloidreichste Rasse) und eines maximalen Frischgewichtes der einzelnen Beere von 0,4 g wären also erst nach Verzehr von mindestens 10 Früchten Vergiftungserscheinungen zu erwarten, eine tödliche Dosis enthielten ca. 200 Beeren. Bei kritischer Beurteilung der in der Literatur beschriebenen Todesfälle stellt man fest, dass häufig außer einer exakten Schilderung der klinischen Symptome weder die Identität der infrage stehenden Pflanze (... in der Nähe des Hauses fand man ...), die Art und Menge der aufgenommenen Pflanzenteile (oft nur aufgrund elterlicher Vermutungen) noch die Menge des im Körper verbliebenen Giftes (anschließende Obduktionen mit ausführlicher toxikologischer Untersuchung sind die Ausnahmen) zweifelsfrei bestimmt werden konnte. Nur in einem Bericht fanden wir Angaben zu den meisten dieser Fragen [14]:

Im August 1948 starb in England ein 9-jähriges Mädchen nach $1\frac{1}{2}$-tägigem Krankenhausaufenthalt trotz intensiver ärztlicher Bemühungen. Im Inhalt des Dickdarms wurden mikroskopisch Reste von Beeren entdeckt. Allein aus der Leber konnten ca. 21 mg Alkaloide isoliert und als Solanine identifiziert werden. Die Anamnese ergab, dass dieses Mädchen am Bahndamm einer stillgelegten Strecke zu spielen pflegte und während der vergangenen Wochen dort mehrfach Beeren gesammelt und gegessen hatte. Neben Brombeeren wuchs dort massenweise der bittersüße Nachtschatten.

Dieser Bericht legt die Vermutung nahe, dass das Kind wohl eine erhebliche Menge an Beeren über einen längeren Zeitraum verzehrt haben muss. Dadurch ist es möglicherweise aufgrund der begleitenden Saponine zu einer Schädigung der Schleimhäute des Magen-Darm-Kanals gekommen (... *the main feature was an acute inflammation of the mucosa of the stomach and intestines* ...) und infolgedessen zu einer wesentlich verbesserten Resorption der Steroidalkaloide.

Bei reifen Beeren des bittersüßen Nachtschattens ist wohl nur nach Aufnahme größerer Mengen eine schwere Symptomatik zu erwarten. Auch HORNFELDT und COLLINS [15] kommen nach umfangreichen Tierversuchen zu einer ähnlichen Einschätzung der Toxizität:

„Aggressive treatment of children ingested limited amounts of ripened S. dulcamara berries appears to be unnecessary."

Dass aber grüne, unreife Früchte toxikologisch nicht unbedenklich sind, zeigten Versuche mit Goldhamstern. Nach Verabreichung von 7,3–10,5 g/kg Körpergewicht starben ca. 80 % der Tiere [16].

Bezüglich der **Symptome, Therapie** und des **Nachweises** der Inhaltsstoffe siehe Seite 378. Nur bei Aufnahme größerer Mengen reifer Beeren sowie ab 5 unreifen Beeren sollte nach [3] eine primäre Giftentfernung erwogen werden.

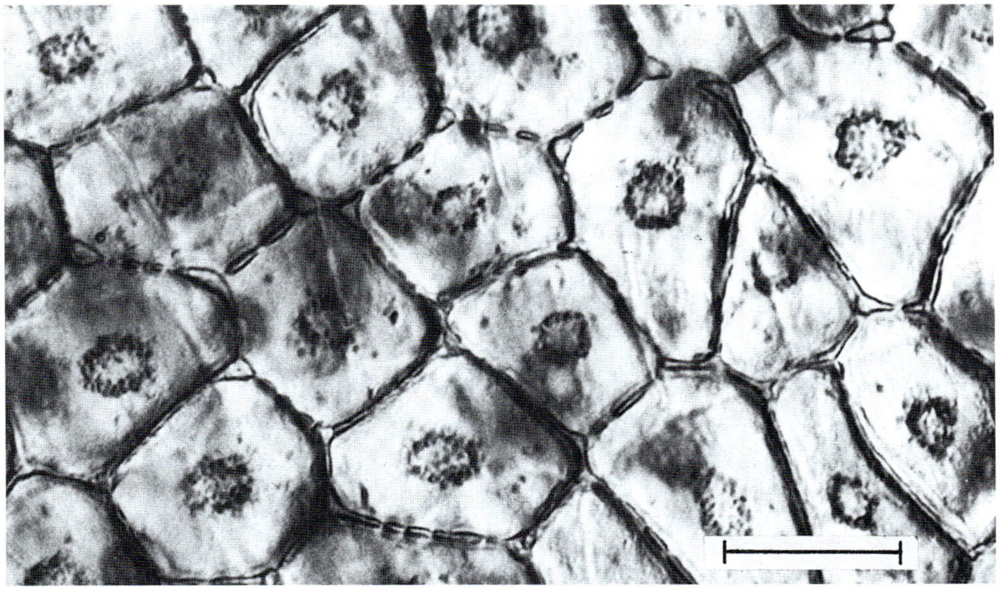

Abb. 268: Fruchtwandepidermis von Solanum dulcamara.

Mikroskopische Merkmale der Frucht. Die den Bocksdorn-Früchten sehr ähnlichen Beeren von *Solanum dulcamara* sind anhand mikroskopischer Merkmale sehr leicht von jenen zu unterscheiden. In der Epidermis dieser Fruchtwand fehlen zwar ebenfalls Spaltöffnungen, ihre Zellwände sind aber dünner und perlschnurartig ausgeprägt (Abb. 268). Zudem enthält das Fruchtfleisch deutlich Calciumoxalat in Kristallsandzellen.

Literatur

[1] Brugsch H. und O.R. Klimmer: Vergiftungen im Kindesalter, Ferdinand Enke Verlag, Stuttgart 1966.

[2] Polster, H.: Zwei Fälle von Nachtschattenvergiftung. Kinderärztl. Prax. *21*(5), 208–211 (1953).

[3] Ritter-Franke, S. und R. Bunjes: Vergiftungsunfälle mit Pflanzen, in: K.E. von Mühlendahl, U. Oberdisse, R. Bunjes und M. Brockstedt (Hrsg.), Vergiftungen im Kindesalter, 4. Auflage, Georg Thieme Verlag, Stuttgart-New York 2003.

[4] Mäthé, I. jr. and I. Mäthé sen.: Variation in alkaloids in Solanum dulcamara L., in: Hawkes, Lester Skelding (eds.): The Biology and Taxonomy of the Solanaceae, S. 211–222, Acad. Press, London, New York 1979.

[5] Sander, H.: Über Solanum dulcamara L. – Abbau von Spirosolanoglykosiden in reifenden Früchten. Planta Med. *11*(1), 23–36 (1963).

[6] Schreiber, K. und H. Rönsch: Die Steroidalkaloide und -sapogenine chemisch unterschiedlicher Sippen von Solanum dulcamara L. Arch. Pharm. *298*(5), 285–293 (1965).
[7] Willuhn, G: Untersuchungen zur chemischen Differenzierung bei Solanum dulcamara L. – Der Steroidgehalt in Früchten verschiedener Entwicklungsstadien der Tomatidenol- und Soladulcidin-Sippe. Planta Med. *15*(1), 58–73 (1967).
[8] Willuhn, G.: Untersuchungen zur chemischen Differenzierung bei Solanum dulcamara L. – Der Steroidgehalt in Früchten der Solasodin-Sippe. Planta Med *16(4)*, 462–466 (1968).
[9] Willuhn G., S. May und I. Merfort: Triterpene und Steroide im Samen von Solanum dulcamara. Planta Med. *46*, 99–104 (1982).
[10] Willuhn G. und U. Köthe: Das bittere Prinzip des Bittersüßen Nachtschattens, Solanum dulcamara L. – Isolierung und Struktur neuer Furostanolglykoside. Arch. Pharm. *316*, 678–679 (1983).
[11] Frohne, D.: Solanum dulcamara L. – Der Bittersüße Nachtschatten. Z. Phytother. *14*, 337–342 (1993).
[12] Nishie, K., M.R. Gumbmann and A.C. Keyl: Pharmacology of solanine. Toxicol. Appl. Pharmacol. *19*, 81–92 (1971).
[13] Moeschlin, S.: Klinik und Therapie der Vergiftungen, Georg Thieme Verlag, Stuttgart, New York 1980.
[14] Alexander, R.F., G.B. Forbes and E.S. Hawkins: A fatal case of solanine poisoning. Br. Med. J. *2*, 518 (1948).
[15] Hornfeldt, C.S. and J.E. Collins: Toxicity of nightshade berries (Solanum dulcamara) in Mice. J. Toxicol. Clin. Toxicol. *28*(2), 185–192 (1990).
[16] Baker, D.C., R.F. Keeler and W. Gaffield: Pathology in hamsters administered Solanum plant species that contain steroidal alkaloids. Toxicon *27*(12), 1331–1337 (1989).

Solanum nigrum L.

Schwarzer Nachtschatten, Sautod – Black Nightshade – Morelle noire, Crève-chien

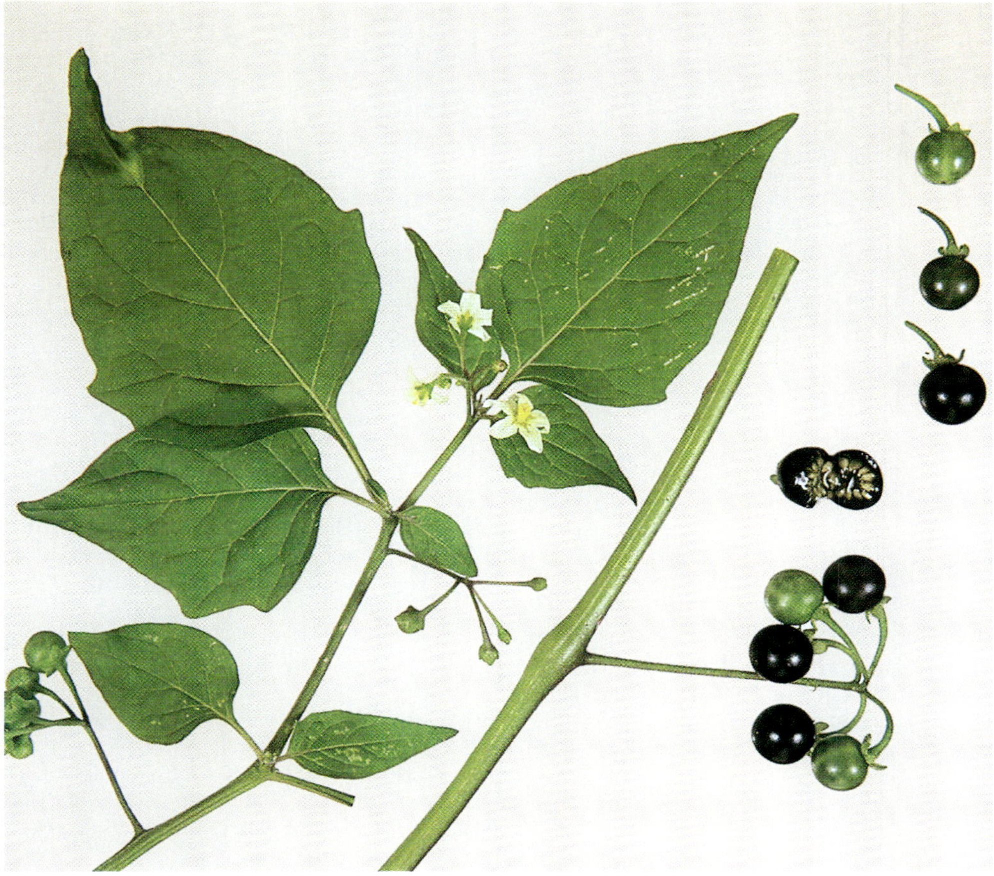

Abb. 269: Schwarzer Nachtschatten

0,1–0,8 m hohe, einjährige, krautige Pflanze mit ästigem, mehr oder weniger kantigem Stängel. In Unkrautgesellschaften, Hackkulturen (Gemüsegärten, Kartoffelfelder usw.) und an Wegrändern auf frischem, nährstoffreichem, tonigem oder sandigem Lehmboden.
Blätter eiförmig-breit, dreieckig-rautenförmig, zugespitzt, häufig buchtig gezähnt, fast ganzrandig; saftig, beim Trocknen dunkelgrün bleibend.
Blüten kurzgestielt in doldenartigen Wickeln; Krone tief 5-spaltig, weiß; VI–X.
Früchte schwarze, seltener grüngelbliche, glänzende, vielsamige Beeren mit zuletzt herabgebogenen Fruchtstielen und schleimig-säuerlichem Geschmack; (ssp. humile – wachsgelbe oder grünliche Beeren, ssp. alatum – hellrote Beeren); VIII–X
Verbreitung: Ursprünglich wohl in S-Europa beheimatet, heute Kosmopolit.

Noch mehr als beim Bittersüßen Nachtschatten wird man mit widersprüchlichen Angaben zur Toxizität des Schwarzen Nachtschattens konfrontiert. Während bereits im 1. Jahrhundert n. Chr. der griechische Militärarzt Dioscorides auf die Essbarkeit der Beeren von *S. nigrum* hingewiesen hat und noch Anfang dieses Jahrhunderts die Pflanze in Mittelmeerländern und Amerika zu Nahrungszwecken kultiviert wurde, sind andererseits unzweifelhaft Vergiftungen mit *S. nigrum* bei Mensch und Tier beobachtet worden. Eine Erklärung hierfür findet sich in der Tatsache, dass diese Pflanze eine große Neigung zur Polyploidie und Hybridisierung aufweist, sodass sich hinter dem Begriff *S. nigrum* in Wirklichkeit ein ganzer Komplex von Unterarten und Formen versteckt, die sich morphologisch kaum oder gar nicht unterscheiden. SCHREIBER [1] hat 22 solcher Varietäten auf *Solanum*-Alkaloide untersucht, 4 davon enthielten in ihren Blättern zu keinem Zeitpunkt Alkaloide, während der Gehalt in den restlichen 18 je nach Herkunft zwischen 0–2,0 % (TGW) schwankte. Als Hauptalkaloide der oberirdischen Pflanzenteile wurden Glykoside des Solasodins wie z. B. Solasonin und Solamargin identifiziert [2]. Verallgemeinernd lässt sich auch hier feststellen, dass der Alkaloidgehalt einzelner Organe in der Reihenfolge unreife Frucht > Blatt > Stängel > reife Frucht abnimmt. In den reifen Beeren aller untersuchten Varietäten konnte SCHREIBER keine Alkaloide nachweisen. Dagegen enthalten die grünen Beeren von *S. nigrum* in der Regel 1,32 ± 0,18 % (TGW) Solasodin [3]. Das Tox.-Info.-Zentrum Berlin [4] registrierte mehr als 200 Beratungen mit *S. nigrum*, dabei traten nur in wenigen Fällen leichtere Symptome auf. Besonderes Interesse verdient die von POLSTER [5] beschriebene Intoxikation:
„Ein 10-jähriges Mädchen wurde mit der Diagnose: Bewusstlosigkeit unklarer Genese in unsere Station eingewiesen. Die begleitende Mutter verneinte auf Befragen jegliche Möglichkeit einer Vergiftung. Die ältere Schwester des Mädchens gestand später nach ernstlichen Vorhaltungen der Mutter ein, unsere Patientin hätte am Tage vorher etwa 15–20 schwarze

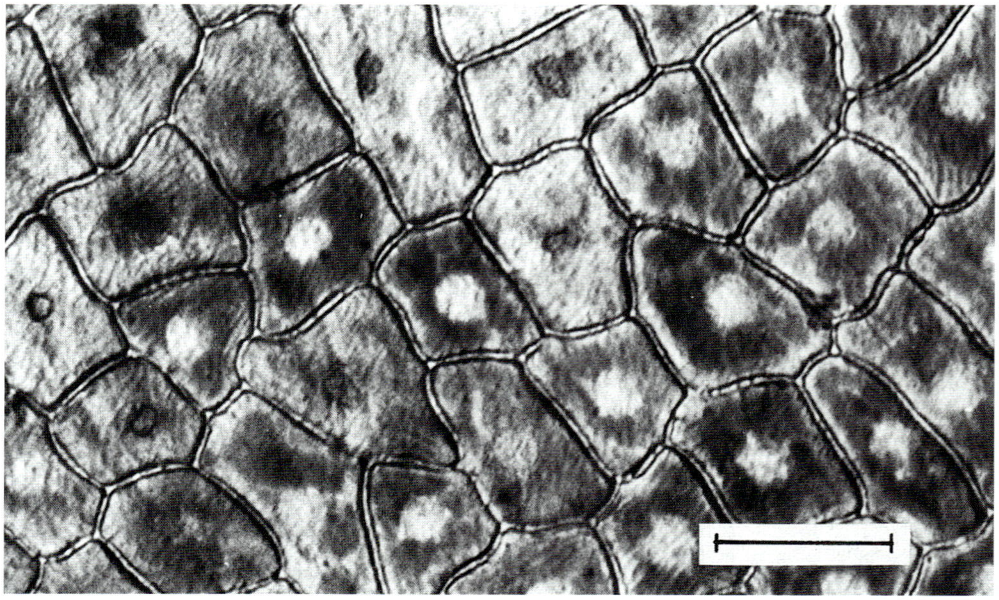

Abb. 270: Fruchtwandepidermis von Solanum nigrum.

Beeren gegessen. Die überbrachte Pflanze erwies sich als Schwarzer Nachtschatten. Unerklärlich blieb uns der fortwährende Wechsel zwischen ausgesprochener Schlafsucht und starker Unruhe unserer Patientin. Des Rätsels Lösung erfolgte am nächsten Tage durch das Kind selbst. Es hatte nach Genuss der Beeren Übelkeit und starke Kopfschmerzen verspürt und deshalb 4–6 Schlaftabletten genommen.“

Dieser Fall zeigt in anschaulicher Weise, mit welcher Skepsis und Sorgfalt die Aussagen von Begleitpersonen zu beurteilen sind und wie schwierig es für den behandelnden Arzt sein kann, nur aufgrund der Symptome die Art der Vergiftung zu diagnostizieren.

Da diese Pflanze ein typisches Unkraut unseres Kulturlandes ist, werden regelmäßig auch **Tiervergiftungen** beobachtet. Besonders Rinder, Pferde und Schweine erkranken daran, wenn das Futter einen hohen Nachtschatten-Anteil enthält [6, 7]. Allerdings scheint nach LIEBENOW [8] weniger der relativ niedrige Alkaloid- als vielmehr der hohe Nitrat-Gehalt diese Intoxikationen zu verursachen. Bei Fütterungsversuchen an Ratten erwiesen sich die Samen des Schwarzen Nachtschatten weitgehend als untoxisch. Es wurden lediglich eine geringere Gewichtszunahme und Appetitlosigkeit beobachtet [9].

In diesem Zusammenhang sollte auch bedacht werden, dass mit zunehmend maschineller Ernte, Aufbereitung und Verpackung einzelner Gemüsesorten Anteile dieses Unkrautes in die für den Menschen bestimmte Nahrung gelangen können [10, 11]. So wurde uns aus Schleswig-Holstein ein Fall bekannt, in dem Grünkohl unzulässige Mengen an Schwarzem Nachtschatten enthielt. Auch wurde in Pressemitteilungen [12, 13] mehrfach vor dem Verzehr bestimmter Bohnen-Konserven gewarnt, die nach Auskunft des Bundesgesundheitsministeriums grüne Früchte von *Solanum nigrum* enthalten sollten. Nach WILLUHN [14] war der Gehalt an nachweisbaren Alkaloiden allerdings so gering, dass mit einer Gesundheitsgefährdung nicht zu rechnen war.

Mikroskopische Merkmale der Frucht. Die Beeren des Schwarzen Nachtschattens besitzen eine Epidermis (Abb. 270) aus dünn- und glattwandigen Zellen mit zarter Tüpfelung und leichter Cuticularstreifung. Sie enthalten z.T. einen rotviolletten Zellsaft (Anthocyane), in dem ein hell durchscheinender Zellkern auffällt.

Symptome, Therapie und **Nachweis** der Inhaltsstoffe siehe Seite 378.

Im Fruchtfleisch kommt neben vereinzelten Calciumoxalatdrusen (~20 µm) reichlich Oxalatsand vor.

Literatur

[1] Schreiber, K.: Über das Vorkommen von Solasodinglykosiden in Solanum nigrum L. und ihre industrielle Verwertung. Planta Med. *6*(4), 435–439 (1958).
[2] Ridout, C.L., K.R. Price, D.T. Coxon and G.R. Fenwick: Glycoalkaloids from Solanum nigrum L., α-solamargine and α-solasonine. Pharmazie *44*(10), 732–733 (1989).
[3] Mäthé, I. jr., H. van Mai and I. Mäthé sen.: Variation in the solasodine production in stands of various stages of development of Solanum nigrum L. during the vegetation period. Planta Med. *36*(3), 237–238 (1979).
[4] Ritter-Franke, S. und R. Bunjes: Vergiftungsunfälle mit Pflanzen, in: K.E. von Mühlendahl, U. Oberdisse, R. Bunjes und M. Brockstedt (Hrsg.), Vergiftungen im Kindesalter, 4. Auflage, Georg Thieme Verlag, Stuttgart-New York 2003.
[5] Polster, H.: Zwei Fälle von Nachtschattenvergiftung. Kinderärztl. Prax. *21*(5), 208–211 (1953).
[6] Carey, J.C.: Black nightshade poisoning in swine. N. Am. Vet. *36*, 446 (1955).
[7] Liebenow, H. und K. Liebenow: Giftpflanzen. Ein Vademekum für Tierärzte, Landwirte und Tierhalter, Gustav Fischer Verlag, Stuttgart 1994.
[8] Liebenow, H.: Solanum nigrum and other weeds as nitrate-containing plants-their nitrate content. Wiss. Z. Humboldt-Univ. Berlin, Math.-Naturwiss. Reihe *19*(1), 73–80 (1970).
[9] Dugan, G.M. and M.R. Gumbmann: Toxicological evaluation of sicklepod and black nightshade seeds in short-term feeding studies in rats. Fd. Chem. Toxicol. *28*(2), 101–107 (1990).
[10] Brain, K.R., and T.D. Turner: Toxic fruits in frozen peas. J. Assoc. Publ. Anal. *9*, 100–101 (1971).
[11] Fawcett, R.S., and V.M. Jennings: Black nightshade. Weeds Today *10*, 21–23 (1979).
[12] N.N.: Ministerium warnt vor Bohnen-Konserve: Kieler Nachrichten, 28.9.1985.
[13] N.N.: Brech-Bohnen reizen wirklich zum Brechen. Kieler Nachrichten 26.10.1985.
[14] Willuhn, G.: Persönl. Mitteilung, 1986.

Solanum pseudocapsicum L.

Korallenbäumchen, Korallenkirsche – Jerusalem Cherry – Orange de Savatier

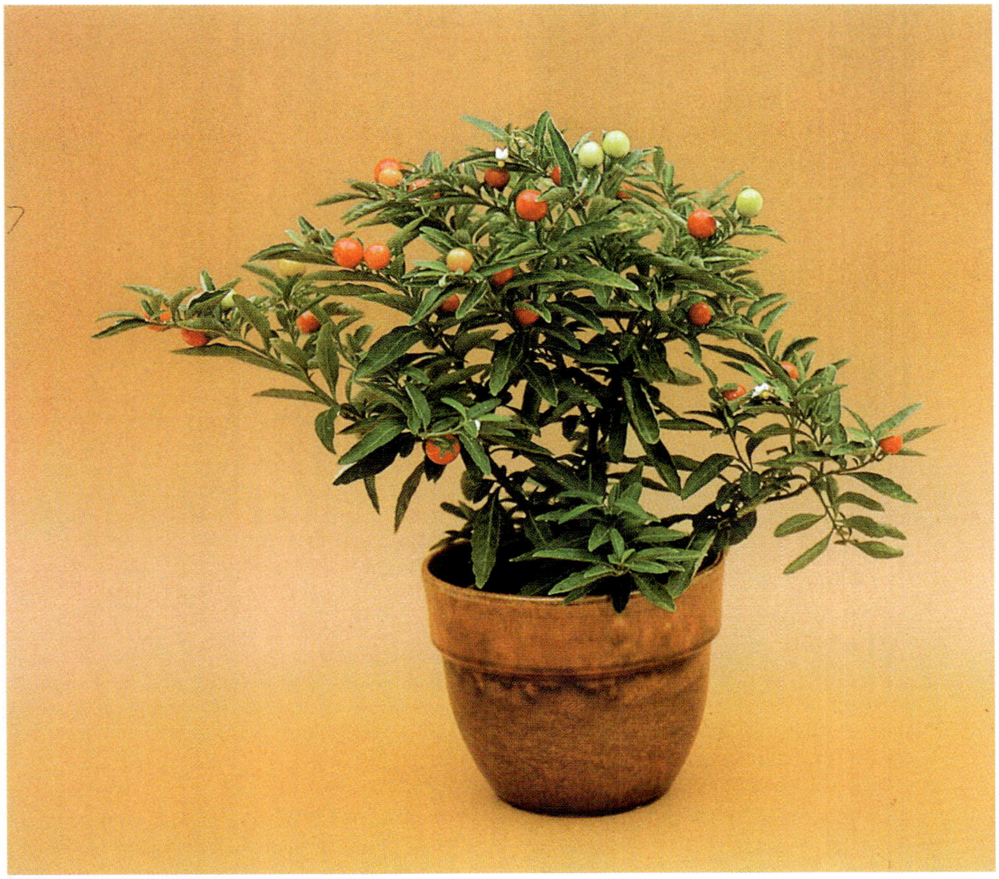

Abb. 271: Korallenbäumchen

0,5–1 m hoher Strauch mit kahlen, grünen Ästen.
Blätter einfach, länglich-lanzettlich, ganzrandig oder schwach ausgeschweift.
Blüten einzeln oder zu zweit, klein, sternradförmig, weiß; VI–VIII.
Früchte 1–2 cm große, kugelige, korallenfarbene, glänzende Beeren mit vielen weißen, flach-nierenförmigen Samen (4 mm); IX–X.
Verbreitung: Wird in verschiedenen Formen wegen der leuchtenden Beeren als Zier- und Zimmerpflanze gehalten.

Diese Pflanze nimmt zusammen mit wenigen anderen (z. B. *S. capsicastrum*, *S. hendersonii*, *S. seaforthianum*) unter den *Solanum*-Arten eine chemische Sonderstellung ein [1, 2]. Ihr Hauptalkaloid, das Solanocapsin, liegt nicht in glykosidischer Bindung vor und besitzt ein weiteres N-Atom außerhalb des steroiden Grundgerüstes.
Über die Zusammensetzung des Alkaloid-Gemisches und den Gehalt in den einzelnen Pflanzenorganen gibt es widersprüchliche Angaben, vgl. dazu [3]. Reife Früchte sollen alkaloidarm bis alkaloidfrei sein. Wie die toxikologischen Studien von DER MARDEROSIAN et al. [4] zeigten, sind die Extrakte der einzelnen Organe oral wesentlich weniger giftig als nach intraperitonealer Applikation, es bestehen aber keine nennenswerte Unterschiede in Abhängigkeit vom Reifezustand der Früchte. Das Solanocapsin soll durch direkten Angriff am Herzmuskel über eine Verlangsamung der Reizbildung beruhigend auf das Herz wirken und in toxischen Konzentrationen Sinusarrhythmien hervorrufen.

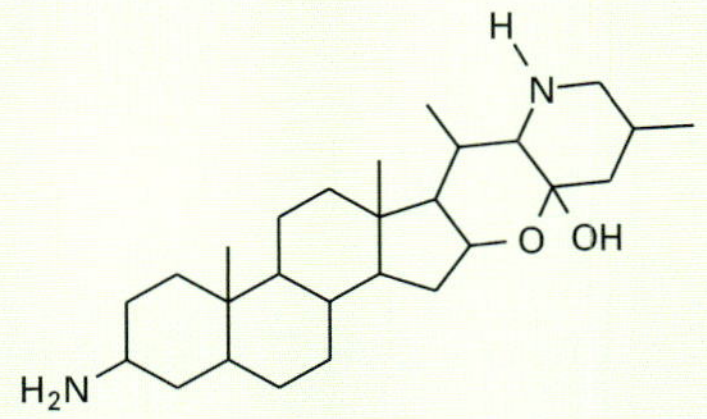

Solanocapsin

Das Korallenbäumchen übt wegen seiner attraktiven Früchte einen besonderen Reiz auf Kinder aus. So wurden allein in dem Tox.-Inf.-Zentrum Berlin [5] über 1500 Beratungsfälle verzeichnet. Während nach älteren Angaben [6] bereits wenige Beeren zu Vergiftungserscheinungen führen sollen, sind nach den Berichten der Giftinformationszentralen ernsthafte Intoxikationen in der Bundesrepublik in letzter Zeit nicht vorgekommen. Allerdings wurde aus Mexiko über einen Todesfall nach Verzehr von Beeren des Korallenbäumchens („manzanita del amor") berichtet [7]. Die Vergiftungssymptome entsprachen weitgehend jenen in der älteren Literatur beschriebenen. Beginnend mit einer allgemeinen Somnolenz des 5-jäh-

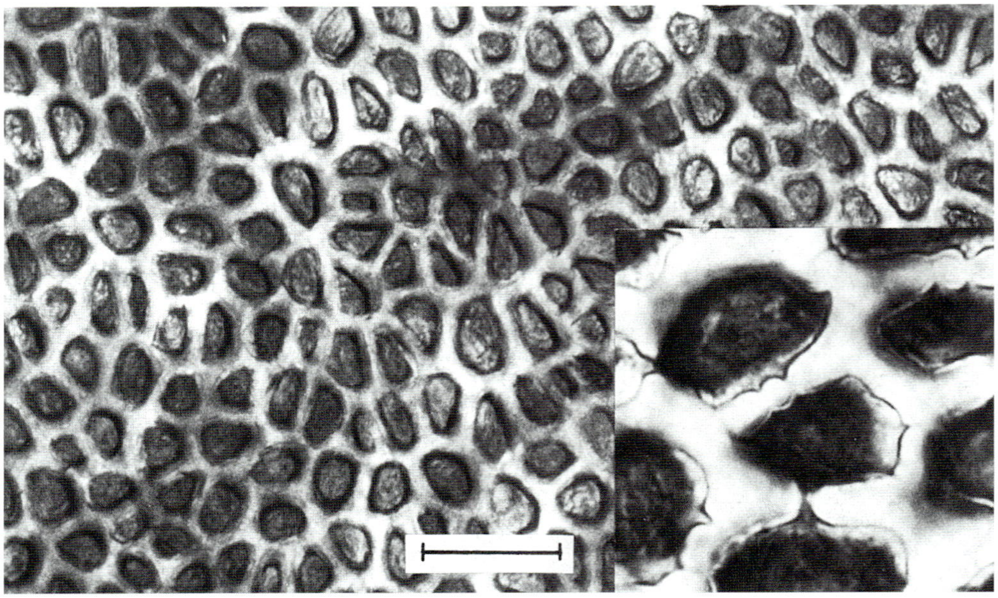

a

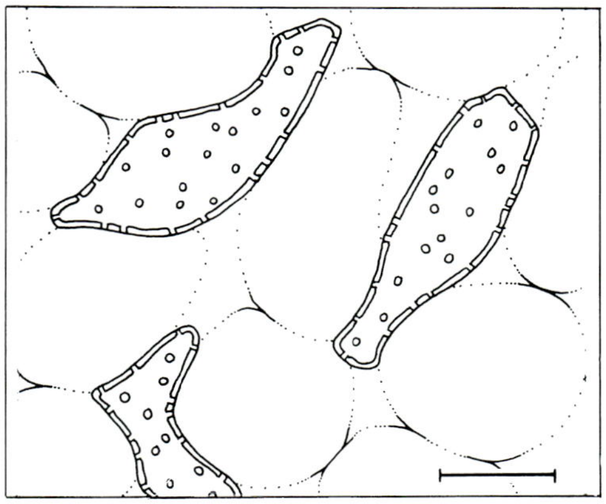

b

Abb. 272: Fruchtwandepidermis (a) und Sklereid-Idioblasten im Fruchtfleisch (b) von Solanum pseudocapsicum.

rigen Patienten wurden neben Leibschmerzen und Erbrechen auch Schmerzen in den Beinen, schwankender Gang, zunehmende Muskelschwäche und Atemlähmung, Hyperthermie und Herzkammerflimmern beobachtet. Schließlich trat 60 Stunden nach Aufnahme der Früchte der Tod durch Herzstillstand ein. Es fehlen allerdings in der Arbeit sowohl ein einwandfreier Nachweis der Früchte im Magen des Verstorbenen als auch konkrete Angaben über die Zahl der aufgenommenen Früchte.

Therapie

Unter Berücksichtigung der oben beschriebenen schweren Intoxikation ist nach Verzehr auch weniger Beeren eine sorgfältige Beobachtung des Patienten und gegebenenfalls eine primäre Giftentfernung anzuraten; s. Seite 378.

Mikroskopische Merkmale der Frucht. Die kleinzellige Epidermis der Fruchtwand von *Solanum pseudocapsicum* ist ausgesprochen dickwandig (Abb. 272 a). Im Flächenschnitt zeichnet sich bereits das Muster einer großzelligen Hypodermis durchscheinend ab; Spaltöffnungen sind nicht vorhanden. Das lockere Fruchtfleisch enthält wenig Oxalatsand, aber zahlreiche Sklereid-Idioblasten mit stark getüpfelten Wänden (Abb. 272 b).

Literatur

[1] Chakravarty, A.K., B. Das, E. Ali and S.C. Pakrashi: Studies on Indian medicinal plants: 77. Structure and stereochemistry of some new steroid alkaloids from Solanum pseudocapsicum and Solanum giganteum by NMR spectroscopy. J. Chem. Soc. Perkin. Trans. I. *0*(3), 467–474 (1984).

[2] Schreiber, K.: The steroid alkaloids of Solanum, in: Hawkes, Lester, Skelding (eds.): The Biology and Taxonomy of the Solanaceae, S. 193–202, Acad. Press, London, New York 1979.

[3] Teuscher, E. und U. Lindequist: Biogene Gifte, Gustav Fischer Verlag, Stuttgart, Jena, New York 1994.

[4] Der Marderosian, A., F.B. Giller and F.C. Roia jr.: Phytochemical and toxicological screening of household ornamental plants potentially toxic to humans. J. Toxicol. Environ. Health *1*, 939–953 (1976).

[5] Ritter-Franke, S. und R. Bunjes: Vergiftungsunfälle mit Pflanzen, in: K.E. von Mühlendahl, U. Oberdisse, R. Bunjes und M. Brockstedt (Hrsg.), Vergiftungen im Kindesalter, 4. Auflage, Georg Thieme Verlag, Stuttgart-New York 2003.

[6] Brugsch, H. und O.R. Klimmer: Vergiftungen im Kindesalter, Ferdinand Enke Verlag, Stuttgart 1966.

[7] Montoya Cabrera, M.A., G. Lopez Martin u. S. Rubio Rodriguez: Intoxicacion por Solanum pseudocapsicum („manzanita del amor"). Rev. Med. JMSS (Mex.) *21*(3), 224–227 (1983).

Solanum tuberosum L. Kartoffel – Potato – Pomme de terre

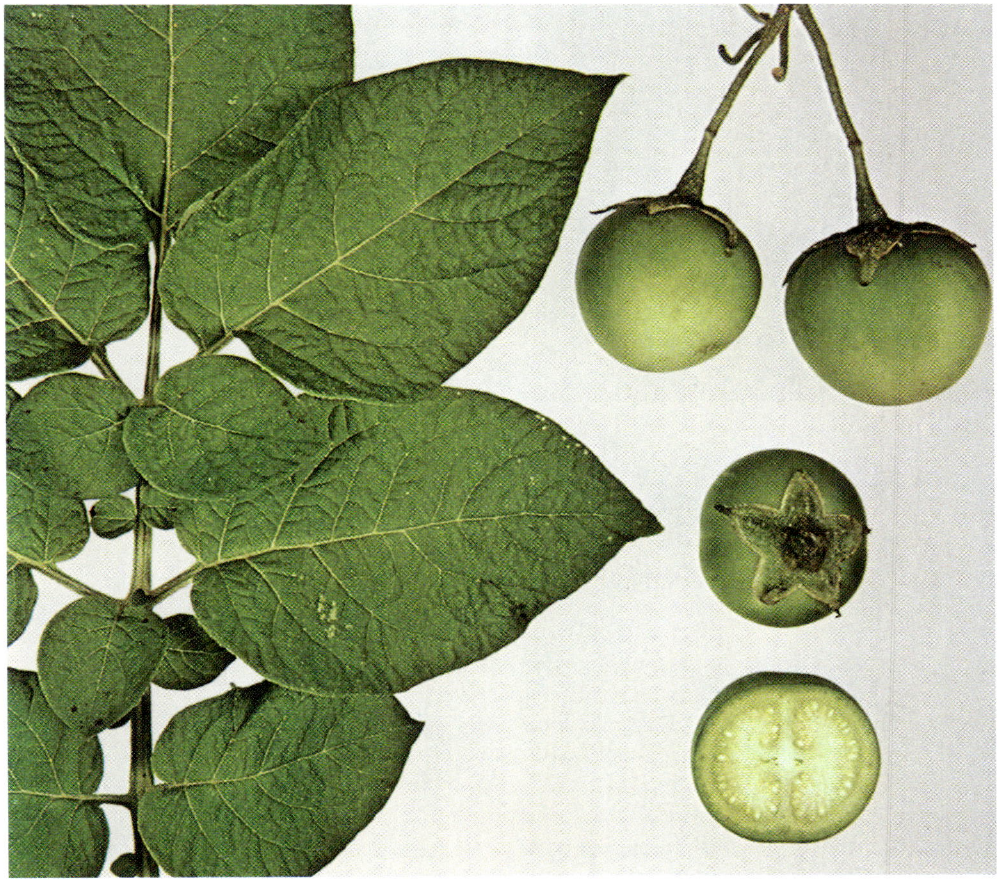

Abb. 273: Kartoffel

0,4–1 m hohe, ausdauernd-krautige Pflanze mit aufrecht-ästigem Stängel und unterirdischen, Sprossknollen tragenden Ausläufern.
Blätter fiederteilig bis gefiedert, mit abwechselnd kleineren und größeren Blättchen.
Blüten in meist zwei langgestielten Wickeln; Krone 5-eckig, groß, weißrötlich bis blassviolett; VI–VIII.
Früchte kugelige, gelbgrünliche, fleischige Beeren mit vielen gelblich-weißen Samen (< 300); VIII–IX.
Verbreitung: Aus S-Amerika stammend, heute nur noch in Kultur bekannt, verschiedentlich auch verwildert.

Die Kartoffel gehört neben Weizen, Mais und Reis zu den bedeutendsten Weltnahrungsmitteln, die Jahresproduktion liegt bei ca. 300 Millionen t. Umso erstaunlicher ist für viele Menschen der Hinweis, dass dieses Nahrungsmittel von einer „giftigen" Pflanze stammt. In der Tat enthalten alle Teile von *Solanum tuberosum* toxische Steroidalkaloidglykoside [1–3].

Tab. 15: Alkaloidgehalt (bez. auf TGW) von *Solanum tuberosum* [2].

Blüten	220– 570 mg/100 g
Frucht	40– 110 mg/100 g
Kraut	20– 100 mg/100 g
Keime	200–1700 mg/100 g
Knolle	1– 15 mg/100 g

In der Kartoffelknolle kommen diese Alkaloide normalerweise in unbedenklichen Mengen vor. Unter bestimmten Bedingungen allerdings, nach falscher (übermäßige Einwirkung von Tageslicht) oder zu langer Lagerung kann der Alkaloidgehalt für Menschen kritische Konzentrationen erreichen (35 mg/100 g). 1987 warnten deutsche Gesundheitsbehörden vor dem Verzehr unsachgemäß gelagerter, bereits deutlich ergrünter israelischer Frühkartoffeln [4, 5].
Mit der Auskeimung (Abb. 274) und dem Grünwerden der Knollen setzt eine intensive Produktion von Alkaloiden ein, und zwar bevorzugt in der Schale und an Orten hoher Stoffwechselaktivität, den so genannten „Augen". Dabei sollte beachtet werden, dass die Alkaloidsynthese nicht zwangsläufig mit einer Zunahme an Chlorophyll gebunden sein muss, also noch unverfärbte Kartoffeln schon giftig sein können [6]. Auch müssen Kartoffeln mit toxischem Alkaloidgehalt nicht immer bitter schmecken. Wesentlichen Einfluss auf die Genießbarkeit solcher Kartoffeln hat auch die Zubereitungsweise. Gut geschälte und gekochte Knollen sind wesentlich weniger gefährlich (Entfernung der Alkaloide mit der Schale und dem Kochwasser) als ungeschält-gebackene, da die Alkaloide weitgehend einer Hitzebehandlung widerstehen.
In der humantoxikologischen Praxis sind vor allem nach Verzehr der Beeren und ungenießbarer Knollen Vergiftungen be-

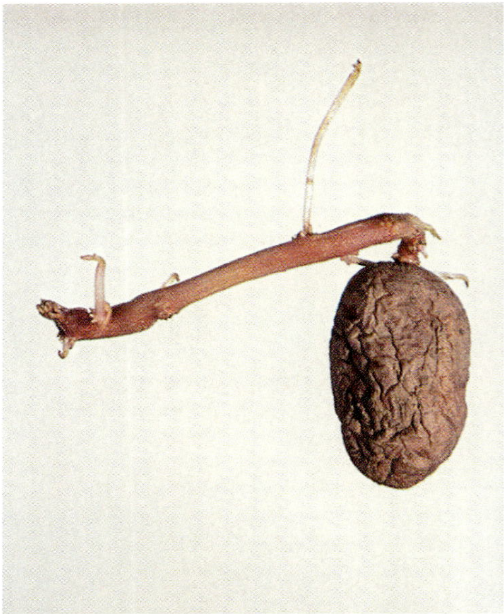

Abb. 274: Auskeimende Kartoffelknolle.

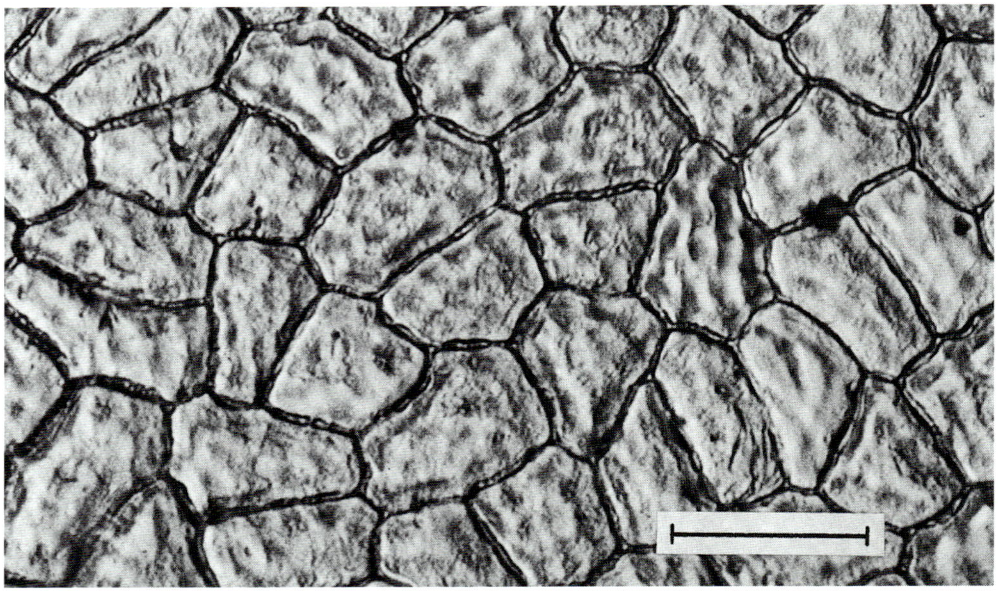

Abb. 275: Fruchtwandepidermis von Solanum tuberosum.

obachtet worden. Eine Intoxikation durch die in jedem Fall giftigen Früchte lässt sich relativ sicher und schnell durch deren morphologische und mikroskopische Merkmale diagnostizieren.
Im zweiten Fall sind zahlreiche Untersuchungen notwendig, um einen ursächlichen Zusammenhang zwischen den Vergiftungssymptomen und der Nahrungsaufnahme zu erkennen. McMillan et al. [7] haben am Beispiel einer Massenvergiftung von 78 Schulkindern in London diese Probleme dargestellt. Häufig sind nämlich Intoxikationen mit kartoffelhaltigen Speisen nicht durch einen zu hohen Alkaloidgehalt, sondern durch Sekundärinfektionen mit Salmonellen bedingt. Hier können nur bakteriologische Untersuchungen von Blut, Serum, Erbrochenem, Harn und Stuhl oder der Speisereste weiterhelfen. Ebenso sollte versucht werden, durch Messung der Cholinesterase-Aktivität im Plasma und durch mikrochemische Nachweise im Harn Hinweise auf eine mögliche Solanin-Vergiftung zu bekommen. Auch wies Desjardins [8] auf eine mögliche Gefährdung durch Mycotoxine (Trichothecene) von *Fusarium*-Arten hin. Nach diesen Untersuchungen können runzelige, braune Kartoffeln erhebliche Mengen (5 µg/g Gewebe) Toxin enthalten.

Angaben zur quantitativen Alkaloid-Bestimmung in Kartoffeln und Kartoffelprodukten finden sich in folgenden Arbeiten [2, 9–13]. Nach Auffassung der WHO wird ein Alkaloidgehalt von 20–100 mg/kg Kartoffeln für die menschliche Gesundheit als unbedenklich angesehen.
Die aus der Literatur bekannten Nutztiervergiftungen mit *S. tuberosum* lassen sich zur Hälfte auf gekeimte Kartoffeln, zu einem Drittel auf Kartoffelkraut und zum übrigen Anteil auf verdorbene Futtermittel oder Überfütterung zurückführen [14, 15]. Unabhängig vom Solaningehalt ist die Verfütterung frisch geschlagenen Kartoffelkrautes wegen des nicht unerheblichen Nitratgehaltes stets mit Risiken verbunden (siehe auch *S. nigrum*) [16].

Mikroskopische Merkmale der Frucht. Die farblosen Epidermiszellen der Kartoffelbeere besitzen dünne, zuweilen perlschnurartig aussehende Wände (Abb. 275). Im großzelligen Fruchtfleisch befinden sich zahllose Amyloplasten, die im polarisierten Licht deutlich aufleuchten. Typische Stärkekörner, wie wir sie von der Kartoffelknolle her kennen, kommen dagegen nur ganz vereinzelt vor. Calciumoxalat scheint ganz zu fehlen.

Latenzzeit, Symptome, Therapie und **Nachweis** siehe Seite 378. Nach Ingestion 1 Beere, 1 kleinen Keimes oder einzelner Blüten nur großzügiges Flüssigkeitsangebot. Bei 2–3 Beeren zusätzlich Kohlegabe. Ab Ingestion von 4 Beeren oder 1 Keim (Länge > 5 cm): Magenentleerung (Ipecac) bis 2 h nach Ingestion, danach Kohlegabe [17].

Literatur

[1] Coxon, D.T.: The glycoalkaloid content of potato berries. J. Sci. Food Agric. *32*, 412–414 (1981).
[2] Gelder, W.M.J. van and W.M.J. Van-Gelder: Chemistry, toxicology and occurrence of steroidal glycoalkaloids: potential contaminants of the potato (Solanum tuberosum L.); in: Poisonous plant contamination of edible plants, A.F.M. Rizk (ed.), S. 117–156, CRC Press, Boca Raton 1991.
[3] Jones, P.G. and G.R. Fenwick: The glycoalkaloid content of some edible solanaceous fruits and potato products. J. Sci. Food Agric. *32*, 419–421 (1981).
[4] N.N.: Gesundheitsbehörde warnt vor Nikola-Frühkartoffeln. Kieler Nachrichten Nr. 51, 2.3.1987.
[5] Langerfeldt, J.: Frühkartoffeln mit hohem Solaningehalt gelangten auf den Markt. hgk-Mitteilungen *30*(3), 35 (1987).
[6] Jadhav, S.J.: Formation and control of chlorophyll and glycoalkaloids in tubers of

Solanum tuberosum L. and evaluation of glycoalcaloid toxicity. Adv. Food Res. *21*, 307–354 (1975).
[7] McMillan, M. and J.C. Thompson: An outbreak of suspected solanine poisoning in schoolboys. Q. J. Med. *48*(190), 227–243 (1979).
[8] Desjardins, A.E.: Science News *135*, 238 (1989); ref. H.-H. Vogt: Trichothecene in Kartoffeln. Naturw. Rundsch. *43*(4), 175 (1990).
[9] Jellema, R., E.T. Elema and T.M. Malingre: Fluorodensitometric determination of potato (Solanum tuberosum) glycoalkaloids on thin-layer chromatograms. J. Chromatogr. *210*(1), 121–129 (1981).
[10] Sachse, J. und F. Bachmann: Über die Alkaloidbestimmung in Solanum tuberosum L. Z. Lebensm.-Unters.-Forsch. *141*(5), 262–274 (1969).
[11] Asano, M., N. Goto and K. Isshiki: Simple and rapid analysis of potato glycoalkaloids. J. Japan. Soc. Food Sci. Technol. *43*(5), 593–597 (1996).
[12] Phillips, B.J., J.A. Hughes, J.C. Phillips, D.G. Walters, D. Anderson and C.S.M. Tahourdin: A study of the toxic hazards that might be associated with the consumption of green potato tops. Food Chem. Toxicol. *34*(5), 439–448 (1996).
[13] Badowski, P. and K.B. Urbanek: Solanine and chacocine: occurrence, properties, methods for determination. Rocz. Panstw. Zakl. Hig. *50*(1), 69–75 (1999).
[14] Bentz, H.: Nutztiervergiftungen, Erkennung und Verhütung, Gustav Fischer Verlag, Jena 1969.
[15] Somvanski, R., J.C. Biswas and M.S. Sastry: Potato plant (Solanum tuberosum) induced dermatitis in Indian buffaloes. Indian J. Anim. Sci. *62*(7), 639–641 (1992).
[16] Owen, R.R.: Potato poisoning in a horse. Vet. Rec. *117*(10), 246 (1985).
[17] Ritter-Franke, S. und R. Bunjes: Vergiftungsunfälle mit Pflanzen, in: K.E. von Mühlendahl, U. Oberdisse, R. Bunjes und M. Brockstedt (Hrsg.), Vergiftungen im Kindesalter, 4. Auflage, Georg Thieme Verlag, Stuttgart-New York 2003.

Sterculiaceae

Der **Kakaobaum**, *Theobroma cacao*, ist nicht nur als Lieferant der Kakaobohnen und der daraus hergestellten Genussmittel von Interesse, sondern hat auch toxikologische Bedeutung: Als in Mangelzeiten des Zweiten Weltkriegs, Kakaoschalen als Abfallprodukt der Kakaogewinnung vermehrt dem Tierfutter beigemischt wurden, kam es wiederholt zu Intoxikationen [1, 2]. Auch später gab es Berichte über Vergiftungen von Enten [3] und vor allem von Hunden [4, 5]. Ein Springerspaniel verendete, nachdem er ein 250 g Paket Kakao gefressen hatte [6]. In allen Fällen wird der relativ hohe Gehalt an **Theobromin** – in den Schalen je nach Reinigung 0,2 bis 2,9%, im Kakaopulver 1 bis 3% – als Ursache der z.T. tödlichen Vergiftungen angesehen.

Mit Paralyse, Bradykardie und Bluthochdruck einhergehende Tiervergiftungen von Wiederkäuern in M-Amerika, insbesondere in Nicaragua („derrengue“ poisoning), werden durch das Fressen der Blätter von *Melochia pyramidata* hervorgerufen. Das toxische Prinzip ist ein als Melochinin bezeichnetes Pyridon-Alkaloid, das frei und glykosidisch gebunden in der Pflanze vorkommt [7].

Literatur

[1] Blakemore, F. and G.D. Shearer: The poisoning of livestock by cacao products. Vet. Rec. *55*, 165 (1943).
[2] Black, D.J.G. and N.S. Barron: Observations on the feeding of a cacao waste product to poultry. Vet. Rec. *55*, 166–167 (1943).
[3] Gunning, O.V.: Theobromine poisoning in ducks due to the feeding of cacao waste products. Br. Vet. J. *106*, 31–32 (1950).
[4] Decker, R.A. and G.H. Myers: Theobromine poisoning in a dog. J. Am. Vet. Med. Assoc. *161*, 198–199 (1972).
[5] Drolet, R., T.D. Arendt and C.M. Stowe: Cacao bean shell poisoning in a dog. J. Am. Vet. Med. Assoc. *185*(8), 902 (1984).
[6] Sutton, R.H.: Cocoa poisoning in a dog. Vet. Rec. *109*(26), 563–565 (1981).
[7] Breuer, H., M. Rangel and E. Medina: Pharmacological properties of Melochinine, an alkaloid producing central american cattle paralysis. Toxicology *25*, 223–242 (1982).

Taxaceae

Taxus baccata L. Eibe – Yew – If

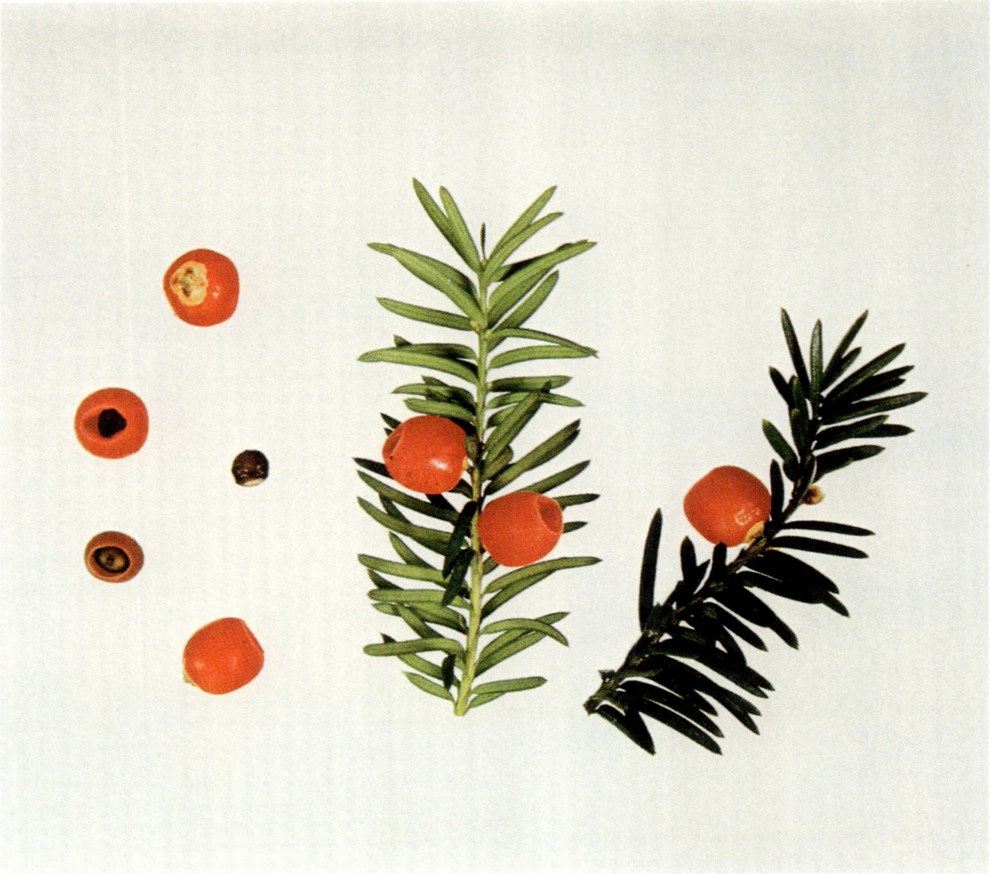

Abb. 276: Eibe

Bis zu 15 m hoher, immergrüner Nadelbaum, auch strauchförmig, mit waagrecht oder abwärts abstehenden Ästen und länglich-pyramidaler oder auch unregelmäßiger Krone.
In Laub- und Nadelwäldern, mit Vorliebe auf kalkhaltigem Boden wachsend, nicht in größeren Beständen.
Nadeln oberseits dunkelgrün, glänzend, unterseits hellgrün-matt, kurz-stachelspitzig, bis 35 mm lang und 2 mm breit; ohne Harzgänge, mit charakteristisch umwallten Spaltöffnungen auf der Unterseite (Abb. 277).
Blüten zweihäusig verteilt, die weiblichen in den Blattachseln jüngerer Zweige angelegt und einzeln, ziemlich entfernt voneinander stehend; III–IV.
Samen holzig, schwarzbraun, vom saftigen, schleimig und süßlich schmeckenden, scharlachroten und zart bereiften Samenmantel (Arillus) becherförmig umgeben; Reife ab VIII.
Verbreitung: M- und S-Europa, vielfach auch angepflanzt.

Die Eibe galt schon im Altertum als Todesbaum [1] und war den Todesgöttern geweiht. Extrakte aus Eibennadeln wurden zu Morden und Selbstmorden benutzt. So ist bei Cäsar zu lesen, dass sich der Eburonenfürst Catuvolcus durch den Freitod mit *Taxus baccata* der Gefangenschaft entzog.
Auch in neuerer Zeit sind Fälle von (meist erfolgreichen) Suizidversuchen mit Eibennadeln beschrieben worden [2–6]. Bei den eingenommenen Mengen handelte es sich um „einige Esslöffel“ bzw. um „eine Hand voll“ Nadeln. In einem Falle sollte offenbar die Giftigkeit der Nadeln im Hinblick auf ihre Verwendung als Abortivum getestet werden [7]; vgl. dazu auch eine Statistik aus dem Jahre 1985: 4 Suizidversuche durch Aufkochen der Nadeln, ein Todesfall [8]. In dem von Janssen und Peltenburg [9] beschriebenen Fall wurde die Rinde von *Taxus baccata* für einen Suizidversuch benutzt. In zwei Fällen blieb unklar, ob die Ingestion von Eibenblättern [10] bzw. das Trinken einer Blattabkochung aus suizidaler Absicht erfolgte; im letzteren Fall [11] starben drei Gefängnisinsassen, ein Vierter überlebte.
In der Giftpflanzenberatungspraxis sind aber weniger die Nadeln als vielmehr die Samen mit ihrem verlockenden roten Samenmantel, der zum Verzehr reizt, von Bedeutung. Da die toxischen Substanzen der Eibe im Arillus (als dem einzigen Pflanzenteil) fehlen, sind keine Vergiftungen zu befürchten, solange nicht der Same

zerkaut oder die Samenschale in anderer Weise zerstört wird; der Arillus schmeckt schleimig-süßlich, die Samen dagegen nach dem Zerkauen stark bitter. Bei einer Ingestion von Nadeln und „Früchten“ musste offen bleiben, welche Pflanzenteile für die schwere Intoxikation eines fünfjährigen Kindes verantwortlich gewesen sind [12].
Ein bewusstlos in einem Park aufgefundener Mann überlebte auf der Intensivstation einer Klinik; ein kardiogener Schock und schwere Arrhythmien wurden auf das Kauen von Eibennadeln und -„früchten“ zurückgeführt, die der Mann als „gesundheitsfördernd“ angesehen hatte. Genauere Angaben zur aufgenommenen Menge fehlen allerdings [13].
Wie die Übersicht von RITTER [14] zeigt, traten bei den „Früchten“ in der überwiegenden Zahl der Beratungen keine Vergiftungssymptome auf. Lediglich in 2 % der Fälle gab es bei Kindern Bauchschmerzen und Durchfall oder auch Blutdruck- und Temperaturabfall sowie eine Tachykardie. Anders ist das Bild bei Ingestion von Nadeln. Immerhin in 19 % der Fälle wurden bei Kindern gastrointestinale Beschwerden und Tachykardie beobachtet. Die Suizidversuche von Erwachsenen führten zu schweren Vergiftungssymptomen mit zwei Todesfällen.
Eine Auswertung aller über einen Zeitraum von 10 Jahren (1985–1994) in den USA von der AAPCC (American Association of Poison Control Centers) registrierten Fälle zeigte folgendes Ergebnis [15]: Bei über 11 000 Ingestionsfällen mit „Früchten“ waren Kinder unter 6 Jahren zu 92,7 % beteiligt. Davon zeigten 93 % keinerlei Symptome und nur 7 % geringfügige Beschwerden; lediglich bei 30 Kindern traten Anzeichen einer ernsteren und bei 4 Kindern einer lebensbedrohenden Intoxikation auf. Es wurde kein Todesfall bekannt.

Toxische Inhaltsstoffe. Bei den Giftstoffen der Eibe handelt es sich um Polyhydroxy-Diterpene überwiegend mit dem Grundgerüst des Taxans. Sie können mit verschiedenen Säuren verestert sein und sind, soweit es sich um N-haltige Seitenketten handelt, als Pseudoalkaloide zu bezeichnen. Dies gilt z. B. für das **Taxin B**,

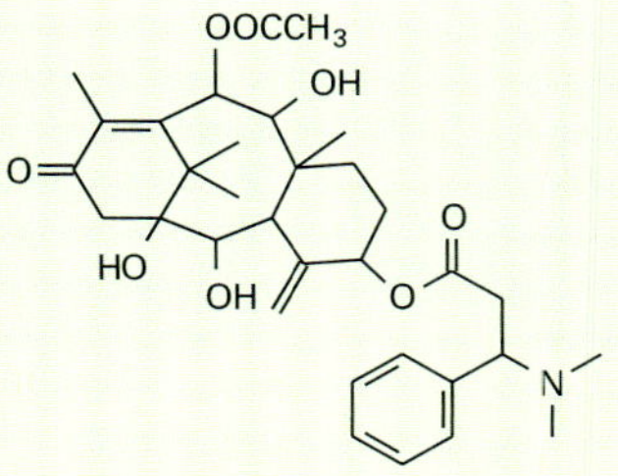

Taxin B

Taxus baccata: Beratungsfälle von 1964–1991 [14]

Organ		Kinder	Erwachsene
„Früchte“	insgesamt	2598	58
(Samen mit Arillus)	mit leichten Symptomen	52	–
Nadeln	insgesamt	58	8
	mit leichten Symptomen	11	–
	mit schwerer Symptomatik		8
	davon Todesfälle		2

der wohl vor allem für die Toxizität der Eibe verantwortlichen Komponente, die mit 3-(Dimethylamino)-3-phenylpropionsäure („Wintersteinsäure“) verestert ist. Eine Übersicht der bis 1980 bekannten *Taxus*-Inhaltsstoffe stammt von MILLER [14], während die neueren Ergebnisse der Taxanforschung sowie der Chemie des Taxols und verwandter Taxoide bei KINGSTON et al. [17, 18] zusammengefasst sind. Zum Nachweis der Taxine mittels GC/MS bzw. LC/MS vgl. [19, 20].
Eine besondere Bedeutung hat in den letzten Jahren das **Taxol** erlangt, ein aus der Rinde von *Taxus brevifolia* isoliertes Taxanderivat mit einem viergliedrigen, O-haltigen sog. Oxacetanring. Es hemmt die Zellteilung durch Stabilisierung von Mikrotubuli, die dann nicht mehr zur Ausbildung der normalen mitotischen Kernspindel zur Verfügung stehen und wirkt dadurch cytotoxisch. Seine Prüfung als krebshemmendes Mittel zeigte insbesondere bei Ovarialtumoren ermutigende Ergebnisse, sodass Taxol (als Wirkstoff Paclitaxel bezeichnet) wie auch das partialsynthetisch abgewandelte Docetaxel in den USA und auch in Deutschland als Medikament zur Behandlung von Ovarial-, Mamma- und auch Bronchialkarzinomen zugelassen ist [21–24]. Da Taxol bisher aus der Rinde der amerikanischen Eibe, *Taxus brevifolia*, gewonnen wird, ist diese in ihrem Bestand gefährdet: Für 1 kg Taxol müssen mehr als 1000 Bäume gefällt werden! Deshalb sind andere *Taxus*-Arten, darunter auch *Taxus baccata* insofern von Interesse, als in ihnen (auch in den Nadeln als einer regenerierbaren Quelle) nach Taxanderivaten gefahndet wird, die als Ausgangsmaterial für die partialsynthetische Darstellung des Taxols dienen können [25–27]. In *Taxus baccata* wären dies z. B. Baccatin III und 10-Desacetylbaccatin III, die in den Nadeln zu etwa 0,02 % vorkommen [26].
Von den weiteren Inhaltsstoffen der Eibe zeigen die Biflavonoide im Tierversuch ZNS-dämpfende, analgetische und antipyretische Wirkungen [23]. Erwähnenswert ist auch der Gehalt an cyanogenen Glykosiden in den Eibennadeln. Die Freisetzung von HCN, die relativ langsam erfolgt, scheint jedoch toxikologisch ohne Bedeutung zu sein und hat auf jeden Fall nichts mit der „Ausscheidung eines gasförmigen Giftes“ zu tun, die schon den Aufenthalt unter Eiben gefährlich machen soll. Für diese, von der Tagespresse gern aufgegriffene Behauptung gibt es bisher keine gesicherten Beweise [29, 30].
Über eine schwere anaphylaktische Reaktion nach Ingestion von 4 bis 5 Nadeln berichteten BURKE et al. [31]. Der 15-jährige Patient hatte vorher mehrere Monate lang täglich eine Nadel gekaut.

Symptome der Taxusvergiftung. Etwa nach einer Stunde einsetzende Übelkeit, Schwindelgefühl, Leibschmerzen, dann Bewusstlosigkeit, Pupillenerweiterung,

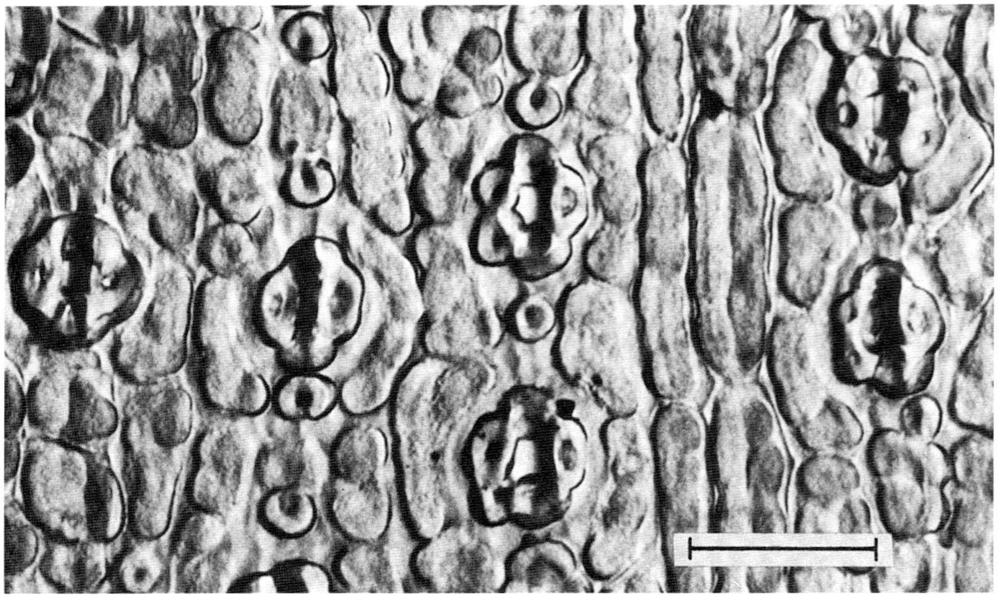

Abb. 277: Epidermis der Eibennadeln.

Rotfärbung der Lippen, oberflächliche Atmung, Tachykardie und auch schwere Bradyarrhythmien. Im weiteren Verlaufe Pulsverlangsamung, Blutdruckabfall und Tod durch Atemlähmung im diastolischen Herzstillstand. Taxin (als Sulfatsalz des Gesamtalkaloidgemischs) hemmt sowohl den Natrium- als auch den Calcium-Einstrom in die Myocardzelle [32]; vgl. dazu auch [33]. Die Prüfung auf akute Toxizität gegenüber Mäusen und Ratten ergab LD_{50} Dosen von 19,72 mg/kg Maus (p. o.), 21,88 mg/kg Maus (i. p.), 12,96 mg/kg Maus (s. c.) und 20,18 mg/kg Ratte (s. c.) [34].
Wegen der Seltenheit des Vergiftungsbildes werden Eibennadel-Vergiftungen u. U. nicht richtig diagnostiziert.*

Die mikroskopische Identifizierung von Nadeln im Mageninhalt oder Erbrochenem gibt jedoch einen sicheren Hinweis (vgl. Abb. 277); ebenso der Nachweis von 3,5-Dimethoxyphenol [6].

Tiervergiftungen. Bekannt ist die hohe Giftigkeit der Eibennadeln und -zweige für Pferde, aber auch andere Tiere sind gefährdet [36–40]. Ziegen verendeten, nachdem eine an die Koppel angrenzende *Taxus*-Hecke geschnitten worden war und sie von den Schnittabfällen gefressen hatten [41]. In einem Tiergehege gehaltene junge Emus wurden ohne vorherige Anzeichen einer Erkrankung tot aufgefunden; Eibennadeln und „grüne Früchte" im Mageninhalt deuteten auf eine *Taxus*-Vergiftung hin [42]. Von sechs

* Vgl. dazu aber Agatha Christie in „A Pocket full of Rye":

Inspector Neele:	„He was poisoned?"
Dr. Bernsdorf:	„Definitely ... I'd be prepared to make a bet on what the poison was"
N:	„Indeed?"
Dr. B:	„Taxine, my boy, Taxine!"
N:	„Taxine? Never heard of it"
Dr. B:	„I know. Most unusual ... Really delightfully unusual! ... Highly poisonous!"

a

b

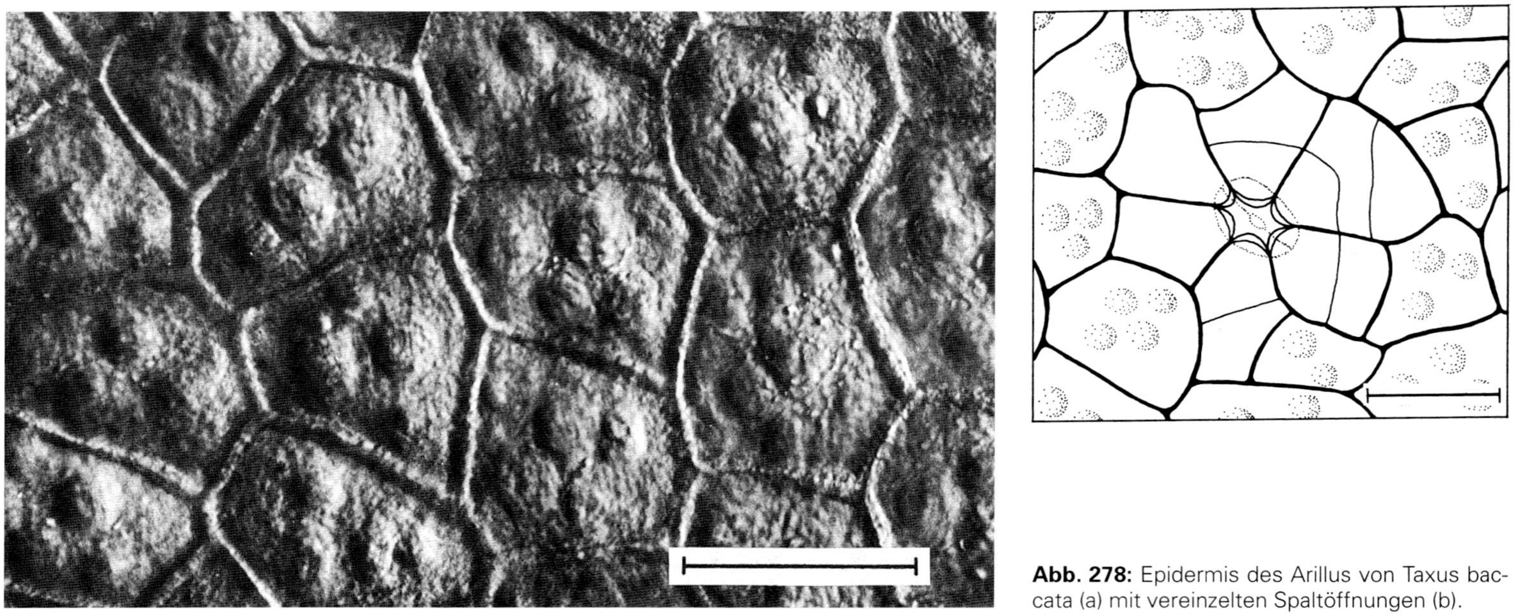

Abb. 278: Epidermis des Arillus von Taxus baccata (a) mit vereinzelten Spaltöffnungen (b).

Therapie

Eine kausale Therapie der Taxinvergiftung ist nicht bekannt. Magenentleerung ist auch nach Stunden noch sinnvoll, da die Nadeln den Magen schlecht passieren. Verschiedene klinische Maßnahmen (Kreislaufmittel, künstliche Atmung, Herzschrittmacher) haben in den beschriebenen Suizidfällen den Exitus nicht verhindern können. In einem Fall [5] konnten die lebensbedrohenden ventrikulären Rhythmusstörungen durch intravenöse Gabe von Lidocain (Antiarrhythmikum der Klasse IB) behoben und der Patient gerettet werden. Die Autoren weisen jedoch darauf hin, dass aus diesem Einzelbefund noch keine verbindlichen Therapierichtlinien abgeleitet werden können, sondern weitere klinische Erfahrungen nötig sind. Bei lebensbedrohenden Herzrhythmusstörungen sollte Digitalisantidot eingesetzt werden [35].

etwa zwei- bis dreijährigen Landschildkröten verstarben die drei kleinsten Tiere einen Tag, nachdem sie in einer Freianlage Eibennadeln gefressen hatten. Die Nadeln konnten im Mageninhalt identifiziert, die aufgenommene Menge jedoch nicht mehr genau ermittelt werden; sie stammten von Zweigen einer Eibe, die im Herbst des Vorjahres beschnitten worden war. Die Lagerung hatte offensichtlich nicht zu einer Abnahme des Taxingehalts geführt [43].

In Nordamerika ist vor allem *Taxus cuspidata* (Japanese Yew), dessen Toxizität noch höher sein soll als diejenige von *T. baccata* wiederholt Ursache tödlicher Tiervergiftungen gewesen [44–49]. Allgemeine Angaben für Letaldosen beim Fressen von Eibennadeln nach [47]:

Pferde und Schafe	100–200 g
Kühe	500 g
Schweine	75 g
Hunde	30 g
Geflügel	30 g

Mikroskopische Merkmale des Samenmantels und der Nadeln. Der rote Samenmantel (Arillus) von *Taxus baccata* ist durch eine auffällige Epidermis gekennzeichnet. Sie besitzt zahlreiche Spaltöffnungen, deren Schließzellen deutlich eingesenkt sind (Abb. 278 b). Jede Einzelne der farblosen Epidermiszellen weist mehrere papillöse Ausstülpungen der periklinen Außenwand auf (Abb. 278 a). Im darunter liegenden, schleimigen Parenchym kommen vereinzelt Calciumoxalatdrusen vor (~18 µm).

Ein wesentliches Merkmal der Eibennadeln sind ihre reihig angeordneten Spaltöffnungen (Nadelunterseite). Die Schließzellen liegen unter dem Epidermisniveau, sind partiell lignifiziert und werden von papillösen Nebenzellen umgeben, die einen höckerigen Ringwall über dem Eingang der Spaltöffnungen bilden (Abb. 277).

Literatur

[1] Frohne, D.: Die Eibe – Taxus baccata L. Z. Phytotherapie *19*(3), 168–174 (1998).

[2] Schulte, Th.: Tödliche Vergiftungen mit Eibennadeln (Taxus baccata). Arch. Toxicol. *34*, 153–158 (1975).

[3] Yersin, B., J.-G. Frey, M.-D. Schaller, P. Nicod and C. Perret: Fatal cardiac arrhythmias and shock following yew leaves ingestion. Ann. Emerg. Med. *16*(12), 1396–1397 (1987).

[4] Dach, B.V. und R.A. Streuli: Lidocainbehandlung einer Vergiftung mit Eibennadeln (Taxus baccata L.). Schweiz. Med. Wschr. *118*(30), 1113–1116 (1988).

[5] Van Ingen, G., R. Visser, H. Peltenburg, A.M. Van der Ark and M. Voortman: Sudden unexpected death due to Taxus poisoning. A report of five cases, with review of the literature. Forens. Sci. Int. *56*(1), 81–87 (1992).

[6] Wehner, F. und O. Gawatz: Suizidale Eibenintoxikationen – von Caesar bis heute – oder: Suizidanleitung im Internet. Arch. Kriminol. *211*(1–2), 19–26 (2003).

[7] Frohne, D. und O. Pribilla: Tödliche Vergiftung mit Taxus baccata. Arch. Toxicol. *21*, 150–162 (1965).

[8] Ritter, S.: Vergiftungen durch Pflanzen. Dtsch. Apoth. Ztg. *125*(37), 1834–1836 (1985).

[9] Janssen, J. en H. Peltenburg: En klassieke wijze van zelfoding: met Taxus baccata. Ned. Tijdschr. Geneeskd. *129*(13), 603–605 (1985).

[10] Sinn, L.E, B.S. Porterfield and J.F. Porterfield: Fatal taxine poisoning from yew leaf ingestion. J. Forens. Sci. *36*(2), 599–601 (1991).

[11] Feldmann, R., J. Chrobak, Z. Liberek and J. Szajewski: Four cases of intoxication with a decoction of yew needles. Pol. Arch. Med. Wewn. *79*(1), 26–29 (1988).

[12] Cummins, R.O., J. Haulman, L. Quan, J.R. Graves, D. Peterson and S. Horan: Near-fatal yew berry intoxication treated with external cardiac pacing and digoxin-specific Fab antibody fragments. Ann. Emerg. Med *19*(1), 38–43 (1990).

[13] Pilz, B., C. Mesner, S. Baetgen and F.C. Luft: Coma in a park. Lancet, Br. ed. *354*(9184), 1090 (1999).

[14] Ritter, S.: Vergiftungsunfälle mit Pflanzen, in : K.E. von Mühlendahl, U. Oberdisse, R. Bunjes und S. Ritter (Hrsg.): Vergiftungen im Kindesalter, Ferdinand Enke Verlag, Stuttgart 1995.

[15] Krenzelok, E.P., T.D. Jacobsen and J. Aronis: Is the yew really poisonous to you? J. Toxicol. Clin. Toxicol *36*(3), 219–223 (1998).

[16] Miller, R.W.: A brief survey of taxus alkaloids and other taxane derivates. J. Nat. Prod. *43*, 425–437 (1980).

[17] Kingston, D.G.I., A. Molinero and J.M. Rimoldi: The taxane diterpenoids. Progr. Chem. Org. Nat. Prod. *61*, 1–206 (1993).

[18] Kingston, D.G.I., P.G. Jagtap, H. Yuan and L. Samala: The chemistry of taxol and related taxoids. Progr. Chem. Org. Nat. Prod. *84*, 53–193 (2002).

[19] Lang, D.G., R.A. Smith and R.E. Miller: Detecting taxus poisoning using GC/MS. Vet. Hum. Toxicol. *39*(5), 314 (1997).

[20] Kite, G.C., T.J. Lawrence and E.A. Dauncey: Detecting Taxus poisoning in horses using liquid chromatography/mass spectrometry. Vet. Hum. Toxicol. *42*(3), 151–154 (2000).

[21] Appendino, G.: Taxol (paclitaxel): Historical and ecological aspects. Fitoterapia *64*, Suppl. 1, 5–25 (1993).

[22] Lenaz, L. and M.D. De Furia: Taxol: A novel natural product with significant anticancer activity. Fitoterapia *64*, Suppl. 1, 27–35 (1993).

[23] Schneider, B: Taxol, ein Arzneistoff aus der Rinde der Eibe. Dtsch. Apoth. Ztg. *134*(36), 3389–3400 (1994).

[24] Nowak, G.: Taxol – Pharmakologische und therapeutische Aspekte. Naturw. Rdschau. *49*, 180–183 (1996).

[25] Vidensek, N., P. Lim, A. Campbell and C. Carlson: Taxol content in bark, wood, root, leaf, twig and seedling from several Taxus species. J. Nat. Prod. *53*(6), 1609–1610 (1990).

[26] Appendino, G., P. Gariboldi, B. Gabetta and E. Bombardelli: Taxoids from the

needles of yew. Fitoterapia *64*, Suppl. 1, 37–46 (1993).
[27] Appendino, G., P. Gariboldi, A. Pisetta, E. Bombardelli and G. Gabetta: Taxanes from Taxus baccata. Phytochemistry *31*(12), 4253–4257 (1992).
[28] Vohora, S.B., I. Kumar, S.A. Shah and M.S.Y. Khan: Effects of biflavonoids of Taxus baccata on the central nervous system. Ind. J. Med. Res. *71*, 815–820 (1980).
[29] N.N.: Kleine Mitteilung: Sind Eiben wirklich gefährlich und giftig? Z. Angew. Phytother. *2*(4), 149 (1981).
[30] Koch, W.: Giftige Gasausscheidungen von Eibenbäumen? Münch. Med. Wschr. *112* 1398 (1970).
[31] Burke, M.J., D. Siegel and B. Davidow: Consequence of yew (Taxus) needle ingestion. N. York State J. Med. *79*(10), 1576–1577 (1979).
[32] Tekol, Y. und M. Kameyama: Elektrophysiologische Untersuchungen über den Wirkungsmechanismus des Eibentoxins Taxin auf das Herz. Arzneim.-Forsch. *37*, 428–431 (1987).
[33] Wilson, C.R., J. Sauer und S.B. Hooser: Taxines: a review of the mechanism and toxicity of yew (Taxus spp.) alkaloids. Toxicon *39*(2–3), 175–185 (2001).
[34] Tekol, Y.: Acute toxicity of taxine in mice and rats. Vet. Hum. Toxicol. *33*(4), 337–338 (1991).
[35] Ritter-Franke, S. und R. Bunjes: Vergiftungsunfälle mit Pflanzen, in: K.E. von Mühlendahl, U. Oberdisse, R. Bunjes und M. Brockstedt (Hrsg.): Vergiftungen im Kindesalter, G. Thieme Verlag, Stuttgart, New York 2003.
[36] Liebenow, H. und K. Liebenow: Giftpflanzen. Vademekum für Tierärzte, Landwirte und Tierhalter, Gustav Fischer Verlag, Jena, Stuttgart 1993.
[37] Schüller, V.: Tödliche Taxus-Vergiftung bei Weiderindern. Dtsch. Tierärztl. Wschr. *86*(1), 29 (1979).
[38] Smit, M.P.: Intoxicatie van lammeren door Taxus baccata en vlees keuring. Tijdschr. Diergeneeskd. *117*(23), 697–699 (1992).
[39] Panter, K.E., R.J. Molineux, R.A. Smart, L. Mitchell and S. Hansen: English yew poisoning in 43 cattle. J. Am. Vet. Med. Assoc. *202*(9), 1476–1477 (1993).
[40] Bacciarini, L.N., C.J. Wenker, M. Müller and P. Iten: Yew (Taxus baccata) intoxication in a captive brown bear (Ursus arctos). Eur. J. Pathol. *5*(2), 29–32 (1999).
[41] Coenen, M. und F. Bahrs: Eibenvergiftung bei Ziegen mit tödlichen Ausgang infolge unsachgemäßen Umgangs mit Heckenabschnitten. Dtsch. Tierärztl. Wschr. *101*(9), 364–367 (1994).
[42] Fiedler, H.H. und R.M. Perron: Eibenvergiftung bei australischen Emus (Dromaius novaehollandiae, Latham). Berl. Münchn. Tierärzt. Wschr. *107*(2), 50–52 (1994).
[43] Wiechert, J.M., P. Zwart und K. Mathes: Eibenvergiftung in einem Schildkrötenbestand. Prakt. Tierarzt *82*(4), 260–262 (2001).
[44] Alden, C.L., C.J. Fosnaught, J.B. Smith and R. Mohan: Japanese yew poisoning of large domestic animals in the midwest. J. Am. Vet. Med. Assoc. *170*(3), 314–316 (1977).
[45] Lowe, J.E., H.F. Hintz, H. Schryver and J.M. Kingsbury: Taxus cuspidata (Japanese yew) poisoning in horses. Cornell Vet. *60*, 36–39 (1970).
[46] Thomson, G.W. and I.K. Barker: Japanese yew (Taxus cuspidata) poisoning in cattle. Can. Vet. J. *19*(11), 320–321 (1978).
[47] Ogden, L.: Taxus (yews) – a highly toxic plant. Vet. Hum. Toxicol. *30*(6), 563–564 (1988).
[48] Evans, K.L. and J.R. Cook: Japanese yew (Taxus cuspidata) poisoning in a dog. J. Am. Anim. Hosp. Assoc. *27*(3), 300–302 (1991).
[49] Hare, W.R.: Bovine yew (Taxus spp.) poisoning. Large Animal Practice *19*(1), 24–28 (1998).

Thymelaeaceae

Daphne mezereum L.

Seidelbast, Kellerhals – Mezereon, Spurge Olive – Bois joli, Bois gentil

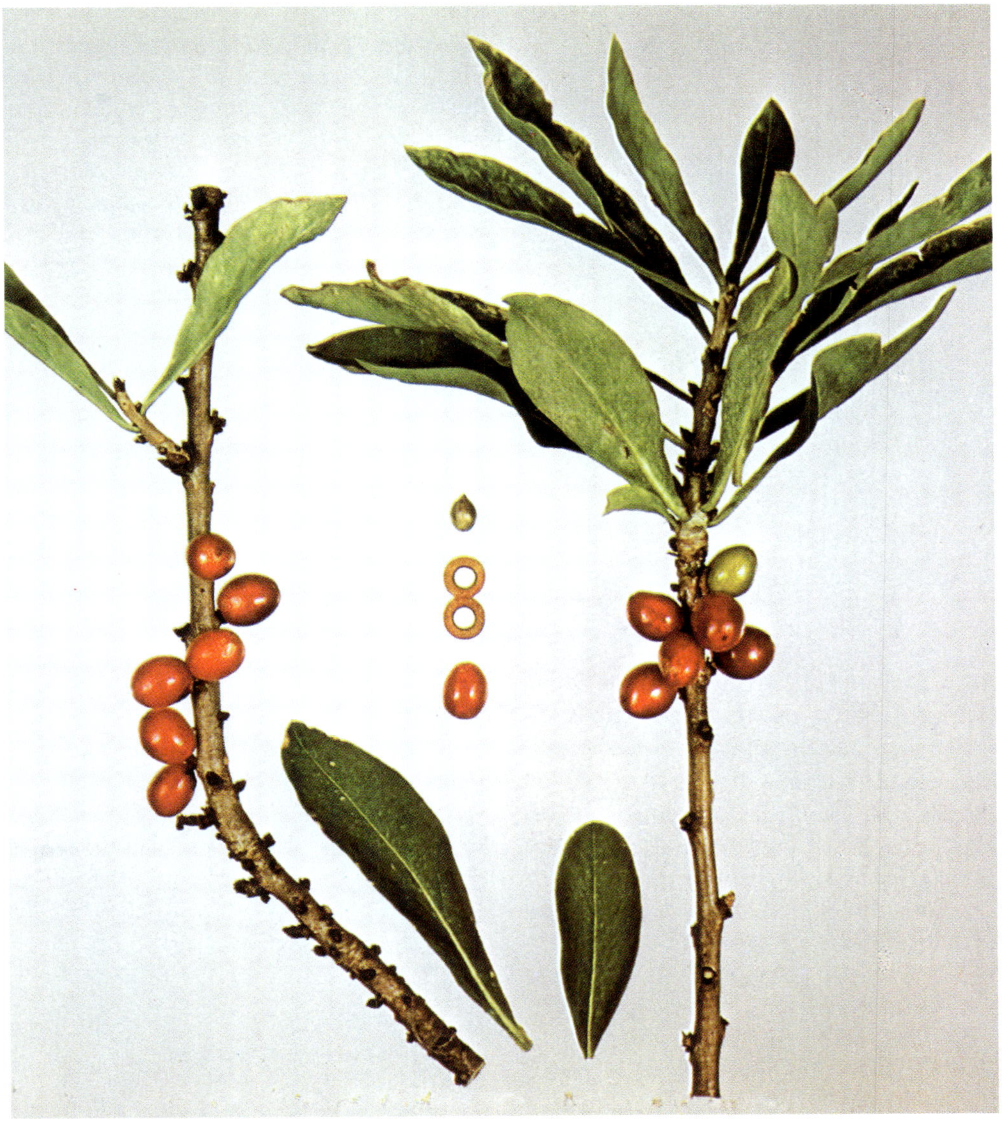

Abb. 279: Seidelbast

0,5–1,5 m hohe, aufrechte, ausdauernd-strauchförmige Pflanze, deren Blüten sich vor dem Blattaustrieb entfalten.
In Buchenwäldern und Laubmischwaldgesellschaften auf feuchten, nährstoffreichen, meist kalkhaltigen Lehm- oder Steinverwitterungsböden.
Blätter sommergrün, ganzrandig, verkehrt lanzettlich, kurz gestielt, an den Triebenden gehäuft.
Blüten meist zu dritt in den Achseln abgefallener, vorjähriger Blätter; mit kronblattartigem, trichterförmigem Kelch (Kronblätter fehlen!); Farbe stark variierend von rosa bis purpurrot, selten weiß, stark duftend; III–IV.
Früchte scharlachrote, einsamige Beeren mit glänzendem, grünem, später braunem Kern; seltener gelbe Früchte (Gartenform: D. mezereum ‚Alba'); VIII–IX.
D. laureola, der Lorbeer-Seidelbast, trägt blauschwarze, D. cneorum, das Heideröschen, braune Beeren.
Verbreitung: Eurosibirische Waldpflanze; in Europa vielfach als Gartenpflanze kultiviert.

Einer der ersten Frühlingsboten in unseren Gärten und Parkanlagen ist der Seidelbast. Seine ehemalige Bedeutung als Heil- und Giftpflanze spiegelt sich in den zahlreichen volkstümlichen Namen dieses dekorativen Strauches wider (Warzenbast, Pfefferstrauch, Beißbeere, Giftbäumli, Purgierstrauch, Läusekraut usw.). Aufgrund der scharfschmeckenden und hautreizenden Inhaltsstoffe fanden die Rinde (Cortex Mezerei) und Früchte (Fructus Coccognidii) – auch anderer *Daphne*-Arten [1–3] – ihre Anwendung zur Schmerzableitung bei Gicht, Rheuma und vielen weiteren Gebrechen. Auch das *psychisch auffällige Symptome aus. Perioden völliger Desorientiertheit und stärkste motorische Unruhe wechseln mit solchen völliger Klarheit bei tetanoider Schreckhaftigkeit. Gegen Abend kommt es zur Entwicklung meningitischer Zeichen und schließlich zum generalisierten Krampfanfall. Heftigste Durchfälle leiten nun das Bild einer schweren Enteritis ein, die nach einer Woche zum Abklingen kommt.“*

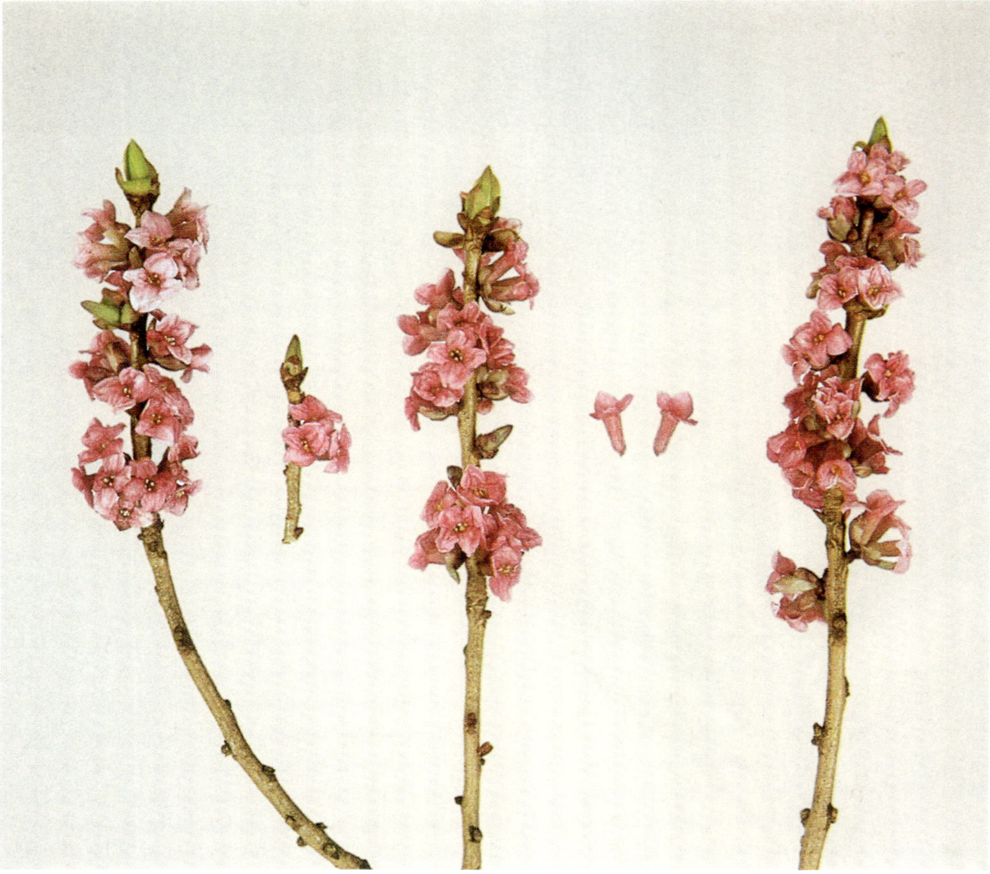

Abb. 280: Blühender Seidelbast.

Bettelgewerbe nutzte die Blasen ziehende Wirkung der Extrakte zur Erzeugung Mitleid erregender Wunden [4]. Während es im 19. Jahrhundert wegen der therapeutischen Verwendung der Pflanzenteile häufig zu Vergiftungen kam, sind heutzutage im Wesentlichen Kinder durch die wohlriechenden Blüten und rotleuchtenden Beeren gefährdet. Wenngleich Mensch und Tier in der Regel durch den scharfen Geschmack vor dem Verzehr größerer Mengen bewahrt werden, so scheinen doch Rinder besonders gefährdet zu sein, weil sie zu einer gierigen Futteraufnahme neigen, ohne das Futter zunächst zu kauen. PERNTHANER und LANGER [5] berichten über eine schwere Seidelbastvergiftung bei einer Rinderherde im Alpenvorland. Innerhalb 24 Stunden verstarben 7 Jungtiere, in deren Pansen eindeutig Blätter vom Seidelbast identifiziert wurden. Aus vielen anderen Beobachtungen geht hervor, dass selbst nach Ingestion kleiner Anteile von Rinde, Blatt, Blüte oder Frucht schwere Symptome auftreten können.

„All parts are highly toxic. Two or three fruits may contain enough of the acrid juice to be fatal to a child“ [6].

„Doses of a few berries or a few grams of bark being reported fatal to man, dog or horse“ [7].

„3–5 Beeren führen beim Schwein und 30 g Rinde beim Pferd zum Tode“ [8].

Sehr detailliert schildert NÖLLER [4] die Vergiftungssymptome am Beispiel eines 7-jährigen Jungen, der nach Verzehr mehrerer Seidelbastblüten in die Universitäts-Kinderklinik Heidelberg eingeliefert wurde.

„Nach Krankheitsbeginn (Kopf- und Bauchschmerzen) mit einem abdominellen Bilde, das für sich allein nicht an der Diagnose einer Appendicitis hätte zweifeln lassen, prägen sich in den folgenden Stunden verschiedene neurologische und

Toxische Inhaltsstoffe. Verantwortlich für diese drastischen Wirkungen sind esterartige Verbindungen mit einem diterpenoiden Grundgerüst (Daphnan). 1970 wurden fast gleichzeitig die toxischen Prinzipien aus der Rinde (Daphnetoxin) [7] und den Früchten (Mezerein 0,04 %) [9, 10] isoliert und die chemische Struktur aufgeklärt. In Tierversuchen zeigte sich, dass das Mezerein neben den hautreizenden Eigenschaften ähnliche cocarcinogene Wirkungen besitzt wie die chemisch nahe verwandten Phorbolester vieler giftiger Wolfsmilchgewächse (S. 183) [11]. Das hierdurch ausgelöste Interesse an diesen Verbindungen führte in der Folgezeit zu zahlreichen Untersuchungen ihrer biologischen Aktivität und der hierfür essenziellen Strukturelemente [12]. Umfangreiche Darstellungen zur Chemie, Verteilung und Wirksamkeit dieser Substanzklasse haben mehrere Autorengruppen [13–19] gegeben.

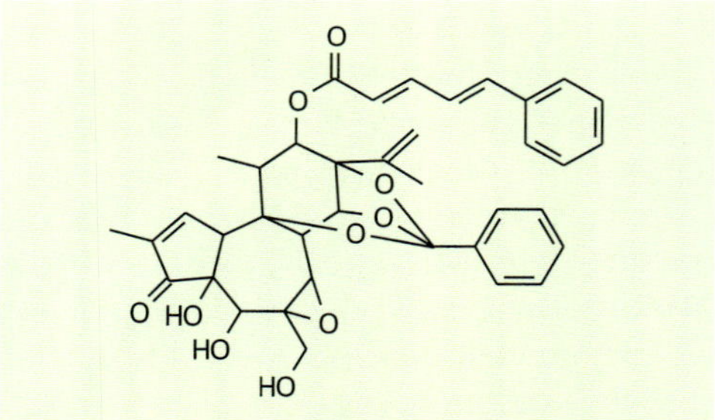

Mezerein

STOUT et al. [7] ermittelten für Daphnetoxin eine DL_{50} von ca. 275 µg/kg Maus, während als „Entzündungseinheit (EE) am Mäuseohr“ von SCHILDKNECHT et al. [9] 0,2 µg Mezerein/Ohr angegeben werden. Über die prozentuale Verteilung der hautirritierenden Stoffe auf die verschie-

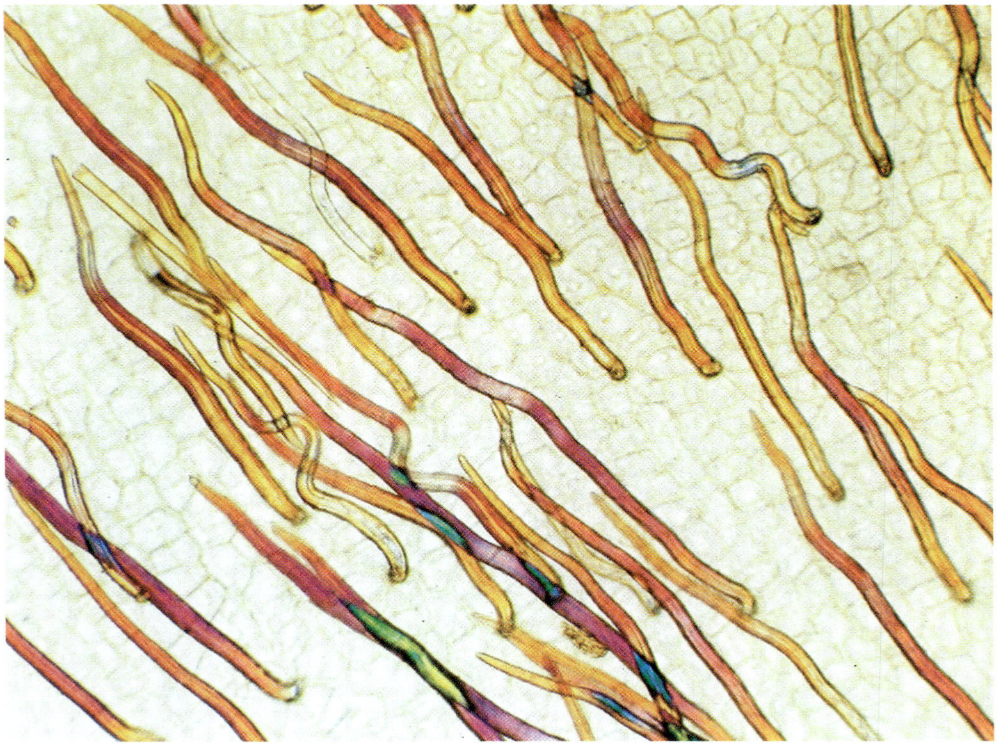

Abb. 281: Charakteristische Behaarung der Blüte von Daphne mezereum (Pol.-Licht).

denen Organe des Seidelbastes liegen keine genaueren Untersuchungen vor, sie sind aber wahrscheinlich in allen Teilen mit Ausnahme des Fruchtfleisches enthalten. Den Hinweis [20], dass nur der zerbissene Same für das Ausmaß der Symptomatik verantwortlich ist, konnten wir durch eigene Hauttests bestätigen. Bei Aufbringung zerkleinerter Samenteile auf die gesunde Haut zeigt sich nach 4–6 Stunden eine positive Reaktion durch lokale Rötung. In den folgenden 10 Stunden schwillt die behandelte Stelle deutlich an mit nachfolgender Pustel- und Blasenbildung unter ständigem Juckreiz, bis die Wirkung nach 2 Tagen langsam ausklingt. Bei gleichartiger Applikation zeigt das Fruchtfleisch (Perikarp) keine entzündlichen Aktivitäten.

Verständlicherweise sind die **Symptome** bei einem Kontakt dieser Reizstoffe mit Schleimhäuten wesentlich dramatischer. Orale Vergiftungen führen binnen weniger Stunden zu einem schweren Krankheitsbild mit heftigem Kratzen und Brennen im Mund, Lippen- und Gesichtsschwellungen, Speichelfluss, sowie Heiserkeit und Schluckbeschwerden. Es kommt zu starken Leib- und Kopfschmerzen, Benommenheit, Brechreiz und blutigen Durchfällen. Bei Kindern sind narkotische Symptome und Krampfzustände mehrfach beobachtet worden [4].
Neben den *Daphne*-Arten haben auch andere Gattungen der Thymelaeaceen zu Intoxikationen geführt oder wurden als Bestandteil von Pfeil- [22] und Fischgiften [23] genutzt. Während im tropischen Afrika durch *Gnidia* [24, 25] und *Lasiosiphon* [26] Rinder vergiftet wurden, bereiten in Neuseeland und Australien verschiedene *Pimelea*-Arten den Viehzüchtern erhebliche Sorgen [27–32]. Von Zeit zu Zeit wird aus Afrika auch über Todesfälle von Menschen berichtet, die volksmedizinische Präparate (getrocknete *Gnidia*-Wurzeln) – von einheimischen Heilkundigen verabreicht – in Überdosierung genommen haben [25].

Mikroskopische Merkmale der Frucht und des kronblattartigen Blütenkelches. Die Blütenröhre von *Daphne mezereum* weist eine dichte Behaarung auf. Es handelt sich dabei um einzellige, dickwandige Haare, deren wellige Form in der Abbildung 281 durch Verwendung polarisierten Lichtes farblich betont wurde.
Die Epidermis der Seidelbastbeeren besitzt regelmäßig Spaltöffnungen, vereinzelt auch „Epidermalspalte". Es fällt auf, dass die Schließzellen der Spaltöffnungen sehr klein und fast halbkreisförmig gebaut sind. Im Gegensatz zu den Befunden anderer Autoren [33, 34] ist die Epidermis nach unseren Beobachtungen keineswegs farbstofffrei (Abb. 282 a). Der äußere mehrschichtige Teil der Samenschale enthält zahlreiche Chloroplasten und verleiht dadurch dem einzigen Samen dieser Beere im Frischzustand ein grünliches Aussehen. Die Epidermiszellwände der Samenschale sind zart und perlschnurartig ausgeprägt (Abb. 282 b). Erst im inneren Teil der Samenschale befindet sich eine braune Schicht palisadenähnlicher Steinzellen.

Therapie

Im Wesentlichen symptomatisch. Bei Ingestion mehrerer Beeren (vor allem der zerkauten Samen) oder Blüten ist eine primäre Giftentfernung durch Magenentleerung erforderlich. Gegen die Entzündungserscheinungen an den Schleimhäuten empfiehlt MOESCHLIN [21] kühlende Umschläge, anaesthesierende Salben, innerlich Calciumgluconat 20 ml i. v., evtl. Cortisonpräparate.

Literatur

[1] Kasai, R., K.-H. Lee and H.-C. Huang: Genkwadaphin, a potent antileukemic diterpene from Daphne genkwa. Phytochemistry *20*(11), 2592–2594 (1981).
[2] Lin-gen, Z., O. Seligmann, K. Jurcic und H. Wagner: Inhaltsstoffe von Daphne tangutica. Planta Med. *45*, 172–176 (1982).
[3] Borris, R. P., G. Blasko and G. A. Cordell: Ethnopharmacologic and phytochemical studies of the Thymelaeaceae. J. Ethnopharmacol. *24*, 41–91 (1988).
[4] Nöller, H. G.: Eine Seidelbastintoxikation beim Kinde. Monatsschr. Kinderheilkd. *103*(7), 327–330 (1955).
[5] Pernthaner, A. und T. Langer: Seidelbastvergiftungen bei Rindern. Wien. Tierärztl. Mschr. *80*, 138–142 (1993).

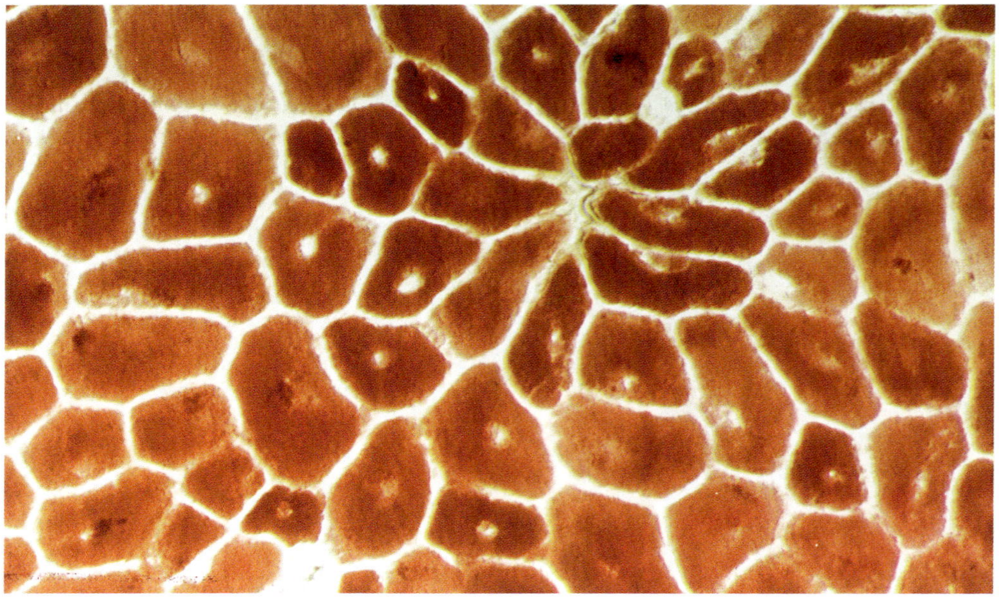

a

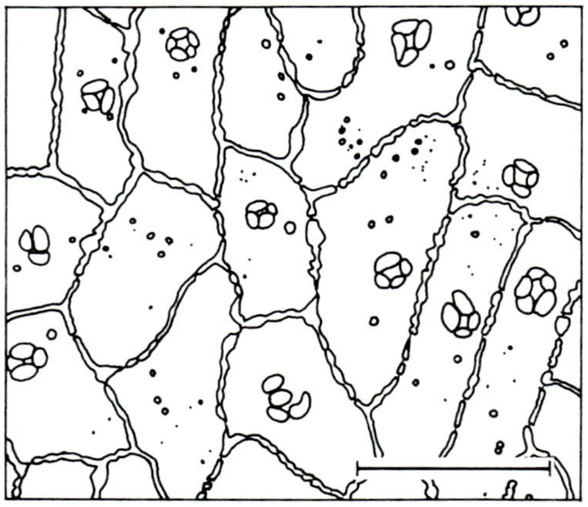

b

Abb. 282: Fruchtwandepidermis (a) und Samenschale (b) von Daphne mezereum

[6] Howard, R. A., G. P. De Wolf jr. and G. H. Pride: Living with poisonous plants. Arnoldia *34*(2), 41–96 (1974).

[7] Stout, G. H., W. G. Balkenhol, M. Poling and G. L. Hickernell: The isolation and structure of daphnetoxin, the poisonous principle of Daphne species. J. Am. Chem. Soc. *92*(4), 1070–1071 (1970).

[8] Liebenow, H. und K. Liebenow: Giftpflanzen. Ein Vademekum für Tierärzte, Landwirte und Tierhalter, Gustav Fischer Verlag, Jena, Stuttgart 1993.

[9] Schildknecht, H., G. Edelmann und R. Maurer: Zur Chemie des Mezereins, des entzündlichen und cocarcinogenen Giftes aus dem Seidelbast Daphne mezereum. Chemiker-Ztg. *94*(10), 347–355 (1970).

[10] Schildknecht, H. und R. Maurer: Die Struktur des Mezereins aus der Frucht des Seidelbasts Daphne mezereum. Chemiker-Ztg. *94*(21), 849 (1970).

[11] Hecker, E.: Chemische Carcinogene pflanzlicher Herkunft. Dtsch. Apoth. Ztg. *111*(51), 2002 (1971).

[12] Fürstenberger, G. und E. Hecker: Zum Wirkungsmechanismus cocarcinogener Pflanzeninhaltsstoffe. Planta Med. *22*(3), 241–266 (1972).

[13] Adolf, W., B. Sorg, M. Hergenhahn and E. Hecker: Structure-activity relations of polyfunctional diterpenes of the daphnane type I. Revised structure for resiniferatoxin and structure-activity relations of resiniferonol and some of its ester. J. Nat. Prod. *45*(3), 347–354 (1982).

[14] Baba, K., K. Takeuchi, M. Doi, M. Inoue and M. Kozawa: Chemical studies on the constituents of the thymelaeaceous plants: II. Stereochemistry of daphnodorin A and daphnodorin B. Chem. Pharm. Bull. (Tokyo) *34*(4), 1540–1545 (1986).

[15] Evans, F. J. (ed.): Naturally occurring phorbol esters, CRC Press, Boca Raton 1986.

[16] Evans, F. J. and S. E. Taylor: Pro-inflammatory, tumour-promoting and anti-tumour diterpenes of the plant families Euphorbiaceae and Thymelaeaceae. Prog. Chem. Organic Prod. *44*, 1–99 1983).

[17] Hecker, E.: Structure-activity relationship in diterpene esters irritant and cocarcinogenic to mouse skin, in: Carcinogenesis, 2, 11–48, New York: Ed. by T. J. Slaga, A. Siwak and R. K. Boutwell, Raven Press 1978.

[18] Hafez, A., W. Adolf and E. Hecker: Active principles of the Thymelaeaceae. Planta Med. *49*, 3–8 (1983).

[19] Hickey, T. A., S. M. Worobec, D. P. West and A. D. Kinghorn: Irritant contact dermatitis in humans from Phorbol and related esters. Toxicon *19*(6), 841–850 (1981).

[20] Ritter-Franke, S. und R. Bunjes: Vergiftungsunfälle mit Pflanzen, in: K. E. von Mühlendahl, U. Oberdisse, R. Bunjes und M. Brockstedt (Hrsg.), Vergiftungen im Kindesalter, 4. Auflage, Georg Thieme Verlag, Stuttgart, New York 2003.

[21] Moeschlin, S.: Klinik und Therapie der Vergiftungen, Georg Thieme Verlag, Stuttgart, New York 1980.

[22] Adolf, W., E. H. Seip and E. Hecker: Irritant principles of the mezereon family (Thymelaeaceae), V. New skin irritants and tumor promoters of the daphnane and 1 α-alkyl-daphnane type from Synaptolepis kirkii and Synaptolepis retusa. J. Nat. Prod. *51*(4), 662–674 (1988).

[23] Carisielli, L. A., D. Iaffaldano, A. Troncone and D. Palermo: Poisoning in rainbow trout (Salmo gairdneri) and carp (Cyprinus carpio) by Daphne gnidium L. Obiet. Doc. Vet. *12*(12), 39–44 (1991).

[24] Kiptoon, J. C., G. M. Mugera and P. G. Waiyaki: Hematological and biochemical changes in cattle poisoned by Gnidia latifolia synonym Lasiosiphon latifolius (Thymelaeaceae). Toxicology *25*(2/3), 129–140 (1982).

[25] Neuwinger, H. D.: Afrikanische Arzneipflanzen und Jagdgifte, 2. Auflage, Wiss. Verlagsgesellschaft, Stuttgart 1998.

[26] Nwude, N.: Some stock poisoning plants of Nigeria. J. Anim. Prod. Res. *1*(2), 109–122 (1981).

[27] Hill, M. W. M.: Toxicity of Pimelea decora in horses. Aust. Vet. J. *46*, 287–289 (1970).

[28] Pegg, G. G., G. Oberoi, W. J. Aspden, M. J. D'-Ochio and P. R. Wood (ed.): Pimelea poisoning in cattle. Vaccines in agriculture, 155–159, CSIRO Information Services, Melbourne (1994).

[29] Roberts, H. B., T. J. McClure, E. Ritchie, W. C. Taylor and P. W. Freeman: The isolation and structure of the toxin of Pimelea

simplex responsible for St. George disease of cattle. Aust. Vet. J. *51*, 325–326 (1975).

[30] Pegg, G.G., G. Oberoi, W.J. Aspden, M.J. D'Occhio, P.R. Wood, P. Willadsen, J.E. Vercoe, R.M. Hoskinson and D. Demeyer: Pimelea poisoning of cattle. Vacc. Agric. Immun. Appl. Anim. Health Prod., S. 155–159, 1994.

[31] Seawright, A.A. and J. Francis: Peliosis hepatitis – A specific liver lesion in St. George disease of cattle. Aust. Vet. J. *47*, 91–99 (1971).

[32] Storie, G.J., J.L. Norman and R.A McKenzie: Pimelea neo-anglica poisoning of cattle. Aust. Vet. J. *63*(7), 235 (1986).

[33] Berger, F.: Handbuch der Drogenkunde – Erkennung, Wertbestimmung und Anwendung, 7 Bde., Verl. Wilhelm Maudrich, Wien 1949–1967.

[34] Guse, P.: Zur Mikroskopie gesundheitsschädlicher Früchte verschiedener botanischer Angehörigkeit, Dissertation, Hamburg 1977.

Tiliaceae

Von den überwiegend tropischen **Lindengewächsen** sind die in gemäßigtem Klima wachsenden Bäume der Gattung *Tilia* ebenso wie die bei uns als Zimmerpflanze geschätzte *Sparmannia africana* (Zimmerlinde) aus toxikologischer Sicht ohne Bedeutung. Allenfalls kann es durch die z.T. starke Behaarung der Blätter von *Sparmannia* zu einer mechanischen Reizung der Haut oder Schleimhäute kommen.

Sehr giftig sind dagegen die Samen von *Corchorus olitorius* (Langkapseljute), einem im gesamten tropischen Afrika wachsenden Strauch. Aus den Samen wird von den Eingeborenen ein Pfeilgift bereitet [1]. Hochtoxische Inhaltsstoffe der Samen sind Cardenolide, von denen Corchorin, Helveticosid und Evonosid oder Monoside wie das Corchorosid A in ihrer Struktur bekannt sind. Ob andere Substanzen wie z.B. Saponine [2] an der Giftwirkung beteiligt sind, ist nicht näher untersucht. Vergiftungen von Schweinen [2] oder Rindern [3] sind auch von Australien bekannt geworden. Die dort eingebürgerte Pflanze wächst in nördlichen Gebieten; die Samen finden sich als Verunreinigung im Futtergetreide. Symptome der Intoxikation sind Fressunlust, Erbrechen (bei Schweinen), Diarrhoe Dysenterie und Gewichtsverlust, Todesfälle sind möglich. Die als Mulukhiyya seed bekannten Samen führten in Japan zu Tierverlusten [4].

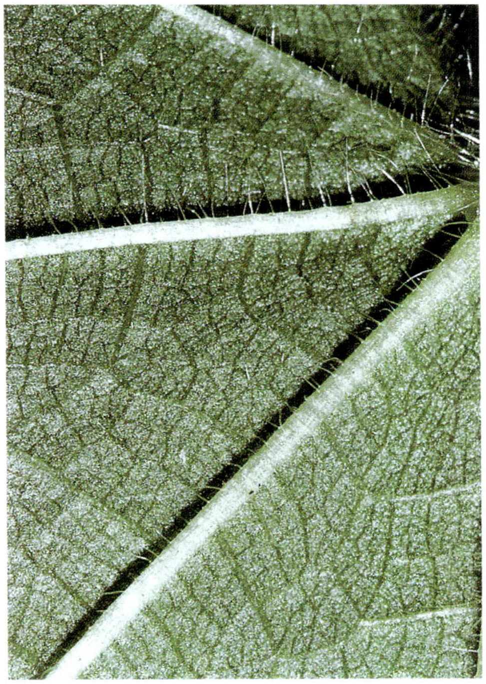

Abb. 283: Behaarte Blattunterseite von Sparmannia africana

Ob die Samen der in Indien zur Jutegewinnung angebaute *Corchorus capsularis* in gleicher Weise toxisch sind, scheint nicht untersucht zu sein. Beschwerden im Bereich der Atmungsorgane treten bei Arbeitern auf, die in der Jutegewinnung und -verarbeitung beschäftigt sind und ständig Jutestaub einatmen [5].

Literatur

[1] Neuwinger, H.D.: Afrikanische Arzneipflanzen und Jagdgifte, 2. A., Wiss Verlagsges., Stuttgart 1998.

[2] Johnson, S.J. and M.A. Toleman: The toxicity of Jute (Corchorus olitorius) seed to pigs. Aust. Vet. J. *58*(6), 264–265 (1982).

[3] McKenzie, R.A., R.B. Callinan, D.B. Unger and M.A. Flanagan: Suspected jute seed (Corchorus olitorius) poisoning of cattle. Aust. Vet. J. *69*(5), 117–118 (1992).

[4] Hamaguchi, Y., Y. Hirai, A. Taniyama and M. Aizawa: Mulukhiyya seed (Corchorus olitorius L.) poisoning in Japanese black cows. J. Jap. Vet. Med. Assoc. *51*(8), 407–410 (1998).

[5] Mehrotra, N.K. and A.K. Saxena: In vitro haemolytic activity of Jute dust. Toxicol. Letters *3*, 25–28 (1979).

Urticaceae

Urtica dioica L. ssp. dioica L. Große Brennnessel – Stinging nettle – Grande ortie

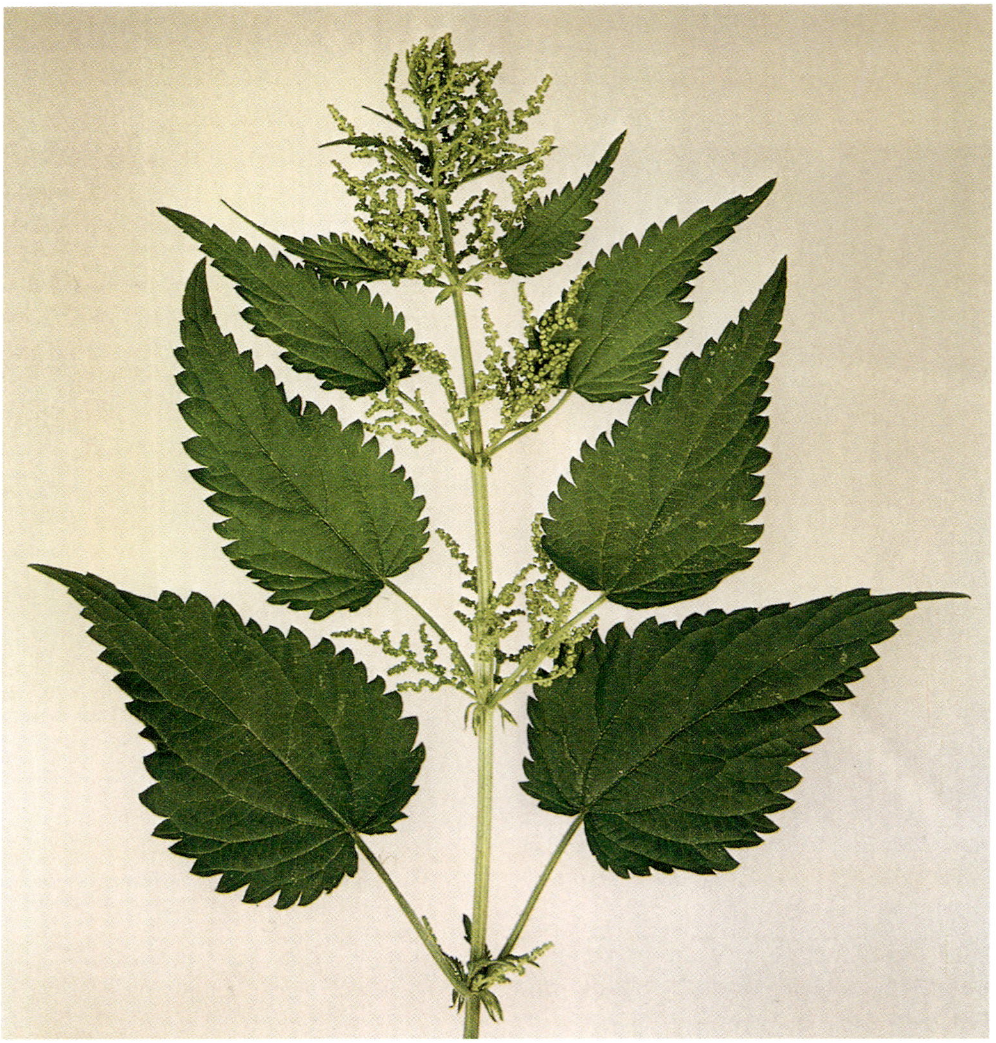

Abb. 284: Große Brennnessel

0,3–1,5 m hohe, ausdauernd-krautige Pflanze (Staude) mit stark kantigem Stängel.
An Wegrändern, in Unkrautgesellschaften und Auenwäldern auf feuchten, nährstoffreichen Böden.
Blätter oberseits dunkelgrün, matt, eiförmig-länglich, am Grunde meist herzförmig. Rand grob gesägt.
Blüten 2-häusig verteilt, ♂ Blüten in langen, zunächst aufrechten Rispen; VI–X.
Früchte unscheinbare, sehr kleine 1-samige Nüsschen.
Verbreitung: Kosmopolit.

Vor Einführung der Baumwolle spielte die Brennnessel in Europa eine gewisse Rolle als Lieferant einer Gespinstfaser. Die festen Bastfasern der Stängel kamen als Nesselgarn in den Handel, woraus das weiße Nesseltuch gewebt wurde. Neben der vermehrten Anwendung ihrer getrockneten Pflanzenteile in der Volksmedizin, insbesondere der Wurzel als „Prostatamittel" [1–3] und Blattextrakte bei Erkrankungen des rheumatischen Formenkreises [4, 5], hat sie heute vor allem Bedeutung als Rohstoff für die industrielle Chlorophyllgewinnung.

Es gibt wohl niemanden, der nicht schon als Kind die unangenehm brennende Wirkung der Pflanze erfahren hat. Bereits bei leichter Berührung ihrer Stängel oder Blätter werden durch einen besonderen Mechanismus Giftstoffe in die menschliche Haut appliziert, und es kommt alsbald zu

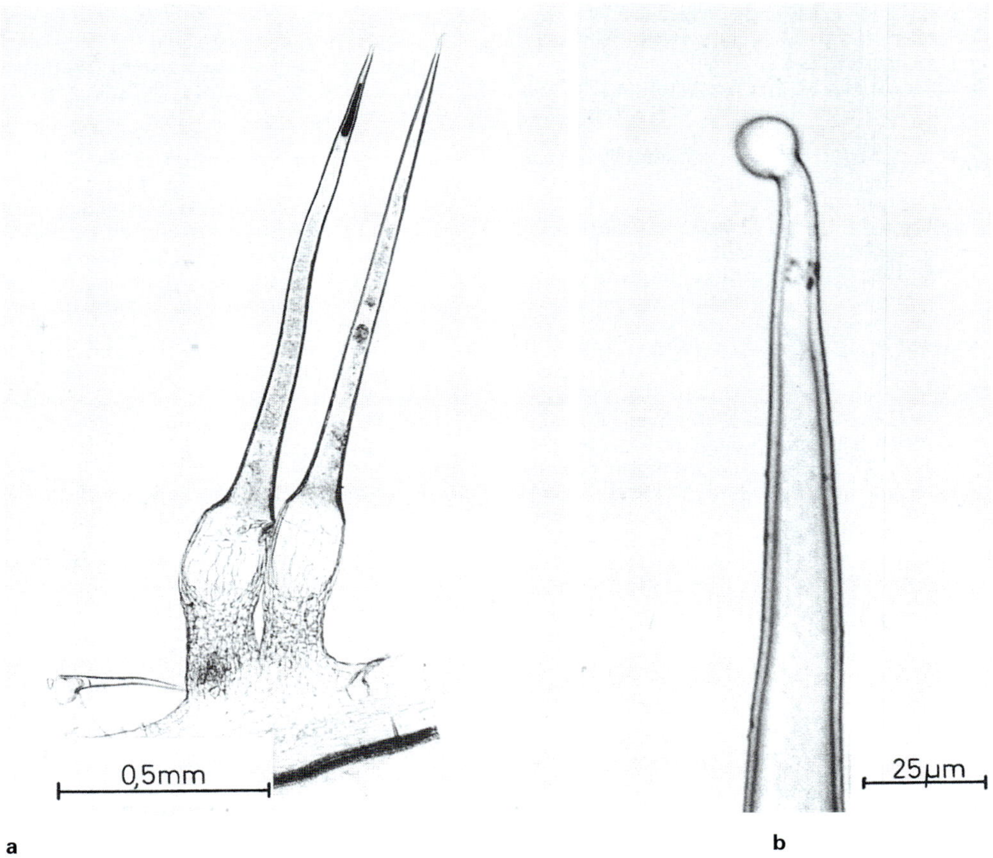

Abb. 285: (a) Typische Brennhaare (Emergenzen) von Urtica; (b) unversehrte, kugelförmige Spitze eines Brennhaares.

einem schmerzhaften Juckreiz und einer deutlichen Quaddelbildung. Verantwortlich für die Giftapplikation sind die auf allen oberirdischen Teilen der Pflanze vorhandenen Brennhaare (Abb. 285a), deren blasig erweiterte Basis in einem kurzen, säulenförmigen Sockel Halt findet. Der obere Teil der lang gestreckten Haarzelle endet in einem kleinen, schrägaufgesetzten Köpfchen (Abb. 285b), das bei Berührung leicht abbricht und dem Haarende Form und Funktion einer Injektionskanüle verleiht. Da außerdem durch Verkalkung große Bereiche der Zellwand dieser Brennhaare relativ steif sind, gelingt es ihnen leicht, die menschliche Haut zu durchdringen und dabei einen Teil ihres Inhaltes in die Wunde zu injizieren [6, 7].

Toxische Inhaltsstoffe. Als mögliche Wirkstoffe wurden Acetylcholin, Histamin und Serotonin im Inhalt der Brennhaare nachgewiesen [8, 9]. Allerdings bleibt weiterhin ungeklärt, ob nicht für die teilweise lang anhaltende Wirkung ein bisher noch unbekannter Stoff verantwortlich ist [10–12]. Wenn auch für die meisten betroffenen Personen der Juckreiz nach Kontakt mit frischen Brennnesseln von relativ kurzer Dauer ist, so können doch die unangenehmen Wirkungen bei empfindlichen Personen 36 Stunden und länger währen [13, 14]. In seltenen Fällen kam es nach intensiver Exposition mit außereuropäischen *Urtica*-Arten zu schwersten Intoxikationen bei Mensch [15, 16] und Tier [17–19]. Möglicherweise sind hierfür peptidartige Verbindungen (Lectine) verantwortlich wie sie bereits in den Wurzel von *Urtica dioica* [20, 21] entdeckt wurden. Innerhalb der Tribus Urticeae sind viele Gattungen (*Girardinia*, *Urera* [8], *Urtica*; *Obetia* [22], *Laportea*) durch Brennhaare anatomisch charakterisiert. Die letztgenannte Gattung *Laportea* (Stinging tree) umfasst einige Sträucher und Bäume der tropischen Regenwälder, die wegen des starken und schmerzhaften Brennens bei Waldarbeitern gefürchtet sind [13, 23–25]. Leung et al. [26] isolierten aus *Laportea moroides* ein tricyclisches Octapeptid (Moroidin). Bereits eine Injektion von 10 µg in den Unterarm führte zu einer starken und langandauernden Reaktion. Auch dieses Octapeptid ist sicherlich nicht die allein aktive Substanz, denn der Rohextrakt war noch um den Faktor 10 wirksamer.

Hier im mitteleuropäischen Raum sind es *Laportea moroides* (Nesselhanf) und *L. gigas*, die uns gelegentlich als Exoten in botanischen Gewächshäusern begegnen und dem unvorsichtigen Gärtner über Wochen hinaus in schmerzhafter Erinnerung bleiben können [27]. Interessanterweise sind die attraktiven, an Himbeeren erinnernden Früchte (Abb. 286) dieser Pflanze frei von Brennhaaren, nicht aber der Fruchtstiel.

Das Bubiköpfchen (*Soleirolia soleirolii*), ebenfalls ein Nesselgewächs, stammt aus Korsika und Sardinien. Diese hübsche kleine Topfpflanze führt zwar gelegent-

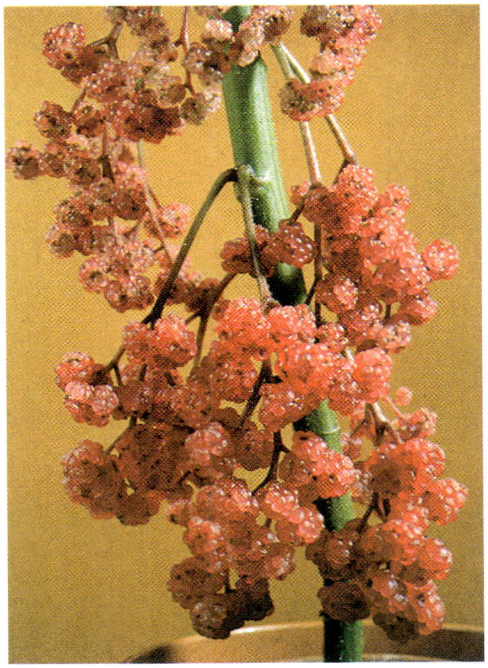

Abb. 286: Früchte von Laportea moroides WEDD.

lich zu Anfragen in den Tox.-Info.-Zentren, es sind aber in 46 Beratungsfällen keine Symptome beobachtet worden [28].

Literatur

[1] Schilcher, H.: Urtica-Arten – Die Brennessel. Z. Phytother. *9*(5), 160–164 (1988).

[2] Schomakers, J., F.D. Bollbach und H. Hagels: Brennesselkraut. Dtsch. Apoth. Ztg. *135*(7), 578–582 (1995).

[3] Frohne, D.: Heilpflanzenlexikon, 7. Aufl., Wiss. Verlagsges., Stuttgart 2002.

[4] Klingelhöfer, S.: Isolierung und Charakterisierung antiinflammatorischer Oxylipide aus Blattextrakten von Urtica dioica L. Dissertation, Kiel 2001.

[5] Hähnel, H. (Hrsg.): Brennessel. Der Cytokin-Hemmer gegen Arthrose. Intramed, Hamburg 2002.

[6] Thurston, E.L. and N.R. Lersten: The morphology and toxicology of plant stinging hairs. Bot. Rev. *35*, 393–412 (1969).

[7] Thurston, E.L.: Morphology, fine structure, and ontogeny of the stinging emergence of Urtica dioica. Amer. J. Bot. *61*(8), 809–817 (1974).

[8] Hegnauer, R.: Chemotaxonomie der Pflanzen, 11 Bde., Birkhäuser Verlag, Basel, Stuttgart 1962 ff.

[9] Maitai, C.K., S. Talalaj, D.N. Njoroge and R. Wamugunda: Effect of extract of hairs from the herb Urtica massaica, on smooth muscle. Toxicon *18*, 225–229 (1980).

[10] Kulze, A. and M. Greaves: Contact urticaria caused by stinging nettles. Brit. J. Dermatol. *119*(2), 269–270 (1988).

[11] Masias, M.A. and R.G. Positano: Urticaceae poisoning. J. Am. Pediatr. Med. Assoc. *80*(11), 613–616 (1990).

[12] Oliver, F., E.U. Amon, A. Breathnach, D.M. Francis, P. Sarathchandra, A. Kobza Black and M.W. Greaves: Contact urticaria due to the common stinging nettle (Urtica dioica) – histological, ultrastructural and pharmacological studies. Clin. Exp. Dermatol. *16*, 1–7 (1991).

[13] Everist, S.L.: Poisonous plants of Australia, Angus & Robertson Publishers, London, Sydney, Melbourne, Singapore, Manila 1981.

[14] Cooper, M.R. and A.W. Johnson: Poisonous plants and fungi in Britain, HMSO, London 1998.

[15] Clark, F.P.: Tree nettle (Urtica ferox) poisoning. N.Z. Med. J. *106*(957), 234 (1993).

[16] Connor, H.E., The poisonous plants in New Zealand, E.C. Keating Government Printer, Wellington, New Zealand 1977.

[17] Green, J.E.: „Bull-nettle syndrome" in hunting dogs. Mod. Vet. Pract. *39*(7), 60 (1958).

[18] N.N.: Stinging nettle (Urtica sp.) and dogs. Vet. Hum. Toxicol. *24*(4), 247 (1982).

[19] Edom, G.: The uncertainty of the toxic effect of stings from the Urtica nettle on hunting dogs. Vet. Hum. Toxicol. *44*(1), 42–44 (2002).

[20] Beintema, J.J. and W.J. Peumans: The primary structure of stinging nettle (Urtica dioica) agglutinin. A two-domain member of the hevein family. FEBS Letter *299*(2), 131–134 (1992).

[21] Brennicke, A.: Fungistatikum aus der Brennessel. Naturw. Rdsch. *43*(4), 175 (1990).

[22] Maitai, C.K., S. Talalaj, D. Talalaj and D. Njoroge: Smooth muscle stimulating substances in the stinging nettle tree Obetia pinnatifida. Toxicon *19*, 186–188 (1981).

[23] Lindikeit, R. und F. Jung: Über die Inhaltsstoffe der Brennhaare von Laportea. Pharmazie *8*(1), 78–79 (1953).

[24] Macfarlane, W.V.: The stinging properties of Laportea. Econ. Bot. *17*, 303–311 (1963).

[25] Oelrichs, P.B. and P.A. Robertson: Purification of pain-producing substances from Dendrocnide (Laportea) moroides. Toxicon *8*, 89–90 (1970).

[26] Leung, T.-W.C., D.H. Williams, J.C.J. Barna, S. Foti and P.B. Oelrichs: Structural studies on the peptide moroidin from Laportea moroides. Tetrahedon *42*(12), 3333–3348 (1986).

[27] Bach: Persönl. Mitteilung, 1986.

[28] Ritter-Franke, S. und R. Bunjes: Vergiftungsunfälle mit Pflanzen, in: K.E. von Mühlendahl, U. Oberdisse, R. Bunjes und M. Brockstedt (Hrsg.), Vergiftungen im Kindesalter, 4. Auflage, Georg Thieme Verlag, Stuttgart, New York 2003.

Verbenaceae

Lantana camara L. Wandelröschen – Lantana, Red Sage – Lantana, Lantanier

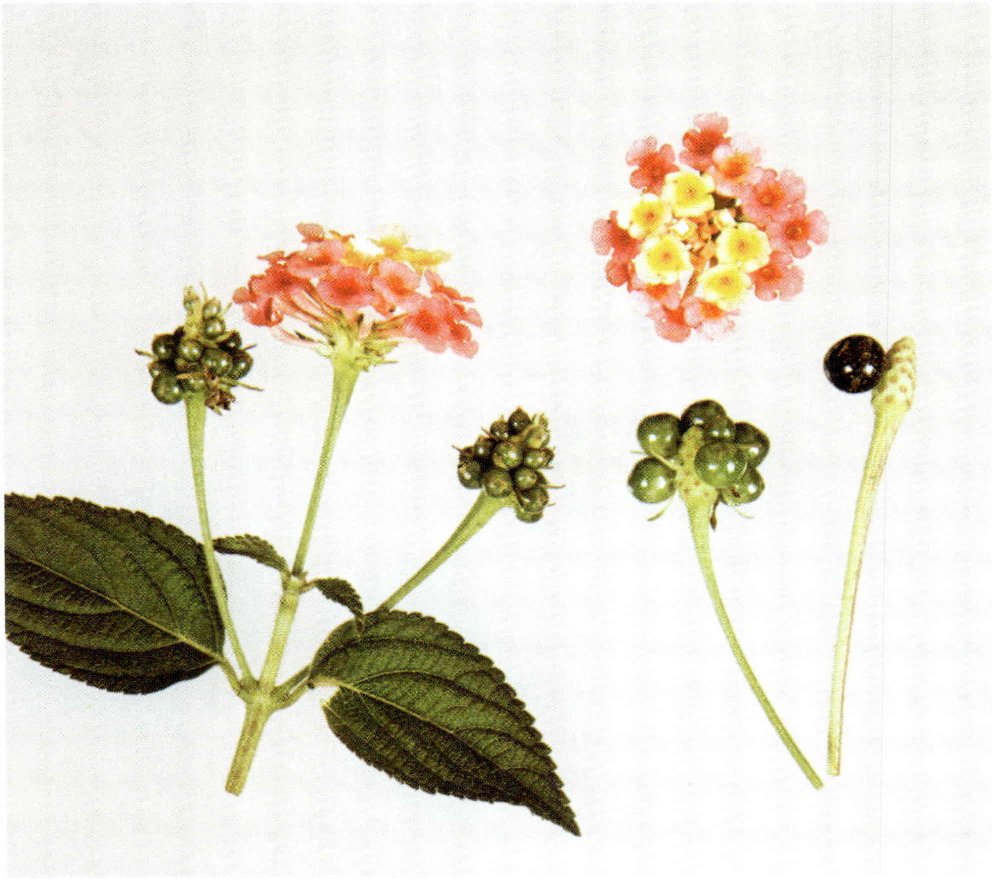

Abb. 287: Wandelröschen

0,3–1 m hoher Strauch, aufrecht wachsend, mit vierkantigen Stängeln; in Europa als einjährige Sommerpflanze beliebt.
Blätter eirund-länglich, zugespitzt, mit gesägtem Rand und netzig-runzeliger Oberfläche, unterseits oft grau-weißlich behaart.
Blüten in ährenförmigen Blütenständen, aber gedrängt in halbrunden Köpfchen am Ende der Zweige. Blütenblätter meist orangefarben, während des Blühens die Farbe nach gelb, rot oder lila wechselnd („Wandelröschen").
Früchte beerenartig, mit großem Steinkern, zunächst grün, bei der Reife blauschwarz werdend; IX–X.
Verbreitung: Ursprünglich im tropischen Amerika, jetzt aber auch in den übrigen tropischen, z.T. auch subtropischen Gebieten verbreitet, vor allem im tropischen Sekundärwald. Zierpflanzen sind neben L. montevidensis auch L. camara-Hybriden, die durch Kreuzung mit anderen Arten (L. montevidensis, L. urticaefolia) entstanden sind.

Von der großen Familie der **Eisenkrautgewächse** mit tropisch-subtropischer Verbreitung wachsen nur wenige Vertreter wie z.B *Verbena* im gemäßigten Klima. Als Zierpflanzen (Zimmerpflanzen oder auch Gartensträucher) finden wir neben *Lantana camara* (auch Zitronenstrauch genannt) *Verbena*-Arten, *Petrea* (Purpurkranz), *Clerodendrum* (Losbaum), *Caryopteris* (Bartblume) und *Callicarpa* (Abb. 288), den als „Schönfrucht" bekannten Strauch mit violetten, kugeligen Früchten, über deren Toxizität uns nichts bekannt ist.

Das **Wandelröschen** ist von seiner Heimat, dem tropischen Amerika, als Zierpflanze in verschiedene Länder transferiert worden. In manchen tropischen Gebieten hat es sich jedoch in einem derartigen Umfange ausgebreitet, dass es zu einer Landplage geworden ist und mit biologischen und chemischen Mitteln bekämpft wird [1, 2].

Vor allem Vögel tragen durch Fressen der Früchte und Ausscheidung der Samen zur Verbreitung bei. Die Pflanze ist seit langem als Ursache von Weidetiervergiftungen bekannt [3]. Symptome der *Lantana*-Intoxikation sind Erbrechen, Obstipation, Anorexie sowie Gelbsucht und icterogene Fotosensibilisierung. Bei verendeten Tieren findet man Nierenschäden, Erweiterung der Gallenblase und einen Gallenstau in der Leber. Dieser ist auf Schädigungen der Gallenkapillaren durch (vermutlich?) Lantaden A zurückzuführen. Pass und Goosem [4] fanden in den

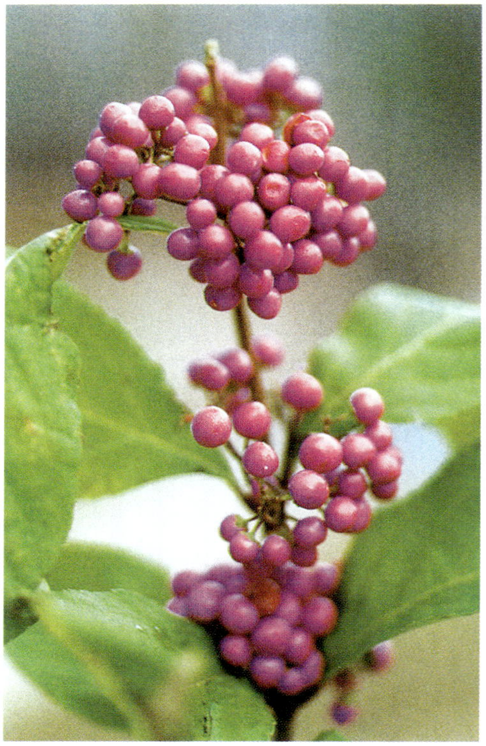

Abb. 288: Callicarpa bodinieri LEV. Schönfrucht, Liebesperlenstrauch – Beauty-Berry

Membranfraktionen der Gallenkapillaren Triterpenmetaboliten und eine offenbar durch diese Einlagerung hervorgerufene Disorganisation der Membranphospholipide.

Über **Tiervergiftungen** durch *Lantana* gibt es eine Vielzahl von Berichten aus verschiedenen Ländern: Indien, Australien und Neuseeland, S-Afrika, Kuba, Mexiko, Kenia oder Brasilien; Übersicht bei [1], neuere Arbeiten [5, 6, 30]. Auch die Zahl der experimentellen Arbeiten zur Toxizität des Wandelröschens und einzelner Komponenten der Pflanze ist so groß, dass an dieser Stelle nicht im Einzelnen darauf eingegangen werden kann.

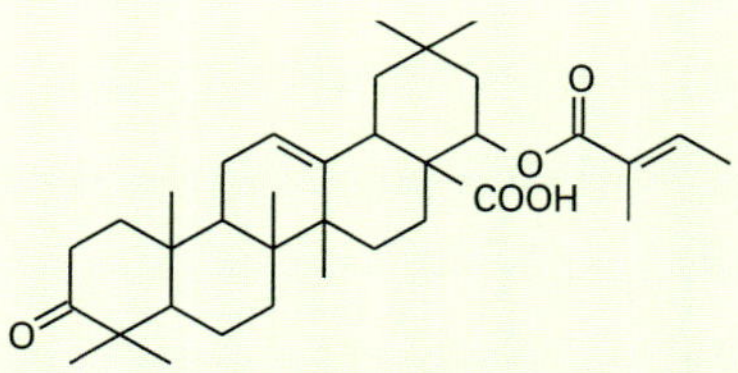

Lantaden A

Wir verweisen auf ein Übersichtsreferat von 1981 [7], den ausführlichen Review-Artikel von 1988 [1], beide von SHARMA sowie auf die Publikation von MORTON [2], in denen die umfangreiche Literatur aufgelistet ist; vgl. auch [8].
Als **Inhaltsstoffe** des Wandelröschens sind eine Reihe von pentacyclischen Triterpensäureestern (vor allem Oleanolsäurederivate) nachgewiesen, von denen Lantaden A und Lantaden B die Hauptkomponenten sind. Beide Verbindungen finden sich vor allem in den Blättern [9]. In einer Reihe von Untersuchungen wurde **Lantaden A** (bzw. seine reduzierte Form) als das toxische, insbesondere icterogene Prinzip beschrieben [10, 11]. Es gibt aber auch Befunde, nach denen das kristallisierte Lantaden A nicht toxisch ist, dafür aber bisher nicht identifizierte Begleitstoffe für die Toxizität verantwortlich sein sollen ([12] zitiert in [1]). Zur spektrophotometrischen Bestimmung von Lantaden A vgl. [13]. Toxisch sind vor allem die rotblütigen Varietäten des Wandelröschens, während die rosa blühenden Formen keine oder nur eine sehr geringe Toxizität aufweisen [14–16]. Die nichttoxischen Varietäten („Common Pink" u. a.) enthalten statt Lantaden A und B Triterpene anderer Struktur [17].
Vergiftungen von Kindern durch Ingestion der grünen Früchte (die reifen Früchte werden nach MORTON [18] in tropischen Ländern gegessen) sind wiederholt beschrieben worden. WOLFSON und SOLOMONS [19] berichteten von 17 Fällen in 2 Jahren, darunter ein Todesfall und drei mit klinischen Symptomen, die z. T. einer Tollkirschen-Vergiftung ähnelten (z. B. Pupillenerweiterung). In allen Fällen hatten Kinder unter 6 Jahren eine unbestimmte Zahl unreifer Früchte gegessen; bei dem tödlich verlaufenden Fall war im Gegensatz zu allen anderen keine Magenspülung vorgenommen worden.
In den Statistiken der mitteleuropäischen Tox.-Info.-Zentralen sind jedoch bisher keine Fälle registriert. Neuere Untersuchungen über die Giftigkeit der unreifen Früchte, über Veränderungen beim Reifen oder Vergleiche der Veterinär- mit der Humanintoxikation liegen offensichtlich nicht vor. Tiervergiftungen durch andere

Therapie

Bis zu drei Stunden nach Ingestion unreifer Früchte Magenentleerung; ansonsten symptomatische Behandlung [19]. Bei Tiervergiftungen, insbesondere von Rindern und Schafen wird die Gabe von Aktivkohle in einer Elektrolytlösung [22] oder als (billigere) Alternative die Verabreichung von Bentonit [23] empfohlen.

Lantana-Arten, z. B. *L. tiliaefolia* und *L. glutinosa* sind aus Brasilien bekannt [20, 21].

Triterpensäuren als hepatotoxisches Prinzip kommen auch in anderen Verbenaceen vor, so z. B. in *Lippia rehmannii* [24]. Aus *Clerodendrum*-Arten wurden macrocyclische Spermidin-Alkaloide [25], Clerodan-Diterpene [26] und ein Triterpensaponin mit molluscizider und antifungaler Wirkung [27] isoliert. Über eine mögliche Toxizität dieser Substanzen liegen offensichtlich keine Erkenntnisse vor.
Zur Familie der Verbenaceen gehört auch *Tectona grandis*, der Teakholzbaum. Das Anthrachinonderivat Desoxylapachol ist

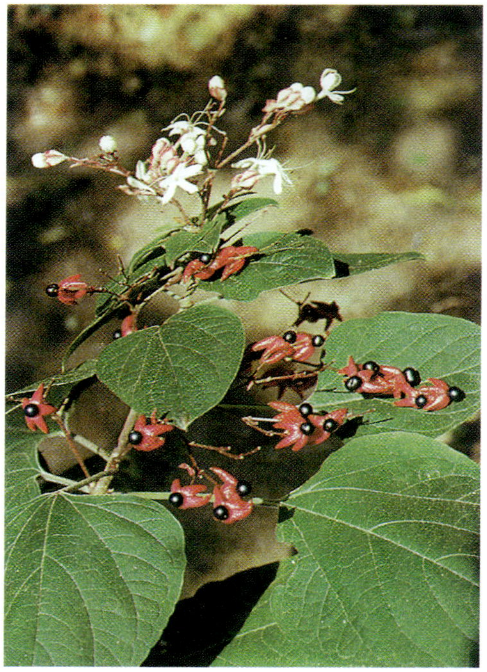

Abb. 289: Clerodendrum trichotomum THUNB. Japanischer Losbaum – Glory Tree – Clérodendron

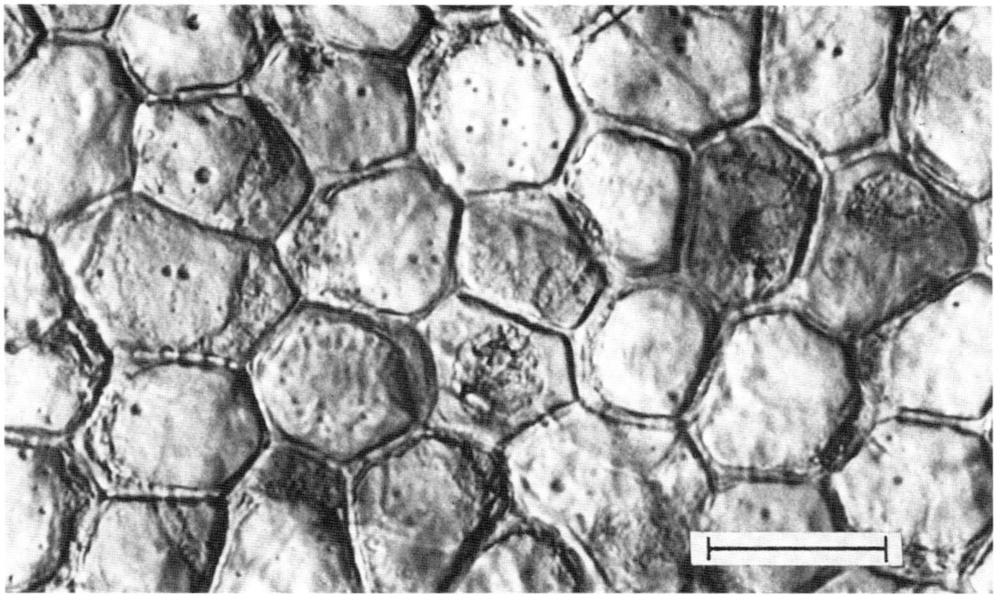

a

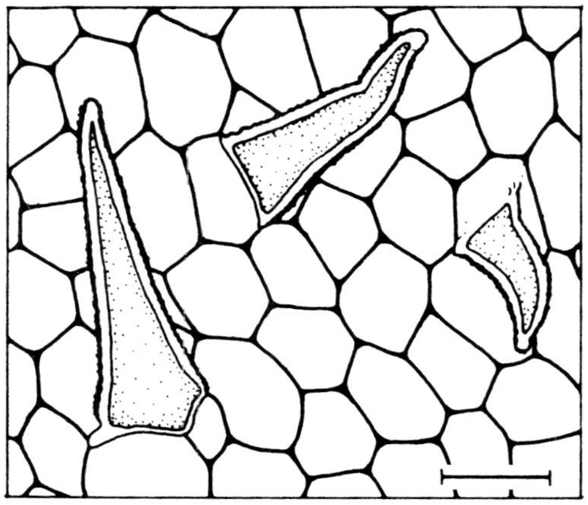

b

Abb. 290: Fruchtwandepidermis von Lantana camara (a) mit typischer Behaarung (b).

als Kontaktallergen des Teakholzes bekannt [28]; eine Arbeit zur Struktur dieser Verbindung stammt von SCHMALLE und HAUSEN [29].

Mikroskopische Merkmale der Frucht. Die Fruchtwandepidermis von *Lantana camara* besteht aus polygonalen Zellen, deren Wände getüpfelt sind und knotige Verdickungen aufweisen können (Abb. 290a). Spaltöffnungen kommen regelmäßig vor, ihre Schließzellen sind aus dem Niveau der Nebenzellen (5–6) herausgehoben. Ein wesentliches Merkmal dieser Früchte sind einzellige Deckhaare mit warziger Oberfläche (Abb. 290b), die bevorzugt an jenen Stellen der Fruchtwand vorkommen, die sich bei Lupenbetrachtung als silbrig-schülfrige Bereiche von den übrigen dunkel-glänzenden Teilen abheben.

Literatur

[1] Sharma, O.P., H.P.S. Makkar and R.K. Dawra: A review of the noxious plant Lantana camara. Toxicon *26*(11), 957–987 (1988).

[2] Morton, J.F.: Lantana, or red sage (Lantana camara L. [Verbenaceae]), notorious weed and popular garden flower: some cases of poisoning in Florida, Economic Botany *48*(3), 259–270 (1994).

[3] Pass, M.A., A.A. Seawright, T.J. Heath and R.T. Gemmel: Lantana poisoning: A cholestatic disease of cattle and sheep. In: R.F. Keeler, K.R. van Kampen and L.F. James (eds.): Effects of poisonous plants on livestock, S. 229–237, Acad. Press, New York, San Francisco, London 1978.

[4] Pass, M.A. and M.W. Goosem: Bile canalicular injury in Lantana poisoning. Toxicon, Suppl. *3*, 337–340 (1983).

[5] Ide, A. and C.L. Tutt: Acute Lantana camara poisoning in a Boer goat kid. J. South Afr. Vet. Assoc. *69*(1), 30–32 (1998).

[6] Johnson, J.H. and J.M. Jensen: Hepatotoxicity and secondary photosensitization in a red kangaroo (Megaleia rufus) due to ingestion of Lantana camara. J. Zoo. Wildl. Med. *29*(2), 203–207 (1998).

[7] Sharma, O.P., H.P.S. Makkar, R.K. Dawra and S.S. Negli: A review of the toxicity of Lantana camara (Linn) in animals. Clin. Toxicol. *18*(9), 1077–1094 (1981).

[8] Al Saad, K.M. and N.J. Al Khafaji: Experimental intoxication with leaves of Lantana camara in rabbits. Iraqui J. Vet. Sci. *16*(1), 25–37 (2003).

[9] Sharma, O.P., H.P.S. Makkar, R.N. Pal and S.S. Negi: Lantadene A content and toxicity of the Lantana plant (Lantana camara) to guinea pigs. Toxicon *18*, 485–488 (1980).

[10] Seawright, A.A. and J. Hrdlicka: The oral toxicity for sheep of triterpene acids isolated from Lantana camara. Aust. Vet. J. *53*, 230 (1977).

[11] Pass, M.A., M.W. Pugh and L. Findlay: Mechanism of toxicity of reduced lantadene A in rats. Biochem. Pharmacol. *30*(12), 1433–1438 (1981).

[12] Sharma, O.P.: Isolation and purification of Lantana camara toxins and their toxicity to guinea pigs. 55th Ann. Meeting of Society of Biol. Chemists (India) held in Trivandrum, Dez., 15–18 (1986); cit. in [1].

[13] Sharma, O.P., H.P.S. Makkar and R.K. Dawra: Spectrophotometric determination of lantandene A, 22β-angeloyloxy-3-oxolean-12-en-28-oic acid. Anal. Biochem. *128*(2), 474–477 (1983).

[14] Thirunavukkarasu, P.S., S. Prathaban and P. Dhanapalan: Electrocardiographic evaluation of Lantana toxicity in calves: An experimental study. Indian Vet. J. *77*(2), 120–123 (2000).

[15] Thirunavukkarasu, P.S., S. Prathaban and P. Dhanapalan: Toxicity of Lantana camara – a comparative study. Indian Vet. J. *77*(7), 586–588 (2000).

[16] Thirunavukkarasu, P.S., S. Prathaban, A. Sundararaij and P. Dhanapalan: Pathological studies of Lantana camara poisoning in experimental calves. Indian Vet. J. *78*(8), 676–678 (2001).

[17] Hart, N.K., J.A. Lamberton, A.A. Sioumis, H. Suares and A.A. Seawright: Triterpenes of toxic and nontoxic taxa of Lantana camara. Experientia *32*(4), 412–413 (1976).

[18] Morton, J.F.: Ornamental plants with poisonous properties II. Proc. Fla. State Hortic. Soc. *75*, 484–491 (1962).

[19] Wolfson, S.L. and T.W.G. Solomons: Poisoning by fruit of Lantana camara. Am. J. Dis. Child. *107*, 173–176 (1964).

[20] Tokarnia, C.H., J. Doebereiner, A.A. Lazzari and P.V. Peixoto: Poisoning of cattle by Lantana spp. (Verbenaceae) in the states of Mato Grosso and Rio de Janeiro (Brazil). Pesqu. Vet. Bras. *4*(4) 129–141 (1984).
[21] Riet-Correa, F., M.D.C. Mendez, A.L. Schild, I. Riet-Correa and S.R.D.S. Neto: Poisoning by Lantana glutinosa (Verbenaceae) in cattle in southern Brazil. Pesqu. Vet. Bras. *4*(4), 147–153 (1984).
[22] Pass, M.A. and C. Stewart: Administration of activated charcoal for the treatment of Lantana poisoning of sheep and cattle. J. Appl. Toxicol. *4*(5), 267–269 (1984).
[23] McKenzie, R.A.: Bentonite as therapy for Lantana camara poisoning of cattle. Aust. Vet. J. *68*(4), 146–148 (1991).
[24] Heikel, T., B.C. Knight, C. Rimington, H.D. Ritchie and E.J. Williams: Studies on biliary excretion in the rabbit. Proc. Royal Soc. Ser. B *153*, 4779 (1961).
[25] Bashwira, S. and C. Hootele: Myricoidine and dihydromyricoidine, two new macrocyclic spermidine alkaloids from Clerodendrum myricoides. Tetrahedron *44*(14), 4521–4526 (1988).
[26] Achari, B., C. Chaudhuri, C.R. Saha, P.K. Dutta and S.C. Pakrashi: A clerodane diterpene and other constituents of Clerodendrum inerme. Phytochemistry *29*(11), 3671–3673 (1990).
[27] Toyota, M., J.D. Msonthi and K. Hostettmann: A molluscicidal and antifungal triterpenoid saponin from the roots of Clerodendrum wildii. Phytochemistry *29*(9), 2849–2852 (1990).
[28] Hausen, B.M.: Woods injurious to human health, Walter de Gruyter Verlag, Berlin, New York 1981.
[29] Schmalle, H.W. and B.M. Hausen: The structure of desoxylapachol, the contact allergen of Tectona grandis L. Naturwissenschaften *71*, 581–582 (1984).
[30] Reddy, Y.R., S.T.V. Rao and K. Veerabramhiah: Incidence of Lantana poisoning in sheep. Ind. Vet. J. *79*(12), 91–92 (2002).

Zygophyllaceae

In den vor allem an trockenen und/oder salzigen Standorten der Tropen und Subtropen wachsenden **Jochblattgewächsen** sind Inhaltsstoffe verschiedener Struktur nachgewiesen, die auch toxikologisch von Bedeutung sein können: β-Carbolinalkaloide, Triterpen- und auch Steroidsaponine und ein breites Spektrum phenolischer Substanzen, darunter Nordihydroguajaretsäure (NDGA) z. B. in *Larrea*-Arten.

Seit langem bekannt sind Tiervergiftungen durch *Tribulus terrestris*, den **Burzeldorn**. Die mit einer hepatogen bedingten Fotosensibilisierung, Gelbsucht, Flüssigkeitsabsonderungen im Bereich der Augen und Ohren u. a. Symptomen [1] einhergehende Erkrankung von Schafen und Ziegen ist in Südafrika als „geeldikkop" beschrieben [2]. Sie kommt auch in Australien [3–5] sowie in Argentinien [6] vor. Über die krankheitsauslösenden Faktoren gibt es widersprüchliche Angaben:

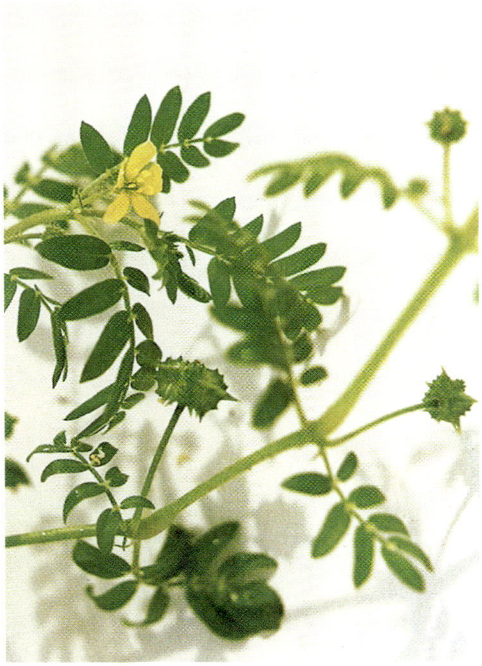

Abb. 291: Tribulus terrestris L. Erd-Burzeldorn, Bettlernuss – Puncture Vine, Caltrop – Croix de Malte, Tribule

- Das von dem saprophytischen Pilz *Pithomyces chartarum* gebildete Sporodesmin ruft zusammen mit einem noch unbekannten Faktor der Pflanze „geeldikkop" hervor [3, 4]; nach alleiniger Gabe von Sporodesmin treten lediglich Gesichtsekzeme auf (von Neuseeland als Tiervergiftung bekannt) [3].

- Von anderen Autoren werden die (Steroid-)Saponine als Toxine vermutet. Durch Versuche mit Saponin-Rohfraktionen von *T. terrestris*, die p. o. an Versuchstiere gegeben wurden, konnten geeldikkop-Symptome hervorgerufen und damit diese Annahme erhärtet werden [7].

Tribulus terrestris und *T. micrococcus* (yellow vine [8]), führen bei Schafen auch noch zu motorischer Schwäche der Hinterbeine, verbunden mit Schwindel und Taumel (Drehkrankheit) [9, 10]. Für diese Vergiftungserscheinungen besteht über die auslösenden Faktoren ebenfalls noch keine Klarheit. Möglicherweise sind β-Carbolinalkaloide wie Harman und Norharman, die in *T. terrestris*-Material nachgewiesen wurden [11], Ursache der motorischen Störungen. Dies würde mit Beobachtungen in N-Afrika, insbesondere Tunesien, übereinstimmen, wonach Dromedare nach dem Fressen von *Peganum harmala*, der Steppenraute, erkrankten [12]. Neben vermehrtem Speichelfluss, Erbrechen und Durchfall werden zentralnervöse und motorische Störungen beobachtet, die in schweren Fällen innerhalb von 36 Stunden zum Tode führen können. Humanintoxikationen mit den Samen der Steppenraute sind selten [13].

Für Tiervergiftungen mit *Bulnesia sarmentii* (palo santo tree in Paraguay) dürften vermutlich wie bei *T. terrestris* Saponine verantwortlich sein. Der Saponingehalt ist insbesondere in den Samen recht hoch [14].

Seit einiger Zeit werden (nicht näher charakterisierte) Extrakte von *Tribulus terrestris* u. a. im Internet als Nahrungsergänzungsmittel „zur Leistungssteigerung", als „Aphrodisiaka" oder „zum vermehrten Muskelaufbau" angepriesen. Abgesehen davon, dass die erwünschten (behaupteten) Wirkungen wissenschaftlich nicht oder nicht hinreichend belegt sind, können unerwünschte Wirkungen (auf die bei den entsprechenden Präparaten aber nicht hingewiesen wird) nicht ausgeschlossen werden [15].

Kontakt-Dermatitiden, die durch *Larrea tridentata*, den **Kreosotbusch** u. a. *Larrea*-Arten ausgelöst werden, kommen in dem natürlichen Verbreitungsgebiet dieser Pflanzen, den semiariden Zonen N- und S-Amerikas vor. In Argentinien werden die Blätter von *Larrea*-Arten als Badezusätze verwendet („jarilla" bath), während das Holz wohl wegen des hohen Harzgehalts als Feuerholz geschätzt und in Paketen z. B. als „Barbecue-Holz" auf den Märkten angeboten wird [16]. Dabei scheint auch ein airborne-Kontakt mit dem Rauch des Grillfeuers die Allergisierung hervorrufen zu können [15]. Ob NDGA (oder Metaboliten dieser Verbindung?) das verantwortliche Allergen ist, bedarf weiterer Untersuchungen.

Nordihydroguajaretsäure soll als „Radikalfänger" auch Alterungsprozesse des Organismus, insbesondere der Haut, verzögern. In den USA spielt daher unter der Bezeichnung „Chaparral" das Kraut des Kreosotbuschs volksmedizinisch eine Rolle; von ihm werden Teeaufgüsse getrunken oder die gepulverte Droge in

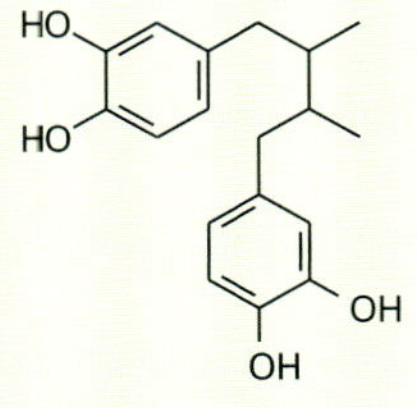

Nordihydroguajaretsäure

Kapseln eingenommen. In mehreren Berichten ist auf eine durch Chaparral-Ingestion hervorgerufene Leberschädigung aufmerksam gemacht worden [17–20]. In dem zuletzt beschriebenen Fall entwickelte sich nach über 10-monatiger Einnahme von 1–2, zuletzt bis zu 6 Kapseln pro Tag eine ausgeprägte akute Hepatitis mit Gelbsucht und schweren abdominalen Beschwerden. Fünf Wochen nach der Klinikeinweisung musste eine Lebertransplantation vorgenommen werden. Da andere Ursachen praktisch ausgeschlossen werden konnten, steht für die Autoren der kausale Zusammenhang zwischen der Chaparral-Ingestion und dem Auftreten der massiven Leberschädigung außer Frage [19]. In Europa ist diese Droge unter dem Namen Herba Palo ondo bekannt.

Literatur

[1] Aslani, M.R., A.R. Movassaghi, M. Mohri et al.: Experimental Tribulus terrestris poisoning in sheep: Clinical, laboratory and pathological findings. Vet. Res. Comm. *27*(1), 53–62 (2003).

[2] van Wyk, B.-E., F. van Heerden and B. van Oudtshoorn: Poisonous Plants of South Africa, Briza Publications, Pretoria 2002.

[3] Glastonbury, J.R.W., F.R. Doughty, J. Whitaker and E. Sergeant: A syndrom of hepatogenous photosensitisation, resembling geeldikkop, in sheep grazing Tribulus terrestris. Aust. Vet. J. *61*(10), 314–316 (1984).

[4] Glastonbury, J.R.W. and G.K. Boal: Geeldikkop in goats. Aust. Vet. J. *62*(2), 62–63 (1985).

[5] Jacob, R.H. and R.L. Peet: Poisoning of sheep and goats by Tribulus terrestris (caltrop). Aust. Vet. J. *64*(9), 288–298 (1987).

[6] Tapia, M.O., M.A. Giordano and H.G. Gueper: An outbreak of hepatogenous photosensitization in sheep grazing Tribulus terrestris in Argentina. Vet. Hum. Toxicol. *36*(4), 311–313 (1994).

[7] Miles, C.O., A.L. Wilkins, G.L. Erasmus and T.S. Kellerman: Photosensitivity in South Africa: VIII. Ovine metabolism of Tribulus terrestris saponins during experimentally induced geeldikkop. Onderstepoort J. Vet. Res. *61*(4), 351–359 (1994).

[8] Bourke, C.A. and J.A. Macfarlane: A transient ataxia of sheep associated with the ingestion of Tribulus micrococcus (yellow vine). Aust. Vet. J. *62*(8), 282 (1985).

[9] Bourke, C.A.: Staggers in sheep associated with the ingestion of Tribulus terrestris, Aust. Vet. J. *61*(11), 360–363 (1984).

[10] Bourke, C.A.: A novel nigrostriatal dopaminergic disorder in sheep affected by Tribulus terrestris staggers. Res. Vet. Sci. *43*, 347–350 (1987).

[11] Bourke, C.A., G.R. Stevens and M.J. Carrigan: Locomotor effects in sheep of alkaloids identified in Australian Tribulus terrestris. Aust. Vet. J. *69*(7), 163–165 (1992).

[12] El Bahri, L. and R. Chemli: Peganum harmala L.: A poisonous plant of North Africa. Vet. Hum. Toxicol. *33*(3), 276–277 (1991).

[13] Ben Salah, N., M. Amamou, Z. Jerbi, F. Ben Salah et M. Yacoub: Un cas de surdosage en Peganum harmala L. J. Toxicol. Clin. Exp. 6(5), 319–322 (1986).

[14] Williams, M.C., J.C.M. Rodewijk and J.D. Olsen: Intoxication in cattle, chicks and hamsters from seed of the palo santo tree (Bulnesia sarmentii). Vet. Rec. *115*, 646–648 (1984).

[15] Frohne, D.: Ein neues Dopingmittel? Leistungssteigerung durch Tribulus terrestris fragwürdig. Dtsch. Apoth. Ztg. *139*(49), 4752–4754 (1999).

[16] Leonforte, J.F. and M.D. Mendoza: Contact dermatitis from Larrea (creosote bush). J. Am. Acad. Dermatol. *14*, 202–207 (1986).

[17] Katz, M. and F. Saibil: Herbal hepatitis: subacute hepatic necrosis secondary to chaparral leaf. J. Clin. Gastroenterol. *12*, 203–206 (1990).

[18] Clark, F.: Chaparral-induced toxic hepatitis: California and Texas. Morb. Mortal Weekly Rep. *41*, 812–814 (1992).

[19] Gordon, D.W., G. Rosenthal, J. Hart, R. Sirota and A.L. Baker: Chaparral ingestion. J. Am. Med. Assoc *273*(6), 489–490 (1995); Ref. E. Carls in: Dtsch. Apoth. Ztg. *135*(18), 1671 (1995).

[20] Koff, R.S.: Herbal hepatotoxicity. J. Am. Med. Assoc. *273*(6), 502 (1995).

Beerenartige Früchte, eine tabellarische Übersicht

In der folgenden Übersicht sind auffällige Früchte, die in M-Europa häufig vorkommen, nach Farbe (im reifen Zustand!) geordnet zusammengestellt. Im Gegensatz zu ähnlichen „Fruchtschlüsseln" sind zu den einzelnen Früchten nur Angaben über die Beschaffenheit des Fruchtfleisches (saftig ↔ mehlig), Zahl der „Kerne" pro Frucht (ein ↔ mehrere), Zahl der Früchte pro Fruchtstand (eine ↔ mehrere) und Habitus der Pflanze (holzig ↔ kletternd ↔ krautig ↔ epiphytisch) gemacht. Dies ermöglicht zwar noch keine Identifizierung einer unbekannten Frucht, engt aber die Zahl der infrage kommenden ein, über die dann bei den betreffenden Pflanzenbeschreibungen nähere Informationen zu finden sind. Als weitere Identifizierungshilfe bieten sich außerdem die Blattabbildungen an (S. 415).

1. Rote Früchte

Fruchtfleisch	Kerne (pro Frucht)	Früchte (pro Fruchtstand)	Habitus (der Pflanze)	Name	Seite
saftig	ein	eine	holzig	*Taxus baccata*	390
		eine → mehrere	holzig	*Cornus mas*	144
		mehrere	holzig	*Aucuba japonica*	143
				Daphne mezereum	395
				Elaeagnus umbellata	163
				Hippophae rhamnoides	163
				Viburnum opulus	131
	ein → zwei	mehrere	holzig	*Ardisia crenata*	304
	ein → mehrere	mehrere	holzig	*Ribes alpinum*	228
	zwei	eine	krautig	*Nertera granadensis*	344
	mehrere	eine	holzig	*Lycium barbarum*	370
				Solanum pseudocapsicum	385
			krautig/holzig	*Physalis alkekengi*	375
		zu zweit	holzig	*Lonicera tatarica*	122
				Lonicera xylosteum	121
		eine → mehrere	holzig	*Berberis vulgaris*	99
				Frangula alnus	324
				Ribes uva-crispa	227
			kletternd	*Bryonica cretica*	150
				Tamus communis	160
		mehrere	holzig	*Skimmia*	347
				Ribes rubrum	227
				Solanum dulcamara	380
				Sambucus racemosa	127
			kletternd	*Lonicera periclymenum*	124
			krautig	*Actaea rubra*	323
				Arum maculatum	64
				Convallaria majalis	255
mehlig	ein → mehrere	eine	krautig	*Ruscus aculeatus*	250
		eine → mehrere	holzig	*Cotoneaster*	330
				Crataegus	332
	mehrere	eine	krautig	*Asparagus officinalis*	249
		eine → mehrere	holzig	*Amelanchier lamarckii*	332
				Ilex aquifolium	59
				Pyracantha coccinea	335
				Symphoricarpos orbiculatus	130
			krautig/holzig	*Gaultheria procumbens*	173
				Vaccinium oxycoccus	182
				Vaccinium vitis-idaea	182
		mehrere	krautig	*Calla palustris*	65
				Maianthemum bifolium	258
			holzig	*Gaultheria mucronata*	174
				Sorbus	341
				Rhus typhina	36

2. Blaue bis schwarze Früchte

Fruchtfleisch	Kerne (pro Frucht)	Früchte (pro Fruchtstand)	Habitus (der Pflanze)	Name	Seite
saftig	ein	eine → mehrere	holzig	*Prunus*	337
		mehrere	holzig	*Cornus sanguinea*	143
				Prunus padus, serotina	339
				Sarcococca humilis	113
				Viburnum lantana, rhytidophyllum	132
	ein → zwei	mehrere	holzig	*Ligustrum vulgare*	280
	mehrere	eine	krautig/holzig	*Atropa bella-donna*	356
		zwei (Doppelbeere)	holzig	*Lonicera caerulea, orientalis*	122, 124
		eine → mehrere	holzig	*Berberis*	99
				Rhamnus cathartica	325
				Frangula alnus	324
				Vaccinium	181
		zu zweit	holzig	*Lonicera ledebourii*	123
		mehrere	holzig	*Mahonia aquifolium*	101
				Ribes	227
				Sambucus nigra	126
			kletternd	*Bryonia alba*	151
				Lonicera henryi	122
			krautig/holzig	*Empetrum nigrum*	165
				Phytolacca americana	292
			krautig	*Actaea spicata*	323
				Lantana camara	403
				Sambucus ebulus	126
				Solanum nigrum	383
mehlig	ein → mehrere	eine → mehrere	holzig	*Cotoneaster*	331
	mehrere	eine	krautig	*Hypericum androsaemum*	234
				Nicandra physalodes	376
				Paris quadrifolia	259
		eine → mehrere	holzig	*Amelanchier lamarckii*	332
			krautig	*Polygonatum*	257
		mehrere	holzig	*Callicarpa bodiniéri*	404
				Juniperus	154
			kletternd	*Hedera helix*	75

3. Weiße Früchte

Fruchtfleisch	Kerne (pro Frucht)	Früchte (pro Fruchtstand)	Habitus (der Pflanze)	Name	Seite
saftig	ein	mehrere	holzig	*Cornus sericea*	144
			epiphytisch	*Viscum album*	270
	mehrere	mehrere	holzig	*Ribes*	227
			krautig	*Actaea alba*	323
mehlig	ein	ein → drei	holzig	*Elaeagnus commutata*	163
		mehrere	krautig/holzig	*Pachysandra terminalis*	113
	mehrere	eine → mehrere	holzig	*Symphoricarpos albus*	129
		mehrere	holzig	*Gaultheria mucronata*	174
				Sorbus koehneana, prattii	341

4. Gelbe Früchte

Name	Seite
Atropa bella-donna var. *lutea*	356
Chaenomeles	333
Hippophae	163
Iris foetidissima	236
Mandragora	359
Pyracantha coccinea	335

5. Grüne Früchte

Name	Seite
Mandragora	359
Ribes uva-crispa	227
Solanum tuberosum	387

Auch *Hedera*, *Polygonatum* und *Solanum nigrum* haben eher grünliche als schwarze Beeren!

Während die Zahl beerenartiger, grüner Früchte relativ klein ist, tragen viele andere Pflanzen Früchte, die ebenfalls im reifen Zustand meist grün sind, jedoch andere Fruchtformen darstellen. Dies können **Kapseln** wie z.B. bei *Colchicum*, *Datura* oder *Papaver* sein, **Balgfrüchte** wie bei *Aconitum* oder *Helleborus*, aber auch **Hülsen** wie bei *Laburnum*, *Lupinus* und anderen Fabaceen.

Literatur

[1] Dähncke, R.M. und S. Dähncke: Beerenkompaß, 5. Auflage, Gräfe und Unzer Verlag, München 1984.

[2] Fitschen, J. und F.H. Meyer: Gehölzflora, 11. Auflage, Quelle & Meyer Verlag, Wiebelsheim 2002.

[3] Gysin, H.-R.: Tropenfrüchte, AT Verlag Arau, Stuttgart 1984.

[4] Lang, D.C.: The complete book of British berries, Threshold Books Ltd., London 1987.

[5] Laux, H.E.: Wildbeeren und Wildfrüchte, Franckh'sche Verlagshandlung, Stuttgart 1982.

[6] Mandel, W.: Merkmalskatalog zur raschen Erkennung wildwachsender Früchte für klinisch-toxikologische Zwecke. Dissertation, München 1974.

[7] Phillips, R.: Das Kosmosbuch der Wildfrüchte, Franckh'sche Verlagshandlung, Stuttgart 1984.

[8] Saunders, C.F.: Edible and usefull wild plants, Dover Publications, New York 1976.

[9] Trueb, L.: Früchte und Nüsse aus aller Welt, S. Hirzel Verlag, Stuttgart 1999.

[10] Low, T.: Wild food plants of Australia, Augus & Robertson, Sydney 1999.

Zusammenstellung charakteristischer Blattmerkmale

Auf den nachfolgenden Seiten bilden wir die Blätter der in M-Europa vorkommenden Arten (mit Ausnahme einiger Zimmerpflanzen) geordnet nach morphologischen Prinzipien ab. Bei der fotografischen Wiedergabe wurde besonderer Wert auf die Darstellung der Blattspreiten-Nervatur gelegt (was allerdings bei einigen dicklederigen Blättern auf Schwierigkeiten stieß). Form und Nervatur von Laubblättern können neben anderen Merkmalen einer Pflanze eine wesentliche Hilfe zu ihrer Identifizierung sein; und zur Zeit der Fruchtreife sind diese Organe, von wenigen Ausnahmen abgesehen (z. B. *Arum*), auch noch an der Pflanze vorhanden. Durch Vergleiche mit den Abbildungen der folgenden Seiten kann also ein Verdacht erhärtet oder als unwahrscheinlich verworfen werden.

Es sollte allerdings bedacht werden, dass Laubblätter je nach Alter und Insertion nicht nur erhebliche Unterschiede in ihrer Größe aufweisen, sondern unter Umständen auch in ihrer äußeren Form variieren können (Heterophyllie). Aus verständlichen Gründen konnten nur einige besonders ausgeprägte Fälle derartiger Variationen in dieser Zusammenstellung Berücksichtigung finden. Schließlich sei noch darauf hingewiesen, dass sehr kleine Blätter (kleiner als 5 cm) unabhängig von ihrer Form auf S. 426 zusammengefasst wurden.

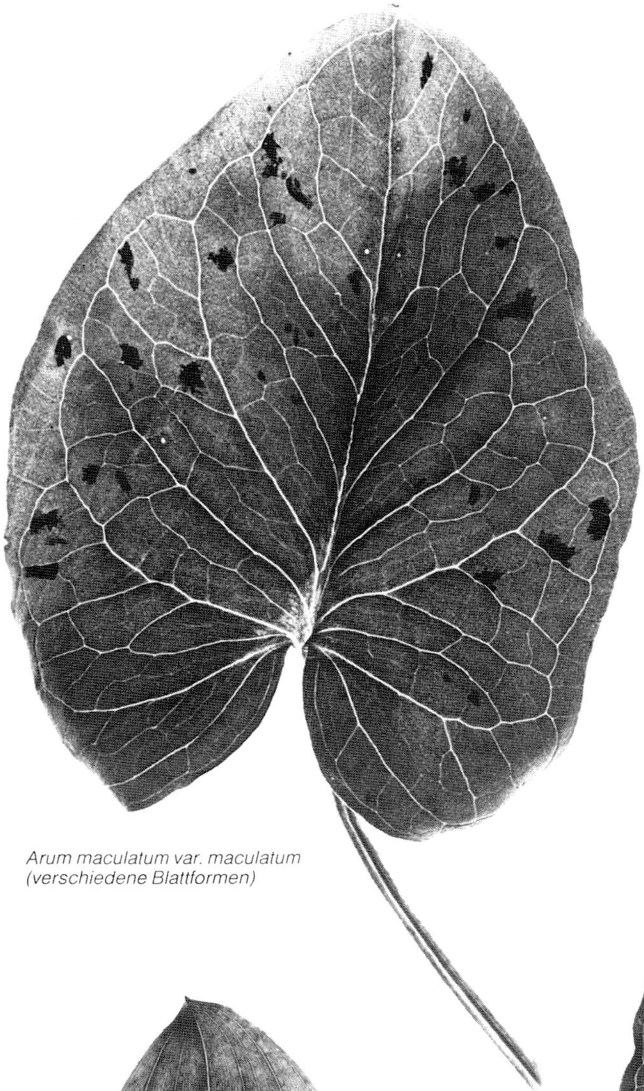

Arum maculatum var. maculatum
(verschiedene Blattformen)

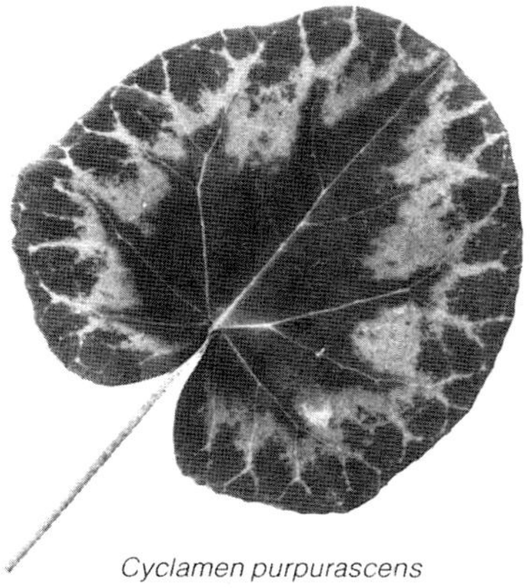

Cyclamen purpurascens

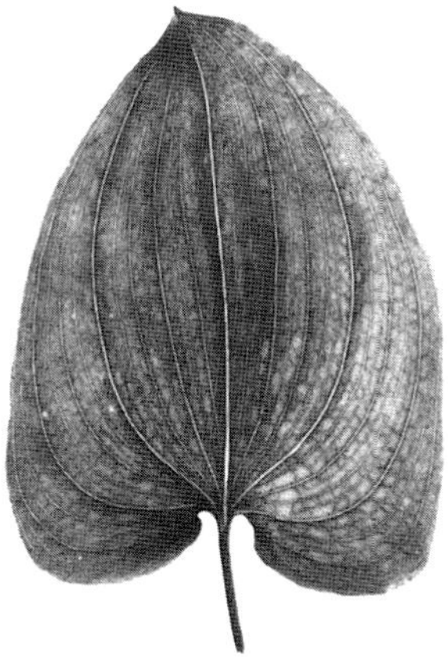

Maianthemum bifolium

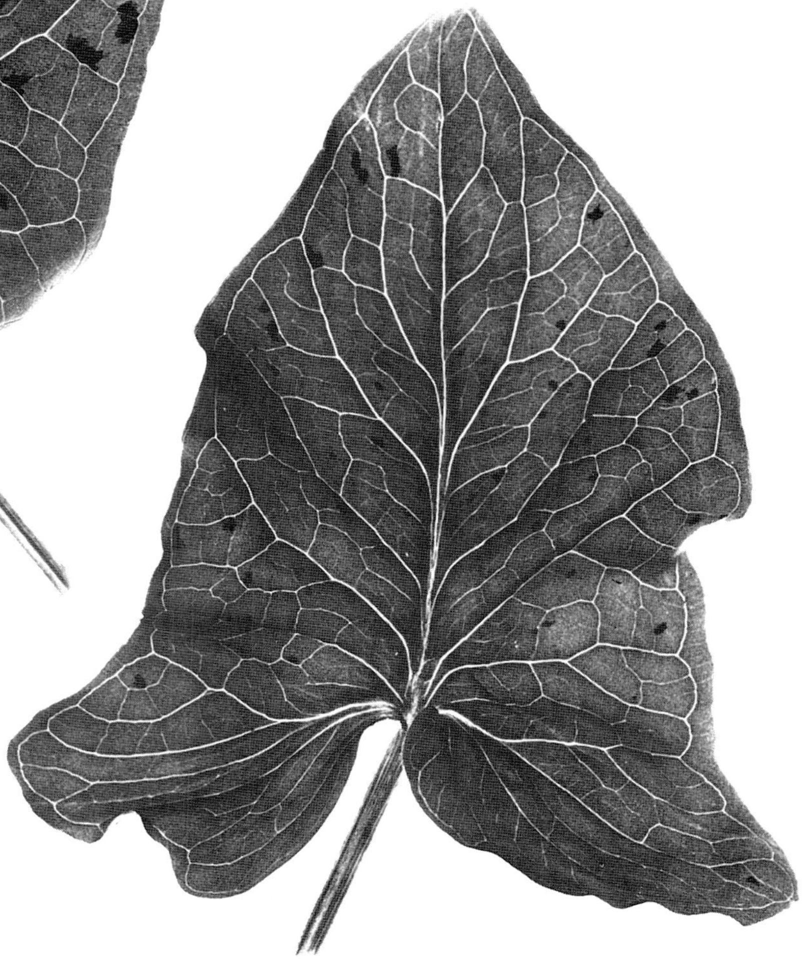

Arum maculatum var. maculatum
(verschiedene Blattformen)

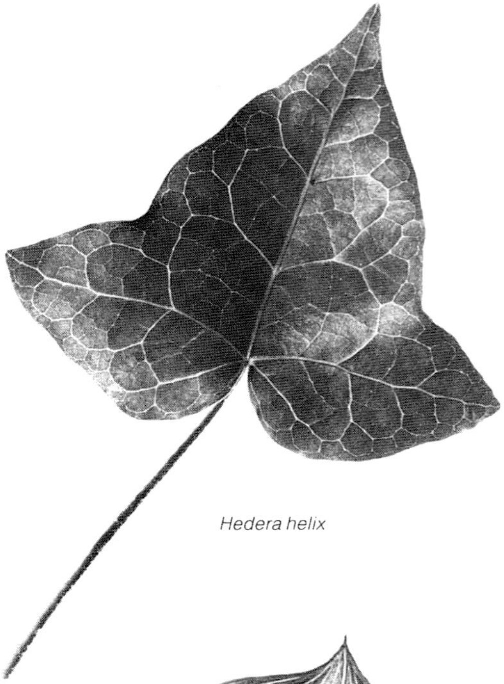

Hedera helix

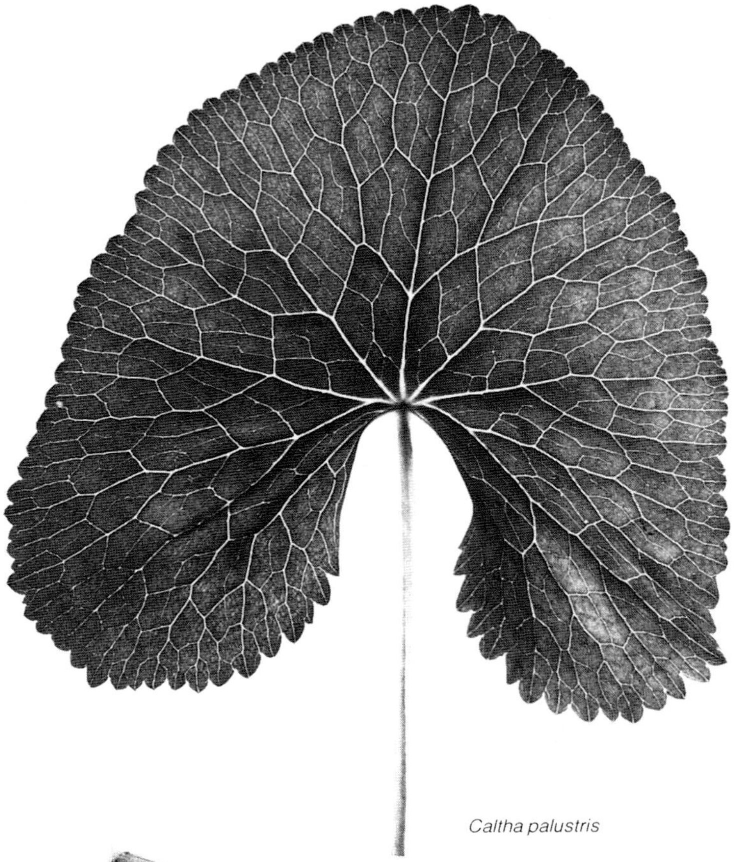

Caltha palustris

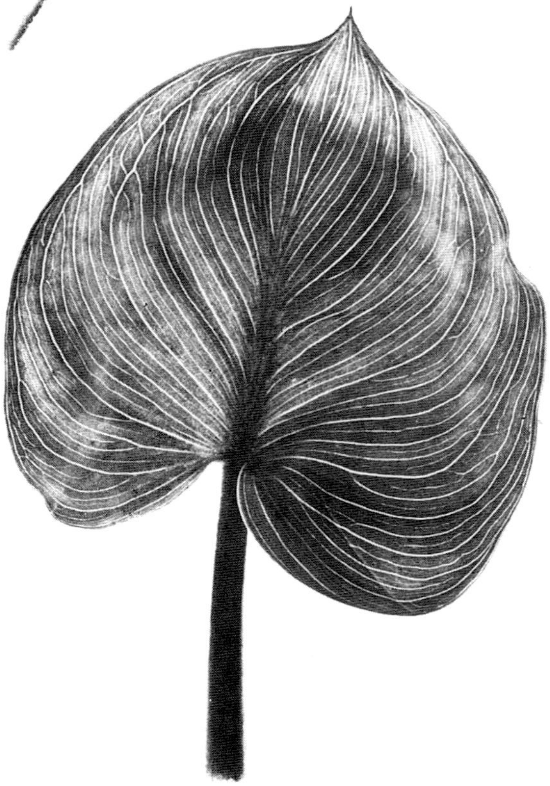

Calla palustris

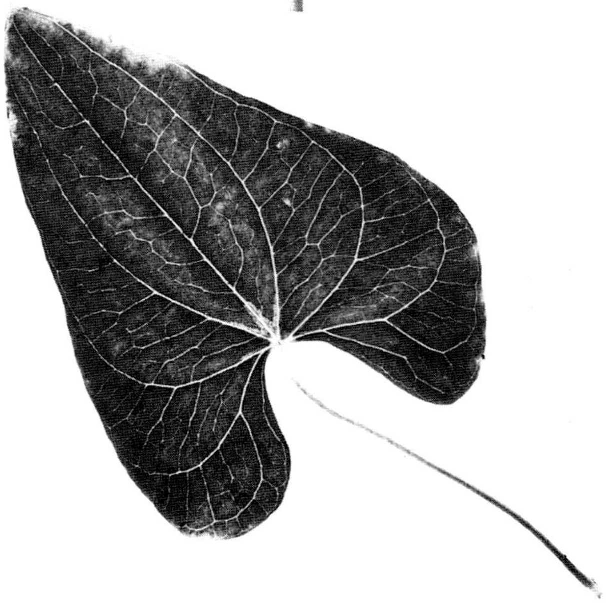

Tamus communis

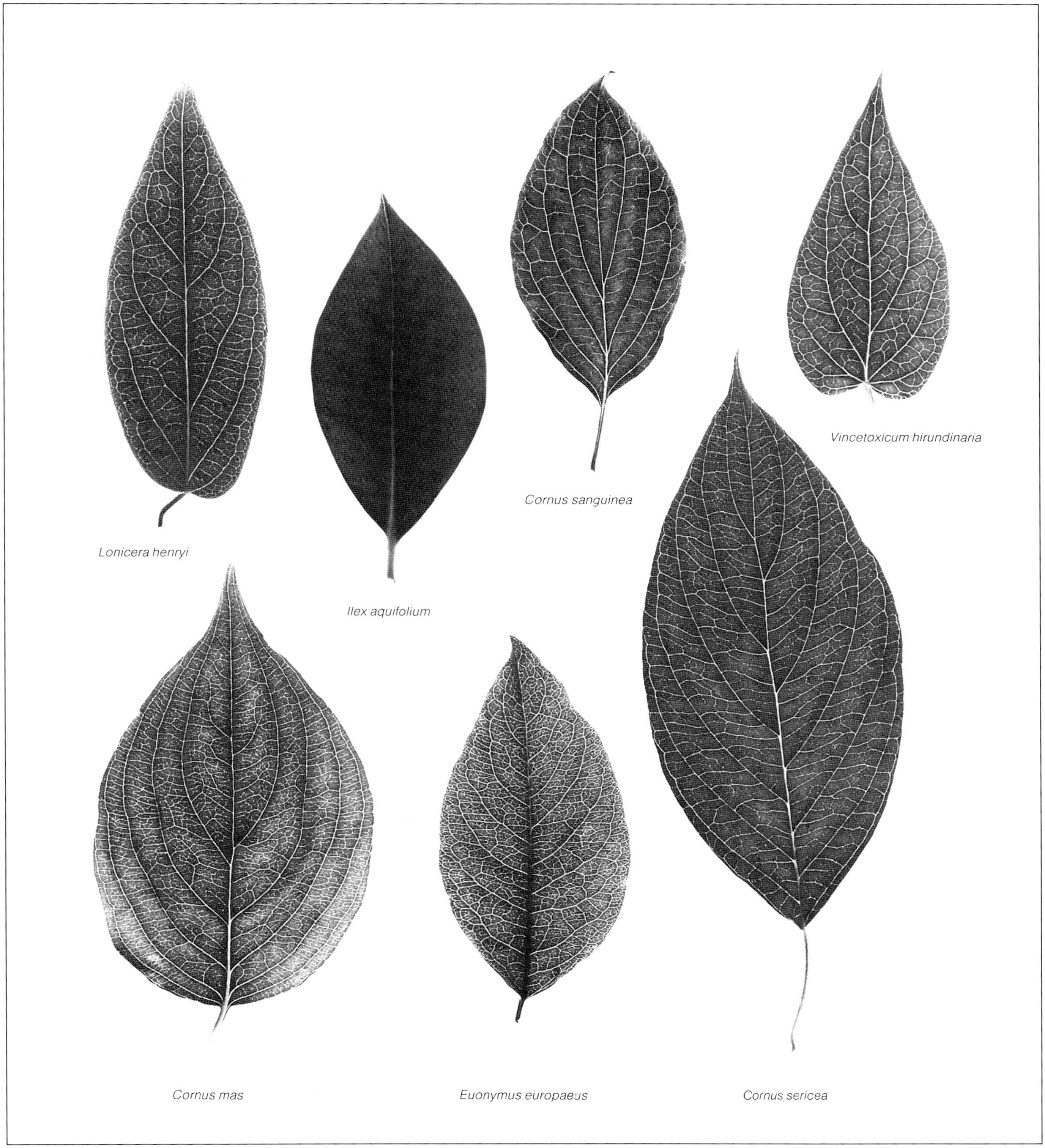
Lonicera henryi
Ilex aquifolium
Cornus sanguinea
Vincetoxicum hirundinaria
Cornus mas
Euonymus europaeus
Cornus sericea

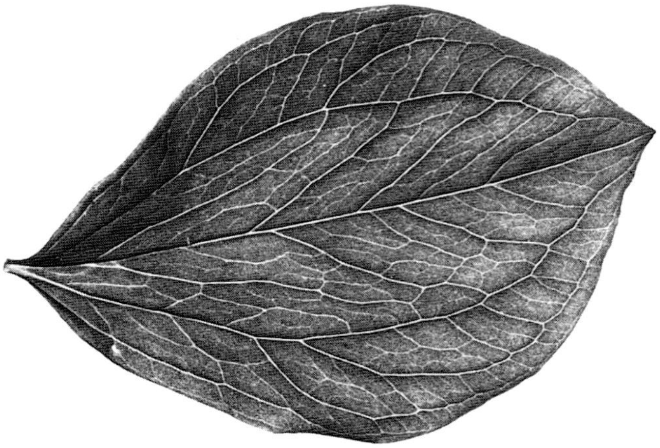

Paris quadrifolia

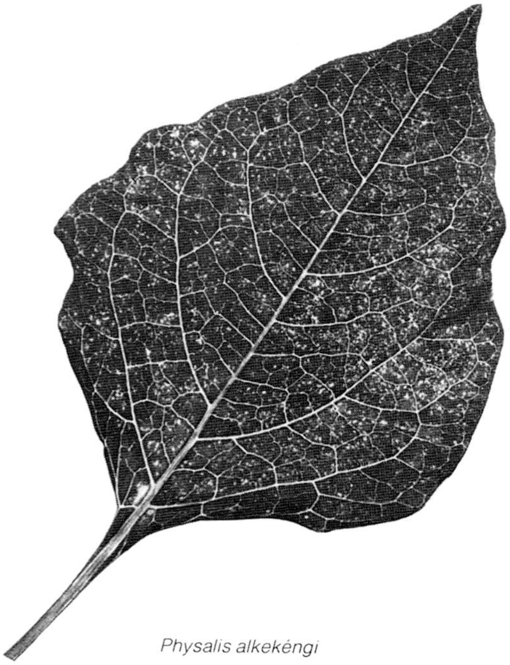

Physalis alkekengi

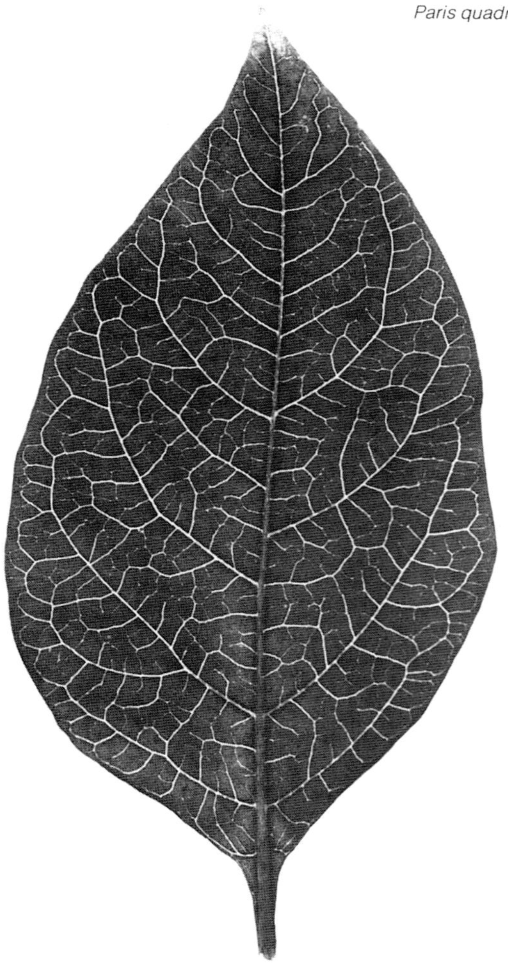

Atropa bella-donna

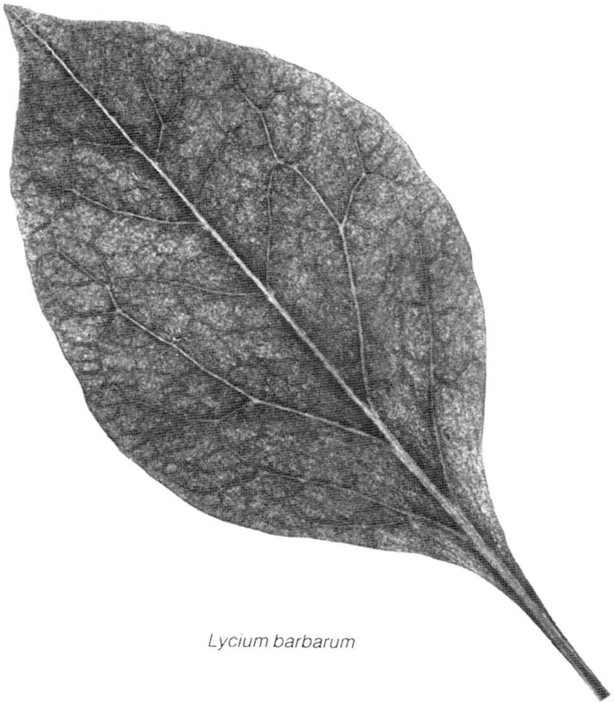

Lycium barbarum

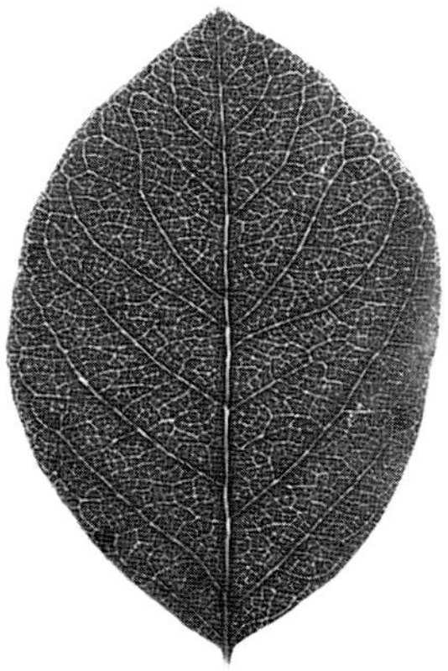

Symphoricarpos albus

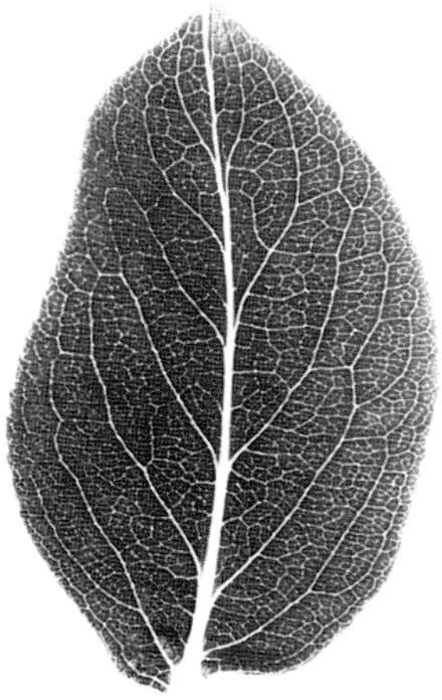

Weigela floribunda

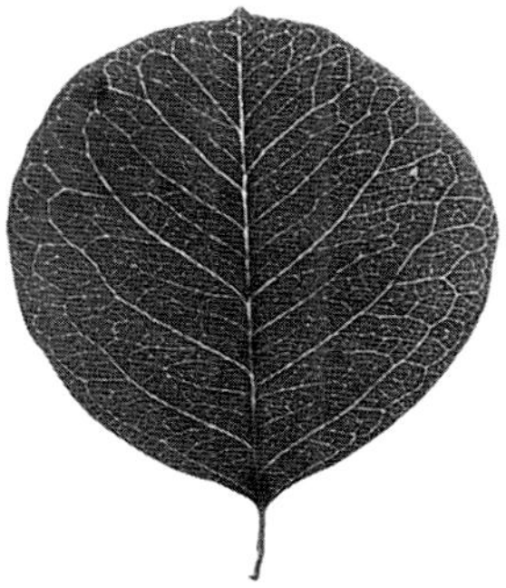

Cotoneaster insignis

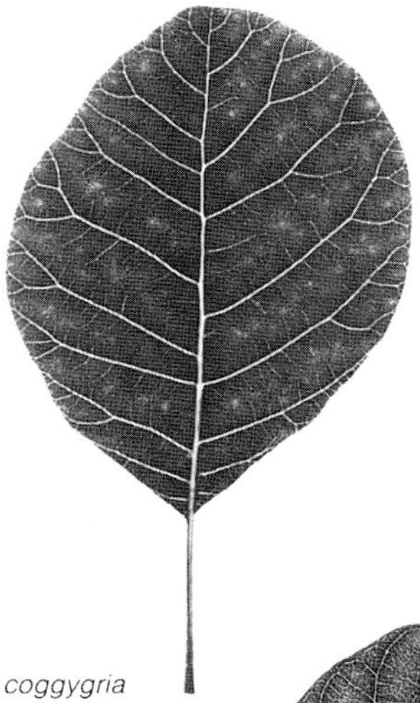

Cotinus coggygria

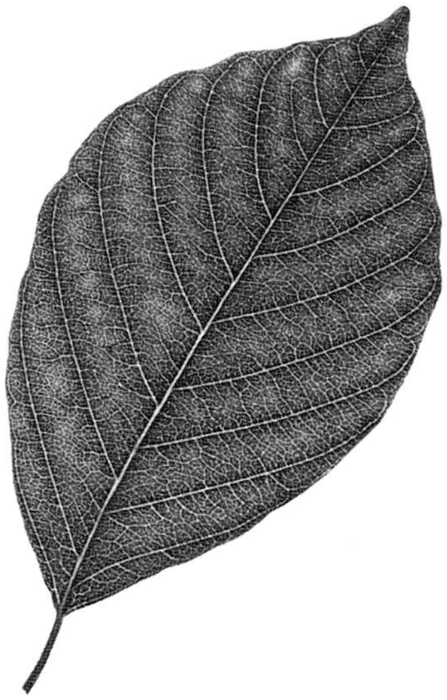

Frangula alnus

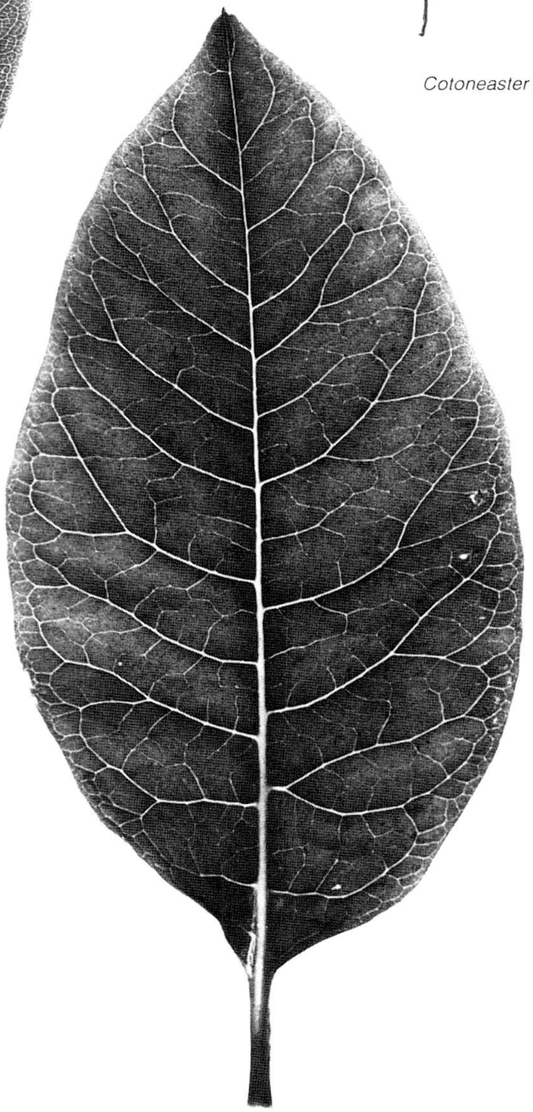

Phytolacca americana

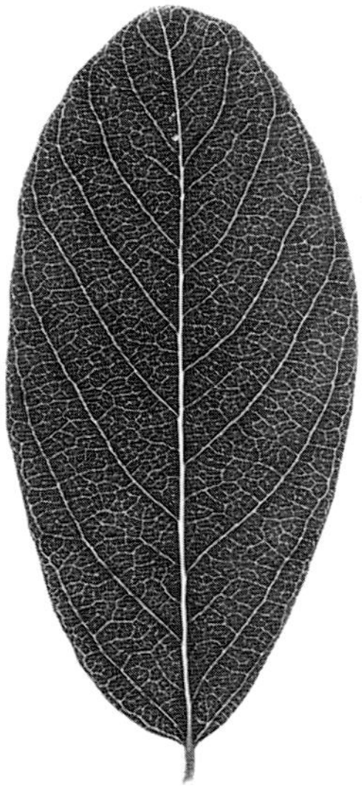

Lonicera caerulea

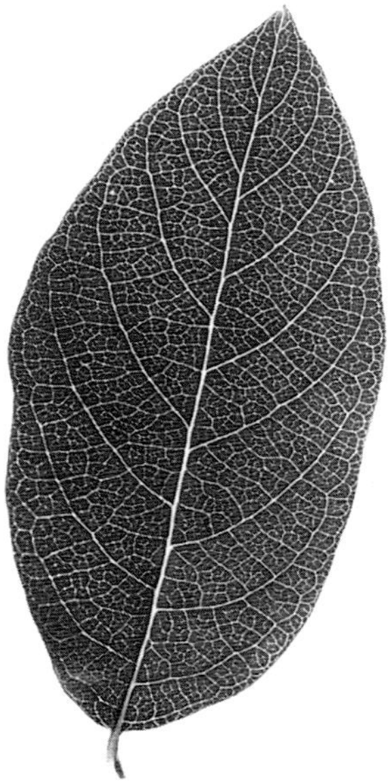

Lonicera ledebourii

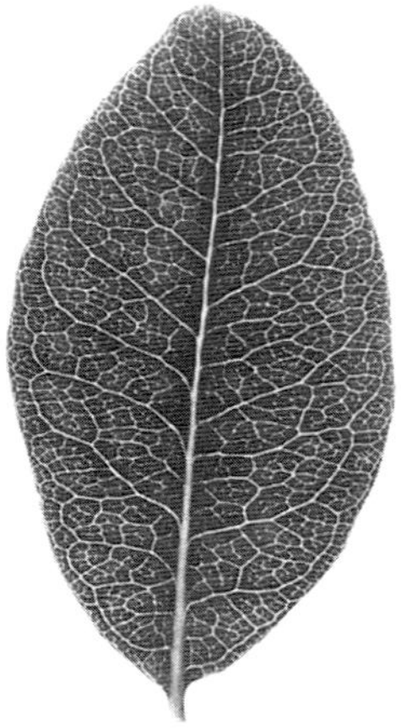

Lonicera periclymenum

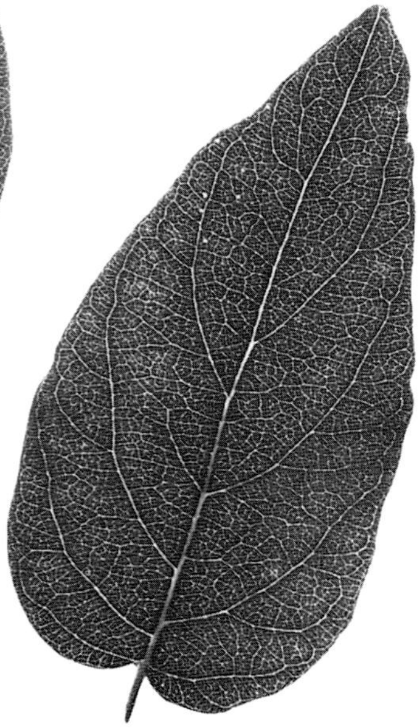

Lonicera tatarica

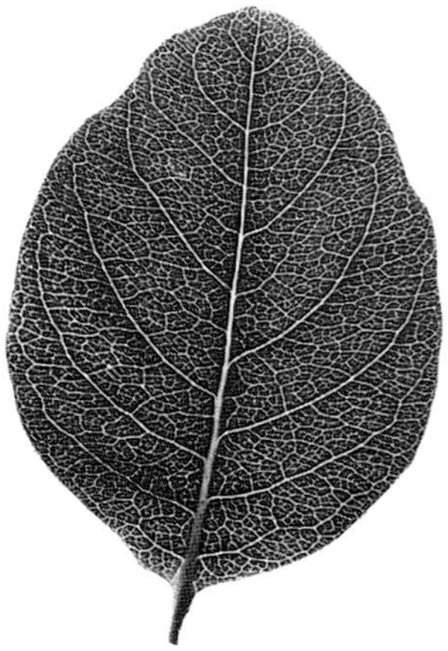

Lonicera caprifolium

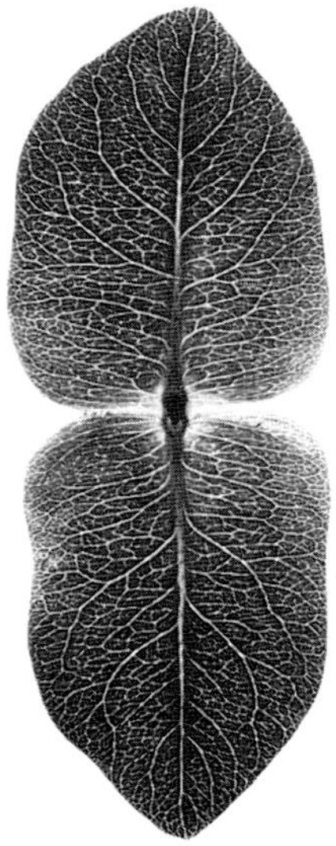

Lonicera caprifolium

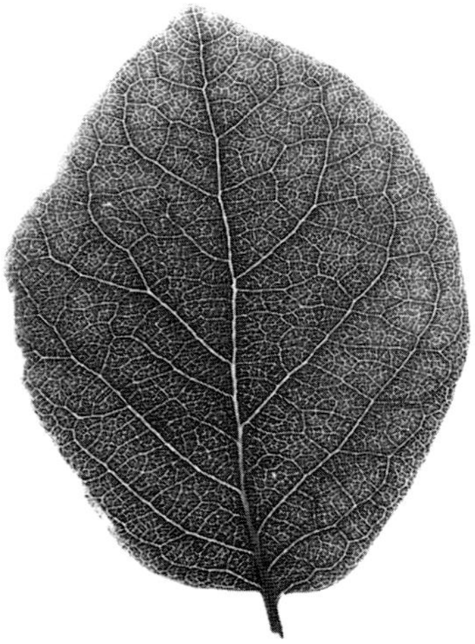

Lonicera xylosteum

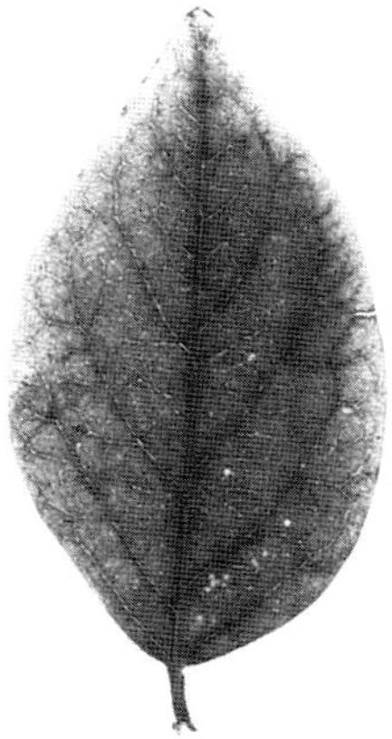

Cotoneaster acutifolius

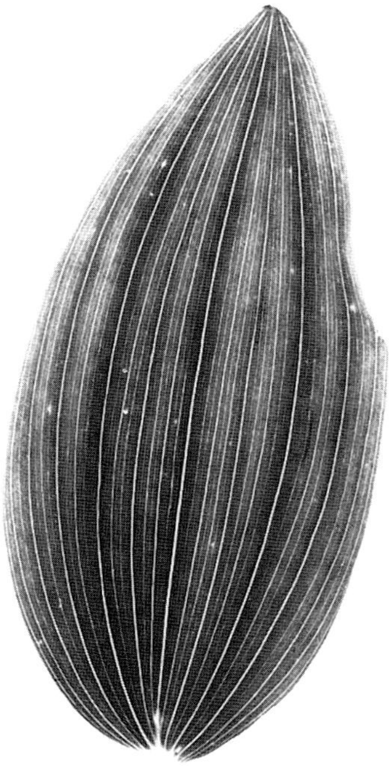

Polygonatum multiflorum

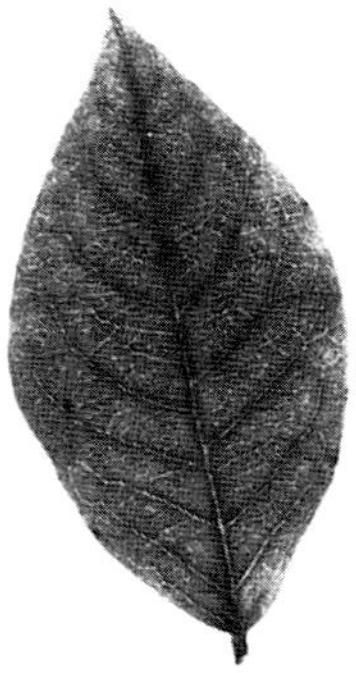

Cotoneaster bullatus

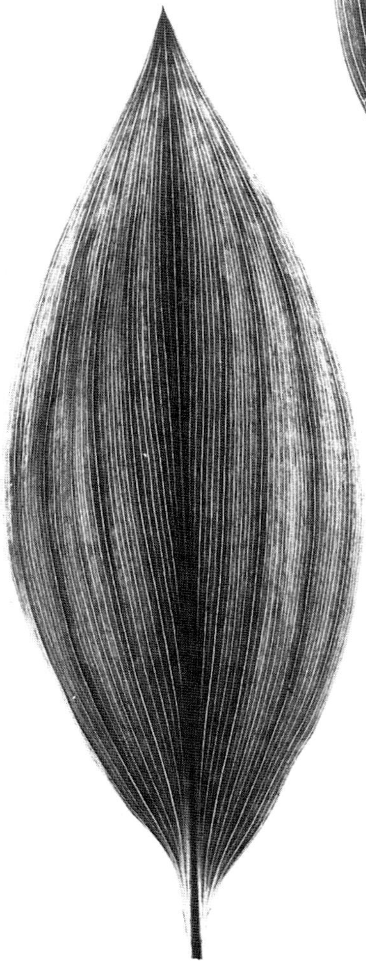

Convallaria majalis

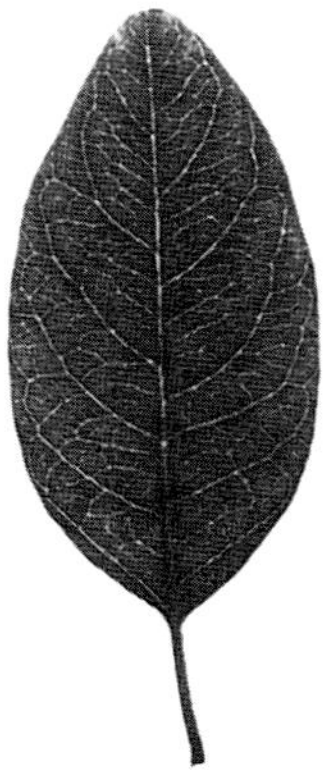

Cotoneaster multiflorus

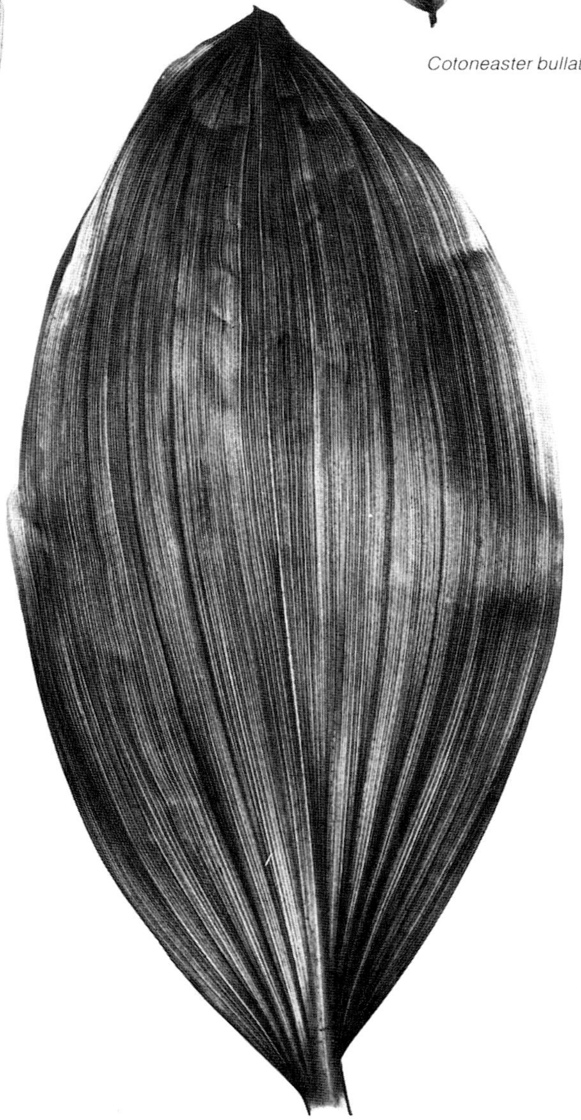

Veratrum nigrum
(auf 1/2 verkleinert)

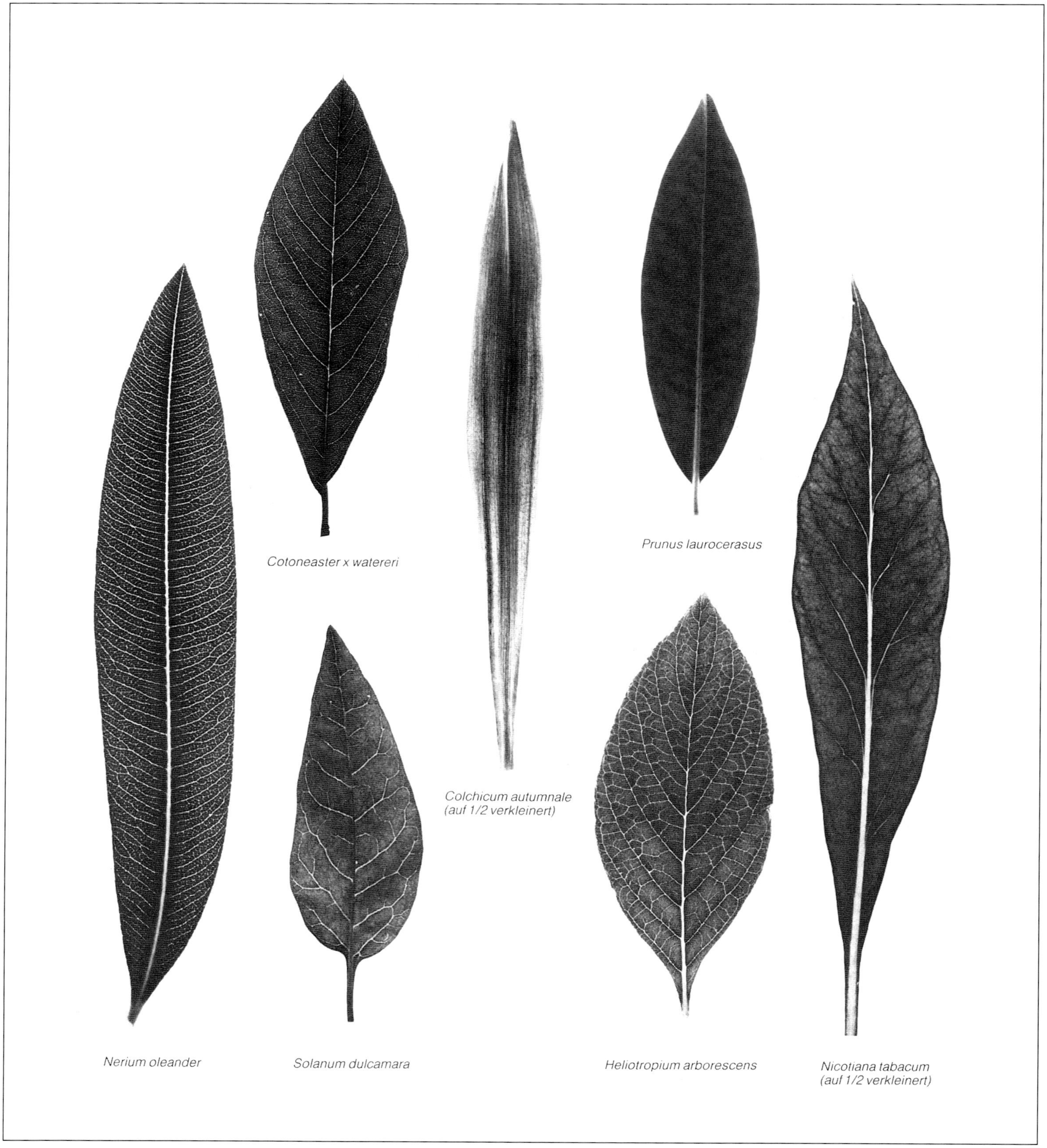
Cotoneaster x watereri
Prunus laurocerasus
Colchicum autumnale
(auf 1/2 verkleinert)
Nerium oleander
Solanum dulcamara
Heliotropium arborescens
Nicotiana tabacum
(auf 1/2 verkleinert)

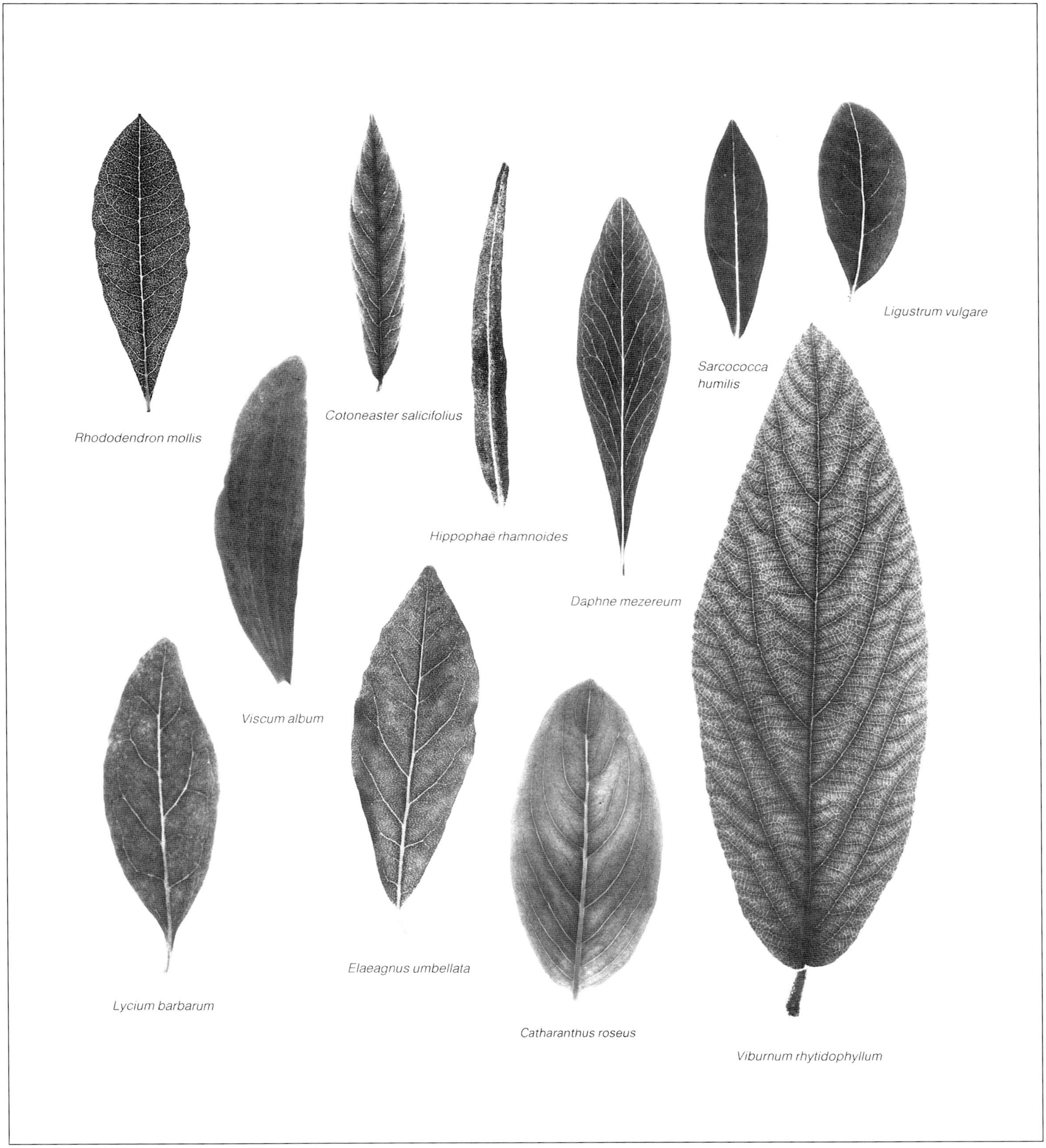
Rhododendron mollis
Cotoneaster salicifolius
Hippophaë rhamnoides
Daphne mezereum
Sarcococca humilis
Ligustrum vulgare
Viscum album
Lycium barbarum
Elaeagnus umbellata
Catharanthus roseus
Viburnum rhytidophyllum

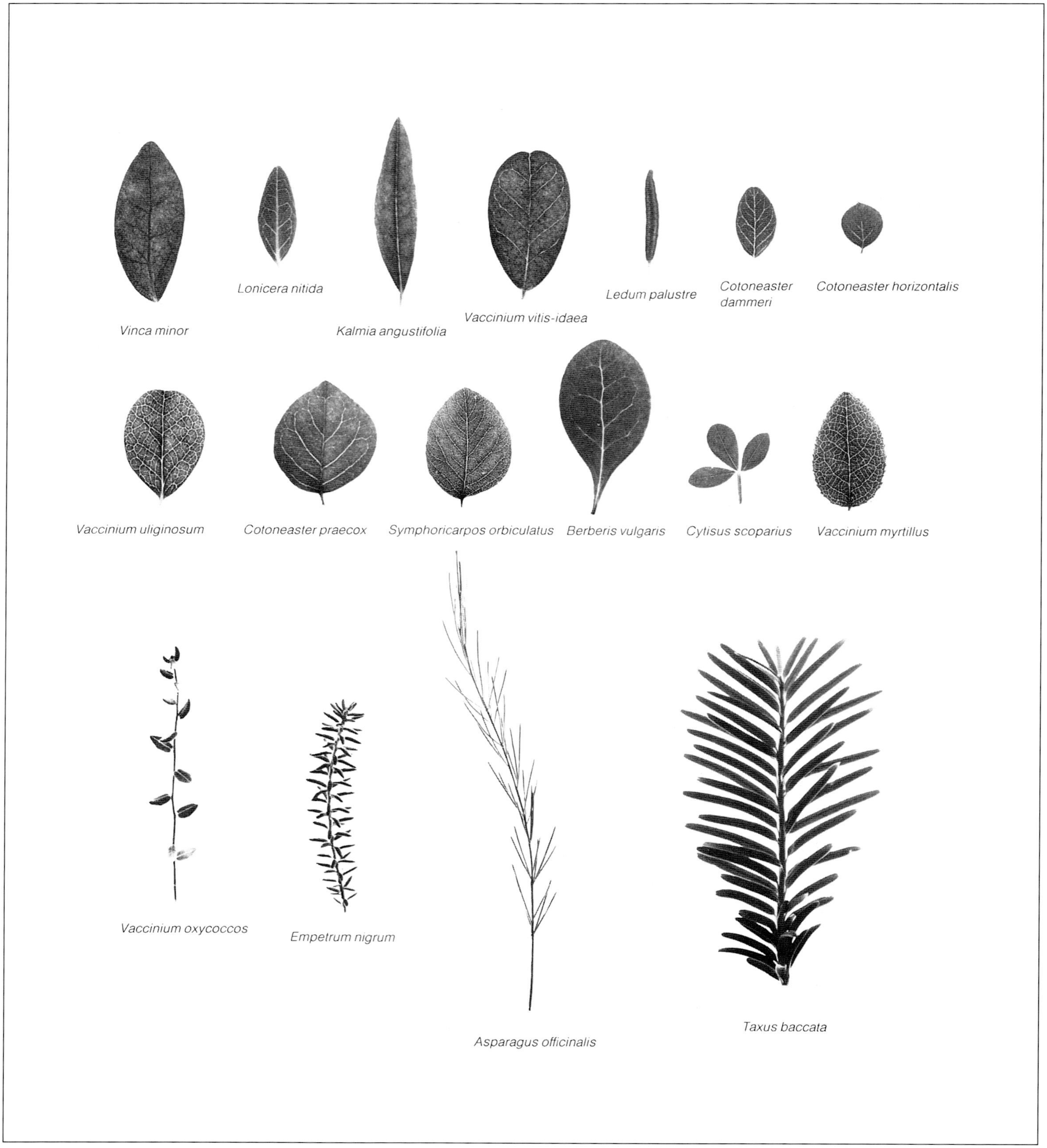
Vinca minor
Lonicera nitida
Kalmia angustifolia
Vaccinium vitis-idaea
Ledum palustre
Cotoneaster dammeri
Cotoneaster horizontalis
Vaccinium uliginosum
Cotoneaster praecox
Symphoricarpos orbiculatus
Berberis vulgaris
Cytisus scoparius
Vaccinium myrtillus
Vaccinium oxycoccos
Empetrum nigrum
Asparagus officinalis
Taxus baccata

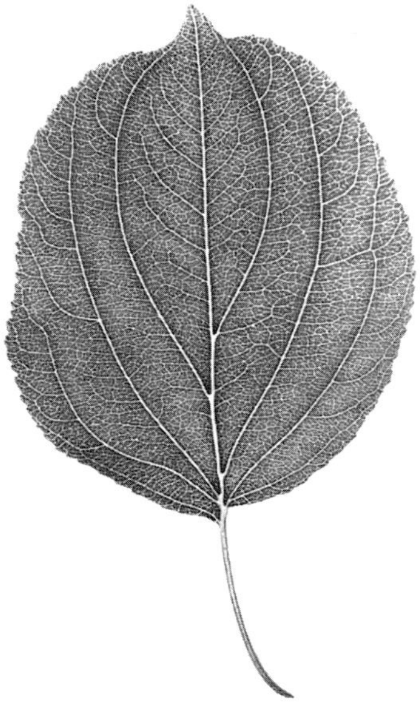

Rhamnus cathartica

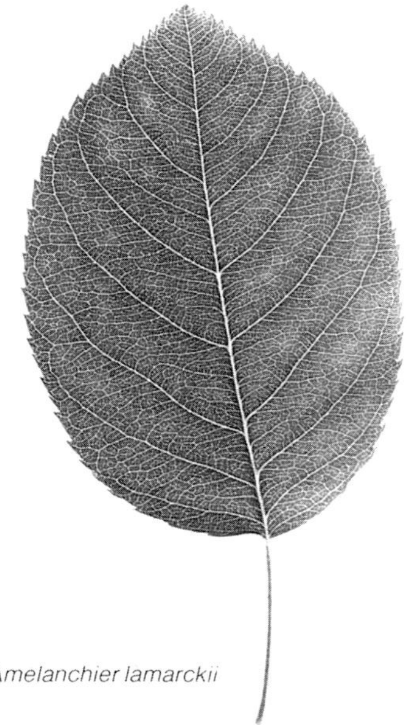

Amelanchier lamarckii

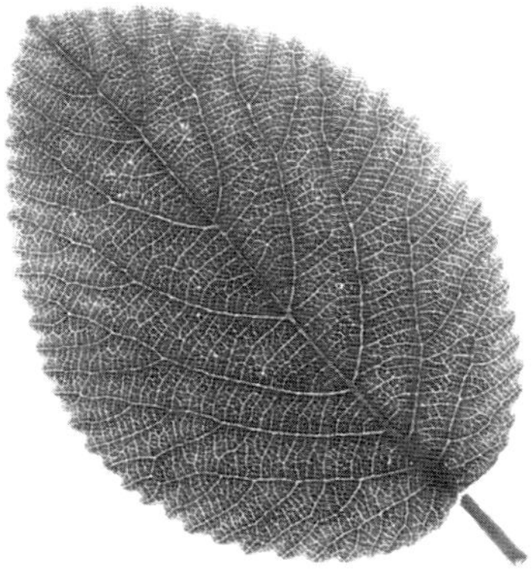

Viburnum lantana

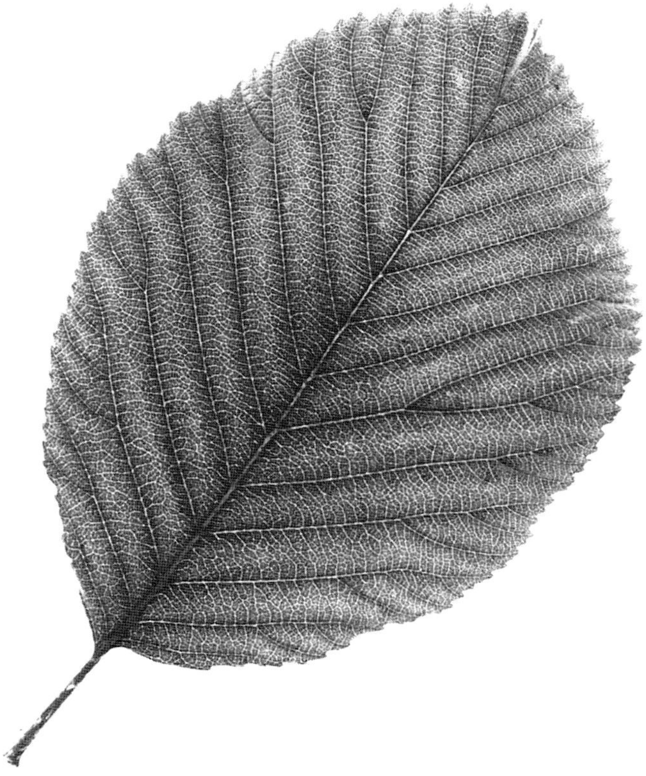

Sorbus aria

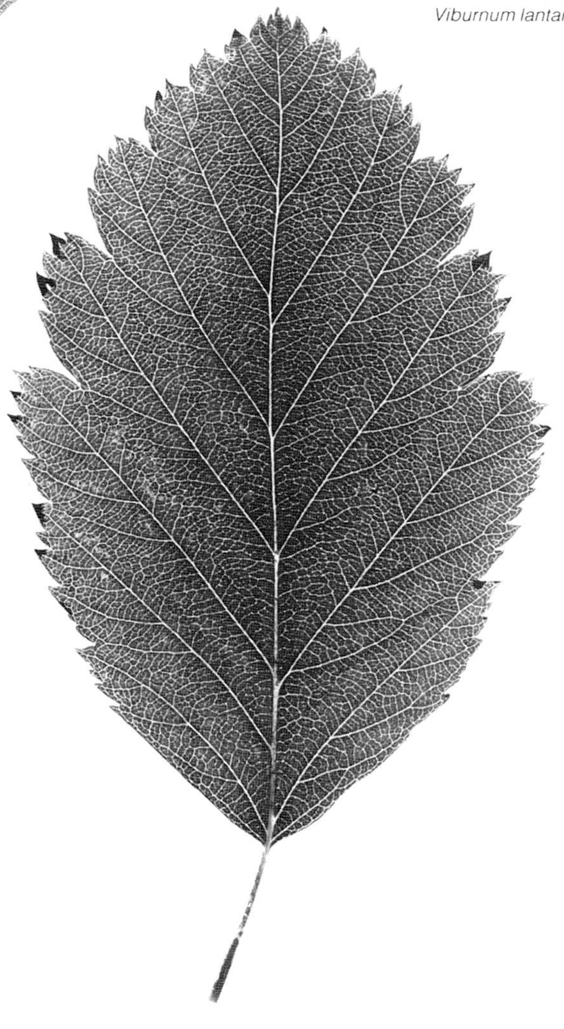

Sorbus intermedia

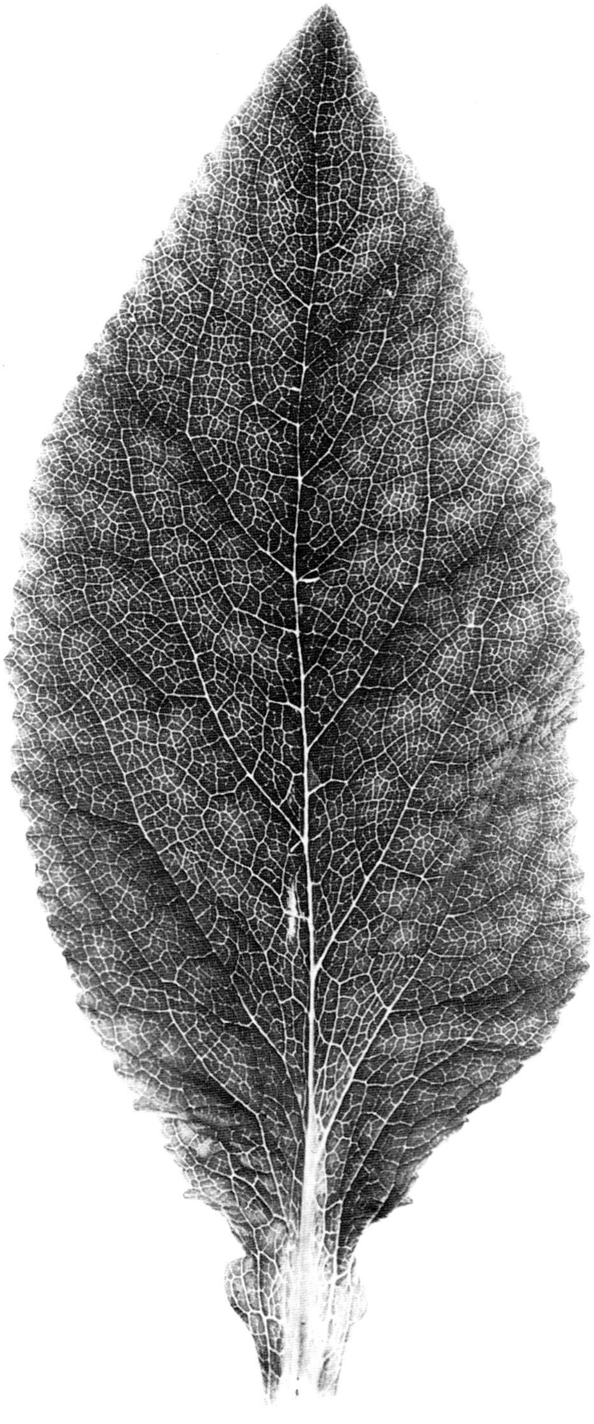

Digitalis purpurea

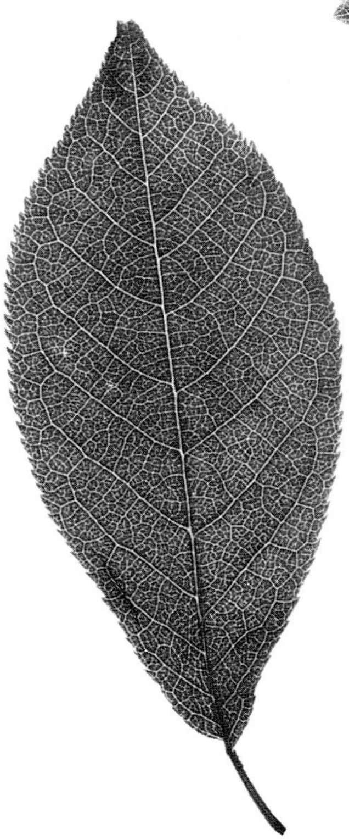

Prunus padus

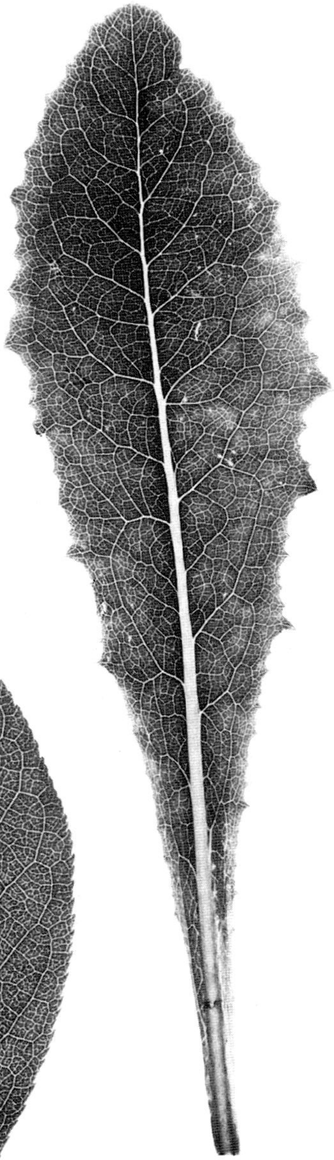

Lactuca virosa
(auf 2/3 verkleinert)

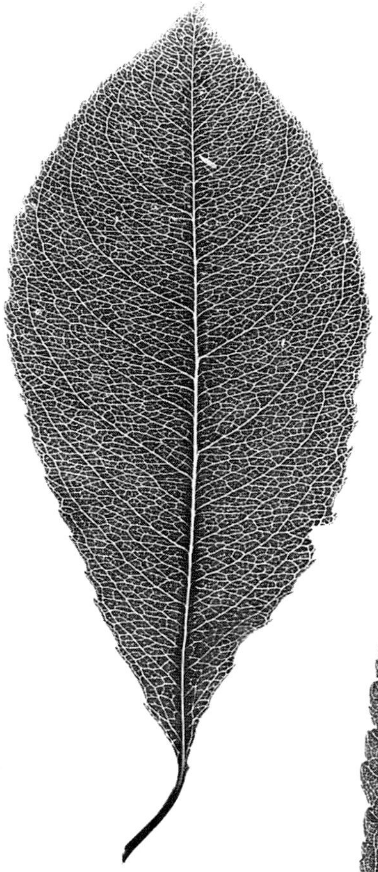

Prunus serotina

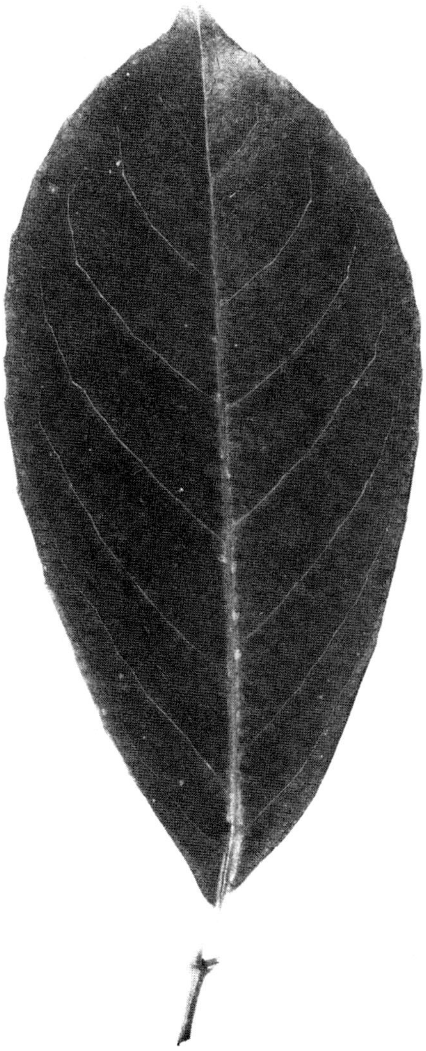

Prunus laurocerasus

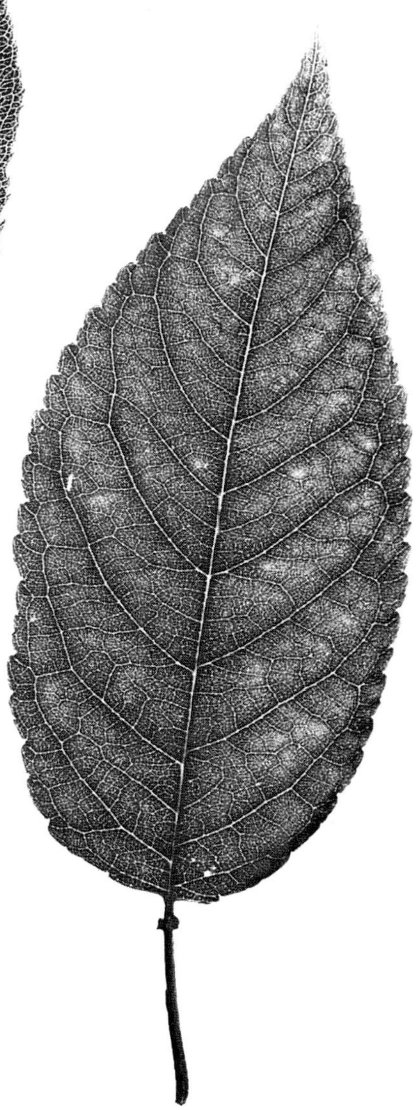

Prunus avium

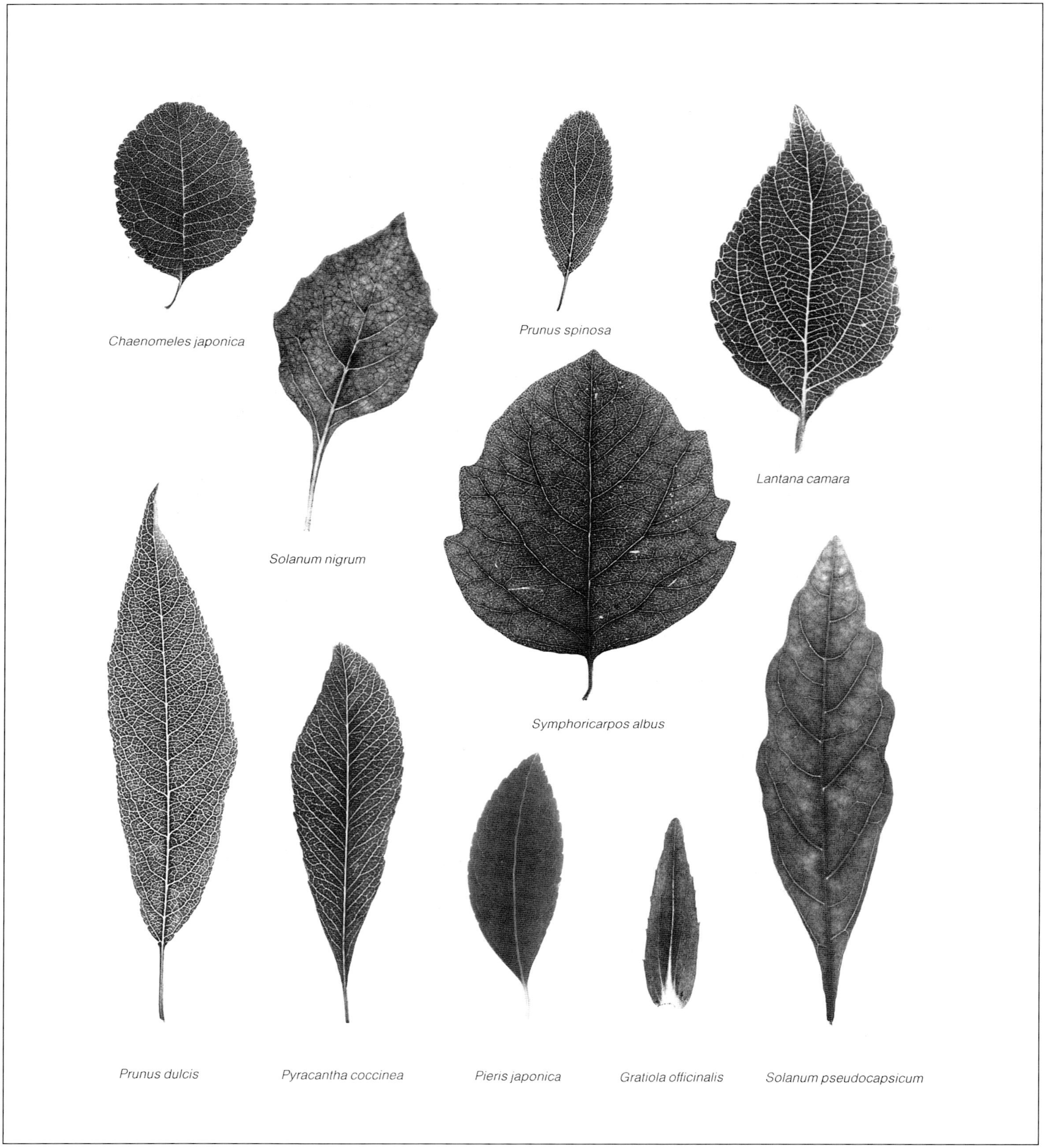
Chaenomeles japonica
Prunus spinosa
Lantana camara
Solanum nigrum
Symphoricarpos albus
Prunus dulcis
Pyracantha coccinea
Pieris japonica
Gratiola officinalis
Solanum pseudocapsicum

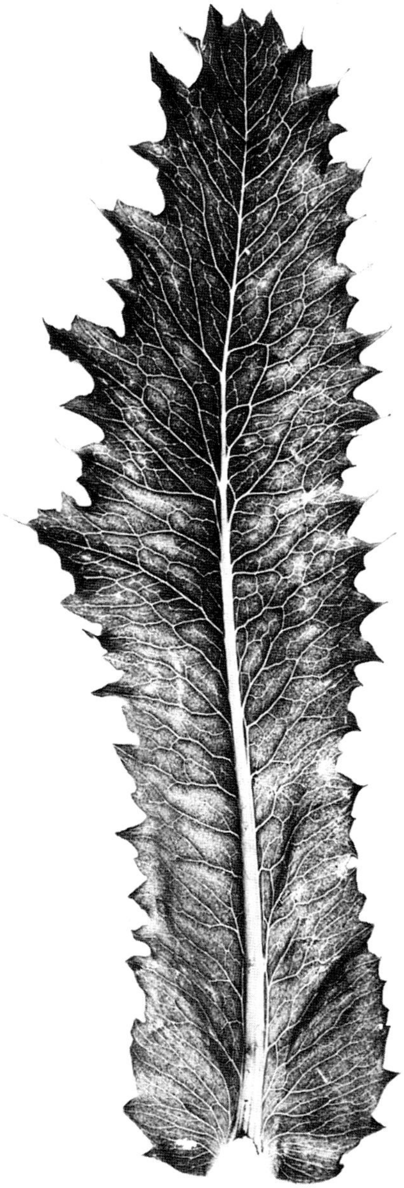

Papaver somniferum
(auf 2/3 verkleinert)

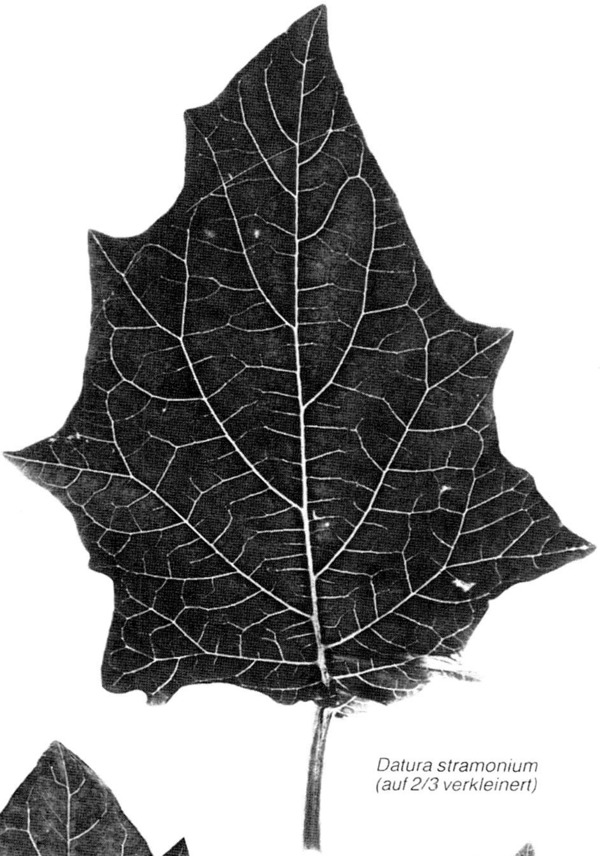

Datura stramonium
(auf 2/3 verkleinert)

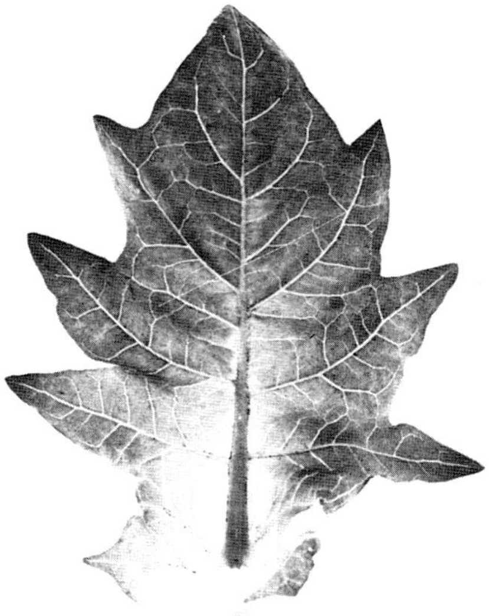

Hyoscyamus niger
(auf 2/3 verkleinert)

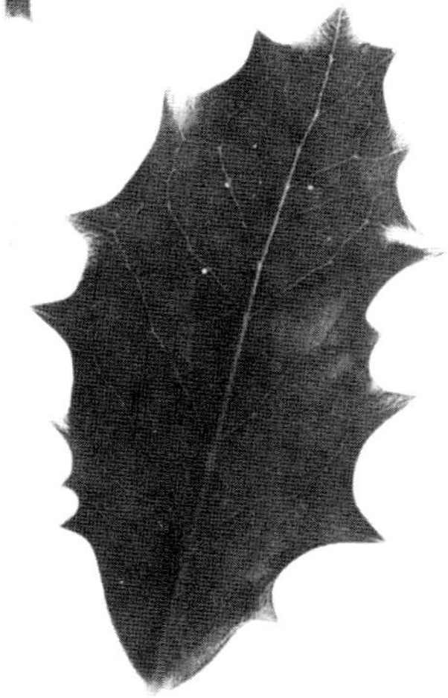

Ilex aquifolium
(auf 2/3 verkleinert)

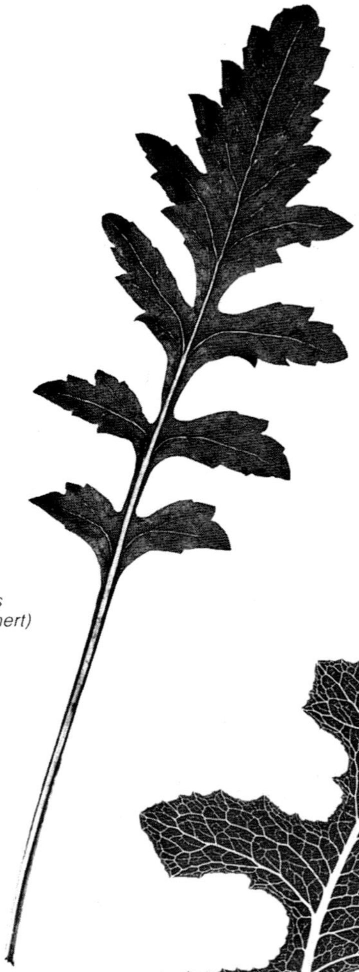

Papaver rhoeas
(auf 3/4 verkleinert)

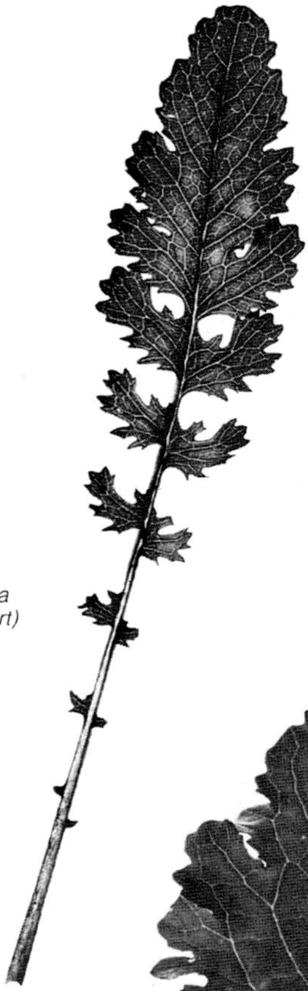

Senecio jacobaea
(auf 3/4 verkleinert)

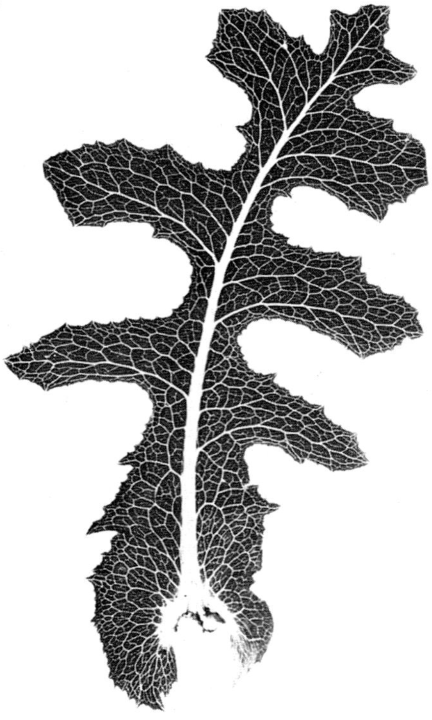

Lactuca virosa
(auf 3/4 verkleinert)

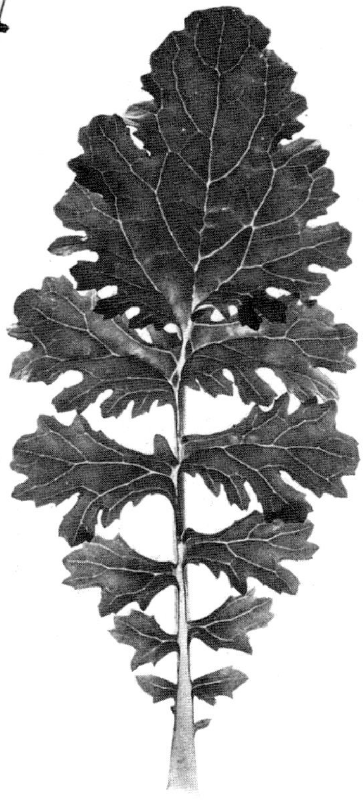

Senecio jacobaea
(auf 3/4 verkleinert)

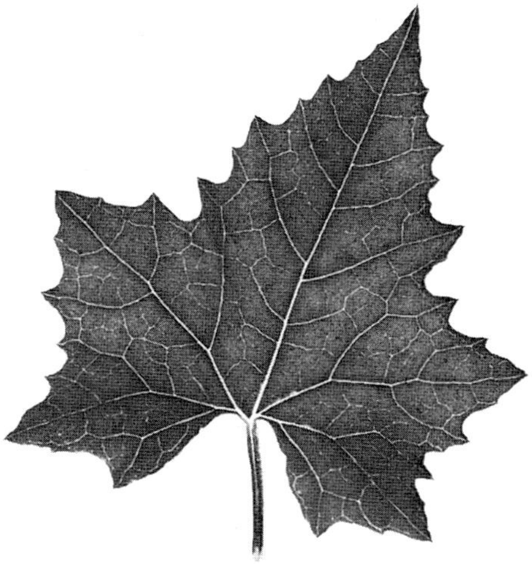

Bryonia alba

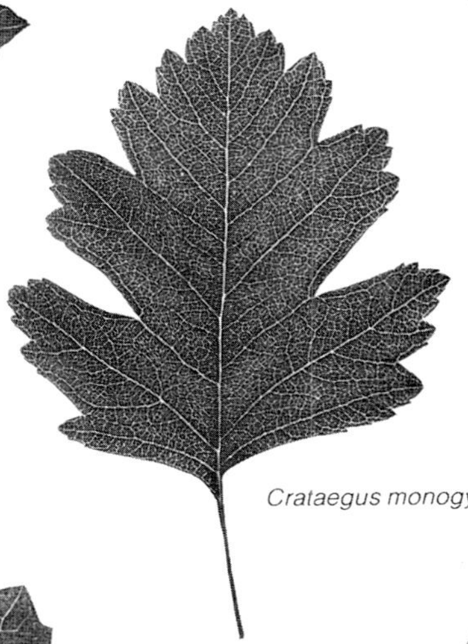

Crataegus monogyna

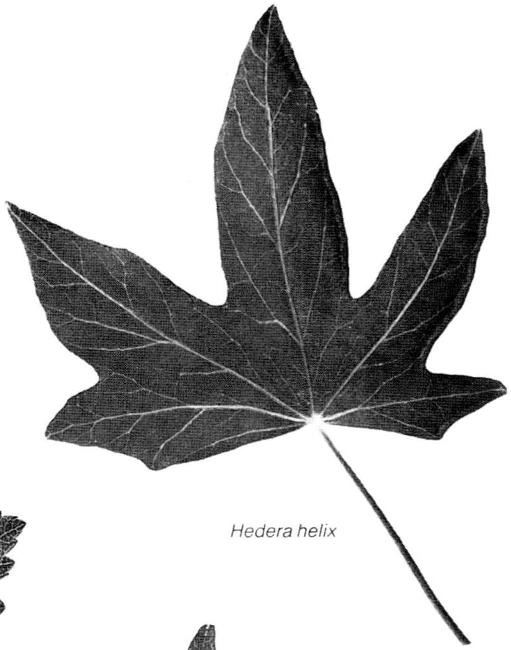

Hedera helix

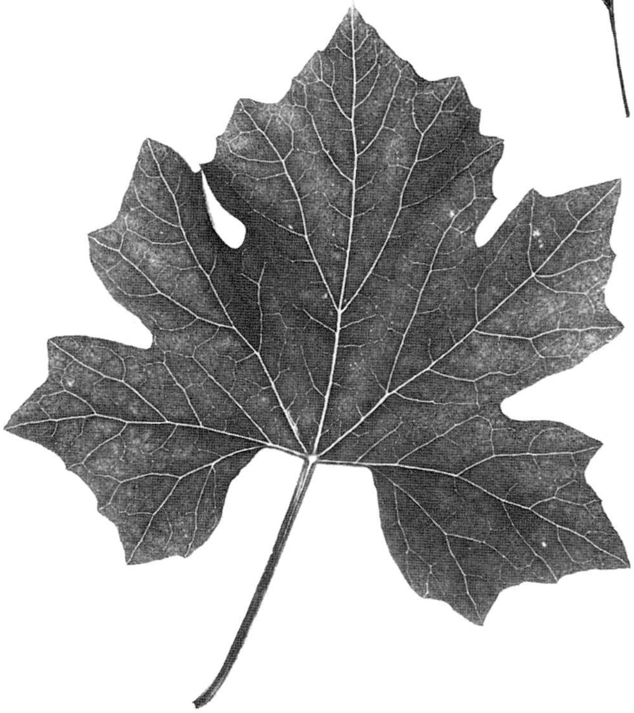

Bryonia cretica

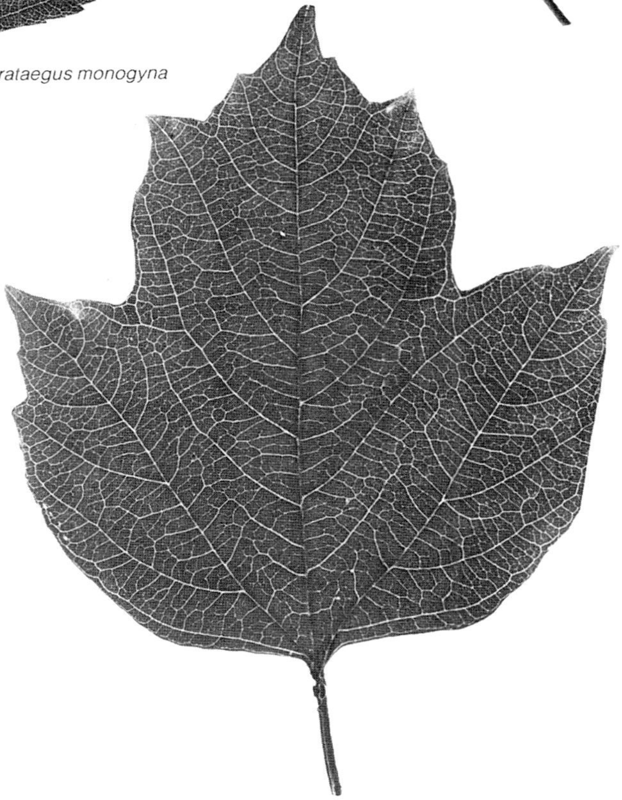

Viburnum opulus

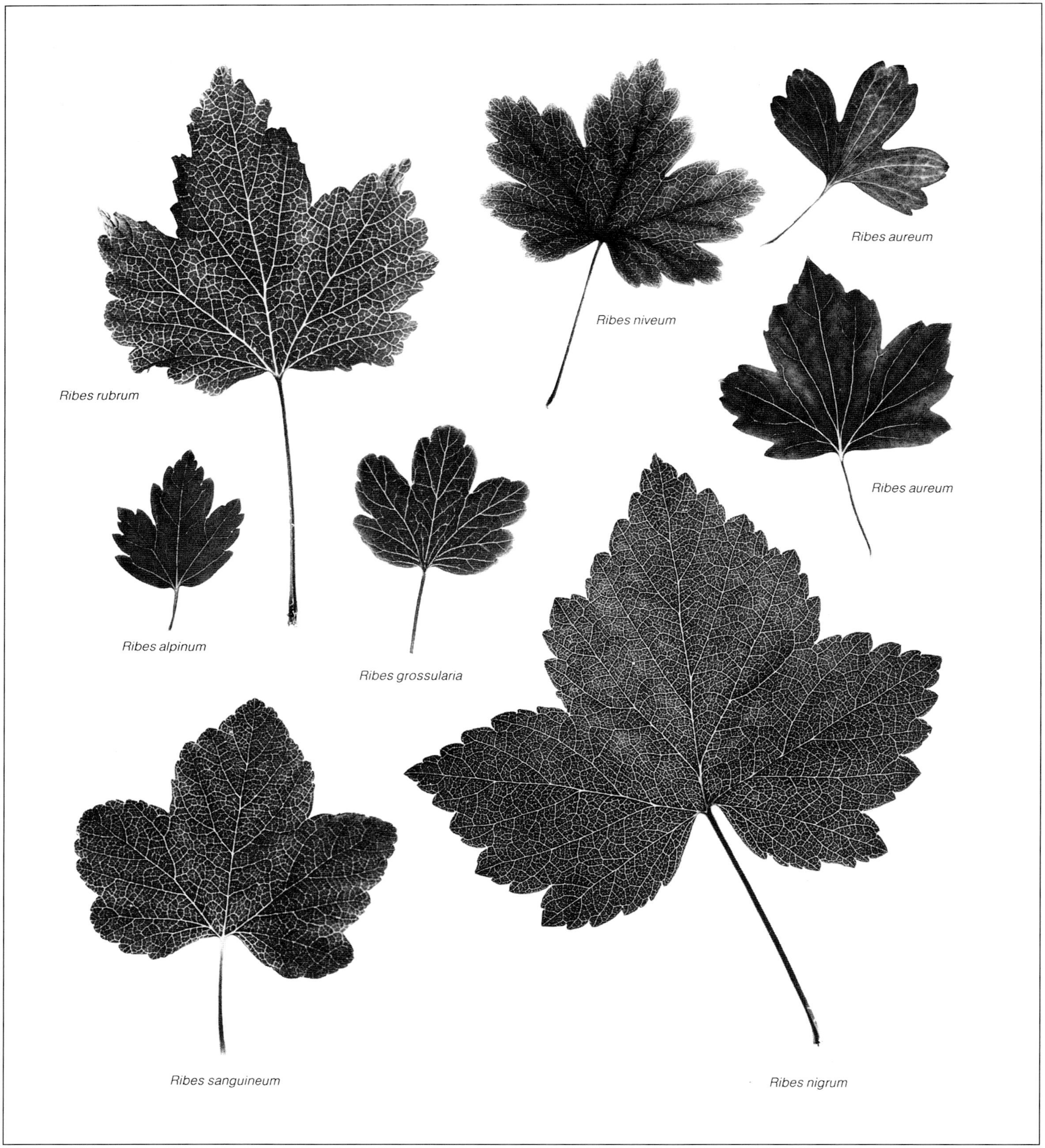
Ribes rubrum
Ribes niveum
Ribes aureum
Ribes aureum
Ribes alpinum
Ribes grossularia
Ribes sanguineum
Ribes nigrum

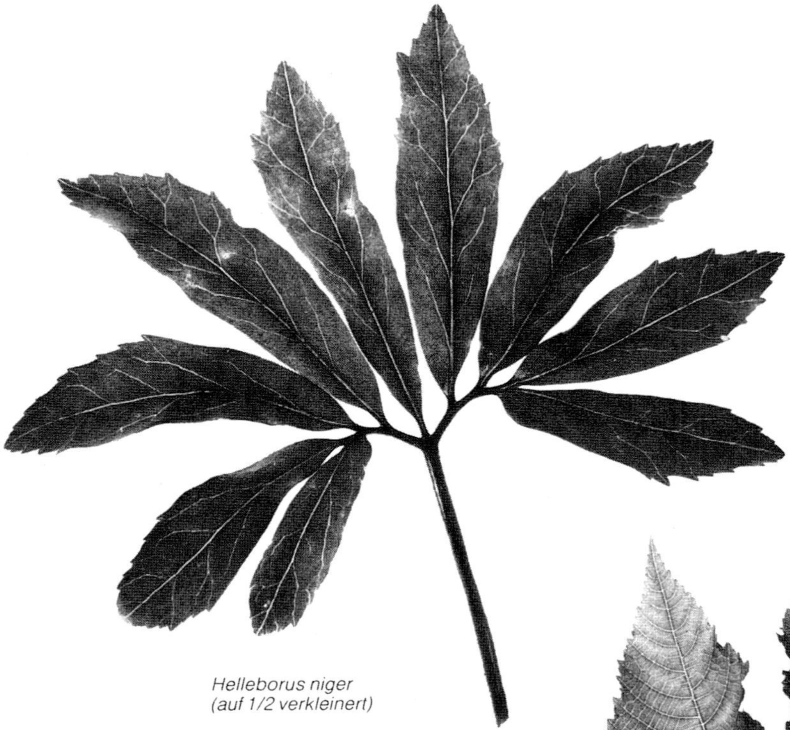

Helleborus niger
(auf 1/2 verkleinert)

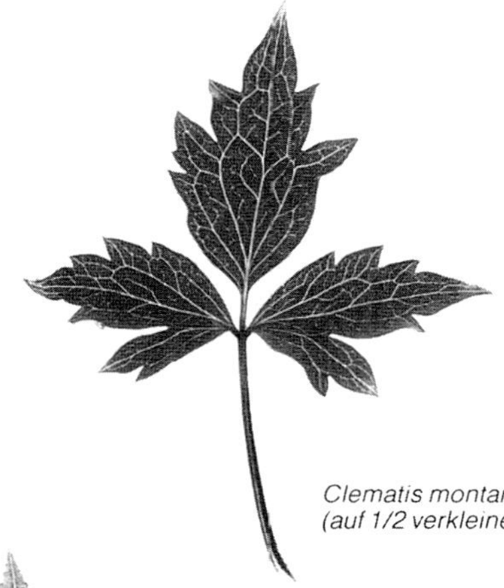

Clematis montana
(auf 1/2 verkleinert)

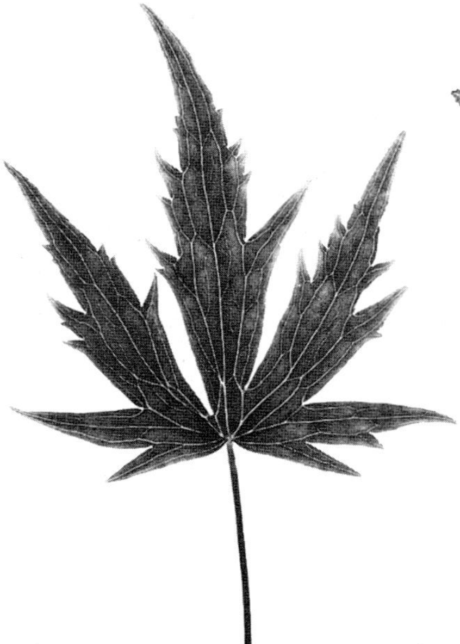

Delphinium elatum
(auf 1/2 verkleinert)

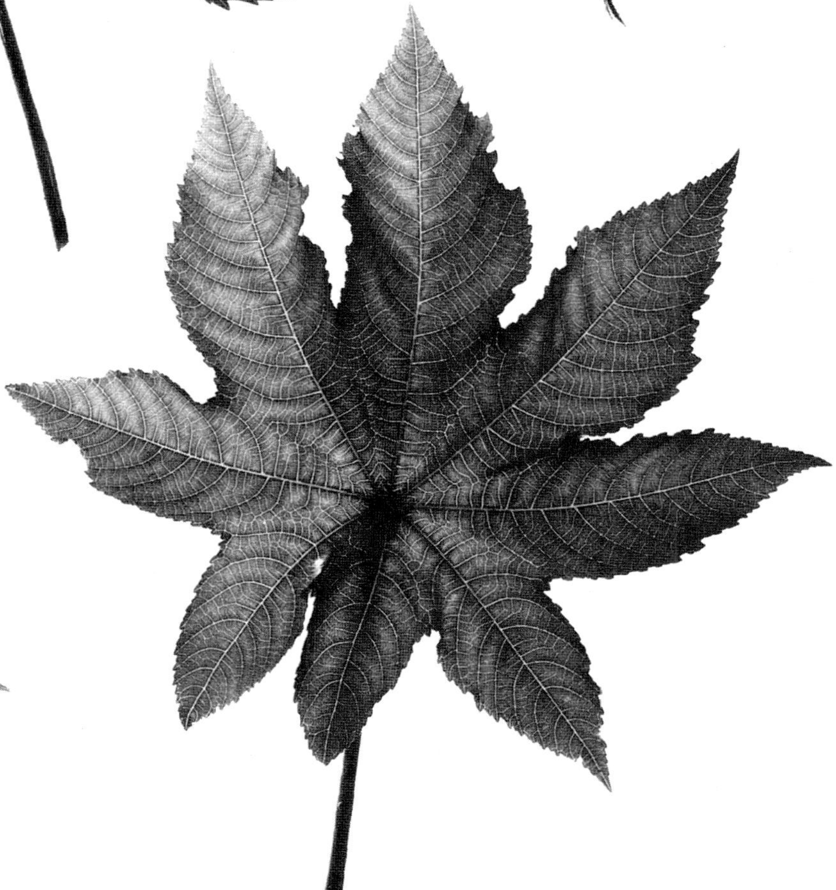

Ricinus communis
(auf 1/2 verkleinert)

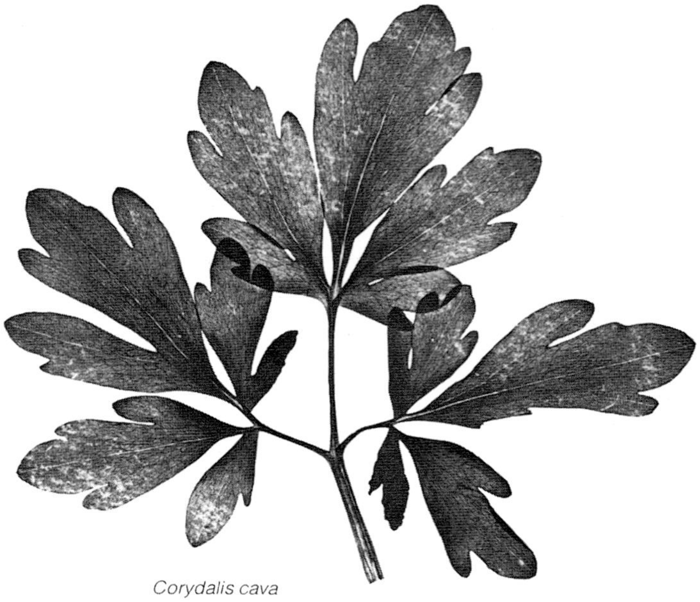

Corydalis cava

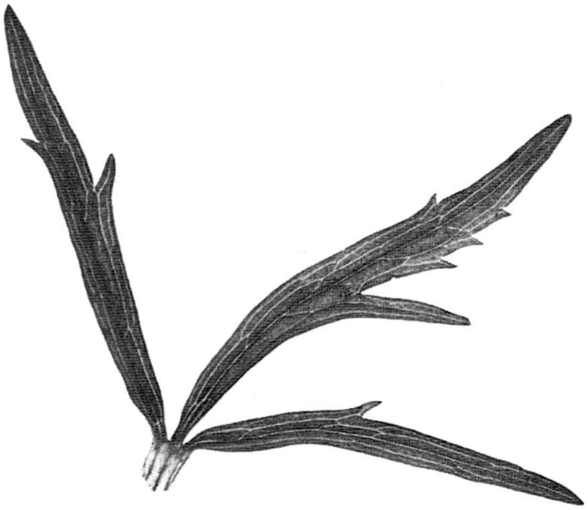

Ranunculus acris

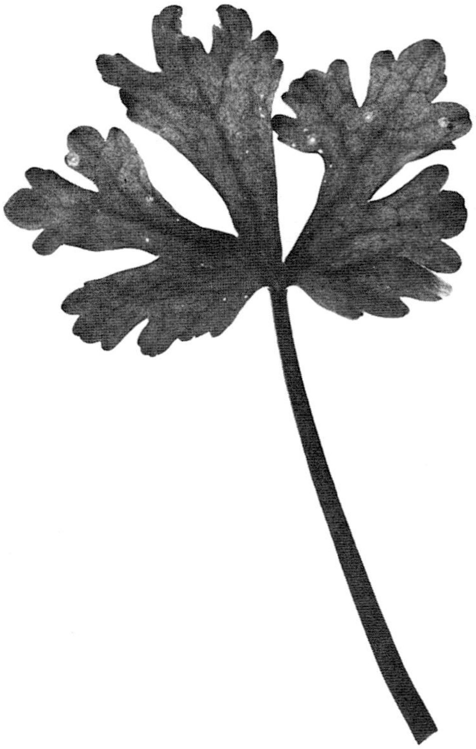

Ranunculus sceleratus

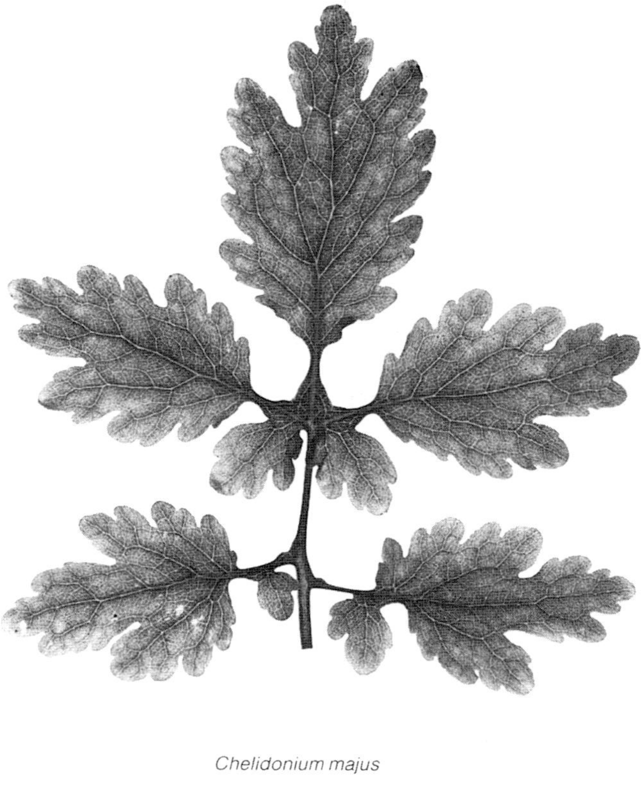

Chelidonium majus

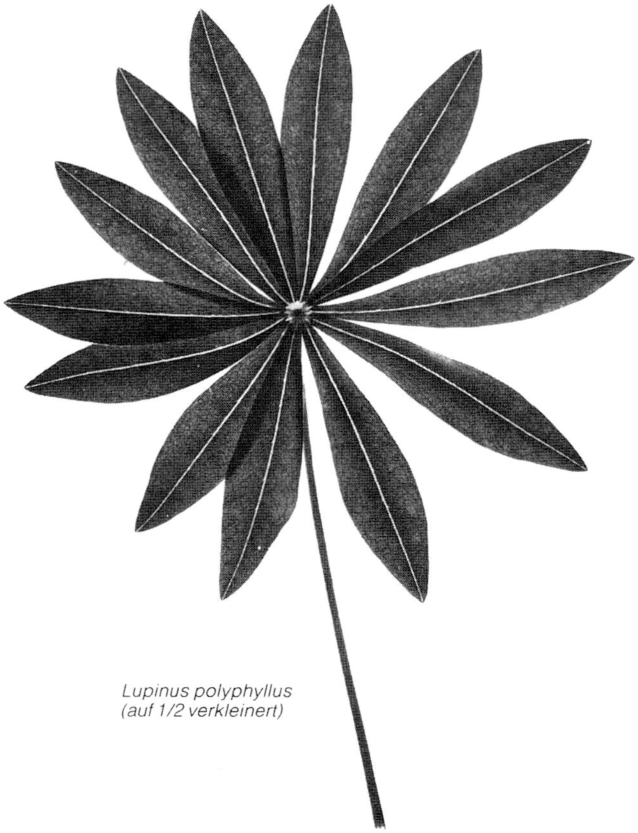

Lupinus polyphyllus
(auf 1/2 verkleinert)

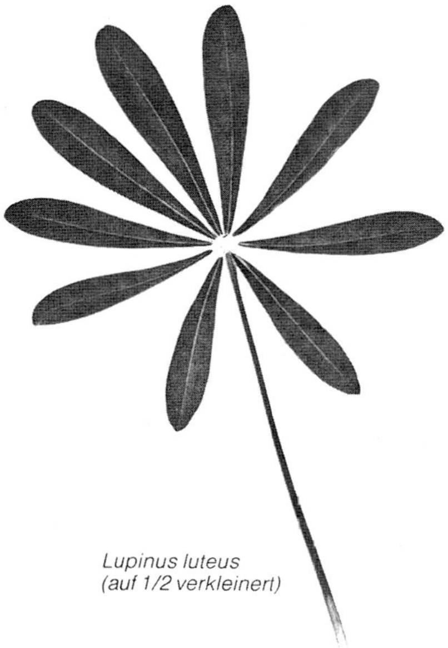

Lupinus luteus
(auf 1/2 verkleinert)

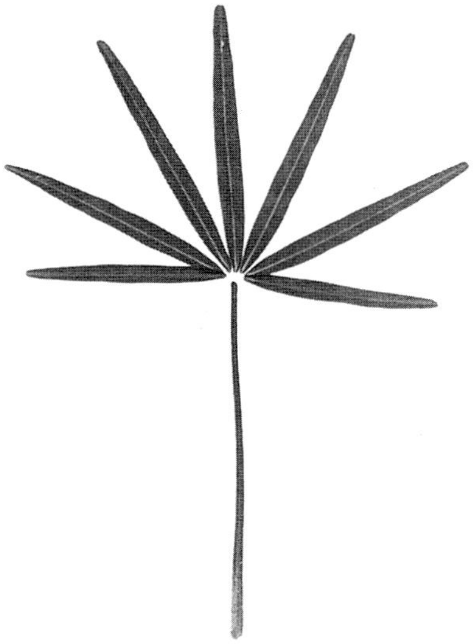

Lupinus angustifolius
(auf 1/2 verkleinert)

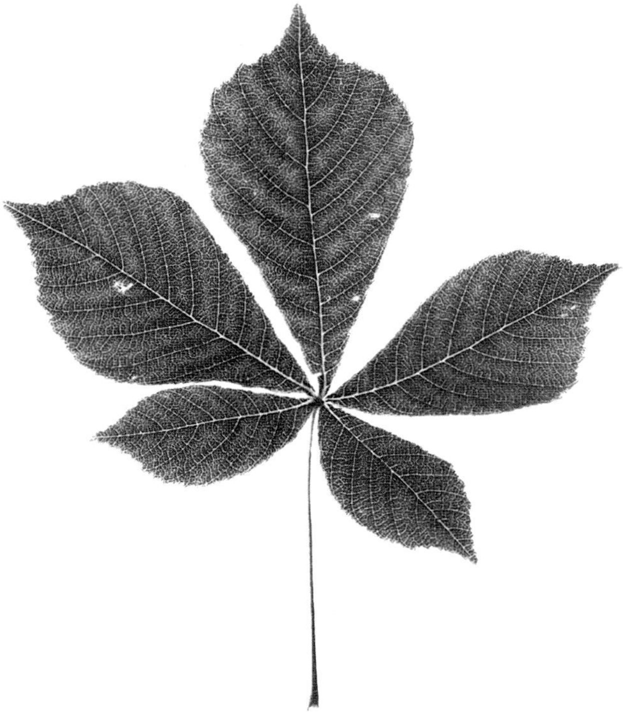

Aesculus hippocastanum
(auf 1/2 verkleinert)

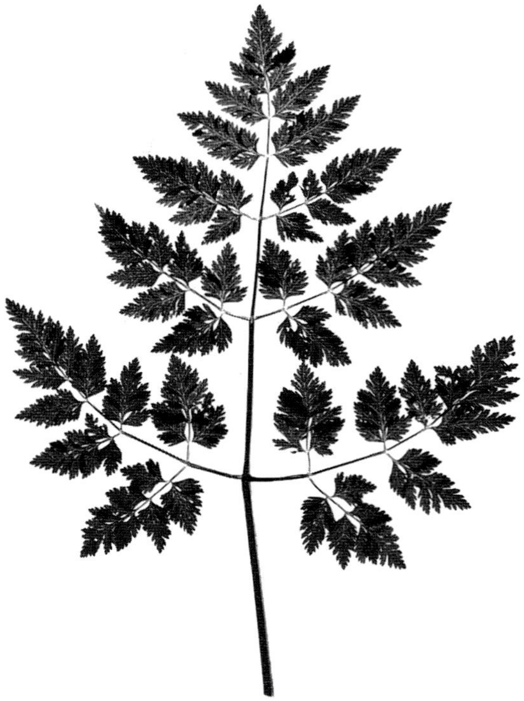

Conium maculatum
(auf 1/2 verkleinert)

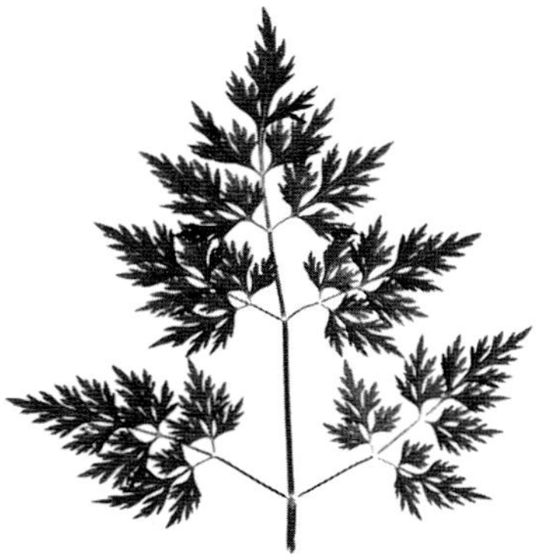

Aethusa cynapium
(auf 1/2 verkleinert)

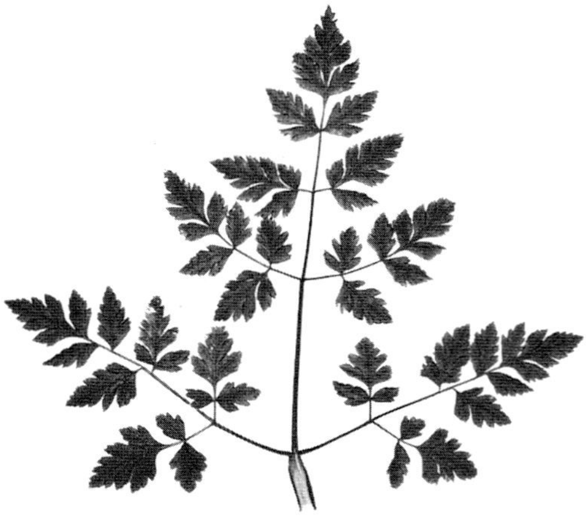

Chaerophyllum temulum
(auf 1/2 verkleinert)

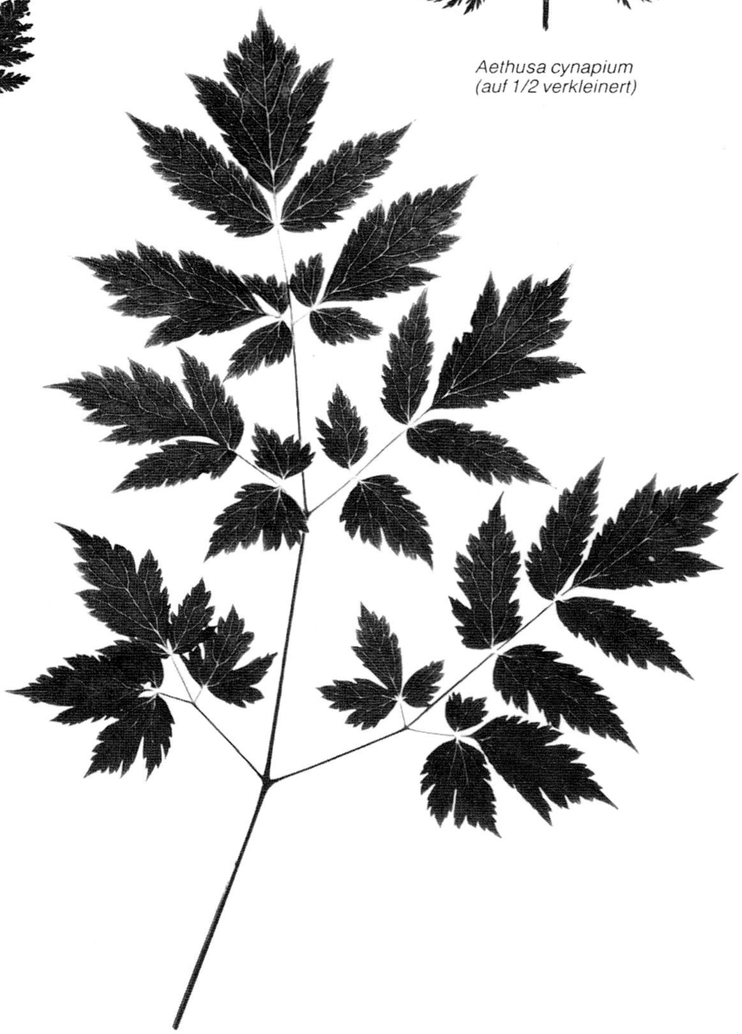

Actaea spicata
(auf 1/2 verkleinert)

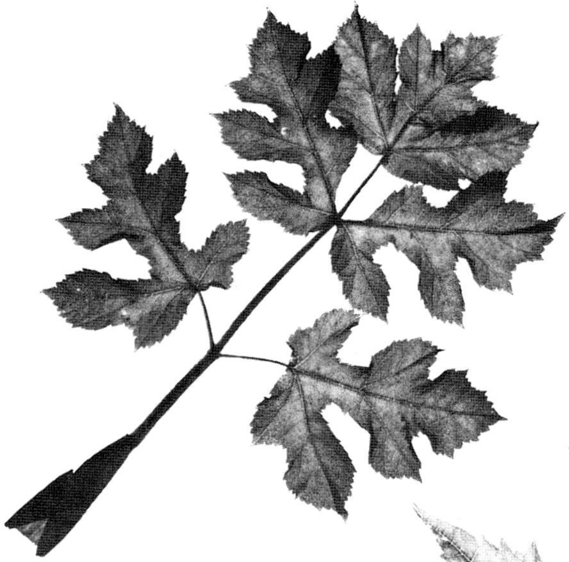

Heracleum sphondylium
(auf 1/2 verkleinert)

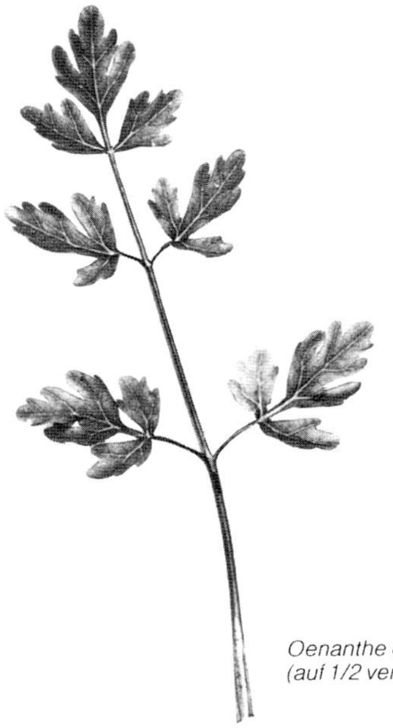

Oenanthe crocata
(auf 1/2 verkleinert)

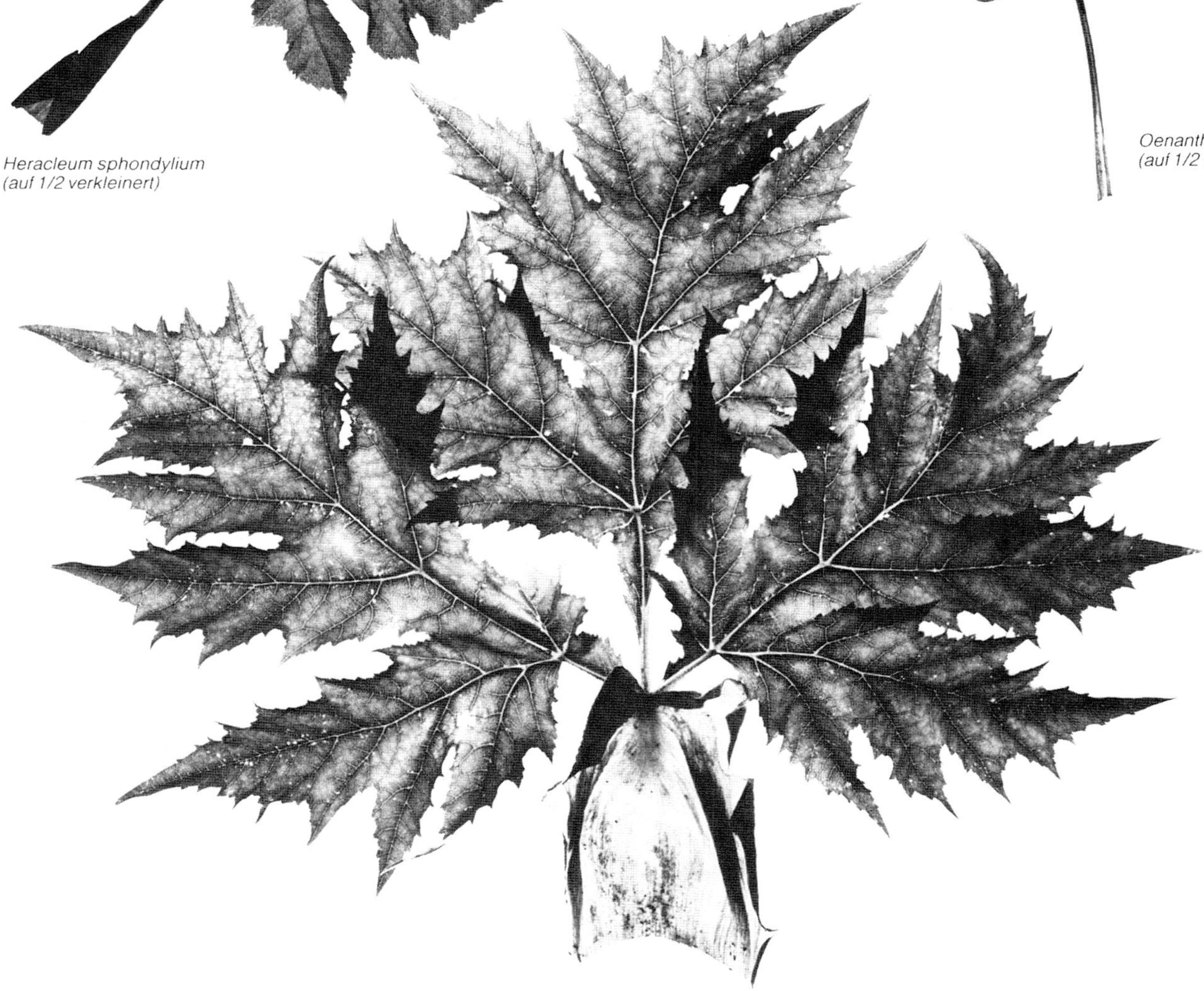

Heracleum mantegazzianum
(auf 1/2 verkleinert)

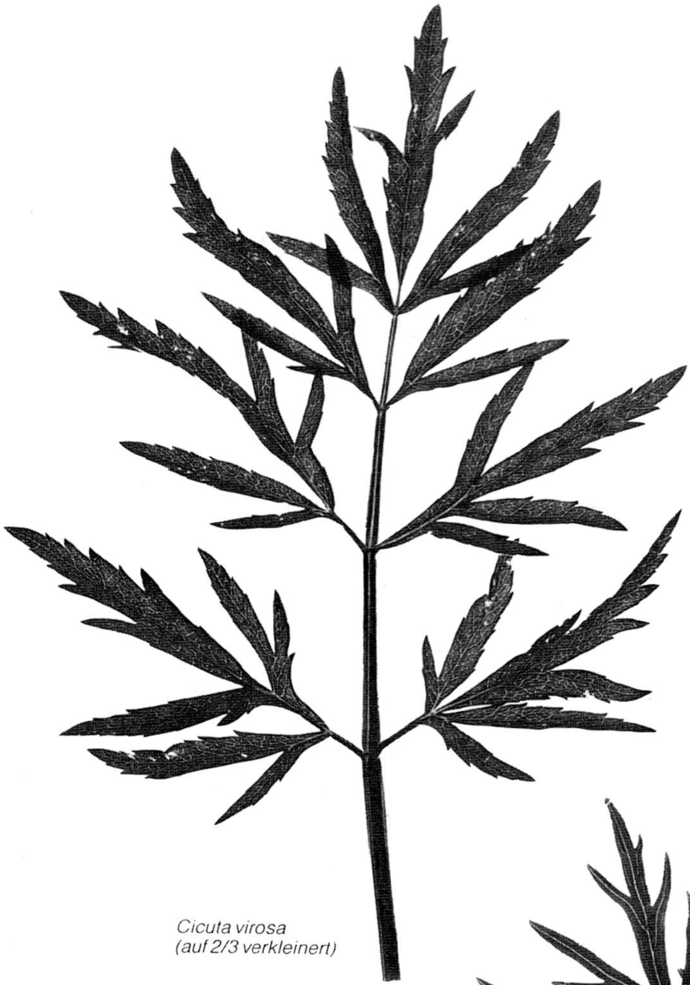

Cicuta virosa
(auf 2/3 verkleinert)

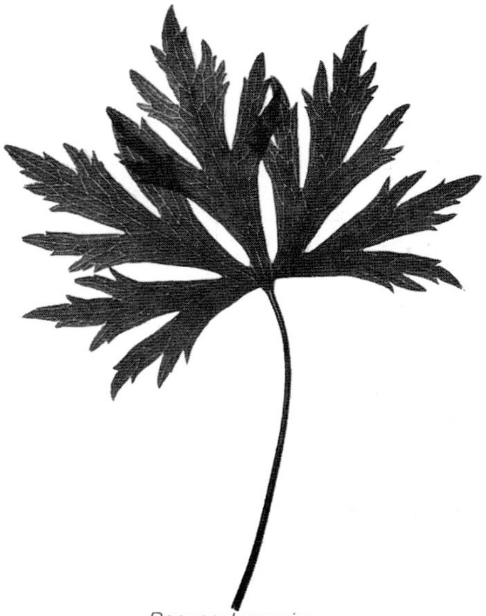

Ranunculus acris
(auf 2/3 verkleinert)

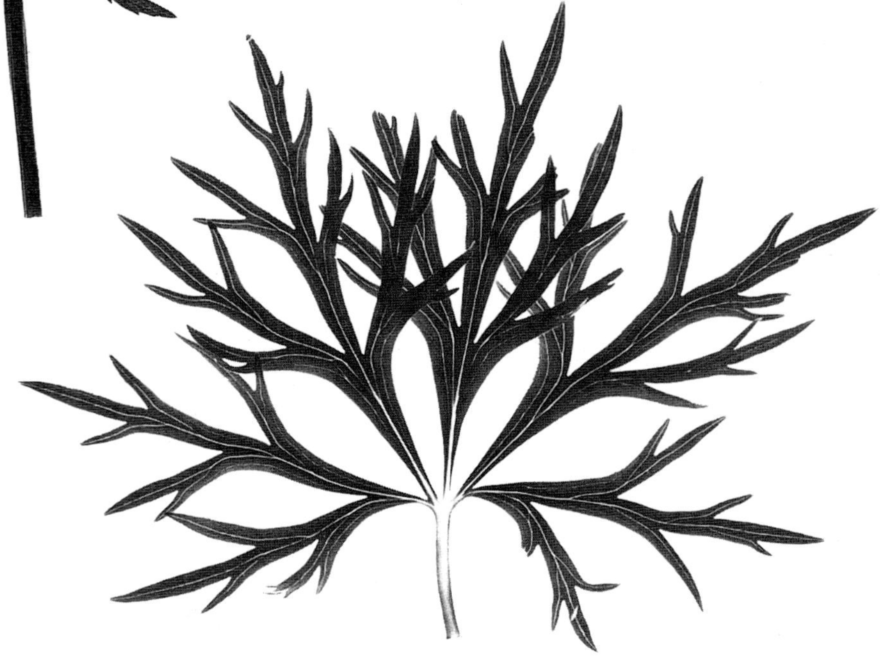

Aconitum napellus
(auf 2/3 verkleinert)

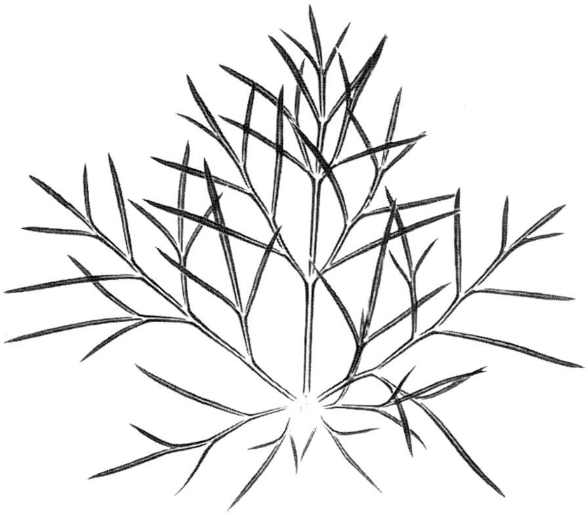

Adonis vernalis

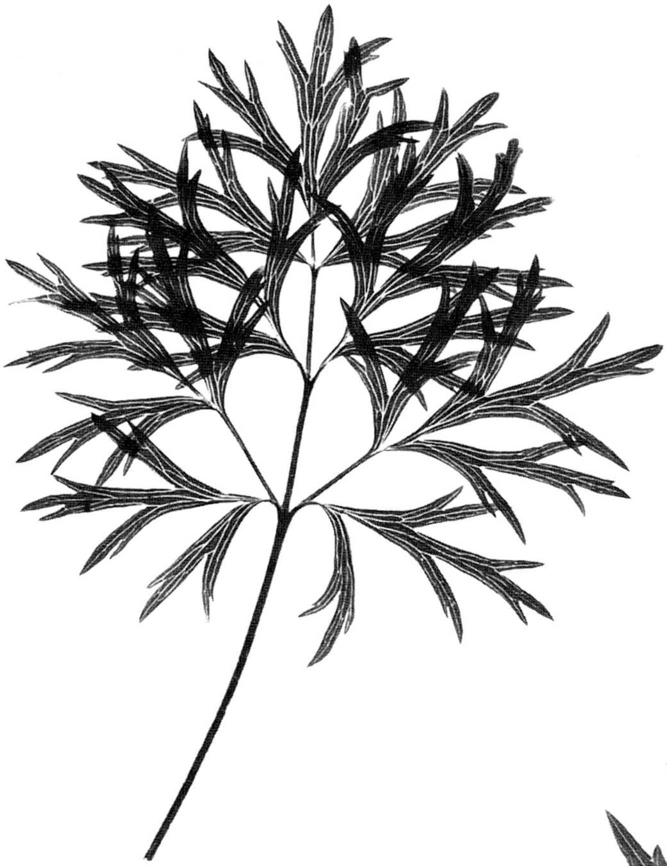

Pulsatilla vulgaris
(auf 2/3 verkleinert)

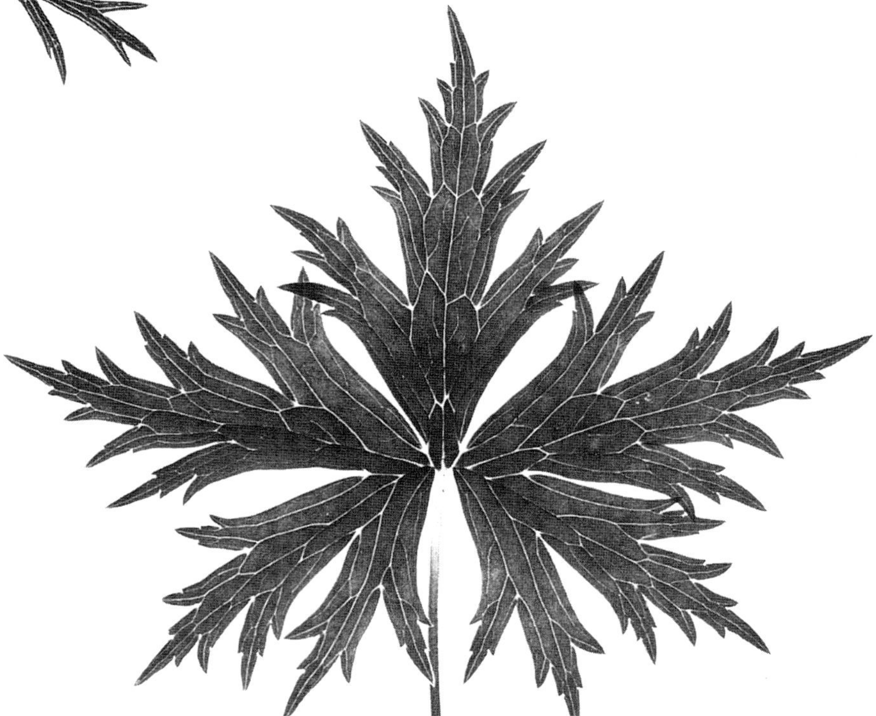

Aconitum vulparia
(auf 2/3 verkleinert)

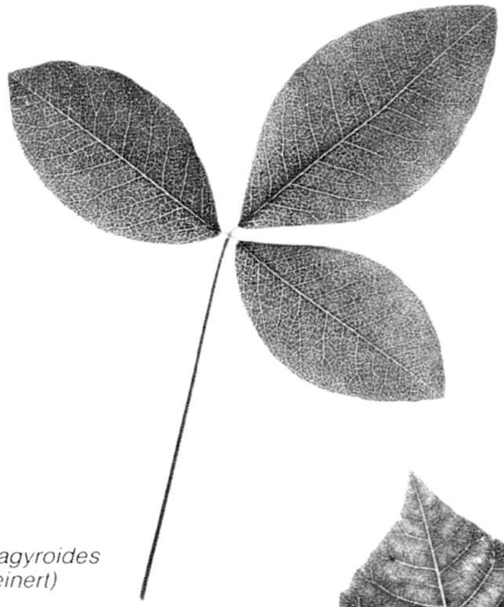

Laburnum anagyroides
(auf 1/2 verkleinert)

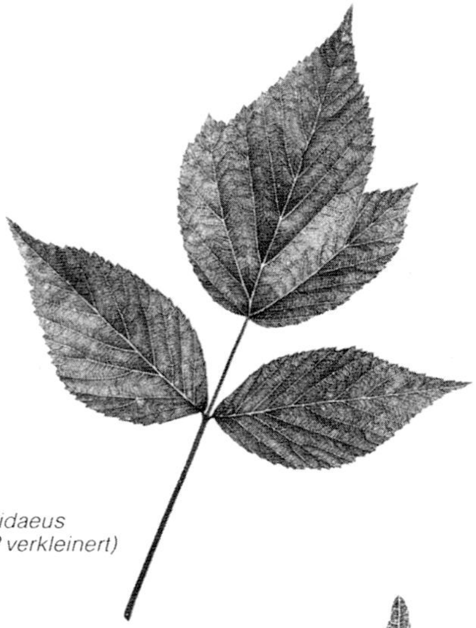

Rubus idaeus
(auf 1/2 verkleinert)

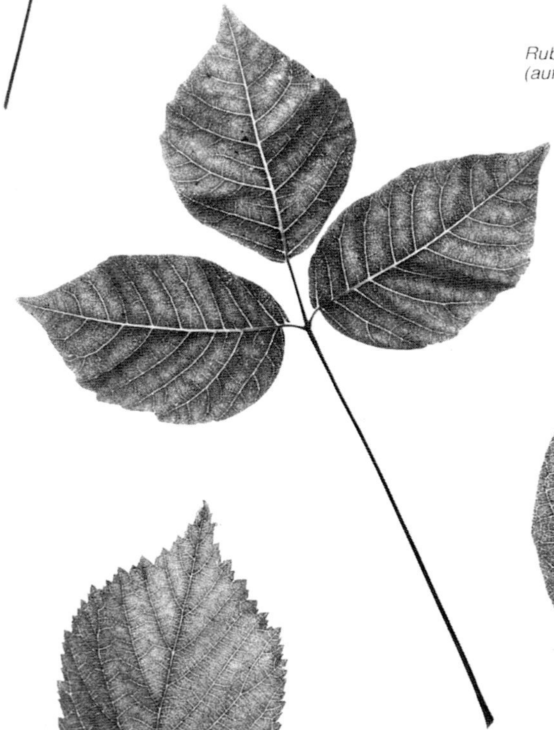

Rhus radicans
(auf 1/2 verkleinert)

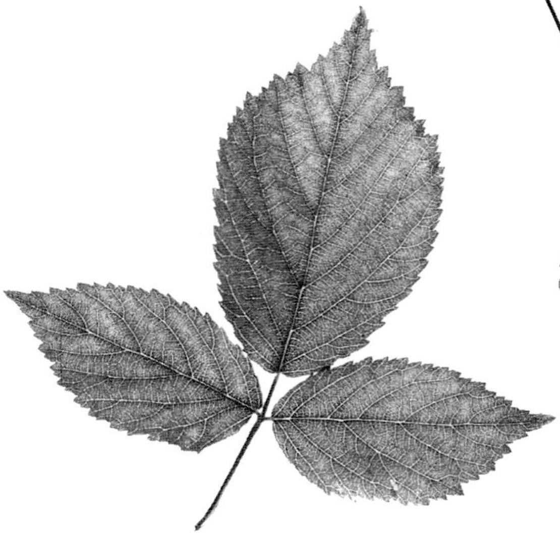

Rubus fruticosus
(auf 1/2 verkleinert)

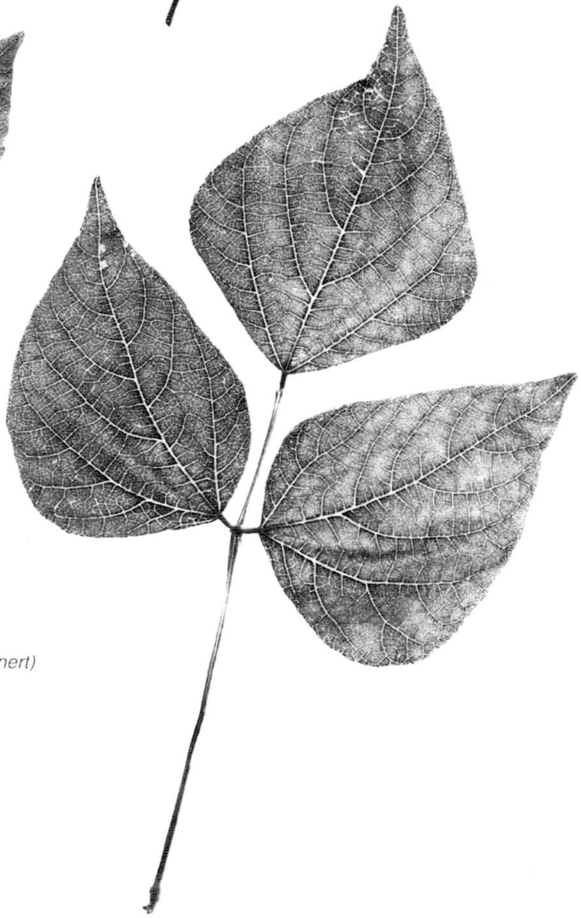

Phaseolus vulgaris
(auf 1/2 verkleinert)

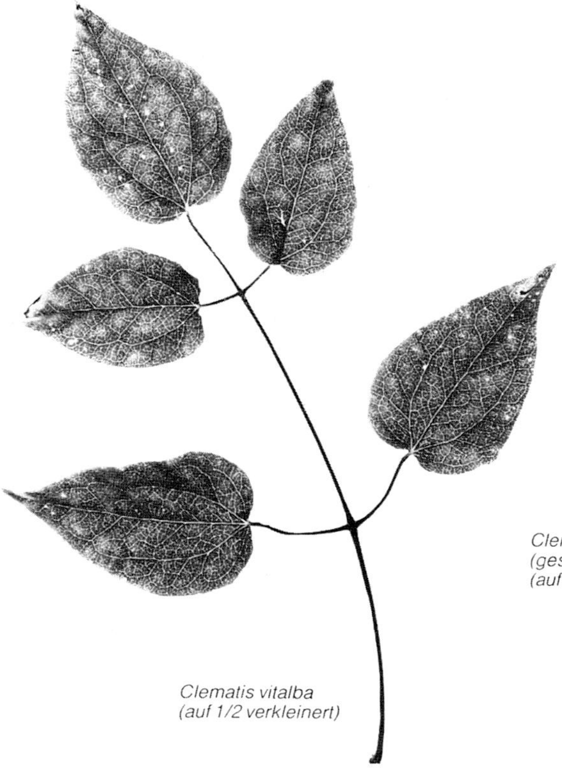

Clematis vitalba
(auf 1/2 verkleinert)

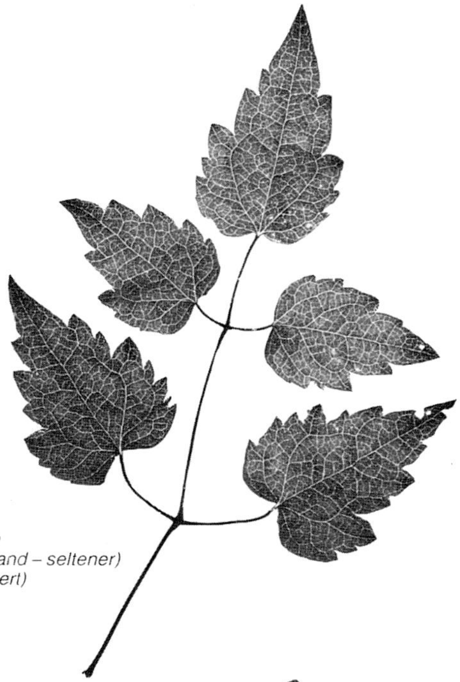

Clematis vitalba
(gesägter Blattrand – seltener)
(auf 1/2 verkleinert)

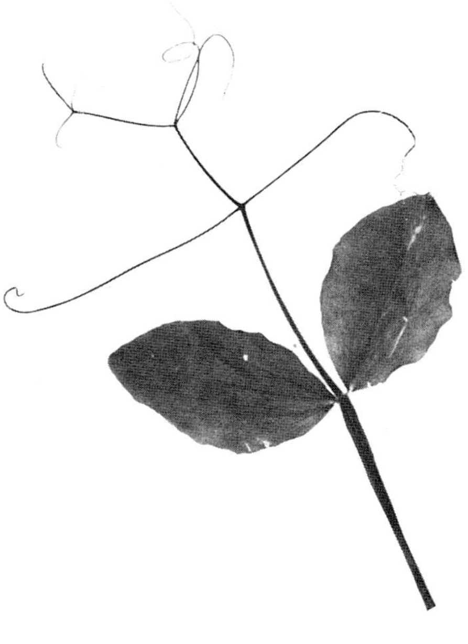

Lathyrus odoratus
(auf 1/2 verkleinert)

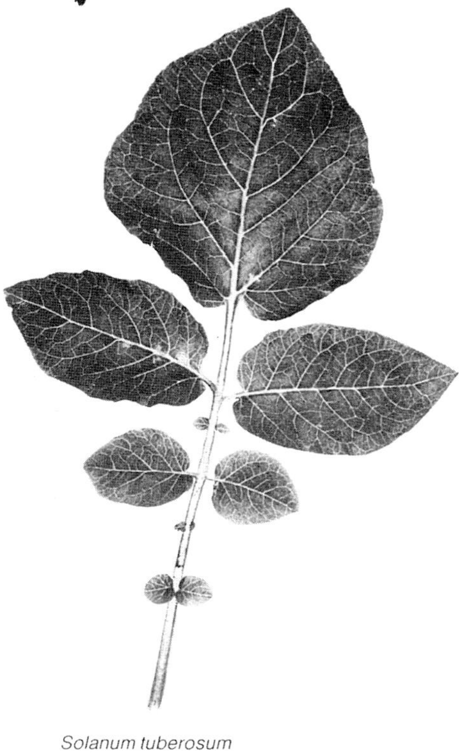

Solanum tuberosum
(auf 1/2 verkleinert)

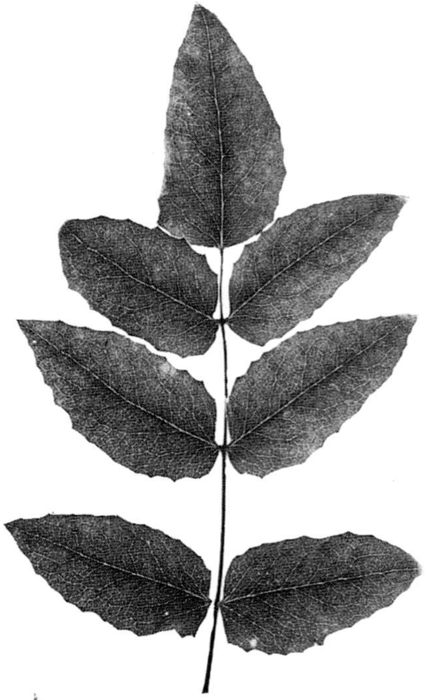

Mahonia aquifolium
(auf 1/2 verkleinert)

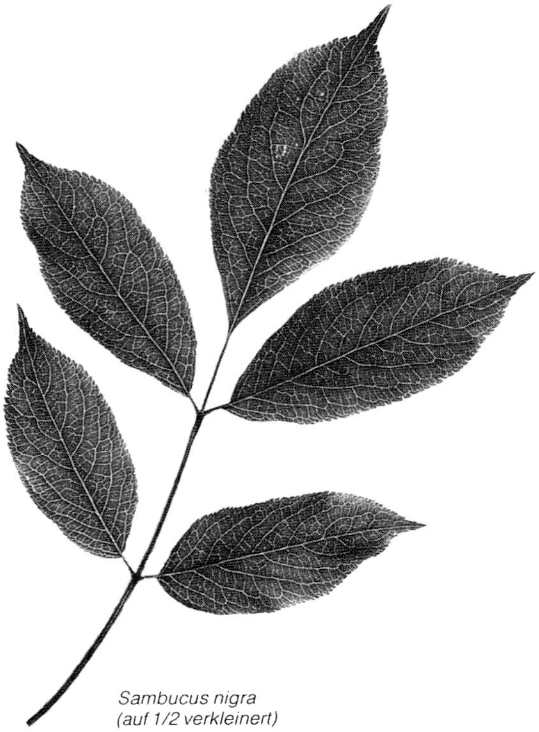

Sambucus nigra
(auf 1/2 verkleinert)

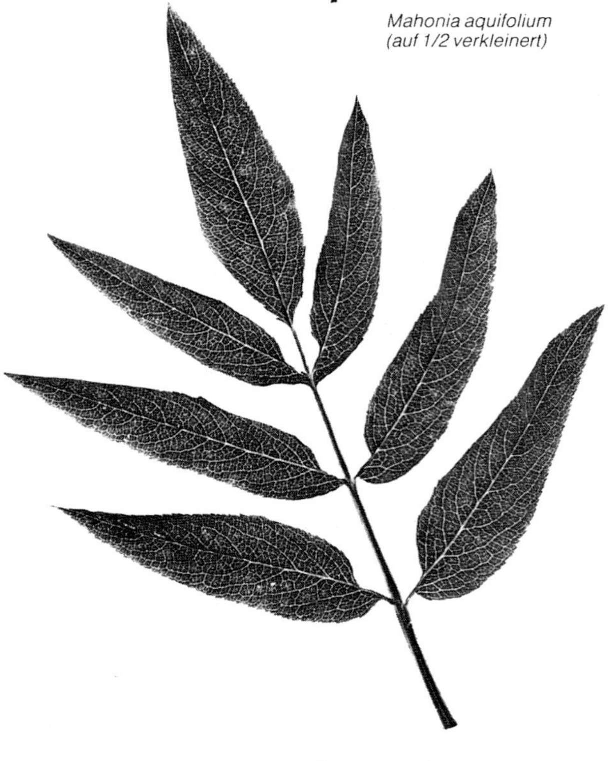

Sambucus ebulus
(auf 1/2 verkleinert)

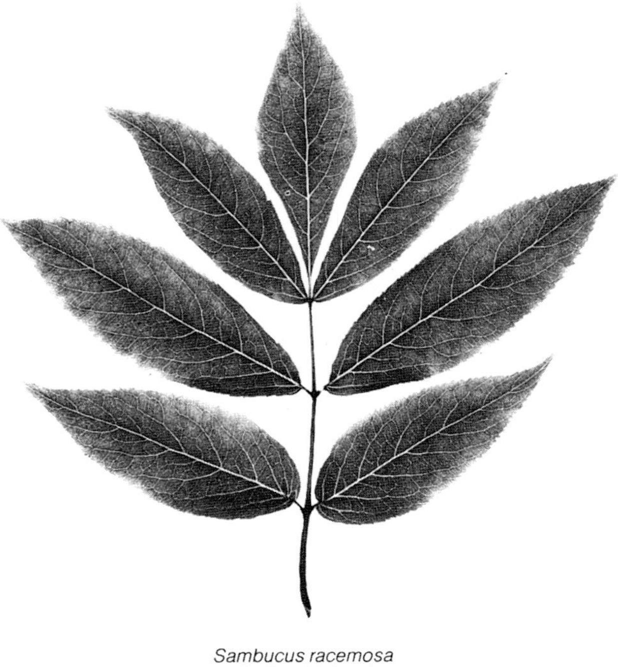

Sambucus racemosa
(auf 1/2 verkleinert)

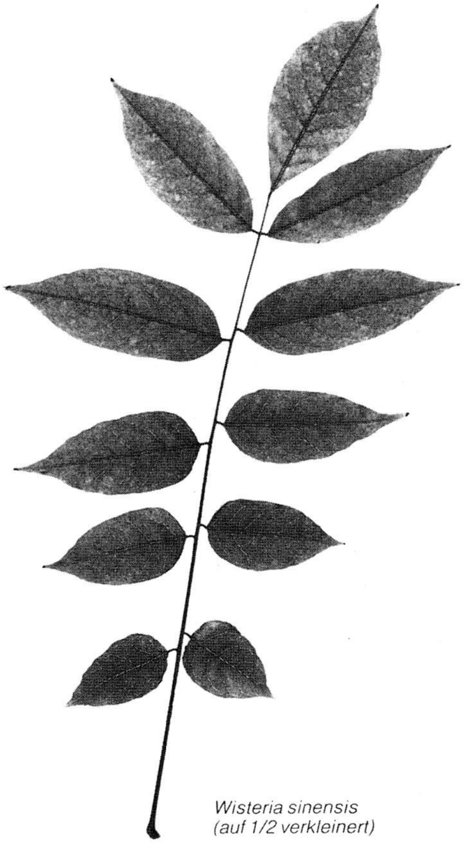

Wisteria sinensis
(auf 1/2 verkleinert)

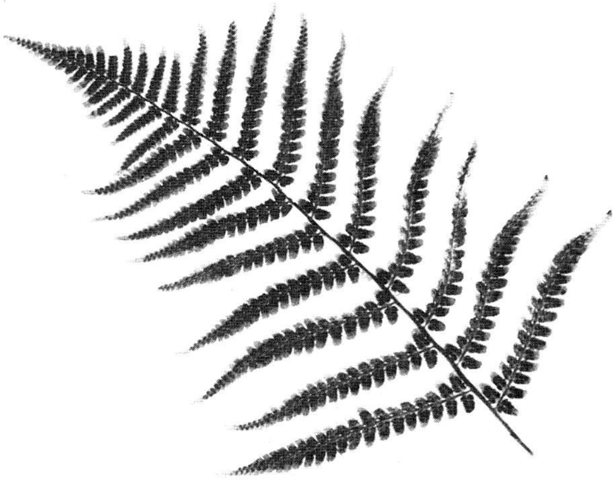

Dryopteris filix mas
(auf 1/2 verkleinert)

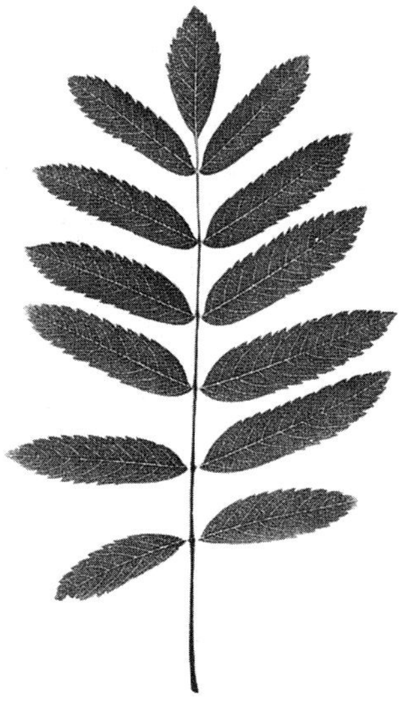

Sorbus aucuparia
(auf 1/2 verkleinert)

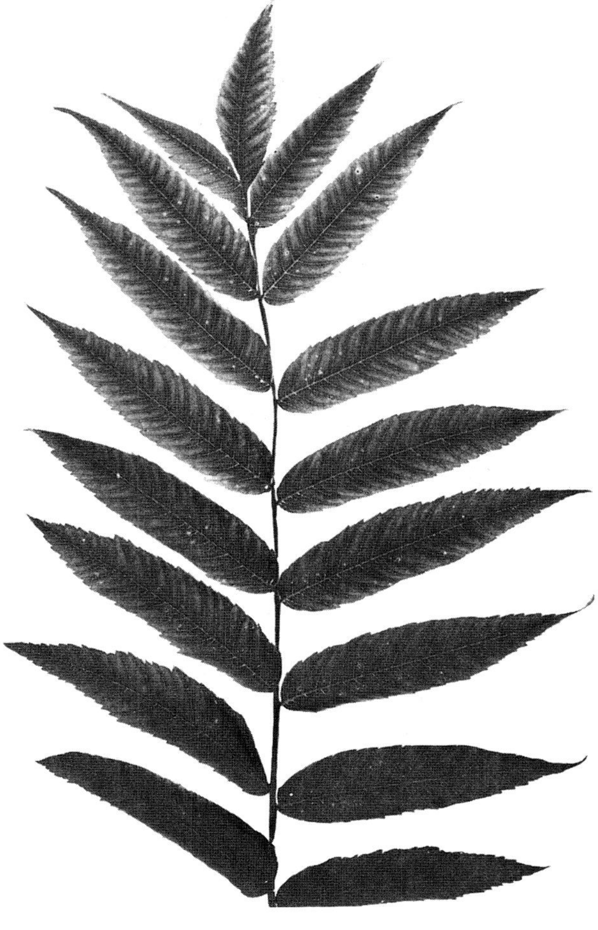

Rhus typhina (Teilansicht)
(auf 1/2 verkleinert)

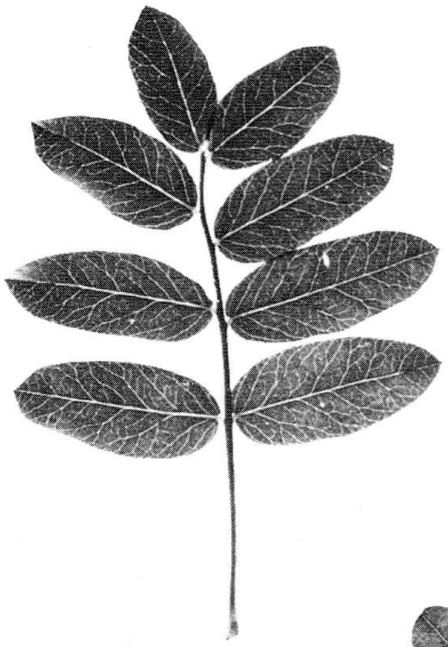

Caragana arborescens

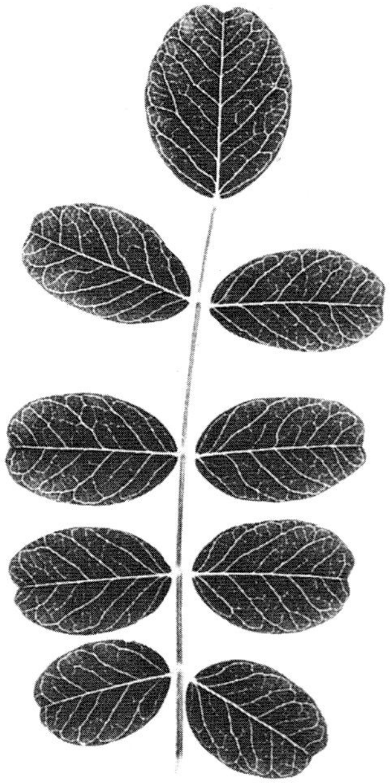

Colutea arborescens

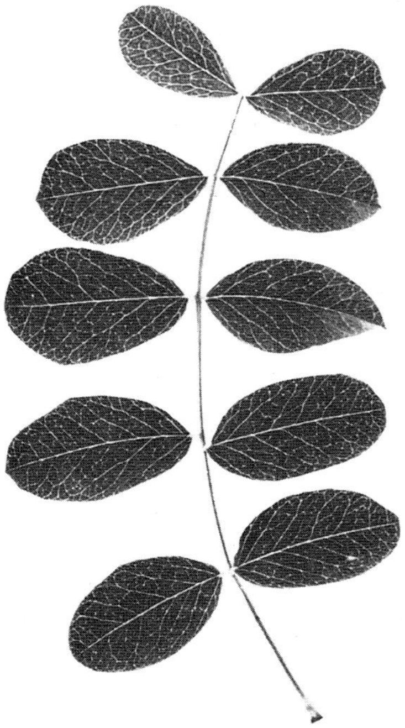

Caragana arborescens

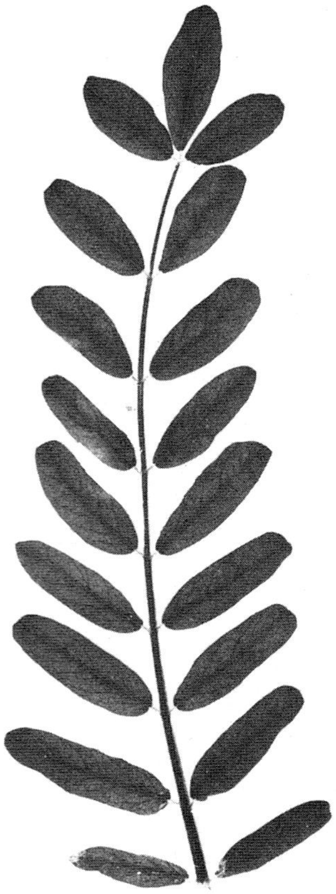

Securigera varia
(auf 3/4 verkleinert)

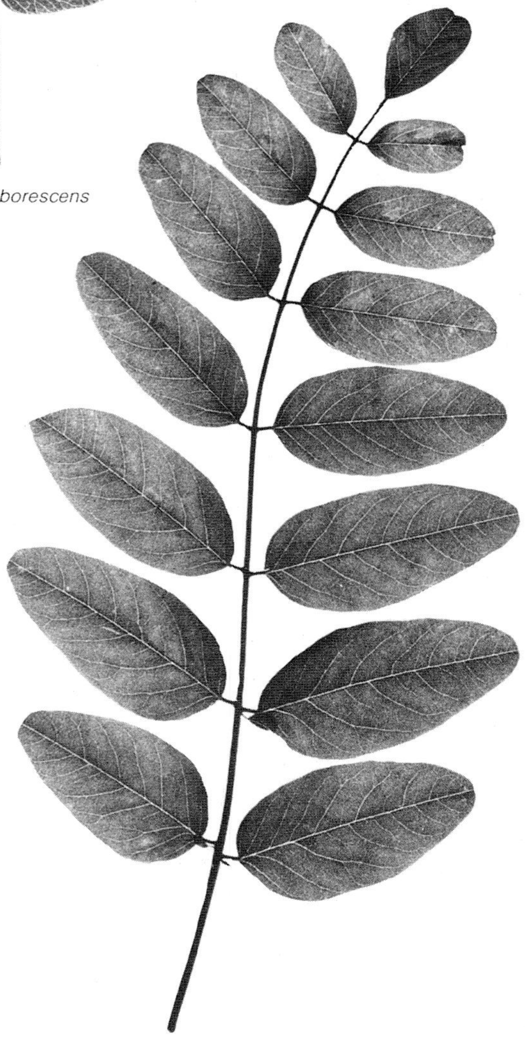

Robinia pseudoacacia
(auf 3/4 verkleinert)

Sachregister

Fettgedruckte Seitenangaben weisen auf Abbildungen oder Formeln hin.

Clematis montana **435**
– *vitalba* 312, **443**
Clerodan-Diterpene 240
Clerodendrum trichotonum 404
Clivia miniata 33, **34**
– *nobilis* 34
Clostridium botulinum 378
Cneoridium dumosum 347
Cnestis-Arten 140
Codein 283, 290
Codiaeum variegatum **193**
Coffea 343
coffee senna 116
Coffein 343, 349
Colchicaceae 251
Colchicin 23, **252**
Colchicum autumnale 251, **252**, 424
Coleus-Arten 239
Colocasia esculenta 71
Colophonium 155
Colutea arborescens **216**, **446**
Combretaceae 139
Combretum-Arten 139
Comfrey 103, 104
Compositae 84
Condurangin 82
Conicein 48
Coniferae 153
Coniin **48**
Coniinschicht 48
Conium maculatum 47, **48**, 438
Connaraceae 140
Consolida-Arten 320
Convallaria majalis 252, **255**, **256**, **423**
Convallariaceae 255, 257
Convallatoxin **255**
Convallosid **255**
Convolvulaceae 141
Convolvulus-Arten 141
Copaifera-Arten 116
Coptisin **285**
Corchorus-Arten 399
Cordia myxa 106
Coriamyrtin 142
Coriaria-Arten 142
Coriariaceae 142
Cornaceae 143
Cornin 143
Cornus mas 143, **144**, **419**
– *sanguinea* 143, **144**, **419**
– *sericea* **144**, **419**
Coronilla varia **211**, **446**
Corydalis cava **287**, **436**
Cotinus coggygria 37, 421
Cotoneaster bullatus 333, **423**
– *congestus* 335

– *dammeri* 333, **426**
– *horizontalis* 330, **426**
– *insignis* 331, **421**
Cotyledon-Arten 146
Cotyledonosis 146
Crassulaceae 146
Crataegus monogyna 332
Crinum-Arten 33
Crocus sativus 236, **237**
Crotalaria-Arten 197
Croton tiglium 183
Croton-Pflanze **193**
Cruciferae 108
Cryptanthus acaulis 63
Cryptostegia grandiflora 82
Cucurbita lagenaria 148
– *pepo* 148
Cucurbitaceae 148
Cucurbitacin J **148**
Cucurbitacine 108, 148, 150, 305, 351
Cumarin 23, 199, **343**
Cupressaceae 153
Cupressocyparis leylandii 155
Cyanogene Glykoside 24, 126, 183, 307, 328, 337
Cycadaceae 157
Cycas revoluta **157**
Cycasgewächse 157
Cycasin **157**
Cyclamen purpurascens **304**, **417**
Cyclamin **305**
Cyclobuxin D **112**
Cyclopeptid-Alkaloide 324
Cydonia 332
Cymbidium-Arten 304
Cymbopogon-Arten 296
Cynara scolymus 84
Cynodon-Arten 296
Cynoglossum officinale **105**
Cyrtanthus purpureus 33
Cystolithen 119
Cytisin **198**, **202**
Cytisus scoparius 215, **216**, **426**

D

daffodil itch 34
Daphnan **184**, **396**
Daphne-Arten 395
– *mezereum* **395**, 397, 398, **425**
Daphnetoxin **396**
Dattelpalme 78
Datura stramonium 361, 366, 431
Daucus carota 39

dead men's fingers 44
Delonix regia 116
Delphinium-Arten 320
– *elatum* 320, **321**, **435**
Dendropanax trifidus 76
Dennstaedtia-Arten 223
Dennstaedtiaceae 223
Deutzia-Arten 231
Dianella revoluta 247
Dicentra-Arten 288
Dichapetalaceae 159
Dichapetalum-Arten 159
Dickanthere 113
Dickblattgewächse 146
Dictamnin **346**
Dictamnus albus **346**
Dicumarol 199
Dieffenbachia-Arten 3, 62, **68**, 69
Dieffenbachia-Syndrom 69
Digibind® 57
Digitalis-Antidot 352
Digitalis-Arten 351
– *purpurea* 350, **428**
Digitaloide 24, 135, 351
Digitoxin **351**
Dihydroxyanthranoide 344
1,25-Dihydroxycholecalciferol 355
1,25-Dihydroxy-Vitamin D_3 297
Dimethyldisulfid 109
Dimorphandra-Arten 116
Dioon edule 157
Dioscorea bulbifera 161, **162**
Dioscoreaceae 160
Dipladenia-Arten 57
Dipleronia 31
Diptam **346**
Dipteryx odorata **199**, **344**
Ditaxis-Arten 184
Diterpen-Alkaloide 116, 318
Diterpene 26, 172, 239
Diterpenester 183, 190
Diterpen-Glykoside 86
Docetaxel 391
Dodonea viscosa 349
Doldengewächse 39
Dolden-Milchstern 246, **247**
Doppelbeere 122
Doppel-Null-Raps 110
Dornen **79**, **115**
Dorstenia-Arten 274
Dracunculus-Arten 62
Dronabinol 118
Drudenfuß 270
Dryopteridaceae 225
Dryopteris filix-mas **225**, **445**
Dschungelglocke 57

Duboisia-Arten 359
Dunsiekte 90
Duwock **169**

E

Earl-Grey Tee 347
Eberesche 332, **341**
Ebulin 126
Ecballium elaterium **148**
Echinacea-Arten 90
Echinochloa 296
Echium-Arten 105
– *vulgare* **105**
Edelwicke 213
Efeu 75
Efeuaralie 76
Efeugewächse 75
Efeutute 62, 73
Eibe **390**
Eibennadeln **392**
Eiche 218
Eicheln 218
Einbeere, vierblättrige **259**
Einblatt 62
Eisenhut, blauer **318**
Eisenhut, gelber 320
Eisenkrautgewächse 403
Elaeagnaceae 163
Elaeagnus umbellata 163, **164**, **425**
Elaeodendron 135
Elephantenohr 33
Eleutherococcus senticosus 75, 77
Ellaggerbstoffe 139, 218
Elsbeere 342
Empetraceae 165
Empetrum nigrum **165**, **426**
Encephalartos altensteinii 157, **158**
Endivie 84
Engelstrompete 361, **362**
Engelwurz 40
Enzian, gelber 265
Enzianschnaps 266
Ephedra distachya **167**
Ephedraceae 167
Ephedrin **167**
Epichloe typhina 298
Epipremnum-Arten 62, 73
Equisetaceae 169
Equisetum arvense **170**
– *palustre* **169**, **170**
Eranthis hyemalis 315
Erbsenstrauch 216

F

G

H

M

N

O

P

T

U

V

W

X

Y

Z